影像学诊断基础教程

Primer of Diagnostic Imaging

第 5 版

原　著　Ralph Weissleder
　　　　Jack Wittenberg
　　　　Mukesh G. Harisinghani
　　　　John W. Chen

主　译　贺　文

副主译　靳二虎　潘诗农　曾津津

北京大学医学出版社

YINGXIANGXUE ZHENDUAN JICHU JIAOCHENG（DI5BAN）

图书在版编目（CIP）数据

影像学诊断基础教程：第5版/（美）拉尔夫·维斯莱特等原著；贺文主译. —北京：北京大学医学出版社，2016.9

书名原文：Primer of Diagnostic Imaging，5th Edition

ISBN 978-7-5659-1418-8

Ⅰ．①影⋯　Ⅱ．①拉⋯　②贺⋯　Ⅲ．①影象诊断　Ⅳ．①R445

中国版本图书馆CIP数据核字（2016）第150677号

北京市版权局著作权合同登记号：图字：01-2016-5520

ELSEVIER

Elsevier（Singapore）Pte Ltd.

3 Killiney Road，#08-01 Winsland House I，Singapore 239519

Tel：（65）6349-0200；Fax：（65）6733-1817

影像学诊断基础教程（第5版）

主　　译：贺　文

出版发行：北京大学医学出版社

地　　址：（100191）北京市海淀区学院路38号　北京大学医学部院内

电　　话：发行部 010-82802230；图书邮购 010-82802495

网　　址：http://www.pumpress.com.cn

E-mail：booksale@bjmu.edu.cn

印　　刷：中煤（北京）印务有限公司

经　　销：新华书店

责任编辑：陈　奋　袁帅军　　责任校对：金彤文　　责任印制：李　啸

开　　本：889mm×1194mm　1/16　印张：49.75　字数：1743千字

版　　次：2016年9月第1版　2016年9月第1次印刷

书　　号：ISBN 978-7-5659-1418-8

定　　价：260.00元

版权所有，违者必究

（凡属质量问题请与本社发行部联系退换）

译者名单

主　译

贺　文　首都医科大学附属北京友谊医院

副主译

靳二虎　首都医科大学附属北京友谊医院放射科

潘诗农　中国医科大学附属盛京医院放射科

曾津津　首都医科大学附属北京儿童医院放射科

翻译秘书

徐　岩　首都医科大学附属北京友谊医院放射科

译　者　（按姓名汉语拼音排序）

陈步东　首都医科大学附属北京胸科医院放射科

陈疆红　首都医科大学附属北京友谊医院放射科

陈羽琦　首都医科大学附属北京友谊医院放射科

程晓悦　首都医科大学附属北京友谊医院放射科

程姚儿　首都医科大学附属北京友谊医院放射科

符玉环　首都医科大学附属北京友谊医院放射科

韩　丹　首都医科大学附属北京友谊医院放射科

何　青　首都医科大学附属北京友谊医院放射科

贺　文　首都医科大学附属北京友谊医院放射科

靳二虎　首都医科大学附属北京友谊医院放射科

李春霞　内蒙古自治区人民医院影像医学科

刘　朋　首都医科大学附属北京友谊医院放射科

刘佳宝　首都医科大学附属北京友谊医院放射科

马　强　首都医科大学附属北京友谊医院放射科
潘诗农　中国医科大学附属盛京医院放射科
史东立　首都医科大学附属佑安医院放射科
王　磊　辽宁电力中心医院医学影像科
王克扬　首都医科大学附属北京妇产医院放射科
苏天昊　首都医科大学附属北京友谊医院放射科
吴菁菁　首都医科大学附属北京妇产医院超声科
吴晓华　首都医科大学附属北京友谊医院放射科
徐　岩　首都医科大学附属北京友谊医院放射科
闫媛媛　首都医科大学附属北京友谊医院放射科
杨海鹏　北京市房山区良乡医院医学影像科
杨吉刚　首都医科大学附属北京友谊医院核医学科
原　媛　首都医科大学附属北京友谊医院放射科
曾津津　首都医科大学附属北京儿童医院放射科
张　洁　首都医科大学附属北京友谊医院放射科
赵丽琴　首都医科大学附属北京友谊医院放射科

原著者名单

A number of present and former* staff members of the Department of Radiology, Massachusetts General Hospital, have reviewed and contributed to the different editions of *Primer of Diagnostic Imaging*. Jerry Glowniak, MD, Ross Titon, MD, and Arastoo Vossough, MD, PhD provided general comments on the entire content.

CHEST IMAGING
Meenakshi P. Bhalla, MD*
Theresa C. McLoud, MD
Jo-Anne O. Shepard, MD

CARDIAC IMAGING
Farouc Jaffer, MD
David Sosnovik, MD
Matthias Nahrendorf, MD
Stephen W. Miller, MD*

GASTROINTESTINAL IMAGING
Ashraf Thabet, MD
Peter R. Mueller, MD

GENITOURINARY IMAGING
Debra A. Gervais, MD
Michael J. Lee, MD*
Nicholas Papanicolaou, MD*

MUSCULOSKELETAL IMAGING
Felix S. Chew, MD*
Damian E. Dupuy, MD*
James T. Rhea, MD*

OBSTETRIC-GYNECOLOGIC IMAGING
Genevieve L. Bennett, MD*
Deborah A. Hall, MD
Mary Jane O'Neill*

BREAST IMAGING
Daniel B. Kopans, MD

NEURORADIOLOGY
Bradley R. Buchbinder, MD
Kenneth R. Davis, MD
R. Gilberto Gonzalez, MD, PhD
Michel H. Lev, MD
Javier Romero, MD
Pamela W. Schaefer, MD
David Schellingerhout, MD*

HEAD AND NECK IMAGING
Pearse Morris, MD*
David Schellingerhout, MD*
Daniel Silverstone, MD*
Alfred L. Weber, MD*

VASCULAR IMAGING
Stuart C. Geller, MD*
John A. Kaufman, MD*
Mark Rieumont, MD*

PEDIATRIC IMAGING
Johan G. Blickman, MD, PhD*
Robert T. Bramson, MD*
Susan Connolly, MD*

NUCLEAR MEDICINE
Edward E. Webster, PhD*
Edwin L. Palmer, MD

PHYSICS
Ronald J. Callahan, PhD
Edward E. Webster, PhD*
Umar Mahmood, PhD, MD

序

  我科贺文等医师翻译的《影像学诊断基础教程（第5版）》一书，是一本有价值的好书。第一，其内容全面，既有放射科一百多年沉淀下来的有用知识和经验的结晶，也包括了新的学科进展和现在主流的影像检查方法，读起来就像一部放射学的发展史。第二，本书一个突出特点是注重细节，紧密结合影像科的实践和相关临床科室的知识，叙述的内容都是日常工作的要点，条目言简意赅，读来均可学以致用。第三，书中用简图的方式对影像病理、解剖进行了准确和形象的表述，是本书的又一个亮点，这十分方便读者学习和记忆。在鉴别诊断中，强调了影像征象的重要作用，以识别征象为出发点，结合疾病列表，结合临床信息，限定拟诊范围，这种思路或曰流程，是临床影像诊断的不二法门。

  医学影像学，经过百余年的发展，已经成为有许多亚专科的一个大家族，并且随着新技术的引入，继续呈蓬勃发展之势。作为现代的影像科医生，既要对历史有所传承，又要对现在流行的技术和相关的临床知识融会贯通，还要有前瞻的远见，可谓任重道远。本书提供了一个良好的范例。作者历经5版的更新，保有了影像诊断的精华，跟上了技术发展的步伐；独有的实践应用视角，把繁复的影像、病理、临床等理论、经验梳理得脉络清晰，好查、好用、好记。

  本书适合于住院医师培训，也可作为初年主治医生的工作指南；有经验的高年资医生在解决临床问题时，也可从本书中得到许多启迪。在知识和信息爆炸的时代，阅读一本好书，是一件很奢侈的事情，希望你在使用本书后会觉得你的时间付出是值得的。

首都医科大学附属北京友谊医院

李铁一

2016 6 23

译 者 前 言

初次见到这本紫色封面的《影像学诊断基础教程》(第 5 版)(*Primer of Diagnostic Imaging*),是近 20 年前在美国短期学习的时候,当时即刻被它新颖的临床应用视角和实用的内容选取所吸引。2003 年在北美放射学会(RSNA)年会会场购得此书第 3 版,作为案头的工作用书,时时翻阅,既能获取对临床工作的启迪,又可温故而知新。在对此书品味之余,时常感到如果我国的广大放射科同道不能共享此书的内容和经验,实属一大憾事。欣逢北京大学医学出版社购买了一批国外医学图书的版权,我第一时间自告奋勇承担了此书第 5 版的翻译任务,随即开始了译书的一段"苦旅"。

在翻译的过程中遇到的困难远大于预期,主要原因如下:本书的主体是笔记式的文本,呈跳跃式思维;内容涵盖时间和专业范围广,既有最传统的影像描述,也包含最新的影像应用进展;并且密切结合临床知识。这种风格在本书第 3 版原著前言中,著者称之为三"C"法则,即时尚、全面、结合临床。故此,在翻译中,为了准确地表述,经常要请教经典和最新出版的专著;还要向临床同行请教相关专业的学术进展,推敲准确的表达,回想起来也是一趟痛并快乐着的精神之旅。

在专业理论著述和日常临床工作的操作之间,存在着一个间隔地带。怎样把理论知识转化为实践技能,常常是要靠"意会",要靠耳濡目染地和经验丰富的专家共事并学习。笔者以为,本书恰恰可以在一定程度上帮助读者跨越此"鸿沟"。因为此书是有心的著者把临床教师在日常工作中的经验语言(也是经验的精炼)予以整理、归纳,历时 5 年而成书(参见第 1 版原著序言),真可谓集腋成裘。经验丰富的专家常常忽视这些临床经验,因为他们虽然在日常工作中应用临床经验,但很难对其做"科学"(证实、证伪、循证医学根据)的描述,从而让其进入著作的殿堂。本书著者以一个住院医师的视角和需求,把这些散落的经验聚拢起来,点石成金,成就了这本放射科医师的畅销书。此书在握,即如一位经验丰富的临床专家每日与你同行,随时为你的临床工作答疑解难。

在本书的使用上,建议住院医师和初年主治医师要首先通读,记住框架、条目;在工作中遇到问题,随时翻阅,这时你会有不同的体会。经验丰富的医生,也可时常复习本书,一可温故知新,二亦可为此经验大厦添砖加瓦。本书是经验的聚合体,其短板是系统性差,理论深度不够;故是一本有用的书,但不能当做经典。在你度过了经验的哺乳期后,一定要学习相关专业的经典专著,这可以请教相关专家或参考每章后附的推荐阅读书目。本书的另一短板是仅有文本和线图,无法对影像征象的认知提供更多的帮助,这还要依靠学习者向临床病例学习、向专家请教或阅读专著。

书名的翻译,也经一番推敲。Primer of Diagnostic Imaging,其中 Primer 可按字典翻译为"入门教程",但同时也有"底色、底漆、引信、底物(化学反应)"等意,结合本书的内容,后续几个词汇似乎更能达意。斟酌再三译名定为《影像学诊断基础教程》,尚有词不达意的感觉,其中滋味,有待读者在阅读中体会。

本书翻译的主体工作由我科的中青年医生完成。为确保译文准确达意，且术业有专攻，邀请了多位专科领域的影像专家翻译相应的章节。潘诗农教授（中国医科大学附属盛京医院放射科）主译肌肉骨骼影像章节，曾津津教授（首都医科大学附属北京儿童医院放射科）主译儿科影像章节，吴菁菁教授（首都医科大学附属北京妇产医院超声科）主译产科影像章节，杨吉刚教授（首都医科大学附属北京友谊医院核医学科）主译核医学显像章节。这些专家的加盟使得本书的翻译得以顺利完成。我科徐岩医生对译稿的组织和编辑做了大量的工作。在此，我对各位的艰辛付出致以真诚的感谢。

首都医科大学附属北京友谊医院放射科

贺文　教授

2016 年 6 月

原著第 5 版前言

第 5 版《影像学诊断基础教程》发挥了两个功能，其一是作为住院医师和专科培训医师的核心学习体系；其二是作为教师和执业医师的知识更新的读本。本版与既往版本一样，包含的内容不仅用于我们快速发展专业的核心课程，也可作为执业者与时俱进的参考文本。在内容上，我们结合临床，努力在新知识和资格考试所需的较旧知识之间做到平衡。我们从准备上一版开始，已经加入了 MRI、PET 和 CT 成像的新进展。我们对新版内容做了多次全面的审阅，以反映我们专业众多的进展；并尽我们所知所及，对不准确的信息予以纠正。再者，持续针对成功通过资格考试毕业生们的评价，本书内容覆盖了美国放射学资格考试所需的绝大部分知识。今年，我们尤其受惠于 Ashraf Thabet 医生的多方面的反馈信息。我们希望《影像学诊断基础教程》将继续服务于下一代放射科医生，帮助他们在持续涌现新知识的河流上导航。

Ralph Weissleder
Jack Wittenberg
Mukesh G. Harisinghani
John W. Chen

原著第 1 版前言

写作本书的意向起自于本书作者之一——RW，考虑到作为放射科住院医师在培训期间需要掌握海量的内容。（他认为）有必要建立一套方法用于强化对（放射科）基本内容、技术和图像的记忆，并且在不可避免地被遗忘时，方便对其回忆。于是形成了这样的常规行为，在每个工作日结束时，只要不被睡神干扰，就用电脑处理重要的资料，配以 1～2 幅草图。至少，在"主日决战"之前，它在电脑里可作为以后 6 个月的复习之用；再者，它可以对未来的麻省总医院的住院医生有所帮助。5 年以后，这种方法被证明是行之有效的。

麻省总医院课程提供所有的亚专科的轮转，每个亚科室 4 周的时间。一个亚专科至少由 3 位医师和若干助手组成，提供了丰富的教学资源。在这里，你得到的知识大多是来自放射学家的教学精粹，并佐以文献。至此，您会意识到这有偏倚的倾向。除了这些在别处接受过培训的研究员所写的内容外，你在本书中读到的大部分内容都可能有过于艺出同门的风险。我们已努力去规避此类误区。至于什么内容应该包含、强调、图示举例、附于一两条重点，虽然肯定会受到资深著者的影响，但是大体上还是取决于住院医师们的观点。这本书如同每个工作日都在观片灯前或操作穿刺针和导管前度过的一双眼睛，实用且功能性强。本书强调基本原理，力求给予"低科技"一个和诸如 CT、MRI 等"高科技"比肩的恰当位置。较长的鉴别诊断列表和偶见的诀窍时大多数作者经过多个夜晚和周末完成的总结和精炼。到第 4 年的第 3 个轮转期，开始对收集的资料进行编纂。精炼的项目符号文本格式有益于快速有效的复习。这种精炼的格式也被科室的放射学家欣然接纳，他们同意贡献珍贵的夏季时光来使我们确信他们没有被错误地引述。频繁重复的点评是："它像回放我日常话语的录音。"

本书的独有长处是解剖绘图，这是著者 JW 对本书的贡献。视觉图像是放射学教育的另外一种重要语言。虽然不容置疑地依赖影像的特异性要冒"米妮大婶"方法的风险，但这也是能辨别她所有兄妹差异的一个好的起点。另外，绘图总不能替代文字。我们希望不久能够有某种配套工具出现，如某种手持电子设备。

本书的格式和篇幅特别设计为便携、随时可用的复习读本，涉及重要征象、解剖标记、常见的放射病理改变和实用鉴别诊断。我们无意将它写成一种作为一名资深的放射科医生所需要的精确的病理生理和临床高深知识（读物）的长期替代品。正如本书书名所示，我们的本意是激发读者的好奇和上进心。高品质的知识来自阅读更深层次的放射学和其他医学领域的文献。我们的看法是，在你掌握了本书的知识后，你就会具有足够的知识来全面、熟练地解读放射学图像。然而，要与内科、外科、神经科或产科医生做深入的学术交流，则需要掌握远远超出你在本书中读到的知识。

对于作者至关重要的是严谨地列出其所有的信息来源。如果我们有任何遗漏，绝非对原著者的不敬或不愿意公布资料的出处。本书呈献的知识，历经约 5 年的积累，毫无疑问的是一部集体著作，其时间跨度约一个世纪之久。我们已经努力去筛除传说及虚构不实之处，但是大家很清楚，我们每日里所说、重复和争论的大部分内容是经验性的，并不总是有基于数据的敏感性、特异性和准确性的根据。我们旨在描述我们认为有合理的事实来支持的信息。如果真有资料未标注引述，我们希望那些辨认出他们的个人经验内容的作者们接受这种因本书的写作意图所决定的简捷风格而导致的无意的疏忽。

如果我们不对主体资料的本地信息来源进行感谢的话，那将是不谨慎和失礼的。我们十分肯定的是，我们很多的描述起源于 George Holmes 和 Aubrey Hampton 医生，我们清楚地认识到 Laurence Robbins、Juan Taveras, 和 James Thrall 医生在放射科的领导作用。对本书最明确的贡献来源于我们科目前的，常在书中被提及的医生们。我们永远感谢他们每日不倦的精彩教学讲述，尤其对那些在本书致谢部分被提及的参与者，他们拿出时间仔细审阅我们记录的他们口叙的文本。许多我们受益的教科书，列在每章节后面的推荐阅读栏目之下，它们提供了很多有用的信息。这些参考的书籍和其所包括的内容，已经和 MGH 的住院医生教育融为一体，以提供无遗漏的、全面的和绝少偏见描述的放射学构架。课堂笔记特别有助于把复杂的信息提炼为易于领会的文本。在经过 5 年的编纂后，不可能将每一资料精确地回溯至其出处。

Ralph Weissleder

Jack Wittenberg

目　录

胸部影像

影像解剖

全肺解剖

肺段支气管解剖（图 1-1 和图 1-2）

右肺

上叶	尖段	B1
	前段	B2
	后段	B3
中叶	外侧段	B4
	内侧段	B5
下叶	背段	B6
	内基底段	B7
	前基底段	B8
	外基底段	B9
	后基底段	B10

左肺

上叶		
上部支气管	尖后段	B1，B3
	前段	B2
舌段支气管	上舌段	B4
	下舌段	B5
下叶	背段	B6
	前内基底段	B7，B8
	外基底段	B9
	后基底段	B10

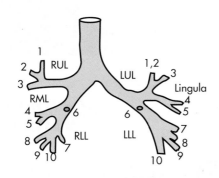

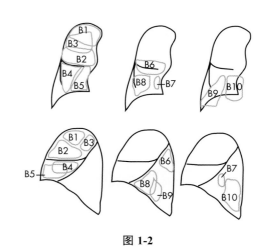

图 1-1

RUL，右肺上叶支气管；RML，右肺中叶支气管；RLL，右肺下叶支气管；LUL，左肺上叶支气管；LLL，左肺下叶支气管

图 1-2

肺段 CT 解剖（图 1-3）

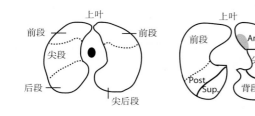

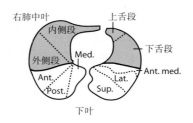

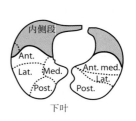

图 1-3　肺段

Ant. 前基底段；Med. 内基底段；Post. 后基底段；Ant. med，前内基底段；Lat.，外基底段；Sup.，背段；Post.，后基底段

支气管 CT 解剖（图 1-4）

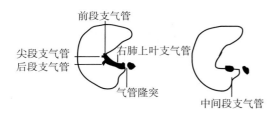

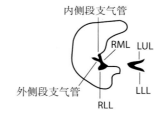

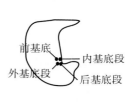

图 1-4　支气管

RML，右肺中叶支气管；RLL，右肺下叶支气管；LUL，左肺上叶支气管；LLL，左肺下叶支气管

胸部平片解剖标志（图 1-5 至图 1-9）

线

- 前联合线：投影在气管上的线样影，宽度 2mm，代表双肺前部胸膜
- 后联合线：向上延伸到锁骨上方
- 奇静脉食管线：右肺下叶空气与纵隔形成的界面
- 左侧脊柱旁线：从主动脉弓延伸到横膈的细线
- 右侧脊柱旁线

气管旁带

- 若 > 4 mm 为异常
- 从未延伸到右侧气管支气管以下

肺裂

- 水平裂
- 斜裂
- 奇裂
- 其他
    上副叶
    下副叶

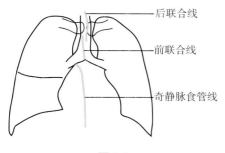

图 1-5

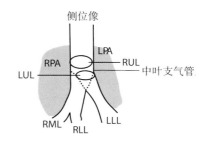

图 **1-9**

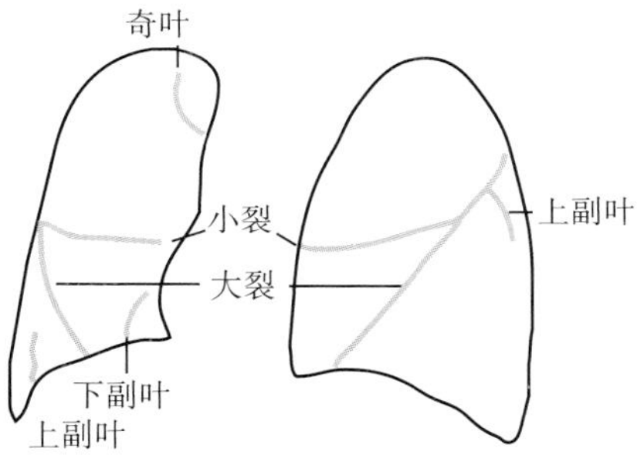

RPA 右肺动脉　LPA 左肺动脉

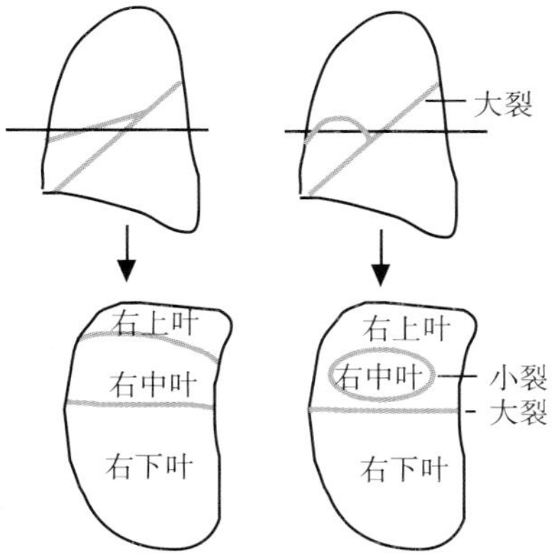

LUL，左肺上叶支气管；RUL，右肺上叶支气管；RML，右肺中叶支气管；RLL，右肺下叶支气管；LLL，左肺下叶支气管

上叶支气管（图 1-10 和图 1-11）

- 侧位片示右肺上叶支气管总是高于左肺上叶支气管
- 中间段支气管（右肺）后壁正常情况下 < 2 mm
- 气管支气管：见于 0.1% 人群，来源于气管的右侧壁（左侧更少见），供应尖段或整个右肺上叶
- 心段副支气管：见于 0.1% 人群，由右肺中间段支气管的内侧壁或右肺下叶支气管上段向纵隔方向延伸，远端可为一个盲端

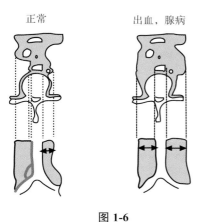

图 **1-6**

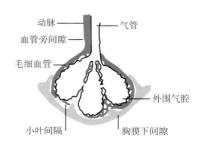

图 **1-10**

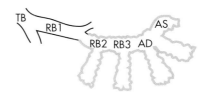

图 **1-11**

TB，终末细支气管；RB1，呼吸细支气管；AD，肺泡管；AS，肺泡囊

肺实质解剖

腺泡

- 包括终末细支气管远端所有的结构，终末细支

图 1-7

图 1-8

气管为最后一个空气传导结构

- 直径约 7 mm
- 包含 400 个肺泡

次级肺小叶

- 多边形结构，直径 1.5 ~ 2 cm
- 每个次级肺小叶由 3 ~ 5 个腺泡组成
- 由数个末端支气管供应

上皮细胞

肺泡上皮细胞由 2 种类型细胞组成：

- Ⅰ 型肺泡细胞
- Ⅱ 型肺泡细胞：分泌肺泡表面活性物质，具有吞噬细菌和再生的功能

高分辨计算机断层扫描术（HRCT）（图 1-12 ）

技术

- 准直器宽度：1 ~ 1.5 mm
- 高空间频率重建
- 可选择

  增加 kVp 或 mA（140 kVp，170 mA）

  目标图像重建（一侧肺而不是双侧肺重建，提高空间分辨率）

HRCT 解剖

HRCT 可见的基本肺单位为次级肺小叶：

- 由结缔组织包绕的 1.5 cm 多边形结构（小叶间隔）
- 中心动脉和毛细支气管
- 间隔内含周围肺静脉和淋巴管

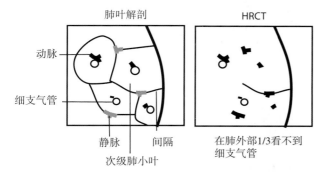

图 1-12

肺功能（图 1-13 ）

肺活量，容量和流速

- 潮气量（TV）：正常呼吸周期
- 肺活量（VC）：最大吸气后再尽力呼出的气体总量
- 功能残气量（FRC）：平静呼气后肺内所含有的气量
- 肺总量（TLC）：深吸气后肺内所含有的气体总量
- 用力呼气量（FEV）：在 1 秒内所能呼出的气体量（FEV$_1$）

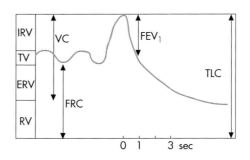

图 1-13

IRV，补吸气量；TV，潮气量；ERV，补呼气量；RV，残气量；sec，秒；VC，肺活量；FRC，功能残气量；TLC，肺总量；FEV$_1$，第 1 秒用力呼气量

纵隔（图 1-14 ）

- 上纵隔：主动脉弓以上水平；胸廓入口结构
- 前纵隔：包含胸腺、淋巴结、间质组织，一些分类包含心脏
- 中纵隔：包含心脏、大血管、支气管、淋巴结和膈神经
- 后纵隔：起自于椎体前缘，包含降主动脉、食管、胸导管、淋巴结、神经和椎旁区域

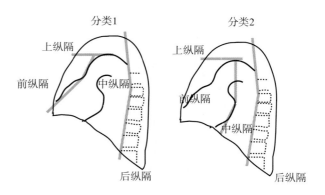

图 1-14

影像方案

标准胸部 CT

仰卧位，吸气后屏气扫描，扫描方案：

- 5 mm × 5 mm 层厚，从肺尖到肾上腺
- 全肺高分辨扫描 6 层，层厚 1.25 mm，层间隔 2.5 cm
- 肺结节可进行 1 mm 重建
- 许多不同螺距和层厚的扫描组合

在间质性肺疾病中，需俯卧位，重复 6 层的高分辨扫描，以高分辨骨算法进行重建。

静脉注射对比剂的应用：

- 血管结构、AVM、主动脉夹层的评估
- 纵隔肿瘤、增大淋巴结的评估
- 肺门肿块
- 颈部肿块

肺栓塞的 CT 扫描方案

- 患者仰卧位
- 扫描范围：肾上腺到肺尖
- 注射 140 ml 非离子碘化对比剂，流速为 3 ml/s，注射 25 ~ 30 s 后，屏住呼吸后完成扫描
- 从横膈向上回顾性扫描，以 2.5 mm 层厚、1 mm 层间隔进行重建

放射诊断报告（ACR）

在所有的影像检查程序中，应完成一个具有效力解读的书面报告。报告应包括以下内容：

1. 患者的姓名和其他标识符（如出生日期、社会保险号或医院或办公室识别号码）。
2. 提交检查申请的医师姓名，以提供更准确的报告路径，给申请医师一个或多个指定的地点（如医院、办公室、临床科室）。
3. 病史。
4. 检查名称或类型。
5. 检查日期和报告日期。
6. 检查时间（ICU/CCU 患者），以识别同一天内完成的多次检查（如胸片）。
7. 报告内容：
- 操作过程和材料
  报告中应包括操作过程和使用的对比剂（代理商、浓度、总量和反应）、药物、医用导管和设备的描述。
- 影像报告
  使用准确的解剖和放射学术语准确地描述影像所见。
- 局限性
  在某些情况下，特定的因素限制了检查的敏感性和特异性。这些因素可能包括技术因素、患者解剖、检查方法的局限性、肠道准备不完全和用于腕舟骨的腕部检查。
- 临床问题
  报告应解决或回答在成像检查要求中提出的任何有关临床的问题。如除外气胸状态"无气胸证据"；或除外骨折，"无骨折证据"。使用如"乳腺 X 线检查不能除外癌症的可能性"的普遍免责声明，是不可取的。
- 资料比较
  在可能的情况下，和以前检查报告比较，这是放射诊断学报告的一部分，也可作为"印象"诊断的一部分。

8. 印象　（结论或诊断）
- 每个检查都应该含有"印象"诊断部分
- 若可能，做出一个明确的诊断
- 在适当的时候，给出一个鉴别诊断
- 只有在适当的情况下，建议随诊和额外的诊断性影像学研究，以明确或证实印象诊断

感染

概述

病原

细菌性肺炎

- 肺炎链球菌（肺炎球菌）
- 葡萄球菌
- 假单胞菌
- 克雷伯杆菌属
- 诺卡菌属
- 衣原体
- 奈瑟菌属
- 嗜血杆菌
- 厌氧菌
- 军团菌
- 肺炎支原体
- 衣氏放线菌
- 结核分枝杆菌

病毒性肺炎（占社区获得性肺炎的 25%）
- 流行性感冒
- 水痘 - 带状疱疹
- 麻疹
- 巨细胞病毒（CMV）
- 柯萨奇病毒，副流感病毒，腺病毒，呼吸道合胞体病毒（RSV）

真菌性肺炎
- 组织胞浆菌病
- 球孢子菌病
- 芽生菌病
- 曲霉菌病
- 隐球菌病
- 念珠菌病
- 接合菌病

寄生虫感染性肺炎
- 耶氏肺孢子虫　Frenkel 1999（之前称为卡氏肺孢子虫）
- 弓形虫

获得性肺炎

社区获得性肺炎
- 肺炎链球菌，嗜血杆菌
- 支原体

医院获得性肺炎（发病率 1%，死亡率 35%）：院内感染
- 革兰氏阴性菌：假单胞菌属，变形杆菌属，大肠杆菌，肠杆菌属，克雷伯杆菌属
- 耐甲氧西林金黄色葡萄球菌（MRSA）
- 抗万古霉素肠球菌（VRE）

免疫抑制患者肺炎
- 细菌性肺炎（革兰氏阴性）仍为最常见
- 结核病
- 真菌
- 肺孢子虫肺炎（PCP）

地域性肺炎
- 真菌：组织胞浆菌病，球孢子菌病，芽生菌病
- 病毒

吸入相关性肺炎（重要）

危险因素

肺感染的影像征象呈多样性，主要取决于病原体、基础肺部疾病、危险因素和既往病史或不完整的治疗经过。

社区获得性感染

危险因素	常见病原体
酗酒	革兰氏阴性菌、肺炎链球菌、肺结核
老年人	肺炎链球菌、金黄色葡萄球菌、吸引术
吸入性	口腔菌丛（厌氧菌）
囊泡性纤维症	假单胞菌、金黄色葡萄球菌、曲霉菌
慢性支气管炎	肺炎链球菌、流感嗜血杆菌

其他发生肺炎的危险因素：
- 支气管扩张
- 昏迷，麻醉，癫痫（呼吸机）
- 气管切开术后
- 抗生素治疗
- 免疫抑制（肾衰竭，糖尿病，癌症，类固醇激素，AIDS）
- 慢性疖病（葡萄球菌）

肺感染的 X 线诊断

总结

类型	病原体	影像	
大叶性肺炎			
感染主要累及肺泡	肺炎链球菌		
通过 Kohn 孔和 Lambert 管播散	克雷伯杆菌		
累及一个肺段，最后累及整个肺叶	其他		
支气管未完全受累，仍保持空气填充	金黄色葡萄球菌		
空气支气管气像	流感嗜血杆菌		
由于气道是通畅的，因此肺叶体积无缩小	真菌		
现在由于早期治疗，而表现不典型			
球形肺炎（儿童）：	肺炎链球菌		

实变（无体积缩小）　　空气支气管气像　　A　　大叶分布　　B

续表

类型	病原体	影像
支气管肺炎		
主要感染细支气管和相邻的肺泡	金黄色葡萄球菌 革兰氏阴性菌	
细支气管充满分泌液时肺叶体积缩小	其他	
细支气管播散，表现为多发斑片状阴影	流感嗜血杆菌 支原体	肺段分布的 斑片状阴影
结节		
大小多变 边缘模糊	真菌 　组织胞浆菌属 　曲霉菌 　隐球菌 　球孢子菌 细菌 　军团杆菌 　诺卡氏菌 脓毒性栓塞 　金黄色葡萄球菌	
空洞病变		
脓肿，肺实质坏死 ± 支气管引流 真菌球（空气半月征） 肺囊肿，由于空气漏入肺间质内 （金黄色葡萄球菌）	厌氧菌 真菌 结核	脓肿　　囊肿
弥漫斑片影		
网织结节模式：支气管旁间质炎症（病毒） 肺泡模式（PCP） 粟粒模式：血行播散（结核）	病毒 支原体 PCP	网织结节　　结节

肺炎并发症

- 肺炎旁胸腔积液
  - 1 期　渗出液：自由流动
  - 2 期　纤维脓性：包裹
  - 3 期　机化，侵及肺或胸壁
- 脓胸
- 支气管胸膜瘘（支气管和胸膜腔之间的瘘管）
  侵及胸膜 - 以胸腔积液为基础
- 支气管扩张
- 肺纤维化，特别是在坏死性肺炎或急性呼吸窘迫综合征（ARDS）后
- 淋巴结增大

肺炎消退

- 80% ～ 90% 4 周内吸收
- 5% ～ 10%　4 ～ 8 周内吸收（常见于老年人或糖尿病患者）。在系列 X 线胸片上，与前片比较，总是显示病变有好转
- 无吸收
抗生素耐药
考虑其他病原体感染（如结核分枝杆菌）
反复感染
由肿瘤所致的阻塞性肺炎

细菌性肺炎

概述

常见病原体

- 肺炎链球菌，50%（40 ～ 60 岁）
- 支原体，30%
- 厌氧菌，10%
- 革兰氏阴性细菌，5%
- 葡萄球菌，5%
- 嗜血杆菌，3%（特别是婴幼儿和 COPD 患者）

临床征象

肺炎综合征
- 发热
- 咳嗽
- 胸膜炎性疼痛
- 咳痰

伴随表现
- 头痛，关节痛，肌痛
- 腹泻
- 咯血

链球菌肺炎

影像学征象

- 肺叶或肺段肺炎模式
- 支气管肺炎模式
- 球形肺炎（儿童）

金黄色葡萄球菌肺炎（图 1-15）

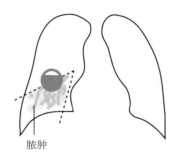

脓肿

图 1-15

影像学征象

- 支气管肺炎模式
- 双侧＞ 60%
- 脓肿性空洞，25% ～ 75%

- 胸腔积液，脓胸，50%
- 肺气囊，50%（活瓣阻塞），特别是儿童多见
- 中央线
- 心内膜炎征象

假单胞菌肺炎

典型临床情况

- 医院获得性感染
- 使用呼吸机患者
- 宿主抵抗力降低
- 囊泡性纤维症患者

影像学征象

三种表现模式：
- 双肺广泛的实变（双肺下叶多见）
- 肺脓肿形成
- 弥漫性结节病（伴随血行性播散的菌血症，少见）

军团病（Legionnaires' disease）

　　由军团杆菌导致的严重肺部感染，35% 需要呼吸机治疗，死亡率为 20%。大多数感染都为社区获得。患者均具有低钠血症。血清学诊断需 2 周。

影像学征象

常见征象
- 最初表现为肺周边部斑片状实变
- 双侧严重疾病
- 进展快速
- 胸腔积液，< 50%
- 易侵犯下叶

不常见征象

- 脓肿形成
- 淋巴结增大

嗜血杆菌肺炎

　　由流感嗜血杆菌感染。大部分常见于儿童、免疫功能不全的成年人或 COPD 患者。常伴有脑膜炎、会厌炎和支气管炎。

影像学征象

- 支气管肺炎模式

- 下叶多见，常呈弥漫分布
- 脓胸

支原体肺炎

最常见的非细菌性肺炎（非典型肺炎）。病程温和，发病年龄为 5 ～ 20 岁。60% 患者冷凝集素实验阳性。

影像学征象

- 网状模式
- 下叶常见，常弥漫分布
- 实变，50%

并发症

- 自身免疫性溶血性贫血
- 结节性红斑，多形性红斑
- 斯 - 约综合征
- 脑膜脑炎

克雷伯杆菌肺炎

为革兰氏阴性杆菌，常见于过度疲劳患者和（或）酗酒者。

影像学征象

- 实变，与链球菌肺炎表现相同

- 肺叶膨胀
- 空洞，占 30% ～ 50%，典型表现为多发空洞
- 大量坏死（肺坏疽）
- 胸腔积液不常见

结核（TB）（图 1-16）

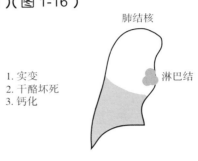

肺结核

1. 实变
2. 干酪坏死
3. 钙化

淋巴结

图 1-16

通过吸入结核分枝杆菌或牛分枝杆菌飞沫传播。由于结核分枝杆菌在免疫能力正常的人类宿主内不容易生长，因此经常或反复接触痰结核阳性的患者才会感染结核。目标人群包括：

- 低收入阶层的患者（无家可归者）
- 酗酒者
- 移民：墨西哥，菲律宾，印度，海地
- 老年患者
- AIDS 患者
- 囚犯

原发性感染（图 1-17）

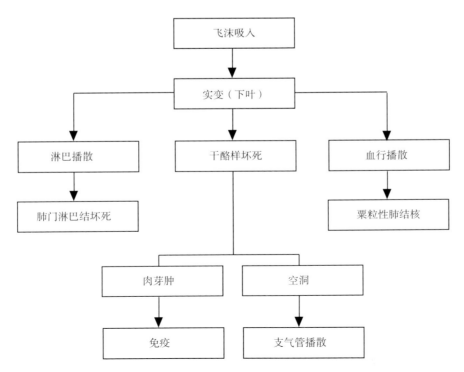

图 1-17

通常痊愈，无并发症。疾病过程包括：

- 肺实变（1～7 cm）；空洞罕见；下叶（60%）＞上叶
- 干酪样坏死，感染后2～10周出现
- 淋巴结增大（肺门和气管旁），95%
- 胸腔积液，10%
- 原发病灶的播散主要发生在儿童或者免疫功能抑制的患者

继发性感染（图1-18）

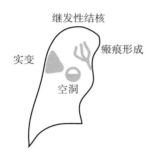

图 1-18

成年人的活动性病变常表示原发性病变的复发。但目前原发性病变也见于发达国家的成年人，因为他们在童年期没有接触过结核菌。病变分布如下：

- 典型的病灶局限于上叶尖后段或下叶背段（由

于高氧分压？）
- 上叶前段病灶少见（与组织胞浆菌病相反）

影像学征象

- 渗出性结核
  斑片状或融合实变
  淋巴结增大，不常见
- 纤维钙化性肺结核
  边界锐利的线样阴影，指向肺门
- 空洞，40%

并发症（图1-19）

- 粟粒TB，可发生于原发性或继发性结核血行播散之后
- 支气管播散，在坏死区域与支气管相通后发生，形成腺泡模式（不规则形结节，直径约5 mm）
- 结核球（1～7 cm）：原发性或继发性结核的结节，可含有钙化密度
- 胸腔积液，常为局限性
- 支气管胸膜瘘
- 气胸

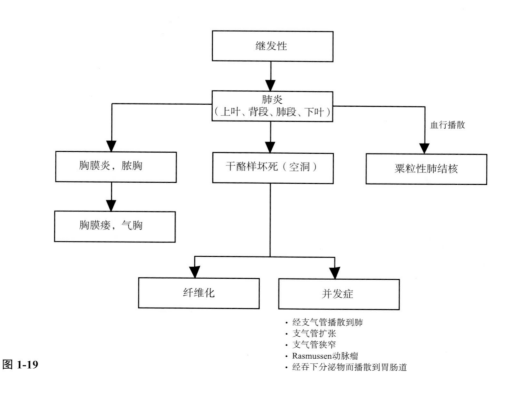

图 1-19

鉴别

	原发性结核	继发性结核
部位	常发生于肺基底部	上叶尖段 下叶
表现	局灶性	斑片状
空洞	无	常见
仅表现为淋巴结增大	常见	无
胸腔积液	常见	不常见
粟粒模式	有	有

非结核性分枝杆菌（NTMB）感染

NTMB 最常见的 2 个病原体是鸟胞内分枝杆菌和堪萨斯分枝杆菌（少见：蟾分枝杆菌，龟分枝杆菌，戈登分枝杆菌，偶发分枝杆菌 ="快速生长群"）。与结核不同，NTMB 感染不需要人 - 人传播，可从土壤或水中直接感染。而且无原发疾病或复发模式之分，虽然一些病例可能已经成为慢性，但仍为原发感染。这种感染经常发生于患有 COPD 的老年患者、健康的老年妇女和 AIDS 患者。

影像学征象

- NTMB 感染与常规的 TB 不能鉴别
- 典型征象如支气管扩张和支气管壁增厚常见
- 结节常见于老年妇女

CT 征象

征象	TB（%）	MAI（%）
结节 < 1 cm	80	95
结节 1 ~ 3 cm	40	30
肿块 > 3 cm	10	1
实变	50	50
空洞	30	30
支气管扩张	30	95
支气管壁增厚	40	95
小叶间隔增厚	50	15
肺气肿	20	20
钙化肉芽肿	15	5

MAI，鸟胞内分枝杆菌

诺卡菌肺炎（Nocardia pneumonia）

由星形诺卡菌感染所致，分布遍及世界。是下列情况常见的机会致病菌：

- 淋巴瘤
- 激素治疗，特别是移植患者

- 肺泡蛋白质沉积症（常见）

影像学征象

- 局灶性实变（多见）
- 空洞
- 不规则结节

放射菌病

放射菌病是由衣氏放线菌感染所致，是革兰氏阳性的正常口腔腐生菌。肺部疾病的进展是由于病原菌的吸入（龋齿）或直接渗透到胸部。

影像学征象

- 局灶性实变 > 空洞性肿块
- 淋巴结增大，不常见
- 目前胸壁受侵和胸膜增厚不常见，但仍会出现，为重要的鉴别诊断征象

肺脓肿

厌氧菌肺部感染的表现类型包括：
- 脓肿：单个或多发空洞 > 2 cm，通常含有气 - 液平面
- 坏死性肺炎：类似于肺脓肿，但病变更弥漫，且空洞 < 2 cm
- 脓胸：胸膜腔的化脓性感染，大多数由肺炎引起

致病因素

- 吸入（如 酗酒、神经系统疾病、昏迷）
- 插管
- 支气管扩张，支气管阻塞

治疗

- 抗生素，体位引流
- 脓胸者经皮穿刺引流
- 若药物治疗失败，肺脓肿可引流 / 切除

镰状细胞贫血

- 镰状细胞疾病患者患肺炎和肺梗死的危险性增加。其鉴别诊断困难，故称为急性胸部综合征
- 最初，由肺炎链球菌感染引起，但现在由病毒或支原体感染所致。鉴别诊断包括肺不张和肺梗死
- 肺梗死，成人比儿童更常见，12 岁以下儿童

少见

- 胸部 X 线片可见实变，与一般肺炎患者比较病变吸收缓慢，且易于复发

病毒性肺炎

概述

分类

DNA 病毒

无包膜

- 细小病毒
- 乳多泡病毒
- 腺病毒
- 肝炎病毒（乙型肝炎病毒）

有包膜

- 疱疹病毒［单纯性疱疹病毒，EB 病毒，水痘病毒，带状疱疹病毒，巨细胞病毒（CMV）］
- 痘病毒（天花，接触传染性软疣）

RNA 病毒

无包膜

- 微小 RNA 病毒（甲型肝炎 A，柯萨奇病毒）
- 杯状病毒
- 呼吸道肠道病毒

有包膜

- 反转录病毒（HIV）
- 沙粒病毒
- 冠状病毒
- 外衣病毒
- 布亚病毒
- 正黏液病毒（流行性感冒）
- 副黏液病毒（流行性腮腺炎，麻疹，呼吸道合胞病毒，副流感病毒）

发生

免疫功能正常的患者

流行性感冒病毒

汉坦病毒

EB 病毒

腺病毒

免疫功能不全的患者

单纯性疱疹

带状疱疹病毒

巨细胞病毒

腺病毒

疾病表现类型

- 急性间质性肺炎：弥漫性或斑片状间质性模式，支气管壁增厚，小叶间隔增厚
- 小叶性炎症反应：多发结节性阴影，5 ~ 6 mm（水痘，晚期钙化）
- 出血性肺水肿：类似于细菌性大叶性肺炎
- 胸腔积液：通常无或少量
- 慢性间质纤维化（闭塞性细支气管炎）

流感性肺炎

流行性感冒极具传染性，因此可出现疫情，但肺炎不常见。

影像学征象

- 急性期：多发腺泡阴影
- 腺泡阴影融合成弥漫斑片状气腔疾病（支气管肺炎型）

带状疱疹肺炎

感染的患者中 15% 会发生肺炎，90% 超过 20 岁。

病毒	小叶中心结节	肺叶性磨玻璃密度阴影	弥漫性磨玻璃密度阴影	小叶间隔增厚	实变
流行性感冒	+++	+++	+		+
EB 病毒	+	+	+		+
CMV	++	++	++	+	+
带状疱疹	+++	+	+		
单纯性疱疹	+	+++	+		+++
麻疹	++		+		+
汉坦病毒			+++	+	++
腺病毒	++	+			+++

影像学征象

- 急性期：多发腺泡阴影
- 腺泡阴影融合成弥漫斑片状气腔疾病
- 治愈后，全肺可见 1 ~ 2 mm 钙化灶

巨细胞病毒肺炎

大部分发生于婴儿或免疫功能抑制的患者。

影像学征象

- 主要表现为间质性感染，多发小结节（常见）
- 淋巴结增大

猪流感（H1N1）病毒（S-OIV）感染

最新的流行病学数据显示，新出现的 H1N1 病毒，虽然可由人传染人，但相对低毒性。50% 以上的患者胸片正常。然而，本病的重症患者可进展为双肺广泛的气腔病变。这些患者也是发生肺栓塞的高风险人群，应仔细在增强 CT 上寻找肺栓塞征象。

真菌感染

概述

两大类：

地方性人类霉菌病（仅在某些特定地区流行）：

- 组织胞浆菌病（俄亥俄州，密西西比河，圣劳伦斯河峡谷）
- 球孢子菌病（圣华金河谷）
- 芽生菌病

机遇性真菌病（分布全世界）主要发生在免疫功能不全的患者（曲菌病和隐球菌病也可发生在免疫功能正常的机体）。

- 曲菌病
- 念珠菌病
- 隐球菌病
- 毛霉菌病

影像学征象

- 急性期：肺炎型阴影（可能是肺段、非肺段或斑片状）；粟粒（血源性）分布见于免疫功能抑制患者
- 恢复期：含或不含空洞和新月征的结节性病变
- 慢性期：真菌感染所致的钙化淋巴结或肺钙化灶（如组织胞浆菌病）

- 播散性疾病（扩散到其他器官）：主要发生在免疫功能受损的患者

组织胞浆菌病（图 1-20）

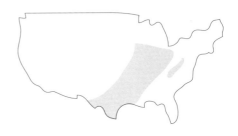

图 1-20

虽然荚膜组织胞浆菌病在世界范围内分布，但主要发生在俄亥俄州、密西西比河和圣劳伦斯河峡谷。致病菌极具传染性，主要存在于含有蝙蝠和鸟类粪便的土壤中（蝙蝠洞、鸡舍、老阁楼或建筑物）。

临床征象

大多数患者无症状或具有非特异性呼吸道症状，补体滴度增加，H 荚膜组织胞浆菌病抗原阳性。

影像学征象

实变（原发性组织胞浆菌病）

- 肺实质实变
- 淋巴结增大常见，随后可发生严重钙化

结节型（慢性组织胞浆菌病，再感染）

- 结节型组织胞浆菌病：通常是孤立、边缘光滑的结节，最常见于肺下叶
- 上叶的纤维空洞性疾病需与原发性结核病鉴别
- 空洞性结节

传播形式（免疫功能低下患者）

- 粟粒结节
- 肝和脾钙化灶

纵隔组织胞浆菌病

纵隔组织胞浆菌病可发生于肺组织胞浆菌病之后。两种独立疾病可同时存在（不可能总是被区分开）：

纵隔肉芽肿

- H 荚膜组织胞浆菌病侵及淋巴结所致
- 肉芽肿通常钙化

纵隔纤维化（纤维性纵隔炎）

- 可引起上腔静脉综合征、气道压迫、肺动脉闭塞、心包炎

- 纵隔弥漫性浸润
- 多发密集的钙化结节

球孢子菌病（图 1-21）

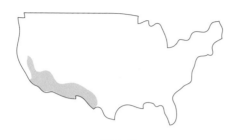

图 1-21

粗球孢子菌是美国西南部（圣劳伦斯河峡谷，"裂谷热"）和中美洲、南美洲的地方病。由于吸入土壤中的孢子而致病。不会发生人与人之间感染。

临床表现

常见皮肤受侵表现，70% 无症状。

影像学征象

实变（原发型）

- "短暂"的肺实变，肺下叶最常见
- 20% 淋巴结增大

结节型（慢性形式，5%）

- 15% 空洞
  50% 为薄壁空洞（提示诊断）
  50% 为厚壁空洞（即非特异性）
  可能会出现气胸
- 结节，很少钙化
- 肺门或气管旁淋巴结增大

播散型（免疫功能低下患者；罕见：各种形式的 0.5%）

- 粟粒结节
- 肺外蔓延

北美皮肤芽生菌病（图 1-22）

- 由皮炎芽生菌感染所致，罕见，大多数感染为自限性

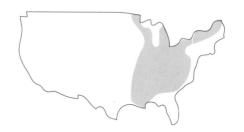

图 1-22

- 胸部 X 线片无特异性征象：气腔病变 > 结节（15% 形成空洞）或孤立肿块 > 粟粒状播散
- 典型的局灶性芽生菌病常发生于纵隔旁，且伴有支气管气象，此征象可提示诊断
- 原发病灶周围的卫星灶常见
- 淋巴结增大、胸腔积液和钙化不常见
- 骨病变，25%
- 皮肤病变，常见

曲菌病（图 1-23）

曲霉菌是普遍存在的真菌，吸入后会引起严重的肺部损害。真菌生长在土壤、水、腐烂的植物和医院的空气通风口。烟曲霉感染 > 黄曲霉、黑曲霉或灰绿曲菌。肺曲菌病有四种独特形式，每一种形式都与特定的免疫状态有关。

曲菌病类型

类型	肺结构	免疫状态	病理学
变态反应性支气管肺曲菌病（ABPA）	正常	超敏状态	超敏状态→支气管扩张，黏液阻塞
曲菌球	先前存在空洞	正常	腐生菌在先前存在的空洞内生长
侵袭性肺曲菌病	正常	严重损害	血管受侵，肺实质坏死
半侵袭性肺曲菌病	正常	正常或损害	病灶缓慢生长，局部空洞形成

变态反应性支气管肺曲菌病（ABPA）

ABPA 代表机体对曲霉菌的高敏状态（1 型），几乎只发生于哮喘患者，偶见于囊性纤维化患者。最初，高敏状态导致支气管痉挛和支气管壁水肿（IgE

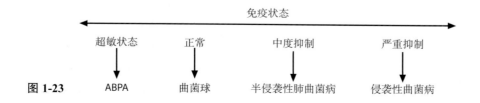

图 1-23

介导），最终支气管壁损害、支气管扩张和肺纤维化。

临床征象

曲霉菌高度特异性 IgE、抗曲霉菌沉淀的 IgG 抗体升高，外周血嗜酸性粒细胞增多，皮肤试验呈阳性。治疗方法为口服泼尼松。

影像学特征

- 短暂的肺实变阴影（常见征象）
- 中央、上叶囊状支气管扩张（标志性征象）（图 1-24A）
- 黏液阻塞（"指套征"）（图 1-24B）和支气管壁增厚（常见）
- 慢性疾病可能发展肺间质纤维化，主要发生在上叶（晚期）
- 空洞，10%

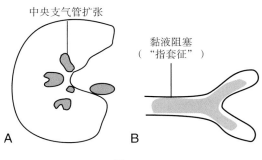

图 1-24

曲菌球（足分枝菌病，真菌球）

曲菌球指的是在一个预存的肺结构性病变（结核病、终末期结节病、肺气肿的空洞或大泡）内的腐生菌感染。常发生于上叶的孤立性病灶。真菌生长在空洞内，形成由真菌、黏液和炎性细胞组成的"真菌球"。治疗方法是手术切除和两性霉素的空洞内治疗。

影像学征象

- 局灶性空洞内肿块（3～6 cm），典型者发生于上叶
- 空气可围绕在曲菌球周围（Monod 征象），与侵袭性曲菌病的空洞形成相似
- 典型表现为空洞周围出现小范围的实变
- 相邻胸膜增厚，常见
- 真菌球随着体位变化而移动

侵袭性曲霉菌病

侵袭性曲霉菌病的死亡率高（70%～90%），主要发生在严重免疫功能低下患者（骨髓移植、白血病）。感染由支气管内真菌扩散开始，然后导致血管侵犯，出现血栓形成和肺梗死（"血管侵袭性感染"）。受感染的其他部位（30%）包括脑、肝、肾、胃肠道。应用两性霉素进行全身和（或）腔内治疗。

影像学征象（图 1-25）

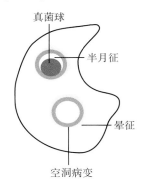

图 1-25

- 多发肺结节，40%
- 结节具有一个特异性的磨玻璃密度晕影（代表肺出血）
- 2 个星期内，50% 的结节形成空洞，可出现空气新月征。空气新月征的出现表明为疾病恢复期（粒细胞反应性增加）。注意，空气新月征也可见于结核病、放线菌、毛霉菌感染、感染性栓子和肿瘤。不要混淆莫诺征象与空气新月征（临床病史有助于鉴别）
- 其他征象
 支气管旁阴影
 局灶性实变

半侵袭性曲菌病

这种形式的曲霉菌病发生在免疫功能轻度低下的患者，并与侵袭性曲菌病的病理生理学相似，但其病情进展更慢，可超过 24 个月（死亡率为 30%）。危险因素包括糖尿病、酗酒、尘肺、营养不良和慢性阻塞性肺病。应用两性霉素进行全身和（或）空洞内治疗。

影像学征象

- 征象上类似于侵袭性曲霉菌病
- 感染 6 个月后形成空洞

隐球菌病

由新型隐球菌感染所致，世界范围内分布，土壤和鸽子粪便中无处不在。通过吸入受污染的尘埃而感染。

临床表现

常见于淋巴瘤、类固醇治疗、糖尿病和艾滋病患者。

影像学征象

- 肺最常见的征象包括肿块、多发结节或节段性、大叶性肺实变
- 空洞、淋巴结增大和胸腔积液，罕见
- 播散形式：中枢神经系统，其他器官

念珠菌病

由白念珠菌＞其他念珠菌感染引起。

临床表现

通常见于恶性淋巴网织瘤的患者，若伴发口腔疾病则拟诊肺部疾病。常伴播散性真菌血症。

影像学征象

- 平片无特异性：阴影（下叶）＞结节
- 播散型的结节性病变
- 胸腔积液，25%
- 空洞和淋巴结增大，罕见

藻菌症

严重的条件致病性真菌感染，由接合菌属所致：
- 毛霉菌病（毛霉菌）
- 根霉菌
- 犁头霉菌

藻菌症通常有两个主要的临床表现类型：
- 肺毛霉菌病
- 鼻腔 - 脑毛霉菌病

藻菌症（zygomycoses）是少见的感染，主要发生在免疫功能低下患者（白血病、艾滋病、长期使用类固醇患者、糖尿病）。

影像学征象

由于真菌的血管侵袭行为，因此影像学征象与侵袭性肺曲菌病相似。

艾滋病

概述

由白血病病毒（HTLV）Ⅲ型 ［人类 T 细胞淋巴病毒 = HIV（人类免疫缺陷病毒）］ 引起的获得性免疫缺陷综合征（艾滋病，AIDS）。HIV-1 和 HIV-2 病毒是单链 RNA 病毒，目前与 CD4$^+$ T 淋巴细胞结合（其他细胞：淋巴结内的神经胶质细胞、肺单核细胞、树突状细胞）。在反转录酶的帮助下病毒 RNA 基因组被复制到 DNA，并整合到宿主细胞内的 DNA。

流行病学

美国疾病控制和预防中心（CDC）估计，2008 年底，在美国 50 个州和 5 个境外地区内诊断为艾滋病毒感染的带毒者有 682 668 人。但是，官方认为在美国，感染艾滋病毒的总人数超过 100 万。高危人群包括：

- 男同性恋者，双性恋男性，60%
- 静脉注射吸毒者（IVDAs），25%
- 血液制品接受者，3%
- 艾滋病阳性母亲所致的先天性感染
- 异性恋女性：由于同伴为 IVDAs，因此数量增长最迅速

已知艾滋病毒的传播途径：

- 血液和血液制品
- 性活动
- 宫内传播
- 分娩期间

临床表现

- 淋巴结增大
- 机会性感染
- 肿瘤：淋巴瘤，卡波西肉瘤
- 其他临床表现

淋巴细胞性间质性肺炎（LIP）

自发性气胸 ［囊性病灶的进展，与卡氏肺孢菌虫肺炎（PCP）相关的间质纤维化］

脓毒性栓子

- 支持艾滋病诊断的临床表现（图 1-26）

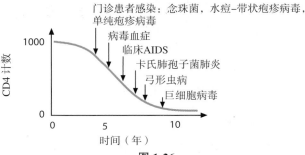

图 1-26

CD4 细胞计数＜ 200/mm³；免疫系统功能障碍与 CD4 细胞计数呈负相关；PCP：CD4 细胞＜ 200/mm³，MAI：CD4 细胞＜ 50/mm³

细菌性肺炎＞ 1 次 / 每年

机会性感染

- 肺孢子虫 Frenkel 1999 年，70%
- 分枝杆菌感染，20%；CD4 细胞计数常＜ 50/mm³
- 细菌感染，10%（肺炎链球菌，流感嗜血杆菌）
- 真菌感染（＜ 5% 艾滋病患者）
- 诺卡菌，＜ 5%：空洞性肺炎
- CMV 肺炎（常见于尸检）

胸部

概述

- 50% 的艾滋病患者有肺部感染或肿瘤的表现
- 胸部 X 线片正常，不能排除 PCP 的诊断
- 巨细胞病毒常见于尸检，但并没有造成严重的发病率或死亡率；几乎所有的艾滋病患者中都存在巨细胞病毒抗体滴度
- 艾滋病患者应用胸部 CT 检查的适应证

有症状的患者但胸部 X 线片正常，但患者通常会首先进行诱导痰或支气管镜检查，或开展 PCP 的经验性治疗

为了证实令人困惑的胸部 X 线表现

局灶性阴影、淋巴结增大、结节

胸部表现类型（图 1-27）

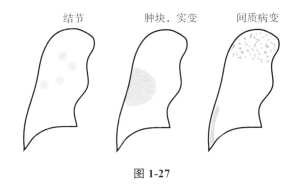

结节　　肿块，实变　　间质病变

图 1-27

结节
- 卡波西肉瘤（常伴有皮肤病变）
- 脓毒性坏死（病变范围快速增大）
- 真菌：隐球菌，曲霉菌

大阴影：实变、肿块

- 出血
- 非霍奇金淋巴瘤
- 肺炎

线性或间质性阴影
- PCP
- 非典型分枝杆菌
- 卡波西肉瘤

淋巴结增大
- 分枝杆菌感染
- 卡波西肉瘤
- 淋巴瘤
- 反应性增生，胸部罕见

胸腔积液
- 卡波西肉瘤
- 分枝杆菌、真菌感染
- 脓胸

卡氏肺孢子菌感染（图 1-28 至图 1-30）

影像学征象

- 间质模式，80%

胸部 X 线检查：双侧肺门周围或弥漫性表现

HRCT：磨玻璃密度阴影，以肺上叶为著，伴囊样病变

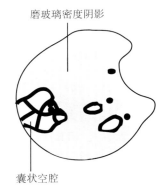

磨玻璃密度阴影

囊状空腔

图 1-28

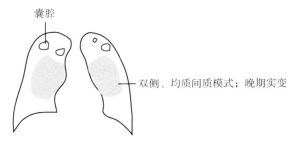

囊腔

双侧、均质间质模式；晚期实变

图 1-29

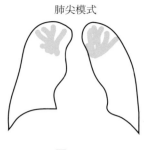

肺尖模式

图 1-30

- 数天内进展为弥漫性实变
- 肺部 PCP 感染患者 X 线胸片表现正常，10%
- 上叶多发含气囊肿或肺气囊（10%），可导致：
  气胸
  支气管胸膜瘘
- PCP 侵及上叶常见，因为雾化喷他脒（戊烷脒）不能到达上叶；上叶病变类似于结核病表现，但后者可伴有胸腔积液或淋巴结增大，这两者在 PCP 上罕见
- 非典型模式，5%
  单侧病变
  局灶性病变，空洞性结节
- 由于有效的预防治疗，作为 AIDS 首发表现的 PCP 正在减少

分枝杆菌感染

结核分枝杆菌 ＞鸟 - 胞内分枝杆菌（此病原体常引起胸腔外疾病）。CD4 细胞计数常 ＜ 50/mm^3。

影像学征象

- 肺门和纵隔淋巴结增大常见
  坏死性淋巴结增大（TB）表现为淋巴结中心为低密度，增强后仅边缘强化。
  与 MAI 不同，MTB 更常伴有坏死。
  卡波西肉瘤或淋巴瘤的淋巴结增大，呈均匀强化。
- 胸腔积液
- 其他征象与非艾滋病的结核病相似（上叶实变、空洞）

真菌感染

艾滋病患者中真菌感染罕见（＜ 5%）。

- 隐球菌病（最常见），90% 有中枢神经系统受累
- 组织胞浆菌病：最常见的结节或粟粒型；35% 胸部 X 线检查正常

- 球孢子菌病：弥漫间质模式，薄壁空洞

卡波西肉瘤（图 1-31）

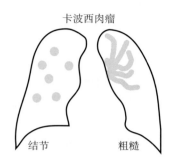

卡波西肉瘤

结节   粗糙

图 1-31

AIDS 最常见的肿瘤：

- 卡波西肉瘤（15%），发生率下降；男：女 = 50：1
- 淋巴瘤（＜ 5%）

卡波西肉瘤的肺部表现（总是出现在皮肤 / 内脏的损害之后）：

- 结节
  1 ～ 3 cm
  单发或多发
  几乎总与皮肤受损相伴
- 从肺门发出的粗线状影
- 胸腔积液（渗出性），40%
- 淋巴结增大
- 淋巴管肿瘤播散

AIDS 相关淋巴瘤

非霍奇金淋巴瘤（通常侵袭性 B 细胞型）＞霍奇金淋巴瘤。

预后较差。征象包括：

- 孤立或多发肺部肿块 ± 空气支气管气象，25%
- 典型的 AIDS 相关淋巴瘤是一种淋巴结外病变（中枢神经系统、胃肠道、肝、骨髓）：淋巴结增大不显著
- 胸腔积液常见

肿瘤

概述

部位

胸部肿瘤最好的分类方法是以病变的原发部位分类：

- 肺肿瘤

- 胸膜肿瘤
- 纵隔肿瘤
- 气道肿瘤
- 胸壁肿瘤

肺脏肿瘤分类

恶性肿瘤

- 支气管源性肺癌
- 淋巴瘤
- 转移瘤
- 肉瘤，罕见

低度恶性肿瘤（先前称为支气管腺瘤）

- 类癌，90%
- 腺样囊性癌（先前称为圆柱瘤，类似于涎腺肿瘤），6%
- 黏液表皮样癌，3%
- 多形性癌，1%

良性肿瘤，少见

- 错构瘤
- 乳头状瘤
- 平滑肌瘤
- 血管瘤
- 化学受体瘤
- 肺胚细胞瘤
- 软骨瘤
- 肺多发纤维平滑肌瘤
- 假性淋巴瘤

经皮活检

经皮肺活检的真阳性率为 90% ～ 95%。假阴性结果通常是由于穿刺针的位置不佳、坏死组织等所致。肿瘤种植极为少见（1∶20 000）。
活检的禁忌证通常是相对，包括：

- 重度 COPD
- 肺动脉高压
- 凝血障碍
- 对侧肺切除
- 可疑棘球蚴囊肿

技术

1. X 线透视或 CT 定位结节。
2. 通过肋骨上缘进针，以避免损伤肋间血管。
3. 避免穿过叶间裂。
4. 同轴针系统。

- 20 号外针
- 22 号内针

5. 细胞病理学家应该在场，以确定样本是否足够以明确诊断。
6. 穿刺后拍胸部 X 线片，以确定是否出现气胸。

并发症

- 气胸，25%；需要置胸部引流管（即气胸＞25% 或患者有症状）5% ～ 10%
- 咯血，3%

支气管肺癌

支气管肺癌泛指支气管任何癌。然而，这个术语常用于下列情况：

分类

腺癌（最常见），40%

- 支气管肺泡癌（PET 常为阴性）
- 乳头状腺癌
- 腺泡状腺癌
- 实体腺癌伴随黏液形成

鳞状细胞癌，30%

- 梭形细胞癌

小细胞癌，15%

- 燕麦细胞
- 中级细胞类型
- 复合燕麦细胞癌

大细胞癌，1%

- 巨细胞癌
- 透明细胞癌

腺鳞癌

支气管肺癌的危险因素

- 吸烟：98% 的男性和 87% 的女性肺癌患者吸烟，10% 的重度吸烟者易患肺癌。吸烟与癌症之间关系最密切为鳞状细胞癌，其次为腺癌，支气管肺泡癌相关性最差
- 辐射，铀矿工人
- 石棉暴露
- 遗传易感性（HLA-Bw44 相关？）

影像学征象

恶性肿瘤的基本征象（图 1-32）

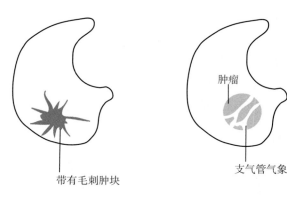

带有毛刺肿块   支气管气象

图 1-32

- 肿块（＞ 3 cm）或结节（＜ 3cm）伴有毛刺、边缘不规则（原著有误，原文为 6cm，应该为 3cm，译者注）
- 单侧肺门增大：纵隔增宽，肺门突出
- 空洞
  上叶或下叶背段最常见
  厚壁提示恶性
  ＜ 4 mm：95% 的空洞病变为良性
  ＞ 15 mm：85% 的空洞病灶为恶性
  空洞在鳞状细胞癌最常见。
- 某些肿瘤可表现为慢性的实变性病变：支气管肺泡癌、淋巴瘤
- 有些腺癌在 HRCT 上常见支气管气像

恶性肿瘤的继发性征象（图 1-33）

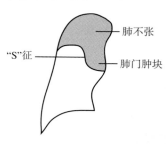

肺不张
"S"征
肺门肿块

图 1-33

- 肺不张（右肺上叶不张表现为反"S"征，左上叶萎陷）
- 阻塞性肺炎
- 胸腔积液
- 间质性模式：肿瘤沿淋巴管播散
- 肺门和纵隔淋巴结增大
- 转移到同侧、对侧肺

肿瘤	发生率	部位	注释
腺癌	40%	周围型	瘢痕癌（骄林溃疡）
鳞状细胞癌	30%	中心型、周围型 *	空洞
小细胞癌	15%	中心型、周围型 *	内分泌活性
大细胞癌	1%	中心型、周围型	大肿块

表题肿瘤的部位

表注 * 很少在可切除的 T1 期检出病变

肺癌的副肿瘤综合征

发病率：见于 2% 支气管肺癌
代谢
- 库欣综合征（ACTH）
- 抗利尿分泌失调（ADH）
- 类癌综合征（5- 羟色胺，其他血管活性物质）
- 高钙血症（PTH，骨转移）
- 低血糖（胰岛素样因子）
肌肉骨骼
- 神经肌肉疾病
- 杵状指（HPO）
其他
- 黑棘皮病
- 血栓性静脉炎
- 贫血

放射性肺炎

放射性肺炎提示辐射损伤的急性期，一般在治疗 3 周后出现。引起肺炎的最小辐射剂量为 30 Gy。急性期通常无症状，但可能会出现发热和咳嗽。通常在 6 ~ 12 个月发生纤维化。

影像学征象

- 照射野内弥漫阴影
- HRCT 较 X 线片能更好地评估肺炎的范围

肿瘤分期（图 1-34）

TNM 分期系统，第 7 版（非小细胞肺癌）

原发肿瘤（T）
T0 无原发肿瘤的证据
T1 肿瘤＜ 3 cm，局限于肺，未侵及叶支气管
T1a 肿瘤≤ 2 cm
T1b 肿瘤 2 cm ＜ 肿瘤≤ 3 cm
T2 肿瘤 3 cm ＜肿瘤≤ 7 cm
- 或侵及壁层胸膜

- 实质水肿：斑片实变，支气管气像

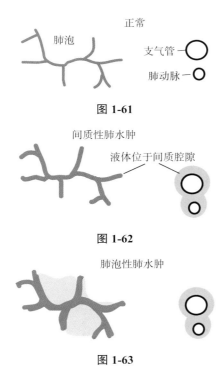

正常

肺泡

支气管——○

肺动脉——○

图 1-61

间质性肺水肿

液体位于间质腔隙

图 1-62

肺泡性肺水肿

图 1-63

不对称性肺水肿

- 重力（最常见）
- 既有的 COPD（常见）
- 肺动脉的单侧阻塞：PE
- 叶级肺静脉的单侧阻塞：肿瘤

肺栓塞

急性肺栓塞发病率和死亡率高，在美国，每年 120 000 人因此而死亡。

分型

- 不完全梗死：不伴有组织坏死的出血性肺水肿；数天内可以消退
- 完全性梗死：组织坏死；经瘢痕形成而愈合

危险因素

- 体位固定 > 72 小时（确诊肺梗死患者 55% 有此危险因素）
- 近期髋部手术，40%
- 心脏疾病，30%
- 恶性肿瘤，20%
- 雌激素的应用（前列腺癌、避孕药），6%
- 患深静脉血栓（DVT），20%；危险因素：心肌梗死

胸腹部的外科手术

永久性起搏器

静脉导管

临床表现

- 胸痛，90%
- 呼吸急促（> 16 次/分钟），90%
- 呼吸困难，85%
- Rales 音，60%
- 咳嗽，55%
- 心动过速，40%
- 咯血，30%
- 发热，45%
- 出汗，25%
- 心脏奔马律，30%
- 晕厥，15%
- 静脉炎，35%

影像学征象

影像学征象为非特异性并且仅在显著梗死发生时出现。

影像方法选择原则

- CT 肺血管造影并下腔静脉、髂静脉、腘静脉轴位 CT 是评价肺栓塞的主要方法

若征象不确定，并且临床仍高度怀疑，需进行额外的影像学检查（V/Q 扫描，肺血管造影）

- 若有肾功能不全或严重的过敏反应史的情况，碘对比剂是禁忌，选择 V/Q 扫描
- 有深静脉血栓症状但无肺栓塞的患者，初始行超声检查是一项花费较少的选择；若结果为阴性，通常终止影像检查；若为阳性，患者需在顾问医生谨慎决定下行肺栓塞评价
- 怀孕患者，若高度怀疑肺栓塞而超声检查不能证实下肢深静脉血栓时，可以做肺动脉 CTA 检查。不进行下腔静脉、髂静脉、股静脉、腘静脉的轴位 CT 检查

平片

- 韦斯特马克（Westermark）征：局限性肺血量减少（少见）
- 汉普顿（Hamtpon）驼峰：周围的三角形梗死 - 次级肺小叶的血供（少见）；不会增大→系列的胸片检查应显示病变缩小

- 费莱施纳（Fleischner）征：在急性肺栓塞可见肺动脉直径（＞16 mm）增加。通常在数天内消失
- 肺源性心脏病：右心室、右心房突然增大
- 肺水肿，肺不张，胸腔积液，50%

肺栓塞的 CT 表现

- 对于中心性栓子，完善实施的 CT 检查基本上检出的敏感性和特异性＞90%
- 被造影剂包绕的管腔内充盈缺损
- 扩张的无造影剂充盈的血管
- 偏心性充盈缺损
- 周围的楔形实变
- 胸腔积液
- 允许评价下腔静脉以及到达膝关节水平的下肢静脉
- 在 CT 诊断急性肺栓塞时，容易引起误诊的解剖结构：淋巴结，嵌塞的支气管，肺静脉，肺动脉导管和肺动脉肉瘤
- 容易引起误诊的技术因素：呼吸或心脏运动，不佳的团注时间，量子斑点和边缘增强的重建算法

同位素扫描

- 通气 - 灌注不匹配

血管造影术

- 肺动脉内稳定的腔内充盈缺损
- 肺动脉或其分支完全的截断
- 动脉时相延长；静脉时相充盈和排空延迟

血管炎

肺血管炎病概述

症状	病理	其他受累的血管
结节性多动脉炎	坏死性脉管炎	肾脏、肝脏和内脏的动脉瘤
变态性肉芽肿性脉管炎（丘斯综合征）	肉芽肿性脉管炎	过敏病史 嗜酸性细胞增多症
超敏反应脉管炎	白细胞破坏性脉管炎	皮肤（常见）
过敏性紫癜血管炎	白细胞破坏性	皮肤、消化道、肾通常受累
高安动脉炎	巨细胞动脉炎	主动脉弓
短暂性动脉炎	巨细胞动脉炎	颈总动脉分支
韦格纳肉芽肿	坏死肉芽肿性脉管炎	上呼吸道和下呼吸道 肾小球肾炎

静脉异常

肺动静脉畸形（pulmonary arteriovenous malformation，AVM）

肺动脉和肺静脉间的异常交通。体循环动脉和肺静脉间的交通很少见（＜5%）。

分型

先天性，60%
- 奥斯勒 - 韦伯 - 朗迪（Osler-Weber-Rendu）病（遗传性出血性毛细血管扩张）

获得性，40%
- 医源性
- 感染
- 肿瘤

影像学征象

- 部位：下叶，70% ＞中叶＞上叶
- 供血动脉，引流静脉
- 边缘清楚的肿块
- 明显强化
- 随着 Valsalva/Mueller 过程大小发生变化

并发症

- 卒中，20%
- 脓肿，10%（AVM 成为静脉 - 动脉瘘）
- 破裂：血胸，咯血，10%

肺静脉曲张

少见的病变，典型的无症状且不需要治疗。常偶然被发现。

影像学征象

- 扩张的静脉
- 常邻近左心房

主动脉乳头

左肋间上静脉引起的正常变异（人群中占 10%）所致，见于靠近主动脉弓的位置。静脉最大直径：4mm。

肺静脉闭塞性疾病（pulmonary venoocclusive disease，PVOD）

典型的病理包括肺小静脉的闭塞。PVOD 的起始

损伤倾向于静脉血栓形成，可能是由于感染、毒物的暴露或免疫复合物沉积而触发。

影像学征象

- 无头侧血管增粗形成的肺水肿
- 胸腔积液
- 心脏扩大
- CT 表现
  次级肺动脉高压
  小的中央肺静脉显著
  中心性和坠积性肺内磨玻璃密度
  光滑增厚的小叶间隔
  正常大小的左心房
  小叶中央结节

胸膜

概述

正常胸膜解剖

- 脏胸膜：覆盖肺组织
- 壁胸膜：覆盖肋骨（肋胸膜），膈（膈胸膜），纵隔（纵隔胸膜）

脏胸膜和壁胸膜在肺门处和下部的下肺韧带处为连续的。在 CT 上见不到正常胸膜（0.2 ～ 0.4 mm）。当在肋骨内侧见到条状软组织，即有胸膜增厚。

诊断性胸腔穿刺术

成功率 97%。气胸 1% ～ 3%（<盲穿）。

适应证

- 可疑恶性肿瘤
- 可疑感染

技术

1. 用超声确定皮肤进针部位。
2. 麻醉皮肤、皮下组织和深部组织。
3. 推进 18 ～ 22 标准规格的腰穿针进入病变，沿着肋骨上缘进针避开神经血管束。
4. 抽吸 20 ～ 100 ml。

治疗的胸腔穿刺术

成功率 95%。气胸 7%。

适应证

- 大量胸腔积液所致的呼吸损害

技术

1. 完成诊断性的胸腔穿刺术。
2. 皮肤切口。
3. 为了治疗性的胸腔穿刺术放置 7 ～ 10 Fr 导管。拔除导管。
4. 拍摄胸部平片检查有无气胸。

复张性肺水肿

肺水肿发生于大量胸腔积液被引流后。常规来讲，引流 2 ～ 3 L 胸腔积液不会产生并发症。因为有复张性肺水肿和（或）双侧气胸的危险，不要一次抽吸双侧。

真空胸

若肺实质异常地不顺应（纤维化），不能再扩张并充满胸膜腔，而导致"真空胸"。这种情况下，行胸腔穿刺术不太可能对患者有益。

气胸的处理

成功率 > 90%。

干预的适应证

- 有症状的气胸
- 气胸 > 20%
- 复查胸片显示气胸量增多
- 张力性气胸
- 对侧肺病变致肺功能差

技术

1. 两种方法：
   - 第二到第四前肋间隙，锁骨中线
   - 第六到第八肋间隙，腋中线或腋后线
2. 局部麻醉，皮肤切口。
3. 应用套管针技术放置 8- 到 12-Fr 导管。对于前一种方法，可能使用到小的 Heimlich 阀装置。
4. 肺完全复张 24 小时后，导管放置于水封闭 6 小时，若无气胸则导管可拔除。

放置胸导管后持续的气胸患者

- 持续的气道漏（支气管损伤，肺撕裂伤）
- 有分隔的气胸
- 前侧气胸
- 导管阻塞

脓胸引流

成功率80%。并发症（出血，肺损伤）2%。

适应证

- 脓液见于诊断性胸腔穿刺术
- 革兰氏染色阳性
- 培养阳性

技术

1. 应用超声或CT邻近最大脓液积存区选择进针部位。
2. 局部麻醉。
3. 应用18-标准规格针行诊断性抽吸。送标本行细菌检验。
4. 导液管的选择：
   - 应用10-到16-Fr猪尾巴管行液体引流（通常通过套管针技术放置）
   - 应用24-Fr导管引流浓稠积液（通常通过Seldinger技术放置）；扩张器：8、10、12、14、16、20等
5. 放置导管抽吸。
6. 有分隔的胸腔积液可能需要胸膜内组织纤溶酶原激活剂。组织纤溶酶原激活剂，4～6 mg，溶于50 ml液体，一天两次。每次用药要夹闭导管并且保持30分钟，之后放回导管引流。

并发症

- 导管技术问题（堵塞：更换大号导管）
- 积液区清除不净：外科清除

积液

胸腔积液

胸膜腔内过量的液体。两大类型：漏出液和渗出液：

- 漏出液：血浆超滤液；液体含量多，蛋白质含量低，缺乏炎性细胞
- 渗出液：微循环通透性增加；富含蛋白质，细胞和碎片

漏出液和渗出液的鉴别

	漏出液	渗出液
蛋白	< 3 g/dl	> 3 g/dl
蛋白（血浆/液体）	< 0.5	> 0.5
LDH	< 200 IU < 70% 血清水平	> 200 IU > 70% 血清水平
常见原因	充血性心力衰竭，肾衰竭，肝硬化	感染（肺炎旁的），肿瘤，栓塞

原因

肿瘤
- 支气管源癌
- 胸膜转移瘤
- 恶性间皮瘤
- 淋巴瘤

炎症
- 肺炎，TB，脓胸
- 胶原血管病
- 腹部疾病
  胰腺炎
  膈下脓肿
  特发性食管破裂综合征（Boerhaave syndrome）
  梅格斯综合征（Meigs syndrome）（良性卵巢纤维瘤）

心血管性
- 充血性心力衰竭
- 肺栓塞
- 肾衰竭

先天性
- 积水（新生儿）

代谢性
- 低蛋白血症

创伤

影像学征象（图1-64）

侧卧水平位平片
- 最敏感：可以检测到少至25 ml液体

后前位，侧位胸片：肋膈角变钝
- 后肋膈角（必需 > 75 ml）

- 侧肋膈角（必需＞ 175 ml）

大量积液

- 所有心膈角消失
- 纵隔移位
- 膈升高

胸膜分裂征（CT，MRI）：有分隔的液体位于脏胸膜和壁胸膜间伴有胸膜增厚。静脉注射对比剂增厚的胸膜可以强化。

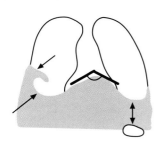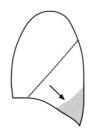

图 1-64

脓胸

脓胸指的是胸膜腔内积脓或渗出液内含有革兰氏染色病原菌（多种微生物的厌氧菌，35%；混合性需氧菌/厌氧菌，40%；培养阴性，20%）。脓胸形成有三个阶段。

原因

- 感染后（肺炎旁性），60%
- 手术后，20%
- 创伤后，20%

总结

参数	第一阶段	第二阶段	第三阶段
病理	渗出性	脓性纤维蛋白	含纤维素
白细胞计数	正常	＞ 15 000/cm³	＞ 15 000/cm³
pH	正常	＜ 7	＜ 7
葡萄糖	正常	＜ 40 mg/dl	＜ 40 mg/dl
LDH	＞ 200 IU/L	＞ 200 IU/L	＞ 200 IU/L
蛋白质	＞ 3 g/L	＞ 3 g/L	＞ 3 g/L
治疗	抗生素	经皮引流	外科手术

影像表现

- 胸膜腔积液
- 胸膜增厚
- 胸膜强化
- 脓液积存区气体可能由于：
  支气管胸膜瘘（常见）
  产气的病原菌（少见）
- 交通性脓胸：脓胸自发的蔓延至胸壁，形成皮下脓肿，最终开放于皮肤形成瘘。原因：
  TB（70%），放线菌，诺卡菌

乳糜胸

乳糜胸是由胸导管的破裂引起。每日产生乳糜液 1.5 ～ 2.5L。乳糜液包含从肠内淋巴管来的乳糜颗粒且表现为乳状。

脓胸和脓肿的鉴别

	脓肿	脓胸
原因	引起坏死的肺炎（厌氧菌，真菌）	脓肿蔓延至胸膜；创伤，外科手术
形态	圆形	沿胸壁的椭圆形
气液平	A=B	A ≠ B
边缘	清晰或不规则	清晰
壁	厚	薄
肺	正常位置	移位
胸膜	不见	分离
血管/支气管	在内	移位
治疗	抗生素，体位引流，无效者经皮引流	经皮引流

A = B　　　　　A ≠ B

原因

肿瘤，55%（尤其是淋巴瘤）

外伤，25%

- 医源性胸导管撕裂伤
- 锐器，钝器伤

特发性，15%

少见原因

- 淋巴管肌瘤病
- 丝虫病

胸膜肿瘤

胸膜纤维瘤

胸膜孤立性肿瘤。与石棉暴露无关。纤维瘤起源于脏胸膜（70%）或壁（30%）胸膜，通常有蒂。

临床表现

- 呼吸道症状
- 肥大性肺性骨关节炎 HPO，15%
- 低血糖症，5%

分型

- 良性，80%（以前分类为良性间皮瘤）
- 侵袭性，20%（不像恶性间皮瘤，此肿瘤仅局限性生长）

影像学征象

- 边缘清晰、孤立的以胸膜为基底的肿块；常呈分叶状
- 有蒂，30%；不同平片上投影位置不一致
- 胸壁受侵可见于侵袭性纤维瘤，而不见于良性
- 肿瘤可发生于叶裂，类似于孤立性肺结节的表现
- 手术后复发率，10%
- 可以伴发胸腔积液，坏死

恶性间皮瘤

在美国，发病率为 500 新增病例 / 每年。石棉工人患病的危险性是普通人群的 300 倍。最高患病率地区为西雅图（造船工业）和圣路易斯。石棉暴露和肿瘤发生间隔 20 ～ 40 年。三种组织学类型（诊断通常需要开胸活检）：

- 上皮性：很难与腺癌鉴别
- 间质性
- 混合性

影像学征象（图 1-65 和图 1-66）

- 胸膜增厚同时伴胸腔积液，60%

  单独的胸膜增厚，25%

  单独的胸腔积液，15%
- 一侧胸廓缩小，25%
- 胸膜钙化，5%
- CT 最好地显示全部病变范围：

  对侧受累

  胸壁和纵隔受累，10%；膈和腹部受累

  心包受累

  肺转移
- MRI 对于显示胸壁和膈肌的病变范围有用

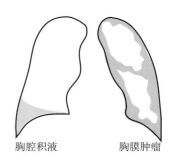

胸腔积液　　　　胸膜肿瘤

图 1-65

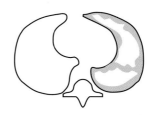

图 1-66

其他

膈神经麻痹

膈麻痹可以为单侧或双侧。

临床表现（图 1-67）

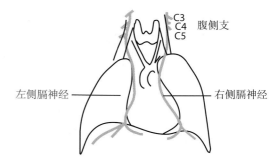

图 1-67

- 单侧麻痹通常无症状
- 双侧麻痹导致呼吸系统症状

原因

膈神经麻痹

- 支气管肺癌
- 神经病变，感染后，营养
- 脊髓损伤，脊髓炎
- 中枢神经系统损害：卒中
- 心脏外科手术
- 厄尔布瘫痪（产伤）

肌肉异常

- 肌无力
- 多发性肌炎
- 肌营养不良

特发性，70%

影像学征象

- 一侧横膈抬高
- 透视下一侧膈无运动
- 应用"鼻吸试验"，一侧膈矛盾运动
- 肺容积减小

纵隔

概述

分析纵隔肿块的步骤

- 定位
  前纵隔
  上纵隔
  中纵隔
  后纵隔
- 侵袭性或非侵袭性肿块
- 内容物：脂肪，囊性，实性，强化

纵隔和肺内肿块的鉴别

纵隔肿块	肺内肿块
肿块中心位于纵隔内	肿块中心位于肺内
与肺呈钝角	锐角
无支气管气像	可能有支气管气像
光滑并边缘清晰	不规则边缘
随吞咽移动	随呼吸移动
双侧	单侧

引起纵隔增宽的正常变异

- 前后位投照代替后前位投照
- 纵隔脂肪：肥胖，类固醇治疗
- 血管迂曲：老年患者
- 仰卧位吸气不足

前纵隔肿瘤

胸腺瘤

胸腺瘤是成人最常见的前纵隔肿瘤（儿童很少见）。30% 为侵袭性（恶性胸腺瘤）。胸腺旁综合征见于 40% 的患者。

- 35% 胸腺瘤患者患有重症肌无力（15% 重症肌无力患者有胸腺瘤）
- 再生障碍性贫血（50% 患有胸腺瘤）
- 低丙种球蛋白血症（15% 患有胸腺瘤）
- 红细胞生成不全

病理学

良性胸腺瘤，75%

- 常见于肌无力患者

恶性胸腺瘤，25%

- 局部播散至胸膜但无血源性转移
- 更多见于无肌无力患者

影像学征象（图 1-68）

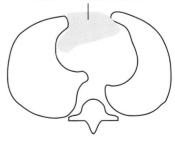

密度均匀的软组织肿块

图 1-67

- 前纵隔软组织肿块
  不对称性偏于一侧
  密度和信号强度均匀
  一些具有囊性成分
  增强后有强化
- 侵袭性胸腺瘤表现生长突破包膜至邻近组织。播散转移至胸膜腔常见
- 钙化，20%

胸腺脂肪瘤

胸腺脂肪瘤为良性有包膜的含有胸腺和脂肪组织的纵隔肿瘤。此肿瘤最多见于儿童和年轻人。肿瘤通常很大（75% > 500g）而伴有很少的症状或无症状。

相关

- 重症肌无力（见于 3% 的胸腺脂肪瘤）
- 再生障碍性贫血
- Graves 病
- 低丙种球蛋白血症
- 甲状腺、咽部脂肪瘤

影像学征象

- 前纵隔肿块含有脂肪和软组织成分
- 肿块通常大并且推挤纵隔结构和（或）肺组织
- 小肿瘤可能难于发现
- 大肿瘤类似脂肪肉瘤

良性胸腺增生

原因

- 肌无力
- 甲状腺毒症，毒性弥漫性甲状腺肿，桥本甲状腺炎
- 胶原血管病：
  系统性红斑狼疮
  硬皮病
  风湿性关节炎
  白塞病
- 反弹胸腺增生
  化学疗法（增生经常是一个好的预后指标）
  肾上腺皮质功能减退
  肢端肥大症

影像学征象

- 无局灶性肿块增大的胸腺；脂肪散布于胸腺实质
- 正常胸腺的大小和形态：
  > 20 岁：< 13 mm
  > 30 岁：凸出的边缘为异常
- 随年龄增长，大小不会增长
- 若临床高度怀疑恶性，应行活检

甲状腺肿物

甲状腺肿物生长至纵隔：甲状腺肿 > 腺瘤，癌，淋巴瘤。

纵隔内甲状腺肿的定位：
- 头臂血管前方，80%
- 头臂血管后方，20%

影像学征象

甲状腺肿
- 胸廓入口肿物（胸腺瘤在前纵隔稍低部位）
- 肿物紧邻颈部甲状腺并且边缘清晰
- CT 上显示密度不均匀：钙化，碘（70 ~ 120HU），胶样囊肿
- 主气管移位在胸部平片上是最常见的表现
- CT：显著并延迟的强化
- ^{99m} 锝或 ^{123} 碘核素扫描确定诊断（见第 12 章）

其他
- 甲状腺癌边缘不规则
- 甲状腺淋巴瘤通常无强化

生殖细胞肿瘤

肿瘤来源于残留的原始细胞并且有不同程度恶变的可能性。用不同生殖细胞肿瘤的首字母 "SECTE" 帮助记忆：

- **S** eminoma 精原细胞瘤
- **E** mbryonal cell carcinoma 胚胎细胞癌
- **C** horiocarcinoma 绒毛膜癌
- **T** eratoma 畸胎瘤（70% 的生殖细胞肿瘤），畸胎癌
- **E** ndodermal sinus tumors 内胚窦瘤（卵黄囊瘤）

畸胎瘤（图 1-69）

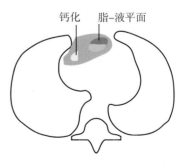

钙化　　脂–液平面

图 1-69

- 20% 为恶性；因此所有的纵隔畸胎瘤都应被手术切除
- 畸胎瘤典型表现为大肿块
- 多种组织成分：
  钙化，30%

脂肪，脂 - 液平面

囊性区

软组织

精原细胞瘤

- 浸润少见
- 大，无包膜病变
- 偶尔伴有睾丸萎缩

胚胎细胞瘤

- 纵隔侵犯是规律：预后差（平均生存时间 < 10 个月）
- 甲胎蛋白（AFP）和人绒毛膜促性腺素（HCG）升高

霍奇金病淋巴瘤

病理诊断基于 R-S 细胞的出现。这种细胞起源于在淋巴结副皮质区（非 B 或 T 细胞）的抗原呈递交错突细胞。90% 起源于淋巴结；10% 起源于实质器官（肺、胃肠道、皮肤）的结外淋巴组织。发病率是 1∶50 000。30 岁和 70 岁是发病的两个高峰。

霍奇淋巴瘤的分型

类型	发生率	预后
淋巴细胞为主型（LP）	< 5% 年轻患者	大部预后良好
结节硬化型（NS）	70%	较 LP 预后差
混合细胞型（MC）	25% 老年患者	较 NS 预后差
淋巴细胞消减型（LD）	< 5%	预后最差

分期（ANN ARBOR）

分期 *	累及部位
I	单个淋巴结组或区
I E	单个淋巴结外区
II	在膈肌同侧的两组或多组淋巴结
II E	局限性病变于膈肌同侧的单个器官和淋巴结
III	膈肌双侧淋巴结组
III E	膈肌之上 + 局限性淋巴结外器官
III S	膈肌之上 + 脾
IV	超过以上范围

* 全身症状（分类 B）见于 25% 患者：发热、盗汗、体重减轻

影像学征象（图 1-70）

- 上纵隔淋巴结（血管前，气管旁）受累，95%

- 病变发展从一个淋巴结组至相邻的另一淋巴结组
- 肺受累，15%
  肺部肿块，支气管气像
  受侵的淋巴结直接蔓延至肺（最常见）
- 胸腔积液，15%
- 治疗后的纵隔改变常见
  胸腺囊肿
  胸腺增生
  纵隔肿块可能持续存在并不代表有活动性病变；[67] 镓，PET 扫描可能对鉴别有帮助。

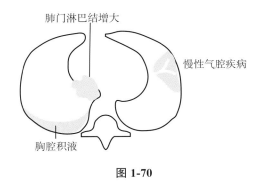

肺门淋巴结增大

慢性气腔疾病

胸腔积液

图 1-70

要点

- 淋巴瘤复发
  放射治疗：复发通常发生于照射野之外（常见于心旁区）。
  未放射治疗：复发通常见于以前受累区。
- 5% 治疗后的霍奇金淋巴瘤将发展为侵袭性白血病
- 放射性肺炎发生于放射治疗完成后 6 ~ 8 周，并且通过 1 年发展为成熟的纤维化组织

非霍奇金淋巴瘤

60% 的病例起源于淋巴结并 40% 起源于结外部位。85% 发生于 B 淋巴细胞，15% 发生于 T 淋巴细胞。发生于所有年龄组（平均年龄，50 岁）。免疫状态改变的患者发病率会增加：

- 移植患者
- 艾滋病
- 先天性免疫缺陷
- 胶原血管病：类风湿关节炎，系统性红斑狼疮

非霍奇金淋巴瘤的分类 *

工作方案	Rappaport 分类	注解
低度恶性		
小淋巴细胞型	淋巴细胞的，分化良好	不常见
滤泡性小裂细胞为主型	结节的，分化差	最常见的类型
滤泡性小裂细胞与大细胞混合型	结节的，混合的	
中度恶性		
滤泡性大细胞为主型	结节的，组织细胞的	
弥漫性小裂细胞型	弥漫的，淋巴细胞的	
弥漫性大、小细胞混合型	弥漫的，混合的	
弥漫性大细胞型	弥漫的，组织细胞的	消化道受累，25%
高度恶性		
免疫母细胞型	弥漫的，组织细胞的	消化道受累，25%
淋巴母细胞型	成淋巴细胞的	纵隔肿物，年轻患者
小无裂细胞型（伯基特和非伯基特）	弥漫未分化的	腹部的形式（北美）颅面的（非洲）

* 全身的症状比在霍奇金病常见

影像学征象

纵隔和肺门淋巴结增大
- 通常在发现时广泛增大
- 淋巴结增大可以是非毗邻

肺受累
- 肺可以单独受累而无淋巴结病变
- 模式：肿块，慢性实变

胸外播散
- 鼻口咽部
- 消化道
- 播散至少见部位常见

中纵隔肿瘤

支气管肺的前肠畸形（图 1-71）

原始前肠出芽和分化的异常。取决于类型，复合囊肿也被分类为后纵隔肿块。囊肿壁的内衬层决定了囊肿的类型：

- 支气管囊肿：腹侧缺陷，含呼吸道上皮

- 肠囊肿：后部缺陷，含胃肠道的上皮（胃黏膜＞食管黏膜＞小肠黏膜＞胰腺组织）

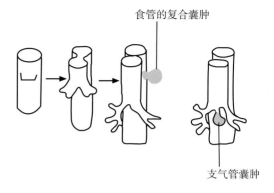

图 1-71

支气管囊肿和肠囊肿的鉴别诊断

	支气管囊肿	肠囊肿
部位	腹侧的	背侧的
水平	气管隆突下	气管隆突上
囊壁	难以见到	厚壁
症状	除了肿块效应外无症状通常被无意发现	有症状的：消化性溃疡，膨胀
其他影像表现	可以有钙化	椎体异常
	合并肋骨异常	半脊椎
	CT：无强化	脊柱侧凸
	T2 低信号	脊柱裂

影像学征象（图 1-72）

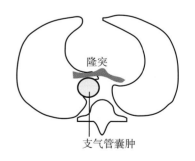

图 1-72

- 圆形的水 / 蛋白密度的肿块
- 部位

支气管囊肿位于中纵隔（75%）或肺内（25%）。纵隔部位：隆突下，50%；气管旁，20%；肺门，心缘旁，30%。食管重复畸形囊肿位于食管走行区。

- 高 CT 密度（40%）可能由于组织碎屑、出

血、感染所造成
- 囊壁钙化（少见表现）

Castleman 病（良性巨淋巴结增生）

大的、良性纵隔淋巴结肿块。少见病。病因不明（结节增生或良性肿瘤）。两个组织类型：透明血管，90%；浆细胞，10%（伴全身症状：盗汗，发热等）。年龄 < 30 岁，70%。治疗方法为手术切除。包括透明血管和浆细胞型。

影像学征象

- 体积很大的纵隔肿块病变（3 ~ 12 cm）：前纵隔＞中纵隔＞后纵隔
- 密度均匀的强化是主要特征（"血管病变"）
- 可见到结节状钙化
- 颈部、腋窝和盆腔淋巴结受累少见
- 生长缓慢

纤维性纵隔炎

病因是纵隔的组织胞浆菌病；可能为特发性。可以导致肺动脉、静脉和支气管的闭塞。钙化的淋巴结可见。

后纵隔肿瘤

神经源性肿瘤

后纵隔神经源性肿瘤起源于：
周围神经，45% 良性
- 神经鞘瘤（发生于神经鞘）
- 神经纤维瘤（含神经的所有成分）

交感神经节（不同程度的恶性倾向）
- 神经节瘤（良性）
- 神经节神经母细胞瘤
- 神经母细胞瘤（恶性）

副神经节细胞，2%
- 副神经节瘤（化学感受器瘤，组织学上与嗜铬细胞瘤相似）：功能性肿瘤，可以分泌儿茶酚胺类物质。明显强化。见于主肺动脉窗。

影像学征象（图 1-73）

神经鞘瘤，神经纤维瘤
- 发生于后部，通常位于神经孔部位
- 可以引起神经孔增宽和侵蚀

- 通常为圆形或椭圆形并且＜ 2 个椎体长度
- 增强后有强化
- T2 加权相（T2W）为很高信号

交感神经节肿瘤
- 发生于前方偏一侧（在平片上更明显）
- 通常延伸为梭形（相似于交感链）并且＞ 2 个椎体长度

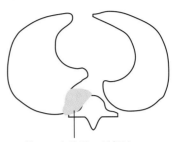

血管，T2高信号，骨侵蚀

图 1-73

髓外造血

椎旁的肿块为通过椎体皮质缺损区的外生骨髓。见于先天性贫血（例如，地中海贫血）。

若有以下表现则怀疑此诊断：
- 多发的双侧的后纵隔肿块
- CT 上皮质骨的改变
- 贫血的临床病史
- 显著的强化

其他纵隔异常

纵隔积气

纵隔气体的来源：
胸腔内
- 气管和主支气管
- 食管
- 肺
- 胸膜腔

胸腔外
- 头和颈部
- 腹膜内和腹膜后腔

影像学征象

- 皮下气肿
- 隆起的胸腺：胸腺的帆征
- 气体位于心包之前：心包积气
- 气体围绕肺动脉及其主干：环绕动脉征

- 气体勾画主要的主动脉分支的轮廓：管状动脉征
- 气体勾画支气管壁轮廓：双层支气管壁征
- 连续的膈征：由于气体聚集于心包后方
- 气体位于壁胸膜和膈之间：胸膜外征
- 气体位于肺韧带

鉴别诊断

概述

胸部平片分析步骤（图 1-74）

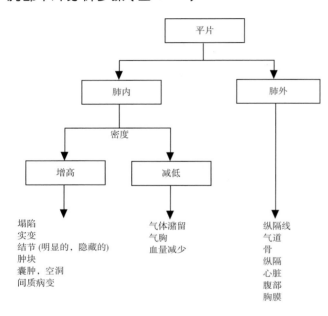

图 1-74

1. 肺
   - 灶性或弥漫性病变
   - 肺容积
     增加或减少
     右 / 左肺密度差异
   - 低透过度区域
2. 气管和支气管
3. 纵隔线
   - 气管旁条纹
   - 前后位窗
   - 奇静脉食管隐窝
   - 脊柱旁线
   - 其他线
     前方和后方联合线
     中间支气管后壁

4. 肺门和心脏轮廓
5. 胸膜，叶裂
6. 骨骼
   - 灶性转移瘤
   - 肋骨切迹
   - 锁骨

ICU 平片分析步骤

1. 线影（检查体位）
2. 气胸，纵隔积气
3. 灶性肺实质阴影
   - 肺不张
   - 肺炎
   - 误吸
   - 出血
   - 肺挫伤
4. 弥漫性肺实质阴影
   - ARDS
   - 肺炎
   - 肺水肿
   - 不常见：
     误吸
     出血

对看似正常的胸片有计划地搜寻（隐藏的病变）

肺
- 隐藏的结节
- 微细的间质病变
- 肺密度的差异
- 心脏后方的病变
- 支气管扩张症
- 肺栓塞

纵隔
- 后纵隔肿块
- 气管病变，偏曲
- 不明显的肺门肿块病变

骨骼
- 溶骨性，硬化性病变
- 肋骨切迹

平片解释说明的一般方法

"4Ds"

- 发现病变（Detection）

- 描述病变（Description）
- 鉴别诊断（Differential diagnosis）
- 决定处理（Decision about management）

病变描述

- 定位
- 范围
- 特征
  信号强度，密度，产生回声等。应用造影剂后病变增强的情况。
- 鉴别诊断

鉴别诊断的普遍原则

记忆方法："TIC MTV："
- T umor 肿瘤
- I nflammation 炎症
  感染
  非感染性原因
- C ongenital 先天性
- M etabolic 代谢性
- T rauma，iatrogenic 创伤，医源性
- Vascular 血管性

肺不张

肺叶、肺段的不张（图 1-75）

支气管内的病变
支气管外的压迫
- 肿瘤
- 淋巴结增大
  恶性的
  良性的淋巴结增大（即结节病，引起肺叶的塌陷少见）
少见的原因
支气管扭转

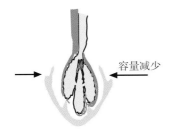

图 1-75

肺叶不张的征象

直接征象
- 叶间裂移位（肺叶塌陷）
- 受累的肺段或肺叶密度增加
间接征象
- 肺门移位
- 纵隔移位
- 膈抬高
- 其余的正常肺组织过度膨胀
- 肋间隙变窄

右上叶塌陷（图 1-76）

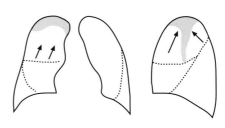

图 1-76

- 水平裂上移
- 气管向右侧移位
- 肺门上提
- 完全塌陷则气管右侧增厚

右中叶塌陷（图 1-77）

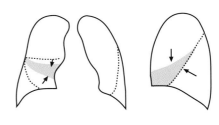

图 1-77

- 前弓位为最佳的观察体位
- 右中叶综合征：尽管中叶支气管口开放，反复的肺不张：
  缺乏旁路通气
  支气管被增大的淋巴结（结核）包绕
  可并存支气管扩张

右下叶肺塌陷（图 1-78）

- 后前位胸片显示右侧心脏后区域三角形阴影并膈显示不清
- 右侧边缘向后移位
- 阴影重叠于脊柱

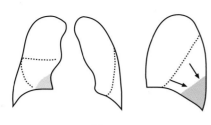

图 1-78

左上叶肺塌陷（图 1-79）

- 可能难于发现：后前位胸片上模糊的阴影易与包裹胸腔积液混淆
- "空气新月征"：上肺区显示透亮是由于左下叶背段（LLL）向上移位所致
- 侧位像上斜裂向前移位

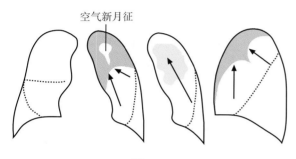

图 1-79

左下叶肺塌陷（图 1-80）

- 在后前位胸片上左侧心脏后的三角形阴影
- 在侧位胸片左侧斜裂向后移位

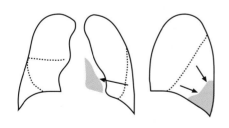

图 1-80

肺叶塌陷的 CT 表现（图 1-81）

- 塌陷的肺叶密度增高
- 见模式图

周围性肺不张的类型

张力降低
- 胸腔积液
- 气胸
- 大泡性疾病

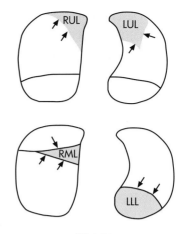

图 1-81

与纤维化相关的肺不张
- 肉芽肿的感染
- 尘肺
- 结节病

继发于阻塞的再吸收肺不张
- 层状、盘状肺不张

表面活性物质减少（粘连性肺不张；气道通畅）
- 新生儿急性呼吸窘迫综合征
- 放射性损伤

球形肺不张
- 由于胸膜病变引起

实变

影像学征象（图 1-82 和图 1-83）

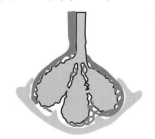

图 1-82

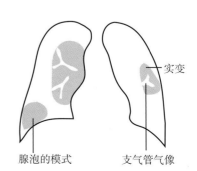

实变

腺泡的模式　　支气管气像

图 1-83

腺泡影

- 腺泡（直径 7 mm）内气体被液体或组织替代
- 可以融合成形成斑片致密影

支气管气像

- 表示实变肺内含气的气道
- 支气管气像也可见于一些形式的肺萎陷

无肺容积的减小

- 无移位的叶裂
- 无横膈的抬高

非肺段分布

- 肺段间的播散常见，因为肺泡间交通的通道允许气体和液体的通过
- 侧枝通道包括：
  孔氏孔（肺泡间的开口）
  兰伯特通道（支气管肺泡交通）
  直接气道融合，直径 120 μm

实变的原因

腺泡内液体

水（水肿）

- 心源性肺水肿
- 肾源性肺水肿
- 肺损伤，肺水肿

血液

- 创伤（最常见）
- 出血障碍：抗凝治疗等
- Ⅱ 型抗原 - 抗体反应
- 肺出血肾炎综合征
- 过敏性紫癜性肾炎
- 肺梗死（汉普顿驼峰）
- 脉管炎

蛋白质性的液体

- 肺泡蛋白沉积症

腺泡内炎性渗出

感染

- 细菌感染（脓）
- 诺卡菌属，放射菌病，结核

非感染性的

- 过敏性肺泡炎
- 慢性嗜酸性粒细胞性肺炎
- 隐源性机化性肺炎
- 伴有嗜酸性粒细胞增多的肺浸润

吕弗勒综合征
慢性嗜酸性粒细胞性肺炎
肺炎
变应性支气管肺曲霉菌病
药物：青霉素

- 脂性物质误吸
- 结节病（仅位于间质间隙，但是超范围进展累及气腔形成类似实变的模式）

腺泡内肿瘤

支气管肺泡癌
淋巴瘤

肺 - 肾综合征

此综合征以肺出血和肾炎为特征。
在胸部平片通常表现为肺实变

- 肺出血肾炎综合征（抗肾小球基底膜抗体阳性）
- 韦格纳肉芽肿（抗中性粒白细胞胞浆抗体阳性；结节较实变更常见）
- 系统性红斑狼疮
- 过敏性紫癜
- 结节性多发性动脉炎
- 青霉胺过敏症

急性呼吸窘迫综合征（ARDS）

是以突然发作的三联症为特征的临床综合征

- 呼吸窘迫
- 低氧血症
- 肺内阴影，肺失去顺应性

初始的损伤因素之后，损伤的介质被激活→炎症应答→内皮损伤→损伤，肺水肿（ARDS）：ARDS 进程与起初的疾病无关

影像学征象

- 弥漫性肺泡实变，通常与肺炎和肺水肿难以区别
- 终末肺
- 间质纤维化和瘢痕形成

原因

- 大面积肺炎
- 创伤
- 休克
- 败血症
- 胰腺炎

- 药物过量
- 近乎淹溺
- 误吸

慢性实变

肿瘤
- 细支气管肺泡癌
- 淋巴瘤

炎症
- 结核，真菌感染
- 嗜酸性粒细胞性肺炎
- 肺炎，闭塞性细支气管炎性机化性肺炎（BOOP）/隐源性机化性肺炎（COP）
- 肺泡的肉芽肿（类似气腔病变）

其他原因
- 肺泡蛋白沉积症
- 肺出血
- 脂质性肺炎，慢性吸入

肺部肿块

孤立性肺结节的分析方法（图 1-84）

良性和恶性结节的鉴别诊断

	良性	恶性
形状	圆形	不规则
大小	< 3 cm	> 3 cm
毛刺	无	有
边缘	清晰	不清晰
卫星灶	有	无
空洞	无	有
倍增时间（体积）	< 1 个月或 > 2 年	> 1 个月或 < 2 年

以上列出的标准不能对孤立性肺结节提供可靠的鉴别。仅有三条可以用来判断孤立性肺结节为良性的原则：

- 脂肪密度
- 良性钙化的特异类型（弥漫性，中心性，爆米花样，同心样）：
  > 10% 的结节包含 HU > 200 的钙化
  大的或密度均匀的钙化遍布整个结节（例外：骨肉瘤来源的多发转移瘤，甲状腺癌等）
- 以往胸片显示在 2 年内无生长

CT 检查

< 4 mm：若无已知的原发肿瘤 99% 为良性
- 在 12 和 24 个月复查；若 24 个月后无生长，结节被认为良性
- 若临床怀疑恶性，在 3、6、12 和 24 个月复查

4 ~ 8 mm：若无已知的原发肿瘤则 94% 为良性
- 在 3、6、12 和 24 个月复查
- 若临床高度怀疑为恶性行 PET 或活检

> 8 mm：50% 恶性
- 经皮活组织检查
- 其他选择：PET 和外科手术切除（电视胸腔镜手术）

要点

- 活检孤立性肺结节之前总是要行第二种影像检查（CT > MR > 血管造影）来排除动静脉畸形。但是，记住 97% 的孤立性肺结节为肉芽肿或原发癌
- 肺外的密度可能类似肺内病变

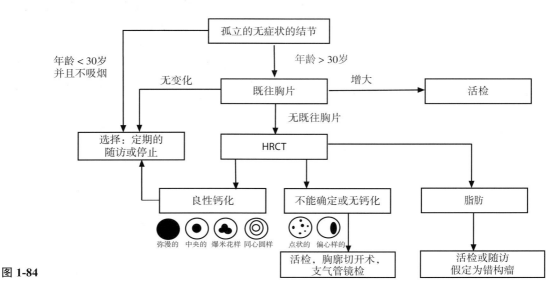

图 1-84

伪影（乳头，皮肤，电极）

假性肿瘤（叶间积液）

胸膜肿块或斑

肋骨骨折

- 胸部平片见到孤立性肺转移瘤仅有 50% 为真正的孤立结节

- 在肿瘤患者任何的孤立性肺结节都要进一步检查：

与既往平片对比

若结节足够大行经皮活检

密切的随访（通常 3 个月间隔）

- 在 HRCT 上仅测量直径 < 3.0 cm 结节的密度。密度 > 200 HU 提示钙化的出现

难于发现病变的区域（图 1-85）

若结节 < 3 cm 并且位于以下部位时经常被漏诊：

- 上部的结节（肺尖）
- 中心区的，纵隔旁
- 重叠于肋骨和锁骨

尽力在这些部位寻找不明显的肺癌。这些区域也被称为律师区域。结节在胸片上被发现的阈值大约为 9mm。

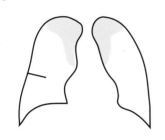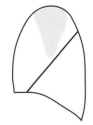

图 1-85

孤立结节

原则：< 6 cm。可能为光滑、分叶状、分散的、局限的、钙化、有空洞的或有卫星灶。

肿瘤（45%）

- 原发癌，70%
- 错构瘤，15%
- 单发的转移瘤，10%

炎症（53%）；依地区不同

- 组织胞浆菌瘤
- 结核瘤
- 球胞菌病

其他（2%）

- 血管的，15%

动静脉瘘

肺血管曲张（扩张的肺静脉）

梗死，栓塞

- 先天性的，30%

肺隔离症

支气管囊肿

- 其他各种的，45%

球形肺炎

叶裂内包裹积液

黏液栓

增大的胸膜下淋巴结

矽肺（通常为多发结节）

多发结节

大量的肺内结节经常提示血源性播散。

原因

转移瘤

脓肿

- 化脓性的：葡萄球菌属 > 克雷伯菌属 > 链球菌属
- 免疫受损的患者：诺卡菌属，军团菌属

肉芽肿性肺病

- 感染

结核

真菌：曲霉菌属，组织胞浆菌属

- 非感染

结节病

类风湿结节

矽肺

韦格纳肉芽肿

坏死性肉芽肿性血管炎

组织细胞增多症

单侧的肺栓塞

粟粒状模式（图 1-86）

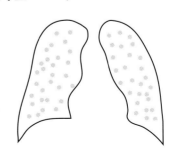

图 1-86

多发肺结节的特殊模式，以体积小并弥漫双侧分布为特征（数量众多无法计数）。若结节足够小，也要考虑间质性结节病变的鉴别诊断。

原因

- 血源性感染：肺结核，组织胞浆菌病
- 血源性肿瘤播散：
  转移瘤：甲状腺，黑色素瘤，乳腺，绒毛膜癌
  嗜酸性肉芽肿
  支气管肺泡癌
- 矽肺
- 结节病

钙化的肺结节

较大（> 1 mm）
- 肿瘤
  髓样甲状腺癌的转移瘤
  黏蛋白或成骨性转移瘤
- 感染
  既往的水痘病毒性肺炎
  组织胞浆菌病，球孢子菌病，结核
  寄生虫：血吸虫病
- 其他
  矽肺，煤工尘肺
很小（0.1 ~ 1 mm；沙粒样）
- 肺泡微石症
- 慢性肺静脉高压
- 严重肾病所致的"转移性"钙化

大的（> 6 cm）胸部肿块

肺部
- 肿瘤
  支气管来源的癌
  转移瘤（头部和颈部来源的小细胞癌）
- 脓肿

- 球形肺不张
- 肺内型隔离症
- 棘球蚴病

肺外
- 胸膜的纤维瘤
- 包裹性胸腔积液
- 扭转的肺叶
- 胸壁肿瘤（阿斯金肿瘤）
- 升主动脉瘤
- 纵隔肿瘤

上肺区阴影伴有钙化淋巴结

- 硅沉着病
- 结节病
- 铍中毒
- 煤工尘肺
- 结核

能引起胸壁受侵的感染

- 放线菌属
- 诺卡菌属
- 结核
- 芽生菌属
- 曲霉菌属
- 毛霉菌属

伴有淋巴结增大的感染

- 结核
- 组织胞浆菌病（真菌）
- EB 病毒（病毒）

空腔和空洞性病变（图 1-87）

分析路径

洞壁厚度和形态有助于（但不是确定）判断空洞

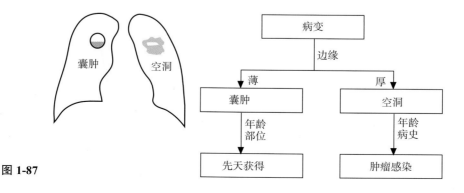

图 1-87

病变的良恶性。

厚度（不总是可靠）

- ＜ 2 mm，95% 为良性
- 2 ～ 15 mm，50% 为恶性
- ＞ 15 mm，95% 为恶性

形态（不可靠）

偏心性空洞：提示恶性

- 内壁凹凸不平：提示恶性

囊肿（图 1-88）

薄壁空腔，充盈气体或液体

- 肺气囊（创伤后，感染后）：常见
- 肺大泡（位于肺实质），大泡（脏胸膜下）
- 囊状支气管扩张
- 郎格汉斯细胞组织细胞增生症
- 淋巴细胞间质性肺炎
- 淋巴管肌瘤病
- 转移瘤
- 神经纤维瘤病 I 型
- 气管支气管乳头状瘤病
- 杰氏肺孢子虫肺炎
- 先天性囊肿
  肺内支气管源囊肿（肋骨和椎体的异常常见）
  囊性腺瘤样畸形（多发病灶）
  肺隔离症
- 包虫囊肿（洋葱皮样外观）

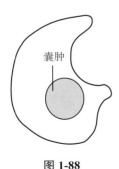

图 1-88

空洞（图 1-89）

炎症（良性）或肿瘤（恶性）引起的肺实质坏死

脓肿

- 化脓性的：葡萄球菌属＞克雷伯菌属＞链球菌属
- 免疫损伤患者：诺卡菌属，军团菌属

空洞形成的肿瘤

- 鳞癌（原发性鳞癌＞头和颈部鳞癌＞肉瘤转

移癌）

- 肉瘤
- 淋巴瘤
- 膀胱的移行细胞癌

有空洞形成的肉芽肿性肿块（常多发）

- 真菌：曲霉菌属，球孢子菌病（薄壁）
- 结核
- 结节病，韦格纳肉芽肿，类风湿结节
- 坏死性肉芽肿性血管炎

具有空洞形成的创伤后血肿

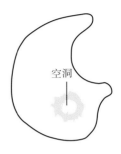

图 1-89

空洞内空气半月征

此征象最早用于描述肺曲霉菌病，并且最常见于此病。

近来，此征象也被在其他疾病中描述：

- 毛霉菌病
- 放线菌病
- 脓毒性栓子
- 肺炎克雷伯杆菌感染
- 结核
- 肿瘤

小囊性病变（图 1-90）

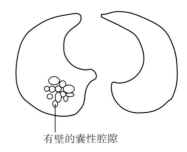

图 1-90

真性囊壁

- 嗜酸性肉芽肿
- 淋巴管肌瘤病
- 卡氏肺孢子菌肺炎的囊性形态

- 任何终末阶段的间质性病变的蜂窝样改变
- 淋巴细胞间质性肺炎

无囊壁

- 肺气肿

间质性肺疾病

间质性病变的影像学模式

密度分型

- 线样或网状的密度：增厚的小叶间隔，纤维化
- 网状结节密度：支气管血管周围间质的炎症
- 结节性密度：肉芽肿
- 磨玻璃密度阴影：通常代表急性间质病变（偶尔见于慢性纤维化）
  肺密度增高
  肺密度增高区内血管可被清晰看到
- 蜂窝样改变：2 ~ 10mm 的环形影；肺疾病的终末期

K 氏线（线样密度）（图 1-91）

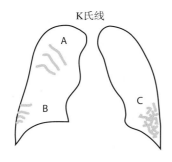

图 1-91

K 氏 B 线，外围的位于小叶间隔：

- 长度 < 2 cm
- 外围
- 垂直于胸膜

K 氏 A 线：

- 长度 2 ~ 6 cm
- 中心性
- 与支气管动脉束无关

K 氏 C 线

- K 氏 B 线叠加形成细网状结构

诊断思路

确定下述特性：

- 模式类型

- 分布
- 肺容积
- 病变演变
- 胸膜病变
- 淋巴结

一般路径

由于小叶间隔（淋巴性、静脉或细胞的浸润）、肺泡壁和间质增厚所致的间质病变。增厚的原因包括：

液体

- 水
  肺水肿
  静脉闭塞（血栓形成）
- 蛋白质性物质
  先天性肺的淋巴管扩张（很少见）

炎症

- 感染（间质性肺炎）
  病毒
  肉芽肿的（结核，真菌）
  卡氏肺孢子菌肺炎
- 特发性
  特发性肺纤维化
  结节病
- 胶原血管病
  类风湿关节炎
  硬皮病
  强直性脊柱炎
- 外源性
  尘肺（石棉肺，硅沉着病，煤工尘肺）
  药物

肿瘤

- 间质性肿瘤
  嗜酸性肉芽肿
- 淋巴道肿瘤播散
- 对肿瘤的促结缔组织增生的反应

鉴别诊断的记忆方法

常见病变举例	
分布	
上叶	囊性纤维化（不是一种间质性疾病）
	强直性脊柱炎
	矽肺

续表

常见病变举例	
	结节病
	嗜酸性肉芽肿（肋膈角不受累）
	肺结核
	卡氏肺孢子菌
下叶	支气管扩张症（不是一种间质性疾病）
	误吸
	药物，脱屑性间质性肺炎
	石棉肺
	硬皮病，其他胶原血管病
演变	
急性	超敏反应（过敏性肺泡炎）
	水肿
	淋巴组织增生的
	肺炎，病毒
慢性	淋巴道播散
	炎症，感染
	纤维化
	水肿
肺容积	
增加	囊性纤维化（和此模式相关但不是间质性病变）
	嗜酸性肉芽肿（气胸，20%）
	淋巴管肌瘤病（气胸）
减少	特发性肺纤维化
	硬皮病
胸膜病变	
胸膜斑	石棉肺
胸腔积液	慢性心力衰竭
	淋巴管转移癌
	类风湿病
淋巴结	
增大	恶性淋巴腺病
	肺结核，真菌
	结节病
钙化	矽肺

间质性肺疾病的 HRCT 模式

图像	原因
磨玻璃密度 密度增高的模糊影 所有急性间质性病变	过敏的 超敏反应 所有急性间质性病变 脱屑性间质性肺炎

续表

图像	原因
	活动的特发性肺纤维化
	病毒
	卡氏肺孢子菌肺炎
	闭塞性细支气管炎并机化性肺炎/隐源性机化性肺炎
	嗜酸性粒细胞性肺炎
	肺水肿
网状结节影 支气管血管周围增厚 （胸部平片显示支气管周围袖套征） 小叶间隔增厚（K氏线）	肺水肿 病毒，支原体肺炎和卡氏肺孢子菌肺炎 淋巴道肿瘤播散 肺纤维化 特发性肺纤维化 继发性纤维化 药物 放射 胶原血管病 含铁血黄素沉着症 石棉肺
结节状阴影 1～2mm 间质性结节经常通常伴发间质性阴影	血源性感染 血源性转移瘤 结节病 尘肺 硅沉着病 煤工尘肺 组织细胞增多症（嗜酸性肉芽肿，也可表现为囊肿）
囊腔 有或无壁	淋巴管肌瘤病 囊性卡氏肺孢子菌肺炎 组织细胞增多症 蜂窝肺 特发性肺纤维化 淋巴细胞间质性肺炎 任何间质性疾病的终末期

HRCT 上的铺路石征

　　磨玻璃密度重叠于增厚的小叶间隔和间隔内线形成的几何图形结构上。

● 肺泡蛋白沉积症

- 急性呼吸窘迫综合征
- 卡氏肺孢子菌肺炎
- 脂质性肺炎
- 出血
- 支气管肺泡癌（BAC）
- 肺水肿

肺出血

灶性

- 肺栓塞
- 创伤（肺挫伤）
- 动静脉畸形
- 癌症（BAC）

弥漫

- 韦格纳肉芽肿
- 肺出血肾炎综合征（在数天至数周消退，可导致纤维化）
- 特发性（儿童）
- 骨髓移植

磨玻璃密度的晕征模式

- 白血病患者的早期侵袭性曲霉菌病：磨玻璃密度环绕实性结节的周围
- 新生物周围的出血
- 活检后假结节

外周的磨玻璃密度和实变

- 隐源性机化性肺炎
- 梗死
- 脓毒性的栓子
- 胶原血管病
- 肺挫伤
- 脱屑性间质性肺炎
- 药物毒性
- 嗜酸性粒细胞性肺炎
- 纤维化
- 结节病

HRCT 上的蜂窝样模式

- 普通间质性肺炎（特发性肺纤维化）
- 硬皮病 / 类风湿关节炎
- 石棉肺
- 慢性过敏性肺炎
- 结节病

- 硅沉着病
- 嗜酸性肉芽肿
- 药物毒性：博来霉素

沿支气管血管束播散的疾病

- 结节病
- 淋巴瘤
- 肿瘤的淋巴道播散
- 结核
- 卡波西肉瘤

树芽征表现

感染

- 结核
- 支气管肺炎
- 真菌
- 亚洲泛细支气管炎
- 病毒性肺炎

支气管的病变

- 毛细支气管炎

先天性异常

- 囊性纤维化
- 纤毛功能障碍综合征

其他

- 过敏性支气管肺曲霉菌病
- 淋巴管转移癌
- 嗜酸性肉芽肿

异常密度

肺透过度增高

肺透过度增高可见于肺叶、肺段、亚肺段或全肺。肺透过度增高可伴有或不伴有肺过度膨胀。

原因

气道

- 气道梗阻（空气潴留）；吸气相 / 呼气相平片也许对突出肺的透过度有用

  肺气肿，肺大泡

  大气道梗阻：哮喘，黏液栓

  小气道梗阻（细支气管）：Swyer-James 综合征（闭塞性细支气管炎）

  残肺代偿性过度膨胀见于外科肺叶切除、慢性肺叶塌陷之后

- 囊肿
- 先天性
  肺发育不全综合征
  先天性肺叶性肺气肿

血管的（血量减少引起的高透过度）
- 肺栓塞
- 肺动脉狭窄

胸壁异常
- 乳房切除术
- Poland 综合征（先天性胸肌缺如）

胸膜
- 气胸

肺体积小（图 1-92）

可能伴随肺密度减低或升高
- 发育不全肺症候群
- 肺动脉不发育
- 慢性肺不张
- 闭塞性细支气管炎（Swyer-James 综合征）

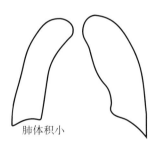

肺体积小

图 1-92

气管支气管病变

支气管内的病变

局灶性支气管异常

原因

肿瘤，80%
- 恶性，70%：
  鳞癌（常见）
  低度恶性
  囊性腺样癌
  黏液表皮样癌
  小细胞癌
  类癌
- 转移瘤，5%：肾癌，黑色素瘤，结肠，乳腺，

甲状腺
- 其他：错构瘤，黏液表皮样癌，血管瘤

炎性疾病，20%
- 肺结核

其他
- 黏液栓
- 异物（鱼骨，牙科物品）
- 创伤
- 支气管石

弥漫性支气管腔的异常

直径增加
- 气管支气管肥大症（Mounier-Kuhn 综合征）
- 肺纤维化
- 气管软化

直径减小
- 刀鞘样气管（最常见原因）
- 骨软骨质沉着性气管病
- 气管软化（呼气相气管直径减小）
- 复发性多软骨炎
- 淀粉样变性
- 结节病
- 韦格纳肉芽肿
- 结核和真菌感染引起的狭窄

支气管扩张症

感染后（最常见）
- 任何儿童期感染
- 反复的误吸
- 过敏性支气管肺曲霉菌病：中心的支气管扩张
- 慢性肉芽肿感染
- 百日咳

支气管梗阻
- 肿瘤
- 异物

先天性的
- 囊性纤维化（异常的分泌）
- 支气管软骨缺损：支气管软骨缺失 - 支气管扩张综合征
- 异常的黏膜纤毛输送：Kartagener 综合征

上叶支气管扩张（图 1-93）

- 囊性纤维化
- 结核

- 放疗
- 过敏性支气管肺曲霉菌病（最常见中心性）
- Mounier-Kuhn 综合征
- 丙种球蛋白缺乏血症
- Kartagener 综合征

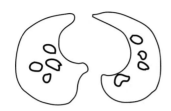

图 1-93

黏液（支气管的）嵌塞

诊断标准：支气管充盈软组织密度（浓缩的黏液）；支气管可以扩大（支气管囊肿）或正常大小。增强后无强化。

原因

- 哮喘
- 囊性纤维化
- 过敏性支气管肺曲霉菌病
- 先天性支气管闭锁

胸膜病变

以胸膜为基底的肿块（图 1-94）

沿胸壁的软组织肿块；与胸壁呈钝角。
肿瘤

- 间皮瘤（恶性）：多灶，弥漫
- 胸膜纤维瘤（良性）；单灶，可能有局部侵犯
- 恶性胸腺瘤和淋巴瘤经常和间皮瘤表现相似
- 转移瘤：乳腺，肺，前列腺，甲状腺，肾
- 脂肪瘤（最常见的良性肿瘤）
- 胸膜外的肿瘤
  肋骨的肿瘤
  儿童：嗜酸性肉芽肿，动脉瘤样骨囊肿，尤因肉瘤，神经细胞瘤
  成人：转移瘤＞多发性骨髓瘤＞乳头乳晕湿疹样癌，纤维性发育不全
  神经纤维瘤病患者的丛状神经纤维瘤（双侧的）
炎症

- 感染：肺结核
- 石棉相关
- 放线菌病（肋骨破坏）

创伤，手术，胸部导管

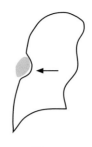

图 1-94

钙化的胸膜斑

胸膜钙化最常见的原因：

- 结核（通常为弥漫的钙化斑）
- 石棉有关的胸膜斑（通常为灶状胸膜斑）
- 液体（脓胸，血肿）
- 滑石

一侧横膈抬高（图 1-95）

膈神经麻痹

- 肿瘤
- 手术
- 出生缺陷：厄尔布麻痹
因为疼痛而横膈固定不动

- 肋骨骨折
- 胸膜炎，肺炎
- 肺栓塞
- 肿块病灶
- 腹部的肿块，膈下积液，脓肿
- 横膈疝
- 胸膜肿瘤
- 肺底积液（一侧横膈明显抬高）

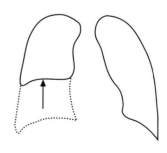

图 1-95

纵隔（图 1-96）

前纵隔肿物

胸腺肿物

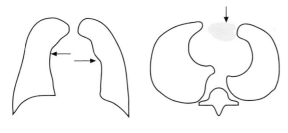

图 1-96

- 胸腺囊肿
- 胸腺脂肪瘤
- 胸腺瘤
  囊性
  良性（非侵袭性）胸腺瘤
  恶性（侵袭性）胸腺瘤
- 胸腺癌
- 胸腺类癌
- 胸腺淋巴瘤

生殖细胞肿瘤（男性＞女性）

- 精原细胞瘤
- 胚胎细胞癌
- 绒毛膜癌
- 畸胎瘤

淋巴结增大：淋巴瘤，结节病，结核等

动脉瘤和血管的畸形（累及前纵隔和上纵隔两部分）

前纵隔肿物的助记符："4 Ts"：

- 胸腺瘤（最常见的前纵隔肿物）＋其他胸腺病变
- 甲状腺病变
- T 细胞淋巴瘤（霍奇金病和非霍奇金淋巴瘤）
- 畸胎瘤和其他生殖细胞肿瘤（精原细胞瘤、绒毛膜癌），10%

囊性前纵隔肿物

- 胸腺囊肿（第三咽囊残留部分）
- 囊性胸腺瘤（除囊性成分外包含实性成分）
- 畸胎瘤
- 支气管囊肿（通常位于中纵隔）
- 心包囊肿

上纵隔肿物

向下穿过胸廓入口

- 甲状腺肿物
- 淋巴结增大（原发的头部和颈部肿瘤）

- 淋巴管囊肿，囊性的水囊瘤

向上穿过胸廓入口

- 肺的小细胞癌

淋巴瘤

动脉瘤和血管的畸形可以同时累及前和上纵隔两部分。

中纵隔肿物

淋巴结（常为双侧）

- 良性：结节病、结核、真菌感染、慢性铍中毒
- 恶性：转移瘤、淋巴瘤、白血病

先天性囊肿

- 支气管囊肿（气管隆突下，前部的气管）
- 心包囊肿

动脉瘤

- 主动脉，主动脉的分支
- 肺动脉

食管

- 食管裂孔疝（常见）
- 肿瘤
- 憩室
- 食管扩张：失弛缓症，裂孔疝，间位结肠

其他

- 纵隔出血
- 纵隔脂肪过多症
- 紧邻纵隔发生的支气管癌
- 变异右锁骨下动脉伴有憩室
- 静脉血管曲张
- 发生于喉返神经的神经鞘瘤
- 气管的恶性肿瘤
- 胰腺的假性囊肿

淋巴结增大

低密度淋巴结

- AIDS 患者的结核和真菌感染（环形强化）
- 坏死性转移灶（侵袭性的肿瘤）
- 淋巴瘤（偶尔地）

血管丰富的淋巴结

- Castleman 病（巨大的良性淋巴结增生）
- 血管性转移：肾细胞，甲状腺，小细胞，黑色素瘤

钙化的淋巴结

- 结核
- 组织胞浆菌病，其他真菌

- 结节病
- 硅沉着病
- 放射治疗

后纵隔肿物（图 1-97）

神经源性，90%
- 周围神经（20 ～ 40 岁；＜ 2 个椎体长度）：神经鞘瘤和神经纤维瘤，45%
- 交感神经节（＜ 20 岁；＞ 2 个椎体长度）：神经节瘤，神经细胞瘤，成交感神经细胞瘤
- 副神经节细胞：嗜铬细胞瘤，副神经节瘤（很少见）
- 侧方的脊膜脊髓膨出

胸椎
- 肿瘤
- 血肿
- 髓外造血（双侧的）
- 椎间盘炎

血管
- 动脉瘤
- 奇静脉的延长（先天的下腔静脉缺损伴有扩张的奇静脉和半奇静脉）

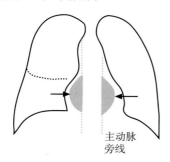

主动脉旁线

图 1-97

心膈角肿物

- 心包脂肪垫（最常见的原因）
- 膈疝（第二常见）
  先天性胸骨后膈疝（前方的；90% 位于右侧）
  胸腹膜裂孔疝（后方，左侧更常见；不是真正的心膈角肿物）
- 心包囊肿
- 心膈角结节（淋巴瘤通常复发，放射后的状态）
- 动脉瘤
- 扩张的右心房
- 前纵隔肿物
- 原发的肺或胸膜肿物

含有脂肪成分的纵隔病变

单纯的脂肪成分病变
- 纵隔的脂肪过多症
- 先天性胸骨后膈疝（网膜）
- 胸腹膜裂孔疝（网膜）
- 食管周围的脂肪疝

含有脂肪成分的肿瘤
- 脂肪瘤
- 脂肪肉瘤
- 胸腺脂肪瘤（儿童和青年，病变通常很大）
- 生殖细胞肿瘤（也包含钙化、囊性的和实性的区域）

高密度纵隔病变（平扫 CT）

钙化的淋巴结
钙化的原发肿物
- 肿瘤
- 甲状腺肿
- 动脉瘤

出血

明显强化的纵隔肿物

血管性的
- 动脉瘤
- 血管畸形
- 食管静脉曲张

高血供的肿瘤：神经节细胞瘤，来源于甲状腺癌、肾细胞癌的转移瘤

甲状腺肿

Castleman 病

膈脚后淋巴结增大

炎症
- 结节病
- 淋巴管肌瘤病
- 淀粉样变性

感染
- AIDS
- 结核
- 鸟型结核分枝杆菌

淋巴瘤

转移灶

凸出的肺门（图 1-98）

肿瘤

- 中央型支气管肺癌
- 淋巴瘤

淋巴结增大

- 感染：结核，真菌，组织胞浆菌病
- 炎症性的：结节病，硅沉着病
- 肿瘤：普通的燕麦细胞，淋巴瘤，转移瘤

肺动脉增宽

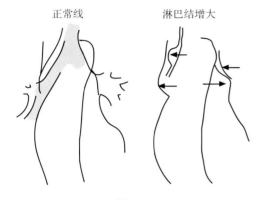

正常线　　　　　淋巴结增大

图 1-98

肺门淋巴结的蛋壳样钙化

- 硅沉着病，煤工尘肺
- 治疗后的淋巴瘤
- 如组织胞浆菌病的肉芽肿疾病很少含有蛋壳样钙化；弥漫性钙化更常见
- 结节病（少见并且见于疾病晚期）

纵隔积气

与肺有关

- 哮喘（常见）
- 气压伤（插管，潜水者）
- 分娩
- 气胸

和纵隔有关

- 气管支气管的撕裂伤
- 食管贯穿孔
- 纵隔的手术
- 特发性食管破裂综合征

与腹部有关

- 腹膜内或腹膜后的肠管穿孔
- 腹膜后的手术

与头和颈部有关

- 食管破裂
- 颌面部的骨折
- 牙齿或咽后的感染，纵隔炎

（陈疆红　译　贺　文　校对）

推荐阅读

Detterbeck FC, Boffa DJ, Tanoue LT. The new lung cancer staging system. *Chest.* 2009;136:260–271.

Felson B. *Chest Roentgenology.* Philadelphia: WB Saunders; 1999.

Fraser RG, Paré JAP, Paré PD, et al. *Diagnosis of Disease of the Chest.* 4th ed. Philadelphia: WB Saunders; 1999.

Freundlich IM, Bragg D. *A Radiologic Approach to Diseases of the Chest.* Baltimore: Williams & Wilkins; 1996.

Goodman LR, Putnam CE. *Critical Care Imaging.* 3rd ed. Philadelphia: WB Saunders; 1992.

Hansell DM, Armstrong P, Lynch DA, McAdams HP. *Imaging of Diseases of the Chest.* St. Louis: Mosby; 2005.

McLoud TC. *Thoracic Radiology: The Requisites.* St. Louis: Mosby; 1998.

Miller WT. *Diagnostic Thoracic Radiology.* New York: McGraw-Hill Professional; 2006.

Muller NL, ed. *The Radiologic Clinics of North America: Imaging of Diffuse Lung Disease.* Philadelphia: WB Saunders; 1991.

Muller N, Fraser R, Colman N, Pare E. *Radiologic Diagnosis of Diseases of the Chest.* Philadelphia: WB Saunders; 2001.

Naidich DP, Zerhouni EA, Siegelman SS. *Computed Tomography and Magnetic Resonance of the Thorax.* New York: Lippincott Williams & Wilkins; 1999.

Newell J, Tarver R. *Thoracic Radiology.* New York: Lippincott Williams & Wilkins; 1993.

Pare JAP, Fraser RG. *Synopsis of Diseases of the Chest.* Philadelphia: WB Saunders; 1993.

Reed JC. *Chest Radiology: Plain Film Patterns and Differential Diagnosis.* St. Louis: Mosby; 2003.

Webb RW, Higgins CB. *Thoracic Imaging: Pulmonary and Cardiovascular Radiology.* New York: Lippincott Williams & Wilkins; 2005.

心脏成像

心脏成像技术

平片解读

正常平片解剖

后前位像（posteroanterior，PA）（图 2-1）

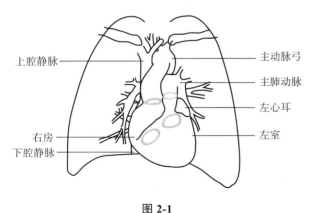

图 2-1

右心缘包括三个部分
- 上腔静脉（superior vena caua，SV）
- 右心房（rrght atrium，RA）
- 下腔静脉（inferior vera cava，IV）

左心缘包括四个部分
- 主动脉弓（a ortic arch，AA）（随着年纪增加

越来越突出）
- 左主支气管水平的主肺动脉
- 左心耳（正常心脏看不到）
- 左心室
- 右心室（正面投影中不可见）

侧位像（图 2-2）

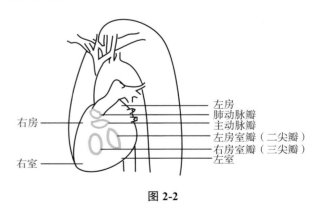

图 2-2

心脏前缘包括三个部分：
- 右心室表面与胸骨相接触
- 主肺动脉
- 升主动脉

心脏后缘由两部分构成：
- 左心室
- 左心房（left atrium，LA）

其他解剖标志
- 气管，支气管
- 右肺动脉位于气管隆突前方
- 主肺动脉窗（主动脉和肺动脉之间的三角区域）

斜位像（图 2-3，A 和 B）

右前斜位（right anterioroblique，RAO）及左前斜位（left anterior oblique，LAO）主要用于冠状动脉造影及心室造影，这些检查在日常的临床实践中很少增加诊断信息。右前斜位检查不能显示钙化的二尖瓣和三尖瓣。

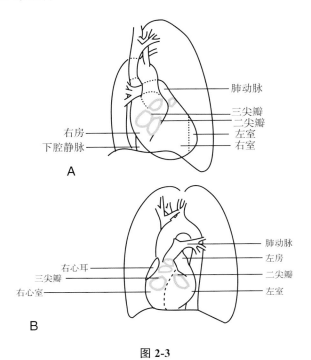

图 2-3

重症监护病房（intensive care unit，ICU）胸片的影像学方法

1. 患者当前的资料。
2. 检查日期和时间是报告单上必需的。
3. 是否为术后？如为术后，手术类型是什么？
4. 器械：血管内、导管、气管内的导插管、导管、引流管等。（有无）新放置的器械？（有无）被移除的或被重新放置的导管？
5. 心脏、纵隔的大小和形状如何？
6. 当前存在气胸吗？
7. 肺部疾病：进展还是消退？
8. 最重要：与过去的胸片比较有什么变化？

要点

- 总要在吸气末摄片，吸气位胸片肺体积变化会改变肺泡液体在肺泡表面的范围和分布。
- 呼气末正压通气（positive end-expiratory pressure，PEEP）可使肺实变被低估。PEEP 减少纵隔血管的宽度。
- 床旁胸片质量通常欠佳，原因：

曝光时间比常规胸片长；常常不能屏气，导致血管边缘模糊，而这不应该被误认为是间质水肿。

患者体位欠佳。

前后位，而不是后前位。

患者半立位

  少量胸腔积液不易被发现

  肺血管可"头向分布"

  管球 - 胶片位置不固定

  心脏、纵隔轮廓可变化

- 技术：

峰电压（80 ~ 90）比正常（120 ~ 140）的更低

常用剂量不固定（曝光在 HD 曲线的足部）：心脏后和纵隔结构显示不充分

气管内插管（endotracheal tube，ET）

膨胀的球囊不应膨胀气管壁，气管插管的前端应该置于气管隆嵴以上和胸廓入口以下。

- 颈部中立位：隆突上 4 ~ 6 cm
- 颈部屈曲位：前端向下移动 2 cm
- 颈部伸展位：前端向上移动 2 cm

气管插管置管的并发症：

- 错位：支气管梗阻引起的肺不张
- 球囊压力高于 2.45 kPa（25 cmH$_2$O）发生气管软化
- 气管破裂；影像学征象包括：

气胸

纵隔积气

皮下气肿

- 气管狭窄
- 牙齿脱落
- 鼻咽撕裂

鼻饲管

管前端的侧孔应置于胃内

并发症

- 置入气道
- 胃和（或）十二指肠磨损

Swan-Ganz 导管

头端应置于左或右肺动脉，位于肺门内 1cm，不应该在右心房或右心室内卷曲（可能导致心律失常）

类型

- 测量肺动脉楔压的 S-G 导管
- 带有一体化起搏器的 S-G 导管（金属带可见）

并发症

- 肺梗死
- 肺出血
- 肺动脉假性动脉瘤
- 感染

主动脉内反搏球囊导管（intraaortic balloon pump, IABP）

头端应置于左锁骨下动脉开口远端，主动脉球下 2～4 cm，舒张期可见到球囊膨胀。

并发症

- 脑血管意外（位置过高）
- 肾或肠系膜动脉缺血（位置过低）
- 主动脉夹层
- 四肢缺血
- 感染
- 标注电极初始位置，因其可移动

心外膜起搏导线（图 2-4）

导线一般被固定于前侧心肌内，心包内可留有松弛余量，可有多根导线，导线通过前胸壁引出。

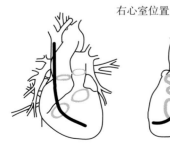

右心室位置

图 2-4

自动心内除颤设备

老式系统：右心室和左心室周围矩形或卵圆形电极。

新式系统：心室内电极。

AICDS 的类型

- 带针式的新型传感器
- 带弹簧的旧型

中央静脉导线

头端应止于第一前肋水平以下的上腔静脉内，总是要除外气胸。将要发生导管穿孔的征象（血胸、气胸）包括：

- 导管头端抵着静脉壁
- 以锐角折曲的导管头端
- 感染，血栓

心脏起搏器（图 2-5）

常规位置是右心室心尖部，为了心房 - 左心室起搏，可置于心耳和冠状窦。

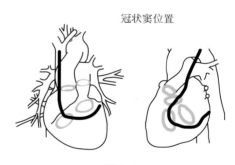

冠状窦位置

图 2-5

并发症

- 电极错位
- 导丝断裂（罕见于现代起搏器）
- 起搏器旋弄综合征：由于摆弄起搏器导致脉冲发生器在大的囊袋中旋转
- 穿孔
- 感染
- 静脉血栓，血管阻塞

胸腔导管

侧孔（不透射线带的缺口处）必须位于胸腔内，否则就可能有泄露处。管的头端不应接触纵隔。

并发症

- 残余的气胸
- 侧孔位于胸壁外

人工心脏瓣膜

组织瓣膜

无需抗凝；破损早
异种移植
猪瓣膜
- Carpentier-Edwards 瓣膜
- Hancock 瓣膜
牛瓣膜
- Ionescu-Shiley 瓣膜（目前不使用）
同种移植
应用于心内膜炎引起的主动脉瓣损坏
自体移植
自身肺动脉瓣、主动脉瓣

机械瓣膜（图 2-6）

较组织瓣膜更耐用，但需要抗凝
笼罩球瓣
- Starr-Edwards 瓣膜（目前不使用）
- McGovern-Cromie（目前不使用）
- Smeloff-Cutter（目前不使用）
笼罩碟瓣
- beal 瓣膜（目前不使用）
倾斜盘瓣
- Bileaflet—St. Jude Medical 瓣膜
- Single leaflet—Björk-Shiley 瓣膜（目前不使用）
- Medtronic-Hall
- Lillehei-Kaster 后来成为最为熟知的

血管造影

心脏血管造影、法

左心室造影技术

- 经股动脉法（有时经桡动脉）
- 猪尾管心室内注射
- 端孔导管测量压力
- 36 ~ 45 ml（3 ~ 4 秒注射），15 ml/s

评价

1. 心腔大小

2. 室壁运动
3. 射血分数（ejection fraction，EF）
4. 瓣膜狭窄、反流或分流

射血分数

$$EF = (EDV - ESV) / EDV = 每搏输出量 / EDV$$
$$(等式 2-1)$$

式中，EDV= 心舒张末期容积，ESV= 心收缩末期容积

室壁运动异常（图 2-7）

- 低动力
- 无动力
- 运动障碍

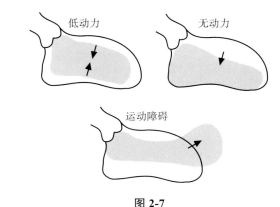

图 2-7

冠状动脉造影（图 2-8）

Judkins 导管是最常用的导管（6FR，腹股沟），右冠状动脉和左冠状动脉的 Judkins 导管有不同的形状。

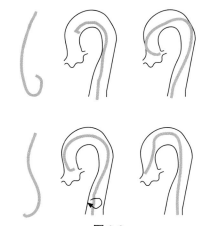

图 2-8

对比剂

- 手推注射：左侧冠状动脉（left coronary artery，

LCA）7～9ml，右冠状动脉（right coronary artery，RCA）4～6 ml

- 常用低渗对比剂
- 高渗对比剂导致心电图（electrocardiogrgphic，ECG）改变
- 对比剂内的枸橼酸可能导致低钙血症
- 静脉内注射 3000U 的肝素，350mg 的鱼精蛋白逆转

并发症

- 血肿
- 心律失常
- 血管迷走神经反应
- 对比剂反应 / 肾衰竭
- 急性心肌梗死（acute myocardidlinfarction，AMI）< 1%
- 脑卒中< 1%
- 冠状动脉空气栓塞
- 冠状动脉夹层
- 穿孔 / 主动脉夹层
- 股动脉微动脉瘤

影像解读

冠状动脉造影的评价步骤：

1．显影的是哪支动脉？
2．哪一种投影方法（左前斜位或右前斜位）？
3．存在狭窄吗？若存在，狭窄分级
4．心室造影，分析：
    - 室壁运动
    - 射血分数
    - 存在二尖瓣返流吗？

冠状动脉造影（图 2-9，A-D ）

右冠状动脉

- 动脉圆锥支
  右冠状动脉的第一分支
  向前方走行
- 窦房结（sinoatrial，SA）动脉
  40%～55% 的右冠状动脉的分支
- 肌支
- 锐缘支
- 后降支动脉
- 房室（atrioventricular，AV）结动脉
  90% 的右冠状动脉的分支
- 后室支
  左冠状动脉
- 左前降支（left anterior descending，LAI）
  最长的血管

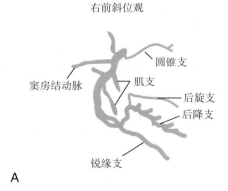

A

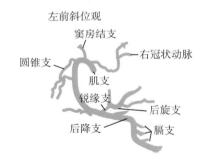

B

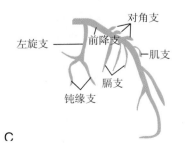

C

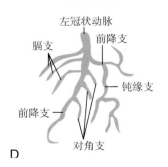

D

图 2-9

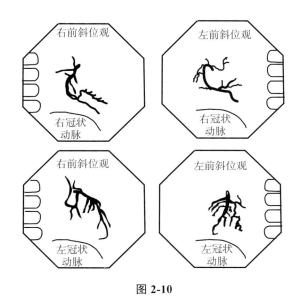

图 2-10

延伸至心尖的唯一血管

间隔支

对角支

- 左回旋支动脉（left circumftex artery，LCX）

左心房回旋支

钝缘支

投影（图 2-10）

左前斜位把脊柱投影到左边（相对于心脏，即位于图像的右边）。右前斜位把脊柱投影到右边（相对于心脏，即图像的左边）。

观察冠状动脉的各个部分需要不同的投影（左前斜位，右前斜位）和角度（头位、足位）。最常见的投影：

- 左前斜位头位
- 前后位头位和足位
- 右前斜位头位和足位
- 侧位（很少使用）

尽管前后位易于观察左主动脉，但不如左前斜位和右前斜位有用，因为动脉和脊柱重叠。

冠脉优势类型

这是指最终供应室间隔和左室膈面的血管。

- 85% 患者为右侧优势：右冠状动脉比左冠状动脉粗大并发出房室结动脉
- 10% 患者为左侧优势：左冠状动脉比右冠状动脉粗大并发出房室结动脉
- 5% 患者为平衡的冠状动脉分支（等优势）：存在两支后降支，一支发自左旋支，一支发自右

冠状动脉

易犯的错误

- 心肌桥：左前降支深入心肌，在收缩期被压缩，在舒张期正常显示
- 导管可诱导冠状动脉痉挛（在血管造影中，痉挛可能被麦角衍生物激发）
- 完全闭塞的动脉 / 旁路移植可能会检测不到
- 如果未在主动脉注射对比剂，可能漏掉开口狭窄
- 显影不足——需要看回流到主动脉内的对比剂而定

静脉

- 心外膜静脉与动脉伴行，并流入冠状窦。
- 冠状窦静脉系统直接引流入各个心腔。

磁共振成像

心脏磁共振根据指征被广泛应用

- "白血"——梯度回波（SSPF/FIESTA）；平衡稳态自由进动序列（Steady State Free Precession，SSFP）对于心脏电影成像是最佳的，SSPF 的优点包括最佳的信噪比效率，高血供的心肌造影，快速，门控。信号取决于 T2/T1，因此液体和血液显示为高信号
- "黑血"——双反转恢复快速自旋回波（double inversion recovery fast spin edho，HASTE/SSFSE），流空信号来自于流动的血液。
- 心电门控亮血电影成像：用于室壁和瓣膜运动，并且是短轴断层容量 - 叠加的金标准方法（EDV，ESV，EF）
- 延迟增强心脏磁共振成像（delayed enhancement cardiae MRI，DE-CMRI）：注射钆（Gd）后延迟 10 ~ 30 min，评价心肌、活力炎症、纤维化

——首次通过灌注成像：用最高空间分辨率灌注方法，通常在安静状态下用多巴酚丁胺 / 腺苷负荷试验

——多巴酚丁胺负荷电影磁共振成像检测运动功能减退和运动不能，可与回波相媲美但有更高的分辨率和诊断准确率。作为实时技术（使用并行成像加速），不需要心电门控

——T2 成像探测心肌水肿

- 磁共振静脉造影：针对心房颤动的肺静脉消融规划研究
- 流率量化：相位对比序列
- 致心律失常性右心室发育不良："黑血"快速自旋回波图像，脂肪抑制技术证实脂肪浸润
- 标准轴
  短轴：右室，左室
  水平长轴（4 腔）：右房，右室，左房，左室
  垂直长轴（2 腔）：左房，左室
- 其他位置观察
  左室流出道／主动脉根部：升主动脉，主动脉瓣
  3 腔：左房，左室，右室流出道，左室流出道，主动脉瓣，二尖瓣（风湿性心脏病）

磁共振冠状动脉造影

在过去的十年中，磁共振冠状动脉造影的巨大进步已经证明无创性冠状动脉疾病（coronary autery disease，CAD）的诊断是有发展前景的。目前冠状动脉磁共振成像技术的平面图像分辨率是 0.5 mm，这足以检测较大的冠状动脉旁路移植术后和移植静脉的狭窄，但在准确检测较小的冠状动脉分支疾病上是不够的。

- 快速梯度回波序列常用（TR < 10 ms，TE < 3 ms）
- 多层二维序列常用于屏气序列。三维序列是常用的非屏气序列（使用导航仪校正呼吸运动）
- 脂肪抑制是用来抑制冠状动脉外膜脂肪
- 较新的相控阵，平行成像线圈增加了信噪比（SNR）
- 扫描被触发以克服心脏运动，以三种方法中的一种来实现：

前瞻性触发：QRS 波群触发执行下一个成像序列。该序列成像完成后开始寻找下一个触发事件（QRS）。因此，一次测量能够覆盖多个心动周期，并可延长总的获取时间。

回顾性门控：在心脏周期中连续地获得数据。这是研究心脏功能的最佳方法，因为在数据采集过程中包括整个心动周期。在测量过程中，每一个采集的原始数据线都会接受一个时间标记。触发本身是为了重置标记时间为 0。测量结束时，可以根据时间标记采用原始数据，根据一个用户定义的时间分辨率重建图像（通过时间内插算法）。此外，还能通过排除用户定义的心动周期范围外的数据来排除心律失常。

脉冲触发：由于心室收缩脉冲波的延迟及其较宽的信号峰值，脉冲触发并不像心电图那样可靠，通常数据经过多个心动周期获取，这需要屏气来避免图像模糊。为了在不屏气状态下获取数据，称之为导航技术可监测膈肌的运动，从而在呼吸周期的特定阶段采集数据。

- 门控，K 空间分段采集是常用的
- 螺旋成像是一种可供选择的成像方法，样本 K 空间的轨迹开始于 K 空间中心并向外旋转。该方案是一种更加自然的取样模式，K 空间中心附近具有较高的采样密度，在这里图像的能谱一般是最高的
- 低剂量硝酸盐（冠状动脉血管舒张）或 β 受体阻断药预处理（减慢心率）仍然在使用
- 目前，心脏磁共振成像在临床上用于以下用途：
  评估先天性畸形的解剖
  心内肿块如血栓和肿瘤的成像（例如，心房黏液瘤，横纹肌肉瘤，转移性疾病）

评估形态和室壁运动，在一些情况下，超声心动图不能做出诊断［由于图像质量不达标，20% 的超声心动图不能做出诊断（例如在肥胖患者或肺气肿患者）］。

首过灌注测量评估心肌缺血。心肌存活：晚期增强磁共振成像（注射钆后 10 ～ 30 min）；"亮的地方就是坏死心肌"。

多巴酚丁胺负荷磁共振检测应激性缺血。

- 观察形态和功能的电影磁共振成像、首过灌注磁共振成像、延迟增强磁共振成像等一系列综合诊断在一小时之内评估心肌活性是可行的，并能回答最相关的临床问题

供应商自定义序列名称

序列类型	西门子	GE	飞利浦	日立	东芝
自旋回波	SE	SE	SE	SE	SE
快速自旋回波	TSE	FSE	TSE	FSE	FSE
单次激发快速自旋回波	HASTE	Single-shot FSE	Single-shot FSE	Single-shot FSE	FASE
梯度回波	GRE	GRE	FFE（fast field echo）	FE	Field echo
扰相回波	FLASH	SPGR	T1-FFE	RF spoiled SARGE，RSSG	Field echo
相干回波	FISP	GRASS	FEE	Re-phased SARGE	Field echo
稳态自由进动	PSIF	SSFP	T2-FFE	Time-reversed SARGE	
真稳态自由进动成像	True FISP	FIESTA	Balanced FFE	Balanced SARGE	True SSFP

FASE，快速进动自旋回波；FE，快速回波；FSE，快速梯度回波；FIESTA，快速稳态进动序列；FISP，稳态进动快速成像；FLASH，快速小角度激发；FSE，快速自旋回波；GRASS，稳态梯度回波；GRE，梯度回波；HASTE，半傅立叶采集单次激发快速自旋回波；PSIF，稳态快速成像序列；RF，射频；RSSG，射频扰相稳态采集反转梯度回波；SARGE，扰相稳态采集翻转梯度回波；SE，自旋回波；SPGR，扰相梯度回波；SSFP，稳态自由进动；TSE，快速自旋回波

电子计算机断层扫描（CT）

冠状动脉的 CT 血管造影

心脏周期约为 1 s；理想的时间分辨率的成像应该 < 50 ms。时间分辨率的定义是在心动周期内采集 CT 数据的时间窗。采集数据可以在一个或多个心搏完成，对此扫描架旋转是主要决定因素。多排 CT 的高时间分辨率对于心脏成像，包括冠状动脉钙化评分和心脏的功能评估是很有用的。

技术

当层数从 4 层增加到 16 层，到 40 层，再到 64 层，在探测器几何形状和必要的后处理算法上发生了重大的变化。基于平行薄层的 X 线管倾斜投照，扫描架的设计需要使用特殊的三维反投影算法来纠正锥形线束产生的伪影。而多层螺旋 CT 扫描机一次旋转获得 16 个平行投影，新的多层 CT 基于新设计的增宽的探测器阵列，可以产生 64 个平行薄层数据，或基于沿 Z 轴飞焦点可以重叠投影。现在薄层的范围在 0.5 ~ 0.625 mm，最快的扫描架旋转速度是 0.33 秒 /360°。扫描架旋转的进一步加速允许更高的时间分辨率，这是评价心脏的功能，还有在不同心律下保证图像质量的核心所在（图 2-11）。

比较

	心电触发	心电门控
优点	脉冲辐射 低辐射剂量	螺旋采集 容积数据 全 R-R 间期覆盖率 可变数据重建 高重复性
缺点	顺序数据采集 预定时间 必要的 部分 R-R 间期覆盖	连续辐射 高辐射剂量

图像质量的优化

- 心脏 CT 扫描是心电图触发，与 MRI 一样，可以是前瞻性也可以是回顾性
- 回顾性心电门控数据采集，覆盖整个心动周期，减少了伪影。选择 + 460% 图像重建窗口适于钙化评分
- 图像质量与心率是负相关的。现在使用新的更快的扫描架的速度高达 0.33 sec / 360°，在较高的心率时提供了更好的图像质量，尽管这可能是在收缩期
- 屏气不足或在随后心跳中细微的位置不同都可产生较难消除的伪影

冠状动脉 CT 造影

64 层扫描仪提高了空间分辨率，显著降低冠状动脉钙化和冠状动脉支架放射状伪影（特别是沿着 Z 轴方向），这有助于钙化和非钙化斑块的鉴别。

不同时代 CT 扫描仪扫描程序设计的比较

层数	4 层	16 层	64 层
准值	4 mm × 1 mm	16 mm × 0.75 mm	64 mm × 0.6 mm
速度	0.5 s	0.37 s	0.33 s
扫描时间	40 s	20 s	10 s
层厚	1.3 mm	1 mm	0.75 mm
增量	0.7 mm	0.5 mm	0.4 mm
对比剂	~120 at 3.5 ml/s	~100 at 4 ml/s	~80 at 5 ml/s
延迟	4 s	6 s	6 s

对比剂量 =（延迟 + 扫描时间）× 流速

冠状动脉钙化评分

- CT 检查无对比剂注射，因此只显示斑块钙化成分

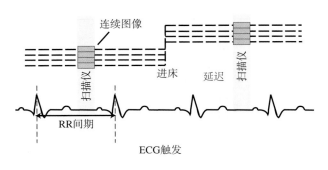
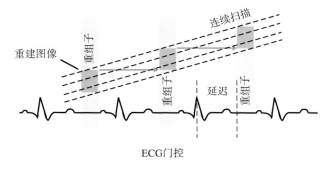

图 2-11

- 组织密度 ≥ 130 HU 被设定为对应钙化斑块的衰减水平（传统冠状动脉钙化积分）
- 另一个备选且更好地确定钙化评分的方法是量化斑块的实际体积［总钙化体积评分（total calcium rolume score，CVS）］
- 两种钙化评分算法均可应用于快速多层 CT 图像，并对总的冠状动脉斑块负荷提供了测量方法
- 根据定义，定量评估冠状动脉钙化仍采用 3mm 层厚，尽管现代的多排螺旋 CT 扫描层厚更薄

放射剂量

- 由于辐射剂量，美国心脏协会指导方针不推荐心脏冠状动脉成像
- 总的辐射量可通过心电脉冲来降低：当使用回顾性门控采集数据时，收缩期管电流被降到最低水平，在舒张期处于 100% 的预定值
- 钙化评分时使用上述方法，辐射量可以降低 40% ~ 50%
- 改变电压是减少辐射量的另一个方法。不过，前瞻性的管电流调制易于产生来自于异位心跳或其他心律失常的伪影。因此，稳定的窦性心律被认为是使用这些技术的先决条件

超声

M 型超声（图 2-12）

　　M 型 = 运动模式 = 一维超声心动图。由于分辨率和采样率更高，它比二维成像更准确。易犯的错误：有时难于使传感器准确地与心脏长轴成 90°，这对于左室的测量是必需的，与光束垂直的结构和表面反应得好。该传感器波及三个区：

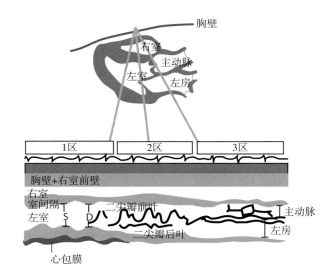

图 2-12

1 区

- 测量收缩期和舒张末期左心室内径允许计算缩短分数（fractional shortening，FS），这是一个射血分数的近似值，评估左室功能
- 测量左室壁及室间隔厚度
- 心包积液可检测和量化

2 区（图 2-13）

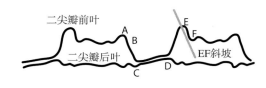

图 2-13

- 二尖瓣前叶（AML）和后叶（PML）是确定的
- 二尖瓣（AV）漂移（测量 D 到 F）是二尖瓣移动性和流入量的指标

● EF 斜坡：代表舒张中期二尖瓣前叶的后漂移率，EF 斜坡是二尖瓣流入量的指标

3 区

● 看到主动脉和主动脉瓣（菱形结构）
● 左房的测量

二维心脏超声

通常有四个体位（图 2-14）：

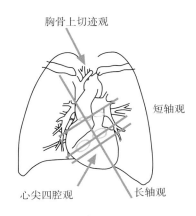

图 2-14

● 长轴观
● 短轴观
● 心尖观
● 胸骨上切迹观

长轴观（图 2-15）

传感器位于第三或第四肋间隙，声束与右肩到左侧腹的连线平行，图像的方向为左房和左室在后方，左房和主动脉在左侧。

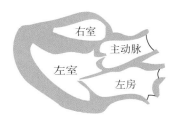

图 2-15

短轴观（图 2-16）

传感器位于第三或第四肋间隙，但声束与长轴视野垂直。从头侧到尾侧，通常扫描几个水平：大动脉，二尖瓣水平，乳头肌水平（MPM= 后内侧乳头肌，LPM= 前外侧乳头肌），图像的方向为 MPM 在 8 点钟方向，LPM 在 4 点钟方向。

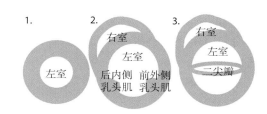

图 2-16

心尖观：（图 2-17，A 和 B）

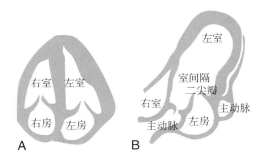

图 2-17

心尖四腔心层面

患者左侧卧位，传感器置于心搏的最强处。图像的方向为右房、右室在前，左室、左房在右侧。

心尖两腔心层面（左室的右前斜位观）

探头置于心搏的最强处，平面定向与室间隔平行，图像的方向为左室在前方。

胸骨上切迹观（图 2-18）

探头位于锁骨上切迹，声束的角度向下向后。图像方向是升主动脉在左侧，降主动脉在右侧。

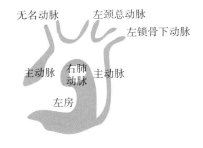

图 2-18

多普勒超声

连续波和脉冲波多普勒超声常用来评估瓣膜狭窄或关闭不全。例如主动脉瓣狭窄是否需要手术（压力梯度上限为 50 mmHg）。多普勒超声的另一个重要应用是评价舒张功能障碍。

彩色多普勒

利用多普勒效应，多普勒超声心动图显示了血流

的方向和速度。它有助于评估瓣膜的狭窄、关闭不全和心脏的分流（房间隔缺损、室间隔缺损）和评估跨越狭窄瓣膜的压力梯度。

先天性心脏病

概述

发病率

新生儿的先天性心脏病发病率约为 1%。最常见的心脏畸形为主动脉瓣二瓣及二尖瓣脱垂（mitral valve prolapse，MVP），多数病例临床上没有症状。

有症状的先天性心脏病发病率

	发病率
常见先天性心脏畸形（所有年龄组；主动脉瓣二瓣及二尖瓣脱垂除外）	
室间隔缺损（ventricular septal defect，VSD）	30%
房间隔缺损（atrial septal defect，ASD）	10%
法洛四联症	10%
动脉导管未闭（patent dutus arteriosus，PDA）	10%
主动脉缩窄	7%
大动脉转位（transposition of great arteries，TGA）	5%
生后第一月（存在严重的临床问题，高病死率）	
左心发育不全综合征	35%
TGA	25%
缩窄	20%
复杂畸形	15%
肺动脉闭锁 / 狭窄	10%
重症法洛四联症	10%

方法（图 2-19）

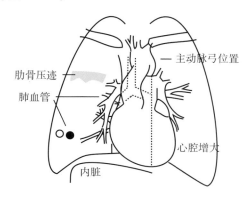

主动脉弓位置
肋骨压迹
肺血管
心腔增大
内脏

图 2-19

胸片常用来评估五个结构：

- 肺血管

- 心腔增大
- 内脏位
- 主动脉弓位置
- 骨及软组织改变

肺血

正常肺血

- 右肺动脉主干 = 主动脉弓水平气管直径
- 外周肺动脉 = 相邻支气管直径

肺动脉血流量增加（血液分流）：常见于先天性心脏病（congenital heart disease，CHD），获得性心脏病（acquired heart disease，AHD）少见。

肺静脉高压（pulmonary venous hypertension，PVH）（肺水肿）分级：

- 1 级：肺血流重新分配（10 ~ 17 mmHg）
- 2 级：间质性肺水肿（18 ~ 25 mmHg）
- 3 级：肺泡性肺水肿（> 25 mmHg）

肺动脉高压（pulmonary arterial hypertension，PAH）

- 主肺动脉增宽
- 肺门肺动脉管径一般正常

艾森曼格综合肺血管系统

- 同时伴有分流及肺动脉高压
- 肺门肺动脉动脉瘤样扩张
- 血管钙化（少见）

发绀：平片没有诊断发绀的明确征象；但是一般来说，发绀患者（右向左分流）肺动脉细小，肺动脉段未显示或凹陷。

心腔增大

胸侧位像对于幼儿很有用：

- 左心房增大
  吞钡像可见食管受压向后移位
  左主支气管（LMB）受压移位
- 左心室增大：心后缘向后移位至下腔静脉后方
- 右心室增大：胸骨后间隙变窄

后前位像；心脏增大诊断标准：

- 心胸指数 > 0.55

内脏位置

- 肝或者下腔静脉决定右心房位置
- 支气管树：右主支气管（right main bronchus，RMB）比 LMB 角度更锐利
- CHD 内脏转位发生率：5%

诊断路径

分型（图 2-20）

　　CHD 的放射学分型主要根据临床信息（发绀）和平片表现（肺血）。

非发绀型先天性心脏病并伴有肺血增多

　　常见：左向右分流，肺动脉血流大于主动脉血流；

　　分流部位：

室间隔

- 室间隔缺损（VSD）

心房

- 房间隔缺损（ASD）

大血管

- 动脉导管未闭（PDA）
- 主肺动脉窗（不常见）

其他

- 心内膜垫缺损（ECD）
- 部分型肺静脉异位引流（PAPVC）

非发绀型先天性心脏病并肺血正常

　　在发生充血性心力衰竭（CHF）前，肺血正常伴有流出道梗阻或瓣膜关闭不全。

　　流出道梗阻

- 主动脉缩窄

- 主动脉弓离断（IAA）
- 主动脉狭窄
- 肺动脉狭窄

瓣膜关闭不全（先天性罕见）

矫正型大动脉转位（L-TGA）（单发畸形）

发绀型先天性心脏病并肺血减少

　　肺血流梗阻导致肺血减少。另外，存在心脏右向左分流。

　　心脏大小正常

- 法洛四联症
- 法洛四联症变异
- 三尖瓣闭锁

心脏增大

- 埃布斯坦畸形
- 肺动脉狭窄并 ASD
- 肺动脉闭锁

发绀型先天性心脏病并肺血增多（混合病变）

　　这类疾病的共同特征是体 - 肺静脉血"混合"（双向分流）。体 - 肺静脉血混合可发生于：

大静脉

- 完全型肺静脉异位引流（total anomalous pulmonary venous connection，TAPVC）（并发 ASD）

大动脉

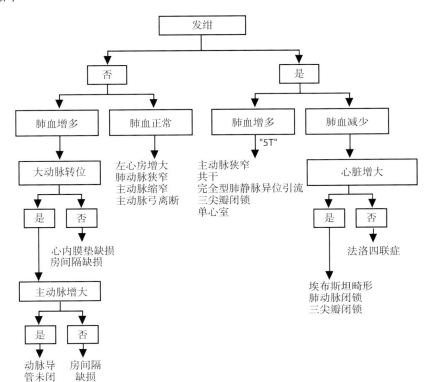

图 2-20

- 共干（truncus arteriosus，TA）（并发 VSD）

多发

- 大动脉转位（TGA）（并发 VSD、ASD 或 PDA）

心室

- 单心室（并发 VSD）
- 右室双出口（double-outlet right ventricle，DORV）（并发 VSD）

CHD 伴 PVH/CHF

- 三房心
- 左心发育不全综合征
- 主动脉缩窄
- 心肌病
- 心内膜弹力纤维增生症
- 颈内动脉（internal carotid arteries，ICA）畸形
- 存在梗阻的 TAPVC

女性常伴有：ASD，PDA 及 Ebstein 畸形

男性常伴有：主动脉狭窄（aortic stenosis，AS），主动脉缩窄，肺动脉 / 三尖瓣闭锁，左心发育不全综合征，TGA

先心病诊断常用影像手段

胸片

- 确定 CHD 属于上述分类的那一类（根据肺血管及心脏轮廓异常）
- 腹部：确定内脏位置
- 骨：明确 CHD 伴随的骨异常，例如 11 肋或多节胸骨（唐氏综合征）

超声

- 常可做出特定心脏畸形的诊断

血管造影

- 确定诊断
- 压力测量
- 血氧测量
- 介入治疗

磁共振成像（MRI）

- 尝试诊断肺动脉、主动脉及腔静脉畸形

非发绀型先天性心脏病并肺血增多

室间隔缺损（VSD）（图 2-21）

第二位常见先天性心脏病

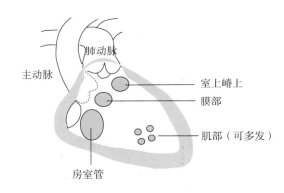

图 2-21

分型

- 膜部，80%
- 肌部，10%
- 房室管（隔瓣后），5%
- 室上嵴上，5%（大部分嵴上）

临床表现

- 小至中等大小缺损，起期无症状
- 大的缺损常在患儿 2 ~ 3 个月时导致充血性心功能不全
- 到 10 岁，75% 的缺损可自然闭合
- 3% 的患儿可进展为漏斗部狭窄
- 艾森门格综合征（肺阻力增高导致右向左分流）发生在长期存在大缺损的病例，最终结果为伴有发绀的右向左分流

血流动力学（图 2-22）

- 血液从左心室通过室间隔进入右心室
- 冗余循环血流：左心室→室间隔缺损→右心室→肺动脉→左心房→左心室

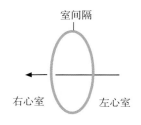

图 2-22

影像学表现

由于室间隔缺损大小的差异，影像表现也不一致，可表现为心脏和肺血管正常至右心室、左心室及左心房增大。

胸片表现

- 小室间隔缺损：胸片（chest X-ray，CXR）

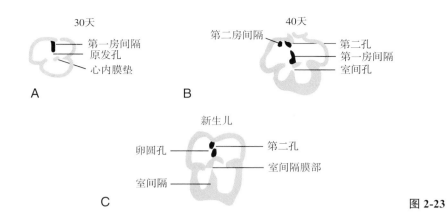

图 2-23

正常

- 显著分流（$Q_{肺}/Q_{主动脉} > 2$）：心脏增大，肺血增多，左心房增大
- 艾森门格综合征

肺动脉增粗

心脏及左心房增大可以减轻右心室肥大（right ventricular hypertrophy，RVH）

外周肺动脉收缩（"残根"）

肺动脉钙化（罕见）

超声是可做出诊断的影像手段。

血管造影常用于手术前检查（压力及血氧测量）。

治疗

小的无症状的室间隔缺损可以随诊观察，因为在幼儿期可能会自然闭合。30% 的室间隔缺损伴有 CHF、肺动脉高压或临床进展恶化需进行外科手术（修补）

房间隔缺损（ASD）（图 2-23A、B）

最常见的先天性心脏畸形

分型（图 2-23C）

- 第二孔型：最常见，60%
- 原发孔型：心内膜垫缺损综合征（endocardial cushion defect，PECD），35%
- 静脉窦型（位于上腔静脉口）：常伴有部分型肺静脉异位引流（PAPVC），5%

伴发（图 2-24）

- Holt-Oram 综合征：第二孔型房间隔缺损
- 卢滕巴赫综合征：房间隔缺损伴二尖瓣狭窄
- 唐氏综合征：原发孔型房间隔缺损

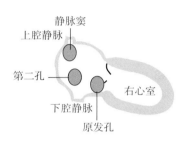

图 2-24

临床表现

- 由于心房压低，可以数十年无症状，甚至大的房间隔缺损也较 VSD 或 PDA 耐受性好。
- 女性多见
- 可伴有肺动脉高压

血流动力学

- 血流从左心房至右心房

房间隔缺损血流动力学

	右心	左心
心房	增大	无变化
心室	增大	无变化
血管	增多	主动脉无变化

影像学表现（图 2-25）

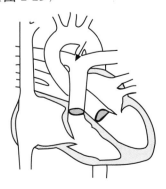

图 2-25

平片

- 右心房、右心室及肺动脉增大，无左心房增大（区别于 VSD）
- 主动脉结显示变小（实际正常），原因是肺动脉段突出及心脏顺时针旋转（右心室增大）

超声

- 诊断房间隔缺损的首选影像手段

血管造影

- 对明确伴随肺静脉畸形有帮助

动脉导管未闭（PDA）

在胎儿时期，动脉导管作为血流的正常通道。

- 胎儿血液循环：由于子宫内肺无通气，血流从肺动脉分流至主动脉
- 出生后 48 小时，PDA 功能性关闭
- 出生后 4 周，PDA 解剖性关闭

在早产儿（特别是肺透明膜病患儿）和母亲患有风疹的婴儿中 PDA 的发生率非常高；女性＞男性

临床表现

- 多数无症状
- 大的缺损可在婴儿 2 ～ 3 月龄发生心力衰竭

血流动力学

- 由于主动脉压高于肺动脉压，所以存在左向右分流

PDA 的血流动力学

	右心	左心
心房	正常	增大
心室	正常	增大
血管	增大	主动脉增大

影像学表现

- 小 PDA：胸片正常
- 肺血增多
- 左心房、左心室增大
- 长期、严重病例可发生艾森门格格综合征

上述表现同样可见于 VSD；PDA 的特征性表现：

- 肺动脉血流分布不等，尤其表现在左肺上叶
- 主动脉及主动脉结增大
- PDA 有时可显示为与肺动脉相连的淡线影（偶尔伴有钙化）

治疗

- 吲哚美辛（抑制 PGE₁，其是强力动脉导管扩张剂），60% 婴儿有效
- 左胸切开动脉导管结扎术
- 经导管动脉导管伞堵术

心内膜垫缺损（endocardial cushion defect，ECD）（图 2-26）

40%ECD 患者为唐氏综合征。

分型

- 部分型房室通道（原发孔型房间隔缺损 ± 二尖瓣前瓣或三尖瓣隔瓣裂）
- 过渡型房室通道（原发孔型房间隔缺损，两侧房室瓣裂，高位室间隔缺损）
- 完全型房室通道（原发孔型房间隔缺损，两侧房室瓣裂，大室间隔缺损：共瓣或二尖瓣和三尖瓣分离）

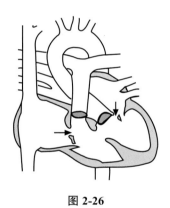

图 2-26

临床表现（图 2-27）

- 部分型房室通道可以无症状；二尖瓣关闭不全及房间隔缺损的程度决定临床表现
- 完全型房室通道包括大量左向右分流（ASD，VSD），二尖瓣关闭不全和充血性心力衰竭

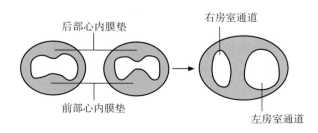

图 2-27

胚胎学

心内膜垫组织参与室间隔、下部房间隔，二尖瓣及三尖瓣间隔叶的形成。前、后心内膜垫没有融合将导致房室瓣（二尖瓣和三尖瓣）发育异常。

血流动力学

ECD 的血流动力学

	右心	左心
心房	增大	增大
心室	增大	增大
血管	增大	主动脉无变化

影像学表现（图 2-28）

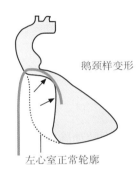

鹅颈样变形

左心室正常轮廓

图 2-28

胸片

- 心脏扩大
- 肺血管增多
- 唐氏综合征的影像表现：11 肋，多发胸骨柄骨化中心

血管造影

- 右前斜位示左心室流出道呈鹅颈样变形
- 舒张期二尖瓣前叶异常脱垂

治疗

- 2 岁前手术修补

主肺动脉窗（图 2-29）

同义词：主肺动脉间隔缺损，部分型共干。

- 升主动脉与主肺动脉或右肺动脉间隔缺损
- 左向右分流
- 胸片表现与 PDA 相同
- 与共干区别：

存在两组半月瓣

无 VSD

- 10% ～ 15% 伴有 PDA
- 也可伴有 VSD 和主动脉缩窄

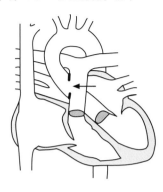

图 2-29

部分型肺静脉异位引流（pariial anomalous pulmonary venous connection，PAPVC）

部分肺静脉引流至体循环而不是左心房。肺静脉畸形引流也是左向右分流。肺静脉引流至右心房或体静脉。PAPVC 不一定会发生发绀，当艾森门格综合征时发生发绀。常见的引流部位包括：

心上

- 右上腔静脉（最常见）
- 左上腔静脉
- 奇静脉
- 无名静脉（通过垂直静脉）

心脏

- 右心房
- 冠状静脉窦

心下

- 下腔静脉（镰刀综合征）
- 门静脉

伴随畸形

15% 伴有 ASD（静脉窦型缺损更多见）

影像学表现

- 心上型和心型 PAPVC 与 ASD 表现相似
- 心下型 PAPVC：弯刀征
- 心下型 PAPVC 可以是肺发育不全综合征的一部分

肺血正常非发绀型先天性心脏病

肺动脉瓣狭窄（valvular pulmonary stenosis，PS，图 2-30）

临床表现

- 大部分患者无症状
- 肺动脉瓣发育不良型肺动脉瓣狭窄具有家族遗传性；常伴有 Noonan 综合征（身材短小，颈蹼，性腺功能减退）

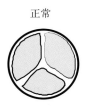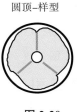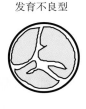

正常　　　圆顶-样型　　　发育不良型

图 2-30

分型

- 圆顶 - 样型（95%）：瓣膜有一狭小瓣孔和三个融合的连接缝
- 发育不良型（5%）：瓣叶增厚、变形、不能活动；连接缝不融合

血流动力学

- 右心室流出道梗阻

PS 的血流动力学

	右心	左心
心房	正常	正常
心室	增大	正常
血管	狭窄后扩张（仅主肺动脉和左肺动脉）	主动脉正常

影像学表现（图 2-31）

胸片
- 主肺动脉和（或）左肺动脉狭窄后扩张（狭窄肺动脉瓣口血流喷射导致肺动脉扩张）
- 右肺动脉大小正常
- 右心室（肥厚）

超声
- 收缩期瓣叶凸起
- 瓣叶增厚
- 多普勒测量

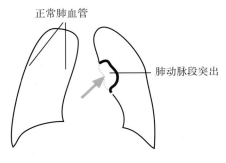

正常肺血管

肺动脉段突出

图 2-31

治疗

- 大多数肺动脉狭窄适宜进行球囊瓣膜成形术
- 发育不良型肺动脉瓣狭窄必须行手术治疗

先天性外周肺动脉狭窄

原因

- 母体风疹（常见）
- Williams 综合征

分型

- 1 型：单发，主肺动脉狭窄
- 2 型：右和左肺动脉分叉狭窄
- 3 型：多发外周肺动脉狭窄
- 4 型：中心和外周肺动脉狭窄

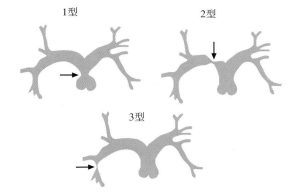

1型　　　　　　　2型

3型

图 2-32

影像学表现

- 如合并瓣膜狭窄则肺动脉增宽
- 右心室肥大

先天性主动脉狭窄

临床表现

- 大多数无症状
- 严重主动脉狭窄导致婴儿 CHF

- 瓣上型伴有 Williams 综合征

  智力低下

  外周肺动脉狭窄

  弥漫性主动脉狭窄

分型

瓣下型主动脉狭窄

- 隔膜型主动脉瓣下狭窄
- 肥厚型主动脉瓣下狭窄（纤维肌性隧道）

主动脉瓣狭窄（最常见）（图 2-33）

- 主动脉二瓣畸形（最常见的先天性心脏畸形）
- 单瓣畸形（单一马蹄样瓣）

主动脉瓣上狭窄

- 局限性
- 弥漫性

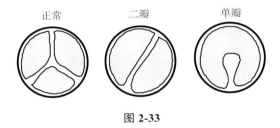

图 2-33

影像学表现

胸片

- 心脏增大：左心室肥厚
- 主动脉瓣狭窄，可见狭窄后扩张
- CHF

超声和血管造影

- 瓣膜圆顶征
- 喷射征
- 升主动脉沙漏样狭窄（主动脉瓣上狭窄）

主动脉缩窄

分型（图 2-34）

- 婴儿型（弥漫型，导管前）：管状发育不全

- 成人型（局限型，导管后，导管旁）：短段；常见

伴随畸形

- 缩窄三联征：主动脉缩窄，PDA，VSD
- 特纳综合征中，最常见的心脏畸形
- 主动脉二瓣畸形，50%
- 主动脉峡部发育不良（小弓）
- Willis 环动脉瘤
- PDA 动脉瘤
- 心内缺陷；婴儿型 50%
- 马方综合征

临床表现

- 上下肢血压差异
- 弥漫型发生新生儿 CHF
- 成人型常无症状；年轻人

血流动力学（图 2-35）

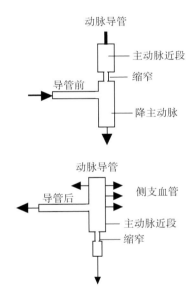
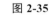

图 2-35

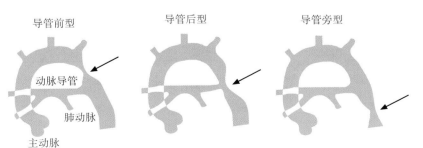

图 2-34

- 动脉导管前型伴随有 PDA 或 VSD 的右向左分流
- 动脉导管后型伴随有 PDA 的左向右分流
- 至降主动脉的侧支循环
  乳内动脉 - 肋间动脉
  肩胛周围动脉 - 肋间动脉

影像学表现

胸片

- 主动脉 3- 字征 50%
  缩窄近端主动脉狭窄前扩张
  缩窄导致的主动脉切迹
  狭窄后扩张
- 肋骨下切迹
  继发于扩张的肋间动脉
  仅 3 ～ 8 肋骨受累
  仅见于 > 8 岁的儿童
- 食管钡剂充盈相示反 3- 字征
- 左心室肥厚（left ventricular hypertrophy，LVH）
- 肺血正常

MRI

- 首选诊断方法
- 充分显示主动脉缩窄的部位和累及长度
- 已经替代血管造影检查（但血管造影可以进行压力测量）
- 可进行侧支血管评估

治疗

- 缩窄切除并端 - 端吻合术
- 补片法血管成形术：纵向切开置入人工材料补片
- 锁骨下动脉补片法：纵向切开缩窄；切断锁骨下动脉并纵向切开作为动脉成形术的补片
- 经皮穿刺球囊血管成形术

发绀型先天性心脏病伴肺血减少

法洛四联症（图 2-36）

是儿童最常见的发绀型先天性心脏病

- 右室流出道梗阻
- 右心室肥厚（right ventricular hypertrophy，RVH）
- 室间隔缺损
- 主动脉骑跨在室间隔之上

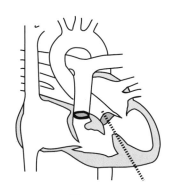

图 2-36

临床表现

- 疲劳时蹲踞（以增加肺血流和血氧饱和度）
- 突然意识丧失
- 3 ～ 4 个月时出现发绀，发绀出现的时间取决于右室流出道梗阻的程度

伴随畸形（图 2-37）

- 大多数病例并存肺动脉圆锥或肺动脉瓣狭窄
- 右位主动脉弓并迷走血管和血管悬吊或血管环，占 25%
- 冠状动脉异常，占 5%（前降支起自右冠状动脉，单支右冠状动脉）
- 罕见畸形
  气管食管瘘
  肋骨异常，脊柱侧弯畸形

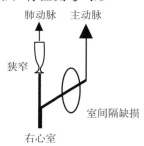

图 2-37

血流动力学

法洛四联症的血流动力学

	右心	左心
心房	无变化	无变化
心室	增大	无变化
肺血	减少	主动脉正常

影像学表现（图 2-38）

平片

- 靴型心（右心室增大）

- 右位主动脉弓，25%
- 肺动脉段小或凹陷

MRI

- 用于评估来自主动脉的体循环侧支血管的范围

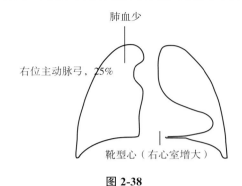

图 2-38

治疗

完全矫正性修补

- 封闭室缺和重建右室流出道
- 姑息性分流：体肺分流以促进肺血管的发育
- Blalock-Taussig 分流（左锁骨下动脉——肺动脉）：出现症状的患者手术效果不佳，适宜行 Blalock-Taussig 分流（图 2-39）

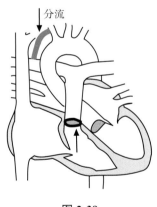

图 2-39

法洛四联症的变异

粉红型法洛四联症

- 室缺合并轻度肺动脉狭窄

法洛五联症

- 法洛四联症合并房间隔缺损

法洛三联症

- 肺动脉狭窄、右心室肥厚并卵圆孔未闭

Ebstein 畸形（图 2-40）

三尖瓣畸形伴远侧移，三尖瓣瓣叶下移至右心室流入道，导致右心室上部房化

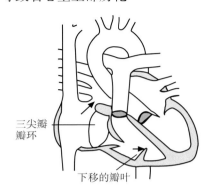

图 2-40

相关和并存畸形

- 孕妇锂摄入
- 几乎都合并卵圆孔未闭或房间隔缺损，占 80%

临床表现

- 三尖瓣反流和（或）梗阻
- 心律不齐（RBBB，WPW）
- 50% 生后一年内死亡

血流动力学

Ebstein 畸形的血流动力学

	右心	左心
心房	增大	无变化
心室	增大	无变化
肺血	无变化	主动脉无变化

影像学表现（图 2-41）

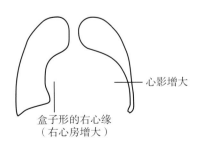

图 2-41

平片

- 大的方形心（盒子形状的心脏），原因在于：
  左侧：右心室流出道呈水平位

右侧：右心房增大

- 肺血少

超声

- 三尖瓣叶移位

治疗

- 体外膜氧合作用（Extracorporeal membrane oxygenation，ECMO）
- 三尖瓣重建
- 起搏器治疗心律失常
- 双向 Glenn 分流（上腔静脉 - 肺动脉的分流，以增加肺动脉血流量）

三尖瓣闭锁（图 2-42）

三尖瓣的完全不发育，右心房与右心室间无通道

伴随畸形

- 总是存在卵圆孔未闭或房间隔缺损

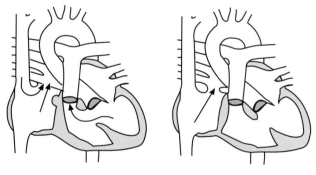

图 2-42

- 完全型大动脉转位（D-TGA），35%
- VSD 常见
- 肺动脉闭锁
- 右心发育不良
- 心外畸形（消化道，骨）

血流动力学

所有的血液经房间隔缺损进入左心房

三尖瓣闭锁的血流动力学

	右心	左心
心房	增大	增大
心室	缩小	增大
肺血	减少	主动脉无变化

影像学表现（图 2-43）

平片

- 可能正常
- 无大动脉转位：类似于法洛四联症
- 若大动脉转位存在：

肺血增多

心影增大

血管根部狭窄

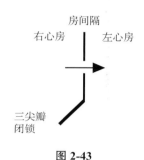

图 2-43

治疗

姑息治疗

- 使用前列腺素保持 PDA 通畅
- B-T 分流
- Glenn 吻合（上腔静脉 - 肺动脉）

决定性治疗（较大患者）

- Fontan 术：右心房直接与肺动脉相连（图 2-44）

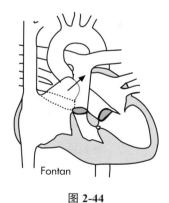

图 2-44

发绀型先天性心脏病伴肺血增多

大动脉转位（transposition of great arteries，TGA）（图 2-45）

是生后 24 小时内出现发绀的最常见的先天性心脏病。

分型

右位 -TGA

- 主动脉起自右心室
- 肺动脉起自左心室
- 心房、心室位置正常：房室连接续惯

左位 -TGA

- 大动脉转位
- 心室转位：房室连接不续惯

以右膈为参照来确定主动脉和肺动脉的相对位置。

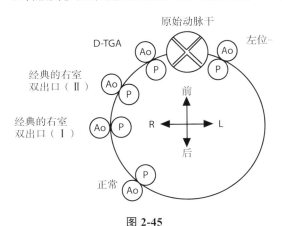

图 2-45

完全型大动脉转位（complete transpositiqv of great，D-TGA）（图 2-46）

存在两个独立的循环：

- 体循环回心血→右心室→流向体循环
- 肺循环回心血→左心室→流向肺循环

这种循环模式不符合生存需要，除非并存着使两个循环血液混合的畸形（如房间隔缺损、室间隔缺损或动脉导管未闭）。

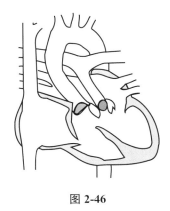

图 2-46

血流动力学

取决于两个循环血液混合的类型。

D-TGA 的血流动力学

	右心	左心
心房	正常，增大	无变化
心室	正常，增大	无变化
肺血	无变化，增多	主动脉无变化

影像学表现（图 2-47）

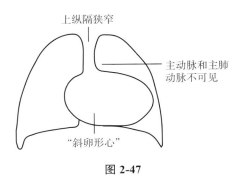

图 2-47

平片

- 心影呈"卧卵形"：上纵隔狭窄，继发于胸腺发育不良（原因不明）和大动脉关系异常
- 肺循环阻力下降，肺血增多
- 右心增大
- 看不见肺动脉，因其位置偏后

超声

- 主动脉在前，肺动脉在后
- 明显可见大动脉转位

治疗

前列环素 1（PGE1）用于阻止 PDA 的闭合。在决定性修补术前采用保守治疗，包括姑息性疗法。在生后第一年进行矫正性手术：

- 大动脉调转术（Jatene 大动脉调转术）
- 建立心房内板障（Mustard、Senning 或 Schumaker术）
- Rashkind 术：气囊导管房间隔造口术
- Blalock-Hanlon 术：部分房间隔切除术

Taussig-Bing 综合征（右室双出口 II 型）

表现为大动脉部分转位。主动脉与右心室相连，肺动脉同时起自左、右心室，嵴上型室间隔缺损并存。影像学表现类似于 D-TGA。

矫正型大动脉转位（corrected transposition of great Arteries，L-TGA）

大动脉和心室转位（房室不惯续和心室大动脉不惯续）。因并存心脏畸形，预后差。若无并存畸形，则为非发绀属病变。

伴随畸形

- 膜周部室间隔缺损，> 50%
- 肺动脉狭窄，50%
- 三尖瓣异常
- 右位心

影像学表现（图 2-48）

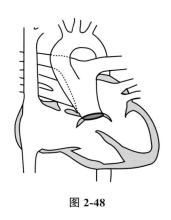

图 2-48

平片
- 肺动脉干和主动脉不明显，因其位置靠后
- 左心房增大
- 主动脉弓轮廓异常，因左位主动脉弓
- 右肺门比左肺门高

超声
- 解剖学左心室在右侧
- 解剖学右心室在左侧

共同动脉干

原始共同动脉干间的螺旋间隔没有形成的结果。心脏发出单一的大血管（动脉干）并发出体、肺循环血管和冠状血管。动脉干有 2 ～ 6 个嵴，骑跨于高位室间隔缺损之上。

并存畸形

- 所有患者都有高位室间隔缺损
- 右位主动脉弓，35%

分型（图 2-49 和图 2-50）

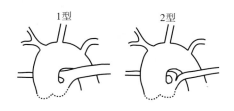
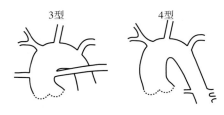

图 2-49

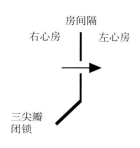

图 2-50

- 1 型（最常见）：短的肺动脉主干起自共同动脉干
- 2 型：左、右肺动脉分别起自共同动脉干（后壁）
- 3 型（最少见）：两个肺动脉分别起自共同动脉干（侧壁）
- 4 型：（假性共干）肺动脉起自降主动脉，等同于肺动脉闭锁合并室间隔缺损；类似于法洛氏四联症合并肺动脉闭锁的表现

血流动力学

带有左向右（共同动脉干　肺动脉）分流和右向左分流（右心室　室间隔缺损　主动脉骑跨）的混合病变

共同动脉干的血流动力学

	右心	左心
心房	无变化	无变化
心室	增大	增大
肺血	增多	主动脉增宽

影像学表现

平片

- 主动脉影增大（实际是共同动脉干）
- 心影增大，因左心室容量增加
- 肺血增多
- 肺淤血，偶尔存在
- 右位主动脉弓，占 35%

依据超声、MRI、血管造影来分型

治疗

三阶段手术方案：

1. 封闭室间隔缺损，使左心室单独向动脉干射血
2. 将肺动脉从动脉干上切断，并建立右心室 - 肺动脉通道
3. 在右心室和肺动脉间植入肺动脉瓣

完全型肺静脉异位引流（TAPVC）（图 2-51）

肺静脉与体静脉或右心房相连而不是左心房。左右的肺静脉均连接异常称为 TAPVC。异常回流的肺静脉可以有梗阻，也可以无梗阻。

分型

心上型肺静脉异位引流（50%）

心上型肺静脉异位引流是最常见的类型，很少发生梗阻

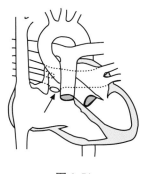

图 2-51

- 左垂直静脉
- 上腔静脉
- 奇静脉

心脏型肺静脉异位引流（30%）（图 2-52）

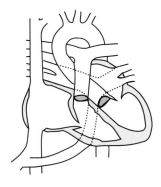

图 2-52

- 右心房
- 冠状静脉窦
- 永存静脉窦

心下型肺静脉异位引流（15%），大多数有梗阻

- 门静脉
- 永存静脉导管
- 下腔静脉（肝静脉）下方
- 胃静脉
- 肝静脉

混合型占 5%

并存畸形

- 卵圆孔未闭，ASD（以维持生命需要）
- 内脏反位综合征（无脾常见）
- 猫眼综合征

临床表现（图 2-53）

- 症候表现取决于是否并存梗阻
- 有梗阻：生后几天内出现肺水肿
- 无梗阻：生后无症状。生后一个月内出现慢性心力衰竭
- 生后第一年死亡率 80%

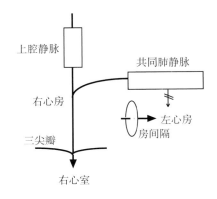

图 2-53

血流动力学

无肺静脉梗阻

完全型肺静脉异位引流引起心房水平的左向右分流，因此，为了维持生命，必须存在右向左分流。肺血明显增多，导致右心房、右心室和肺动脉扩张。

非梗阻型 TAPVC 的血流动力学

	右心	左心
心房	增大	无变化，下降
心室	增大	无变化，下降
肺血	增多	主动脉无变化

有肺静脉梗阻

梗阻导致三个结果：

1. 肺静脉压力增高（PVH）和肺动脉压力增高（PAH）
2. 肺水肿
3. 回心血量减少，导致低心排出量

梗阻型 TAPVC 的血流动力学

	右心	左心
心房	无变化	缩小
心室	无变化，增大	缩小
肺血	无变化	主动脉缩小

影像学表现（图 2-54）

非梗阻型 TAPVC 的平片

- 心上型，呈雪人征（"8"字形心）：扩张的右上肺静脉、垂直静脉和无名静脉引起上纵隔增宽

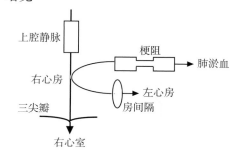

图 2-54

- 其他型，无雪人征（图 2-55）
- 肺血增多

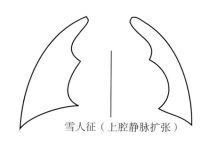

雪人征（上腔静脉扩张）

图 2-55

梗阻型 TAPVC 的平片

- 肺水肿
- 心影缩小

TAPVC 的影像学表现

表现	梗阻型	非梗阻型
心影大小	正常	增大
肺动脉大小	正常	增大
肺水肿	早期出现	无
静脉影明显（雪人）	罕见（仅见于梗阻型心上型 TAPVC）	常见（尤其是梗阻型心上型 TAPVC）

治疗

三阶段治疗方案：

- 在肺静脉汇合处和左心房之间建个通道
- 封闭 ASD
- 结扎回流至体循环的静脉

单心室

大多数情况下，单心室具有的形态并存在发育不全的右心室。大血管可以起自主心室也可以起自小心室。为罕见畸形，死亡率高。共同心室：室间隔缺如。

并存畸形

- 常并存大动脉异位

影像学表现

- 表现多样：取决于并存的畸形
- 肺血可以表现正常，取决于肺动脉狭窄的程度

右室双出口（DORV）

大血管起自右心室。总是存在 VSD，其他畸形也常见。为少见畸形。影像学表现类似于其他混合畸形并取决于并存的畸形。

主动脉

主动脉假性缩窄

无症状的主动脉弓缩窄：无跨病损压力差（主动脉弓褶曲）

并存畸形

- 主动脉瓣二瓣（常见）
- 其他先天性心脏病

影像学表现

- "3" 字征
- 无肋骨压迹
- 在胸片上经常因上纵隔（尤其左上纵隔）增宽而引起关注

主动脉弓离断

分型

- A 型：左锁骨下动脉以远闭锁，类似于主动脉弓缩窄
- B 型：闭锁位于左颈总动脉和左锁骨下动脉之间
- C 型：闭锁位于头臂动脉和左颈总动脉之间

并存畸形

- 常并存 VSD 和 PDA
- 右室双出口和肺动脉下室间隔缺损（Taussing-Bing 畸形）
- 主动脉瓣下狭窄

影像学表现

- 新生儿肺水肿
- 主动脉结消失，肺动脉增宽

主动脉弓异常（图 2-56 和图 2-57 ）

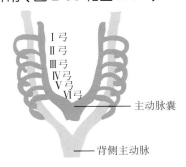

图 2-56

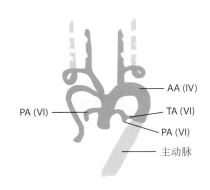

图 2-57

正常发育（图 2-58，A-C）

- 右锁骨下动脉：第 IV 弓（近端）和第 7 节间动脉
- 左锁骨下动脉：第 7 节间动脉
- 主动脉弓：第 IV 弓（部分）
- 肺动脉：第 IV 弓
- 颈内动脉远段：原始主动脉背侧
- 颈内动脉近段：第 III 弓
- 颈总动脉：第 III 弓

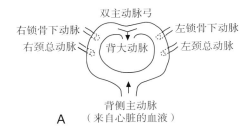

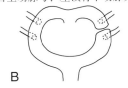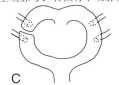

图 2-58

要点

- 有多种主动脉弓异常，然而，最常见的有三种：
  左主动脉弓并迷走右锁骨下动脉（无症状）
  右主动脉弓并迷走食管后左锁骨下动脉（无症状）
  双主动脉弓（有症状）
- 最明显的主动脉弓异常出现在法洛四联症
- 正常的侧位食管 X 线片可以除外明显的主动脉弓异常和悬吊
- 透视下观察气管有助于分型

- 前后位食管 X 线片有助于区分双弓（两侧食管压迹）与右弓
- MRI 有助于显示血管的解剖

左主动脉弓并迷走右锁骨下动脉（图 2-59）

最常见的主动脉弓异常（图标上的第 4 节间动脉中断）

无症状，不是血管环

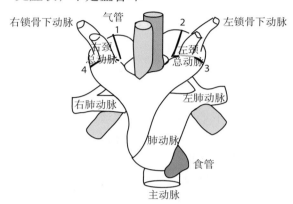

图 2-59

影像学表现

- 左弓
- 右锁骨下动脉走行异常
食管后，80% = 食管后压迹
走行于食管与气管之间，15%
气管前，5%

并存畸形

- 右侧喉返神经缺如

右主动脉弓并迷走左右锁骨下动脉

图标上的第 3 节间动脉中断。继发于气管或食管受压，约 5% 出现症状。

影像学表现

- 右弓
- 食管后压迹
- Kommerell 憩室：在迷走锁骨下动脉的起始发生的主动脉憩室

并存畸形

- 先天性心脏病占 10%
- 法洛四联症，70%
- ASD，VSD

- 主动脉弓缩窄

右主动脉弓并镜像头臂血管（图 2-60）

图标上的第 2 节间动脉中断。无血管环的症状。

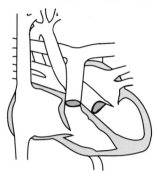

图 2-60

影像学表现

- 右位主动脉弓
- 无食管后压迹

并存畸形

- 发绀型心脏病，98%
- 法洛四联症，90%
- TA，30%
- 多发缺损

右主动脉弓并离断左锁骨下动脉

左锁骨下动脉通过动脉导管与左肺动脉相连。左锁骨下动脉孤立于主动脉，接受左椎动脉的供血，引起先天性锁骨下动脉窃血。第 3 和接近第 2 节间动脉中断。

影像学表现

- 右弓
- 无食管后压迹

并存畸形

- 几乎所有的都并存法洛四联症

主动脉双弓

胚胎主动脉双弓持续存在，并存先天性心脏病罕见。血管环最常见的类型，最常见症状性血管环。

影像学表现

- 主动脉右弓比左弓高、大
- 上纵隔增宽

- 侧位相见食管后压迹
- 前后位相见食管两侧压迹

肺动脉

肺动脉悬吊（图 2-61）

迷走的左肺动脉起自右肺动脉，走行于气管（T）和食管（E）之间。压迫气管和食管。气管支气管软化和（或）狭窄占 50%。

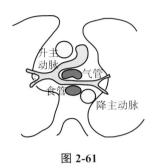

图 2-61

血管环和悬吊（图 2-62，A 和 B）

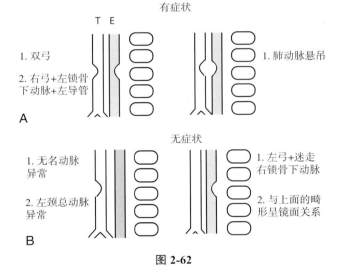

图 2-62

血管环和悬吊是主动脉及其分支或肺动脉完全包绕气管和食管。症状常与气管压迫相关（喘鸣、呼吸困难、呼气急促），食管相关症状不常见。

分型

症状型（需手术）
- 双主动脉弓
- 右弓 + 迷走左锁骨下动脉 +PDA（常见）
- 肺动脉悬吊

无症状型
- 无名动脉异常

- 左颈总动脉异常
- 左弓 + 迷走右锁骨下动脉
- 右弓 + 迷走左锁骨下动脉（与上一个畸形呈镜面关系）

内脏位置异常

概述

腹部内脏位置（图 2-63）

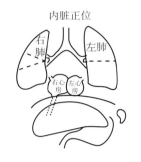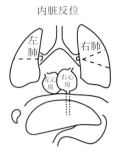

图 2-63

以肝和脾的位置为参考：
- 腹部内脏正位：肝在右侧，胃在左侧（正常）
- 腹部内脏反位：肝在在侧，胃在右侧
- 腹部内脏位置不定位：中位肝，中线胃

胸部内脏位置（图 2-64）

以气管支气管树的位置为参考：
- 胸部内脏正位（正常）

LMB 比 RMB 长
左上叶支气管位于左肺动脉下（动脉下支气管）
右上叶支气管位于右肺动脉上（动脉上支气管）

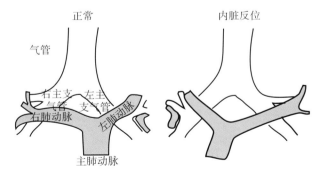

图 2-64

- 胸部内脏反位
  与上面的正位相反
- 内脏异构：指心脏和肺的对称性发育
  左异构：双侧左肺或双侧左心房
  右异构：双侧右肺或双侧右心房

- 房室连接：指心房和心室的连接关系
  续惯：心房心室连接正确（如：RA-RV）
  非续惯：心房心室不匹配（如：RA-LV）
- 转位：指非对称的解剖结构：
  右转位：右位心和内脏正位
  左转位：左位心和内脏反位
- 支气管位置：
  动脉上：支气管位于肺动脉上（正常在右侧）
  动脉下：支气管位于肺动脉下（正常在左侧）
- 心脏：指胸片上的心脏位置。与内脏的位置和心脏结构无关：
  左位心（正常）：心脏位于胸腔左侧

右位心：心脏位于胸腔右侧（如：纵隔移位）

先天性心脏病内脏位置异常的发生概率

位置	概率
内脏正位 / 左位心（正常）	1%
内脏正位 / 右位心	98%（矫正型 TGA 和 L-TGA）
内脏反位 / 右位心	4%（L-TGA）
内脏反位 / 左位心	100%

心脾综合征

心脏和腹部器官的位置异常以及异构。心尖和心脏的位置不一致，总是伴随无脾或多脾。气管支气管的解剖是内脏位置最好的指示标志。

心脾综合征

	无脾（右侧异构）	多脾（左侧异构）
影像表现		
肺血	减少（血流受阻）	增多（肺循环充血）
支气管	动脉上	动脉下
水平裂	双侧	无，正常
心脏	心脏增大 / 复杂 CHD	心脏增大 / 中型 CHD
心房	共同心房	ASD
单心室	50%	DORV
肺静脉	TAPVC	PAPVC
大血管	TGA70%	正常
上腔静脉	双侧 50%	双侧 30%
肠管	旋转不良	旋转不良
脾	缺如	多脾
腹部内脏		
位置	不定位 / 反位	不定位 / 反位
下腔静脉 / 奇静脉	正常	奇静脉连续
	图（右肺、右肺）	图（左肺、左肺）
	重型疾病	**轻型疾病**
临床表现		
年龄	新生儿	婴儿
发绀	有	无
常见问题	感染（无脾）	无感染
预后	不好	好
CHD	TGA、肺动脉狭窄、单心室	PAPVC、ASD、VSD
血涂片	Heinz 小体和 Howell-Jolly 小体	

其他

左心发育不良（Shone 综合征）

是以左心房、左心室、二尖瓣、主动脉瓣和主动脉发育不良为特征的一系列的心脏异常。存活需要有大的 ASD 和 PDA，保持右向左和左向右分流。

临床表现

- 生后几天内出现新生儿 CHF
- 大多数婴儿因生后第一周 PDA 闭合而死亡
- 心源性休克，代谢性酸中毒

影像学表现

- 肺血增多
- 严重的肺水肿
- 右心增大，右心房明显

治疗

- Norword 手术：建立肺动脉 - 降主动脉通道，然后环扎肺动脉，姑息疗法
- 心脏移植：治疗性的尝试

三房心（图 2-65）

肺静脉没有完全汇入左心房，引起肺静脉回流受阻，很罕见。

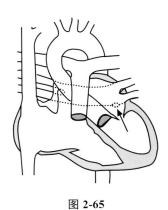

图 2-65

影像学表现

- 类似于先天性二尖瓣狭窄
- 左心房大小通常正常
- 并存畸形
  降落伞型二尖瓣
  二尖瓣隔膜
- PVH 和 CHF

持续胎儿循环

指新生儿持续存在严重的肺动脉高压，导致通过 PDA 的右向左分流。用体外膜肺氧合（ECMO）治疗。

新生儿肺动脉高压的原因

- 特发性
- 胎便吸入
- 新生儿肺炎
- 膈疝
- 低氧血症

奇静脉延展至下腔静脉（图 2-66）

下腔静脉肝段或下肝段不发育，并存多脾。

影像学表现

- 奇静脉增宽
- 半奇静脉增宽
- 下腔静脉缺如

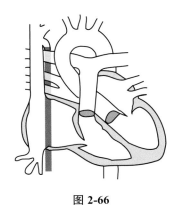

图 2-66

DOWN 综合征

- 心内膜缺损（ECD），25%
- ASD
- VSD
- PDA
- 二尖瓣裂
- 房室通道
- 11 对肋骨，25%
- 多节段胸骨柄，90%

Marfan 综合征（图 2-67）

常染色体显性遗传的结缔组织疾病（蜘蛛脚样指 / 趾），60% 伴心血管异常：

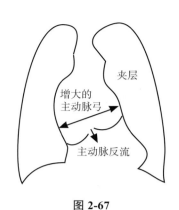

图 2-67

- 升主动脉
  动脉瘤

主动脉瓣反流（常见）
夹层
- 二尖瓣
  脱垂（黏液变性）
  二尖瓣反流
- 主动脉弓缩窄
- 胸廓畸形，驼背
- 蜘蛛脚样指/趾
- 肢体过长

Turner 综合征

- 主动脉弓缩窄，15%
- 主动脉瓣二瓣畸形

先天性心脏病的手术术式

术式	适应证	连接
Fontan	三尖瓣闭锁	RA 与 PA 之间建立通道或吻合
	单心室	
	右心室发育不良	
	复杂 CHD	
Glenn	三尖瓣闭锁	SVC 与 PA 吻合（双向向两侧肺动脉供血）
	右心室发育不良	
	肺动脉闭锁	
Rastelli	肺动脉闭锁	RV 与 PA 之间建立通道
Mustard-Senning	右位大动脉转位	将肺静脉血流在心房内改道
大动脉交换术（Jatene）	右位大动脉转位	主动脉和肺动脉交换并冠状动脉移植
Norwood	右心室发育不良	一期：将主肺动脉作为升主动脉用，增宽主动脉弓，建立体循环到肺动脉远端的分流
		二期：改良 Fontan
Blalock-Taussig 分流术	肺血梗阻的姑息性分流（TOF，肺动脉闭锁，三尖瓣闭锁）	锁骨下动脉至肺动脉的通道
Waterston-Cooley	肺血梗阻的姑息性分流	升主动脉至右肺动脉的吻合
Potts	肺血梗阻的姑息性分流	降主动脉至右肺动脉的吻合
肺动脉环扎术	左向右分流	在肺动脉周围环扎

获得性心脏病

概述

心脏增大（图 2-68）

全心扩大致心胸比增大，

$$CI = MRD + MLD/ID \qquad (Eq2-2)$$

MRD = 中线距右心缘的最大横径

MLD = 中线距左心缘的最大横径

ID = 通过右侧横膈最高点的胸廓最大内经

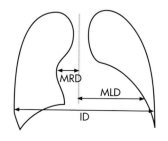

图 2-68

原因

- 瓣膜性心脏病
- 心肌病
- 先天性心脏病
- 心包积液
- 心脏肿块

房室增大

左房增大（图 2-69，A 和 B）

- 左房测量（左房右缘至左主支气管 > 7 cm）
- 钡剂充盈的食管向后移位（侧位像）
- 心右缘见双房影，相似征象可见于：
  正常大小的左房
  肺静脉汇入
- 左心耳突出
- 隆突角增大

左心室增大

- 心尖向左下方移位（心室流出道延长）
- 左心缘圆隆

右室增大（图 2-69，C 和 D）

- 心尖圆隆上翘
- 侧位片示胸骨后间隙消失；通常超过前心膈角至胸骨角（胸骨柄联合）的 1/3

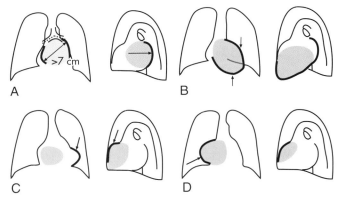

图 2-69

右房增大

- 平片评价困难
- 后前位示心右缘下部凸度增大

心脏瓣膜病

　　二尖瓣与主动脉瓣最常受累。风湿热是获得性瓣膜病的主要病因。

二尖瓣狭窄

原因

- 风湿热（最常见）
- 细菌性心内膜炎及血栓
- 左房黏液瘤脱垂

临床表现

- 呼吸困难，劳累性，晚期休息时
- 房颤及附壁血栓形成
- 反复发作动脉栓塞
  神经功能障碍
  腹痛、腰痛（肾、内脏栓塞）

血流动力学

二尖瓣

状况	瓣环面积	左房压力
正常	4 ~ 6 cm^2	< 10 mmHg
运动时出现症状	1 ~ 4 cm^2	> 20 mmHg
静息时出现症状	< 1 cm^2	> 35 mmHg

影像学表现（图 2-70）

X 线平片

- 绝大部分患者均有肺静脉压增高
- 全心大小正常（压力负荷增大），但左房增大
- 严重狭窄者
  肺动脉压增高导致右室增大
  肺含铁血黄素沉积（下肺野致密影）

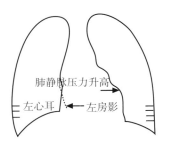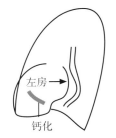

图 2-70

左房壁钙化（层状）超声（图 2-71）

- 左房容积增大（左室正常）
- 若有肺动脉高压，右室增大
- 二尖瓣瓣叶见多种回声（钙化、赘生物）
- 圆顶状瓣叶
- 多普勒：流速测量

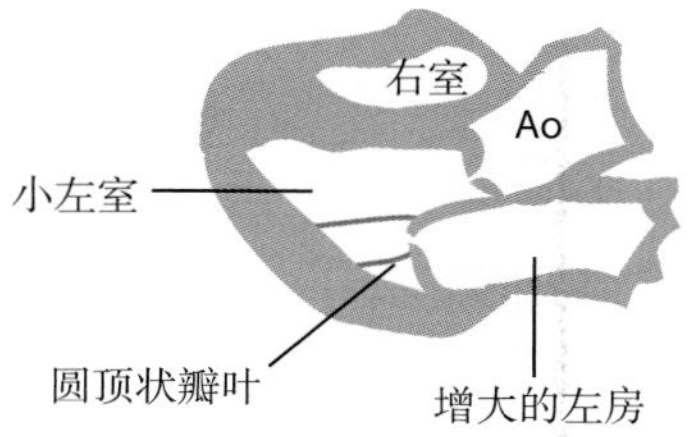

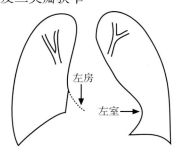

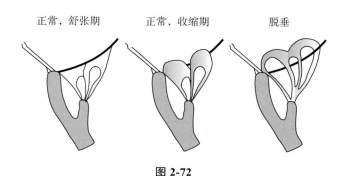

图 2-71

二尖瓣反流（图 2-72）

原因

- 风湿热
- 二尖瓣脱垂（巴洛综合征）
- 乳头肌断裂（继发于二尖瓣关闭不全、细菌性心内膜炎）
- 马方综合征
- 细菌性心内膜炎
- 腱索断裂

图 2-72

临床表现

- 常耐受数年
- 失代偿致骤发肺动脉高压
- 急性表现：二尖瓣关闭不全，心内膜炎

血流动力学

- 二尖瓣脱垂：收缩期二尖瓣瓣叶移入左房

影像学特征

X 线平片

- "大心病"（容量负荷过大，心脏增大）
- 心腔扩大：左房 + 左室
- 肺动脉高压（常较二尖瓣狭窄者轻）
- 二尖瓣环钙化；可呈 J 形、C 形或 O 形

- 常并发二尖瓣狭窄

图 2-73

超声

- 二尖瓣脱垂
- 左房、左室增大

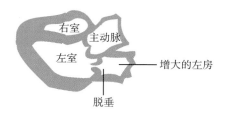

图 2-74

主动脉狭窄

分型

瓣膜性：60% ~ 70%，多来自于

- 逾 70 岁老年患者的瓣叶退化
- 二瓣畸形
- 风湿性

瓣下型，占 15% ~ 30%

- 特发性肥厚性主动脉瓣下狭窄（IHSS），50% 为常染色体显性遗传
- 先天性（膜性、肌纤维性孔道）

瓣上型（极少）

- Williams 综合征
- 风疹

临床表现

- 左心衰症状（常见）
- 心绞痛，50%，很多患者有潜在冠心病
- 晕厥（严重狭窄时）
- 儿童猝死（5%）

主动脉瓣

状况	瓣环面积
正常	$2.0 \sim 4.0 \text{ cm}^2$
运动时症状	$< 1.0 \text{ cm}^2$
静息时症状	$< 0.75 \text{ cm}^2$

影像学特征（图 2-75）

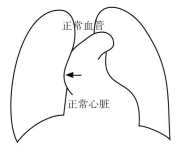 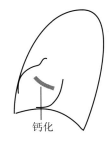

图 2-75

X 线平片

- 通过平片常难发现异常（常无心腔扩大）
- 升主动脉增宽（不会出现于瓣上型）
- 主动脉钙化，40 岁前少见

超声（图 2-76）

- 主动脉瓣多样回声
- 主动脉发生狭窄后扩张
- 主动脉瓣呈圆顶状改变
- 左心室肥厚
- 多普勒：声速测量

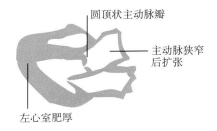

图 2-76

主动脉反流（图 2-77）

原因

- 风湿热
- 系统性高血压（可导致主动脉根部扩张）
- 主动脉夹层
- 心内膜炎
- 少见原因：马方综合征，梅毒性主动脉炎，外伤，胶原血管病（强直性脊柱炎）

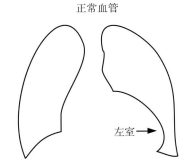 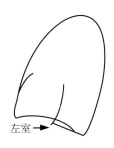

图 2-77

影像学特征

X 线平片

- 心脏增大
- 左室、主动脉扩张

超声

- 左室及主动脉扩张
- 非典型瓣叶
- 二尖瓣高叶高频振动

心肌

心肌延迟强化 MRI（DE-CMRI）

技术：DE-CMRI 是应用钆对比剂，10 ～ 30 分钟后用反转恢复脉冲序列行 T1 加权梯度回波成像，抑制正常心肌信号；强化特征、室壁的运动、厚度及心腔大小。

缺血性

- 急性和慢性心肌缺血的延迟强化发生于心内膜下，但可扩展至不同范围的心肌（透壁性）
- 在典型的冠状动脉供血区域可见强化
- 强化范围超过心肌厚度的 50% 伴随血管再通后心肌不大可能恢复

非缺血性心肌病

- 强化不局限于冠脉分布区
- 心肌炎：主要位于外膜，也可为透壁性，能看到增高的 T2 信号
- 左室弥漫性心内膜下强化可见于淀粉样变、系统性硬化及心脏移植后改变
- 心脏中央部位（室间隔中部）
  - 肥厚性心肌病：心肌增厚，无心腔扩张，强化可为弥漫性或局灶性，二尖瓣收缩期前向运动
  - 扩张性心肌病：射血分数降低，心腔扩张

急性心肌梗死

急性心梗的诊断需结合临床病史、心电图及血清心肌酶水平。影像检查起辅助作用。

血管造影

- 评估冠心病
- 治疗性血管成形术

X 线平片

- 监测肺水肿

铊扫描

- 评估阶段性缺血及瘢痕组织

门控血池显像

- 室壁运动动力学

- 射血分数的测定

MRI

- 室壁运动异常，钆剂评估活性
- 并发症的显示（真、假动脉瘤，血栓）

急性心梗的并发症

- 乳头肌断裂：急性二尖瓣反流
- 间隔穿孔（室间隔缺损）：容量负荷过大
- 游离壁破裂致心包压塞（致死）
- 动脉瘤形成（真性，假性）
- 左室血栓形成
- 心律失常

心肌病	病理	初始 MR 表现	延迟 MR 表现	意义
急性心梗再灌注	坏死	正常	受累血管高信号（廓清延迟）	延迟强化示透壁性增加提示预后较差
急性梗死无再灌注	坏死，微血管阻塞	梗死中心低信号	受累血管高信号（廓清延迟）	心衰、复发梗死等并发症增加
心肌顿挫（急性梗死）	正常灌注，但功能减低	正常	正常	预后好
慢性梗死	纤维组织	正常至轻度灌注延迟	受累血管高信号（廓清延迟）	强化范围大于心肌厚度的 50% 提示预后较差
冬眠心肌（高级别慢性冠心病）	非梗死心肌伴功能减低、血流减少	正常	正常	再灌注后预后良好

动脉瘤

动脉瘤类型

	真性动脉瘤	假性动脉瘤
参数		
心肌壁	完好（纤维性）	心壁破裂
血管造影	心壁运动障碍 / 减低	有瘤颈，排空延迟
部位	心尖，外侧壁	后壁、膈面处
动脉瘤颈	宽颈，> 50%	窄颈，< 50%
原因	透壁性心肌梗死（最常见） 先天性（拉维奇综合征） 先天性（南美锥虫病） 心肌炎	心梗 外伤
并发症		
	低破裂风险 附壁血栓；栓塞 充血性心力衰竭 心律失常	高破裂风险

心肌病

原因

肥厚性心肌病（左室流出道梗阻）
- 家族性：常染色体显性遗传
- 散发

扩张型心肌病（充血性；收缩期对比剂无法有效显影）
- 特发性（最常见，病因不详，家族相关）
- 感染性（常为病毒性）
- 代谢性（甲亢）
- 中毒（酒精、阿霉素）
- 胶原血管疾病

限制性心肌病（舒张期不能有效扩张：扩张力受损）
- 淀粉样变
- 结节病
- 嗜酸性粒细胞增多性心内膜炎
- 血色沉着病

要点

- 限制性心肌病和充血性心肌病具有相似的生理特征
- CT 和 MRI 检查有帮助
  50% 的充血性心肌病患者有心包钙化，易由 CT 检出
  增厚的心包易于在 MRI 上显示

房间隔脂肪增生

房间隔脂肪良性增生厚度超过 2cm，卵圆窝不受累（哑铃状）。在 PET 上，氟脱氧葡萄糖高代谢。典型者见于老年糖尿病患者。可诱发心律失常。

心律失常性右心室不典型增生（arrhythmogenic right ventricular dysplasia，ARVD）

遗传性、进行性病变，以右心室脂肪浸润为特征，能导致年轻患者致命性心律失常及心源性猝死。发病率 1∶50 000。临床表现为症状性持续性室性心动过速。心电图示左束支传导阻滞。MRI：右室心肌见脂肪信号，右室运动功能减退，右室增大。治疗采用除颤器及抗心律失常药物。

心肌致密化不全

为先天性心肌病。有显著肌小梁形成的双层心室性肌结构。致密化不全心肌 / 左室致密心肌 > 2.3。

DE-CMRI 能够观察到延迟强化。可并发血栓栓塞、充血性心力衰竭和心律失常。

TAKOTSUBO 心肌病

一过性左室心尖球型综合是一罕见病种，常见于受到精神压力的绝经后妇女。心导管检查显示无冠脉疾病。MRI 可显示心尖气球样变伴有心肌运动不能或运动能力低下，无延迟强化。

冠状动脉

冠脉变异 / 异常

- 左冠状动脉异常起源于肺动脉
  静脉血流进入左冠状动脉致心肌缺血
  15% 的患者因侧支形成而存活至成年
- 双侧冠状动脉异常起源于右冠窦
  异位的左冠状动脉位于肺动脉后方呈锐角发出。30% 猝死（梗死）
- 双侧冠状动脉异常起源于左主动脉窦
  右冠状动脉异位
- 先天性冠状动 - 静脉瘘
  动静脉均位置正常
  瘘的静脉端起源于右房、冠状窦或右室
- 右冠状动脉终止于房室十字：10%
- 大于 50% 的窦房结动脉起自右冠状动脉近端；少部分情况下起自左旋支近段
- Kugel 动脉：吻合房室结动脉与窦房结动脉（吻合血管）
- Vieussen 环：起自右侧圆锥支至左前降支的侧支循环血管

冠状动脉粥样硬化性心脏病（图 2-78）

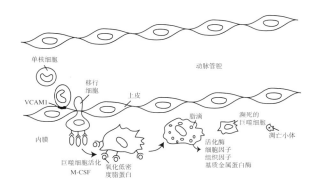

图 2-78

目前被认为是一种炎症性病变，有明确的分期，

3 个阶段如下：

- 脂肪纹出现（非阻塞性、临床无异常表现）
- 活动性炎症进展：单核细胞聚集，巨噬细胞（泡沫细胞）产生，纤维板块形成（管腔狭窄：心绞痛）
- 晚期闭塞性疾病：钙化、出血（心绞痛、急性心梗）

危险因素

强相关

- C 反应蛋白、低密度脂蛋白升高
- 家族成员有动脉硬化性疾病
- 吸烟
- 高血压
- 高脂血症
- 糖尿病
- 男性

弱相关

- 肥胖
- 压力
- 久坐的生活方式

治疗

- 转变危险因素（节食、戒烟）
- 药物（他汀类）
- 冠状动脉腔内成形术，冠脉支架
- 手术

大隐静脉主动脉冠状动脉旁路移植
左乳内动脉冠状动脉旁路移植

年死亡率

- 单支血管病变：2% ～ 3%
- 双支血管病变：3% ～ 7%
- 三支血管病变：6% ～ 11%
- 低射血分数，死亡率加倍
- 异常心壁运动，死亡率加倍

影像学特征

X 线平片

- 冠脉硬化是平片显示冠心病的最可靠征象（在有症状患者中特异性为 90%），但钙化的冠脉并不一定狭窄
- 左室室壁瘤是第二可靠征象，20% 心梗可导致

室壁瘤形成

- 部位
  前尖部：70%
  下壁：20%
  后壁：10%
- 充血性心力衰竭的原因
  肺水肿
  可靠性较低的冠心病征象

冠脉 CTA
所有冠状动脉狭窄达 70% 以上认为是显著狭窄，左主干除外，其阈值是 50%

冠脉造影
狭窄主要发生于：

- 主支的近段
- 左前降支＞右冠状动脉＞左回旋支

若狭窄＞90% 可有侧支形成，两种吻合方式：

- 同一支冠脉分支间的吻合
- 三支冠脉主支分支间的吻合

常见冠脉间的吻合途径（图 2-79）降序为：

1. 心尖表面
2. 肺动脉圆锥表面
3. 前后间隔支之间
4. 房室沟内：回旋支与右冠远段
5. 右室壁表面
6. 窦房结周围的心房壁

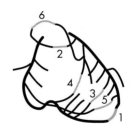

图 2-79

左室造影

- 右前斜位最有意义
- 评估左室功能、瓣膜关闭不全、分流，附壁血栓

心导管检查中的一些其他技术的应用：

- 跨瓣压测量
- 心输出量测量
- 氧饱和度测量
- 右心导管测量

狭窄分级

分类	管径
不明显	狭窄 < 50%
明显	狭窄 50% ～ 75%
严重	狭窄 > 75%

川崎病（皮肤黏膜淋巴结综合征）

儿童特发急性发热性多系统疾病。许多病例具有自限性且无并发症。3% 的患者死于急性心梗，治疗上应用阿司匹林和球蛋白。

临床表现

- 发热及颈部淋巴结增大
- 手掌 / 脚底的脱屑、皮疹
- 冠状动脉血管炎

影像学特征

- 冠脉病变的种类
  动脉瘤：发生率 25%（出现时多为多发）
  狭窄
  闭塞
  破裂
- 冠状动脉瘤：常在近段并由超声探及
- 一过性胆囊积液

心包

正常解剖

心包由两层结构组成
- 外层纤维心包
- 内层浆液性心外膜

正常心包腔含有 10～15 ml 清亮的浆液。正常结构为
- 脂肪带：侧位胸片可见心脏表面位于心包下的脂肪
- 心包上隐窝（常在 CT、MRI 显示）

心包先天缺如

可为全部或部分缺如，部分缺如较为常见，主要发生在左侧，通常无症状。大的缺陷可能导致心脏的绞窄。小缺陷通常无症状。

影像学特征

全心包缺如

- 与心包积液时的大心影表现相似

部分心包缺如
- 心脏移位或旋转至左侧胸膜腔
- 后前位观似右前斜位像
- 水平侧位像上，心脏与胸骨分离
- 左肺门肿块：疝出的左心耳及肺动脉干

心包囊肿

心包囊肿是一种先天畸形（永存体腔）
- 90% 单房，10% 多房
- 75% 无症状；任何年龄均可发生
- 若与心包腔有连通，则称为心包憩室

影像学特征（图 2-80）

- X 线平片上边界清晰的圆形软组织密度
- 最常见部位：心膈角区
- 其他部位：前或中纵隔
- CT 对诊断有帮助
- MRI：T1 信号不定，T2 亮，无强化

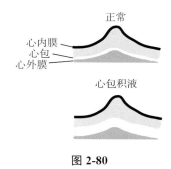

正常
心内膜
心包
心外膜
心包积液

图 2-80

心包积液

原因

肿瘤
- 转移（黑色素瘤、乳腺癌、肺癌）

炎性 / 特发性
- 风湿性心脏病
- 胶原血管性疾病
- 心梗后综合征
- 心包切除后综合征
- 药物过敏

感染
- 病毒性
- 化脓性
- 结核

代谢性

- 尿毒症
- 黏液性水肿

外伤

- 心包积血
- 术后（常在起搏器置入术和射频消融术后）

血管性

- 急性心梗
- 主动脉夹层
- 心室破裂

影像学特征

X 线平片

- ＞ 250 ml 即可见
- 侧位像夹心饼干征：心包下脂肪带测量＞ 10 mm（正常 1 ～ 5 mm）
- 心影对称增大（烧瓶征）
- 术后包裹性心包积液与左心室室壁瘤相似

超声

- 首选检查
- 心包与心外膜之间的无回声区

缩窄性心包炎

原因

- 结核（最常见）
- 其他感染性病变（病毒性、化脓性）
- 心脏手术
- 辐射损伤

影像学特征

- 钙化常见
  50% 有钙化的患者患有缩窄性心包炎
  90% 的缩窄性心包炎患者患有心包钙化
  心包钙化更常见于房室沟
- 心包增厚＞ 4 mm
- 胸腔积液，60%
- 肺静脉压增高，40%
- 右室压力增高：上腔静脉、奇静脉扩张，80%

心脏肿块

良性

- 黏液瘤：最常见的成人良性心脏肿瘤，左房较

右房常见，常起自房间隔，带蒂可移动，经二尖瓣脱垂（造成阻塞）；T1 及 T2 均为不均匀信号，有不均匀或均匀强化

- 横纹肌瘤：最常见的儿童良性肿瘤，伴结节性硬化，T1 等，T2 高，低度强化
- 脂肪瘤：成人第二常见良性心脏肿瘤，T1 和 T2 低信号，低度强化
- 纤维瘤，儿童第二常见良性心脏肿瘤，右心室游离壁，T1 和 T2 低信号，可或无强化
- 乳头状弹性纤维瘤：瓣膜最常见肿瘤，常＜ 1.5 cm，见于房室瓣心房面及主动脉瓣主动脉面
- 血管瘤：毛细血管性、海绵状或动静脉畸形，可及任意心腔，T1 低信号，T2 高信号，不均匀强化

恶性

- 血管肉瘤：成人最常见原发恶性肿瘤，常位于右房，T2 高信号伴不均匀强化
- 横纹肌肉瘤：儿童最常见原发性肿瘤，可见于任意心腔，伴心衰，可有均匀强化或坏死
- 原发心脏淋巴瘤：少见，一般为免疫功能缺陷患者，常累及右房，但多个腔室及心包亦可受累，T2 高信号，不均匀强化
- 骨肉瘤：少见，钙化密度 CT 显示尤佳
- 转移：最常见的累及心脏的恶性病变，可通过淋巴道转移（肺），血型播散（黑色素瘤），经静脉延伸（肾癌、肝癌、肾上腺皮质癌）
  肺癌＞淋巴瘤，白血病，乳腺癌，食管癌
  心包＞心肌
  T1 低信号（黑色素瘤除外），T2 高信号，有强化
  强化将肿瘤与血栓区分开来

肿瘤样病变

- 血栓：典型者位于左房或左室，急性时 T1 和 T2 均为高信号，慢性时为低信号，无强化
- 瓣膜赘生物（临床心内膜炎、瓣膜破坏）
- 正常解剖结构
  腔静脉瓣（右房）
  界嵴（右房）
  节制索（右室）

鉴别诊断

先天性心脏病

非发绀型心脏病（图 2-81 至图 2-84）

肺血增加（左 - 右分流）

伴左房增大（提示分流不在左房）

- 室缺（主动脉弓正常）
- 动脉导管未闭（主动脉弓突出）

左房正常

- 房缺
- BCD
- 部分性肺静脉异位引流及静脉窦型房缺

肺血管正常

- 主动脉狭窄
- 主动脉缩窄
- 肺动脉瓣狭窄

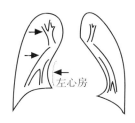
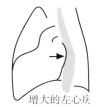

左心房

增大的左心房

图 2-81

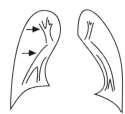
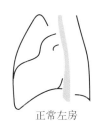

正常左房

图 2-82

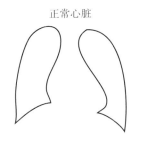
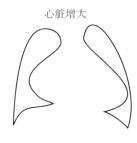

正常心脏　　心脏增大

图 2-83

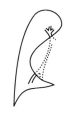
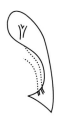

图 2-84

发绀型心脏病

肺血正常或减少

心脏大小正常

- 法洛四联症（常见）
- 法洛变异

心脏增大（右房增大）

- 三尖瓣下移畸形
- 三尖瓣闭锁
- 肺动脉瓣闭锁

要点

肺血增加（"5Ts"）

- 大动脉转位（最常见）
- 共干
- 完全性肺静脉异位引流
- 三尖瓣闭锁
- 单心室

新生儿肺水肿

- 心脏
  水肿 + 增大的心脏：右室或左室发育不全
  水肿 + 正常心脏：膈下完全性肺静脉异位引流
- 新生儿短暂性呼吸急促
- 肺淋巴管扩张
- 其他导致肺静脉回流阻塞的少见先天性心脏病
  肺静脉闭锁
  三房心
  瓣膜上二尖瓣环
  伞形二尖瓣

新生儿巨大心脏

- 盒状右心（右房增大）
  Ebstein 畸形
  Uhl 病（局灶或全部右室心肌确如），极少
  三尖瓣闭锁

- 肝疝入心包腔
- 大量心包积液

靴型心

- 法洛四联症
- 成人
  包裹性心包积液
  心室壁脉瘤
  心包囊肿

心脏大小、肺正常的先天性心脏病

- 主动脉缩窄
- 法洛四联症

骨骼异常及心脏疾病

- 肋骨切记：主动脉缩窄
- 胸骨柄多节分化，11 对肋骨：唐氏综合征
- 漏斗胸：二尖瓣脱垂、马方综合征
- 多个胸骨固化中心：发绀型先天性心脏病
- 胸骨凸出：大量左 - 右分流
- 脊柱侧弯：马方综合征、法洛四联症

肋骨下切迹

- 主动脉阻塞
  主动脉缩窄
  主动脉弓中断
- 锁骨下动脉阻塞
  布莱洛克 - 陶西洛分流术（两上肋）
  多发性大动脉炎（单侧）
- 肺血严重减少（极少）
  法洛四联症
  肺动脉闭锁
  三尖瓣下移畸形
- 上腔静脉阻塞
- 血管分流
  肋间动静脉畸形
- 肋间神经瘤
- 骨异常（甲状旁腺功能亢进）

肋骨上切迹

破骨细胞活性异常
- 甲状旁腺功能亢进（最常见）

- 特发性

成骨细胞活性异常
- 骨髓灰质炎
- 胶原血管病如类风湿关节炎、系统性红斑狼疮
- 局部压力
- 成骨不全
- 马方综合征

根据发病年龄进行先心病的鉴别诊断

- 0 ～ 2 天：左心发育不全、主动脉闭锁、完全性肺静脉异位引流、"5Ts"
- 7 ～ 14 天：主动脉缩窄、主动脉狭窄、动静脉畸形、心内膜弹力纤维增生
- 婴儿：室缺、动脉导管未闭
- 成人：房缺

主动脉

右位主动脉弓及先天性心脏病

相关疾病

5% 的右位主动脉弓伴有先天性心脏病
- TA，35%
- 法洛四联症，30%
- 较少见关联，35%
  大动脉转位，5%
  三尖瓣闭锁，5%
  肺动脉闭锁伴室缺，20%
  右室双出口
  假性动脉干
  无脾
  粉红四联症

获得性心脏病（图 2-85）

方法

- 压力负荷过大（狭窄、高血压）致心肌肥大：心脏大小正常
- 容量负荷过大（回流、分流）导致扩张：心脏增大
- 心壁异常

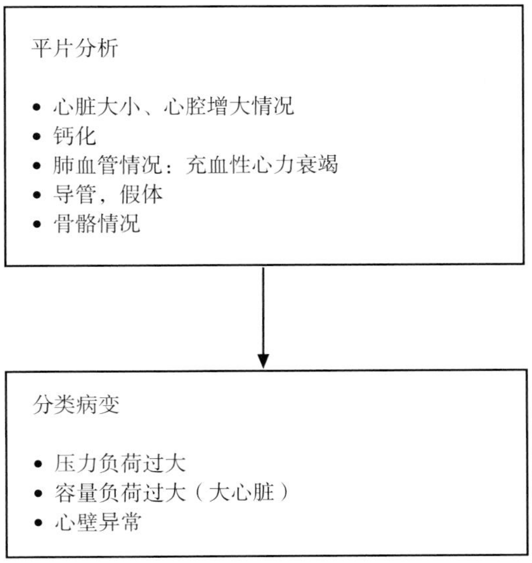

图 2-85

左心缘异常

压力负荷过大（心脏大小正常）

- 主动脉瓣或二尖瓣狭窄
- 全身性高血压
- 主动脉缩窄

容量负荷过大（大心脏）

- 二尖瓣或主动脉瓣反流
- 分流：房缺、室缺
- 高输出状态
- 任何给定原因导致的终末期心衰

心室壁异常

- 室壁瘤、梗死
- 心肌病

右心缘异常

压力负荷过大（心脏大小正常）

- 肺动脉高压
- 肺动脉狭窄（单独发生少见，常合并先天性心脏病）

容量负荷过大（心脏增大）

- 肺动脉瓣或三尖瓣反流
- 分流：房缺、室缺
- 高流出状态

心壁异常

- 室壁瘤、梗死
- 心肌病
- Uhl 病（局灶或全部右室心肌缺如）

心脏减小

- 正常变异（深吸气）
- 阿狄森氏病
- 神经性厌食症 / 暴食症
- 脱水
- 严重慢性阻塞性肺疾病

X 线平片表现概况

病变	钙化	充血性心衰	左房增大	左室增大
二尖瓣狭窄	+	+	+	–
二尖瓣反流	–	–	++	+
主动脉瓣狭窄	++	–	–	–
主动脉反流	–	–	–	+

LAE，左房增大；LVE，左室增大；–，通常缺少；+，存在；++，显著

左房增大

- 二尖瓣反流：左房、左室增大
- 二尖瓣狭窄：左房大，左室正常
- 风湿性心脏病
- 房颤
- 乳头及断裂（心肌）

心肌延迟强化（MRI）

- 心内膜下
- 心肌缺血（冠脉分布区）
- 淀粉样变（弥漫）
- 心脏移植（弥漫）
- 系统性硬化（弥漫）
- 嗜酸性粒细胞增多症
- 中间区域
- 肥厚型心肌病
- 扩张型心肌病
- 锥虫病
- 透壁性
- 心肌缺血
- 心肌炎
- 结节病
- 结节 / 片状强化
- 淀粉样变
- 心肌炎
- 结节病

心脏肿块

- 血栓
- 脂肪瘤
- 感染性赘生物
- 转移
- 心房黏液瘤（左房＞右房）
- 婴儿横纹肌瘤（结节性硬化）
- 血管肉瘤
- 横纹肌肉瘤（儿童）
- 纤维瘤（儿童）
- 乳头状弹性纤维瘤
- 淋巴瘤

T1 高信号心脏病灶

良性

- 血栓（无强化）
- 脂肪瘤（T1 高信号，用脂肪饱和序列）
- 黏液瘤（T2 高信号，多种强化表现）
- 心房间隔脂肪瘤样增生

恶性

- 血管肉瘤

心包积液（图 2-86）

漏出性

- 充血性心力衰竭
- 急性心梗
- 术后
- 免疫性
- 肾衰竭

感染性

- 病毒

肿瘤

- 心包转移

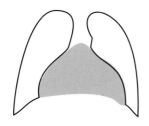

图 2-86

心包积气

- 医源性 / 心包穿刺术

- 气压伤（儿童）
- 食管 - 心包瘘（恶性）

心脏高输出状态

- 严重贫血
- 外周动静脉畸形
- 肝血管瘤
- 甲亢
- 妊娠

充血性心力衰竭

- 年龄所致高输出障碍（如上所列）
- 早产儿：动脉导管未闭
- 第一周：左心发育不全综合征
- 第二周：主动脉缩窄
- 婴儿：室缺
- 儿童：房缺
- 心脏增大，血管正常
  心包积液
  心肌病
  瓣膜病

概述

种类	注释
心包	
心包炎	结核、尿毒症、艾滋病、柯萨奇病毒、化脓
心包囊肿	于急性心梗
心肌	
冠脉	＜ 40 岁的患者常较为显著
钙化心梗	曲线状钙化（坏死）
室壁瘤	
心肌炎后	
心内	
瓣膜钙化	提示狭窄，最常见；风湿热
血栓钙化	见于心梗和室壁瘤；10% 钙化
肿瘤	心房黏液瘤是最常见钙化肿瘤
主动脉	
粥样硬化	＞ 60 岁人群中发生率＞ 25%
梅毒性主动脉炎	20% 的梅毒患者可有
动脉瘤	主要位于升主动脉

按照脂肪分布

AIDS，获得性免疫缺陷综合征

积气

- 医源性（抽吸、穿刺）
- 心脏手术
- 气压伤
- 支气管源性肿瘤或食管肿瘤瘘

冠状动脉瘘

- 粥样硬化
- 先天性
- 结节性动脉周围炎
- 川崎病
- 真菌性
- 梅毒性
- 外伤
- 冠状动脉旁路移植术（大隐静脉＞内乳动脉）

肺动脉

肺动脉增大（图 2-87）

肺动脉高压
- 原发性（年轻女性，少见）
- 继发性

肺动脉狭窄
- 威廉斯综合征（婴儿高钙血症）
- 风疹综合征
- 多发性大动脉炎
- 先心病相关（尤其是法洛四联症）

肺动脉扩张
- 狭窄后扩张
- 动静脉畸形：Osler-Weber-Rendu 综合征

动脉瘤内部囊性坏死
- 白塞综合征
- 多发性大动脉炎

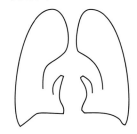

图 2-87

肺动脉高压

$P_{sys} > 30$ mmHg

分类

毛细血管前高压
- 血管性
  血流增加：左 - 右分流
  慢性肺栓塞
  脉管炎
  药物
  特发性
- 肺性
  肺气肿
  间质纤维化
  纤维胸，胸壁畸形
  肺泡通气不足
  毛细血管后高压
- 心脏原因
  左心力衰竭
  二尖瓣狭窄
  左房黏液瘤
- 肺静脉原因
  特发性静脉闭塞病
  血栓
  肿瘤

肺静脉高压

$P_{wedge} > 12$ mmHg
左室功能障碍
- 缺血性心脏病：冠心病
- 瓣膜性心脏病
- 先天性心脏病
- 心肌病

左心房
- 三房心：肺静脉入左房处狭窄
- 左房黏液瘤

艾森曼格综合征

慢性左 - 右分流导致高肺血管阻力，最终致反向分流（右 - 左分流伴发绀）
原因
- 室缺
- 房缺
- 动脉导管未闭
- 心内膜垫缺损

推荐读物

Braunwald E. *Heart Disease*. Philadelphia: WB Saunders; 2010.

Budoff MJ, Shinbane JS. *Cardiac CT Imaging: Diagnosis of Cardiovascular Disease*. New York: Springer; 2006.

Chen JT. *Essentials of Cardiac Roentgenology*. Philadelphia: Lippincott Williams & Wilkins; 1998.

Fink BW. *Congenital Heart Disease: A Deductive Approach to Its Diagnosis*. St. Louis: Mosby; 1991.

Higgins CB. *Essentials of Cardiac Radiology and Imaging*. Philadelphia: Lippincott Williams & Wilkins; 1992.

Hugo SF. *Radiology of the Heart: Cardiac Imaging in Infants, Children, and Adults*. New York: Springer-Verlag; 1985.

Kazerooni E, Gross BH. *Cardiopulmonary Imaging*. Philadelphia: Lippincott Williams & Wilkins; 2004.

Lardo AC, Fayad ZA, Chronos NA, Fuster V. *Cardiovascular Magnetic Resonance; Established and Emerging Application*. London: Taylor & Francis; 2004.

Miller SW. *Cardiac Angiography*. Boston: Little, Brown; 1984.

Miller SW. *Cardiac Radiology: The Requisites*. St. Louis: Elsevier Mosby; 2009.

Schoepf J. *CT of the Heart: Principles and Applications*. Totowa, NJ: Humana Press; 2005.

Thelen M, Erbel R, Kreitner K-F, Barkhausen J. *Cardiac Imaging: A Multimodality Approach*. New York: Thieme; 2009.

胃肠道成像

食管

概述

解剖

正常食管轮廓变形（图 3-1）

- 环咽肌
- 环状软骨后压迹（静脉表面的黏膜皱襞）
- 主动脉压迹（LMB）

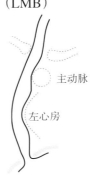

- 左主支气管（LMB）

主动脉

左心房

图 3-1

- 左心房（LA）
- 膈肌
- 蠕动波
- 黏膜：纤细的短暂出现的横行皱襞；猫样食管（相对于慢性反流性食管炎的粗大皱襞）；见于中老年人的小结节；糖原性棘皮症

胃食管连接部（GEL）

解剖（图 3-2）

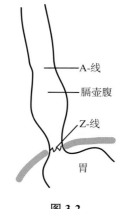

图 3-2

- 膈壶腹：食管远端的正常扩张；无胃黏膜

- A- 环（靠上，Wolf 环）：位于膈壶腹上缘的切迹
- B- 环（靠下）：位于膈壶腹下缘的切迹；正常时在 X 线片上不可见，除非存在食道裂孔疝
- Z- 线（折线）：食管与胃之间鳞状柱状上皮黏膜连接处；X 线片上不可见
- C- 环：膈肌压迹
- 食管无浆膜。上三分之一为横纹肌，下三分之二为平滑肌

蠕动波

- 原发收缩：由吞咽引发；不断增强的收缩波使食管内容物向远端推进；推进波
- 继发收缩：食管内容物未被原发收缩排空时，可有局部的收缩继续完成排空；推进波
- 第三收缩：非推进性、不协调的收缩波；这些随意的收缩随年龄增长而出现，在无吞咽困难症状的患者中几乎无临床意义；非推进性收缩波；贲门失弛缓时的蠕动

应当在水平卧位透视下观察蠕动。直立位食管可因重力排空。

吞咽（图 3-3）

正常吞咽

吞咽	时相	舌腭	喉咽	咽缩肌
口腔期	舌背控制食团；底部处于垂直位置	静止	静止	静止
咽早期	软腭上升并移向背侧	腭咽关闭	会厌移位，喉头向前上方移动	中缩肌
咽晚期	接触松弛的软腭	开始下降	声带关闭，会厌向后弯曲	咽下缩肌
食管期	恢复静止	静止	恢复静止	完成收缩，静止

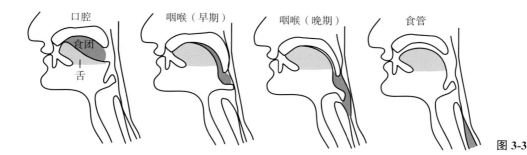

图 3-3

食管超声（图 3-4）

经腹或胃的食管内镜超声（US）主要用于食管癌的分期或发现早期食管癌。大多数肿块病灶和淋巴结表现为低回声结构，使得由不同高回声和低回声线组成的正常分层结构的"消化管特征"中断。

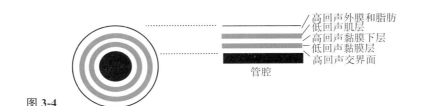

图 3-4

食管疾病

沙特斯基（SCHATZKI）环

胃食管连接部（B 环水平）的细环状对称性狭窄。发生于 10% 的人群，其中 30% 的患者有症状。若该环使食管狭窄 ≤ 12 mm 时，通常会产生症状（吞咽困难、胃灼热）。目前认为这是反流的结果。

食管隔膜和食管环

可发生于食管任何部位的黏膜结构（隔膜 = 非对称性，环 = 对称性）。

伴随疾病

- 缺铁性贫血（颈段隔膜）：Plummer-Vinson 综合征（柏 - 文综合征）
- 下咽癌

食管裂孔疝

分为两型：

滑动性疝（轴向型），95%

- 胃食管连接部位于膈上
- 大的疝更易合并反流
- "混合性"变异，当疝和食管不在一个垂直轴上时

食管旁疝，5%

- 胃食管连接部在其正常位置（即膈下）
- 部分胃底经食管裂孔疝于膈上并位于食管旁
- 不一定伴有反流
- 倾向发生机械性并发症；考虑预防性外科手术
- 通常为不可复性

影像学征象（图 3-5）

滑动性疝的诊断标准：

- 胃皱襞位于膈上
- 同心环状切迹（B- 线）位于膈上
- Schatzki 环位于膈上

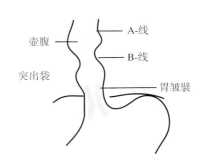

图 3-5

伴随疾病

- 食管炎，25%
- 十二指肠溃疡，20%

检查步骤

- 在水平卧位最大限度地扩张食管下段；可由持续吸气实现
- 确定疝的类型
- 通过 Valsalva 动作或 Crummy 水虹吸实验确定是否有反流（患者仰卧右后前位持续喝水观察钡剂是否反流到食管中段及以上水平）

食管憩室

咽旁憩室

前后位食管像显示咽水平经甲状舌骨肌膜的薄弱处向侧方突出的囊袋。较大者见于吹玻璃的人和管乐器演奏员。

Zenker 憩室（图 3-6）

内压性憩室发生于下咽部后壁中线上一个叫作 Killian 裂的解剖薄弱区（环咽肌以上与咽下缩肌之间缺少肌纤维的区域），吞咽过程中，腔内压力增高使黏膜通过管壁疝出。Zenker 憩室的病因学尚未完全阐明，但是环咽肌的提前收缩和（或）运动不协调被认为是一个主要因素。并发症包括：

- 误吸
- 溃疡
- 癌症

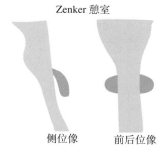

Zenker 憩室

侧位像　前后位像

图 3-6

Killian-Jamieson 憩室（图 3-7）

- 咽环以下
- 不在中线
- 位于颈段食管外侧

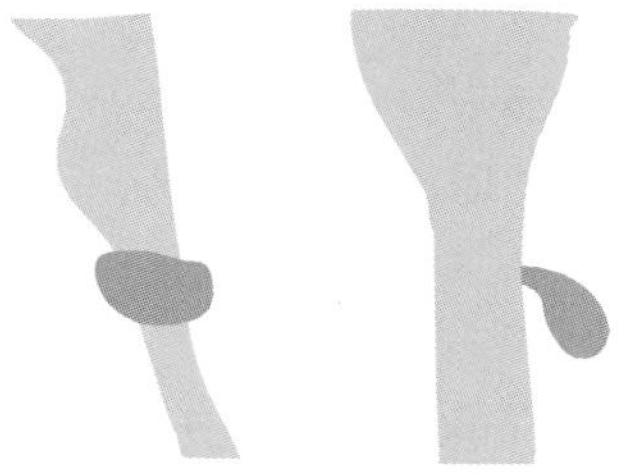

Killian-Jamieson 憩室

侧位像　前后位像

图 3-7

膈上憩室

- 可偶然在胸片上发现，表现为软组织肿块（常有气 - 液平面）类似于食管裂孔疝
- 巨大憩室可压迫食管腔，导致吞咽困难

牵引性憩室

- 由于邻近组织的炎症造成食管中段的囊袋样突出
- 钙化的纵隔淋巴结

假憩室病

无数细小的食管突起，是向肌层内突出的扩张腺体的表现，通常发生于 50 岁以后。症状是吞咽困难。基础疾病包括念珠菌病、酒精中毒和糖尿病。

伴随表现

- 食管狭窄可发生于狭窄的上方和（或）下方
- 食管炎

影像学征象

- 与食管长轴平行的纵排的细颈烧瓶状结构
- 弥漫分布或呈局限簇状位于消化性溃疡狭窄旁
- 比真正的憩室小得多
- 正位观察时，假性憩室有时会误认为溃疡，但在侧位观察时，它们常常看起来像是"漂浮"于食道壁外，勉强能看见其与管腔相通；食管溃疡几乎总是能看见其与食管相连

食管炎

食管炎可出现糜烂、溃疡和狭窄，罕见穿孔和瘘管。

分型

感染性（常见于虚弱的患者）

- 疱疹
- 念珠菌
- 巨细胞病毒（CMV）

化学性

- 反流性食管炎
- 腐蚀性（碱液）

医源性

- 放射治疗
- 长时间放置鼻胃管
- 药物：四环素、抗炎药、钾剂、铁剂

其他

- HIV
- 硬皮病
- Crohn 病（罕见）
- 皮肤用药所致（类天疱疮，皮肌炎疱疮）

影像学征象

- 食管皱襞增厚，呈结节状
- 黏膜不规则：颗粒状，溃疡形成
- 挛缩、光滑、管腔渐进狭窄，狭窄紧邻胃食管连接部上方

感染性食管炎（图 3-8）

单纯疱疹

- 小溃疡，< 5 mm
- 溃疡之间黏膜正常
- 比反流性溃疡范围广泛

念珠菌病

- 斑块状，网状
- 边缘毛糙
- 常常累及全食管

巨细胞病毒（CMV）和艾滋病毒（HIV）

- 典型表现为椭圆形大溃疡，但也可以是像疱疹一样的小溃疡
- 巨细胞病毒和艾滋病毒之间的病原学鉴别很重要，因为二者治疗方法不同
- Behcet 病可以有相同表现

分枝杆菌

- 溃疡，窦道

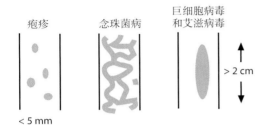

图 3-8

嗜酸性粒细胞性食管炎

- 慢性吞咽困难，有过敏史，嗜酸性粒细胞增多
- 食管近段或中段节段性轻度狭窄
- 可累及整个食管
- （缩进一字）增加医源性撕裂的风险
- 类固醇治疗有效

Barrett 食管（图 3-9）

食管内覆化生的分泌胃酸的胃黏膜柱状上皮。通常由慢性反流性食管炎引起。因为存在增加食管癌的风险，应该密切随访和重复活检。

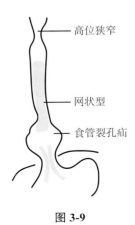

图 3-9

影像学征象

- 网状黏膜模式，食管远段可以不连续（短节段），是最敏感的表现
- 若有以下征象，可作出疑似诊断
  食管上段或中段狭窄，合并临界性网状黏膜模式或溃疡
  低位狭窄：大多数无法与单纯反流性食管炎所致的狭窄鉴别，需要活检

Boerhaave 综合征（图 3-10）

由于食管腔内压力骤升导致胸段食管自发性穿孔。严重上腹痛。立即行开胸术治疗。死亡率25%。

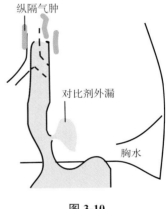

图 3-10

影像学征象

- 纵隔气肿
- 胸腔积液（左侧＞右侧）
- 纵隔血肿
- 破裂位于紧邻膈肌上面处，常见于左后外侧（90%）

Mallory-Weiss 撕裂

胃近端的黏膜撕裂，跨越胃食管连接处或远端食管（10%），通常由于持续呕吐（酗酒）或腔内压增高引起。因为撕裂为非透壁性，所以无纵隔气肿。

影像学征象

- 胸片通常正常
- 对比剂内渗而不是外渗
- 黏膜可有轻微的不规则

贲门失弛缓症

由于 Auerbach 神经丛变性引起胃食管括约肌无

法松弛。只有当液体或食物的静水压超过括约肌的压力时，括约肌才能松弛，在直立位食管排空要比卧位容易。

分型

- 原发性（特发性）
- 继发性（肌间神经丛被肿瘤细胞破坏）
  转移瘤
  贲门腺癌浸润
- 感染：Chagas 病（南美锥虫病）

临床表现

- 原发性主要见于年轻患者（与食管癌相比），好发年龄：20 ~ 40 岁
- 吞咽困难，症状出现时液体和固体均 100% 难以通过
- 体重减轻，90%

诊断

- 需除外恶性病变（破坏 Auerbach 神经丛的贲门癌和淋巴瘤），尤其是中年以上者
- 需除外食管痉挛
- 测压法是评估低位食管括约肌（LES）压力和松弛不全最敏感的诊断方法

影像学征象（图 3-11）

- 必须满足两个诊断标准：
  原发性和继发性全食管蠕动缺失
  吞咽时 LES 不能松弛
- 典型表现为扩张的食管向右偏曲，经过膈肌时又返回左侧
- 病变早期食管扩张可以很轻微
- 胃食管连接部呈鸟嘴状狭窄
- 第三收缩波
- 平片上，食管内见气 - 液平面

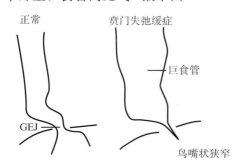

图 3-11

并发症

- 反复吸入及肺炎，10%
- 食管癌发生率增加

治疗

- 药物：硝酸酯，β 受体阻断药，钙离子拮抗剂（有效性 < 50%）
- 球囊扩张（有效性 70%）
- 括约肌切开术：最有效的治疗

食管痉挛与贲门失迟缓症的鉴别

特性	食管痉挛	贲门失迟缓症
症状		
吞咽困难	胸骨后	剑突或胸骨上切迹
疼痛	常见	罕见
体重减轻	罕见	常见
易激动	常见	常见
动力		
收缩波	同时收缩	第三收缩波
LES 松弛	存在	缺失
影像学征象		
食管收缩	有力	不协调
食管排空	有效	弱
对治疗的反应		
气压扩张术	无指征	好
外科手术	纵行肌切开	低位贲门食管肌切开

硬皮病（图 3-12）

胶原血管病，累及食管、胃和小肠平滑肌。

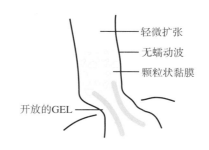

图 3-12

影像学征象

- 食管下 2/3 缺乏原发收缩波
- 胃食管连接部呈扩张状态，除非合并狭窄
- 反流性食管炎（常见）
- 狭窄发生于疾病晚期
- 合并狭窄时常有食管扩张

贲门失迟缓症与硬皮病的鉴别

	贲门失迟缓症	硬皮病
食管	重度扩张	轻度扩张
胃食管连接部	关闭，鸟嘴状狭窄	开放，晚期狭窄
卧位吞咽	第三期收缩	上 1/3 初级收缩，下 2/3 第三期收缩
反流	无	有
并发症	吸入 肺炎	早期：食管炎 晚期：狭窄，间质性肺疾病

弥漫性食管动力异常（图 3-13）

特征为间断胸痛、吞咽困难和强烈收缩。由测压法发现弥漫性食管痉挛获得诊断。

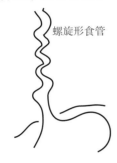

螺旋形食管

图 3-13

分型

- 原发性神经源性异常（迷走神经）
- 继发性反流性食管炎

影像学征象

- 胡桃夹食管
- 非特异性食管运动紊乱

Chagas 病（南美锥虫病）

由在网状内皮系统（RES）、肌肉和胶质细胞内繁殖的克鲁斯锥虫引起。当这些细胞破裂和虫体被破坏时，释放的神经毒素破坏肌间神经丛的神经节细胞。致死率 5%（心肌炎、脑炎）。

影像学征象

食管
- 早期表现：过强收缩，下段肌层痉挛；管径正常
- 晚期典型表现（去神经）：巨食管，蠕动停止，胃食管连接部呈鸟嘴状狭窄表现（贲门失迟缓症样表现）
- 食管并发症

溃疡，出血

向纵隔内穿孔，脓肿形成；癌，7%

结肠
- 巨结肠（肛门括约肌神经病变）
- 乙状结肠扭转

心脏
- 心肌病（心脏扩大）
- 肺野清晰，无心包积液

中枢神经系统
- 脑炎

食管良性肿瘤

- 平滑肌瘤（可有钙化）50%
- 纤维血管性息肉（可以较大并附着于食管上段，在 CT 上可见脂肪），25%
- 囊肿，10%
- 乳头状瘤，3%
- 纤维瘤，3%
- 血管瘤，2%

食管恶性肿瘤

分型

- 鳞状细胞癌（最常见）
- 腺癌，通常位于食管下段的胃食管连接部（在美国，目前发病率与鳞癌相同）
- 淋巴瘤
- 平滑肌肉瘤
- 转移瘤

伴随疾病

鳞状细胞癌与以下因素相关
- 头部和颈部癌
- 吸烟
- 酒精
- 贲门失迟缓症
- 服用碱液

腺癌相关因素
- Barrett 食管

影像学征象（图 3-14）

分期（CT）
侵入纵隔，主动脉
局部淋巴结肿大
转移：肝、肺、淋巴结、胃肝韧带

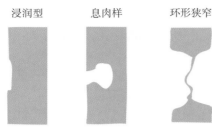
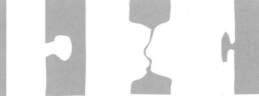
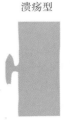

浸润型　　　息肉样　　　环形狭窄　　　溃疡型　　　曲张样

图 3-14

分期（超声内镜）

- 扩散至食管壁全层
- 淋巴结转移

表现

- 浸润，搁板样边缘
- 环状，皱缩
- 息肉样
- 溃疡
- 静脉曲张样：透视时外形不像静脉曲张时改变
- 不常见的大肿块表现：癌肉瘤，纤维血管性息肉，平滑肌肉瘤，转移瘤

淋巴瘤

因为正常食管和胃不含有淋巴细胞，所以原发性淋巴瘤很罕见，除非存在炎症。继发转移性淋巴瘤更常见。继发性食管淋巴瘤在所有消化道淋巴瘤中 ＜ 2%（胃 ＞ 小肠）。影像学的四种表现是浸润、溃疡形成、息肉样及腔内肿块。

食管异物

影像学征象

- 异物通常呈现冠状面
- 当异物被移除后，重要的是要除外其下方的 Shcatzki 环或食管癌

胃

钡剂检查的种类

双对比造影 vs 单对比造影

	单对比造影	双对比造影
对比剂	稀钡（40%W/W）	稠钡（85%W/W）
区别	高密度充盈	低密度充盈
	为使射线透过压迫是必需的	压迫不太重要
	着重于透视	着重于摄片
适应证	急诊，不合作患者，梗阻	所有选择性钡剂检查

上消化道检查

患者准备

- 检查前 8 小时禁食
- 若 48 小时内曾行钡灌肠检查，在检查前 12 小时给予 4 羹匙氧化镁乳剂（泻药）

单对比检查技术（图 3-15）

1. 患者立位，饮入稀钡。胃食管连接部点片。
2. 俯卧位观察食管运动，胃食管连接部、胃窦及球部点片。
3. 透视下转为仰卧位。
4. 转为左后斜位使空气对比于胃窦、球部，评估十二指肠和近段小肠。
5. 摄片：胃左后斜位（LPO），右前斜位（RAO），腹部后前位（PA）。

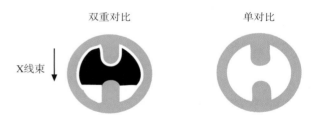

双重对比　　　　　单对比

X线束

图 3-15

双对比检查技术

1. 患者轻微左后斜位站立，以 20 ml 水服下发泡剂，之后患者服稠钡（120 ml）并摄取食管气 - 钡双对比照片。
2. 放倒床板，患者俯卧位（此时可观察压迫相），患者自左侧转为仰卧位，检查黏膜涂布：若涂布不充分，再次使患者俯卧位转回仰卧位，保持左侧处于下垂状态旋转（可以延缓钡剂排入十二指肠）。
3. 拍摄胃部图像。这是本检查最重要的步骤。转动患者体位使空气进入胃部不同的部位。
   - 患者仰卧（胃体）
   - 患者左后斜位（LPO）（胃窦）

- 患者右后斜位（RPO）（下食管环，胃小弯）
- 患者右前斜（RAO）（胃底）

4. 分别用对比剂和气体充盈相显示十二指肠球，首先使患者处于右前斜位，然后转向左后斜位，包括一部分 C- 圈。

5. 食管检查。患者右前斜位口服常规"稀"钡。观察全食管及其运动性。点片（常规为食管连接部扩张相）。

6. 摄片（选择性）
- 右前斜位，口服钡剂观察食管
- 前后位腹平片
- 胃部左后斜位和右前斜位

7. 若不同时安排小肠检查，在结束检查时，额外口服些钡剂做虹吸现象测试，以除外胃食管反流。

经皮胃造口术

成功率 95%，轻微并发症 1% ~ 2%，严重并发症 2% ~ 4%。

适应证

- 解除末期疾病患者胃或小肠梗阻：胃造口术即可
- 营养：胃空肠造口术更佳

方法

1. 手术前夜口服半杯钡剂使结肠显影。放置鼻胃管（NG）。

2. 经 NG 管注入空气使胃扩张；标记进入指向幽门的身体中部。

3. 以 25g 针距穿刺点 1 ~ 2 cm 注入麻醉剂，保留针。

4. 用 T 钉行胃固定术不是全球通用。若放置了 T 钉，在透视下用 0.35 英寸环形线固定，在固定折曲处 T 钉固定。

5. 用导丝经穿刺点中央将针放入胃内。

6. 用 8，10，12，14，16F 扩张器；放置脱鞘的 15F 导管。

7. 放置 14F 胃造口术导管，可用较小孔径的导管（＞ 10F）完成胃减压。固定导管。

禁忌证

- 肝、结肠、肋骨等与胃重叠的脏器（胃的位置较高）

- 大量腹水（胃造口术之前行治疗性穿刺抽液术）
- 异常胃壁（溃疡，肿瘤）：出血常见
- 出血时间延长

正常表现

解剖（图 3-16）

- 胃底
- 胃体
- 胃窦
- 幽门
- 胃小弯，胃大弯

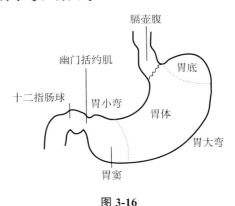

图 3-16

黏膜表现

- 胃皱襞（体部及胃窦近端显著）：在双对比造影检查中，皱襞更易被扩张的气体撑开而不明显
- 胃小区（正常胃黏膜结构）在胃窦和胃体最明显，20% 患者出现胃小区异位于十二指肠

胃部病变分型

有三种形态学分型：
- 溃疡：对比剂异常浓聚
- 息肉样病变（肿块）：充盈缺损
- 共存模式：溃疡型肿块

以上病变的表现因采用单对比或双对比造影、在胃壁上的位置及侧位还是正位摄片而不同。

黏膜 vs 黏膜外肿块（图 3-17）

病变定位可通过观察病变与胃壁的成角来评估：
锐角（看起来像 a）：黏膜病变（息肉，癌）
钝角（看起来像 o）：黏膜外病变（壁内或壁外）

黏膜模式存留与否也是病变部位的线索：

- 正常模式破坏：黏膜病变
- 正常模式存在：壁内或壁外

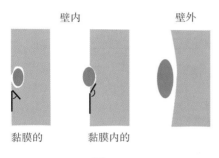

图 3-17

轮廓特征

- 光滑，界清：黏膜外病变
- 不规则，模糊：黏膜病变

溃疡病（PUD）

病因

在溃疡病的进展中幽门螺杆菌（革兰氏阴性）起了重要的作用。

- 并非所有幽门螺杆菌感染者均发展为溃疡病。幽门螺杆菌的患病率：< 30 岁人群 10%，> 60 岁人群 60%
- 幽门螺杆菌在十二指肠和胃溃疡中的发生率：80% ~ 90%；腺癌和淋巴瘤的危险因子
- 路径
  所有胃肠道医师均应有对幽门螺杆菌感染的防范意识
  幽门螺杆菌血清学检查对诊断 PUD 有帮助
  抗生素和抗酸剂联合应用，PUD 痊愈比单用抗酸剂快
- 发病率显著下降

检出

双重对比造影对溃疡的检出率为 60% ~ 80%。

影像学征象（图 3-18）

- 溃疡龛影正位观：明确的钡剂积存，在不同投影持续存在；其通常为圆形，但也可为线形
- 溃疡龛影侧位观：钡剂积存延伸至胃或十二指肠壁轮廓之外
- 双对比造影检查：溃疡中央为白色，周围环绕黑色的"项圈"

- 大弯侧溃疡通常由恶性肿瘤或服用非甾体类抗炎药（NSAID）引起（阿司匹林介导的溃疡也称为"蓄水池溃疡"，因为其典型部位位于胃大弯）
- 多发溃疡通常由服用 NSAID 引起
- 良性和恶性溃疡的征象

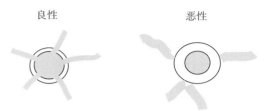

图 3-18

溃疡的鉴别诊断

参数	良性溃疡	恶性溃疡
黏膜皱襞	薄，规则，延伸至溃疡边缘	厚，不规则，不通过颈部
穿透性溃疡	边缘延伸于管腔表面之外	溃疡投影于管腔内，Carman 征（半月征）*
部位	位于水肿堤中央	偏心性，位于肿瘤堤内
颈部	Hampton 线：环绕溃疡 1 ~ 2mm 的透亮线†	厚，结节状，不规则
其他	蠕动正常	蠕动受限
	切迹：病灶相对胃壁内陷	扩张受限
胃肝淋巴结	偶见	常见

* 透视下观察，由溃疡型胃癌的龛影及其周围的环堤形成；半月指溃疡的形状为半月形
† 这条线由切线位上所见突出于溃疡口部的薄层黏膜形成，这是良性溃疡的一个可靠征象，但仅见于很少数患者

胃炎（占所有溃疡的 95%）

症状类似于溃疡病

病因

- 非类固醇抗炎药物
- 幽门螺杆菌
- 酒精

影像学征象

- 遍布胃窦和胃体部多发的小溃疡样糜烂
- 偶见巨大黏膜皱襞
- 胃小区明显

治疗

- 确诊并使用常规药物治疗
- H_2 受体阻滞剂

恶性溃疡（占所有溃疡的 5%）

- 癌，90%
- 淋巴瘤，5%
- 罕见恶性肿瘤（肉瘤、类癌、转移瘤）

胃溃疡的并发症（图 3-19）

- 梗阻
- 向后穿透至胰腺
- 穿孔
- 出血：溃疡内的充盈缺损可由凝血块造成
- 胃十二指肠瘘：幽门双通道

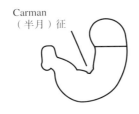

Carman
（半月）征

图 3-19

要点

- 所有胃溃疡都可以分为确诊 / 可能良性或恶性
- 所有患者，除了那些再发性良性胃溃疡，都应当进行胃镜活检
- 良性溃疡在成功的药物治疗后 5 周内缩小 50%，6 周内完全愈合
- 良性溃疡可愈合后遗留局灶瘢痕
- 异位胰腺可含有中央脐状凹陷，代表退化的导管而不是溃疡，通常位于胃窦
- 胃憩室：常见于胃底后壁；含黏膜皱襞、颈部，在透视下形态可变化

MÉNÉTRIER 病（巨皱襞肥厚性胃炎）

巨大胃皱襞（肥厚性胃炎）伴随失蛋白性肠病。临床三联征：胃酸缺乏，低蛋白血症，水肿。通常发生于中年男性。并发症：胃癌，10%。

影像学征象

- 巨大胃皱襞，通常位于胃的近侧 1/2
- 分泌过多：涂布差，钡剂被稀释
- 胃壁增厚

- 由于低蛋白血症，小肠皱襞增厚
- 消化性溃疡不常见

嗜酸性粒细胞性胃炎

病因不明，以局灶性或弥漫性嗜酸性粒细胞在胃肠道内浸润为特征的炎症性病变。过敏性或免疫性异常为可疑病因，因为 50% 的患者患有另一种过敏性疾病（哮喘、过敏性鼻炎、花粉症）。目前仅有 300 例报告。用类固醇药物治疗。

临床表现

- 腹痛，90%
- 腹泻，40%
- 嗜酸性粒细胞增多

影像学征象

胃，50%
- 胃窦部锥形狭窄（常见）
- 幽门狭窄（常见）
- 胃皱襞厚

小肠，50%
- 皱襞增厚（常见）
- 肠腔扩张
- 肠腔狭窄

胃十二指肠克罗恩病

- 口疮样溃疡，通常位于胃窦部和十二指肠
- 狭窄：钡剂检查上为假比罗 I 式表现
- 瘘管形成

Zollinger–Ellison 综合征

由于胃泌素分泌过量形成的综合征。

临床表现

- 腹泻
- 复发性消化管溃疡
- 腹痛

病因

胃泌素瘤，90%
- 胰腺或十二指肠壁内的胰岛细胞瘤，90%
- 50% 的肿瘤为恶性
- 10% 的肿瘤伴发 I 型多发内分泌肿瘤

胃窦部 G 细胞增生，10%

影像学征象

- 溃疡
  部位：十二指肠球＞胃＞十二指肠球后部
  多发溃疡，10%
- 胃和十二指肠皱襞增厚
- 胃液分泌增加
- 反流性食管炎

胃息肉

胃息肉比结肠息肉少见得多（发病率为2%）

- 增生性息肉（占胃息肉的80%；＜1 cm，宽基底；不是癌前病变）
  伴发慢性萎缩性胃炎
  家族性腺瘤性息肉病（胃内增生性息肉，结肠腺瘤性息肉）
  常呈团簇状、多发、大小一致，位于胃底和胃体
  5%～25%的患者同时存在胃癌
- 腺瘤性息肉，不常见，恶变非常罕见
  单发
  50%恶变
  绒毛状息肉（不常见；菜花样，宽基底）；高度恶性倾向
  错构性息肉，罕见；黑斑息肉病；甲萎缩综合征（Cronkhite-Canada综合征）；青少年息肉病

胃癌

第三常见的胃肠道恶性肿瘤（结肠＞胰腺＞胃）

危险因素

- 恶性贫血
- 腺瘤性息肉
- 慢性萎缩性胃炎
- 毕罗Ⅱ氏＞毕罗Ⅰ式

部位

- 胃底／贲门，40%
- 胃窦，30%
- 胃体，30%

分期

- T1：局限于黏膜，黏膜下层（5年生存率，85%）
- T2：肌层，浆膜受累（5年生存率，50%）
- T3：穿透浆膜层
- T4：邻近脏器受侵

影像学征象（图3-20）

早期胃癌影像学征象：

- 息肉样病灶（1型）
  ＞0.5 cm（正常蠕动不通过病灶）
  X线检查难以发现
- 浅表病灶（2型）
  2A：＜0.5 cm
  2B：最难诊断（仅表现为黏膜不规则）
  2C：占所有胃癌的75%（病灶处皱襞的延伸突然中止）
- 凹陷病灶（3型）=恶性溃疡

进展期胃癌影像学征象

- 恶性溃疡：皱襞无项圈征
- 腔内溃疡性肿块
- 胃壁僵硬，弥漫性狭窄；皮革胃
- CT上胃壁厚度＞1 cm
- 淋巴结肿大
  胃肝韧带
  胃结肠韧带
  胃周淋巴结
- 肝转移

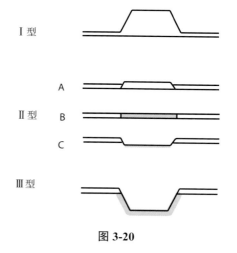

图 3-20

胃淋巴瘤

占胃恶性肿瘤的3%。非霍奇金淋巴瘤（NHL）（常见）＞霍奇金淋巴瘤（不常见）

- 原发性胃淋巴瘤（来源于黏膜固有层的淋巴组织），10%
- 继发性（全身淋巴瘤累及胃），90%

影像学征象

- 弥漫浸润病变

  正常胃壁 2 ~ 5 mm（扩张的胃），除了胃食管连接部，> 6 mm 为异常。

- 皱襞增厚
- 溃疡性肿块
- 淋巴瘤经幽门扩散至十二指肠比胃癌常见得多
- 胃霍奇金淋巴瘤与硬化性胃癌的表现相似（明显的结缔组织增生反应）

胃肠道间质瘤（GIST）

GIST 是最常见的消化管间质性肿瘤，通过其表达的一种络氨酸激酶生长因子受体 KIT（CD117）来定义。KIT 的表达对于 GIST 与其他间质性肿瘤如平滑肌瘤、平滑肌肉瘤、神经鞘瘤和神经纤维瘤的鉴别诊断很重要。KIT 络氨酸激酶抑制剂受体的靶向药物已经显示出其临床价值。在胃、小肠、结肠和直肠，GIST 几乎独占间质性肿瘤的全部，因为这些部位的平滑肌瘤和平滑肌肉瘤非常罕见。GIST 最常见于胃（占 70%），其次为小肠（占 20% ~ 30%）、直肠（7%）、结肠和食管。患 I 型神经纤维瘤病（NF1）的患者 GIST 的发病率增加，常为多发小的 GIST。

影像学征象

- 胃或小肠的外生性肿块，可有溃疡；无论大小，梗阻罕见
- 不均匀强化
- 在大的 GIST 中，新月形坏死（Torricelli-Bernouolli 征）
- 30% 表现为肠管动脉瘤样扩张
- 肝是最常见的转移部位，其次为肠系膜
- 肠系膜转移为光滑，多发病灶
- 淋巴结肿大不常见；若出现淋巴结肿大，转而考虑淋巴瘤的诊断
- 对 Gleevec（与络氨酸激酶的 ATP 竞争性结合，导致细胞凋亡；凋亡部分在 CT 或 MRI 上表现为囊性区域）治疗反应良好
- 对于治疗的随访，PET 是一种敏感的方法。

转移瘤

邻近脏器播散

- 来自结肠（胃结肠，胃脾韧带）
- 来自肝（胃肝韧带）
- 来自胰腺（直接侵犯）

血行转移至胃（靶病灶）

- 黑色素瘤（最常见）
- 乳腺癌
- 肺癌

影像学征象

- 弥漫均匀增厚；无扩张性，无黏膜皱襞，皮革胃
- 有牛眼征的多发病灶：边界清楚，中央有溃疡（比口疮样溃疡大得多）

Carney 三联症（罕见）

- 胃平滑肌肉瘤
- 肾上腺外功能性副神经节瘤
- 肺软骨瘤

良性肿瘤

良性肿瘤通常位于黏膜下层。

- 平滑肌瘤：最常见的良性肿瘤；可有溃疡，10% 恶性
- 脂肪瘤、纤维瘤神经鞘瘤、血管瘤、淋巴管瘤
- 类癌（恶变率为 20%）

胃扭转

胃异常旋转。分两型（图 3-21）

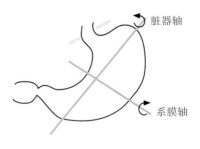

图 3-21

脏器轴

- 绕胃长轴旋转
- 胃旋转 180°，因此胃大弯位于头侧；胃倒置
- 见于成人，伴有大食管裂孔疝
- 并发症罕见

系膜轴

- 胃绕其短轴旋转（垂直于长轴）
- 胃底位于胃窦下方

- 当胃的较大部分位于膈上时较常见（儿童创伤性膈破裂）
- 梗阻，可能缺血

胃静脉曲张

胃静脉曲张由胃短和胃左静脉的分支扩张形成，表现为胃体或胃底迂曲的、结节状皱襞或胃底息肉样充盈缺损。

胃静脉曲张常与食管静脉曲张并存，二者的并存常常是由于门脉高压。

无食管静脉曲张的胃静脉曲张常由于脾静脉梗阻引起，最常继发于胰腺炎或胰腺癌。

良性胃气肿

气体位于胃壁内通常是由于：

- 内镜创伤、感染、缺血、腔内压增高、呕吐、肺大泡自发性破裂进入食管周围间隙
- 无明确的基础病变

十二指肠和小肠

十二指肠

正常表现

十二指肠分为三段（图 3-22）

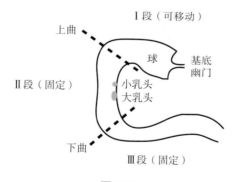

图 3-22

第一段
- 胃窦至十二指肠上曲
- 含十二指肠球部
- 腹腔内器官：自由移动

第二段
- 十二指肠曲上部至十二指肠曲下部
- 含大乳头、小乳头及岬部
- 固定于腹膜后

第三段
- 十二指肠曲下部至屈氏（Treitz）韧带
- 固定于腹膜后

黏膜皱襞

- 十二指肠球部的黏膜皱襞为纵向走行
- 在十二指肠降部，Kerkring 皱襞为横向走行
- 十二指肠完全扩张时，这些皱襞也通常可见

乳头（图 3-23）

大乳头（Vater 乳头）：胰胆管开口
- 表现为圆形充盈缺损
- 位于岬部下方
- 长径约 8 ～ 10 mm
- ＞ 15 mm 为异常

小乳头（副乳头，Santourini 乳头）
- 位于大乳头上方并垂直于大乳头
- 距大乳头的平均距离为 20 mm
- 不经常能看见

岬部
- 管腔沿十二指肠第二段内侧面肩状突出
- 始于大乳头上方

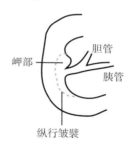

图 3-23

十二指肠溃疡（图 3-24）

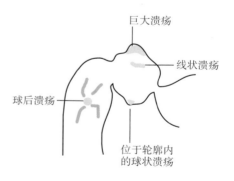

图 3-24

十二指肠溃疡比胃溃疡多见 2 ～ 3 倍。所有的球部溃疡都是良性的。球后或多发溃疡应怀疑

Zollinger-Ellison 综合征。

球部，95%

- 前壁：最常见的部位，穿孔
- 后壁：穿透至胰腺

球后部，5%

易患病因素

- 慢性阻塞性肺疾病
- 严重应激：损伤、手术、烧伤
- 类固醇

影像学征象

- 持续存在的圆形或椭圆形的钡积聚；放射状皱襞；痉挛
- 线形溃疡，5%
- 对吻溃疡：2 个或更多位置相对的溃疡
- 巨大溃疡

  龛影 > 2 cm

  溃疡基本上覆盖了十二指肠球部

  大溃疡可被误认为变形的球部，但在透视下形态无变化

- 球后溃疡：任何位于十二指肠第一部分远侧的溃疡，除非用其他方法除外，都应当考虑有潜在的恶性（只有 5% 为良性溃疡，最常继发于 Zollinger-Ellison 综合征）

十二指肠创伤

十二指肠损伤可由于穿通伤（刀刺，枪击）或钝挫伤（车祸）所致。因为十二指肠是位于后腹膜腔的，不活动，穿孔最容易发生于此。未经治疗的十二指肠破裂的死亡率为 65%。

肠管创伤的部位

- 十二指肠 / 空肠近端，95%
- 结肠，5%

损伤类型

- 穿孔（需手术）
- 横断（需手术）
- 血肿（非手术治疗）

与十二指肠创伤伴发的脏器损伤

	钝挫伤（%）	穿通伤（%）
肝	30	55
胰腺	45	35
脾	25	2
结肠	15	10
小肠	10	25
肾	10	20

影像学征象

穿孔

- 腔外腹膜后气体
- 口服对比剂外渗

穿孔或血肿

- 十二章肠壁增厚或高密度肿块（血块）可使管腔狭窄
- 右侧肾前间隙或腹膜内积液
- 十二指肠憩室常见突入胰头或钩突，来自侧壁的罕见

外科治疗

- 单纯修补
- 复合伤时幽门切除
- 很少必需行 Whipple 手术
- 手术并发症

  腹腔内脓肿形成，15%

  十二指肠瘘，4%

  十二指肠开裂，4%

  胰瘘，1%

良性肿瘤

远比十二指肠恶性肿瘤常见。

分类

- 脂肪瘤，平滑肌瘤（最常见）
- 绒毛状腺瘤（菜花样），腺瘤性息肉
- 淋巴样增生
- 异位胃黏膜：球部小结节状充盈缺损，比淋巴样增生结节大，比 Brunner 腺增生小
- Brunner 腺增生
- 异位胰腺

胃窦黏膜脱垂

由于胃黏膜移动突入十二指肠球基底部的解剖变异。无病理生理意义。

影像学征象

- 十二指肠球部分叶星状充盈缺损
- 充盈缺损与胃窦部黏膜皱襞相连续

恶性肿瘤

不常见。恶性肿瘤最常见的部位为乳头周围及乳头下区域。

分类

- 腺癌（最常见）
- 平滑肌肉瘤
- 淋巴瘤
- 转移瘤
- 具有恶性潜能的良性肿瘤：绒毛状和腺瘤样息肉，类癌

上胃肠道手术

手术并发症（图 3-25）

近期并发症
- 吻合口漏
- 脓肿形成

- 胃出口梗阻（水肿）
- 胆汁反流性胃炎
- 肠梗阻

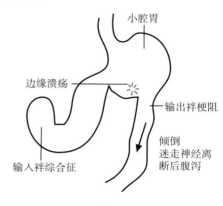

图 3-25

晚期并发症（图 3-26）

- 肠运动功能障碍：倾倒综合征，迷走神经离断后张力减退
- 溃疡
- 肠梗阻：出口梗阻，粘连，狭窄
- 脱垂，肠套叠
- 胃癌（手术后 15 年，5% 的患者），毕罗 II ＞ 毕罗 I
- 代谢效应：吸收障碍
- 输入袢综合征
- 小腔胃综合征

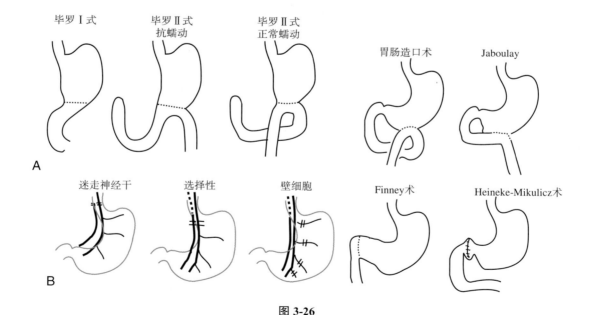

图 3-26

手术分类

分类	吻合术	常见适应证
抗反流术	胃底折叠术 ● 胃底袖状包绕食管远端 ● 食管远端 2 ~ 4cm 光滑地狭窄 ● 软组织密度袖状包绕狭窄 ● 并发症： 　● 远端食管过分狭窄 　● 原因不明的食管旁疝 　● 反流复发	阻止胃食管反流
胃切除术（图 3-26，A）	胃十二指肠吻合术（毕罗Ⅰ） 胃空肠吻合术（毕罗Ⅱ） 全胃切除术	胃十二指肠溃疡 胃十二指肠溃疡 胃癌
胃迷走神经切断术（图 3-26，B）	迷走神经干切断术 选择性迷走神经切断术 壁细胞迷走神经切断术 引流术	使胃在迷走神经切断术后能排空
姑息性治疗	胃肠吻合术 胰胆管切除术（Whipple） ● 标准：Roux-en-Y 胆肠吻合术 胰空肠吻合术 ● 保留幽门	胰腺癌

减肥手术

存在多种减肥手术方式，最常见的是 Roux-en-Y 胃旁路术。腹腔镜行 Roux-en-Y 胃旁路术是目前比较好的方法，可减少住院日，恢复较快，并发症少。

胃旁路术（图 3-27 ）

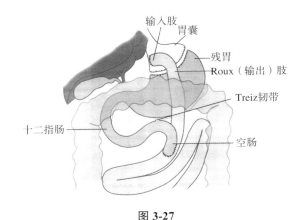

图 3-27

胃旁路术构建一个小腔胃（< 30 ml）及小胃空肠吻合口（< 12 mm）（Roux-en-Y 胃旁路术），其余的胃是完整，但功能上与食物通路分开。目前，通过构建一个小腔胃和 Roux 袢的 Roux-en-Y 胃旁路术产生狭窄和吸收障碍。

并发症

- 狭窄
  术后立即发生的狭窄很常见并常常自行消退。术后 6 周之后发生的狭窄（管腔 < 6 mm）罕见。体重减轻可以很显著。
- 吻合口漏
  Roux-en-Y 胃旁路术后发生吻合口漏的概率是 1%~6%。腹腔镜手术比开腹手术的发生率高。漏口通常位于胃空肠吻合口处或肠 - 肠吻合口处（二者都威胁生命）。造影剂位于胃腔或吻合口外提示有吻合口漏，虽然发生于肠 - 肠吻合口的漏很快出现严重的临床表现，但 X 线片常常不能诊断。需要立刻进行手术探查。
- 瘘
  胃腔和残胃是被外科手术分开的，口服的造影剂不能直接进入残胃，口服对比剂进入残胃提示存在胃 - 胃瘘。在小肠造影像上可以看见经十二指肠逆行充盈到胃内的对比剂。
- 内疝：最常见的疝是经肠系膜型（或经结肠系膜型），发生于横结肠系膜的缺损处，疝入的肠管通常是 Roux 袢和其他数量不等的小肠袢。CT 所见：扩张的小肠位置异常，位于胰腺之前和横结肠之上；梗阻。横结肠向下移位。肠系膜血管聚拢、充血和偏移。梗阻点位于空肠间吻合口的近端。
- 疝也可以发生空肠间吻合口的小肠系膜缺损处，位于 Roux 袢的后部空腔内（Peterson 型）
- 体重增加
  - 胃腔限制降低：对比剂很快地通过张开的吻合口，降低了腹腔镜 Roux-en-Y 胃旁路术的限制特性，导致体重增加。胃间瘘。虽然不常见，但来自于小腔胃的瘘管可使患者过度进食。

可调式胃捆扎减容术

可调式胃捆扎带通过腹腔镜放于胃的近端，在距胃食管连接部 2 cm 处造出一个小腔，套囊与放置于前直肌鞘或皮下软组织内的贮囊相连。贮囊可以经皮调节束带的直径。

并发症：

捆扎带放置于胃的位置太低。

捆扎带没有环绕胃。

捆扎带放置于食管，由于缺乏饱胀感和穿孔的风险而未达到预期的目的。

捆扎带向上滑动形成疝（晚期并发症）。

胃袖套切除术

在 His 角（食管侧缘与胃底内缘形成的角）与幽门间吻合后，胃的左侧（大弯和胃底）被腹腔镜手术切除。

回肠和结肠

正常表现

小肠可行常规小肠通过造影（SBFT）检查，灌肠造影，CT 或 CT 小肠造影进行检查（前两者最常用）。小肠造影的适应证为：

- 隐性出血
- 反复梗阻症状
- 吸收不良
- 明确克罗恩病的范围

SBFT 小肠的正常表现

管径

- > 3 cm 为异常

皱襞厚度

- 环状皱襞 1～2 mm；空肠比回肠明显得多

肠壁厚度

- 正常为 1～1.5 mm

分泌

- 正常小肠内无明显积液
- 分泌过多使钡柱稀释

CT

- 肠壁正常厚度：1～1.5 mm
- 不完全扩张或肠腔积液可类似于肠壁增厚；寻找靠近气体一面的肠壁评估壁的厚度比较好

空肠和回肠憩室

空肠和回肠囊袋状突出有可能见于细菌过度生长、维生素 B_{12} 缺乏和巨细胞贫血。

盲袢综合征

发生于小肠旁路吻合手术后，肠内容物运行停滞。巨大憩室造成的吸收不良也可出现相同的动力学改变。

吸收不良

脂肪、水、蛋白质和碳水化合物从小肠吸收异常。

影像学征象

- 肠袢扩张
- 钡剂稀释（与水样肠内容物混合）
- 钡剂絮凝：钡剂聚集成颗粒状（主要见于较老式的钡剂混悬液）
- 通过缓慢
- 钡剂节段性（管腔不连续）罕见于新钡剂
- 印痕模式：钡剂聚集无特征性（罕见于新型钡剂）
- 紧绷模式：环状皱襞较细，聚拢，皱纹样
- 上述许多特征在新型钡剂中不再常见

口炎性腹泻

三个特征：

- 热带口炎性腹泻（病因不明；抗生素有效）
- 非热带性（成人；对小麦或其他谷物例的谷蛋白不耐受；HLA-DR3、IgA、IgM 抗体）
- 乳糜泻儿童

影像学征象

- 小肠扩张是最典型的表现（随疾病加重管径增加）
- 十二指肠结节状改变（泡状十二指肠）
- 空肠和回肠黏膜皱襞形态颠倒：空肠看起来像回肠，回肠看起来像空肠，十二指肠看起来像巢穴
- 节段性
- 分泌过多和黏膜萎缩产生印痕征（罕见）
- 一过性肠套叠（盘绕弹簧状）很典型
- 分泌增加：陈旧的钡剂混悬液絮凝
- 发生恶性病变、侵袭性淋巴瘤及癌的概率增加

伴随疾病

- 疱疹样皮炎
- 选择性免疫球蛋白 A 缺失

- 脾功能减退
- 淋巴结肿大
- 空洞性肠系膜淋巴结综合征

并发症

- 溃疡性空肠回肠炎：严重的节段性小肠肠壁不规则增厚，伴溃疡性狭窄
- 肠病：T 细胞相关性淋巴瘤
- 增加食管癌、咽癌、十二指肠癌和直肠癌的发生率
- 口炎性腹泻、小肠梗阻、硬皮病（SOS）：管腔扩张，运动迟缓，正常皱襞

导致吸收不良的其他疾病[*]

疾病	原发模式	注解
硬皮病	AM+D，绷紧模式	皱襞肌肉被纤维化取代
Whipple	DFTN，可出现淋巴结肿大	小肠脂肪代谢障碍
淀粉样变性	DFTN	微小结节状充盈缺损
淋巴管扩张症	DFTN，MA	肠壁淋巴管扩张
免疫蛋白缺乏	DFTN	结节状淋巴组织增生
肥大细胞增多症	DFTN	肝大，消化性溃疡，密质骨
嗜酸细胞性肠胃炎	皱襞很厚（息肉状）	食物过敏，70%
移植物抗宿主疾病	皱襞变平（丝带样）	骨髓移植
MAI 感染	DFTN，MA，假 Whipple	宿主免疫抑制

[*] 也见于感染性肠炎；
AM，异常蠕动；D，扩张；DFTN，弥漫性皱襞增厚伴小结节；MA，肠系膜淋巴结肿大；MAI，鸟胞内分枝杆菌

肥大细胞增多症

全身（小肠、肝、脾、淋巴结和骨髓）网织内皮系统（RES）和皮肤（95%）内的肥大细胞增生，伴组胺释放。

临床表现

- 腹泻
- 脂肪痢
- 组胺效应（面部潮红、心动过速、瘙痒、消化性溃疡）

影像学征象

小肠

- 不规则皱襞增厚
- 弥漫小结节

其他

- 硬化性骨质病变
- 肝脾大
- 消化性溃疡（HCl 分泌增加）

淀粉样变性

以不溶性纤维蛋白物质细胞外沉积为特征的多组疾病。通过受累脏器的活检确诊（双折射，刚果红染色）。临床上淀粉样变性综合征包括：

全身性淀粉样变性

- 免疫细胞恶病质（骨髓瘤、单克隆丙种免疫球蛋白增多症）
- 慢性 / 活动性疾病（见下）
- 遗传综合征
  神经性病变型
  肾病型
  心肌病型
- 长期血液透析
- 老年型

局灶性淀粉样变性

- 大脑血管淀粉样病变（Alzheimer 病，老年痴呆症）
- 皮肤病变
- 眼部病变
- 其他

常见伴有全身性淀粉样变性的慢性 / 活动性疾病（有很多少见原因）：

感染性病变（复发性和慢性）

- 结核
- 慢性骨髓炎
- 压疮溃疡
- 支气管扩张
- 慢性肾盂肾炎

慢性炎性病变

- 类风湿关节炎（5% ~ 20% 的患者）
- 强直性脊柱炎
- 克罗恩病
- Reiter 综合征
- 牛皮癣

肿瘤

- 霍奇金病（4% 的患者）
- 肾细胞癌（3% 的患者）

影像学征象

肾
- 肾病综合征
- 肾功能不全
- 肾小管酸中毒（RTA）
- 肾静脉血栓形成

消化管
- 小肠黏膜皱襞弥漫性增厚
- 回肠空肠化
- 小肠扩张
- 多发结节状充盈缺损，> 2 mm
- 肝脾大
- 巨舌畸形
- 结肠假性憩室（可单侧并且较大）

心脏
- 心肌病（限制性）
- 心律失常

神经系统
- 痴呆表现
- 腕管综合征
- 周围神经病变

小肠淋巴管扩张症

淋巴管异常的一类疾病（小肠固有层淋巴管扩张），临床上导致蛋白丢失的肠病。

原发型（婴儿型）表现如下：
- 全身性淋巴水肿
- 乳糜性胸腔积液
- 腹泻，脂肪痢
- 淋巴细胞减少

继发型（成人型）病因：
- 胸导管阻塞（放疗、肿瘤、后腹膜纤维化）
- 小肠淋巴瘤
- 胰腺炎

影像学征象

- 由于淋巴管扩张和白蛋白性水肿导致空肠和回肠皱襞弥漫性结节状增厚。CT 上见淋巴结肿大
- 由于肠液分泌过多致造影剂稀释
- 淋巴造影研究
  下肢淋巴管发育不良
  胸导管扭曲

淋巴结发育不良

胃肠道淋巴瘤

原发于小肠淋巴组织的淋巴瘤是与原发于淋巴结的淋巴瘤性质不同的一组淋巴瘤亚型。

GI 淋巴瘤见于其他部位健康的患者：
- 胃淋巴瘤来源于黏膜相关的淋巴组织（MALT）
- 通常为低度恶性
- 占小肠恶性肿瘤的 20%；好发年龄：50 ～ 60 岁
- 影像学征象
  50% 局限于胃肠道的肿块，结节，皱襞增厚（局限性或弥漫性）；淋巴结增大，30%；腹部以外所见，30%
- 大的溃疡型肿块代表肠腔内或肠腔外肿瘤（鉴别诊断：胃肠道间质瘤，转移性黑色素瘤，十二指肠憩室炎并脓肿，异位胰腺）
- 动脉瘤样扩张：局限性扩张，壁厚，肿瘤使管腔无收缩；Auerbach 神经丛病变

HIV 阳性或免疫抑制患者的胃肠道淋巴瘤
- 通常快速发展为进展性 NHL，对化疗反应差，生存期短
- 广泛的胃肠道外受累，80%
- 影像学征象：
  胃肠道病变：结节，皱襞增厚，肿块
  脾大，30%
  淋巴结肿大，30%
  腹水，20%

宿主抗移植物反应

骨髓移植后供者淋巴细胞抗受者器官的反应（胃肠道，皮肤，肝）。病理：隐窝上皮细胞颗粒状坏死。

影像征象

- 典型表现：极其狭窄的小脑袢，无特征性边缘（带状肠管）
- 管腔狭窄的原因是肠壁水肿
- 黏膜皱襞平坦（水肿）
- 钡剂涂布延长可达几天

硬皮病

硬皮病或进行性系统性硬化症（PSS）是一种主要累及皮肤、关节和胃肠道（食管＞小肠＞结肠＞胃）的全身性疾病。年龄：30 ～ 50 岁；女性＞男性。

影像征象

小肠

- 小肠袢扩张合并运动减弱是特征性表现
- 黏膜皱襞紧凑、集中（纤维化）：营养不良样表现
- 沿系膜相对缘分布的假囊，可同时累及小肠和大肠
- 节段性，分段性，无分泌过多

其他

- 食管扩张运动减弱，食管炎，LES（食管下段括约肌）松弛，反流，狭窄
- 十二指肠和结肠扩张（假性梗阻）
- 结肠气囊肿（激素治疗）
- 肺间质纤维化
- 肢端溶骨症
- 软组织钙化

Whipple 病

罕见的多系统疾病，细菌源性可能。主要累及的脏器包括骶髂关节、关节囊、心脏瓣膜、中枢神经系统和空肠。

临床表现

- 中年男性，美国、北欧
- 腹泻，脂肪痢
- 免疫缺陷

影像学征象

- 空肠弥漫分布的 1 ～ 2 mm 微小结节
- 无稀释或分泌增加
- 肠系膜结节状肿块（US 回声）；CT 上为低密度
- 骶髂关节炎

肠瘘

小肠与邻近结构内瘘，可见于克罗恩病，结直肠癌，术后和憩室病

分型

- 小肠小肠瘘：小肠→小肠
- 小肠结肠瘘：小肠→结肠
- 小肠外瘘：小肠→皮肤
- 小肠膀胱瘘：小肠→膀胱

- 小肠阴道瘘：小肠→阴道

影像诊断检查

- 瘘道造影（小肠外瘘）：经放入瘘道内的小导管注入水溶性对比剂
- 上胃肠道和小肠造影
- 钡灌肠

治疗

- 完全胃肠外营养使"肠管休息"
- 术后肠瘘可保守治疗后自愈
- 活动性克罗恩病引起的肠瘘通常需要切除病变肠管
- 环孢霉素和其他免疫抑制剂常用于治愈克罗恩病的瘘管，最近单克隆抗体（莫夫利西单抗）也常用

化疗药物介导的肠炎

- 化疗药物可引起自发性胃肠道水肿、坏死，甚至穿孔
- 常见于长期应用免疫抑制治疗以预防移植后排斥反应，或因白血病或淋巴瘤而接受长期化疗的患者中
- CT 表现可见于病变或非病变肠段
- 化疗介导的肠病表现为非特异性局灶性或弥漫性肠壁增厚，可伴有或不伴有靶征，或区域肠系膜血管充血、模糊，远段小肠更常见
- ACE（血管紧张素转换酶）抑制剂可引起血管性水肿导致可逆的肠壁增厚

感染性肠炎

隐孢子虫病

隐孢子虫为原生动物，在 AIDS 患者中常引起肠炎，而罕见于免疫正常患者。由粪便或十二指肠分泌物检查做出诊断。

常见影像学征象

感染	常见影像学征象
寄生虫	
十二指肠虫（板口线虫，钩虫属）	TFN
绦虫	FD
蛔虫	FD，小肠梗阻

续表

感染	常见影像学征象
感染（图 3-28）	
耶尔森鼠疫杆菌	TFN，溃疡，TI，
TB	狭窄→梗阻，TI
组织胞浆菌病	TFN
沙门氏菌病	TFN，TI
弯曲杆菌	TFN，结肠袋消失，TI
常见于 AIDS	
巨细胞病毒	盲肠 TF，全结肠炎
结核	盲肠 TF；淋巴结肿大（中央低密度），TI
MAI	TFN，淋巴结肿大（密度均匀）
隐孢子虫病	TFN
梨形鞭毛虫病	TFN，巨空肠，空肠痉挛

FD，虫体在肠内为表现为充盈缺损；MAI，鸟胞内分枝杆菌；TF，皱襞增厚；TFN，皱襞结节状增厚；TI，末端回肠受累常见

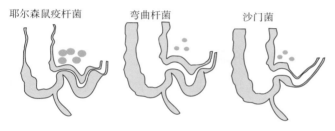

耶尔森鼠疫杆菌　弯曲杆菌　沙门菌

图 3-28

影像学征象

- 小肠皱襞增厚
- 小肠扩张

小肠寄生虫病

综述

病原菌（治疗）	感染途径	临床表现
线虫类（甲苯达唑）		
蛔虫，蚯蚓状 *	粪 - 口	小肠、胆道梗阻，PIE
十二指肠钩虫	皮肤穿透	缺铁性贫血，PIE
美洲钩虫	皮肤穿透	缺铁性贫血，PIE
粪类圆线虫	皮肤穿透	吸收障碍，PIE
鞭虫	粪 - 口	直肠脱垂
蛲虫	粪 - 口	
绦虫（吡喹酮）		
牛绦虫（牛带绦虫）	生牛肉	
猪绦虫（猪带绦虫）	生猪肉	囊尾蚴虫病：CNS
鱼绦虫	生鱼	维生素 B_{12} 缺乏
矮绦	虫	粪 - 口腹泻
吸虫（吡喹酮）		
异形吸虫	生鱼	腹泻
横川异形吸虫	生鱼	腹泻

* 钡剂胃肠造影时的蠕虫表现
CNS，中枢神经系统；PIE，肺浸润并嗜酸性粒细胞增多

蛔虫病（图 3-29）

人蛔虫（圆虫，长 15 ～ 35cm）是世界范围内最常见的寄生虫感染。

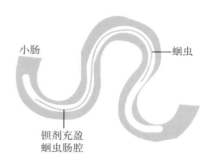

图 3-29

影像学征象

消化道

- 空肠＞回肠，十二指肠，胃
- 在小肠造影中虫体表现为充盈缺损
- 虫体肠腔充盈钡剂
- 虫体可呈串状："蛔虫团"
- 机械性小肠梗阻（SBO）
- 其他并发症：穿孔、扭转

胆道

- 间断性胆道梗阻
- 胆道肉芽肿性狭窄（罕见）
- 东方胆管肝炎

类癌

类癌起源于肠嗜铬细胞。部位：
消化道，85%

- 部位：阑尾，50% ＞小肠（33%），胃，结肠和直肠（2%）；从不发生于食管
- 90% 的小肠类癌发生于远端回肠
- 30% 的类癌为多发；40 ～ 80% 的消化道类癌播散到肠系膜

支气管树，15%

- 90% 为中央型，10% 为周围型

其他罕见部位

- 甲状腺
- 畸胎瘤（卵巢，睾丸）

胃肠道类癌的症状：

- 无症状，70%；梗阻，20%；体重减轻，15%；触及肿块，15%

类癌综合征

90% 的类癌综合征患者有肝转移。肿瘤产生 ACTH（促肾上腺皮质激素）、组织胺、缓激肽、血管舒缓素、血清素（与尿中排出的 5- 羟基吲哚乙酸一样），产生：

- 反复腹泻，70%
- 右侧心内膜纤维弹性组织增生，三尖瓣关闭不全，肺动脉瓣狭窄（由于肺内单胺氧化酶抑制剂的代谢，使左心不受累）
- 哮喘，支气管痉挛，15%
- 脸和颈部潮红

影像学征象

- 小肠内肿块病灶：充盈缺损
- 明显的促结缔组织增生反应导致小肠祥成角、扭结（栓系表现），肠系膜静脉充血
- 肠系膜肿块，在 CT 上表现为具有诊断特异性的辐轮样改变；有同样表现的只有一个疾病即收缩性肠系膜炎（非常罕见）
- 肠系膜肿块点状钙化
- 梗阻继发于促结缔组织增生反应
- 特有的血管样肿瘤（在血管造影时明显染色，在 T2WI 上呈明显高信号）
- 肝转移（动脉期提示）

并发症

- 缺血，伴肠系膜静脉受累
- 出血
- 恶性变：胃和阑尾肿瘤转移罕见；小肠肿瘤转移常见

放射性肠炎

- 因放射治疗导致小肠黏膜和小肠壁损伤
- 可耐受范围从最高到最低：十二指肠 > 空肠，回肠 > 横结肠，乙状结肠 > 食管和直肠
- 可耐受剂量（TD5/5）是 5% 的患者在 5 年内产生放射损伤的总剂量；TD5/5 在小肠为 4500 cGy，在直肠为 5000 cGy
- 表现：黏膜增厚和管腔狭窄，常见于盆腔组小肠，妇产科或膀胱肿瘤治疗后
- 长期后果：受累肠段狭窄；相邻肠祥粘连成角；蠕动减弱或消失

（张 洁 译 贺 文 校对）

结肠

概述

钡灌肠（BE）

患者准备

- 检查前一天进流食
- 检查前下午给予枸橼酸镁 300 ml
- 检查前的晚上给予 50 ml 蓖麻油
- 检查当天早上进行清洁灌肠

对比技术

1. 侧卧位下给患者插管。
2. 决定是否需要保留充气气囊；若需要，在透视下充气，并确定气囊位于直肠内。
3. 钡剂进入时透视。
4. 患者变为仰卧位（与双重对比造影相反）。缓慢灌注钡剂至超过乙状结肠的位置。拍摄前后位及两张斜位图像。
5. 尝试跟随透视探头。
6. 拍摄结肠脾曲及肝曲。
7. 拍摄盲肠及末端回肠。若遇到充盈缺损，触诊观察病变是固定或是浮动。
8. 拍摄俯视位图像及排空后图像。

双重对比技术

1. 患者保持侧卧位，插管。
2. 患者仰卧：给予胰高血糖素静注。使患者转至俯卧：这样可以帮助钡剂流动至降结肠，减少直肠及乙状结肠内钡剂的淤积，并因此减少不适感。缓慢灌注钡剂至超过结肠脾曲，使患者站立，冲着地面，使钡剂排空。
3. 置患者于水平俯卧位。开始缓慢充气并朝着医师转动患者至仰卧位。拍摄不同角度的乙状结肠片（拍摄任何一个充气像）。当患者处于仰卧位，检查钡剂是否已涂布升结肠。
4. 让患者站立，促进升结肠的涂布。尽可能通过肛管排空钡剂。打入更多空气。
5. 在直立位拍摄肝曲及脾曲图像。在轻微的不同角度下拍摄这两个肠曲。
6. 患者俯卧；使检查台下降。拍摄盲肠及乙状结肠片。
7. 拍摄俯视图像：

AP，PA

俯卧，左、右侧位

卧位

排空后图像

钡灌肠的禁忌证

- 怀疑结肠穿孔（使用水溶性碘化对比剂）
- 患者具有腹膜内渗漏的风险（使用泛影葡胺）：
  严重的结肠炎
  中毒性巨结肠
  近期深部活检
- 若结肠镜检查需要伴随灌肠，使用水溶性碘化对比剂
- 近期严重疾病：心肌梗死，脑卒中（CVA）

钡灌肠的并发症

- 穿孔（比例 1：5000），由于过量充气或气囊插入所致的外伤或薄弱的结肠壁
- 炎症性肠病患者门脉系统中出现气体（无严重的不良作用）
- 乳胶头过敏

胰高血糖素

胰高血糖素是由胰岛 A 细胞产生的 29- 氨基酸。

生理学上，刺激胰高血糖素释放的主要因素是饥饿（低血糖）。作用：

- 胰岛素拮抗（升高血糖）
- 松弛平滑肌细胞
- 胆囊括约肌和 ODDI 括约肌松弛；增加胆汁流动

胰高血糖素（0.1 ~ 1 mg 静注）对于钡灌肠或任何时候怀疑为"假性狭窄病变"的平滑肌痉挛都是有益的协助。因此可以用于食管、胃、十二指肠、小肠、正常胆道和结肠的评估。禁忌证包括：

- 嗜铬细胞瘤
- 胰岛素瘤
- 青光眼

CT 结肠成像（CTC）

- 代替结肠双对比造影检查及筛查结肠肿瘤
- 螺旋形获取包括俯卧及仰卧位在内的屏气时充气结肠的轴位图像
- 图像随后联合成详细的结肠模型并使用 2D 多平面重建或初级 3D 内镜显示观察

- 标准检查不需要静脉内对比剂且使用极低剂量 X 线技术，典型的为标准诊断 CT 的 20%，且比起双重对比钡灌肠减少接近 10%
- 检查大的息肉（> 10 mm）效果可以与纤维结肠镜检查（OC）相比较；检查 6 ~ 9 mm 的息肉效果约等于 OC；检查 < 6 mm 的息肉，OC 更有优势
- 使用最新技术的研究（初级 3D 化，排泄物标记）证明 92% > 10 mm 的息肉敏感；每个患者特异性 96%
- 目前与纤维结肠镜相似，需要导泻小肠准备

MR 肠造影（MRE）

- 用于评价患有炎症性肠病的患者的小肠及大肠
- MRE 在描述腔外畸形及区分活跃的与纤维化狭窄的能力方面具有压倒性的优势，且能够更好的描述瘘管。它不存在电离辐射
- 尽管有优势，也有局限性，首先是相对较长的采集时间。可能对早期黏膜病变的鉴别困难
- MRE 口服对比剂的最佳值大约是 1300 ml
- MRE 口服对比剂的种类：
- 阳性对比剂：使小肠肠腔在 T1 和 T2 上信号增高；包括糖醇美碳水化合物或钆对比剂在内的解决方案
- 阴性对比剂：使小肠肠腔在 T1 和 T2 上信号减低；包括口服对比剂在内的缺氧化物（胃肠道造影剂）
- 典型的 MRE 患者准备
- 在检查前 6 小时禁食
- MRE 序列
- HASTE 或 SSFSE；对运动不敏感。提供肠腔和肠壁的高度对比
- 高分辨超速平衡 GRE（FIESTA，True FISP）。对运动不敏感且提供相同的不透明肠腔。克罗恩病患者肠系膜表现的理想检查
- T2 加权像（脂肪抑制）或 STIR。钆增强图像是瘘管或相关的炎症改变的理想检查
- 在钆剂注射之前及之后取得 T1 加权 3D 梯度回波序列。主要用于评价肠壁强化及腔外发现

息肉

结肠息肉种类多样。非肿瘤性的，增生性息肉很长时间被认为是最常见的类型。

概述

	单一息肉	多发息肉
肿瘤的		
上皮来源	管状腺瘤	家族性息肉病
	管状绒毛腺瘤	加德纳综合征
	绒毛状腺瘤	
	透克症	
非上皮源性	类癌	
	平滑肌瘤	
	脂肪瘤	
	纤维瘤	
非肿瘤性的		
错构瘤	幼年性息肉病	Cronkhite-Canada 综合征
	黑斑息肉病	
炎性的	良性淋巴样息肉	幼年性息肉病，良性淋巴样息肉
	纤维肉芽肿性息肉	肉芽肿性结肠炎
未分类的	增生性息肉	增生性息肉

腺瘤性息肉

最常见的真性结肠肿瘤（相当于 70 年代 10% 的人口）。超过 50% 的息肉为多发。

临床表现

- 无症状
- 腹泻
- 疼痛
- 出血

腺瘤性息肉的种类

	管状	管状绒毛	绒毛
频率	64%	27%	9%
潜在恶性			
0.5 ~ 0.9 cm	0.3%	1%	2%
1 ~ 1.9 cm	4%	7%	6%
2.0 ~ 2.9 cm	7%	11%	17%

位置（图 3-30）

- 直肠和乙状结肠，60%
- 降结肠，15%
- 横结肠，15%
- 升结肠，10%

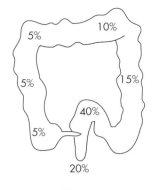

图 3-30

良性及恶性息肉的鉴别

- 通过影像学进行息肉的组织学鉴别总是困难的，所以大多数病变需要内镜取样。

良性与恶性息肉比较

特征	良性	恶性
大小[*]	< 1 cm	> 2 cm
蒂	可见（有蒂，细小）	缺乏（固定的）
轮廓	平滑	不规则，分叶
数量	单发	多发
结肠壁下	平滑	锯齿状，收缩

[*] 息肉越大，恶性可能越大 < 1 cm：0.4%，1 到 2 cm：4%，> 2 cm：> 10%

高危腺瘤（图 3-31）

- 息肉 ≥ 1 cm，高度异常增生
- 所有息肉 < 1 cm，一个病灶是高危腺瘤的可能性为 3%（大多数是增生性的，余下的为良性腺瘤）

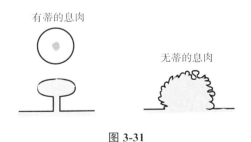

有蒂的息肉

无蒂的息肉

图 3-31

增生性息肉

是正常黏膜局灶性增生，因此不是腺瘤。增生性息肉无潜在恶性可能。增生性息肉起因于肠腺的过度增生。75% 的息肉出现于结肠脾曲远侧，大部分位于直肠乙状结肠区域。

影像学征象

- 有蒂的息肉
- 无蒂但 < 5 mm

炎症后息肉（PIPS）

炎症后息肉（假息肉，纤维息肉）表现为良性状态，与恶性肿瘤无关。PIPS 最常出现于克罗恩病和溃疡性结肠炎，由非溃疡组织的增生引起。

影像学征象

- 线状息肉：细小，短，分支结构

真性息肉与假性息肉的鉴别

	息肉	假性息肉
大小	大小一致	大小不一致
形态	圆形，有蒂，无蒂	Y 形，线状，不规则
边缘	轮廓清晰	模糊（炎症）
结肠袋	存在	扭曲（炎症）

息肉综合征

家族性息肉病

- 最常见的肠息肉综合征（比例 1：8000）
- 家族性息肉病患者的家庭成员应在青春期开始时筛查：恶变在 40 岁左右出现（治疗：预防性全直肠结肠切除术）

- 通常 > 100 枚息肉
- 息肉可能是无蒂的或者有蒂的
- 家族性腺瘤性息肉病（FAPS）是一种包括 Gardner 综合征和家族性息肉病在内的常见统称

Gardner 综合征

- 息肉：结肠 100%，十二指肠 90%，其他肠分段 < 10%
- 胃错构瘤
- 软组织肿瘤：包涵囊肿，硬纤维瘤（30%），纤维瘤
- 颅骨、下颌骨、鼻窦骨瘤
- 颅神经卡压
- 若未经治疗，100% 转移
- 小肠和胰十二指肠恶性肿瘤
- 建议行全结肠切除术

黑斑息肉综合征

- 第二常见的肠息肉
- 常染色体显性
- 除了食管以外，遍及整个消化系统的错构瘤
- 皮肤黏膜染色（颊黏膜，手掌，脚底）
- 息肉实际上无潜在恶性
- 轻度增加的胃、十二指肠和卵巢恶性肿瘤风险；睾丸、甲状腺和泌尿系统良性肿瘤

概述

类型	特点	胃部病变	SB	结肠	组织学	消化道恶性肿瘤	肠外表现
家族性息肉病	AD	< 5%	< 5%	100%	腺瘤	100%	–
Gardner	AD	5%	5%	100%	腺瘤	100%	骨瘤，其他 *
黑斑息肉病	AD	25%	95%	30%	错构瘤	罕见	口周色素沉着
幼年性息肉病	AD	–	–	100%	炎性	?	–
Twrcot 症	AR	–	–	100%	腺瘤	100%	胶质瘤
多发性消化道息肉综合征	NH	100%	50%	100%	炎性	无	外胚层改变
Cowden 病	AD	–	–	–	错构瘤	无	口腔乳头状瘤‡
Ruvalcaba-Myhre‡	AD	是	是	是	错构瘤	无	大头畸形，阴茎斑疹，精神迟滞，SC 脂肪瘤

* 软组织肿瘤，肉瘤，壶腹癌，卵巢癌

† 非常罕见

‡ 牙龈增生，乳腺癌，甲状腺癌

AD，常染色体显性；AF，常染色体隐性；NH，非遗传性；SB，小肠；SC，皮下

幼年性息肉

- 通常为直肠内较大的息肉
- 通常单发；80% 位于直肠及乙状结肠
- 出现在儿童，伴有出血、脱垂、梗阻

Cowden 病

- 多发性错构瘤综合征
- 皮肤黏膜色素沉着（颊黏膜、手掌、脚底）
- 最常见于直肠乙状结肠，也可能出现在食管
- 皮肤黏膜病灶→面部丘疹，口腔黏膜乳头状瘤，肢端角质化，巩膜纤维瘤
- 甲状腺畸形：甲状腺肿，腺瘤
- 乳腺癌（导管癌），30% 为双侧
- 子宫及宫颈癌
- 膀胱及尿道移行细胞癌

Lhermitte-Duclos 病

- 小脑皮质发育不良性神经节细胞瘤

Turcot 综合征

- 胶质瘤息肉综合征
- 伴随中枢神经系统胶质瘤和成神经管细胞瘤的结肠腺瘤

结肠癌

概述

在男性和女性中第三常见的肿瘤。风险因素：低碳饮食？同时性病变，5%，异时性病变，3%。

肿瘤风险因素

- 结直肠癌或腺瘤样息肉的个人史
- 慢性肠道炎症性疾病的个人史
- 结直肠癌或息肉的明确家族史（肿瘤或息肉在一级亲属中小于 60 岁发生或在二级亲属中的任何年龄发生）

注意：一级亲属定义为父母，兄弟姐妹或孩子。

一种遗传性结直肠癌综合征的家族病史（家族性腺瘤性息肉病或遗传性非息肉性结肠癌）

位置

- 直肠，35%
- 乙状结肠，25%
- 降结肠，10%
- 升结肠，10%
- 横结肠，10%
- 盲肠，10%

影像学征象（图 3-32）

- 息肉样
- 溃疡性
- 环形收缩（苹果核征）；长度 < 5cm
- 斑块状（例如一穴肛原癌在直肠肛门交界处）
- 胃硬癌（罕见）：长度（> 5cm）向周围蔓延

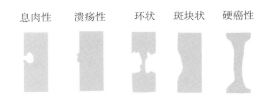

息肉性　溃疡性　环状　斑块状　硬癌性

图 3-32

并发症

- 梗阻
- 肠套叠（息肉样病变），罕见
- 局部穿孔（类憩室炎）
- 30% ~ 50% 的肿瘤局部复发
- 腹膜转移

阶段（图 3-33）

Dukes 分期系统

- Dukes A：局限于肠壁，15%
- Dukes B：扩展至浆膜或肠系膜脂肪间隙，35%
- Dukes C：淋巴结转移，50%
- Dukes D：远处转移：肝，25%，肾积水，10%，腹膜腔，肾上腺，10%

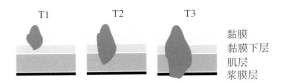

T1　　T2　　T3　　　黏膜
　　　　　　　　　　黏膜下层
　　　　　　　　　　肌层
　　　　　　　　　　浆膜层

图 3-33

TNM 分期

TX：可能没有肿瘤范围的描述

Tis：肿瘤处于最早阶段。它没有生长在结肠或者直肠黏膜（内层）以外的地方。这个阶段也被称为原位癌或者黏膜内癌。

T1：肿瘤已经穿过黏膜延伸至黏膜下层。

T2：肿瘤穿过黏膜下层延伸至固有肌层。

T3：肿瘤完全穿过固有肌层延伸至浆膜下，但不侵犯任何邻近器官或组织。

T4：肿瘤已经完全穿过结肠或直肠肠管壁扩散至邻近器官或组织。

Nx：无淋巴结受累的描述，可能因为信息不完整。

N0：无淋巴结受累。

N1：附近的 1 ~ 3 个淋巴结发现肿瘤细胞

N2：附近的 4 个或更多淋巴结发现肿瘤细胞。

Mx：无远处转移的描述，可能因为信息不完整。

M0：无远处转移。

M1：有远处转移。

诊断准确率

淋巴结转移的检测

- CT：50% ~ 70%
- MRI 目前 < CT

肝转移的检测

- 增强 CT：60% ~ 70%
- MRI：70% ~ 80%

（陈羽琦 译　贺　文 校对）

结肠炎

病因

特发性炎症性肠病

- 溃疡性结肠炎（UC）
- Crohn 病
- Behçet 病

感染性结肠炎

缺血性结肠炎

医源性

- 放射治疗
- 化疗

影像学特征

肠道炎症（任何病因）的影像学特征主要取决于病程的部位：

黏膜炎症

- 溃疡

  表浅：黏膜颗粒样，口疮样

  深部：钡剂烧瓶样积聚：项圈征

- 水肿

  钡剂移位：围绕溃疡中心的半透明晕环

- 痉挛

  局限性持续收缩

  肠腔狭窄

黏膜下炎症

- 溃疡（较黏膜炎症更深的线状）：鹅卵石样表现
- 肠壁增厚

  CT：壁增厚（> 3 mm 伴管腔扩张）

  晕征：脂肪（慢性）、灰色（亚急性或慢性）、白色（急性）伴强化

浆膜下肠系膜炎症

- 周围脂肪条索
- 炎性肿块
- 瘘
- 爬行脂肪：浆膜表面过多脂肪沉积（Crohn 病）

Crohn 病（节段性肠炎，克罗恩病）（图 3-34）

由于对肠道菌群的免疫改变而反复发生的肠道炎症性疾病。病变可以发生在整个胃肠道，但最多见于：

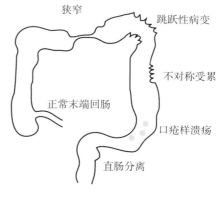

图 3-34

- 小肠（尤其末端回肠），80%
  - 30% 仅累及小肠
  - 50% 累及小肠和结肠
- 结肠，70%
  - 25% 结肠病变的患者有全结肠炎（影响整个结肠）
- 十二指肠，20%

病变的病理进程：初始事件→黏膜下淋巴组织增

生→淋巴水肿→口疮样溃疡→深部溃疡→瘘、脓肿→狭窄

影像学征象（图 3-35）

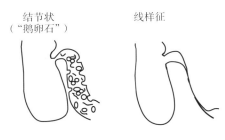

图 3-35

病变类型

- 皱襞增厚（水肿）
- 结节状（黏膜下水肿和炎症）
- 线样征：小肠管腔管状狭窄（水肿、痉挛、慢性瘢痕形成）
- Ω 征：小肠检查中管壁不对称受累所致挛缩和 C 形肠襻
- 羊角征：胃窦穹窿破坏并自胃窦至幽门部渐进性狭窄
- 溃疡：

  口疮样溃疡是早期病变且相当于黏膜糜烂（水肿堤内的微小溃疡直径达 3 mm 深达 2 mm）

  溃疡不规则散在分布于整个胃肠道且其间散在正常黏膜。

  溃疡增大并相互融合成线形，以及其间的水肿黏膜，形成溃疡结节状（"鹅卵石"表现）。

- 丝状息肉病：薄的、细条状、分支状黏膜病变；代表邻近剥蚀表面的黏膜增生的结果
- 窦道和瘘起自裂隙样或深部溃疡：为 Crohn 病进展期的特点
- 沿肠系膜边缘的脂肪增厚（爬行脂肪）和结肠旁淋巴结增大将肠襻分离
- 纤维化和瘢痕形成可以导致：

  假憩室（纤维化偏心性进展）

  僵硬的、无特征的肠管

  狭窄和梗阻

  肠管短缩

病变的空间分布

- 以移行区为典型改变的：发生于受累肠襻和正常肠管间
- 以跳跃性病变为典型改变的：肠管间断受累
- 病变最先出现于小肠系膜侧

管壁及壁外改变（CT 表现）

原发性小肠表现

- 肠壁增厚

  如扩张良好时正常 < 3 mm

  Crohn 病中平均直径：10 mm

  若 > 10 mm，鉴别诊断包括伪膜性、缺血性或巨细胞病毒结肠炎。

- 黏膜下环形低密度影被外周高密度影环绕：晕征
- 内层和外层环绕低密度的中层：靶征；中层脂肪密度；慢性，中层水样密度

肠周炎症（"脏脂肪""磨玻璃"）

肠系膜

- 脂肪积聚于浆膜表面（"爬行脂肪"）
- 炎性肠系膜脂肪（条索、"雾状"）
- 小肠系膜淋巴结肿大常见
- 梳征：直小血管沿结肠一侧壁延伸

肠外表现

- 胆道结石
- 骨骼并发症（可导致疼痛）

  脊椎炎

  骶髂关节炎

  激素并发症：骨髓炎、骨质疏松、缺血性坏死

- 肾结石，7%

并发症（图 3-36）

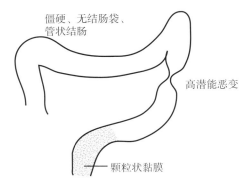

图 3-36

- 手术后疾病易复发（相比之下溃疡性结肠炎行结直肠切除术疗效好）
- 恶变发生率增加：

  胃肠道肿瘤

  淋巴瘤

- 中毒性巨结肠
- 瘘

- 脓肿形成

溃疡性结肠炎（UC）（图 3-37 和图 3-38）

病因不明。临床表现包括腹泻、直肠出血。疾病主要影响黏膜（隐窝脓肿）且通常起始于直肠。

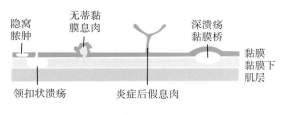

图 3-37

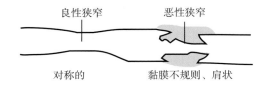

图 3-38

相关表现

- 关节，25%：关节炎、关节痛、强直性脊柱炎
- 肝，10%：硬化性胆管炎、慢性活动性肝炎、胆管细胞癌
- 皮肤：坏疽性脓皮病、结节性红斑
- 葡萄膜炎、巩膜外层炎

影像学征象

结肠袋消失、结肠缩短（铅管征）
颗粒状黏膜、表浅融合溃疡
息肉：

- 假息肉
- 丝状息肉（黏膜再生，小而薄的分支状息肉）

范围：

- 疾病最初出现且最重部位为直肠
- 从远侧至近侧连续散布于结肠
- 累及周围肠管
- 倒灌性回肠炎：不同于 Crohn 病，仅累及小部分末端回肠，回盲瓣张开

非典型影像学征象：

- 非典型分布形式：直肠分离（可以治愈），5%
- Crohn 病样表现：5% ~ 10% 的患者病变分布不连续

管壁和壁外改变（CT 表现）：

- 肠壁增厚轻于 Crohn 病
- 自直肠至近侧连续分布
- 若为全结肠炎，末端回肠仅很少一段受影响
- 重叠癌：肿块病变或管壁增厚狭窄
- 围绕直肠乙状结肠的多余脂肪（爬行脂肪）
- 局灶性淋巴结增大：常见于小肠系膜，腹膜后少见

并发症

- 中毒性巨结肠：横结肠结肠袋消失：KUB 平片上 > 6 cm 并伴假息肉（大多数会合并结肠炎）
- 狭窄、梗阻：良性或恶性。任何狭窄均提示恶性肿瘤
- 恶性肿瘤（是一般人群风险的 5 ~ 30 倍）
- 十岁后年发病率为 10%
- 25% 的病例为多发
- 常呈扁平和硬化增生

摘要

	Crohn 病	溃疡性结肠炎
一般特征		
分布	跳跃性病变，全胃肠道	局限于结肠、末端回肠
对称性	偏心性	同心性
溃疡	早期：口疮样溃疡（黏膜）	表浅
	晚期：深溃疡（鹅卵石样）	
瘘	常见	罕见
假息肉	有	20%
中毒性扩张	不常见	常见
狭窄	有	有
累及		
直肠	50%	95%
肛门	肛周瘘和肛裂	正常
末端回肠	狭窄、炎症、裂隙状溃疡（鹅卵石）	增宽并扩张（倒灌性回肠炎）、回盲瓣张开
其他		
手术	可能加重疾病	可治愈
癌症风险	不常见	高
复发	常见	结肠切除术后不会出现
临床表现		
腹泻	＋＋＋＋	＋＋＋＋
直肠出血	＋＋＋	＋＋＋
疼痛	＋＋＋＋	＋＋＋
体重下降	＋＋	＋＋
发热	＋＋＋	＋
腹部肿块	＋＋＋＋	-
营养不良	＋＋＋	＋

肛周瘘

在肛管上皮表面和皮肤间的异常连接。

病因学

- 原发性：肛门腺阻塞、淤血、感染、瘘
- 继发性：医源性（手术）、Crohn 病、感染、恶性肿瘤

类型

- 括约肌间型（常见）
- 经括约肌型（常见）
- 括约肌上型
- 括约肌外型（不常见并见于多重手术患者）

影像学征象

- MRI 是最好的评估技术
- 对瘘管描述和分型
- 黏膜缺损至肛周皮肤的距离
- 继发表现：脓肿、肠壁异常、反应性淋巴结

治疗

- 瘘管切开术
- 瘘管切除术
- 保留括约肌瘘管切除术
- 挂线法瘘管切开术

Behçet 病

与 Crohn 病相似。HLA-B51 相关性血管炎。

肠道表现

- 溃疡
- 狭窄
- 瘘

肠外表现

- 口腔、生殖器、皮肤溃疡
- 葡萄膜炎
- 动脉瘤
- 关节炎

感染性结肠炎

一些因素常易引起表浅病变（与溃疡性结肠炎相似），一些更可能引起透壁炎症（与 Crohn 病相似）。

感染性结肠炎常见于免疫缺陷人群。

感染性结肠炎的病因

病原体	类型	注释
弯曲杆菌	SU、DU	常位于远段结肠
志贺菌	SU	最严重处位于直肠乙状结肠
沙门菌	SU、TI	局限于结肠
淋球菌	SU	直肠
阿米巴原虫	SU、DU	弥漫分布而最重处位于右半结肠（阿米巴瘤）；小肠很少受影响
结核杆菌	DU	盲肠和末端回肠的界限消失（钡剂跳跃征）；淋巴结
性病性淋巴肉芽肿	DU	直肠狭窄常见
耶尔森菌	DU	末端回肠、盲肠常见
粪类圆线虫	SU	十二指肠、空肠＞结肠
毛首鞭形线虫（鞭虫）		直肠脱垂
血吸虫		肝脾大
Chagas 病		巨结肠、巨食管

DU，深溃疡（Crohn 病钡剂跳跃征样）；SU，表浅溃疡（溃疡性结肠炎样）；TI，更多影响末端回肠

巨细胞病毒（CMV）结肠炎

主要发生于免疫缺陷患者。

影像学征象

- 表浅（口疮样）或深溃疡
- 壁厚：＞ 10 mm
- 局限性分布于盲肠、末端回肠，或全结肠炎
- X 线摄影难以与伪膜性结肠炎相区分

盲肠炎（中性粒细胞减少性结肠炎）

经治疗的和（或）免疫抑制的白血病患者出现的累及盲肠、末端回肠和（或）升结肠的急性坏死性结肠炎。对年轻白血病患者尸检发生率为 10% ～ 25%。发病机制不明（白血病肠浸润、壁内出血、坏死、局部缺血）。手术指征包括内科治疗无效、穿孔、出血、盲肠周围脓肿和难以控制的败血症。

临床表现

- 右下腹疼痛，50%
- 腹泻，40%
- 穿孔时有腹膜炎体征

影像学征象

- 盲肠、末端回肠和（或）升结肠显著管壁增厚
- 盲肠周围积液和软组织索条较伪膜性结肠炎更显著
- 并发症：穿孔、结肠周围脓肿、积气

伪膜性结肠炎（PMC）

由抗生素（克林霉素、林可霉素＞四环素、氨苄西林；少见原因：葡萄球菌、激素、化疗药）给药后1～6周结肠内艰难芽孢梭菌过度生长所致的结肠炎。

临床表现

- 腹泻
- 发热
- 疼痛
- 白细胞增多症

影像学征象（图3-39）

平片异常占40%

- 结肠袋明显增厚、指压迹，40%
- 回肠，40%

CT异常占60%

- 结肠壁增厚（平均15 mm）但结肠袋存在且增厚（斑块、溃疡、水肿）
- 造影剂位于增厚的皱襞间（手风琴征）
- 通常起始于直肠且逆行进展
- 病变主要位于左侧；可能为全结肠炎
- 结肠周围脂肪改变，35%
- 腹水，35%

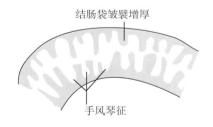

图 3-39

阿米巴病（图3-40）

感染溶组织内阿米巴。在墨西哥、南美洲、非洲和亚洲常见。临床表现包括腹泻（血样）和发热，但患者可长期无症状。传播通过人与人直接传布或者受污染的水货食物。

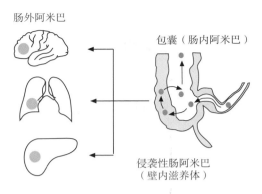

图 3-40

影像学征象

结肠

- 盲肠、右半结肠＞横结肠＞直肠乙状结肠
- 溃疡：初期为斑点状之后融合
- 圆锥盲肠
- 因治愈和纤维化而狭窄
- 阿米巴瘤：增生性肉芽肿（占病例的1%）
- 结肠周围炎症

其他

- 瘘管形成
- 因阿米巴形成肠套叠（儿童）
- 肝脓肿（非常疼痛）
- 胸膜肺脓肿
- 脑脓肿
- 皮肤蔓延（肛周区域）

肠结核（TB）

类型

- 原发性肠结核
  鸟-胞内分枝杆菌复合体（AIDS）
  牛分枝杆菌（牛奶）
- 自肺结核的血源性播散
  部位：盲肠＞结肠＞空肠＞胃

影像学征象

- 末端回肠狭窄（跳跃征）
- 肠壁显著增厚、部分缩短
- 溃疡、裂隙、瘘、狭窄
- 显著肥大：回盲瓣（Fleischner征）
- 局部淋巴结增大，可显示中央低密度

深层囊性结肠炎

以黏膜下出现充液包囊为特征的似良性病变。此病最常局限于直肠（85%）。囊肿可大至 3 cm。诊断行组织学检查以排除恶性肿瘤（囊性黏液腺癌）。

直肠性病淋巴肉芽肿

由沙眼衣原体致病。经由性接触传播，常见于男同性恋者中。主要特征为出血。发生腹股沟淋巴结化脓性炎症。诊断通过 Frei 皮内试验。

（王克扬 译 贺 文 校对）

其他结肠疾病

肠憩室（图 3-41）

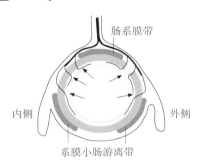

图 3-41

结肠憩室表示黏膜和黏膜下层外翻穿过肌层。外翻主要发生在血管进入肌层（即肠系膜和系膜小肠游离带）。95% 的憩室发生在乙状结肠，20% 位于近端结肠，不发生在直肠。穿孔导致憩室炎，临床表现为疼痛，发热 > 出血。

肠憩室

- 憩室发生在两结肠带之间
- 相关肌肉肥大

憩室炎（图 3-42）

- 钡剂从憩室顶端外渗（微穿孔），20%
- 腹腔内游离空气：罕见
- 壁内或结肠旁脓肿
- 双轨征（壁内瘘）：罕见
- 膀胱 / 子宫瘘，10%
- 肌肉肥大，25%
- 原位穿孔可能导致同时发生小肠梗阻

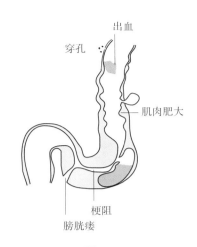

图 3-42

要点

- 本病常见，且在使用类固醇的患者中表现更糟
- 孤立的巨大的乙状结肠憩室是罕见的，由球型瓣膜结构导致
- 憩室炎的 X 线表现可能无明显的憩室
- 50 岁以上的患者相关肿瘤可能被遮挡，应在内镜检查之后决定

巨大乙状结肠憩室

特征性的影像学征象是一个大的球形，下腹部的充气结构集中于骨盆。虽然这种疾病是罕见的，但需要将它与乙状结肠和盲肠肠扭转重点鉴别。

并发症

- 憩室炎
- 小肠梗阻导致的粘连
- 穿孔
- 憩室肠扭转

阑尾

阑尾位于回盲瓣内侧壁约 3cm 以下。常见的异常包括：

炎症
- 阑尾炎

肿瘤
- 黏液囊肿：黏液异常堆积，腹膜假性黏液瘤破裂导致
- 囊腺瘤，囊腺癌，腺癌
- 类癌（通常于小肿瘤时在术中偶然发现）

阑尾炎（图 3-43）

阑尾炎继发于阑尾管腔 / 静脉回流受阻造成的阻塞→细菌的侵袭→坏死。三分之一的成年人缺乏典型的临床症状。

阻塞的常见原因有：

- 阑尾炎
- 淋巴增生
- 肿瘤
- 肠道蠕虫（通常是蛔虫）

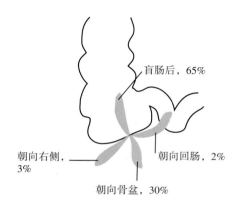

图 3-43

影像学征象（图 3-44 和图 3-45）

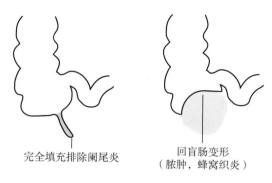

图 3-44

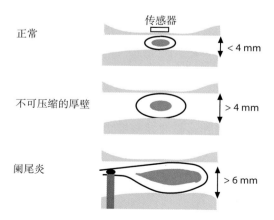

图 3-45

平片

- 阑尾炎钙化，10%
- 局限性肠梗阻
- 脓肿

钡剂灌肠

- 阑尾无充盈；完全填充可排除阑尾炎
- 肿块累及盲肠、回肠末端

CT

- 阑尾厚度 > 6 mm
- 钙化阑尾炎，30%
- 脂肪残留（次重要表现）
- 非对称性盲肠壁增厚
- 只有近端填充，远端炎症：提示阑尾炎
- 阑尾系膜淋巴结

超声

- 总阑尾厚度 > 6 mm
- 阑尾不可压缩
- 壁厚 > 3 mm
- 阑尾结石声影

选择性影像学研究

- 超声（灵敏度低于 CT）：儿童，孕妇
- CT：所有其他患者，症状出现 > 48 小时
- 在妊娠早期行 MRI

阑尾黏液囊肿

阑尾内积累的黏液异常扩张。大多数情况下是由于肿瘤（黏液囊腺癌），而其他情况下是由于阑尾口阻塞。

影像学征象

- 阑尾无充盈
- 光滑，圆形的阑尾肿块
- 曲线形钙化

肠脂垂炎

肠脂垂炎的急性炎症和梗死。肠脂垂是突出于结肠浆膜面的小的脂肪结构，见于乙状结肠至盲肠之间的游离结肠带和网膜侧结肠带

- 结肠周围小椭圆形的脂肪结节，当周围出现高密度环状影时伴随周围炎症
- 左下腹比右下腹更常见
- 中部增强减弱表示静脉血栓形成

缺血性肠病

基本的潜在机制是低氧血症，可以在小肠引起：

- 动脉闭塞（血栓形成，栓塞，血管炎），40%
- 低流量状态（可逆的，非闭塞），50%
- 静脉血栓形成，10%

缺血性肠病可能发生在任一上级肠系膜上动脉（SMA）或肠系膜下动脉（IMA）分布，或两者兼而有之。

缺血性肠病的原因

	SMA	IMA	SMV
闭塞	50%	5%	
栓子			
血栓形成			10%
非阻塞性	50%	95%	
低灌注			

影像学征象

SMA 分布

- 病人，低血压，酸中毒，高死亡率
- 需要手术治疗，切除
- 平片检查结果与小肠梗阻相似，可以看到在小肠壁上的"花瓣印"
- 黏膜下水肿＞积气＞门静脉气体，5%

IMA 分布

- 患者症状不严重（与憩室炎相似）
- 通常影响 1～3 英尺结肠（1 英尺 ≈ 0.3 m）（脾曲至乙状结肠）
- 累及直肠：15%
- 肯定的非闭塞性的病因
- 指压征：肠壁出血和水肿
- 很少全结肠分布
- 也可引起溃疡
- 保守治疗：自发愈合，罕见狭窄
- CT：晕轮征或靶征

肠扭转（图 3-46）

位置：乙状结肠＞盲肠＞横结肠

诱发因素：肠曲冗长，肠系膜拉长，慢性结肠扩张。采用钡灌肠检查诊断。

乙状结肠扭转

- 严重扩张的乙状结肠肠袢（倒 U）从骨盆到上腹象限
- 近端结肠扩张典型，但非一定存在。

- 通常发生在老年便秘患者

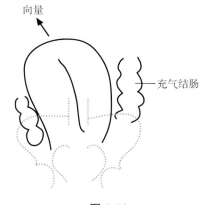

图 3-46

影像学征象

- 严重扩张肠管：结肠袋消失；U 形结构
- 延伸至上腹部
- 肝重叠征：肝下缘重叠
- 顶端位于 T10 以上
- 上方显示征：扩张性的扭曲的乙状结肠位于横结肠上方
- 顶端位于左侧膈肌下方
- 下方收敛入骨盆

盲肠肠扭转（图 3-47）

- 在所有结肠扭转病例中占 35%
- 严重扩张的盲肠向中腹部旋转病指向左上象限（左上腹部）；回盲瓣向内侧移位形成肾样或咖啡豆样软组织切迹
- 相邻小肠扩张，远端结肠减压。
- 穿过 Winslow 孔：小网膜囊疝

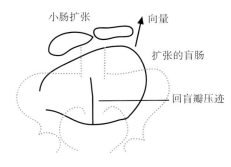

图 3-47

轴锁样盲肠

- 移动的盲肠在整个中下腹部水平折叠。
- 可类似盲肠扭转，但更可能位于骨盆且小肠不扩张。

大肠的假性肠梗阻（奥格尔维综合征）

中老年患者的结肠扩张。经常有滥用泻药、抗帕金森病药物或代谢异常病史。

影像学征象

- 扩张，无肠袋结肠
- 经常影响近端结肠
- 无机械性梗阻
- 钡灌肠是首选检查方法

中毒性巨结肠（TMC）

严重的横结肠扩张，发生于炎症从黏膜扩散至结肠的其他层面时。结肠无蠕动且可能穿孔，有 30% 的死亡率。

任何患有溃疡性结肠类（UC）或 Crohn 病严重到足以存在中毒性巨结肠的风险的人应住院治疗并密切监视；许多患者需要手术治疗。

根本原因包括：

- UC（最常见的原因）
- 其他结肠炎（少见）：Crohn 病，假性结肠炎，缺血性，感染性（CMV，阿米巴）

影像学征象

- 扩张（> 6 cm），横结肠
- 无肠袋不规则的结肠轮廓，可能出现腔内软组织肿块（假息肉）
- 禁忌钡灌肠；进行直肠镜检查；重力测试（患者卧位，俯卧位）平片评估
- 在有效治疗之后横结肠直径应减少

（陈羽琦 译 贺 文 校对）

肝

概述

肝解剖（图 3-48）

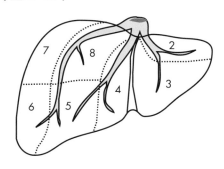

图 3-48

肝依据肝静脉、门静脉分为八段。命名方法：

　　欧洲标准（依据肝静脉划分）

　　　　左肝：2、3、4 段；

　　　　右肝：5、6、7、8 段；

　　美国标准（依据肝肝裂及胆囊窝划分）

　　　　肝左叶：2、3 段

　　　　肝右叶：4、5、6、7、8 段

　　在超声检查中，三条肝内韧带（相对于肝呈明显高回声）在解剖定位方面起到了重要的作用。

肝韧带

韧带及位置（图 3-49，A-C）

超声多普勒波形（图 3-50）

　　肝静脉

- 三相流动形态
- 动脉收缩（右心室）

　　门脉

- 低流速形态（10 ~ 20 cm/s）
- 呈现呼吸运动变化

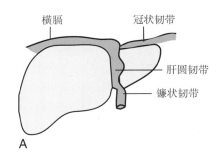

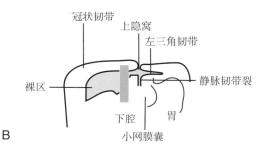

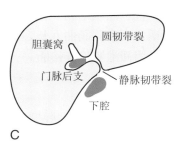

图 3-49

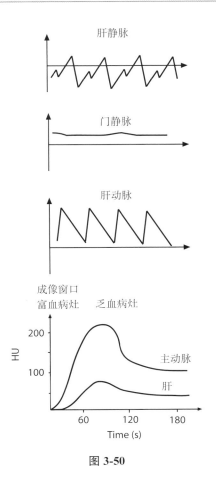

图 3-50

- 三尖瓣反流及低身体质量指数（BMI）时会出现门脉血流搏动现象

肝动脉

- 低阻抗
- 动脉流动形态
- 血流方向与门静脉相同

CT 增强扫描类型（CECT）

平扫 CT，肝略高于脾 8 ～ 10 HU

- 肝动脉占肝供血的 25%
- 门静脉占肝供血的 75%
- 大部分肿瘤只有动脉供血

动态团注 CT（门静脉期图像用于诊断乏血供病变）

- 120 ～ 150 ml，流速 2 ml/ 秒
- 常规 CT：40 秒延迟扫描
- 螺旋 CT：80 秒延迟扫描

动态团注 CT（动脉期图像用于诊断富血供病变）

- 20 秒延迟扫描，流速 3 ～ 5 ml/ 秒

概述

韧带	位置	标记
镰状韧带	自脐延伸至横隔	分隔肝左内叶、左外叶
圆韧带（圆韧带 = 闭塞脐静脉）	左叶高回声结构	胃食管连接部
主叶间裂（主裂，叶间裂，斜形韧带）	自胆囊延伸至肝门	划分肝左、右叶（美国）
静脉韧带裂	位于左外叶与尾状叶之间	包含肝胃韧带

- 可存在肝一过性强化（动脉供血为主，门脉供血减少）
- 延迟 80 秒进入门静脉期

平衡期 CT

- 对比剂注射后 10 ～ 20 分
- 胆管细胞癌、纤维性肿瘤及瘢痕出现延迟强化

延迟大剂量 CT（图 3-51）

现如今已少用

- 总碘含量 60g
- 1% ～ 2% 对比剂经肝排泄
- 注射对比剂 4 ～ 6 小时后，肝 CT 值会有大约 20HU 的增加

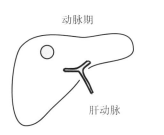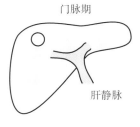

图 3-51

肝 MRI

肝特殊序列及相应参数因磁共振场强及供应商的不同略有差异。一般性的 MRI 序列：

- SSFSE 或者快速梯度回波序列
- 横轴位 T1 加权同反相位梯度回波序列
- 横轴位 T2 脂肪抑制双 TE 序列；TE 为 60 和 120 msec
- 全肝横轴位弥散加权序列
- 横轴位 3D 梯度回波 T1 加权序列
- 增强后横轴位 3D 梯度回波 T1 加权序列（分为动脉期、门脉期、平衡期）

MR 弹性成像

一种无创性量化肝（或其他脏器）弹性、硬度的新 MR 技术。

放置机械设备在邻近肝位置，在腹腔内产生预先设置频率为 40 ~ 120 Hz 的剪切波。

当这些剪切波穿行于肝时，通过梯度回波序列得到 MRI 图像。剪切波的速率及波长取决于组织的软硬程度（较硬的组织会使速率及波长增加）。该技术可用于评估肝纤维化。

肝弥漫性疾病

肝炎

病因

病毒性肝炎
- 甲型肝炎、乙型肝炎、丙型肝炎、丁型肝炎
- 其他病毒：巨细胞病毒、Epstein 病毒、单纯疱疹病毒、风疹病毒、黄热病

化学性肝炎
- 酒精
- 药物：异烟肼、三氟溴氯乙烷、苯妥英钠、甲基多巴、对乙酰氨基酚
- 毒素，例如 CCl_4

影像学征象

超声
- 胆囊壁可见增厚 .
- 急性肝炎门脉三联管回声增强（鉴别：胆管炎），慢性肝炎回声减弱
- 回声：回声方式评估困难，且在不同观察者之间存在相当大的主观差异。只有在脂肪肝时会出现肝回声明显增强

MRI
- 肝 T1 和 T2 弛豫时间增加
- T2 像可见平行于门脉血管的高信号带（门静脉周围水肿）

肝硬化

为伴有假小叶形成（缺乏中央静脉）的肝纤维化。

类型

- 慢性硬化性肝硬化：肝细胞再生能力减弱、结节少，肝体积缩小、质硬

- 结节性肝硬化：再生活跃合并有多发结节；早期肝体积增大

病因

- 酗酒（最常见，Laënnec 肝硬化）
- 乙型肝炎
- 胆汁性肝硬化
- 血色病
- 心力衰竭、缩窄性心包炎
- 其他少见原因
  肝豆状核变性
  α_1- 抗胰蛋白酶缺乏
  药物所致

影像学征象

肝超声表现
- 肝体积减小，回声增强，粗糙，不均匀
- 表面呈结节样
- 再生结节：低回声
- 单纯肝囊肿及血管瘤少见于肝硬化
- 肝硬化病变在肝各段分布不均：
  肝左叶较右叶体积增大 .
  肝左外叶体积增大（2，3 段）；肝左内叶减小（4A，4B 段）
  尾状叶（1 段）与肝右叶（5，6 段或 7，8 段）宽度比大于 0.6.

门静脉高压（门静脉压力 > 10 mm Hg）
- 静脉曲张：胃左旁静脉，食管周围静脉，肠系膜静脉，腹膜后静脉，脾肾静脉
- 脾大
- 腹水

并发症

- 10% 的肝硬化患者并发肝细胞性肝癌（HCC）；血管瘤非常少见（2%）。螺旋 CT 或者磁共振动态增强动脉期利于显示发生在肝硬化中的肝细胞性肝癌病灶，而延迟 CT 或平扫 MRI 对于病变显示较差
- 静脉曲张伴出血

脂肪肝

病因

- 肥胖（最常见病因）
- 酒精

- 饮食过量
- 体虚
- 化疗
- 肝炎
- 类固醇，Cushing 综合征

影像学征象

大体

- 弥漫性密度减低（相比较于血管）
- 局灶性脂肪浸润多呈地图状分布（直行边缘），偶尔会有肿瘤样特征；局限性脂肪肝区域与正常肝相间分布
- 还可见局灶性脂肪样"肿块"，多位于镰状韧带旁，左叶内叶前外侧缘
- 无占位效应：脂肪区域内血管分布形态正常
- 随时间变化快：脂肪成分出现和消失，最快可为 6 天
- 常见的脂肪化区域：
  1 段（门静脉周围）
  4 段（左内叶）

超声

- 目测标准（最常用）
  脂肪肝时，肾皮质信号强度好于肝。肝内血管边界显示模糊或消失。膈肌显示差（束衰减增强）
- 定量
  通过背向散射振幅测量方法进行测量

CT

- 在正常生理状态下，肝实质平扫 CT 值约在 55 ～ 65 HU；略高于脾 10 HU；每克肝实质中每增加 1 mg 甘油三酯，CT 值相应减少 1.6 HU
- 脂肪变性区域呈低密度（低于脾），而正常肝实质呈相对高密度
- 肝静脉及门静脉相比于密度减低的肝实质呈略高密度
- 常见的局灶性脂肪沉积部位：4 段、镰状韧带前缘

MRI

- 应用脂肪抑制技术来明确脂肪成分的存在

局灶性融合性纤维化

CT 征象

- 平扫 CT 呈楔形低密度区；MRI 中 T1WI 呈低

信号，T2WI 呈高信号

- 肝包膜皱缩（90%）
- 全叶、段受累
- 位于肝左叶内侧段和（或）右叶前段
- 可呈持续性延迟强化

糖原蓄积病

酶缺乏导致的肝内和其他脏器多糖的贮积。

糖原贮积病

疾病类型	酶缺乏	受累脏器
von Gierke	葡萄糖 6 磷酸酶	肝、肾、肠
Pompe Lysosomal	葡萄糖苷酶	所有脏器
Forbes，Cori	脱支酶	肝、肌肉、心脏
Andersen	分支酶	广义支链淀粉
McArdle	肌磷酸化酶	肌肉
Hers	肝磷酸化酶	肝
Tarui	磷酸果糖激酶	肌肉

影像学征象

主要肝表现

- 肝大
- 超声：肝回声增强（类似脂肪肝）
- CT：密度增高（55 ～ 90 HU）

其他脏器

- 肾增大

肝并发症

- 肝腺瘤
- 肝细胞性肝癌（少见）

高雪氏病

葡萄糖苷脂酶缺乏导致神经胺在网状内皮系统内异常聚集。

临床征象

- 肝：肝脾大、肝功损伤、血色素沉积
- 骨髓：贫血、白细胞减少、血小板减少、骨骼疼痛

影像学征象

肝

- 肝大

脾

- 脾大（明显）
- 局灶病变（梗死）呈低密度（CT），超声呈高回声

肌骨系统

- 股骨呈锥形瓶改变
- 弥漫性骨质疏松
- 多发骨囊肿
- 股骨头无菌性坏死

血色素沉着病

铁元素沉积。临床表现包括，青铜色糖尿病、肝硬化、糖尿病及色素沉着症。

类型

	原发性	继发性
遗传学	常染色体隐性遗传	非遗传因素造成铁沉积
机制	肠黏膜异常导致铁吸收过量实质细胞内铁过量，常见于肝、胰腺、心肌、垂体、甲状腺和滑膜	失血患者大量输血后铁沉积主要位于肝（Kupffer细胞）、脾内吞噬细胞
临床	主要导致细胞损伤、脏器功能损伤	少有中毒

影像学征象

超声

- 肝呈高回声

CT

- 肝实质密度（> 75 HU），高于脾
- 肝内血管因密度相对较低突出显现

MRI

- 在原发性血色素沉着病中，肝、胰腺、心肌在 T2WI、T1WI 及 T2* 像上呈明显低信号，而脾、骨髓不受累
- 在继发性血色素沉着病中，肝、脾及骨髓信号减低，而胰腺不受累
- 铁素的定量可通过梯度回波 T2* 并适当延长回波时间来获得。关于肝内铁素含量测定评估的免费网站（http://www.radio.univ-rennes1.fr/Sources/EN/Hemo.html）
- 肾内铁素的沉积以及信号的下降只有在血管内溶血时出现，多是由于一些机械性应力导致，可来自心脏瓣膜、阵发性睡眠性血红蛋白尿症以及镰状细胞溶血危象时

并发症

- 原发性血色素沉着病继发 HCC

感染性病变

化脓性脓肿

病原体：大肠杆菌、链球菌、厌氧菌

病因

- 逆行性胆管炎
- 创伤、手术
- 门静脉炎

影像学征象

- CT：低密度病变，边缘可见强化，中心不强化
- 双靶征：壁强化并伴有周围低密度区（水肿），30% 含有气体
- 经皮脓肿引流：脓肿均可经皮肤引流，尤其：深部脓肿
  治疗无效者
  手术禁忌者

阿米巴脓肿

病原体：阿米巴原虫

影像学征象

- 脓肿内气体少见，除非伴有继发感染
- 不规则，粗糙边缘
- 内部间隔，30%
- 多发脓肿，25%

治疗

- 保守治疗：甲硝唑
- 以下情况为脓肿引流指征：
  治疗无效者
  手术禁忌者

棘球绦虫（包虫病）

人体是狗型绦虫（棘球绦虫）的中间宿主。绦虫幼虫可穿透人体肠黏膜在肝、肺脏内播散（多于脾、肾、骨骼系统及神经系统）。在一些依靠狗进行畜牧养殖的国家颇为流行（例如，希腊、阿根廷、新西兰）。两种类型包括：

- 细粒棘球绦虫（宿主：狗、猫）：常见，少数为大囊
- 多房棘球绦虫（泡球蚴病；宿主：啮齿类）：少见，侵袭性强

多数患者儿童时期患病. 起初，囊肿约 5 mm，而后每年以 1 cm 的速率增大，直至出现症状。

影像学征象（图 3-52）

细粒棘球绦虫

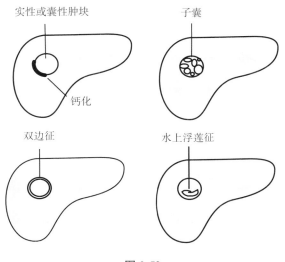

图 3-52

- 边缘清楚的囊肿（多房＞单房）
- 囊肿多数较大
- 大囊内有子囊（多间隔囊肿）
- 环状钙化，30%
- 双边征：囊外缘、囊内缘
- 水上浮莲征
- 囊壁强化

多房棘球绦虫

- 肝内多发的边缘不清的低密度病灶
- 浸润性病变（慢性肉芽组织反应并坏死空洞）
- 点状钙化，而非环状

囊肿分型

Ⅰ型：囊内成分纯液体，单房，边缘清楚；经皮穿刺治疗

Ⅱ型：部分或全部膜脱离于囊内；经皮穿刺治疗

Ⅲ型：多间隔或多房；经皮穿刺治疗

Ⅳ型：不均匀囊性病变；不适用于经皮穿刺治疗

Ⅴ型：壁钙化；不适用于经皮穿刺治疗

并发症

- 破裂进入腹腔、胸腔及心包腔内
- 梗阻性黄疸：由于外在压迫、胆道内部梗阻及胆管瘘
- 继发感染（细菌性）需要持续引流
- 过敏反应、休克、弥散性血管内凝血（DIC）＜ 1%

经皮穿刺引流

手术切除是治疗首选，经皮穿刺引流适用于手术

禁忌者。

- ＜ 6 cm：19-g 号针吸引
- ＞ 6 cm：6 Fr 导管留置 1 天

  注入 15% ~ 20% 高渗 NaCl（囊内容量的 1/3）或乙醇（囊内容量的 1/2）约 20 分钟，并嘱患者转体。而后通过重力作用进行导管引流。

- 预防性阿苯达唑 20 mg/kg q12h PO，1 周
- 麻醉医师备岗以应对过敏性反应
- 治疗前预防性应用 200mg 氢化可的松
- 并发症

  过敏反应、休克，DIC ＜ 1%

  胆管瘘

  继发感染（细菌性）需要延长引流时间

- 只有约 70% 的患者液体检查有阳性所见，有包虫碎片。

肝紫癜病

- 是一种少见的良性进展性疾病，常与类固醇药物、口炎性腹泻、糖尿病、血管炎以及血液系统异常有关
- HIV 阳性感染者常出现杆菌性肝紫癜病，常由巴尔通体引起
- 多发圆形病灶，具有有离心性或向心性的强化特点
- 血管造影时，动脉晚期病变内可见多发结节样血管性病变

肿瘤

肝肿瘤类型

概述

起源	良性	恶性
肝细胞	肝细胞腺瘤	肝癌
	肝局灶性结节性增生	纤维板层性肝癌
	再生结节	肝母细胞瘤
胆管细胞	胆管囊腺瘤	胆管癌
	胆管腺瘤	囊腺癌
间质性	血管瘤	血管肉瘤（钆对比剂）
	纤维瘤、脂肪瘤，其他	原发性淋巴瘤（AIDS）
异位组织	肾上腺	转移瘤
	胰腺来源的	

超声常用于鉴别实性或者囊性占位，当实性占位（＞1 cm）时，经常使用 MRI 或者增强 CT（更多选择 MRI）做进一步鉴别。两个常用的描述病变特点的观察指标包括：信号的强度和病变的形态特点。

病变形态学特点 *

	囊肿	血管瘤	FNH	腺瘤	HCC	转移瘤
年龄	各年龄	各年龄	20～40	20～40	50～70	40～70
性别	M = F	F > M	F ≫ M	F ≫ M	M > F	M = F
AFP	NI	NI	NI	NI	升高	NI
瘢痕	无	巨大	常见	偶尔	偶尔	无
钙化	偶尔	有	无	无	少有	少有
破裂	有（少见）	有（少见）	无	有	有	无
超声	无回声	高回声	多样	多样	多样	多样
CT	低密度	瘢痕强化†		动脉期强化	囊样强化	多样
	无强化	早期周边强化	动脉期强化			
MRI	脑脊液信号	脑脊液信号	肝信号 ‡	肝信号	肝信号	脾
血管造影	无血管	富血管	富血管	富血管	富血管	多样
闪烁扫描术 §	冷结节	摄取	摄取	摄取	冷结节	冷结节

NI，不显示

* 最常见具诊断价值模式

† 边缘结节样强化并向心性填充

‡：动脉期强化并中心区瘢痕延迟强化

§ 示踪红细胞扫描

除了血管瘤以外，大多数病变在小于 1cm 时诊断较为困难。高回声病变伴有低回声晕者，考虑为恶性，除非证实为其他病变。

MRI 病灶特点

信号强度	
T1 高信号肿瘤	HCC，退变结节，肿瘤出血，黑色素瘤，血色素沉着时肝内病变，门脉血栓
T2 低信号肿瘤	再生结节
T2 灯泡征（近似脑脊液信号）	血管瘤，囊肿，囊性转移瘤，囊腺癌
其他形态学特点	
瘢痕	FNH，腺瘤，血管瘤
包膜	HCC，腺瘤

血管瘤

发病率：占人群 4%～7%。80% 为女性。血管瘤可增大，尤其是妊娠期间或服用雌激素期间。分为两种类型：

- 典型血管瘤（常见）：小，无症状，偶然发现
- 巨大型血管瘤（＞5 cm，不常见），可以有：伴随症状（出血、血栓形成）

Kasabach-Merritt 综合征：血小板在血管瘤内破坏导致血小板减少（少见）

影像学征象

超声

- 高回声，80%
- 低回声病灶，常伴有高回声环，10%；尤其在脂肪肝
- 巨大血管瘤回声不均匀
- 彩色多普勒可以显示外周无回声的血管结构
- 常见后方回声增强（甚至见于低回声病灶）.

CT

- 低密度，平扫边界显示清楚
- 在动脉期可见边缘明显的球形、结节状强化
- 造影剂注射后数分钟内可见到中心填充式强化（巨大血管瘤时间略长），但是，这种强化特点也可在部分转移瘤中出现

MRI

- 在重 T2 序列中呈高信号（类似于脑脊液，灯泡征）
- 增强后，呈边缘结节样强化并向中心填充

- 首选检查方法

核医学图像（SPECT：应用 ^{99m}Tc 示踪红细胞技术）

- 在动态图像早期摄取较低
- 在延迟后血池图像（1 ～ 2 h 后）摄取增加
- 只对大于 3 cm 病变敏感（受限于空间分辨率）

局灶性结节性增生（FNH）

少见的肝肿瘤，多发生在年轻女性（75%）。成分包括肝细胞、Kupffer 细胞以及胆管结构。是否与口服避孕药有关存在争议。多需保守治疗；无恶变，20% 为多发。

影像学征象

概述

- 肿块病灶，因其含有与肝一样正常成分（肝细胞、Kupffer 细胞，以及胆管结构），密度、信号和回声强度与肝一致，因此一般难于发现。
- 中心瘢痕常见
- 70% 有正常或升高的 ^{99m}Tc 硫胶体摄取；30% 摄取减低

超声

- 等回声
- 彩色多普勒中心血管可为辐轮样改变

MRI

- 与肝信号相似；中心瘢痕在 T2WI 上呈高信号
- 动脉期强化
- 延迟期中心瘢痕强化
- 在注射 Gd-BOPTA 一小时后仍有强化
- 血管造影：富血供病变

腺瘤

由肝细胞组成，无胆管结构或者 Kupffer 细胞（^{99m}Tc 硫胶体扫描低摄取）. 相比较于 FNH 少见。常与口服避孕药以及糖原贮积症（尤其是 Von Gierke 病）伴发。可在停止激素治疗后完全消失。肝腺瘤病呈现为一特征显著的独立疾病。在组织成分上，肝腺瘤病与其他腺瘤类似，但是前者与类固醇无关，且为多发、进展性，多伴有症状，并更易于导致肝功能损伤、出血，甚至恶变。

并发症

- 出血
- 梗死
- 恶变

影像学征象

- 多为实性，有包膜。糖原贮积病并存肝腺瘤病的患者在图像中可有数十个腺瘤病灶，在切除的标本上细致检查病灶更多。
- CT：边缘低密度（肝细胞内脂质沉积）。由于肝腺瘤中几乎都为肝细胞以及数量不等的 Kupffer 细胞，因此，大多数在平扫以及门脉期、延迟期相比较于肝呈等密度，是不足为奇的。在脂肪肝的患者中，腺瘤在平扫及增强扫描各个期相呈高密度
- 超声：无明显特异性（可为低回声、等回声或高回声）
- MRI：因病灶内部的脂质成分，在反向位梯度回波序列中可见信号降低。动脉期，病变可见强化，而包膜可见延迟强化
- ^{99m}Tc 硫胶体扫描呈低摄取
- 血管造影：表现多样（富血供、乏血供），无新生血管池以及动静脉分流

FNH 与腺瘤鉴别要点

特点	FNH	腺瘤
性别	女性	女性
激素治疗	–/+	+++
多发	+++	++
中心瘢痕	Yes	No
内部出血	–/+	+++
钙化	–/+	+
动脉期强化	均匀	不均匀
肝胆管性对比剂（Gd-BOPTA）	摄取	无明显摄取
肝网状内皮性对比剂	摄取	摄取

Gd-BOFTA：gadolinium-benzyloxypropionic tetra-acetate

肝细胞性肝癌（HCC）

全球最常见的脏器恶性肿瘤。

好发地区

- 亚洲（尤其日本）、非洲：5% ～ 20%
- 西半球：0.2% ～ 0.8%

危险因素

- 肝硬化：约 5% 发展为 HCC
- 慢性乙型肝炎：10% 发展为 HCC
- 肝毒素（黄曲霉毒素，口服避孕药，氧化钍胶体）

- 儿童代谢性疾病（半乳糖血症，糖原贮积症）

影像学征象

概述

- 三种形式：肿块型（25%），多发结节型（25%），弥漫型（50%）
- 门静脉（35%）以及肝静脉（15%）受累常见（其他恶性病变少见）。
- 转移：肺＞肾上腺，淋巴结＞骨骼（尸检中占10%～20%，骨转移伴有疼痛）
- HCC 多发生在异常肝组织内（肝硬化，血色素沉着症）

CT

- 低密度肿块病灶
- 脂肪肝中呈高密度
- 强化：动脉期早期强化
   动脉供血，当出现动静脉瘘时，可出现早期强化以及门脉期持续强化
   静脉侵犯，50%
   肝硬化背景下，螺旋 CT 以及动态 MRI 增强扫描动脉期对于 HCC 的显示最好。
- 钙化，25%
   更多见于纤维板层性肝癌：40%（预后相对较好，好发于年轻人群，AFP 正常，中心瘢痕钙化）

超声

- 多数小 HCC 呈低回声。
- 较大 HCC 多不均匀
- 纤维板层性肝癌为高回声
- 高流速；彩色多普勒超声可显示供血血管

MRI

- T1WI：高信号，50%（脂质成分）；等信号、低信号，50%
- 25%～40% 出现低信号包膜
- T1 高信号、T2 低信号病灶提示不典型增生结节。短期 MRI 随访中出现强化方式、包膜以及 T2 信号的改变时提示进展为 HCC

血管造影

- 富血供
- 动静脉分流常见
- 血供动脉扩张

纤维板层性肝癌

- 此类肿瘤有明显的与肝细胞性肝癌不同临床和病理特征
- 正常肝组织内分叶状不均匀肿块，中心区有瘢痕形成
- 一些典型肝细胞性肝癌的表现，例如肝硬化、血管侵犯，多灶病变等，但并不多见
- 纤维板层性肝癌的影像特点与其他具有瘢痕结构的病变有一定重叠，包括 FNH、肝细胞腺瘤、HCC、血管瘤、转移瘤以及胆管细胞癌
- 纤维瘢痕在 MRI 上呈低信号。此种表现可用于 FNH 纤维瘢痕的鉴别。但少数纤维板层性肝癌中心瘢痕区 T2WI 上呈高信号，此时与 FNH 很难鉴别
- 动脉期及门脉期呈不均匀强化。瘢痕一般不强化，在延迟期显示最佳

转移瘤

死于恶性肿瘤的患者中，30% 有肝内转移瘤。肝是结-直肠癌最好发转移的脏器：结肠＞胃＞胰腺＞乳腺、肺。高达 20% 患者死于肝转移而非原发肿瘤。

病变观察的敏感性

MR ＞ CECT ＞平扫 FDG PET-CT

影像学征象

超声

高回声样转移瘤

- 胃肠道恶性肿瘤
- HCC
- 血源性转移

低回声样转移瘤

- 绝大多数为乏血供转移
- 淋巴瘤
- 牛眼征（病变周围低回声晕环）
   非特异性征象，但在支气管源性癌转移时多见低回声环多提示周围受压的肝组织以及肿瘤纤维化。钙化性转移：高回声伴后方声影
- 黏液性转移瘤：结肠＞甲状腺、卵巢、肾、胃
   囊性转移瘤：坏死性平滑肌肉瘤；黏液性转移瘤

CT

除一些富血供病变外（动脉期），门静脉期显示最佳。一些小病灶会因瘢痕而出现延迟填充样强化。边缘流空征（出现时）是转移瘤的特征性表现。

肝内不确定性病变

肝内一些小病灶（< 15 mm）经常会在常规腹部 CT、MRI 及超声检查中发现（偶发瘤）。通过大样本研究中发现，上述类型的病变 70% 为良性，只有 30% 为恶性。事实上，当无原发肿瘤存在时，几乎所有小于 1cm 的病变均为良性。而当存在已知恶性肿瘤时，相应病变恶性概率便上升至 50%。

血管肉瘤

- 少见的恶性肿瘤
- 成人肝内最常见的间叶组织来源恶性肿瘤；起源于血管内皮细胞
- 危险因素：氧化钍胶体（10%），氯乙烯，砷；血色素沉着病，神经纤维瘤
- 多房性肿物并有播散征象，囊变区
- CT 上可类似于血管瘤

上皮样血管内皮瘤

- 女性多见
- 中年
- 与 OCs 和氯乙烯有关
- 多位于肝边缘，肿瘤内部可见钙化，肝轮廓发生变化并伴有肝包膜皱缩、正常肝组织代偿性肥大、门脉肝静脉浸润

肝肿瘤酒精消融术

指征

HCC

- 无肝外侵犯
- ≤ 5 cm，单发或多发
- 肝硬化，肝功能 Child A 或 B

转移瘤

- ≤ 5 cm，单发
- 血管性病变（良性肿瘤，胰岛细胞瘤）

步骤

1. 通过超声或 CT 确定病变位置。
2. 20-g 针头进入肿瘤中心部位，避免多点穿刺。
3. 肿瘤内部缓慢注入乙醇，作者所在科室一般每个病灶每次 15 ～ 30 ml。
4. 拔除穿刺针。
5. 一般至少治疗 3 次，或至无可见肿瘤。

并发症

- 需要住院治疗的主要并发症（10% 患者因素，3% 治疗需要）：出血，胸管置入
- 次要并发症（基本上全部患者）：疼痛、发烧

效果

- 对病灶效果与手术相当
- 肿瘤越大，治疗越困难
- 转移瘤治疗更困难（乙醇弥散不佳，肿瘤无包膜）

肝肿瘤射频消融术

使用高达 250 kHz 频率交流电，产生热量来破坏肿瘤组织。

适应证

HCC

- 单发肿瘤 < 5 cm，或多达 3 个结节 < 3 cm 并无血管侵犯及肝外转移征象
- 肝硬化肝功 Child A 或 B

转移瘤

- 4 个或更少，5 cm 或更小；理想的适用射频消融的肿瘤应小于 3 cm，且周围只有肝实质环绕，距离肝包膜大于 1cm 以上，距离肝内静脉、门脉主干超过 2cm
- 用于缓和巨大肝肿瘤导致肝包膜扩展所带来的巨大疼痛

步骤

1. 镇静。
2. 通过超声或 CT 明确病变位置。
3. 使用单电极或多电极，可以通过使用多电极或者成簇探针（有多达 9 个单独电极头）来增加消融面积。
4. 现如今，在美国市场主要有三种射频消融系统。一种是 Radionics 200-Watt 厂商生产的，内部设有冷却电极可用来作为单一针头或者进行簇状排列（Radionics，Burlington，MA）。电极非绝缘部分的长度可在 2 ～ 3 cm 范围内调节。厂商另外提供了自动化电流脉冲的选项。其他两种系统提供了一种伞状电极安放于穿刺针内（RITA Medical Systems，Inc.，Mountain View，CA；and

Radiotherapeutics，Mountain View，CA）。后两种系统未能提供内部冷却或者电流脉冲。

5．射频脉冲通过以下路径进行：经皮穿刺、腹腔镜或剖腹手术。

并发症

当肿瘤接近表面或者邻近肝门结构时或射频时间延长、多部位同时治疗时更易出现。

- 腹膜内出血，肝脓肿，肠道穿孔
- 次要并发症（基本上多数患者）：疼痛、发热

创伤

肝是腹腔内最常外伤受损的脏器；然而，也必须探查是否合并其他脏器（脾、肠）联合伤。

类型（图 3-53）

- 包膜下血肿：肝包膜下梭形低密度或高密度液体积聚，由闭合伤所致
- 撕裂伤：单发或多发星状影，相比较于强化肝实质呈低密度。凝结血块可呈高密度；多为穿通伤或闭合伤所致

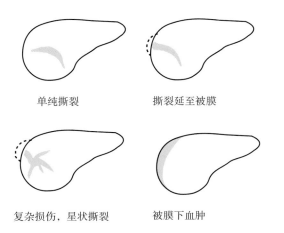

单纯撕裂　　　　撕裂延至被膜

复杂损伤，星状撕裂　　　被膜下血肿

图 3-53

并发症

- 肝周出血
- 腹膜内或腹膜外出血

血管异常

门静脉高压

标准：静脉楔压 > 10 mm Hg

病因

窦前性
- 肝外（门静脉阻塞）
  血栓
  外压
- 肝内（门静脉分支阻塞）
  肝纤维化：先天、中毒性（铜，聚氯乙烯），骨髓纤维化，Wilson 病，肉状瘤
  感染：疟疾，血吸虫病

肝窦性
- 肝硬化（最常见）
- 硬化性胆管炎

窦后性
- Budd-Chiari 综合征
- 充血性心力衰竭

影像学征象

- 门静脉直径 > 13 mm
- 超声：门静脉左支正常血流流入再通的脐静脉，门静脉右支出现逆行血流
- 侧支循环
  胃食管静脉曲张与冠状静脉、奇静脉吻合
  肠系膜上静脉侧支循环：肠系膜静脉曲张
  脾肾静脉曲张
  直肠周围侧支循环：痔疮
  脐静脉再通：水蛇头
  一些未命名侧支循环沟通膈肌、肾上腺以及肾静脉
- 脾大
- 腹水
- 胃及近端结肠壁增厚：门脉性胃病/结肠病
- 门脉性胆道病：胆道的静脉引流主要由胆管上及胆管旁静脉丛完成；肝外门静脉阻塞使这些静脉的扩张，可以导致胆管壁不规则改变以及胆管树受压。表现为肝内、肝外胆管不规则狭窄，部分呈串珠样扩张以及胆道树枯枝样改变

肝内动静脉分流

肝动静脉之间出现直接交通。对比剂注射速率在 3 ~ 5 ml/s，薄准直器，病变动脉晚期可表现为楔形高密度影。

类型

动脉血加入主要由门静脉供血的肝窦窦。

- 经血窦型：最常见于肝硬化，但有时也会在局灶性感染或者成结节性疾病影响门静脉循环时出现。见于癌症患者时，要多留意病变的尖端，一些小转移瘤会在此生长
- 经肿瘤型：常见于 HCC 部位，出现病灶结节旁动脉丛导致呈楔形高动脉供血的楔形实质区域。此型和经血窦型灌注都参与形成这种效应；此模式也见于射频消融术后
- 经血管丛型：较粗的胆管管壁多伴有一些血管丛，这些血管丛可与肝动脉交通，同时内部血液也可汇入肝静脉窦以及门静脉。此型多位于肝门周围，且多伴有肝硬化、门静脉血栓、闭塞和肝叶的感染区域

动脉 - 门静脉分流经由门静脉滋养血管

- 经血管型：常与经血管丛型一同出现，常见于 HCC 以及门静脉阻塞

Budd-chiari 综合征（BCS）

肝静脉分支和主干及下腔静脉血栓形成，或累及门静脉。

临床表现

- 腹水
- 疼痛
- 肝大
- 脾大

病因

原发性性，50% ～ 75%

继发性，25% ～ 50%

- 凝血异常
  凝血障碍
  红细胞增多症
- 肿瘤：HCC、肾细胞癌
- 外伤
- 口服避孕药、化疗

影像学征象

静脉

- 肝静脉不显示
- 下腔静脉血流出现逆流、湍流、减弱或消失

- 门静脉血流出现逆流或减弱．
- 肝内侧支血管
- 下腔静脉肝内段狭窄

肝实质

- 出血性梗死在超声上呈低回声．
- 尾状叶体积增大（导静脉直接注入下腔静脉）；肝右叶减小

CT

- 肝中心区域实质（门静脉周围）强化明显
- 外周斑片状强化：低密度实质与高密度实质杂乱分布形成地图样改变

要点

- 肝静脉闭塞病，可导致进行性小血管闭塞，临床上很难与 BCS 鉴别。病因包括：
  灌木茶的毒素（牙买加）
  化疗
  骨髓移植（GVH）

门静脉血栓

病因

- 恶性肿瘤（HCC）
- 慢性胰腺炎
- 肝炎
- 外伤
- 分流
- 高凝状态（孕期）

影像学征象

超声

- 静脉血栓回声
- 门静脉扩张
- 离肝性血流

CT

- 门静脉血栓并侧支循环形成：胃食管、附脐侧支循环
- 海绵样变性：大量蠕虫样血管分布在肝门区形成重组性的肝内门静脉系统
- 脾大、腹水

要点

- 肝动脉和门静脉血流方向为同向性：向肝性血流

- 肝动脉和门静脉血流方向相反时，提示离肝性血流

肝动脉瘤

腹部动脉瘤按发病率依次为：主动脉＞髂动脉＞脾动脉＞肝动脉。约 10% 的肝动脉瘤患者会出现突发破裂出血。胰腺炎时，有时会出现继发性肝假性动脉瘤。

移植

标准

最常用的是米兰标准，已被美国联合器官共享网络所采纳。特定亚中组的原发性或继发性肝恶性肿瘤患者，能够受益肝移植。

- 肿瘤大小至少 2 cm 以上
- 单发者最大直径 5 cm，或者最大直径在 3 cm 且不超过 3 个病灶

并发症

- 上消化道出血（胃溃疡）
- 胆道：梗阻，漏出，瘘管，胆汁瘤
- 血管并发症

  肝动脉血栓：最为常见的血管并发症，儿童最常见，需要再次肝移植。超声显示肝内无动脉血流。儿童患者可出现与肝相连的广泛的侧支循环。这些侧支循环血管的波形多为异常波形，表现为细迟波，RI 小于 0.5，收缩期加速时间超过 0.1 秒。

  肝动脉血栓：多发生在移植后 3 个月吻合口周围。非吻合口狭窄提示肝坏死或排异反应。

  门静脉血栓形成：相比较于肝动脉血栓少见。超声可见到血管内血栓回声。

  肝静脉血栓：相当少见，因不涉及外科吻合。

- 排异反应，40%

CT 征象（移植后）

- 肺不张以及胸腔积液是最常见的 CT 表现
- 门静脉周围密度增高较为常见（70%，门脉周围项圈）
- 腹水 40%
- 脾大
- 非感染性多房样腹腔内积液
- 脓肿（肝源性、脾源性、肝周性、胰腺性）

- 肝梗死，10%
- 肝血肿
- 泥沙样沉积（淤积胆汁，15%）；可较为广泛并导致"胆汁样柱型"
- 脾梗死
- 肝内钙化
- 其他

  下腔静脉血栓

  肝动脉假性动脉瘤

  肝肿瘤复发

ERCP 征象（移植后）

- 伴有动脉狭窄（胆管缺血）的患者中有大约 80% 患者胆管造影片出现异常。正常动脉者约有 30% 出现异常。异常包括：

  非吻合口狭窄，25%（在肝动脉狭窄中高达 50%）

  吻合口狭窄，5%

  管腔内充盈缺损（泥沙状，柱状），5%

  胆管漏，5%

肝淤血

- 心脏疾病导致肝淤血；肝静脉血引流受损导致血液在肝实质内瘀滞
- CT 上可以显示扩张的下腔静脉以及肝静脉早期强化，这是由于对比剂从右心房逆流入腔静脉所致
- 不均匀网格状马赛克样肝
- 门静脉周围水肿
- 肝大、腹水、心脏肥大

肝结节病（BOECK 病）

多发脏器内非干酪性肉芽肿

- 非特异性肝脾大最常见
- 肝、脾内弥漫性不均匀或多发低密度结节，增强扫描为等密度
- 疾病进展可类似肝硬化
- 结节在 T1WI 和 T2WI 序列均呈低信号
- 门静脉周围淋巴结

Hellp 综合征

溶血，肝酶升高，血小板减少。

- 初产妇出现各样毒血症；经产妇罕见
- 超声或 CT 显示肝内或被膜下积液（血肿）
- 肝梗死伴有小或大的楔形低密度区域

胆道系统

概论

胆道解剖（图 3-54）

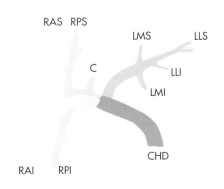

图 3-54

肝管右支（RHD）

- 右前上段（RAS）
- 右前下段（RAI）
- 右后上段（RPS）
- 右后下段（RPI）
- 尾状叶（C）

肝管左支（LHD）

- 左内上段（LMS）
- 左内下段（LMI）
- 左外上（LLS）
- 左外下（LLI）

　　肝管左右支汇合形成肝总管（CHD），胆总管再与来自胆囊的胆囊管（CD）共同形成胆总管（CBD）。

肝内胆管解剖变异

- 上述正常解剖约占 60%
- 右后胆管直接汇入 LHD，20%
- 右后胆管，右前胆管和 LHD 起源于 CHD，10%

胆囊管汇合点变异（图 3-55）

- 正常汇合点（1）
- 低汇合点（2）
- 平行走行（3）
- 前螺旋走行（4）
- 后螺旋走行（5）

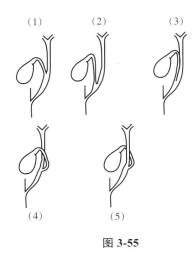

图 3-55

十二指肠乳头区变异（乳头内导管 = 壶腹部）（图 3-56）

胆总管经壶腹部与十二指肠相通．

胰管（PD）与胆总管（CBD）变异：

- Y 型：CBD 和 PD 在壶腹部之前汇合
- V 型：CBD 和 PD 融合进入壶腹部
- U 型：CBD 和 PD 分别进入壶腹部

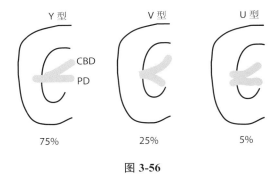

图 3-56

肝总管（CHD）的超声测量（图 3-57）

CHD 管径的测量（内壁之间）常在肝动脉水平进行。

正常测量指数

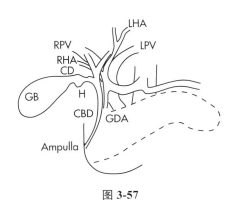

图 3-57

- 60 岁以下正常禁食者管径平均 < 7 mm；其中 95% < 4 mm
- 60 ~ 100 岁年龄正常禁食者管径平均 < 10 mm
- 如下情形时，可 < 11 mm：

  既往手术史

  既往胆囊管梗阻
- 脂肪餐：当进食脂肪餐后，若 CHD 扩张直径超过 2mm，则提示梗阻

肝动脉相对于胆总管位置：（图 3-58）最常见（80%）

  肝动脉位于胆总管与门静脉之间

- 肝动脉位于门静脉（MPV）主干中段
- 胆总管位于门静脉外侧

少见（20%）

- 肝动脉位于胆总管之前
- 肝动脉位于门静脉后方

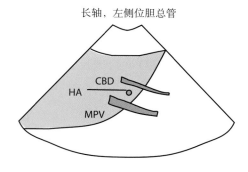

长轴，左侧位胆总管

图 3-58

胆囊

超声测量

- 胆囊壁厚 ≤ 2 mm（胆囊扩张时）
- 最大径线 5 × 10 cm

变异

- 弗里几亚帽：胆囊底部由间隔样折叠形成的囊
- 接合摺：漏斗部与体部之间折叠；高回声并声影
- 胆囊发育不全（少见）；胆囊缺如最常见原因

  既往胆囊切除术

  未禁食

  慢性胆囊炎

经内镜逆行性胰胆管造影术（ERCP）

内镜经十二指肠乳头入胆总管，而后注入对比剂（图 3-59）。并发症包括：

- 胰腺炎，5%
- 十二指肠穿孔
- 胃肠道出血

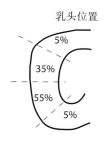

乳头位置

图 3-59

磁共振胰胆管造影术（MRCP）

常采取上腹部重 T2 脂肪抑制 2D 或 3D 序列（例如，快速自旋回波，自旋回波，回波平面，梯度回波）。正常情况下，胆汁表现为高信号，因此可以通过选取最大信号来对整个胆管系统以及胰管进行重建。MRCP 的适应证包括：ERCP 失败、ERCP 禁忌以及肝肠吻合术后（例如，胆总管空肠吻合术、毕 II 式吻合术）。

MRCP 较 ERCP 的优势

MRCP：①非创伤性；②价格低廉；③无放射性；④无需麻醉；⑤不依赖于手术者的技术；⑥可更好地显示梗阻近端改变；⑦结合 T1WI 和 T2WI 图像，可以显示胆管外病变。

MRCP 劣势

- 由于较低的空间分辨力，MRCP 对于显示周围肝内胆管及胰管分支显示敏感性较差（例如硬化性胆管炎、慢性胰腺炎）
- 在正常生理状态下及非扩张状态下，对于显示微小胆管异常敏感性较差
- 对于胆管梗阻性病变无法实施治疗性内镜或者经皮穿刺术。因此，对于临床高度怀疑胆道梗阻的患者，ERCP 是首选，如果需要，需进行及时介入治疗（例如，括约肌切开术、扩张术、支架植入、取石术）

技术

MRCP 多采用重 T2 技术，该技术采用快速自旋回波或单次激发快速自旋回波序列，以及厚层准直（单平面）和薄层准直（多平面）技术，线圈选用 torso 相控阵线圈。冠状位图像可以进行胆管显

示，横轴位图像可以评价胰管和远端胆总管。另外薄层准直 3D 最大信号投影重建技术（MIP）也常用到。MRCP 检查之前，患者常需行 3 小时禁食，从而减少消化道内异常信号的干扰。对于怀疑胰腺疾病的患者，可以给予肠促胰液素（1 CU/kg IV）；肠促胰液素可持续性扩张胆道从而最佳化显示形态方面的改变。一般 2 分钟后出现胆管最明显扩张，而后胆管在基线水平松弛。持续性的扩张提示乳头区狭窄，侧支扩张提示慢性胰腺炎。

　　MRCP 在显示梗阻方面与 ERCP 相当，其敏感性、特异性、准确性分别为 91%、100% 和 94%。对于扩张的显示，敏感率为 94%、特异性为 93%。MRCP 在显示生理状态下胆管口径方面较 ERCP 更为准确，ERCP 在此方面因注射压力的影响，会高估胆管管径。另外，MRCP 在胆总管结石方面也不逊于 ERCP，并优于 CT 和超声。大量研究表明，MRCP 的敏感性为 81% ~ 100%，特异性为 85% ~ 100%。

假象

　　假象包括假性充盈缺损、假性扩张、胆管不显影。充盈缺损多是由于结石、空气、肿瘤、出血、淤积物有关。不常见的充盈缺损包括金属夹磁敏感伪影、金属胆管支架、皱褶或者流空。

胆道结石

胆石病

　　在美国，胆结石发生率为 10% ~ 20%。30% 为钙化。30% ~ 50% 的患者无症状。有症状者或者糖尿病患者需手术切除（急性胆囊炎高风险率）

类型

- 胆固醇结石多是由于胆汁过饱和沉淀所致（西方人群，女性多于男性，老年人多于年轻人）
- 色素型结石：胆红素沉积（亚洲人群）
- 混合型结石（常见类型）

诱因

- 肥胖
- 溶血性贫血（色素型结石）
- 胆盐肝肠循环异常（Crohn 病，小肠切除术）
- 糖尿病
- 肝硬化
- 甲状旁腺功能亢进

超声征象

- 明显的后方声影（Ⅰ型）。小的结石可以不伴声影；患者可改变体位以使钙化堆积
- 移动性结石；因重力作用移动；例外：胆囊颈部结石嵌顿或结石黏附与胆囊壁上
- 壁 - 强回声 - 声影征（WES）在胆囊收缩（Ⅱ型）并腔内大量结石时可出现，WES 在以下情况也可出现：
  瓷化胆囊（胆囊钙化）
  气肿性胆囊炎
- 钙化前缘表明产生强烈的高回声反射信号

胆石病超声征象

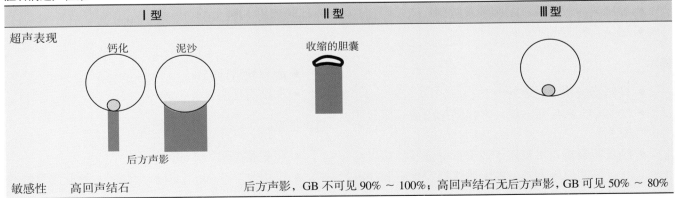

	Ⅰ型	Ⅱ型	Ⅲ型
超声表现	钙化　　泥沙 后方声影	收缩的胆囊	
敏感性	高回声结石	后方声影，GB 不可见 90% ~ 100%；高回声结石无后方声影，GB 可见 50% ~ 80%	

单一声影与混杂声影

声影取决于：

- 结石大小（小结石可无声影）
- 扫描角度
- 结石扫描的焦点距离
- 传感器频率

单一声影与混杂声影

单一声影	混杂声影
低回声声影区无其他回声	声影内彗星尾征
光滑表面	粗糙表面
小曲率半径	大曲率半径
结石并钙化	结石并高胆固醇
	肠袢可见

胆总管结石

可见胆总管内一个或多个结石，常伴有明显的梗阻以及黄疸。超声诊断准确率约为 75%。

乳头区狭窄

Oddi 括约肌痉挛；乳头切开术进行治疗。病因：

- 胆囊切除术后
- 结石
- 创伤
- AIDS 相关胆管病变

泥沙样沉积

泥沙样沉积（回声样胆汁）是一超声术语，是一些胆管内层状颗粒物［钙胆红素炎和（或）胆固醇结晶］，无后方声影。病因包括：

- 禁食（缩胆囊素减少）
  10 天：30% 患者出现
  6 周：100% 患者出现
- 静脉输注营养液（缩胆囊素减少）
- 感染、梗阻

提示

- 是胆囊淤积常见表现
- 20%ICU 患者可出现，常伴随感染或梗阻（胆囊炎）
- 经皮胆囊造口术可用于改善部分症状性患者症状（不明原因发热、右上腹疼痛、伴有胆汁沉积的扩张胆囊）

钙乳胆汁

长时间胆囊管梗阻导致泡状钙盐积聚。X 线摄影时，GB 内成分密度增高。

Mirizzi 综合征（图 3-60）

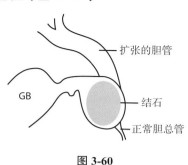

图 3-60

胆囊管嵌顿结石以及周围炎症导致胆总管外压性梗阻。最终结石可溃入胆总管及胃肠道。

胆肠瘘

病因

- 慢性胆囊炎并胆结石，结石经瘘口入胃肠道，90%
- 经十二指肠后壁溃疡穿孔进入胆总管，5%
- 肿瘤
- 创伤

类型

- 胆 - 胃
- 胆 - 十二指肠，70%（常见；易引起胆石性梗阻）
- 胆 - 结肠
- Bouveret 综合征：结石导致十二指肠梗阻
- 胆石性梗阻（ERCP，手术）：胆囊积气常见原因

炎症

急性胆囊炎（图 3-61）

病因

- 胆石梗阻，95%
- 非结石性胆囊炎，5%

超声征象

- 胆囊腔扩张 > 4 cm
- 壁增厚 > 5 mm（水肿、充血）；近肝侧囊壁增厚更明显
- 胆结石；胆囊管结石在周围无胆汁衬托时很难发现
- Murphy 征阳性（敏感性，60%；特异性，90%）
- 胆囊周围积液

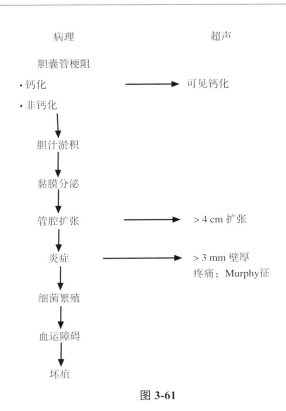

病理　　　　　　　　　超声

胆囊管梗阻

- 钙化　　　　　　　　→　可见钙化
- 非钙化

↓

胆汁淤积

↓

黏膜分泌

↓

管腔扩张　　　　　　　→　> 4 cm 扩张

↓

炎症　　　　　　　　　→　> 3 mm 壁厚
　　　　　　　　　　　　　疼痛：Murphy 征

↓

细菌繁殖

↓

血运障碍

↓

坏疽

图 3-61

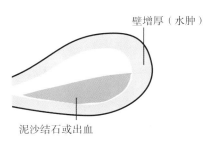

图 3-62

并发症

- 坏疽性胆囊炎：胆囊破裂；20% 坏疽会导致周围神经坏死，因此约 65% 患者 Murphy 征阴性
- 气肿性胆囊炎，少见（40% 伴有糖尿病）
- 积脓

慢性胆囊炎

超声征象

- 胆囊壁增厚（纤维化、慢性炎症）
- 黏膜内上皮隐窝（Rokitansky-Aschoff 窦）
- 胆结石，95%
- 胆囊对缩胆囊素反应降低
- 瓷化胆囊：壁钙化；患胆囊癌风险增大

非结石性胆囊炎（图 3-62）

非结石性胆囊炎与以下临床因素有关：

- 创伤
- 烧伤
- 长期禁食（术后患者），静脉营养液输注
- 糖尿病
- AIDS
- 其他：结肠炎，肝动脉化疗，妊娠后，血管功能下降

影像学征象

超声

- 无钙化
- 泥沙样沉积、碎片
- 常见于危重患者
- 与结石性胆囊炎表现类似：
  超声 Murphy 征
  胆囊壁增厚（> 2 mm）
  胆囊周围积液
  也可不伴有以上征象

HIDA 扫描（参见第 12 章）

- 胆囊不显影

黄色肉芽肿性胆囊炎

影像学征象

- 最常见于 60 ~ 70 岁女性患者。患者有胆囊炎体征和症状，包括：右上腹痛、呕吐、白细胞增多、Murphy 征阳性
- 胆结石
- 胆囊壁增厚明显
- 邻近肝实质炎性表现
- 与腺癌鉴别困难
- 30% 患者可出现并发症，包括穿孔、脓肿形成、皮下或十二指肠瘘管、炎症扩展累及肝、结肠以及周围软组织

获得性免疫缺陷综合征（AIDS）（图 3-63）

伴有腹痛、发热和（或）异常肝功指标的 AIDS 患者在超声 /CT 可出现多种腹部异常。

- 肝脾大，30%
- 胆道异常，20%
  胆囊壁增厚，7%
  胆石病，6%
  泥沙样沉积，4%
  胆道扩张，2%

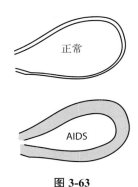

图 3-63

- 淋巴结病变，20%
- 腹腔积液，15%

胆囊壁增厚相对多见且明显，其病因尚不明确。只有由隐孢子虫和（或）巨细胞病毒所引起的非结石性胆囊炎并伴有症状时才需治疗。

急性胆管炎

梗阻胆管发生的感染．大肠杆菌＞克雷伯杆菌＞假单孢菌。

病因

- 胆总管结石（最常见病因）
- 既往手术所致狭窄
- 硬化性胆管炎
- 引流管所致感染
- 壶腹癌

影像学征象

- 肝内胆管扩张；胆总管扩张，70%
- 肝内胆管内色素性结石以及泥沙样结石（特征性）
- 胆道狭窄，20%
- 肝部分性萎缩，30%
- 肝脓肿，胰腺炎（少见并发症）

复发性化脓性胆管炎（东方性胆管肝炎）

一种亚洲地方性疾病，以反复发热、黄疸、腹痛为主要临床表现。病因：华支睾吸虫和蛔虫感染；但在确诊时，这些感染多为阴性。细菌重复性感染，亚洲常见、年轻人多见。

影像学征象（图 3-64）

病变探查

- 首选超声筛查

- CT 常用来评估病变范围
- 胆管造影术（肝的，ERCP 或术中）常规探查肝内胆管的解剖形态以除外严重的胆管梗阻

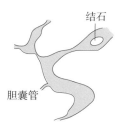

图 3-64

形态学改变（图 3-65）

- 胆管扩张
  肝外胆管扩张，90%
  肝内胆管扩张，75%
  肝左叶及肝右后叶最常受累
- 胆道狭窄
- 肝内钙化灶（肝内胆管结石）
  包括胆红素钙，细胞碎片，以及粘蛋白物质
  典型为高回声伴声影
  结石的密度可能没有高到可以由 CT 检出。

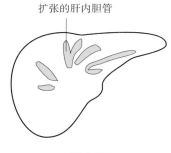

图 3-65

并发症

- 肝内脓肿形成
- 门静脉闭塞导致肝萎缩
- 胆管癌，5%
- 胰管受累，20%
- 胆囊病变仅 20%

硬化性胆管炎（图 3-66）

肝内（20%）及肝外（80%）胆管慢性炎症过程，导致胆管进行性狭窄。伴有明显的慢性或间断性梗阻性黄疸。

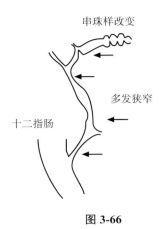

串珠样改变

多发狭窄

十二指肠

图 3-66

类型

原发性硬化性胆管炎（特发性）

继发性硬化性胆管炎炎症性肠病（65%），溃疡性结肠炎常见

- 肝硬化、慢性活动性肝炎
- 腹膜后纤维化
- 胰腺炎
- 其他少见疾病（例如，Riedel 甲状腺炎、阴茎纤维性海绵体炎）

影像学征象

- 不规则扩张、狭窄，肝内、外胆管呈串珠样改变（胆管造影显示最佳）：珍珠链样外观
- 胆管树小"憩室"为特征性表现
- 鉴别诊断：
  原发性胆汁性肝硬化（肝外胆管正常）
  AIDS 相关胆管病（可伴发壶腹部狭窄）
  硬化性胆管癌

并发症

- 胆管癌 10%
- 胆汁性肝硬化
- 门静脉压增高

胆囊增生性病变

一组良性病变，无恶变倾向，临床意义不明确。常见于胆囊切除术后大体标本，很少能在超声或者胆囊造影中发现。

腺肌瘤病

是增生性胆固醇沉积常见的表现形式，可见胆囊壁明显增生，上皮结构疝入囊壁形成 Rokitansky-

Aschoff 窦。可为局限性（多见）或弥漫性。

超声征象

- 大的 Rokitansky-Aschoff 窦（图 3-67）
  包含胆汁时为低回声
  包含钙化或泥沙沉积时为高回声
- 壁内高幅焦点（胆固醇结晶）产生彗星尾征（呈 V 形，铃流信号伪影）
- 常见胆囊壁增厚，但非特异性表现
- 不典型炎症
- 收缩性增强

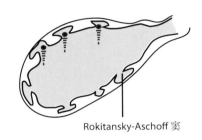

Rokitansky-Aschoff 窦

图 3-67

胆固醇沉积病（草莓样胆囊）

甘油三酯以及胆固醇在胆囊壁中的巨噬细胞内沉积。胆固醇结节镶嵌在囊壁上使得胆囊呈草莓样外观。

超声征象

- 脂质沉积（常 < 1 mm）
- 无声影
- 炎症并发症为突出特点
- 伴有多发 0.5 mm 息肉

胆囊腺瘤

- 单发或多发（10%），大小多为 5 ～ 20 mm。60% 病例伴有胆结石。在正常人群中接受胆囊切除术后的术后标本中，约 0.5% 发现胆囊腺瘤（女性多于男性）。家族性腺瘤性息肉病以及 Peutz-Jeghers 综合征的患者较常出现。多数无症状，多为腹痛行影像学检查时偶然发现。
- 息肉 > 1 cm 时，需仔细观察除外恶性征象，例如胆囊壁出现结节或胆囊壁增厚；肝受侵征象，例如胆囊与肝分界模糊；胆管扩张；胰腺周围或肝十二指肠韧带腺病。
- 超声：胆囊腺瘤边缘多光滑，腔内息肉样肿物。需警惕恶变。呈均匀性高回声；但随着肿物体积的增大，回声逐渐减低，不均匀。另外胆囊结石较为常见。

- CT：腔内软组织密度肿块，相对于肝呈等密度或低密度。与非钙化性结石很难鉴别。

肿瘤

胆囊癌

胆道恶性肿瘤（胆囊腺癌、胆管癌）在消化道恶性肿瘤里排第 5 位。

相关因素

- 90% 会伴有胆结石（胆结石自身并非致癌物）
- 炎性肠病（溃疡性结肠炎＞Crohn 病）
- 瓷化胆囊，15%
- 家族性息肉病
- 慢性胆囊炎

影像学征象

- 腔内软组织密度（息肉状或蕈伞状肿块）
- 胆囊壁不均匀增厚
- 常无胆道扩张
- 胆结石
- 肝直接侵犯
  直接侵犯，50%
  肝内转移，5%
- 肝胃或肝十二指肠韧带
  韧带受累，75%
  直接十二指肠受累，50%
  淋巴结转移，70%
- 淋巴结
  网膜孔淋巴结
  胰十二指肠后上淋巴结
  肝、腹腔淋巴结
  腹膜转移
  肿瘤扩散，50%
  肠梗阻，25%

胆管癌

胆道系统发生的腺癌．硬癌较息肉状癌预后差。常伴有黄疸、瘙痒以及体重减轻。治疗常采用胰十二指肠切除术（Whipple 法）或姑息手术（支架植入术或胆管分流术）。

位置

- 肝门区：起源于肝管主干或结合部的上皮细胞：Klatskin 瘤
- 外周：起源于肝内胆管上皮细胞

相关因素（图 3-68）

- 溃疡性结肠炎
- 感染华支睾吸虫的亚洲人群
- Caroli 病
- 接触苯、甲苯

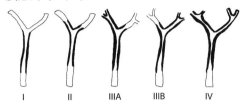

图 3-68

影像学征象

- 肝内胆管扩张，肝外胆管正常
- 肝门区病变
  中心梗阻
  病变一般浸润生长，故肿块并不多见
  由于门静脉被包绕，常表现为不规则强化。
- 肝周病变
  可表现为局限性肿块或弥漫性浸润
  延迟期可见对比剂残留
  常累及静脉
- ERCP 表现
  局限性环形病灶，75%
  长段狭窄，10%
  腔内系息肉性肿块 5%

胆管狭窄鉴别

	MRCP 或 ERCP 表现	危险因素
胆管癌	管腔不规则僵硬性狭窄	原发性硬化性胆管炎，溃疡性结肠炎，肝寄生虫病，胆总管囊肿
良性狭窄	管腔均匀狭窄或阻塞	复发性胆管炎，外科手术
原发性硬化性胆管炎	多处肝内胆管狭窄并扩张	溃疡性结肠炎
自身免疫性胆管炎	管壁光滑增厚，可出现局限性或广泛狭窄	可不伴随自身免疫性胰腺炎
胆管结石	圆形充盈缺损	已知胆结石病变

肝内胆管细胞癌

起源于肝内胆管。亚洲较美国多见

影像学征象

- 肿瘤远端胆管扩张
- 病变呈浸润性，边界不规则
- 延迟期边缘强化向中心扩展，由于纤维成分以及乏血供。
- 胆囊萎缩，血管受累

胆管囊腺瘤

不常见的肝内多房性囊性病变，起源于胆管内。好发于肝右叶。女性多见，慢性腹痛为主要主诉。源于先天性胆管原基异常。可有恶变倾向，发展为囊腺癌。

影像学征象

- CT：表现为边缘光整界限清楚的囊性病变. 可见囊壁及囊内间隔，以此可用于与单纯囊肿的鉴别。囊壁以及囊内其他实性成分可见强化
- MRI：表现多样，主要取决于囊液内蛋白，以及囊内实性成分

胆管错构瘤或腺瘤（von meyenburg complex）

良性肿瘤，主要成分为不规则排列胆管以及纤维胶原基质。肿瘤体积一般不大（1 ~ 5 mm），部分结节可融合成形成较大肿块。尽管为良性肿瘤，但有报道称多发的胆管错构瘤与胆管癌有关。

影像学征象

- 无特异性的影像表现，可与多发转移或多发小囊肿类似，因此需要进行组织学诊断。多发胆管错构瘤可类似转移瘤或多发脓肿表现。
- CT：体积小，边界清楚低密度或等密度肿块，强化多不明显
- MRI：T1WI 呈低信号，T2WI 呈等或轻度高信号。增强扫描多呈低信号
- 超声：低回声病灶合并中心区回声信号，可见由于胆固醇结晶导致的铃流信号伪影

胆管周围囊肿

见于肝硬化，表现为包裹胆管而不与之相通的良性囊性病变，与胆管周围腺体有关。

囊性病变

胆管系统囊性病变可表现为以下几种形式：

- 胆管主干囊肿（胆总管囊肿）
- 胆管主干近十二指肠开口处囊肿（胆总管囊肿）
- 肝内胆管分支囊肿（Caroli 病）
- 其他囊肿

先天性胆总管囊肿（图 3-69）

胆总管囊性扩张（1、2 型）。胆总管囊肿多衬以十二指肠黏膜。常见于儿童以及青少年（先天性病变？）。亚洲（日本）最常见，美国少见。胆总管囊肿患者胆管恶变率较正常人群高 20 倍，因此通常需手术切除。

经典三联症：

- 黄疸
- 腹痛（胆管感染）
- 触及肿块

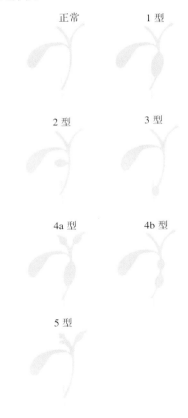

正常　　1 型

2 型　　3 型

4a 型　　4b 型

5 型

图 3-69

Caroli 病

肝内胆管节段性囊性扩张（5 型，胆总管囊肿亚型），病因学尚不清，常染色体隐性遗传。病变进展顺序：

- 胆汁淤积导致肝内胆管结石
- 继发性化脓性胆管炎
- 肝内脓肿
- 胆管癌风险增加

伴发疾病

- 髓质海绵肾，80%
- 婴幼儿多囊性肾病

影像学征象

- 向肝门区汇聚的多囊性病变
- 肝内胆管串珠样改变
- 大多数囊肿呈分支样排列
- "中心圆点征" Caroli 病非常特异的征象，CT 和超声上表现为门静脉与异常扩张胆管平行，或被其包绕
- 扩张胆管内泥沙样沉积及钙化

化疗性胆管炎

- 血管内注射化疗药物所致医源性胆管炎；缺血性胆管病；多数病例有氟脲苷使用史
- 肝总管狭窄，常累及肝总管分叉处 .
- 远侧胆总管不受累（特征表现）

介入治疗

腹腔镜胆囊切除术

技术

1. 首先，采用盲穿法在脐上区域放置套管针。（常出现并发症）。
2. 用 CO_2 膨胀腹腔，一般术后 CO_2 会迅速吸收；持续的腹腔气体提示肠穿孔。
3. 分离胆囊管，将其两端钳夹。
4. 胆囊经脐上套管取出。

禁忌证

- 急性胆囊炎、胆管炎

- 腹膜炎、败血症
- 胰腺炎
- 肠管扩张
- 门脉高压
- 肥胖症

并发症（0.5% ~ 5%）

- 胆道梗阻（钳夹或烧灼对胆总管的损伤，术后纤维化）；常需要经皮引流
- 胆汁漏导致腹膜炎或（和）腹腔包裹性积胆（胆囊管残端漏，胆总管损伤，与胆囊直接相通的 Luschka 胆管漏）。胆管漏的检查：HIDA 扫描、ERCP、经肝胆管造影
- 其他
  残存结石，结石落入腹腔内（Morison 袋）
  肠穿孔
  出血、感染

胆管损伤的 Bismuth 分型（图 3-70）

取决于损伤部位与左右肝管汇合处的相对位置关系。

- 1 型：损伤距汇合处 > 2 cm
- 2 型：损伤距汇合处 < 2 cm
- 3 型：损伤接近汇合处，但汇合处完整
- 4 型：损伤汇合处

胆囊造口术

经皮胆囊造口术常用于患有非结石性胆囊炎患者，有无法解释的败血症。超声所见无助于诊断急性胆囊管胆囊炎，试验性胆囊造口术常常有效（临床有效率达 60%）。

适应证

- 无明显原因的发热，怀疑胆囊炎。原理是通过置管来减轻炎性胆囊的内部压力
- 胆囊须在扩张状态
- 胆囊壁可增厚；胆囊内可有泥沙样沉积

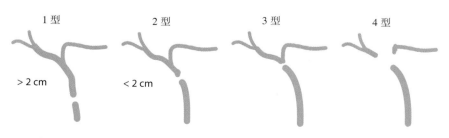

图 3-70

技术

1. 应用超声扫描全肝，选择最佳进穿刺入点，经肝入路以减少造成胆汁漏的可能。
2. 皮肤麻醉。
3. 超声引导下置入 22 g 腰椎穿刺针入胆囊。
4. 随后置入导管。在展开导管之前，用超声观察导管尖端状态。
5. 抽出胆汁送检培养。将导管与收集袋相连。

处理

- 如不合并胆结石，引流管一般留置 3 周左右。此时，如果确保内部自身有完善的胆汁回流，即可夹闭导管。如果患者在夹闭后无不适，可移除引流管

  如合并胆结石，引流管需放置直至患者病情稳定可以行胆囊切除术。

  与非结石性胆囊炎的患者不同，伴有结石的患者因胆囊结石刺激，会导致炎症复发。

经皮胆管术

经皮胆管介入术，经常应用三种操作：

- 经肝胆管造影
- 胆管引流
- 胆道支架植入

经皮胆管造影

适应证：胆道解剖显示，经皮引流或支架植入前。步骤过程：

1. 抗生素覆盖治疗（尤其是胆道梗阻）。
2. 采用外侧腋中线入路，使用单腔穿刺针。
3. 注射器接上延伸管，缓慢注入对比剂。在 X 线透视下一边注入造影剂，一边撤出穿刺针。重复操作直至胆道充分显影。

胆道引流（图 3-71）

适应证：胆道梗阻，经肝胆管造影之后的步骤：

1. 套管植入术后，插入一镍钛合金导丝经针头进入胆管系统内。尽可能深入。移除针头。
2. 沿导丝塑料导管鞘，将导丝换成 0.038 的金属导丝，或者 Terumo 导丝；移动导丝进入十二指肠。
3. 扩张皮肤隧道至 12 Fr。
4. 沿导丝放入引流管（Cope，Ring 导管）。

5. 经导管注入对比剂，调整边孔位置。

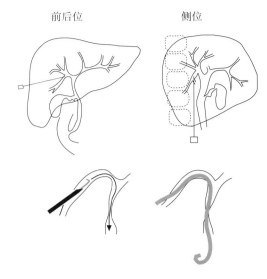

前后位　　　　　　侧位

图 3-71

胆道支架植入

适应证：（恶性）胆道狭窄；无法行内镜支架植入。
步骤：

1. 插入导管明确狭窄位置。
2. 选择合适的支架长度。
3. 放置硬导丝；移除留置导管。
4. 放置 8-Fr 保护套。
5. 展开支架（例如，Wallstent）。
6. 确定位置，留置导管，移除导丝。

（陈步东　译　贺　文　校对）

胰腺

概述

胰腺解剖

胰管（图 3-72）

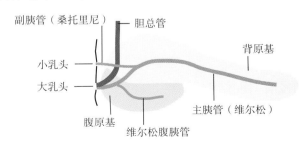

副胰管（桑托里尼）　胆总管　背原基　小乳头　大乳头　腹原基　维尔松腹胰管　主胰管（维尔松）

图 3-72

- 维尔松管与胆总管一起进入大乳头

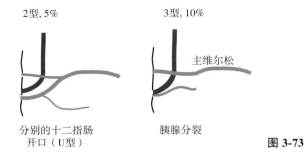

图 3-73

- 桑托里尼管经小乳头排入十二指肠
- 两处胰管在胰颈处相互交通，组成单一管道走行于胰体及胰尾中央
- 年轻成年人主胰管上限，3 mm；老年人，5 mm

变异（图 3-73）

- 1 型：正常解剖，85%
- 2 型：胰管与胆总管分别开口于十二指肠，5%
- 3 型：胰腺分裂。腹胰管与背胰管无融合。发生于 10% 人群中。主胰管从小乳头引流。大于 25% 复发的自发性胰腺炎患者会有胰腺分裂。胰腺炎的病理生理：桑托里尼管口相对太小，不能承受分泌。ERCP：套管插入大乳头只能显示腹胰管

胰腺大小（图 3-74）

- 头，2 cm
- 颈（门静脉前方），< 1.0 cm
- 体和尾，1 ～ 2 cm
- 头尾径，3 ～ 4 cm

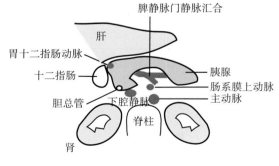

图 3-74

脂肪浸润（图 3-75）

随着年龄的增加，胰腺脂肪浸润是常见的正常表现

- 脂肪分布通常是均匀
- 胆总管周围局部脂肪缺失常见
- 分叶状外部轮廓

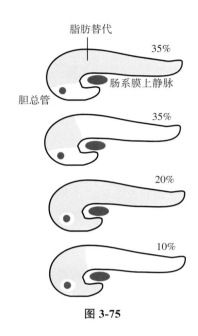

图 3-75

促胰液素刺激试验

静脉给予促胰液素（1 百分之一单位 / 千克），分别在 1 分钟前、1 分钟、5 分钟、15 分钟、30 分钟时测量胰管和胆总管口径。促胰液素增加了分泌胰液的容量以及其碳酸氢盐的含量。

管道直径的变化：

正常志愿者

- 管径基线水平 1.9 mm（1 ～ 3 mm）
- 增加 70% ～ 100% 的管径是正常的
- 30 分钟内回复到基线管径水平

慢性胰腺炎

- 无明显的胰管管径增宽

功能性胰管梗阻

- 促胰液素注射 15 ～ 30 分钟后胰管持续扩张

见于成人的先天性异常

囊性纤维化

胰腺组织基本上不存在；经常可见完全性的脂肪

替代。疾病终末期：胰腺功能不全。

影像学征象

超声

- 增强的回声（脂肪替代）
- 小囊几乎不可见，尽管它们非常普遍（1 ~ 3 mm）
- 大囊（< 5 cm）有曾报道，但是并不常见

CT

- 完全看不见胰腺组织性；可以看见胰管
- 小肠可以扩张，有"粪便样"的内容物
- 纤维化结肠病：肠壁增厚是酶替代疗法在近端结肠的主要并发症

环状胰腺

- 腹胰的异常移行所造成
- 胰腺包围并且阻塞十二指肠
- 表现为十二指肠第二部分的环形收缩
- ERCP 是首选的影像学检查；胰管环绕十二指肠
- 胰腺炎和消化性溃疡的发病率增加

异位胰腺组织

- 出现在 1% ~ 10% 的人群中
- 位置
  胃（窦部）
  十二指肠
- 光滑的黏膜下肿物，经常伴有中央的脐凹（胰管的残留）

胰腺创伤

胰腺损伤可以源自贯通伤（刀扎、枪伤），也可以是钝性创伤（交通事故）。

损伤的种类（图 3-76）

- 伴少量的实质出血的单纯性表浅挫伤
- 无导管损伤的深部裂伤或者穿孔

- 伴导管离断的裂伤

影像学征象

CT

- 腺体断裂
- 胰腺血肿
- 无强化的区域
- 胰周的线条影，渗出

术中胰腺成像

应当用于评价胰管的完整性（导管损伤需要不同的手术方式）。

迟发并发症

- 胰瘘，10 ~ 20%
- 脓肿，10 ~ 20%
- 胰腺炎
- 假性囊肿，2%

胰腺炎

概述

分类

急性胰腺炎

- 轻微的急性胰腺炎（间质水肿）
- 重症急性胰腺炎（坏死、积液）
- 沟槽性胰腺炎：炎症局限于十二指肠与胰头间的槽沟处

慢性胰腺炎

原因

常见，70%

- 酒精性胰腺炎
- 胆石症

少见，30%

- 术后，ERCP 后，腹部创伤
- 高脂血症、高钙血症
- 药物：硫唑嘌呤、噻嗪类、磺胺类

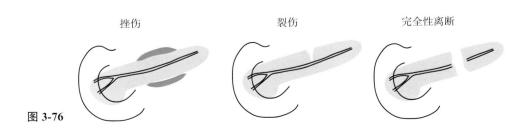

挫伤　　　　裂伤　　　　完全性离断

图 3-76

- 炎症：消化性溃疡病
- 甲状旁腺功能亢进
- 妊娠

临床表现

轻微的胰腺炎通常表现为疼痛，呕吐，压痛；进展为重症急性胰腺炎不常见。重症急性胰腺炎表现为更为严重的症状和体征：休克，肺功能不全，肾衰竭，胃肠道出血，代谢异常，腰部瘀斑（Grey Turner 征），和（或）脐周瘀斑（Cullen 征）。急性胰腺炎的严重程度可以通过 Ranson 标准（重症胰腺炎：发作时＞3 项体征）或者 APACHE Ⅱ 标准（重症胰腺炎：胰腺炎期间大于 8 项标准）。

急性胰腺炎的影像

CT 分期（预测的临床价值存在在争议）

- A 期：正常胰腺表现
- B 期：局限或者弥漫性胰腺增大
- C 期：胰腺异常和胰周炎症
- D 期：1 处胰周积液
- E 期：＞2 处胰周积液和（或）胰腺内或周围出现气体

要点

- 通过超声显示，因为水肿使发炎的胰腺出现比肝低的回声（正常图像的逆转）
- 超声是主要用于探查胆石和（或）随访假性囊肿的大小
- 钡剂：结肠截断征

术语和并发症

胰腺坏死（图 3-77）

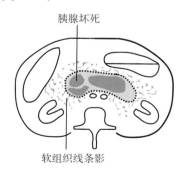

图 3-77

- 弥漫的实质（＞30% 胰腺区域）或者局限性区域（＞3 cm）的无活性实质，胰周脂肪坏死，积液
- 对比剂增强 CT 探查胰腺坏死的准确性：80% ~ 90%
- 伴有脂肪坏死的液体存在和范围不能通过 CT 衰减数值来准确确定
- 预后：30% 坏死 = 8% 死亡率；50% 坏死 = 24% 死亡率；＞90% 坏死 = 50% 死亡率

急性积液（以前称蜂窝织炎）（图 3-78）

- 含有大量酶的胰腺积液发生在 40% 的患者
- 无纤维包膜（相对于假性囊肿）
- 最常见的位置是胰腺内及其周边。积液并不仅局限其发生的解剖间隙，也游离入纵隔、肾旁间隙或器官（脾、肾、肝）内
- 预后：50% 自行消退；其余进展为假性囊肿或者合并其他并发症（感染、出血）
- 与假性囊肿鉴别困难：经时间检验

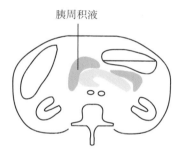

图 3-78

假性囊肿（图 3-79）

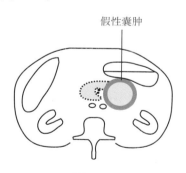

图 3-79

- 包裹聚积的胰液，典型的呈圆形或者卵圆形。包膜一般无法辨别，但有时可识别。胰管的微小穿孔所致；这种交通支可以通过 ERCP 在 50% 的患者中发现
- 外科定义的假性囊肿需要从胰腺炎发作起至少持续 6 周

- 40% 的急性胰腺炎患者和 30% 的慢性胰腺炎患者
- 细菌可以出现，通常无临床意义；如果脓液出现，病变称为胰腺脓肿。
- 预后：50% 自行消退，并且无临床意义；20% 是稳定的，30% 可以导致并发症：
  游离入邻近器官：肝、脾、肾、胃
  出血（侵蚀进入血管，血栓形成，假性动脉瘤）
  腹膜炎：破裂进入腹腔
  十二指肠梗阻、胆管梗阻（黄疸、胆管炎）
  感染

胰腺脓肿

- 胰腺内或附近的腹腔内积液，其内含有脓液。有效的治疗为切开引流
- 通常在急性胰腺炎发作＞ 4 周后发生
- 上消化道系列检查：斑状气体位于十二指肠 C 曲的内侧伴有十二指肠狭窄

感染性坏死

- 坏死性胰腺组织可以发生感染；很少有特定的感染征象；如果感染，尽快手术引流
- 与胰腺脓肿鉴别对于恰当的临床治疗至关重要（见下表）

比较

特征	胰腺脓肿	感染坏死
位置	胰腺内或胰腺旁	胰腺内
胰腺强化	周边强化	坏死胰腺无强化
气体	非常少见	非常频繁
出现时间	发作 4 周之后	任何时间
治疗	经皮引流	手术清创术
预后	较好	较差

出血

- 通常是后期的血管损伤的结果，常常脾或胰十二指肠动脉被侵蚀
- 可以由假性动脉瘤破裂所导致

经皮穿刺治疗

针吸

- 可以应用于任何积液、坏死组织，或于出血以确定是否有感染

- 因为假性囊肿常可以自行消退，所以小于 5cm 的假性囊肿应该观察，而不是抽吸；抽吸有二重感染的风险（10% 的病例）

经皮引流

- 若有临床怀疑的感染，应进行积液引流：成功率 70%
- 大于 5cm 的假性囊肿适合引流；较小的假性囊肿应该进行观察
- 坏死胰腺组织、软组织胰周积聚、血肿是引流的禁忌证；这些情况需要手术治疗

慢性胰腺炎（图 3-80）

由于反复发作的轻微或者亚临床胰腺炎，胰腺实质发生渐进性、不可逆的破坏。

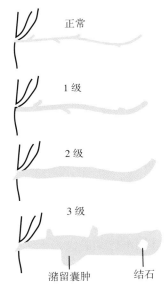

慢性胰腺炎的ERCP分级

正常

1 级

2 级

3 级

潴留囊肿　　　结石

图 3-80

原因

- 饮酒
- 甲旁状腺功能亢进
- 高脂血症
- 遗传

影像学征象

大小

- 通常缩小，均匀的胰腺萎缩
- 局限性增大，因正常或炎性胰腺并存所致，40%

组织
- 脂肪替代
- 纤维化
- 实质钙化，导管内结石

ERCP 见到不规则的胰管扩张：1～3 级（图 3-80）；分支胰管可呈杵状。

并发症

- 假性囊肿，30%
- 胆总管梗阻，10%
- 静脉血栓（脾静脉、门静脉、肠系膜静脉），5%
- 增加癌症的发病率
- 吸收不良，脂肪泻，50%

自身免疫性胰腺炎

"慢性胰腺炎"患者中的一部分为自身免疫性胰腺炎（先前被定义为特发性），到目前为止仍没有确定它的病因。可以单独发生或者可以伴随其他自身免疫性疾病；大部分患者 IgG 和抗核抗体水平增加。组织学诊断：大量的淋巴细胞浸润伴随散在的嗜酸性粒细胞。可以伴发自身免疫性胆管炎。治疗：激素。

影像学征象

- 超声：局限性低回声，弥漫的腺体增大；腺体外形可以正常；胆总管可以扩张
- CT：常见胰腺弥漫增大，缺少正常的表面切迹，胰尾从脾门处回缩，腺体周围包膜样边缘强化，胰周淋巴结肿大，无钙化，扩张胆总管周围血管包绕
- MRCP：弥漫不规则的胰管狭窄，如果病变位于胰头则胆总管近段扩张

沟槽性胰腺炎

胰腺炎累及到胰腺沟槽（胰头、十二指肠和胆总管间的潜在腔隙）。两种形式：
- 节段型：累及胰头，并形成沟槽处的瘢痕组织
- 单纯型：只累及沟槽处，胰头不受累

临床表现与十二指肠及胆管梗阻有关；50% 病例发生胆管狭窄。

相关发病因素
- 消化性溃疡
- 胃切除
- 真性十二指肠壁囊肿

- 异位胰腺
- 主胰管的胰液流动收到干扰

影像学征象

- CT：胰十二指肠沟槽处软组织（病灶），伴有延迟性强化；沿十二指肠内侧壁的小囊性病变
- MRI：胰十二指肠沟槽处的片状肿物，T1 信号低于胰腺，T2 信号等或稍高于胰腺；延迟强化；十二指肠内侧壁的囊性病变，见于囊性营养不良

异位胰腺

异常位置的胰腺组织，有自己导管系统，而与正常胰腺间无血管神经或者解剖联系。最常见的异位症见于胃肠道系统。通常无症状。最常见的部位包括：
- 十二指肠 30%
- 胃 25%；通常位于黏膜下；沿胃大弯的幽门前区的情况占 90%
- 空肠 15%
- 较少见的部位：麦克尔憩室、回肠、胆囊、输卵管、脐、食管、脾、纵隔、网膜

囊性纤维化中的胰腺炎

囊性纤维化是常染色体隐性遗传病，继发于编码氯通道的基因突变；胰腺外分泌功能不全的胃肠道表现最常见（90%）早于肺部表现；囊性纤维化是年轻患者胰腺功能不全的最常见原因。

影像学征象

- 胰腺脂肪替代伴或不伴有腺体萎缩；最常见的 CT 表现：
  钙化，7%
  囊性变；胰管的异常（狭窄、串珠样、扩张、梗阻）
- 胰腺囊性病：少见，整个胰腺被多发的大小不一的囊肿所取代

热带性（营养不良性）胰腺炎

慢性胰腺炎的变型。特征为：
- 年轻发病；通常无酗酒
- 伴营养不良
- 热带国家的地区性倾向
- 迅速进展为重症胰腺炎

- 有胰管内大结石
- 腺癌的风险增加

影像学征象

- 在扩张胰管内大的胰腺结石；尺寸大于 5cm；可以伸入分支胰管。相反，酒精相关的慢性胰腺炎的结石是小的斑点状阴影。
- 实质萎缩
- 胰腺腺癌风险增加 15 ～ 25 倍

遗传性胰腺炎

- 常染色体显性的疾病，涉及阳离子性胰蛋白酶原基因的突变
- 急性发病始于儿童期
- 影像学征象类似于热带性胰腺炎
- 胰腺腺癌风险增加 50 ～ 70 倍

胰腺肿瘤的类型

外分泌胰腺肿瘤

- 95% 的胰腺癌是胰腺导管腺癌（PDAC）
- 囊性肿瘤（微囊性腺癌、大囊性腺癌），1%
- 导管内乳头状黏液肿瘤，1%
- 少见肿瘤（腺泡细胞癌、多形性癌、上皮细胞肿瘤）

内分泌胰腺肿瘤（胰岛细胞瘤）

- 胰岛素瘤
- 胃泌素瘤
- 无功能性胰岛细胞瘤

其他肿瘤

- 淋巴瘤
- 转移瘤
- 结缔组织肿瘤

胰腺导管腺癌（PDAC）

预后差（1 年平均生存率，8%）；65% > 60 岁。

临床表现

- 黄疸
- 体重减轻
- Courvoisier 征（增大，无压痛的胆囊），25%

影像学征象（图 3-81）

占位效应

- 65% 的肿瘤位于胰头（5% 可以治愈），35% 位于胰体和尾（不能治愈）

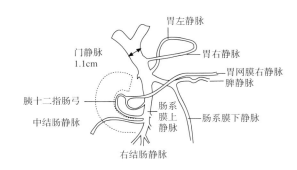

图 3-81

- 只有部分胰腺增大；由于伴发胰腺炎所致的球形增大表现少见（15%）
- 压迫十二指肠
- 增大可以很轻微
- 敏感性：对比剂增强的高分辨 CT ＞超声
- 由于质地的变化，超声对一些小的胰腺肿瘤的诊断确定性优于 CT

密度的变化（诊断的线索）

- CT 平扫时，由于水肿及坏死，肿瘤表现呈轻微稍低密度
- 团注对比剂后增强扫描，肿瘤表现呈低密度
- 相比囊性肿瘤和胰岛细胞肿瘤，钙化非常少见

导管梗阻

- 胰管梗阻；假性囊肿少见。
- 常见胆管梗阻伴有胰管梗阻（双管征：同样见于胰腺炎）
- 位于钩突处的肿瘤可以不引起胆管梗阻

向胰腺外扩散

- 最常见于胰腺后方（腹腔干或者肠系膜上动脉周围的脂肪结构消失，是不能治愈的征象）
- 向肝门的扩散
- 直接侵犯胃、小肠等

血管受累

- 最好利用血管造影和螺旋 CT 评价动脉和静脉，在 Whipple 手术前评价替代性右肝动脉
- 不能切除的标准

肠系膜上动脉被包裹

门静脉或者近段的肠系膜上动脉梗阻或者大部分被包裹

若较小的分支被包裹，肿瘤仍可以切除

较小的静脉分支扩张（＞ 5 mm）：静脉被包裹的间接征象

肿瘤转移

肝（很常见）＞淋巴结＞腹膜和浆膜＞肺

囊性肿瘤

当胰腺出现的囊性病灶时，应该考虑生成黏液的囊性肿瘤。胰腺所有的囊性病灶中，10% 是肿瘤性的，而其余则表示良性病变（单纯囊肿，VHL 病，假性囊肿）。

分类

- 生成黏液的肿瘤：恶性倾向
  导管内乳头状黏液肿瘤（IPMT）
  黏液囊性肿瘤
- 浆液性囊腺瘤：无恶性倾向

概述

特征	浆液性囊腺瘤（良性）	黏液性囊腺瘤（恶性潜能）
囊肿数量	> 6	< 6
单个囊肿的大小	< 20 mm	> 20 mm
钙化	40%：无定形的，星芒样	20%：边缘钙化
强化	富血供的	少血供的
囊肿的内肿物（抽吸）	糖原 ++++	黏液 ++++
其他特征	中央瘢痕（15%）	周围强化 播散：局部，淋巴结，肝
分布	较老年患者（> 60 岁）	较年轻患者（40 ~ 60 岁）
位置	70% 在胰头	95% 在胰体或者胰尾

通过液体成分鉴别囊性病灶

囊肿抽吸

参数	假性囊肿	浆液性囊腺瘤	黏液性囊腺瘤	黏液性囊腺癌
细胞学	炎性的	50% 阳性	通常阳性	通常阳性
CEA	低	低	高	高
CA15-3	低	低	低	高
黏度	低	低	高	高
淀粉酶	高	低	可变的	可变的

胰腺导管内乳头状黏液肿瘤（IPMT）

少见的胰腺囊性肿瘤，它起源于胰腺导管黏膜上皮且分泌浓稠黏液，导致导管的扩张和梗阻。同义词：导管扩张性囊腺癌，导管内乳头肿瘤，导管扩张性黏液性囊腺癌。

种类（图 3-82）

- 分支胰管病变
- 主胰管病变

分支胰管IPMT

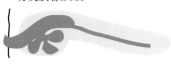

主胰管IPMT

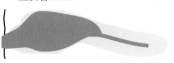

图 3-82

伴发

- 腺癌，25%
- 增生，25%
- 发育不良，50%

影像学征象

位置
- 胰头、钩突，55%
- 胰体、胰尾，10%
- 弥漫，多灶性，35%

导管异常
- ERCP/MRCP：与胰管交通，鉴别诊断：假性囊肿
- 主 / 分支胰管混合型，70%
- 单独分支胰管型，30%
- 胰管扩张，97%
- "黏液性肿物"
- 直径 1 ~ 2 cm 的簇状的小囊

恶性征象
- 尺寸 > 3 cm；若单发且囊肿 < 3 cm，两年内复查
- 实性肿物，壁结节
- 主胰管 > 10 mm
- 管腔内含钙化成分
- 弥漫性或者多灶性受累
- 出现糖尿病

黏液性囊性肿瘤（图 3-83）

周围性肿瘤，有厚纤维膜包绕。囊腔由黏液物质填充。与 IPMT 不同，病灶与胰管不相通。同义词：

黏液性大囊性肿瘤，黏液性囊腺瘤，黏液性囊腺癌，大囊性腺癌，大囊性腺瘤。

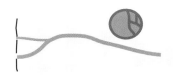

图 3-83

胰胚细胞瘤

- 儿童少见的原发性胰腺肿瘤
- 通常患者年龄在 1 ~ 8 岁，但是有报道在新生儿和成年人中也有发病
- 先天型伴有 Beckwith-Wiedemann 综合征
- 生长缓慢，在发现时一般瘤体大
- 大的、边界清楚、多叶分性肿物，伴有 CT 强化的分隔；超声可见混杂的回声结构
- 肿瘤质地软，呈凝胶状，若病灶起源于胰头，通常不会产生梗阻症状

实性假乳头肿瘤

- 同义词：Frantz 肿瘤，实性和囊性腺泡肿瘤，乳头上皮肿瘤，实性和乳头上皮肿瘤
- 胰体尾较常见的上皮组织巨大病灶。分界清楚，混杂实性和囊性的出血肿物。实性成分伴有增强后的强化。可以包含钙化。手术切除后预后好
- 妇女 < 50 岁

腺泡细胞癌

- 老年男性
- 纤维增生改变不如胰腺癌，但常比胰腺癌体积更大，可以有包膜
- 侵犯血管，而不是包绕
- 转移性脂肪坏死

胰岛细胞肿瘤

胰岛细胞肿瘤起源于多能性干细胞：胺前体摄取和脱羧作用（APUD）系统。

分类

- 功能性（85%）：分泌一种或者多种激素
- 无功能性

胰岛细胞瘤（最常见的功能性肿瘤）

- 单发，70%；多发，10%；弥漫增生或者胰腺外的，10%
- 恶性变，10%
- 90% < 2 cm
- 富血供的，70%
- 诊断准确性：术中超声＞胰腺静脉取样＞血管造影＞其他
- 主要症状：低血糖

胃泌素瘤（第二常见）

- 单发，25%；多发，异位，在胃，十二指肠等处
- 胃泌素瘤三角：由胆囊管、十二指肠第 1 ~ 3 段、胰头和胰颈组成
- 60% 恶变
- 肿瘤平均大小：35 mm
- 富血供的，70%
- 主要症状：Zollinger-Elkison 综合征（腹泻、消化性溃疡病）

无功能性胰岛细胞瘤（第 3 位常见）

- 最常见于胰头
- 80% ~ 90% 恶变（5 年生存率 45%）
- 通常巨大（> 5 cm），因占位效应引起症状：黄疸，可触及
- 钙化，20%
- 血管造影富血供
- 肝转移 CT 示明显强化
- 侵袭性低于腺癌
- 对化疗反应较好

少见的胰岛细胞肿瘤

- 侵袭性低于腺癌
- 对化疗反应较好
- 血管活性肠肽肿瘤（血管活性肠肽）
  WDHA 综合征（水泻 - 低血钾 - 胃酸缺乏综合征）
  60% 恶变
- 生长抑素瘤
  抑制胰岛素、促甲状腺激素、生长激素分泌（高血糖）
  90% 恶变

- 胰高血糖素瘤
  腹泻、糖尿病、舌炎、松解坏死型游走性红斑
  80% 恶性转化

转移瘤

- 大部分血行转移来源于肾细胞癌，肺癌，乳腺癌，黑色素瘤
- 来源于肾细胞癌的转移最常见，而且表现为富血供的肿瘤，可以单发或者多发
- 直接侵犯最常见来源于横结肠（沿结肠系膜）或者胃

移植（图 3-84）

正常的影像学征象

- 胰腺通过十二指肠作为中间过渡连接到膀胱
- 支架可以放置入位

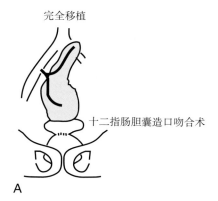

完全移植

十二指肠胆囊造口吻合术

A

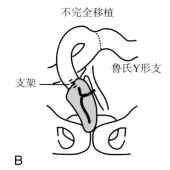

不完全移植

支架　　鲁氏Y形支

B

图 3-84

并发症

- 排斥，35%
- 胰腺炎，35%
- 胰周脓肿，35%
- 胰周出血，35%
- 血管栓塞，20%

惠普尔手术（图 3-85）

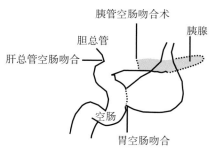

传统的惠普尔
胰管空肠吻合术
胆总管　　　　　　胰腺
肝总管空肠吻合
空肠
胃空肠吻合

图 3-85

- 传统的标准惠普尔手术包括切除胰头，十二指肠，胃窦。胆囊经常也是切除的。一段空肠肠襻被提升到右上腹，用以胃空肠吻合，胆总管空肠或者肝总管空肠吻合，胰管空肠吻合
- 一些外科医生在条件允许的情况下，更愿意行胰头十二指肠切除术，保留了胃窦（图 3-86）。胃窦保留的胰头十二指肠切除术，胃被完整保留，近段十二指肠用于十二指肠空肠吻合术

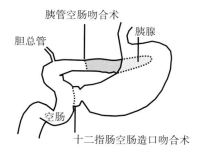

胃窦保留的惠普尔
胰管空肠吻合术
胆总管　　　　　　胰腺
空肠
十二指肠空肠造口吻合术

图 3-86

胰头十二指肠切除术的并发症

- 胃排空延迟定义为需要鼻胃管持续放置时间超过 10 天，在 11%～29% 的患者中出现
- 胰瘘是指富含淀粉酶液的术后引流量大于 5ml/d，且持续或超过 7～10 天。临床诊断为胰瘘的患者通常行 CT 检查，用以评估伴随的脓肿形成，而约 80% 的瘘可以通过保守治疗而治愈。10%～15% 胰瘘的患者需要进行经皮引流，同时 5% 的患者需要再次手术
- 伤口感染
- 出血（当替代右肝动脉被切断时会发生）
- 胰腺炎

- 脓肿形成
- 胆道并发症

（苏天昊　译　贺　文　校对）

脾

总论

解剖变异

副脾（占 40% 患者）

- 不融合所致
- 常靠近脾门区
- 常见大小：< 3 cm
- 常见形状：圆形

分叶（很常见）

- 脾裂所致分叶
- 勿将脾裂误当成脾破裂

游离脾

- 胃背系膜先天性发育异常。正常情况下胃背系膜后叶与壁层腹膜于左肾前方融合形成脾肾韧带，为固定脾位置最重要的结构。这些结构未能完全融合为带有长的脾血管蒂的脾异常活动性留有余地。由于有长血管蒂，腹腔内的过度移动和扭转便会出现。悬韧带的松弛容许脾在腹部移动
- 采用 ^{99m}TC 胶体硫扫描证实

多脾

- 多发脾结节
- 左位肝
- 胆囊缺失
- 心脏异常
- 下腔静脉发育不全

无脾

- 脾缺失（除外脾切除）

CT 表现

- 脾的 CT 密度比肝略低
- 对比剂注入早期常可出现不均匀强化

脾大（图 3-87）

定义为横断像上脾最长径 > 12 cm。脾指数（三维相乘）对确定脾大小更准确。通常：120 ~ 480 cm^3。大多数放射学者用肉眼测量大小。

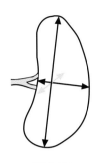

图 3-87

常见病因

肿瘤
- 白血病
- 淋巴瘤

感染
- AIDS 相关感染
- 感染性单核细胞增多症

代谢紊乱
- Gaucher 病

血管
- 门脉高压；可能与铁质沉着性（Gamma-Gandy）小体相关：良性含铁小结（MRI 上低信号）

肿瘤

囊肿

- 真性囊肿（上皮内衬）：表皮样
- 假性囊肿（无内衬）：创伤、感染、梗死

错构瘤

主要由血管成分组成的罕见的良性肿瘤。此病可无症状，或出现贫血和血小板减少。可为低密度或等密度；超声上通常为高回声。病灶较大内可出现囊性和钙化成分。

血管瘤

发病率：最常见的良性脾肿瘤（14% 尸检报告）。

影像学征象

- 超声特点为高回声（与肝血管瘤表现相似）
- 边界清晰，较小
- 偶见钙化灶

转移瘤

最常见的脾恶性肿瘤是淋巴瘤。转移瘤较少见：
- 乳腺
- 肺
- 胃
- 黑色素瘤
- 卵巢癌晚期

创伤

外伤

机制

- 顿挫伤
- 穿透伤

外伤

- 包膜下血肿（新月形积液）
- 实质内血肿
- 撕裂
- 脾碎裂
- 迟发性破裂（罕见）

影像学征象

- 腹内血液为高密度（> 30 HU，即在 < 48 小时的急性期）
- 凝血块在 CT 上为高密度并常位于出血处附近：哨兵凝血块征
- 脾轮廓不规则
- 与其他创伤相关

脾移植

创伤后脾碎裂自体移植术

位置

- 肠系膜、腹膜、大网膜
- 胸膜
- 横膈

影像学征象

- 较小，移植物强化
- 最佳成像采用 ^{99m}RBC 或胶体硫 ^{99m}Tc
- 积聚在最相关的部分：Morison 陷凹、肝周间隙、结肠旁沟

血管性

脾梗死

对比增强 CT 上局灶性充盈缺损的常见病因。典型为楔形位于周边，但圆形、不规则形更常见，且随机分布。

病因

心血管
- 细菌性心内膜炎，50%
- 粥样硬化
- 瓣膜赘生物
- 二尖瓣狭窄

肿瘤
- 淋巴组织增生
- 胰腺
- 炎症性
- 胰腺炎

其他
- 镰状细胞病
- 真性红细胞增多症

AIDS

脾受累在 AIDS 中常见。CT 对脾病变的检出有很高的敏感性（90%），并确定腹膜后、肠系膜和（或）胃的相关表现。

脾病变病因

肿瘤
- 卡波西（Kaposi）肉瘤
- 淋巴瘤

感染
- 结核分枝杆菌：低密度、回盲部异常
- 细胞内鸟型分枝杆菌（MAI）：淋巴结、空肠壁增厚
- 真菌：念珠菌、曲菌、隐球菌
- 细菌：金黄色葡萄球菌、链球菌、大肠埃希

杆菌
- 寄生虫：卡氏肺孢子菌；病变逐渐增大，脾、肝和淋巴结内钙化

左叶之间；上覆肝胃韧带。开口经由网膜孔（Winslow 孔）

腹膜和腹壁

概述

腹膜腔（图 3-88 和图 3-89）

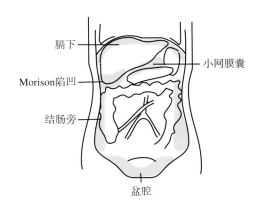

图 **3-88**

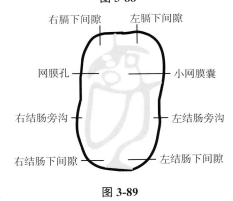

图 **3-89**

- 膈下（肝上）间隙；由链状韧带划分为：
  右膈下间隙位于膈和肝之间
  左膈下间隙位于膈和脾之间
- Morison 陷凹的组成：
  右肝下隐窝
  肝肾隐窝
- Morison 陷凹与小网膜囊（通过网膜孔）、膈下间隙和右结肠旁沟相通。在仰卧位，Morison 陷凹是腹腔最低的部分并易积聚液体（是最常被感染的间隙）；盆腔内直肠子宫陷凹是另一个最低的间隙
- 小网膜囊（网膜囊）：于胃后方、胰腺前方。于正中向头侧的范围，在胃小弯和肝

腹膜

脓肿引流（图 3-90 和图 3-91）

经皮治疗腹盆腔脓肿常用两个技术：套管针技术和赛丁格（Seldinger）技术。

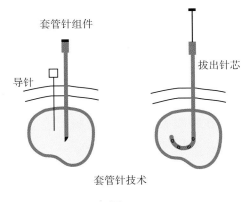

图 **3-90**

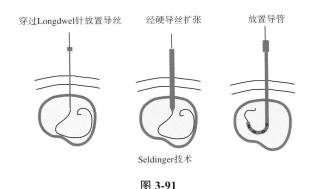

图 **3-91**

套管针技术

常用于入路容易的较大脓肿或积液。
1. CT 或超声对脓肿定位。
2. 表皮麻醉。在影像引导下将 20-GA 针穿入脓肿内。抽取 2 ~ 5 ml 液体做培养。不用再抽出更多因为脓腔会塌陷。
3. 做皮肤切口和皮下组织穿孔。
4. 串联放置 8-Fr 到 16-Fr 脓肿引流管。拔出针芯。
5. 抽出所有液体；用盐水清洗脓腔。

Seldinger 技术

常用于入路复杂的脓肿或边缘较硬的坏死肿瘤。

1. 定位脓肿。
2. 表皮麻醉。在影像引导下用 4、6 或 8 英寸（1 英寸 = 2.54 cm）的 Seldinger 针定位脓肿。
3. 拔出针芯，留下外层塑料套。经塑料套将导丝（3-J）穿入脓肿腔。
4. 将（8-Fr、10-Fr、12-Fr）扩张管穿过硬导丝。
5. 沿导丝穿入 8-Fr 到 16-Fr 脓肿引流管。
6. 拔出加强管和导丝，引流脓肿。

腹膜转移（图 3-92）

最常见来源：卵巢癌、胃肠道癌

影像学征象

- 大网膜覆盖在小肠上："网膜饼"
- 转移在腹膜表面（乙状结肠上表面、Douglas 陷凹、末段回肠、Morison 陷凹）、胃结肠韧带
- 恶性腹水（可由于腹膜通透性增加而出现 Gd-DTPA 强化）

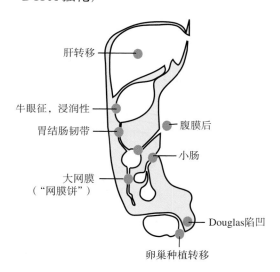

图 3-92

腹膜感染

- 通常来源于含多种微生物的肠道的创伤或穿孔
- 纱布瘤：脓肿包裹遗留海绵
- 结核性腹膜炎可钙化
- 带宫内节育器的放线菌病患者可见腹膜结节

腹膜假黏液瘤

由于黏液性囊腺癌播散（尤源于阑尾或卵巢，其他部位来源罕见）在腹膜腔有胶冻状物质积聚。

影像学征象

- 肝的扇形压迹伴或不伴钙化
- 腹膜表面增厚
- 有分隔的"假性"腹水
- 薄壁囊性肿块

腹部疝

特殊名词（图 3-93）

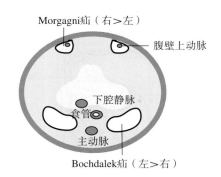

图 3-93

- 嵌顿：不能手法回纳的疝
- 绞窄：疝出的肠管血供障碍，引起梗死。所见包括肠壁增厚、出血和积气，还有静脉曲张和肠系膜水肿。

膈疝

- 先天性膈疝（亦见第 11 章）
- 创伤性疝（左＞右），可被正压通气掩盖

腹壁疝

- Spigelian 疝发生于沿腹直肌外侧缘经半月裂孔处。虽然这些疝穿过腹横肌和腹内斜肌突出，但仍包裹于腹外斜肌之下；因此可能在体格检查时难以检出。
- 腹股沟疝
- 腰疝经腰上三角（Grynfeltt）或腰下三角（Petit）发生。腰上三角由第 12 肋、腹内斜肌、后锯肌和竖脊肌构成。髂嵴、背阔肌和腹外斜肌构成腰下三角。腰上三角是腹腔镜下肾切除术的切口部位。
- Richter 疝仅含肠袢的一侧疝出，但临床上仍可表现出明显的梗阻症状。

腹内疝（罕见）

- 十二指肠旁疝：左＞右

- 小肠排列成囊袋状结构
- 小网膜囊疝

腹股沟疝（图 3-94 ）

类型

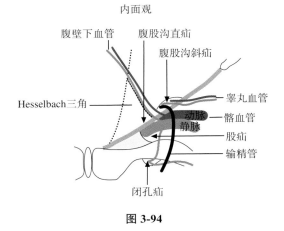

内面观

图 3-94

腹股沟直疝

- 腹壁下血管内侧缺如，腹膜囊穿过腹股沟管壁突出
- 由于腹股沟管壁薄弱

腹股沟斜疝

- 腹壁下血管外侧缺如，腹膜囊穿入腹股沟管内突出
- 由于鞘状突留存

股疝

- 股环扩大；网膜囊于股鞘内侧突出
- 女性，由于腹内压增加

闭孔疝

- 穿经闭孔发生，位于耻骨肌和闭孔外肌之间；
- 在所有疝中有最高的致死率
- 老年女性

恶性间皮瘤

腹膜间皮细胞的恶性肿瘤。与石棉相关。

影像学征象

- 腹膜软组织结节，网膜和肠系膜肿块或结节
- 腹水
- 小肠壁增厚
- 小肠固定

腹壁

腹壁转移

起源：黑色素瘤、皮肤肿瘤、神经纤维瘤病、医源性种植、淋巴瘤（胃造瘘术、活组织检查）

影像学征象

- 皮下脂肪内的软组织肿块，伴或不伴局限性肿胀

腹壁血肿

病因

- 抗凝治疗
- 经股部插管
- 创伤

影像学征象

- 高密度积液：最初几天伴或不伴液 - 液平（红细胞压积水平）。如果没有进一步出血，高密度的红细胞分解致液体密度减低。
- 液 - 液平（红细胞压积水平）
- 通常局限在腹直肌。脐下约 2 cm（弓状线）处，腹直肌鞘后部消失，全部三组外侧肌肉（腹外斜肌、腹内斜肌和腹横肌）的筋膜均通过腹直肌前部。这种排列的影像意义在于弓状线以上的腹直肌鞘血肿局限在腹直肌鞘内；弓状线以下，血肿直接与腹横筋膜相对并能跨过解剖中线或向侧面进入胁腹部。

肠系膜脂膜炎

以慢性非感染性炎症为特征的累及小肠系膜脂肪组织的罕见病变。当主要成分为炎症或脂肪时，此病被称为肠系膜脂膜炎。当主要成分为纤维时，此病被称为收缩性肠系膜炎。后者被认为是肠系膜脂膜炎终末的更具侵袭性的阶段。此病的病因不明。

影像学征象

- 边界清楚的不均匀含脂肪的小肠系膜与正常腹膜后脂肪相比显示为高密度。肿块通常朝向左侧腹部，自肠系膜根部延伸至空肠
- 软组织肿块有毛刺征：与肠系膜类癌肿块相似

硬化性腹膜炎

长期非卧床腹膜透析（CAPD）的少见但重要的并发症。发病率随 CAPD 持续时间的延长而增高。确切的病因学仍未知。临床起病以腹痛、厌食、体重下降为先兆，并最终出现不完全性或完全性小肠梗阻。失超滤同血性腹透液均常见。

影像学征象

- 疾病早期 X 线平片正常。随后，腹内可见到弧形腹膜钙化
- X 线平片亦可显示位于中央的扩张肠襻，伴肠壁增厚、水肿和拇纹征
- CT 显示腹膜强化、增厚、钙化，也有腹膜内包裹性积液。肠襻粘连扩张
- 早期诊断是关键，如停止 CAPD 并进行全肠外营养、血液透析、免疫抑制治疗和（或）肾移植可能最终会恢复

肠系膜纤维瘤病（韧带样纤维瘤）

少见的良性肿瘤但具有局部侵袭性、浸润相邻肠壁并切除后复发。家族性腺瘤性息肉病的发病率增高且结肠腺瘤性息肉病家系突变。与石棉相关。影像：CT 上低密度及 T2 MR 上高信号。

促结缔组织增生性小圆细胞瘤

侵袭性恶性肿瘤常发生在青少年和青年。

影像学征象

- CT 显示位于腹膜的多发软组织肿块伴坏死和出血
- 血源性或浆膜性肝转移可在未检出原发肿瘤时出现

鉴别诊断

食管

憩室病（图 3-95）

- 咽囊肿：常位于下咽部外侧
- Zenker 憩室（推出性憩室）
- 牵拉性憩室：累及全层：常因与纵隔结构的恶性肿瘤或结核粘连而产生牵拉；典型部位于气管分叉水平
- 推出性：全层，继发于管腔内压力增高
- 假憩室：因黏液腺扩大形成小囊袋；与糖尿病、酒精中毒、念珠菌病、梗阻、癌症相关
- 膈上憩室
- 相似病变：
  食管旁疝
  食管穿孔伴对比剂渗出

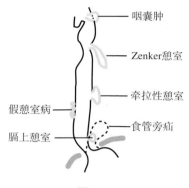

咽囊肿
Zenker 憩室
牵拉性憩室
假憩室病
膈上憩室
食管旁疝

图 3-95

管腔狭窄（图 3-96）

蹼状
- 特发性
- Plummer-Vinson 综合征

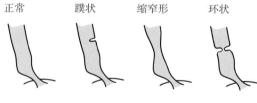

正常　蹼状　缩窄形　环状

图 3-96

环状
- 先天性：血管、肌肉环
- Schatzki 环

缩窄形
- 皮肤病变（表皮松解、类天疱疮）：食管近三分之一段
- 肿瘤
- 食管炎（碱液摄入性、Barrett 食管、感染性、放射性、嗜酸性粒细胞性）
- 插管
- 失弛缓症、硬皮病、Chagas 病

外压性
- 主动脉弓血管、弓部异常、动脉瘤、左心房
- 左主支气管
- 纵隔肿瘤

巨食管症（图 3-97）

- 失弛缓症
- 硬皮病
- 继发于远端狭窄的扩张
  肿瘤
  缩窄
- Chagas 病
- 糖尿病性或酒精性神经病
- 延髓麻痹

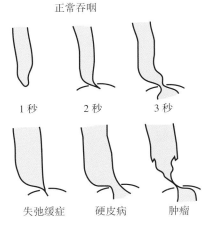

正常吞咽

1 秒　　2 秒　　3 秒

失弛缓症　　硬皮病　　肿瘤

图 3-97

食管撕裂（对比剂外渗、瘘管）

- 食管炎
- 肿瘤
- 呕吐性
  Mallory-Weiss 综合征：仅黏膜破裂（纵行、表浅撕裂），很少肉眼可见
  Boerhaave 综合征：全层管壁破裂（纵隔气肿、对比剂外渗）
- 气管食管瘘（儿科）
- 支气管肺前肠畸形与食管相交通
  支气管源性囊肿
  肺叶外型隔离症（儿科）
- 内镜检查

孤立性充盈缺损（肿块病变）

肿瘤
- 良性
  平滑肌瘤，50%
  带蒂纤维血管性息肉（好发于食管上段），25%
  囊肿、乳头状瘤、纤维瘤、血管瘤
- 恶性

鳞状细胞癌，95%

腺癌，5%

癌肉瘤

淋巴瘤

转移瘤

异物

静脉曲张
- 上行性静脉曲张（门脉高压），下段为主
- 下行性静脉曲张（上腔静脉梗阻），上段为主

外源性病变（淋巴结、充血血管、动脉瘤、囊肿）

黏膜下肿物
- 胃肠道间质瘤
- 纤维瘤、神经纤维瘤、脂肪瘤、血管瘤
- 重复囊肿
- 淋巴瘤

皱襞增厚

- 食管炎早期
- 肿瘤
  淋巴瘤
  静脉曲张样癌
- 静脉曲张

气 - 液平

裂孔疝

食管憩室

任何由运动失调或缩窄所致的食管病变
- 癌
- 失弛缓症
- 硬皮病

胃

上消化道检查方法（图 3-98）

胃炎

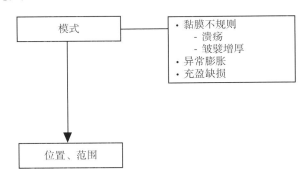

图 3-98

- 糜烂性胃炎（腐蚀物、乙醇、压力、药物）
- 肉芽肿性胃炎（Crohn 病、结节病、梅毒、结核、组织胞浆菌病）
- 嗜酸粒细胞性胃炎（外周嗜酸性粒细胞增多，60%；低白蛋白血症；低丙种球蛋白血症；增生性息肉）
- 肥厚性胃炎
  Ménétrier 病
  Zollinger-Ellison 综合征
  特发性
- 复发性胃溃疡
  Zollinger-Ellison 综合征
  消化道溃疡病
  残余胃窦
  药物
- 其他
  放疗（> 4000 rad；胃炎发生于放疗后 6 个月到 2 年）
  溃疡
  腐蚀物
  胃炎的罕见病因
  - 假性淋巴瘤
  - 缝合线溃疡
  - 动脉内化疗

靶（牛眼）病变（图 3-99）

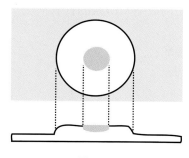

图 3-99

溃疡被 X 线透射的晕包绕，多发
胃炎（口疮样、微小溃疡）
- 腐蚀性：非甾体抗炎药、乙醇
- 肉芽肿性：Crohn 病
- 感染：念珠菌病、疱疹、梅毒、巨细胞病毒
黏膜下转移（大溃疡）
- 黑色素瘤、Kaposi 肉瘤 >> 所有其他转移（乳腺、肺、胰腺）
- 淋巴瘤

孤立、巨大牛眼（巨大溃疡）
- 平滑肌瘤
- 肉瘤

充盈缺损（肿块病变）

任何摄入的食物都可形成胃内充盈缺损；然而，它应因重力而移开胃壁。如果变得非常大，它则可能与固定的肿块（胃石）、未消化的植物（植物胃石）、毛发打结形成的肿块（毛胃石）、打结毛发和未消化植物形成的肿块（植物毛胃石）相混淆。固定的充盈缺损包括：
肿瘤
- 腺癌
- 淋巴瘤
- 平滑肌肉瘤
- 转移瘤
- Kaposi 肉瘤
其他
- 子宫内膜异位
- 类癌
- 良性肿瘤：平滑肌瘤 > 脂肪瘤、纤维瘤、神经鞘瘤
- 息肉
- 静脉曲张
- 髓外造血
- 异位胰腺
外压性
- 脾
- 胰腺
- 肝

黏膜下病变

- 胃肠道间质瘤
- 脂肪瘤
- 异位胰腺
- 淋巴瘤

巨大黏膜皱襞

肿瘤
- 淋巴瘤
炎症
- Ménétrier 病
- Zollinger-Ellison 综合征
- 胰腺炎相关性胃炎

- 胆汁反流性胃炎
- 嗜酸性粒细胞性胃肠炎

革囊胃

革囊胃（皮革胃）：胃壁显著增厚和不规则（弥漫浸润）、僵硬、狭窄和不可膨胀；蠕动不能通过革囊胃。

肿瘤
- 硬癌（最常见病因）
- 淋巴瘤
- 转移瘤（乳腺癌最常见）
- 胰腺癌（直接侵犯）

炎症
- 糜烂性胃炎
- 放射治疗

浸润性病变
- 结节病
- 淀粉样变（罕见）
- 胃壁内血肿（罕见）

感染
- 结核、梅毒

胃窦病变（图 3-100）

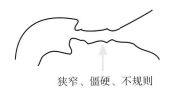

狭窄、僵硬、不规则

图 3-100

肿瘤
- 腺癌
- 淋巴瘤
- 转移瘤

炎症
- Crohn 病
- 消化性溃疡病
- 结核
- 结节病

其他（不全面）
- 肥厚性幽门狭窄
- 幽门痉挛
- 胃窦蹼

羊角胃窦

胃窦穹隆变钝并从胃窦至幽门逐渐变细
- 慢性消化道溃疡病
- 硬化性胃癌
- 肉芽肿病变（Crohn 病、结核、结节病、嗜酸性粒细胞性胃肠炎）
- 腐蚀物摄入

腹膜内游离气体

- 手术、腹腔镜检查和其他放射性介入（最常见原因）
- 胃或十二指肠穿孔（次常见原因）
- 结肠梗阻引起的盲肠穿孔
- 结肠气囊肿
- 穿过女性生殖道的气体
- 远段肠穿孔（如炎症性肠病、憩室炎、肿瘤）常与脓肿相关，且游离气体量较少

十二指肠

充盈缺损

肿瘤性充盈缺损

良性（常位于第一段，无症状）
- 腺瘤（常 < 1 cm）
- 平滑肌瘤
- 类癌
- 绒毛状腺瘤——近乳头，高度潜在恶性

恶性（常位于第一段远侧，无症状）
- 腺癌位于乳头或其远侧（占恶性肿瘤的 90%）
- 转移瘤（由胃、胰腺、结肠、肾等直接侵犯，或如黑色素瘤的血源性转移）
- 淋巴瘤

其他充盈缺损（图 3-101）

球部
- 异位胃黏膜
- 胃窦黏膜脱垂
- Brunner 腺增生
- 静脉曲张

远侧段
- 良性淋巴组织增生
- 异位胰腺
- 环形胰腺

- 十二指肠乳头
- 肿瘤
- 胆结石嵌顿或通过造成水肿
- 胆总管囊肿
- 重复囊肿
- 腔内憩室

十二指肠恶性病变根据部位不同
- 十二指肠球：90% 为良性
- 第 2 和第 3 段：50% 为恶性
- 第 4 段：90% 为恶性

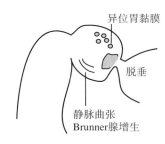

图 3-101

管腔外凸（图 3-102）

溃疡
- 溃疡并穿孔
- 恶性溃疡（原发少见）

憩室
- 假憩室：瘢痕溃疡
- 胆总管十二指肠或胆囊十二指肠瘘
- 十二指肠第 2 段内侧真性憩室

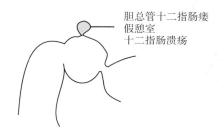

图 3-102

溃疡与憩室比较

表现	溃疡	憩室 *
对侧切迹	有	无
黏膜皱襞	增厚、放射状	正常
痉挛	存在	不存在
症状	有	可能没有

* 十二指肠球：假憩室；十二指肠球后：真性憩室

球后狭窄（图 3-103）

肿瘤
- 腺癌
- 淋巴瘤
- 转移瘤（由结肠、肾、胰腺、胆囊直接侵犯）
- 胃肠道间质瘤

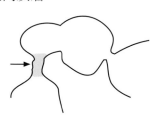

图 3-103

炎症
- 内源性
  球后溃疡
  十二指肠炎
  Crohn 病
- 外源性
  胰腺炎

其他
- 环形胰腺
- 壁内憩室
- 十二指肠重复囊肿
- 十二指肠血肿
- 主动脉瘤（第 3 段）
- SMA 综合征（仰卧位由肠系膜上动脉所致十二指肠第 3 段不完全梗阻），可能因体重减轻而加重

十二指肠皱襞增厚

- 幽门螺旋杆菌
- Crohn 病
- 贾第鞭毛虫病
- 口炎性腹泻
- Whipple 病（肠源性脂肪代谢障碍，译者注）
- Brunner 腺增生
- 淋巴瘤
- 血肿 / 创伤
- 胰腺炎

乳头增大

- 正常变异

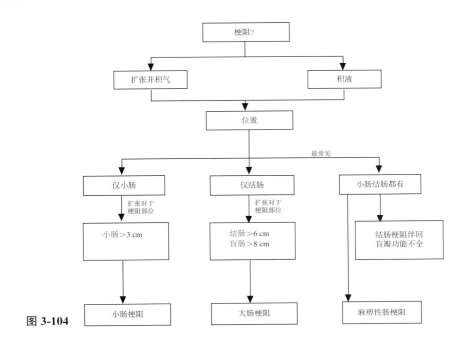

图 3-104

- 胆总管囊肿
- 乳头水肿
  胰腺炎
  急性十二指肠溃疡
  结石嵌顿
- 壶腹肿瘤
  腺瘤状息肉
  癌

空肠和回肠

积气肠襻扩张（图 3-104）

下列方法可确保对 80% 梗阻的存在及水平做出正确决断。

方法（图 3-105，A 和 B）

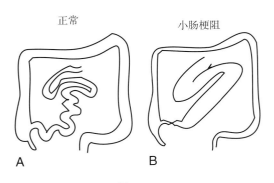

正常　　　　　小肠梗阻

A　　　　　B

图 3-105

1. 扩张的肠管内是否有太多气体（小肠 > 3 cm，大肠 > 6 cm）？
2. 气体位于哪里（大肠或小肠或都有）？
3. 小肠和大肠间气体和（或）液体是否分布不均匀？
4. 盲肠是否扩张？
5. 是否有腹膜气体（穿孔）？

小肠梗阻（SBO）

气体不均匀分布是影像学表现的关键：

- 小肠比结肠内有更多气体和液体
- 小肠近侧段比远侧段内有更多气体
- 积聚液体与气体分布相似：没有液体就没有梗阻
- 闭襻性梗阻：管腔闭塞位于 2 个相邻部位，梗阻肠襻随液体扩张；肠襻可扭曲；肠管可能或没有梗死

推测急性小肠梗阻的补充检查包括：

- 如果扩张严重或有大量液体：CT（液体充当内源性对比剂）
- 如果扩张轻微：CT 并口服对比剂或小肠跟进
- 灌肠法：检查前需要肠道减压，最好用于非急性病情

结肠梗阻（图 3-106，A 和 B）

盲肠扩张是影像检查的关键：

- 结肠机械性肠梗阻中盲肠总是最扩张的；然而它在非机械性肠梗阻时也可明显扩张（A > B）
- 如果横结肠比盲肠扩张明显（A < B），则很少有机械性肠梗阻（例外：伴随疾病本身使盲肠狭窄，如炎症性肠病）
- 积液在结肠梗阻中不一定出现

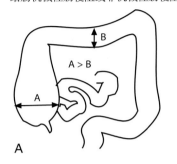
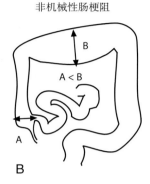

结肠机械性肠梗阻或非机械性肠梗阻　　　　非机械性肠梗阻

图 3-106

排除远端结肠梗阻的一个有用的初筛方法是俯卧位 KUB：如果没有梗阻，气体会通至直肠。钡灌肠是确定性检查。对可能有结肠梗阻的病人不要进行上消化道造影检查（因为钡剂会影响结肠显示不清）

麻痹性（无力性）肠梗阻

手术后（最常见）
血管性
- 炎症性肠病

炎症（常位于肠梗阻处：哨兵肠祥）
- 胰腺炎
- 阑尾炎
- 胆囊炎
- 憩室炎
- 腹膜炎

代谢性
- 低血钾
- 低血钙
- 低血镁

药物治疗
- 吗啡、地芬诺酯（止泻宁）

机械性小肠梗阻

- 粘连
- 疝
- 肿瘤
- 胆结石

- 炎症并狭窄
- 胆结石性肠梗阻：胆道积气、小肠梗阻、肠管内结石（如梗阻可位于回盲瓣处）

吸收障碍模式

征象：钡剂稀释（分泌亢进）、钡剂凝絮、铸型、钡柱分节、通过延迟。

显著增厚 / 不规则皱襞

助记法："WAG CLEM"
- Whipple 病
- 淀粉样变性
- 贾第鞭毛虫病（主要影响空肠）、移植物抗宿主反应、丙种球蛋白病
- 隐孢子虫病（主要影响空肠）
- 淋巴瘤、淋巴管扩张、乳糖酶缺乏
- 嗜酸性粒细胞性胃肠炎
- 鸟分枝杆菌复合群、肥大细胞增多症

显著增厚 / 变直皱襞

- 缺血
- 壁内出血
- 放射
- 低蛋白血症
- 静脉淤血
- 肝硬化

显著扩张肠祥、正常皱襞

助记法："SOSO"：
- 口炎性腹泻是真性吸收障碍最重要的独立病因
- 阻塞或梗阻
- 硬皮病
- 其他

药物治疗
- 吗啡
- 地芬诺酯
- 阿托品
- 溴丙胺太林

迷走神经切断术

皱襞增厚不伴吸收障碍模式（水肿、肿瘤出血）（图 3-107，A 和 B）

标准：皱襞 > 3 cm。CT 检查小肠壁水肿可表现为环

形或晕征。两种类型：

- 弥漫型：皱襞均匀增厚
- 局限型：结节状增厚（"小指纹征"），类似缺血性结肠炎中的"拇纹征"、堆积硬币征、尖篱栏征

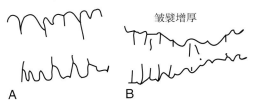

正常　皱襞增厚

A　B

图 3-107

病因

黏膜下水肿

- 缺血
- 肠炎

感染

放射

- 低蛋白血症
- 移植物抗宿主反应

黏膜下肿瘤

- 淋巴瘤、白血病
- 浸润性癌致静脉淤血

黏膜下出血

- Henoch-Schönlein 病
- 溶血性尿毒症综合征
- 凝血病（如血友病、维生素 K、抗凝血剂）
- 血小板减少症、弥散性血管内凝血

结节

- 肥大细胞增多症
- 淋巴组织增生症
- 淋巴瘤
- 转移瘤
- 息肉
- Crohn 病

小肠堆叠硬币征

- 抗凝血剂
- 血管炎
- 创伤
- 缺血
- 类癌

小肠管腔狭窄

- 缺血
- 血管炎
- 出血
- 放射
- 胶原血管病
- 炎症性肠病
- 肿瘤
- 粘连

CT 肠管靶征

- 缺血
- 血管炎
- 出血
- 炎症性肠病
- 血管源性水肿：血管紧张素转换酶抑制剂、遗传性、过敏反应
- 门脉高压
- 非甾体抗炎药

细小肠管

小肠检查中管状"牙膏征"

- 移植物抗宿主反应
- 隐孢子虫

小肠肿瘤

良性肿瘤

- 腺瘤（最常见）
- 平滑肌瘤（次常见）
- 脂肪瘤
- 血管瘤
- 神经源性肿瘤（常见于神经纤维瘤病）
- 其他

  Brunner 腺增生

  异位胰腺组织

  重复囊肿

  内翻型 Meckel 憩室

恶性肿瘤

- 转移瘤

  黑色素瘤

  肾

  乳腺

  Kaposi 肉瘤

- 淋巴瘤，表现很多样
- 类癌（最常见的原发性；50% 为恶性并在诊断时发现转移）
- 胃肠道间质瘤
- 肉瘤［良性肿瘤的肉瘤样变（如平滑肌肉瘤、淋巴肉瘤）］；常为巨大溃疡性肿瘤
- 腺癌（罕见）

息肉病综合征

肠系膜肠缺血

阻塞性疾病

- 栓子（心房颤动、心室壁瘤）
- 动脉血栓（动脉粥样硬化症）
- 静脉血栓（门脉高压、胰腺炎、肿瘤）

非阻塞性疾病（低流量）

- 低血压
- 滴血容量

通过时间缩短

- 焦虑
- 甲状腺功能亢进
- 药物治疗
  甲氧氯普胺
  新斯的明
  奎尼丁
  醋甲胆碱
- 部分小肠梗阻（向梗阻点异常快速推进）

结肠

肿块病变

非肿瘤性息肉样病变

- 正常淋巴滤泡模式
- 结肠气囊肿
- 深部囊性结肠炎
- 淀粉样变性病
- 子宫内膜异位
- 缺血性结肠炎

息肉

息肉病综合征

良性肿瘤

- 脂肪瘤（最常见）
- 平滑肌瘤（罕见）

恶性肿瘤

- 腺癌
- 转移瘤
- 淋巴瘤

息肉

增生性息肉（占结肠息肉的 90%）

- 非真性肿瘤
- 非潜在恶性

腺瘤样息肉（次常见类型；25% 多发）

- 真性肿瘤
- 恶性转化
- 类型
  管状
  绒毛状
  管绒毛状

错构瘤样息肉（罕见；Peutz-Jeghers 综合征）

溃疡

口疮样溃疡（表浅）

- Crohn 病（50% 患者中）
- 阿米巴病
- Behçet 综合征
- 巨细胞病毒
- 疱疹

深溃疡

炎症性结肠炎

- 溃疡性结肠炎
- Crohn 结肠炎
- Behçet 综合征

感染性结肠炎

- 阿米巴病
- 结核
- 沙门菌
- 志贺菌
- 组织胞浆菌病
- 艾滋病：念珠菌、疱疹、巨细胞病毒

缺血性结肠炎

放射性结肠炎

肠管壁增厚（拇纹征）

拇纹征指拇指大小的管腔凹陷（由于水肿、肿瘤或出血）。结肠袋的形态学伴随改变可能作为以下诊

断的线索：结肠袋存在：感染、缺血；结肠袋消失：肿瘤、炎症性肠病。

水肿

- 感染性结肠炎
  伪膜性结肠炎（艰难梭菌）CMV 肠炎
  大肠杆菌、志贺菌、沙门菌、阿米巴病
  中性粒细胞减少性结肠炎（阑尾炎）
- 炎症性肠病

肿瘤

- 淋巴瘤、白血病

出血

- 缺血
- Henoch-Schönlein 病、血小板减少症、弥散性血管内凝血
- 凝血病（如血友病、维生素 K、抗凝血剂）

肿瘤样结肠变形（图 3-108，A 和 B）

形变可以是对称的（环周、苹果核）或不对称的。

肿瘤

- 腺癌
  若不对称则呈鞍形
  若对称则呈苹果核形
- 转移（常见浆膜种植：胃、卵巢的）

炎症

- 憩室炎
- 局灶性炎症
  炎症性肠病：Crohn 病、溃疡性结肠炎
  感染性：阿米巴瘤、结核

其他

- 子宫内膜异位
- 盆腔脓肿
- 肠脂垂炎

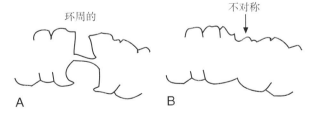

图 3-108

长（> 10 cm）结肠狭窄（图 3-109）

- 硬癌腺癌
- 淋巴瘤
- 溃疡性结肠炎（伴或不伴癌）

- Crohn 病
- 缺血性缩窄
- 放射

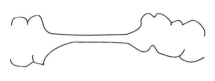

图 3-109

无结肠袋

- 滥用泻剂（常于右半结肠）
- 溃疡性结肠炎、Crohn 病
- 阿米巴病
- 老年化（常左半结肠）

结肠梗阻

- 癌，65%
- 憩室炎，20%
- 肠扭转，5%
- 其他
  嵌塞
  疝

巨结肠症

横结肠异常增宽（> 6 cm）的描述性术语；最常与中毒性巨结肠关联应用。

中毒性巨结肠（结肠袋变形、假息肉；有穿孔危险；全身征象）

- 溃疡性结肠炎、Crohn 病
- 感染性：阿米巴病、志贺菌、艰难梭菌

急性结肠扩张（盲肠 > 9 cm 时有穿孔危险）

- 梗阻性：癌
- 麻痹性肠梗阻
- 肠扭转

慢性巨结肠症（无或穿孔风险小）

- 泻药性结肠（长期滥用泻药）
- 结肠假性梗阻（急性结肠假性梗阻症、结肠梗阻）
- 心理性
- 先天性（Hirschsprung 病）
- Chagas 病（美注锥虫病）
- 神经肌肉疾病
  帕金森综合征
  糖尿病

硬皮病

淀粉样变

- 代谢性、药物

甲状腺功能低下

电解质紊乱

成人肠套叠（图 3-110）

回肠回肠（40%）＞回肠结肠（15%）＞其他部位。

特发性，20%

肿瘤，35%

- 息肉、脂肪瘤，25%
- 恶性肿瘤（转移瘤、淋巴瘤、类癌），10%

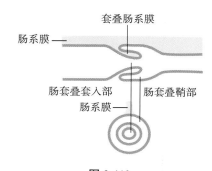

套叠肠系膜

肠系膜 ——

肠套叠套入部　　肠套叠鞘部

肠系膜 ——

图 3-110

其他

- Meckel 憩室
- 粘连
- 异位胰腺

结肠气囊肿

囊样积气（大的、囊状的气体聚集，少有症状）；相关的良性病因：

- 肺隐源性机化性肺炎
- 患者使用呼吸机
- 黏膜损伤（直肠插管、结肠镜检查、手术）
- 硬皮病

- 类固醇
- 化学治疗

小肠气肿病（有症状）；相关的严重病因：

- 肠梗死（微小气泡、线状气体聚集）
- 坏死性小肠结肠炎（新生儿）
- 中毒性巨结肠
- 盲肠炎

回盲部变形

炎症（圆锥状盲肠）

- Crohn 病：口疮样溃疡→线状裂→结节→鹅卵石状→狭窄、痉挛（细绳征）、瘘
- 溃疡性结肠炎：回盲瓣开大（裂口）、唇萎缩、回肠末段扩张
- 阿米巴病（主要影响盲肠，不累及回肠末段）
- 结核：盲肠狭窄（Fleischner 征）、Crohn 病狭窄可产生相同表现，末段回肠（Stierlin 征）
- 盲肠炎：中性粒细胞减少症患者盲肠和（或）升结肠的炎症性改变（免疫抑制、白血病、淋巴瘤）；由感染、出血、缺血所致

肿瘤

- 淋巴瘤
- 腺癌
- 回肠（促结缔组织增生性反应）或阑尾的类癌
- 肠套叠

直肠炎

- 尖锐湿疣（人类乳头瘤病毒）
- 性病性淋巴肉芽肿（衣原体）
- 淋球菌直肠炎
- 溃疡性结肠炎、Crohn 病
- 疱疹
- 巨细胞病毒

CT 检查对结肠炎的鉴别诊断

	壁增厚（mm）	黏膜下脂肪	乙状结肠受累	仅左半结肠受累（%）	腹水	脓肿
Crohn 病	＞ 10	10%	60%	50	10%	35%
溃疡性结肠炎	＜ 10	60%	5%	30	0%	0%
伪膜性肠炎	＞ 10	5%	5%	30	50%	0%
缺血性结肠炎	＜ 10	0%	不常见	80	15%	0%
感染性结肠炎	＜ 10	0%	0%	0	50%	0%

肝

肝肿块

实性肿块

- 肿瘤
  良性：血管瘤
  恶性：原发、继发
- 局灶性脂肪肝（假肿瘤）
- 肝硬化再生结节

囊性肿块

- 感染性
  包虫病
  阿米巴病
  其他脓肿（常较复杂并有碎片）
- 良性肿块
  单纯性肝囊肿
  多囊肝
  胆管错构瘤
  胆管周围囊肿
  胆管囊腺瘤
  梗阻性肝内胆囊
  胆汁囊肿
- 恶性肿块
  囊腺癌
  囊性转移：卵巢肿瘤
  坏死性肿瘤
  胆管细胞癌

肝密度异常（CT）

肝密度增高

- 血色素沉着症
- 糖原贮积病
- Wilson 病
- 药物：胺碘酮、顺铂、胶体金
- 贫血患者肝实质密度明显增高（血液密度相对减低）

肝密度减低

- 脂肪肝（常见）
- 肥胖、营养过剩
- 酒精
- 糖尿病
- 类固醇

- 化学治疗

富血管性肝病

- 血管瘤
- 血管内皮细胞瘤、血管外皮细胞瘤、血管肉瘤（均罕见）、肝内胆管细胞癌
- 转移瘤
  胰岛细胞
  黑色素瘤
  类癌
  肾细胞癌
  甲状腺
  乳腺
  肉瘤

含脂肪的肝肿块

- 肝细胞腺瘤
- 肝细胞癌
- 转移瘤（脂肪肉瘤、畸胎瘤）
- 局灶性脂肪浸润
- 脂肪瘤、急性髓细胞白血病

伴包膜皱缩的肝局灶性病变

- 转移瘤治疗后
- 胆管细胞癌
- 局灶性融合性纤维化
- 原发性硬化性胆管炎
- 上皮样血管内皮瘤
- 血管瘤（罕见）

伴中央瘢痕的肝局灶性病变

- 肝局灶性结节增生
- 纤维板层样肝细胞癌
- 大海绵状血管瘤
- 胆管细胞癌
- 肝细胞腺瘤
- 肝细胞癌（伴瘢痕样中央坏死）
- 转移瘤（伴瘢痕样中央坏死）

肝硬化中的肝结节

- 再生结节：良性，肝细胞的增生，退变结节和肝细胞癌的前体。再生结节有含铁血黄素而被称为铁质沉着结节。它们在 CT 上为等密度，非增强 CT 上呈高密度，在 T1 和 T2 上呈

低信号
- 退变结节：癌前病变。T1 上呈高信号且 T2 上呈低信号。当其恶性进展时常出现结节中结节，此内部的结节具有特征性表现（T1 低信号、T2 高信号、动脉期强化）
- 肝细胞癌

高回声肝病变

球形病变（图 3-111）

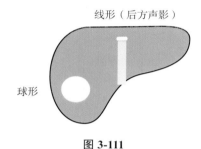

线形（后方声影）

球形

图 3-111

- 血管瘤
- 高回声转移瘤
  富血管转移瘤、肉瘤
  钙化转移瘤
- 原发性肝肿瘤（含脂肪）
  肝细胞癌
  纤维板层样肝细胞癌
- 局灶性脂肪、脂肪瘤、血管平滑肌脂肪瘤（结节硬化）
- Gaucher 病

线形病变

- 胆管树内气体
- 门静脉内气体
- 胆管蛔虫病

多发低回声肝病变

肿瘤
- 转移瘤
- 淋巴瘤
- 多灶性肝细胞癌

感染
- 多发细菌性肝脓肿
- 阿米巴脓肿
- 棘球蚴
- 念珠菌病

- 血吸虫病

其他
- 再生结节、肝硬化
- 肉瘤
- 髓外造血
- 血肿
- 血管瘤

肝内气体（图 3-112）

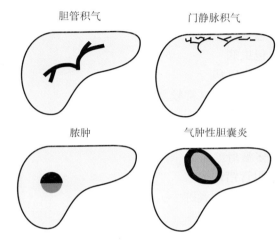

胆管积气   门静脉积气

脓肿   气肿性胆囊炎

图 3-112

- 胆管积气（ERCP、手术）
- 门静脉积气（肠坏死、憩室）；多普勒波形上可出现短尖峰
- 脓肿
- 气肿性胆囊炎

胆管系统

肝外胆管扩张（图 3-113）

梗阻水平

胰腺内（最常见）
- 胰腺癌
- 结石
- 慢性胰腺炎

胰腺上
- 原发性胆管癌
- 淋巴结转移

肝门区
- 侵袭性胆囊癌
- 手术性狭窄
- 肝细胞瘤
- 胆管癌

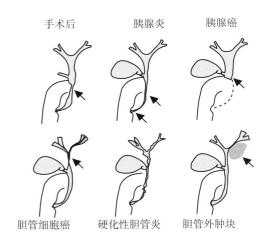

手术后　　胰腺炎　　胰腺癌

胆管细胞癌　　硬化性胆管炎　　胆管外肿块

图 3-113

梗阻类型

肿瘤

- 胆管突然截断
- 肿块毗邻胆管

胰腺炎

- 均匀、较长、逐渐变细

结石引发的疾病

- 可见的结石
- 新月征（ERCP、CT）、肝内胆管扩张
- Mirizzi 综合征

胆管炎

- 硬化性胆管炎（50% 有溃疡性结肠炎）
- 艾滋病胆管炎
- 肝内胆管结石（东方胆管性肝炎）

Caroli 病

肝内胆管肿瘤（罕见）

- 囊腺瘤
- 囊腺癌

肝内胆管扩张的超声征象（图 3-114）

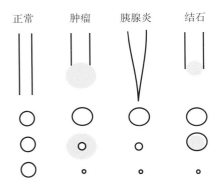

正常　　肿瘤　　胰腺炎　　结石

图 3-114

- 扩张胆管内彩色多普勒血流缺失
- 扩张胆管后方回声增强；相反血液声束衰减（高蛋白内容物）
- 双管征：扩张胆管与门静脉伴行
- 扩张胆管的管径不规则并扭曲；静脉通常平滑均匀且逐渐变细
- 胆管分叉处轮辐状表现

多发胆管狭窄

- 原发性硬化性胆管炎
- AIDS 胆管炎
- 转移瘤
- 化学治疗
- 移植后缺血

胆管系统内充盈缺损

- 结石
- 凝血块
- 乳头瘤
- 胆管细胞癌
- 胆泥球

肝门周围强化

肝门区胆管增厚并强化

- 反流性胆管炎
- 血吸虫病、结核、组织胞浆菌病
- 原发性胆汁性肝硬化
- 结节病
- 胆管细胞癌

胆囊壁增厚

胆囊壁增厚：＞ 3 cm。胆囊壁增厚典型表现为两条回声线间一低回声区。超声测量胆囊壁增厚时应使用 5-MHz 的探头。

弥漫性（同心圆样）增厚（按发生率降低排序）

- 非空腹胆囊（胆囊通常＜ 2 cm）
- 急性胆囊炎（50% ~ 75% 的患者有胆囊壁增厚）
- 慢性胆囊炎（＜ 25% 的患者有胆囊壁增厚）
- 门静脉高压（静脉囊状扩张引起水肿）
- 低白蛋白血症（白蛋白应＜ 2.5 g/dl）
- 肝炎
- 艾滋病（隐孢子虫病、巨细胞病毒、细胞内鸟

型分枝杆菌）
- 血管炎（如狼疮、过敏性紫癜）
- 腹水
  良性腹水→胆囊壁增厚
  恶性腹水→无胆囊壁增厚

局限性（偏心性）增厚

- 胆囊癌（40% 表现伴局限性增厚；典型地肿块充满胆囊）
- 转移瘤（黑色素瘤＞＞胃源性、胰腺）
- 良性肿瘤
  息肉（胆固醇、腺瘤性）
  腺肌瘤病
- 附着于胆囊壁的肿瘤样胆泥
- 艾滋病

胆囊壁内高回声灶

- 结石
- 息肉
- 胆固醇
- 气肿性胆囊炎
- 瓷胆囊

致密胆囊（CT）

- 肝胆（异位）排泄对比剂
- 结石
- 钙乳胆汁
- 手术后口服对比剂反流
- 口服胆囊造影
- 出血（红细胞压积效应）

胰腺

局限性胰腺信号异常

标准：胰腺局限性低回声或低密度病变
- 肿瘤
- 局限性胰腺炎
- 淋巴结增大

十二指肠旁胰腺炎

- 沟槽状胰腺炎
- 十二指肠囊性营养不良
- 十二指肠壁囊肿

胰腺囊性病变

按征象鉴别诊断（图 3-115 和图 3-116）

单房性
- 单纯囊肿（如果多发，考虑 Von Hippel-Lindau 综合征、囊性纤维化、常染色体显性遗传性多囊肾病）
- 胰腺炎后假囊肿

小囊性病变
- 浆液性囊腺瘤

大囊性病变
- 黏液性囊腺瘤

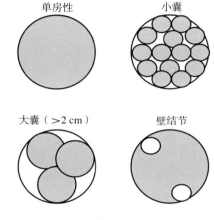

图 3-115

壁结节
- 胰腺癌

按发病率鉴别诊断

常见囊性肿瘤
- 黏液性囊性肿瘤
- 浆液性囊腺瘤
- 导管内乳头状黏液腺瘤（IPMT）

少见囊性肿瘤
- 实性假乳头状肿瘤
- 乳头状囊性上皮肿瘤
- 腺泡细胞囊腺癌
- 囊性畸胎瘤
- 囊性绒毛膜癌
- 血管瘤性肿瘤（淋巴管瘤、血管瘤）
- 副神经节瘤

实性肿瘤囊样变
- 囊性胰岛细胞瘤

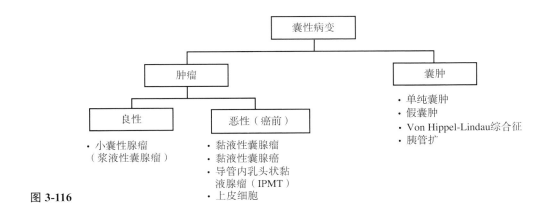

图 3-116

- 胰腺癌囊样坏死
- 淋巴瘤
- 转移瘤
- 囊性畸胎瘤
- 肉瘤

胰腺钙化

- 慢性胰腺炎
- 胰岛细胞瘤
- 浆液性囊腺瘤
- 黏液性囊性肿瘤
- 实性及乳头状上皮肿瘤
- 肉芽肿病（如结节病、组织胞浆菌病）

胰腺脂肪替代

- 囊性纤维化
- 老年化
- 糖尿病
- 肥胖
- 胆固醇

胰腺高回声

正常胰腺表现为相对于肝轻度高回声。明显高回声见于：

- 囊性纤维化
- 胰腺脂肪过多症

脾

脾局灶性病变

肿瘤

- 转移瘤（常见于晚期病变）；淋巴瘤、黑色素瘤、卵巢

- 血管瘤（常见良性病变）
- 淋巴管瘤
- 错构瘤
- 少见病变：黏液瘤、软骨瘤、骨瘤、血管肉瘤、纤维肉瘤

感染（常钙化）

- 脓肿
- 念珠菌病（常见与艾滋病）
- 结核、细胞内鸟型分枝杆菌
- 血吸虫病（脾结节占 10%）
- 耶氏肺孢子虫（Frenkel 1999）

其他

- 梗死
- 血肿（创伤）
- 囊肿：单纯性、棘球蚴
- Gaucher 病中的脂肪结节

脾和肝多发低密度病变

- 肉芽肿病（如结节病）
- 淋巴瘤
- 转移瘤
- 念珠菌
- 结核、细胞内鸟型分枝杆菌

边缘钙化的囊性病变

- 棘球蚴
- 创伤性囊肿
- 转移瘤
- 脾内动脉瘤

CT 上局灶性钙化

- 已治愈的肉芽肿病（如结节病、结核、细胞内鸟型分枝杆菌、组织胞浆菌病）
- PCP

- 念珠菌
- 已治疗的淋巴瘤／转移

脾大

肿瘤
- 白血病
- 淋巴瘤

感染
- 感染性单核细胞增多症
- 组织胞浆菌病
- 人类免疫缺陷病毒

代谢疾病
- Gaucher 病
- 淀粉样变性
- 血色素沉着症

创伤

血管性
- 门脉高压
- 血液疾病（贫血、镰状细胞、地中海贫血、骨髓纤维化、骨髓硬化症）

腹膜腔

腹腔积液

水样密度
- 腹水
- 尿囊肿
- 胆汁囊肿
- 血清肿
- 淋巴囊肿（淋巴结切除术后）
- 胰腺假囊肿
- 自脑室 - 腹腔分流术的脑脊液假囊肿
- 重复囊肿
- 肠系膜囊肿
- 卵巢囊肿
- 淋巴管瘤

复杂的（可为包裹性、非交通性、信号不均匀）
- 脓肿
- 血肿
- 腹膜假黏液瘤
- 胰腺坏死

腹膜内钙化

- 动脉钙化

- 阑尾结石
- 肠系膜结节
- 胆结石
- 胰腺钙化
- 瓷胆囊
- 腹膜假黏液瘤
- 肾 / 输尿管结石
- 陈旧性血肿、脓肿
- 子宫平滑肌瘤
- 胎儿骨骼部分
- 盆腔静脉石
- 畸胎瘤
- 肝：棘球蚴囊肿

其他

艾滋病

按病因分的常见胃肠道表现

感染
- 巨细胞病毒
- 念珠菌
- 疱疹
- 隐球菌
- 细胞内鸟型分枝杆菌

肿瘤
- Kaposi 肉瘤
- 淋巴瘤

按器官系统分的常见胃肠道表现

食管
- 溃疡：念珠菌、巨细胞病毒、疱疹
- 窦道：结核、放线菌

近段小肠
- 溃疡：隐球菌病
- 结节：Kaposi 肉瘤、细胞内鸟型分枝杆菌

远段小肠
- 肠炎：结核、细胞内鸟型分枝杆菌、巨细胞病毒

结肠
- 结肠炎：巨细胞病毒、伪膜性结肠炎
- 盲肠炎

胆管
- 狭窄：巨细胞病毒、隐球菌病

低密度淋巴结

- 感染：细胞内鸟型分枝杆菌、耶尔森菌
- 口炎性腹泻 / 空洞性淋巴结综合征
- 转移瘤
- 坏死性肠系膜炎
- Whipple 病

腹部创伤

损伤发生率顺序递减：
- 肝裂伤（最常见）
- 脾裂伤
- 肾创伤
- 小肠血肿
- 胰腺破裂
- 少见：胆囊损伤、肾上腺出血

心脏手术后腹部并发症

发生率：0.2% ~ 2%。最常见，并发症与缺血相关（如手术中低血压、出血、血管病、栓子、凝血异常）。
- 胃肠道出血，50%
- 胆囊炎（气肿性、无结石或有结石），20%
- 胰腺炎，10%
- 消化性溃疡穿孔，10%
- 肠系膜缺血，5%
- 憩室病变穿孔，5%

（王克扬 译　贺　文　校对）

推荐读物

Davis M, Houston J. *Fundamentals of Gastrointestinal Radiology*. Philadelphia: WB Saunders; 2002.

Eisenberg RL. *Gastrointestinal Radiology: A Pattern Approach*. 4th ed. Philadelphia: Lippincott Williams & Wilkins; 2003.

Federle MP, Jeffrey B, Desser T, et al. *Diagnostic Imaging: Abdomen*. 2nd ed. Amirsys: Salt Lake City; 2009.

Feldman M, Friedman L, Sleisenger M, eds. *Sleisenger and Fordtran's Gastrointestinal and Liver Disease*. 8th ed. Philadelphia: Saunders, an imprint of Elsevier; 2006.

Gedgaudas-McClees R. *Handbook of Gastrointestinal Imaging*. Vol 1. New York: Churchill Livingstone; 1987.

Ginsburg G, Kochman M. *Endoscopy and Gastrointestinal Radiology*. Vol 4. St. Louis: Mosby; 2004.

Gore RM, Levine MS. *Textbook of Gastrointestinal Radiology*. Vol 2. Philadelphia: WB Saunders; 2007.

Halligan S, Fenlon HM. *New Techniques in Gastrointestinal Imaging*. New York: Marcel Dekker; 2004.

Halpert RD, Goodman P. *Gastrointestinal Radiology: The Requisites*. 2nd ed. St. Louis: Mosby; 2006.

Jones B, Braver JM. *Essentials of Gastrointestinal Radiology*. Philadelphia: WB Saunders; 1982.

Laufer I, Levine M, Rubesin S. *Double Contrast Gastrointestinal Radiology*. 3rd ed. Philadelphia: WB Saunders; 1999.

Margulis AR, Burhenne HJ, eds. *Alimentary Tract Radiology*. 5th ed. St. Louis: Mosby; 1994.

Meyer MA. *Dynamic Radiology of the Abdomen: Normal and Pathologic Anatomy*. 5th ed. New York: Springer-Verlag; 2000.

Moss AA, Gamsu G, Genant HK. *Computed Tomography of the Body with Magnetic Resonance Imaging*. 2nd ed. Philadelphia: WB Saunders; 1992.

Rifkin M, Charbonneau J, Laing F. *Syllabus Special Course: Ultrasound*. Oak Brook, IL: Radiological Society of North America; 1991.

Rumack CM, Charboneau W, Wilson S. *Diagnostic Ultrasound*. St. Louis: Elsevier Science Health Science; 2004.

Taylor KJW. *Atlas of Ultrasonography*. 2nd ed New York: Elsevier Health; 1984.

Weissleder R, Stark DD. *MRI Atlas of the Abdomen*. London: Martin Dunitz; 1989.

泌尿生殖系统成像

肾

概述

解剖

双侧肾、肾蒂和肾上腺位于肾周间隙内，以肾前、肾后筋膜（解剖学中称 Gerota 筋膜，见本章标题为腹膜后腔的部分）为前、后界。

肾蒂（图 4-1）

- 肾动脉
- 肾静脉
- 集合系统和输尿管
- 淋巴管

集合系统

- 肾小盏：大多数肾有 10 ~ 14 个肾小盏
- 肾大盏
- 肾盂：可以全部位于肾窦内或者部分位于肾外

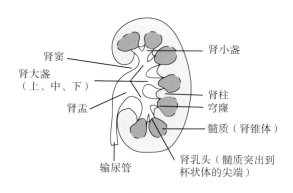

图 4-1

图中标注：肾窦、肾大盏（上、中、下）、肾盂、输尿管、肾小盏、肾柱、穹窿、髓质（肾锥体）、肾乳头（髓质突出到杯状体的尖端）

肾的位置及大小

- 肾相当于 3 ~ 4 个腰椎体的长度，长 12 ~ 14cm，宽 5 ~ 7 cm
- 静脉肾盂造影（intravenous pyelograms，IVPs）过高的评价肾长度，这是因为放大效应以及渗透性利尿引起的肾充血；超声（ultrasound，US）测得的数值则偏小，这是因为显示整个完整的肾存在技术性困难
- 左右两侧肾的大小差距不应超过 1 cm

- 右肾位置比左肾低 1 ~ 2 cm，并且略偏外侧
- 肾的纵轴与腰大肌的纵轴平行。

检查技术

团注静脉肾盂造影术

目前，静脉肾盂造影（IVPs），除了病史对照的目的外，已经很少使用。团注对比剂方式确保了肾的最大浓度的对比剂积聚。适应证：健康的可以自主行动的患者（筛查性尿路造影，例如，对尿道感染患者），外伤。

检查方法

1. 肾、输尿管、膀胱（KUB）
2. 注射 100 ml 30% 的造影剂
3. 双侧肾的 1 分钟及 5 分钟摄片
4. 10 分钟时摄 KUB 片及双侧斜位片
5. 局部膀胱相
6. 排尿后的 KUB

静脉滴注肾 X 线体层摄片

采用静脉滴注的方式，肾显像持续时间较长，从而提供更多的时间进行肾 X 线体层摄影，以及在需要时作特殊的体位投照。目前，相对于团注方法或 CT 检查，这种技术通常已很少应用。如果在肾轮廓上显示钙化，可摄斜位定位片以确定其相对于肾的确切的位置。

技术

1. KUB 和肾的最初的体层摄影片（从背侧 8 cm 开始）
2. 静脉滴注 300 ml 的 14% 的泛影葡胺（或碘他拉葡胺 -30）或 150 ml 的碘帕醇注射剂（或碘海醇 300）
3. 在给药 150 ml 后拍摄体层片，一般摄 7 ~ 9 层。
4. 滴注结束后摄 KUB 和双侧斜位像
5. 局部膀胱相
6. 排尿后 KUB

逆行性肾盂造影

通过膀胱镜检查，将一导管置入输尿管下端，将造影剂经导管手推注入，以使集合系统显影（肾实质不显影）。这项技术主要适用于经皮输尿管取石术入路评估和难度大的肾造瘘管的放置。

造影剂剂量的小结

	体重	造影剂剂量
静脉推注		
儿童	5 ~ 25 kg	0.5 ml/kg
	25 ~ 50 kg	50 ml
成人	> 50 kg	100 ml（28 ~ 40 g 碘）
静脉滴注		
儿童	禁忌	
成人	300 ml（33 ~ 45 g 碘）	

对曾有碘剂过敏史患者的静脉注射含碘对比剂的预处理方案

- 在对比剂注射之前的 13 小时、7 小时和 1 小时分别口服或静脉滴注泼尼松 50 mg
- 造影剂注射前的 30 ~ 60 分钟使用苯海拉明 50 mg，口服或者静脉注射

肾及输尿管的 CT 检查方案

血尿方案

单次团注造影剂的 CT 检查技术
- 第一期：腹、盆腔 CT 平扫，包括肾、输尿管和膀胱
- 以 2 ~ 4 ml/s 的速度单次静脉团注对比剂（100 ~ 150 ml，300 ~ 320 毫克碘 / 毫升）
- 肾实质显影期的肾的早期图像
- 肾、输尿管和膀胱的排泄期图像（注射后 5 分钟）

分隔团注造影剂的 CT 检查技术
- 第一期：腹、盆腔 CT 平扫，之后迅速静脉注射 30 ml 对比剂，等待 5 ~ 10 分钟
- 第二期：让患者躺在扫描床上，以 2 ~ 3 ml/s 的速度静注 100 ml 对比剂，100 秒后患者俯卧位从肾上极扫描至耻骨联合
- 第二期排泄期的全肾扫描（5 分钟）

结石方案

- 腹、盆腔的 CT 平扫，扫描层厚 5 mm

肾肿物的检查方案

- 第一期：腹部 CT 平扫
- 第二期：皮髓质期，注射对比剂后 25 ~ 30 秒全肾扫描
- 第三期：肾实质期，注射对比剂后 60 ~ 80 秒

经皮肾造瘘术（percutaneous nephrostomy，PCN）

是指经由置入导管对肾集合系统的经皮穿刺引流。2%～4%的患者发生并发症（对比剂外渗、出血）。

适应证

- 肾盂积水（急性或亚急性尿路梗阻）
- 肾盂积脓

技术（图4-2）

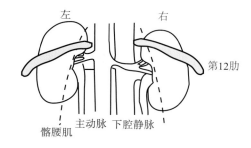

PCN的解剖标志（后面观）

左　　　右

第12肋

髂腰肌　　主动脉　下腔静脉

图4-2

1. 术前流程：
   - 检查出凝血状态
   - 抗生素使用：氨苄西林1 g、庆大霉素80 mg用于肾功能正常以及没有禁忌证的患者
   - 复习全部影像资料，在平片上确定肾的位置，尤其与结肠、脾和胸膜反折的关系
   - 超声或者静注对比剂显示肾，对复杂入路或者集合系统没有扩张的病例可有帮助。由于可能完全不显影或者延迟显影，静注对比剂在尿路严重梗阻时效果不佳
2. 局麻，使用20号千叶型穿刺针，朝向上极肾盏刺入。回抽尿液以确定位置，并且在造影之前给集合系统部分降压。
3. 用一套管针，朝向中极肾盏，皮肤上的进针点低于肾盏水平并稍向外侧偏移。当有回抽有尿液时，将直径为0.038英寸的导丝尽可能的插入。如果导丝在肾盏系统发生卷曲，用Kumpe导管可有效处理。
4. 扩张皮肤至12 Fr。
5. 沿导丝置入10-Fr PCN导管。去除支撑物和导丝，卷曲猪尾管。注射对比剂以检查导管的位置。剪掉线头。
6. 在感染的情况下，最好延迟在以后进行通过顺行注射对比剂对输尿管进行全面的评估操作。

先天异常

重复集合系统

双肾盂

一个肾盂引流肾上盏；另一个肾盂引流肾中、下盏。两个肾盂在肾盂输尿管连接处（Ureteropelvic Junction，UPJ）之前融合。患病率：人群的10%。无并发症。

不完全性输尿管重复畸形

重复输尿管在UPJ远端和膀胱近端连接：呈Y字形，无并发症。

完全性双输尿管

见第11章，儿科影像。

马蹄肾

双侧肾越过中线以峡部相连。这是最常见的融合异常（其他融合异常有：肾交叉异位、盘状肾）。峡部可能含有自己血液供应的实质组织，或者含有结缔组织。

伴发症

- UPJ阻塞，30%
- 输尿管重复畸形，10%
- 生殖器异常
- 其他异常：肛门直肠、心血管、肌肉骨骼等的异常

并发症

- 30%伴有尿路梗阻，感染，结石形成
- 肾恶性肿瘤的风险增加，尤其是肾母细胞瘤
- 外伤的风险增加

影像学征象

- 两肾轴异常，表现为下肾盏较上肾盏更靠近中线
- 旋转不良，双侧肾盂位置偏前
- 峡部位于主动脉和下腔静脉前方，但是位于肠系膜下动脉后方

其他肾变异

- 永存肾裂：肾的轮廓呈扇贝形，邻近的肾盏

正常

- 肾实质交界处缺陷：肾上极融合缺陷，但不是瘢痕。从肾窦处延伸的线性回声缺陷，常见于儿童患者。
- Bertin 隔膜（上极占 90%，双侧占 60%），与双肾盂有关。
- 单驼峰：左肾实质的突起物，由于邻近的脾压迫所致。
- 肾分叶畸形：上极肾盏和中极肾盏之间的异常突出小叶，通常指向后盏，此为 CT 或者 IVP 上诊断的关键点。在超声图像上小叶与 Bertin 肾柱很难区分。
- 肾乳头异常：肾乳头突入肾漏斗或肾盂，而不是肾小盏。
- 肾盂和肾盏漏斗部的线形血管压迹。
- 输尿管纺锤体：输尿管中段三分之一跨过髂动脉处扩张。
- 肾窦脂肪瘤样病：肾窦中有大量脂肪。
- 肾交叉异位融合：异位肾位置靠下。
- 肾下垂（漂浮或游走肾）：由于直立位时肾位置过多的下降所致的状况：与先天性盆腔肾不同之处在于双侧肾动脉依然从标准解剖位置发出。

囊性疾病

分类

实质源囊肿
- 单纯性囊肿
- 复杂性囊肿

肾局部囊性疾病

髓质源囊性病

多囊肾
- 婴儿型多囊肾
- 成年型多囊肾
  多房性肾囊性变
  多房性囊性肾瘤
  囊肿伴全身疾病
- 结节性硬化症
- 成血管细胞瘤病

其他囊肿
- 包虫性肾囊肿
- 尿毒症引发的囊肿
- 实质外囊肿

肾盂旁囊肿

肾周囊肿

单纯性囊肿（图 4-3）

单纯性囊肿（50% 以上大于 50 岁的患者）很可能是发病于阻塞的肾小管或集合管，但不与集合系统相通。大部分通常没有症状，少见病例可有血尿（由于囊肿破裂），HTN，囊肿感染。较大的囊肿的占位效应可造成隐痛或不适。

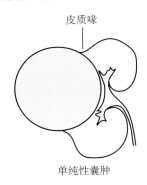

图 4-3

影像学征象

IVP
- 低密度病灶
- 皮质凸起
- 集合系统的圆形压迹
- 囊肿较大时可见"鸟喙征"

US
- 无回声
- 穿透性增强
- 边缘清楚，囊壁光滑
- 有时可见很薄的分隔

CT
- 囊壁光滑
- 与周围肾实质分界清楚
- 全部病变是均匀一致的水样密度（< 10 ~ 5 HU）
- 注入造影剂后没有明显的增强（CT 值增高小于 5 HU，这种程度的增高可由于技术因素，并非是真实的强化）
- 囊壁很薄，不在 CT 上显示（当囊肿很小时，由于容积效应的影响，可能出现厚囊壁的假象）

MRI
- 适应证（相较于 CT 更适用）：肾功能不全，

孤立肾，对造影剂过敏，患有复杂性囊肿、需要多次随访检查的患者

- 呼气末期相图像为佳，因为它重复性高，用于优化影像融合和减影算法
- 单纯性肾囊肿在 T1W 相和 T2W 相上分别是均匀的低信号和高信号，增强后也没有可见的强化。MRI 可以发现非常小的肾囊肿（> 1 cm）
- MRI 比 CT 更能清晰地表现囊肿的内容物和轻微强化

要点

- 真性肾囊肿均需与肾盂积水、肾盏憩室和肾盂周围囊肿鉴别
- 用彩色多普勒超声区分肾囊肿和低回声的肾动脉瘤
- 内部有钙化、分隔和不规则边缘的囊肿（复杂性囊肿）需要进行进一步检查

复杂性囊肿

复杂性囊肿是不符合单纯性囊肿诊断标准的囊肿，因此也需要进一步检查。

Bosniak 分类

- 1 级：良性的单纯性囊肿

  内含低密度（0 ~ 20 HU）液体和有极薄且光滑外壁的单个囊肿

  囊肿不含有分隔、钙化或者增强的结节状软组织

- 2 级：最低限度的复杂性囊肿，它是良性的，但是有如下的影像学征象

  此类包括多房（有纸张一样薄的分隔）囊肿，轻微钙化囊肿，高密度囊肿

  囊壁或者分隔壁上可以出现细小的钙化或者一小段稍厚的钙化

  囊肿内含液体密度高于水密度（即 > 20 HU）。大体来说，CT 值介于 20 ~ 40 HU 的囊肿的内含物为蛋白质，且在超声像上表现为单纯性囊肿；CT 值介于 40 ~ 50 HU 的倾向于是出血性囊肿，超声像上一般表现为复杂性囊肿。当使用 CT 平扫扫描一个较高密度的囊肿时，如果囊肿的密度均匀一致，CT 值为 70 HU 或更高，则其是良性囊肿的概率高于 99%

- 2F 级（"F" 表示随访）不经过一定时间的观察，这些病灶不能被认定是良性的。这些病灶表现略复杂一些（举例来说，可能含有多发的、很薄的分隔，并且显示出可感知的[并非测得的]强化）。囊壁和分隔壁也许稍厚一些，也许含有较厚的不规则或者结节状钙化。无增强的软组织内容物。有所有高密度囊肿特点但体积大于 3 cm 且完全位于肾内部的高密度肾肿块也包含在这一级里。建议 6 个月后做一次 CT 或 MT 检查，并至少在接下来五年内每年检查一次以作随访

- 3 级：影像学表现包含一些恶性肿瘤特征的复杂性囊肿病灶

  这一级包括肾多房囊腺瘤，肾多房囊肿，复杂性分隔囊肿，慢性感染性囊肿，严重钙化囊肿和囊性肾癌（Cystic Renal Cell Carcinoma，RCC）

  因为这些病变影像上很难相互区分，所以通常行手术治疗

- 4 级：明确的恶性病变，含有较大的囊性成分。有不规则的边缘和富含血管的实性成分

囊肿分级（Bosniak 分级）

分级（Bosniak 分级）	超声特点	后续检查
1 级：单纯性囊肿	圆形，无回声，薄壁，穿透性增强	不需要
2 级：轻微的复杂性囊肿	薄分隔，囊壁可有钙化	CT 或超声随访
3 级：不确定的病变	多发间隔，内部回声，囊壁上有小结节；厚壁间隔	如果手术风险较高则 CT 检查随访
4 级：确定的恶性病变	实性肿块成分	肾切除术

影像学征象

分隔

- 囊肿内含有薄壁分隔时通常是良性病变
- 后壁或者不规则壁的分隔需要后续检查

钙化

- 囊肿壁内含有薄层钙化通常是良性的
- 肾钙乳症：囊肿液里有大量含钙小颗粒；通常是良性的

厚壁囊肿

- 这种病变通常需要手术探查

囊肿内容物增强 CT 扫描后有强化（＞ 15 HU）

- 这些病变中的绝大部分都是良性的
- 高密度通常是由于囊肿出血、高蛋白质成分和（或）钙化
- 其中 50% 的病变在超声下表现为单纯性囊肿。

余下的患者需要进一步的影像学检查（以排除软组织肿块）或者有时也进行囊肿穿刺（分析液体成分，注入对比剂等）。

囊肿抽吸术

囊肿抽吸术的适应证

诊断

- 复杂性，高密度囊肿（2 级）≥ 3 cm
- 评价囊肿液的性质和细胞学成分
- 吸引术后，注射对比剂（"囊肿内成像"），得到多投影图像以确定囊壁的所有表面都是光滑的

治疗

- 常用于巨大囊肿阻塞集合系统或者造成疼痛，少见情况也用于 HTN（Page 肾）
- 如果囊肿是单纯性的，而且囊液是黄色透亮易于流动的，则不需要继续进行实验室检查。而血性或棕色的囊液则需要进行细胞学检查

囊肿消融术

一个有症状的囊肿如果在吸引术后复发了，可以进行一个经皮的囊肿消融术，以避免手术。

1. 使用 20 号穿刺针穿入囊肿并测量抽出的囊液总量。一些介入放射学医师喜欢置入一根小的猪尾巴引流管。
2. 注入对比剂以排除囊肿和集合系统相通，如果相通的话，就不得进行酒精消融。
3. 注入抽出的囊液总量的 25% 的无水乙醇。
4. 使无水乙醇在囊肿中停留 15 ～ 20 分钟，让患者翻转不同的体位以使尽可能多的囊壁接触到酒精。
5. 抽出残留的酒精。

其他囊肿样结构

钙乳囊肿

- 并不是真正的囊肿，而是一种肾盏憩室，可以与肾盏相通或不相通

- 包含有大小不等的含钙颗粒（碳酸钙）
- 无重要病理学意义。

肾盂旁囊肿

- 囊肿起源于肾实质，延伸至肾窦
- 可以对集合系统造成压迫

肾盂周围囊肿

- 起源于肾窦结构，大多数是淋巴来源的
- 可能在超声下与肾盂积水不能相互鉴别，需要做 IVP 或者 CT 来明确诊断
- 压迫牵伸肾盂漏斗部使之变细
- 在 IVP 图像上需进行鉴别诊断的疾病：肾窦脂肪瘤样病

肾周围囊肿

- 位置在肾筋膜囊外方
- 不是真正的囊肿，而是肾筋膜囊下方积聚的渗出尿液（假性囊肿、输尿性囊肿、尿瘤）

局限性囊肿性疾病

良性获得性单侧局限性囊肿性疾病是以大小不同的多发囊肿为特点。这些囊肿可能占据整个肾，也可能更加的局限化，被正常肾实质组织分隔。囊肿壁可以出现钙化，但囊壁必须很薄。此病不影响肾功能，无须手术。

髓质囊性疾病（medullary cystic disease，MCD）（图 4-4）

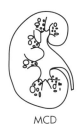

MCD

图 4-4

这类疾病以肾小管间质纤维化为特征。患者通常表现为氮质血症和贫血，随后发展为肾衰竭。

类型

- 家族性先天性肾病，占 70%，常染色体隐性遗传，少年型，3 ～ 5 岁起病（最常见）；成人型
- 成人肾髓质囊性疾病，占 15%，常染色体显性

遗传

- 肾视网膜发育不良，占 15%，隐形伴发于色素性视网膜炎

影像学征象

- 肾体积小（与多囊肾的大肾正好相反）
- 肾髓质内多发的小囊肿（< 2 cm）
- 囊肿可以非常小，以致影像学检查无法发现，但是如果数量够多的话，肾髓质可以表现为回声反射性增强，并且中央肾窦的回声明显的增宽
- 皮质变薄，且不含有囊肿
- 没有钙化

成人型多囊肾疾病（adult polycystic kidney disease, APKD）（图 4-5）

集合管以及肾单位的囊性扩张（这与 MCD 和婴儿型肾多囊病不同，后两者只有集合管被累及）。常染色体显性遗传（儿童型是常染色体隐性遗传）。发病率：0.1%（囊性肾疾病中最常见的种类；在需要长期透析的患者中占 10%）。缓慢进展为肾衰竭。症状通常起始于 30 ～ 40 岁，但是临床表现非常多样，从出生时即可触及囊性肾到老年时没有症状的多发肾囊肿。增大的肾可被触及。治疗方式为透析或肾移植。没有增加恶变的风险。

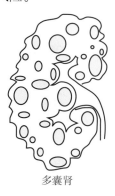

多囊肾

图 4-5

伴随征象

- 肝囊肿，占 70%
- 颅内小动脉瘤，20%
- 胰腺和脾囊肿，< 5%

影像学征象

- 肾体积增大，内含无数个囊肿以致表面凹凸不平
- 囊壁钙化很常见

- 肾盏和肾漏斗受压变形
- IVP："瑞士奶酪"样肾显像
- 囊肿有多变的信号特性
  CT：低密度或者高密度（出血、蛋白质、钙化）
  T1W：部分囊肿含有清亮的水性液体（低信号）；另一些则含有血液和蛋白质（高信号）；某些囊肿内部表现为分层则是因为内含细胞碎片
- 伴发肝囊肿

尿毒症性囊性疾病（uremic cystic disease，UCD）

40% 的肾病患者发展到尿毒症期会发生肾囊肿。发病率会随着透析时间的加长而增加，所以有 5 年透析经历的患者中发病率达到了 90%。伴发的并发症包括：

- 恶性变：恶变率并不像以前认为的那么高
- 囊肿出血
- 成功进行了肾移植手术后囊肿可消退

肿瘤

分类

肾实质肿瘤
 肾细胞腺癌，80%
 Wlims 肿瘤，5%
 腺瘤（据认为是早期肾细胞癌的表现）
 嗜酸性粒细胞腺瘤
 肾母细胞瘤病
 中胚叶肾瘤
肾间质肿瘤
 血管平滑肌脂肪瘤
 恶性纤维组织细胞瘤
 血管瘤
 其他的少见肿瘤
肾盂肿瘤
 移行细胞癌，< 10%
 鳞状细胞癌（SCC）
 其他恶性肿瘤：未分化腺癌
 良性肿瘤：乳头状瘤＞血管瘤，纤维瘤，肌瘤，息肉
继发性肿瘤
 转移瘤
 淋巴瘤

肾细胞癌（RCC）

同义词：肾腺癌，肾上腺样瘤，透明细胞癌，恶性肾瘤

临床征象

- 血尿，50%
- 腰痛，40%
- 可触及的肿块，35%
- 体重减轻，25%
- 肿瘤综合征：高血压（肾素），红细胞增多（促红细胞生成素），高钙血症（PTH），男子乳腺发育（促性腺激素），Cushing 综合征（ACTH）

病理

透明细胞癌（65% 的肾细胞癌）。细胞来源：

近曲小管。细胞遗传异常：染色体 3p 缺失，von Hippel-Lindau（VHL）基因变异（肿瘤抑制基因）

乳头细胞类型（嗜色细胞）（15%）

细胞来源：近曲小管。细胞遗传异常：染色体 3q7，12，16，17，20 的三染色体性；y 染色体的缺失

嫌色细胞类型（10%）。

细胞来源：皮质集合管的闰细胞。细胞遗传异常：染色体 1，2，6，10，13，17 和 21 单体；一低二倍体

嗜酸性粒细胞腺瘤（5%）

细胞来源：皮质集合管的闰细胞。细胞遗传异常：染色体 1 和 Y 的缺失

未分类细胞类型（5% 的肾细胞癌）

肉瘤，集合管肿瘤，其他

危险因素

- 吸烟
- 长期应用非那西丁
- Von Hippel-Lindau 病（双侧肿瘤）
- 长期透析（> 3 年）
- 家族史

肾癌的亚型和遗传相关性

透明细胞肾细胞癌	Von Hippel-Lindau 病；结节性硬化症
1 型乳头状肾癌	遗传性乳头状肾细胞癌
2 型乳头状肾癌	遗传性平滑肌瘤和肾细胞癌
嫌色细胞和嗜酸性粒细胞腺瘤	Birt-Hodd-Dube
髓样癌	镰状细胞遗传性状

预后

5 年生存率：第 1、2 阶段 = 50%，第 3 阶段 = 35%，第 4 阶段 = 15%

肿瘤常有非典型性表现：

- 远期期复发转移：10% 为肾切除术后 10 年复发
- 一些患者未对肿瘤进行治疗可存活数年
- 有报道肿瘤自然消退，但非常罕见

影像学征象

影像征象

- 肿块病变：肾轮廓失常，肾盏移位
- 平扫 CT 和 MRI 上根据出血和坏死的程度不同，信号特点变化大
- 对比剂增强通常不均匀强化，强化明显（> 15Hu）
- 钙化，10%
- 囊性区域（2% ~ 5% 大部为囊性）
- 集合系统和肾静脉内充盈缺损（凝块，瘤栓）
- 超声表现

  强回声：70% 的肿瘤 > 3 cm，30% 肿瘤 < 3 cm

  低回声区

血管造影

- 95% 肿瘤血供丰富

  一般肿瘤血管口径不规则（肿瘤包绕）。显著的动静脉分流，静脉湖

- 血管造影对检查复杂及难确诊的病例有价值：

  小肿瘤

  既有的异常肾实质

  VHL 病

- 乙醇或吸收性明胶海绵的术前栓塞术

MRI

- MRI 较易诊断肿瘤的静脉侵犯
- MRI 允许变换平面扫描，有助于肾细胞癌的分期

- 应用 0.1mmol/ke 剂量的 Gd- 螯合剂，在注射对比剂 2 ～ 4 分钟后，增强 15%，提示肾细胞癌（在 1.5T 机）。
- 增强肾病变的鉴别诊断：对于肾细胞癌，嗜酸性粒细胞腺瘤和血管平滑肌脂肪瘤大小和范围超出 Gerota 筋膜者，肾细胞癌的可能性大。

分期

- 第一期：肿瘤局限于肾
- 第二期：肾外（可能累及肾上腺）但是局限于吉氏筋膜
- 第三期：A 静脉侵犯（肾静脉）；B 淋巴结转移 C 两者同时
- 第四期：A 通过吉氏筋膜直接蔓延相邻器官。B 转移
  肺，55%
  肝，25%
  骨，20%（典型病变为融骨、膨胀性的）
  肾上腺，20%
  对侧肾，10%
  其他器官，< 5%

治疗

- 根治性肾切除术（切除吉氏筋膜的全部内容物）
- 化学疗法
- 放射疗法仅用于缓和症状

肾细胞癌的射频消融

射频、冷冻消融术和微波消融是治疗肾细胞癌的非侵入性治疗方式的选择。在放置在肿瘤内的金属电极上施加高频交流电流，电极的表面积很小，引起电极表面的一个较高的电流密度从而发热，当温度达到 50℃ 以上时组织即产生坏死。

适应证

- 常规或腹腔镜外科手术的并发症和禁忌证
- 拒绝常规外科手术
- 肾功能受损：经历肾切除术的患者
- 复发的高危险性（例如，脑视网膜血管瘤病）

技术因素

- 大于 3 cm 的肿瘤较难应用当前的消融技术治疗，较大的肿瘤通常需要多次、重叠消融，从而增加了发生并发症的危险性

- 大于 5cm 的肿瘤复发的危险性增加
- 由于肾门内大血管的热积累效应，中央部位肿瘤的完全消融很困难；而且，中央肿瘤的消融有引起集合系统或输尿管的损伤的危险
- 位置较前的肿瘤可引起结肠的损伤
- 肿瘤是在全身麻醉或深度清醒镇静下被切除的
- CT 由于空间分高，能显示需要躲避的结构，是肾肿瘤消融的首选导向方式。超声也可用于浅表和外生性肿瘤的导向

并发症

- 疼痛可能持续数天到数周
- 消融后综合征：发热，全身乏力，疼痛，症状的严重性与消融组织的体积有关
- 出血，通常是自限性的
- 损伤输尿管、中央集合系统或邻近器官

肾肿块活检标准

大多数怀疑原发性肾恶性肿瘤的实性和复杂囊性肿块最终要外科手术切除。既定的肾肿块活检标准包括：

既定标准

- 肾肿块与其他原发恶性肿瘤存在于同一位患者，需除外转移者
- 排除局灶性肾盂肾炎
- 伴发疾病增加了外科手术的危险性（例如，孤立肾）
- 不能切除的肿块，在系统治疗前确认诊断

新兴标准

- 在经皮消融术前确认诊断
- 高密度均质增强肿块，可能为脂质含量少肌肉血管脂肪瘤
- Bosniak（博斯尼亚克）3 病变
- 多发实性肿块

淋巴瘤

诊断淋巴瘤肾受累的发病率为 5%（非霍奇金淋巴瘤 ＞ 霍奇金淋巴瘤），尸检为 30%。三种受累的模式为：

- 腹膜后疾病直接蔓延（常见）
- 血源性播撒（常见）
- 原发性肾淋巴瘤（即无其他器官受累）罕见，

因为肾不含有原始淋巴组织

影像学征象

- 多发的淋巴瘤肿块（低回声区，低密度区），50%
- 弥漫累及单侧或双肾
- 淋巴结增大

转移瘤

发病率：尸检癌症患者的 20%，常见的原发病变是肺、乳腺、结肠癌和黑色素瘤。

血管平滑肌脂肪瘤（AML）

血管平滑肌脂肪瘤包含脂肪，平滑肌和血管。小病灶无需治疗，大的以及有症状的病变需要切除或栓塞治疗。病变直径小于 4cm 时不容易出血。并发症：由于肿瘤内部的血管成分，可能会发生自发性出血。

伴随症

- 结节性硬化症：80% 的结节性硬化症患者患有AML，典型者为多发、双侧病变。然而，少于 40% 的 AML 患者患有结节性硬化症。在不伴有结节性硬化症的全部 AML 患者，5% 为多发、双侧性的 AML
- 淋巴管肌瘤病

影像学征象

- 脂肪显示为低密度（CT），强回声（超声）和高信号（T1W）。一个肾病灶内存在脂肪，基本上可以诊断为 AML。仅有少数病例报告提及肾细胞癌或嗜酸粒细胞腺瘤内存在脂肪。5%病例在 CT 上没有证实有脂肪存在。注意：要确定，是伴发于大肿块的脂肪，不是位于肾窦或肾周脂肪组织内的脂肪成分嵌入
- 显著的血管特征
  明显的对比剂增强
  T2W 高信号
- 肌肉组织占优势：信号强度类似于肾细胞癌的信号
- AMLs 不含钙化，如果一个病变确实含钙化，则需要考虑其他诊断，比如肾细胞癌
- 血管造影术：迂曲的、不规则的动脉瘤样扩张血管可见于 3% 病例，其出现取决于于血管瘤样组织的量。黏液瘤样结构占优势的 AMLs

可为少血管性

腺瘤

最好描述为无转移倾向的腺癌，通常是经尸解发现的。

嗜酸粒细胞腺瘤

这些肿瘤起于近端小管的致瘤细胞（上皮细胞）。尽管大多数病变分化良好且为良性，这些肿瘤需要切除，因为他们具有恶性的可能性，且在术前与肾细胞癌不能鉴别。占肾肿瘤的 5%。

影像学征象

- 中央星状瘢痕以及辐条状表现（血管造影术）典型但是非特异（也可见于腺癌）
- 边界清晰、锐利
- 影像学与肾细胞癌不易区别

近球细胞性肿瘤（肾素瘤）

肾素的分泌导致高血压、高钠血症和低钾血症（继发性醛固酮增多症）。作为诊断高血压的一部分，大多数患者行血管造影术，肿瘤表现为少血供的小肿块。罕见。

肾盂肿瘤

起源于肾盂的大多数肿瘤为恶性肿瘤，移行细胞癌最常见。乳头状瘤为最常见的良性肿瘤。

内翻性乳头状瘤

- 无恶性倾向
- 20% 伴其他部位的尿路上皮源的恶性肿瘤，最常见于膀胱

移行细胞癌

- 肿瘤常为多灶性的，40% ～ 80% 的患者患有膀胱移行细胞癌，然而，只有 3% 的膀胱移行细胞癌患者最后发展为上尿路移行细胞癌
- 影像所见：不规则形充盈缺损
- 肾窦脂肪消失以及肾实质受侵（肾无法辨认）
- 60% 同侧复发
- 50% 伴有肺转移
- 分期
  Ⅰ期：黏膜固有层受累
  Ⅱ期：进入，但是不超过肌层

Ⅲ 期：侵及相邻脂肪层 / 肾实质

Ⅳ 期：转移

鳞状细胞癌（SCC）

- 占 5% 的肾盂肿瘤和 < 1% 的全部肾肿瘤
- 通常伴黏膜白斑或慢性刺激（肾结石，血吸虫病）

集合管癌

- 不常见、然而是特定的肾上皮性肿瘤
- 肾髓质起源的侵袭性恶性肿瘤，可能源于远端集合乳头管
- 倾向于显示浸润性生长，与大多数肾恶性肿瘤为典型的膨胀性生长发生不同

影像学征象

- 超声表现：皮质肾细胞癌相对于正常肾实质可为低回声、等回声或高回声，但是相对于肾窦脂肪可为低回声或等回声
- CT 表现：病变位于肾髓质、呈现为浸润型表现，肾的外形轮廓维持正常
- 肾血管造影：肿瘤为少血供型
- MR 成像：T2W 像上肿瘤为低信号

肾肿块：泌尿科医生要了解什么？

- 肿块为实性或囊性
- 来源于肾实质或集合系统
- 大小和确切的位置
- 恶性肿瘤的分期
- 血管或集合系统的解剖变异

肾细胞癌患者肾部分切除术的适应证

- 单侧肾的肾细胞癌
- 预存的在日后的生存期发生肾功能不全的显著危险因素（例如，尿路结石症、慢性感染、膀胱输尿管反流）
- 单发肾肿瘤 < 7 cm
- 局限于肾内的肿瘤
- 肿瘤位于不需要广泛集合系统或血管重建术的部位
- 可选择的适应证

炎症

尿路感染（UTI）

最常见的病原体为大肠杆菌，其次常见的病原体包括其他的革兰氏阴性菌：变形杆菌、克雷伯杆菌、肠杆菌、假单胞菌、奈瑟球菌和鞭毛滴虫。"无菌性脓尿"指的是尿白细胞（WBC）计数增高，未能培养出致病菌。无菌性脓尿的常见原因：

- 结核（TB）
- 真菌感染
- 间质性肾炎
- 肾小球肾炎

危险因素

- 尿路梗阻（比如，良性前列腺增生症，结石）
- 膀胱输尿管反流
- 妊娠（输尿管扩张）
- 糖尿病
- 免疫缺陷
- 器械植入

并发症

- 脓肿形成
- 黄色肉芽肿性肾盂肾炎
- 气性肾盂肾炎
- 瘢痕和肾衰竭

急性肾盂肾炎

肾和泌尿道的急性细菌性感染（变形杆菌，克雷伯杆菌，大肠杆菌）。治疗通常在未进行影像检查时已经开始。影像研究的作用：

明确潜在的病理变化

- 梗阻
- 反流
- 结石

排除并发症

- 脓肿
- 气性肾盂肾炎
- 确定存在慢性病变，比如瘢痕

常见的基础疾病

- 糖尿病
- 免疫抑制

- 梗阻

类型

- 局灶式（大叶性肾病）
- 弥漫式：更严重、广泛

影像学征象

影像检查（静脉肾盂造影，CT，超声）在 75% 的患者中为正常的，在其余的 25% 中，可有非特异性征象：

- 肾增大（水肿）
- 皮髓质分界消失（水肿）
- 静脉肾盂造影征象：
  对比剂排泄延迟
  集合系统的狭窄（水肿）
  条纹状肾成像
  尿路上皮皱褶形成
- 对比剂增强 CT 低灌注区域
- 大叶性肾炎的局限性低密度灶
- 并发症：脓肿，瘢痕形成

肾盂积脓

肾集合系统感染通常是由于梗阻、结石，50% ＞肿瘤狭窄＞术后狭窄。青霉素和其他的抗生素治疗在 35% 的病例是有效的，其他患者需要肾切除术（根据基础病因来决定）

影像特征

超声
- 鉴别肾盂积脓与非感染性肾盂积水最好的检查
- 集合系统内的回声
- 尿液 / 碎屑平面
- 集合系统内的气体所致的致密阴影
- 传播性较差

CT
- 显示梗阻原因和水平，以及并发症的最佳方式
- 集合系统扩张
- 可以发现肾周或肾脓肿

介入操作
- 为细菌培养和药敏测定（明确的诊断）抽吸
- 青霉素使用
- 为了不引起败血症，正式的经皮顺行肾盂造影术应该在下次操作实施。

肾脓肿

通常由革兰氏阴性菌所致，其次为葡萄球菌或真菌（念珠菌）。潜在疾病：结石、梗阻、糖尿病、AIDS

影像学征象（图 4-6）

- 边界清晰的肾局限性病灶。
- 中心性坏死（静脉注射对比剂后无增强）
- 增厚的、充血的脓肿壁有对比剂增强
- 炎症累及肾周
  吉氏筋膜增厚
  肾周脂肪内索条

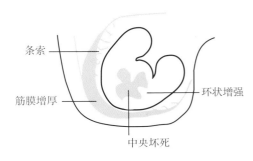

条索
筋膜增厚
中央坏死
环状增强

图 4-6

并发症

- 脓肿的腹膜后扩散
- 肾结肠瘘

肾周脓肿

由高位输尿管梗阻和肾感染所致最常见。非肾性原因包括十二指肠穿孔、憩室脓肿、Crohn 病，感染性胰液的聚集和脊柱结核，后者可能扩展而引起肾周和腰大肌脓肿。治疗采取经皮穿刺引流。

气性肾盂肾炎

最常见为由于糖尿病患者感染革兰氏阴性菌所致，其次为伴有梗阻的非糖尿病患者，类型包括：

- 气性肾盂肾炎：肾实质和集合系统内有气体。
  死亡率：60% ～ 80%
- 气肿性肾盂肾炎：集合系统内有气体存在（"肾盂气造影片"），死亡率：20%

影像学征象

- 肾集合系统和（或）肾实质内存在气体
- 气体可能蔓延至吉氏筋膜（高死亡率）

治疗

- 肾切除术
- 不适合外科手术治疗或患有局灶性病的患者，经皮穿刺引流已经被作为一种姑息或偶尔为治愈性的治疗方式。

黄色肉芽肿性肾盂肾炎（XGP）

慢性化脓性形式的肾感染，以肾实质破坏和被含有脂质的巨噬细胞所代替为特征。弥漫形式，90%；局限性形式，10%。10% 的患者患有糖尿病。罕见。

影像学征象

- 大的或鹿角样结石（被认为引起梗阻和炎性反应），75%；在其他的 25% 患者中，黄色肉芽肿性肾盂肾炎为由于肾盂输尿管连接处梗阻或输尿管肿瘤所致
- 增大的、无排泄功能肾
- 多发的、非增强的低密度肿块（–10 ~ 30Hu）：黄瘤的肿块。肿块可能延伸于肾外至肾周间隙。可能存在纤细的边缘强化环
- 细小钙化可能存在于黄瘤肿块内
- 增厚的吉氏筋膜
- 可能伴有腰大肌脓肿

脂瘤性肾病

亦称为纤维脂肪瘤病，肾窦脂肪过多症的极端类型。感染、长期肾积水和结石均伴有严重的肾实质萎缩。结石和炎症存在于 > 70% 的患者。

影像学征象

- 肾轮廓增大，脂肪半透明肿块和鹿角样结石
- 静脉肾盂造影显示肾功能差或无功能
- 超声显示，肾增大，但是形状保持原状，肾门和肾周间隙区域，残留的低回声肾实质缘被脂肪增生的高回声区环绕。
- CT 是证实脂肪特征的最佳的影像方法

需与这种情况做鉴别诊断的疾病包括：黄色肉芽肿性肾盂肾炎、含脂肪肿瘤，例如血管平滑肌脂肪瘤、脂肪瘤和脂肪肉瘤。CT 有助于黄色肉芽肿性肾盂肾炎的鉴别诊断，因为 CT 可以显示黄色肉芽肿性肾盂肾炎内 –5 ~ 15Hu 的 CT 值，此不同于肾替代性脂肪瘤病，后者测得的脂肪组织的 CT 值为 –100Hu。含脂肿瘤不同于脂肪瘤病，它通常可产生一种肿块效

应，并且显示有肾功能。

结核

泌尿生殖道是继肺之后的结核最常累及的第二个部位。泌尿生殖结核病通常是由血源性播散。临床所见包括肺结核病史、脓尿、血尿和排尿困难。

累及部位

- 肾
- 输尿管
- 膀胱
- 精囊、附睾

肾结核的影像学征象（图 4-7）

分布

- 单侧受累（70%）较双侧受累（30%）多见

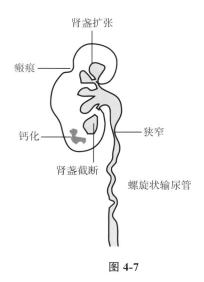

图 4-7

体积

- 早期，肾增大
- 晚期，肾缩小
- 肾自截（无功能肾）

肾实质

- 肾实质钙化，70%
- 钙化可有多种形式：曲线型的、斑点状的或无定形的，当钙化为均匀、磨玻璃样表现时形成"铸型肾"
- 乳头坏死；乳头可能为不规则的、坏死的或分离的
- 结核球
- 实质瘢痕，20%

集合系统

- 黏膜不规则
- 漏斗部狭窄，肾盂上移伴远端狭窄
- 肾盏截除
- 螺旋状输尿管：输尿管多发漏斗样扩张和狭窄（标志性表现）
- 肾盂的束带样狭窄
- "管杆状输尿管"指的是一段狭窄的、坚硬的、无蠕动的输尿管节段
- 肾结石，10%

念珠菌病

最常见的肾真菌感染（球孢菌病、隐球菌病较少见）。常见于糖尿病患者。

影像学征象

- 多发的髓质和皮质脓肿
- 由于弥漫的真菌浸润所致的乳头坏死
- 集合系统内的真菌球（足分支菌病）引起静脉肾盂造影上显示的充盈缺损，US 上的无声影回声灶灶
- 继发于真菌球的肾积水
- 输尿管边缘锯齿状（黏膜下层水肿）

AIDS 的肾表现

AIDS 相关的肾异常在很多 AIDS 患者发病期间可见，AIDS 肾病指的是 10% 患者的不可逆的肾衰竭，且见于疾病的终末期。

影像学征象

- 超声产生的皮质回声增强，70%（小管间质性异常）
- 肾增大，不伴有肾积水，40%
- 局灶性低回声区（超声）/ 低密度（CT）病变（感染、肿瘤），30%

其他的肾异常

- 急性肾小管坏死（ATN）
- 间质性肾炎
- 局灶性肾钙质沉着症
- 感染：巨细胞病毒（CMV），曲霉菌，弓形体病，杰氏肺孢子虫 Frenkel1999，组织胞浆菌病，细胞内禽分枝杆菌（MAI）
- 肿瘤：肾细胞癌、淋巴瘤和卡波西肉瘤的发病率增加

前列腺异常

- 前列腺炎：细菌性、真菌性、病毒性
- 前列腺脓肿

睾丸异常

- 睾丸萎缩：常见
- 感染：细菌、真菌、病毒
- 肿瘤：生殖细胞肿瘤、淋巴瘤

肾钙质沉着症和结石病

肾钙化可位于肾实质（肾钙质沉着症），异常组织（比如，囊肿、肿瘤的营养不良性钙化），或集合系统（比如肾结石，结石）

结石

发病率：5% 的人群，20% 的尸解。结石病再发，50%。结石存在的前 5 年内 50% 的患者有症状。易患条件：肾盏憩室，Crohn 病，尿路改建，支架，肾小管性酸中毒，高钙血症，高钙尿症。结石的 X 线片密度主要取决于其钙含量。

钙结石（不透 X 线），75%

- 草酸钙
- 磷酸钙

鸟粪石结石（不透 X 线），15%

- 磷酸镁铵："感染性结石"（70% 为鹿角样结石，余下部分为胱氨酸或尿酸结石），鸟粪石通常与磷酸钙混合产生"三重磷酸盐"结石

胱氨酸结石（稍不透 X 线）

- 胱氨酸尿症，2%

阴性结石

- 尿酸（痛风，骨髓增殖性疾病的治疗），10%
- 黄嘌呤（罕见）
- 功能较差的黏蛋白基质结石，感染泌尿道，罕见
- 用于 HIV 治疗的蛋白酶抑制剂英地纲韦可引起易透过放射线的结石

影像特征

结石（确定大小、数量和位置）

- 阴性结石，90%
- 射线可透过的结石可被 IVP 很好地检测到
- 肾结石可被 US 检测到：强回声区（结石），其后有声影；3mm 或以下的结石可能不能被

检测到

结石与静脉石的比较

	结石	静脉石
形态	任何形态 90% 为均匀不透明	圆形，光滑 中央透亮
位置	沿着输尿管的投影区	在小骨盆腔内（远端输尿管以下）

IVP

- 由于输尿管梗阻所致的延迟、持续性肾显影。
- 输尿管内的柱状不透明尿液从肾盂延伸至结石嵌顿处（蠕动减小或消失）
- 结石远端输尿管狭窄（水肿、炎症），可导致狭窄的假象
- 结石近端的输尿管轻度扩张、变直：成管状；扩张的程度与结石大小无关
- "石阶"：若干结石沿着输尿管聚成一团（通常为碎石术后）
- 环绕远端输尿管的"光晕"表现（水肿）可能类似于输尿管囊肿所见（假输尿管囊肿）或膀胱癌。与输尿管囊肿不同的是，假输尿管囊肿的透亮晕影一般厚度 > 2 mm

CT

- CT，无论结石的钙含量多少，探及大多数结石，基质结石除外
- 应该使用连续扫描，以避免产生间隙不遗漏小结石，对此，螺旋 CT 非常有帮助
- 使用专用的结石寻找 CT 扫描方案；需用行对比增强 CT 以区分输尿管结石与静脉石。仅行增强 CT 可能会掩盖钙化的输尿管结石，结石可能会混入高密度的对比剂中
- 双能 CT：从两个不同的能谱获得 CT 数据，大多数的泌尿系结石，无论其组成，传统 CT 上表现为高密度，在双能 CT 上，结石在高、低 KvP 的 X 线衰减性质的不同，可更准确地鉴别含结石的尿酸和钙的肾结石

位置：输尿管的三个狭窄是结石经常嵌顿的地方。

- 肾盂输尿管连接处：肾盂和固有输尿管的连接处
- 输尿管跨越髂血管处
- 输尿管膀胱连接部（UVJ）：输尿管进入膀胱处

并发症

- 穹窿破裂（肾窦回流）；如果尿液未被感染，限局者是无关紧要的，慢性泄漏孔可引起输尿管周或腹膜后纤维化
- 慢性结石性肾盂肾炎
- 黄色肉芽肿性肾盂肾炎，如果存在鹿角样结石
- 鳞状细胞化生（黏膜白斑病）；在肾盂肾盏、输尿管上段较下段输尿管或膀胱更常见，胆脂瘤可能来源于角质化上皮的脱屑
- 鳞状细胞癌

治疗选择

- 小的肾结石（< 2.5 cm）：体外碎石术
- 大的肾结石（> 2.5 cm）：经皮取出
- 输尿管上段结石：体外碎石
- 输尿管下段结石：输尿管镜检查术

体外冲击波碎石术（ESWL）

- 对草酸钙、尿酸结石和 < 2.5 cm 的结石的效果最好。大的结石经皮取石效果较好
- ESWL 的禁忌证包括：
  患者不宜麻醉
  严重出血
  妊娠
  泌尿道感染
  无功能肾
  严重肥胖
  幼儿
  身高较高的患者（> 200 m）
  远端梗阻
  肾盏颈部狭窄
  输尿管肾盂连接处梗阻
  前列腺增生
  肾动脉瘤
- ESWL 的并发症
  肾内；被膜下和肾周血肿
  有效肾血浆流量减少

经皮肾造瘘术适应证

- 大结石需要初始减容切除（例如，鹿角样结石）
- 对 ESWL 无反应的结石（例如，半胱氨酸结石）

- 体质不适合 ESWL
- 患者安装了某种类型的起搏器
- 肾动脉瘤
- 结石 > 5 cm

肾皮质钙质沉着症（图 4-8 ）

通常为营养不良性钙化

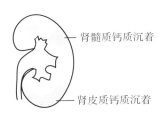

肾髓质钙质沉着

肾皮质钙质沉着

图 4-8

原因

- 慢性肾小球肾炎
- 皮质坏死（由于缺血）
  妊娠
  休克
  感染
  毒素类：甲氧氟烷，乙二醇
- 艾滋病相关性肾病
  肾小球硬化
  点状钙化的细胞肉禽分枝杆菌
- 不常见的原因
  肾移植排斥
  慢性高钙血症
  草酸盐沉着症
  Alport 综合征

影像学征象

- 外周钙化（肾锥体不受累）
- 典型轨道样钙化：坏死皮质和有存活的被膜下皮质的界面
- Bertin 肾柱可钙化
- 超声：皮质回声增强

肾髓质钙质沉着症

原因

- 甲状旁腺功能亢进症（高钙尿症，高钙血症），40%
- 肾小管性酸中毒，20%

- 海绵肾，20%
- 乳头坏死
- 婴儿期用呋塞米
- 其他原因
  肾毒性药（两性霉素 B）
  慢性肾盂肾炎
  草酸盐沉着症可产生髓质和皮质肾钙质沉着症

影像学征象

- 肾锥体的双侧的、斑点状钙化
- 钙化可延伸至外周
- 超声：髓质回声增强

肾盂肾盏系统（图 4-9 ）

先天性巨肾盏

先天病变，存有过多的扩大的肾盏（20 ~ 25，正常为 10 ~ 14）。伴有肾锥体发育不全，形成多个形态相同、多面状的肾盏，而非梗阻时的钝圆所见。无梗阻存在，且集合系统的其余部分正常，肾实质和肾功能正常。病因未知，可能为锥体的先天发育不足，胎儿时尿路梗阻的残迹，或反流或集合系统的不正常分支，伴有巨输尿管。

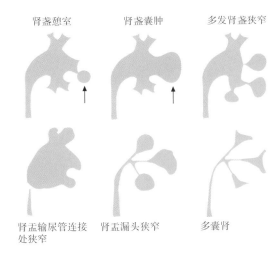

肾盏憩室　　肾盏囊肿　　多发肾盏狭窄

肾盂输尿管连接　肾盂漏头狭窄　　多囊肾
处狭窄

图 4-9

肾盂漏斗发育不全

一类表现为上集合系统发育不全或不发育为特征的疾病

- 肾盏憩室
- 肾盂囊肿
- 多发肾盏狭窄
- 肾盂输尿管连接处狭窄

- 肾盂漏斗狭窄
- 多囊肾

（肾盂）盏憩室

肾盏外翻进入皮质髓质区，也可来源于肾盂或一个漏斗，通常患者是无症状的，但是可能发展为结石

- 类型Ⅰ：起源于肾小盏
- 类型Ⅱ：起源于漏斗
- 类型Ⅲ：起源于肾盂

影像学征象

- 囊性病变通过管道与集合系统相连
- 如果颈部没有阻塞，延迟 IVP 片上憩室从集合系统逆行显影
- 可能包含钙化或钙乳，50%
- 因为有一个狭窄的颈，体外冲击波碎石术后的结石碎片未能通过，可能为经皮取石术的指征
- 憩室上可能被覆皮质

肾乳头坏死（RPN）

肾乳头坏死表现为缺血性凝固性坏死，累及不同数目的锥体和乳头。肾乳头坏死从不延伸至肾皮质

原因

缺血性坏死

- 糖尿病
- 慢性梗阻、结石
- 镰刀型红细胞病
- 镇痛药

感染所致坏死

- 结核
- 真菌

影像学征象（图 4-10）

乳头

- 扩大（早期）
- 在部分坏死，少量对比剂，扩展至乳头间线外。
- 在髓质型肾乳头坏死，造影剂可能进入乳头的中央部分
- 最终，对比剂从双侧穹窿环绕乳头形成曲线，形成"鳌状趾"畸形
- 坏死的、腐肉分离的乳头形成集合系统的充盈缺损："环形征"

- 组织坏死导致钝圆的或锥形肾盏

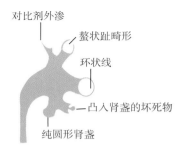

图 4-10

85% 的患者为多发的乳头受累，坏死乳头发生环状钙化。

海绵肾（良性肾小管扩张症；Cacchi-Ricci 病）（图 4-11）

肾集合小管的发育不良性扩张（乳头管）。原因：发育性的，通常在年轻人（20～40 岁）偶然发现，一般无临床表现，但是可有尿液瘀滞、尿路感染和血尿。10% 可发展为进行性肾衰竭。相对常见（静脉肾盂造影的 0.5%），可累及一侧或双肾或局限于单个的肾乳头。

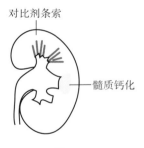

图 4-11

并发症（罕见）

- 单侧肾肥大
- Beckwith-Wiedemann 综合征
- 先天性幽门狭窄症
- Ehlers-Danlos 综合征
- 其他的肾畸形：皮质肾囊肿，马蹄肾，异位肾，成年型多囊肾，肾小管酸中毒

影像学征象

- 条纹状肾实质像（对比剂存在于扩大的集合管内），刷子样的外表
- 囊状肾小管管扩张，一般 1～3 mm，偶尔较大，通常小于 CT 分辨率不能显示。
- 髓质分布的点状钙化（位于扩张的小管内），

50%

- 在 IVP 需与"乳头晕"相鉴别，后者为一种正常变异，表现为不伴有管状扩张、条纹或小球状的不规则形状的强化，也无肾钙质沉着症；或肾锥体的扩大。乳头晕在连续 IVPs 上也为一种不固定出现的征象

集合系统梗阻（图 4-12 ）

原因

- 结石
- 肿瘤
- 既往手术（结扎，水肿，血凝块）

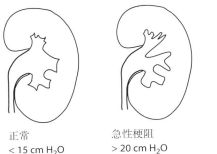

正常	急性梗阻	慢性梗阻
< 15 cm H₂O	> 20 cm H₂O	< 15 cm H₂O

图 4-12

影像学征象

IVP

肾

- 延迟肾实质像（在对比剂静脉注射后强化峰值在 30 分钟后，缓慢消退）
- 延迟的肾密度（峰值）可能比正常肾要高
- 肾图上的浅淡的菊花心样表现
- 负肾盂造影片：延迟肾盂造影片肾图显示由密度增高的肾实质勾勒出的扩大的低密度肾盏轮廓
- 邓巴新月体（杯状新月体）：扩大的集合管内的对比剂所致的肾盏和肾实质交界处的细环或新月体；当集合系统内完全充盈对比剂后消失
- 慢性梗阻时肾实质萎缩，"环状肾实质像"或"壳状实质像"

集合系统

- 穹窿角变钝
- 输尿管和肾盂的扩张；蠕动减弱或消失
- 反流

超声

慢性梗阻检测的敏感度：90%

急性梗阻检测的敏感度：60%

假阳性检查的常见原因：

- 肾外肾盂
- 肾盂周围囊肿
- 血管：与彩色多普勒超声鉴别
- 膀胱输尿管反流，膀胱充盈
- 尿流速度高（体内水分过多，呋塞米）
- 校正长期梗阻后的残存扩张
- 梨状腹综合征

假阴性检查的常见原因

- 超声检查于扩张尚未发生的疾病早期实施
- 远端梗阻

肾盂内压测定

压力 - 流速检查，在扩张、无反流的上尿道，确定尿流梗阻或阻力。标准测定，尤其在外科校正梗阻的患者可有残留扩大和（或）症状。由于测定为侵入性且费时，通常用于可疑的利尿肾实质像病例。

1. 插入导尿管至膀胱，注入对比剂以排除巨输尿管反流
2. 20-gauge 穿刺针经皮穿刺入集合系统
3. 连接延长管，三通活塞和 U 形管测压计至顺行的穿刺针和膀胱导尿管，U 形管测压计的两个底必须固定于与顺行的穿刺针的尖端同一水平的位置。
4. 连接灌注泵至顺行的穿刺针和膀胱导管
5. 在灌注过程中获得点片和上位球管照片（间断的透视监视）
6. 在已知流率（5 ml/min、10 ml/min、15 ml/min）的注入过程中，记录集合系统和膀胱内的压力
7. 压力差 > 15 mm 是不正常的，应终止试验

肾盂 - 肾反流

对比剂反流从集合系统反流入肾或肾周间隙。通常为由于逆行肾盂造影或输尿管梗阻造成的集合系统内压力增高所致。

类型（图 4-13 ）

- 肾窦回流（穹窿破裂）：沿着漏斗、肾盂和输尿管外渗
- 肾盂 - 小管反流（无破裂）：反流入终端集合管；从乳头发出的扇状的细纹

- 肾盂间质反流：外渗入实质和被膜下结构；较肾盂 - 小管反流形态不规则
- 肾盂淋巴反流：扩大的淋巴管（可能偶尔破裂）；从肾门和肾盏延伸的细、不规则的带状
- 肾盂静脉反流：对比剂存在于叶间或弓状静脉；由于静脉血流快速清除对比剂而罕见；肾静脉向上延伸朝向肾门

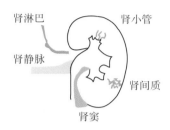

图 4-13

外伤

肾损伤（图 4-14）

外伤致肾损伤的种类
肾梗死
- 节段分支
- 血管蒂撕脱伤
出血（肾撕裂伤，破裂）
- 实质内
- 实质外
集合系统破裂

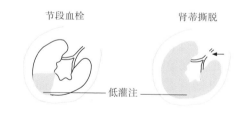

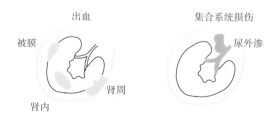

图 4-14

机制

- 闭合损伤，70% ~ 80%
- 穿透伤，20% ~ 30%

分类

轻度损伤（保守疗法），85%
- 血肿
- 挫伤（引起血尿的任何损伤）
- 小的撕裂伤
- 亚段肾梗死
中度伤，10%（处置有争议，15% ~ 50% 最终需要外科手术）
- 尿漏
- 与集合系统交通的撕裂伤
严重伤（外科治疗），15%
- 多发的肾撕裂伤（破裂）
- 肾蒂撕脱伤，血栓形成

影像学征象

恰当的影像检查类型取决于于患者状况及其症状（血尿，引流管血量，多发骨折）
- CT 是最佳检查方法
- 单次 IVP：双肾显影排除肾蒂撕脱伤
- 血管造影术的适应证
  IVP 肾不显影的腹部创伤患者
  持续性血尿的腹部创伤患者
  泌尿外科干预后的高血压、低血压或持续性血尿

血管异常情况

肾静脉血栓形成（RVT）

多种情况可引起 RVT
- 成人：肿瘤＞肾疾病＞其他原因（肾病综合征，产后，高凝状态）
- 婴儿：脱水，休克，外伤，败血症，镰刀形细胞病

影像学征象

肾静脉
- 无血流（超声，CT，核磁）
- 管腔内血栓
- 阻塞近端肾静脉扩大
- 肾静脉造影：肾静脉截断
- MR 静脉成像或常规静脉造影：首选检查方法
肾
- 肾增大

- 超声：皮质低回声（早期水肿）；10天后皮质高回声（纤维化、细胞浸润），皮髓质分界保持；晚期（数周）：肾呈高回声，体积减小、皮髓质分界消失
- IVP：肾轻度显影，肾实质像延迟、条纹状（集合管郁积）；肾内集合系统被水肿拉伸和压迫
- CT 可显示肾静脉内的低密度血栓或伴有侧支循环的单纯性肾增大；皮髓质分界时相（CMD）延长
- 皮髓质分界消失
- 核素显像（^{99m}锝 DTPA）：肾灌注和排泄缺失或延迟，或延迟的同时显示肾体积增大

慢性血栓

- 肾体积减小
- 侧支循环静脉外压肾盂和输尿管产生压迹

阵发性睡眠性血红蛋白尿症

罕见的获得性溶血障碍，由于含铁血黄素的沉积，肾皮质在 T2/T2* 上显示为低信号

肾梗死（图 4-15）

肾梗死可为局灶性、楔形或较大区域，包含肾的前部或后部或整个肾。增强 CT 或 IVP 可显示源于肾动脉鞘的纤细的增强的环影

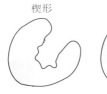 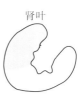 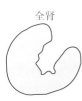

楔形　　　　　肾叶　　　　　全肾

图 4-15

原因

- 肾血管的创伤
- 栓塞
  心脏原因（例如，心房颤动、心内膜炎）
  导管
- 血栓形成
  动脉
  静脉

肾移植

供肾者评估

供肾者的评估常常行 CT 或 MRI 检查，包括以下步骤：

1. 肾的定位。双侧肾均位于正常的腹膜后位置非常重要。肾位于骨盆和马蹄肾均伴复杂的血管及集合系统异常，使其难用于移植。
2. 需排除存在实性和复杂囊性肾肿块，捐献者的对侧肾需要进行评估以排除任何肿瘤。
3. 供应肾的肾血管的数目。移植外科医生更倾向于接受者的单个动脉吻合术；多发性肾动脉的存在不仅延长了捐献者的器官热缺血时间，也增加了手术的复杂性。距离主动脉 2cm 内发出分支的左肾动脉较难用于移植，因为没有足够长的主干在受者用于固定和吻合。
4. 肾下极的副肾动脉须予确认。这些血管可能供应肾盂和近端输尿管，对这些血管的意外伤害可诱发输尿管缺血并且可能危害输尿管愈合。
5. 是否有迷走的肾静脉解剖存在？
6. 是否有集合系统异常（重复畸形）存在？

正常移植肾

正常移植肾的形态学

- 边界清晰的肾，椭圆形轮廓（即，无增大）
- 皮 - 髓分界可见，但是可能不总表现为边界清晰
- 皮质的回声接近于肝回声
- 中心回声复合体边界清晰

移植肾的功能评估

- 核素扫描为正常的灌注和排泄（MAG3，DTPA）
- 多普勒超声显示抵抗指数（Psys-Pdiast/Psys）< 0.7

常见的移植并发症

- 急性肾小管坏死
- 排斥
- 环孢霉素毒性
- 动脉或静脉闭塞
- 尿漏
- 尿路梗阻

急性肾小管坏死（ATN）

移植患者的急性、可逆性肾衰竭的最常见形式，通常见于 24 小时之内。急性肾小管坏死的其他原因有：

肾缺血，60%

- 外科手术，移植，其他原因
- 妊娠相关

肾毒素，40%

- 放射学对比剂，尤其糖尿病患者
- 氨基糖苷类抗生素
- 抗肿瘤药
- 血红蛋白，肌红蛋白
- 化学药品：有机溶剂，$HgCl_2$

影像学征象

- 边缘光滑的大的肾
- 正常肾灌注（MAG3 血管造影术）
- 静脉注射对比剂后显影减少或缺失
- 延时持久高密度肾实质显影，75%
- 超声特征的改变
  肾皮质回声增强伴正常皮髓质分界
  肾锥体回声增加

肾排异

- 肾体积增大，90%（在慢性排斥反应，体积减小）
- 皮质增厚，可为低回声或高回声
- 肾锥体增大，水肿的尿路上皮
- 皮髓质交界模糊
- 肾皮质和（或）髓质的局限性低回声区，20%
- 皮质回声增强，15%
- 中心回声复合体回声减少或完全缺如
- 多普勒超声抵抗指数 > 0.7；非特异性

移植并发症的评估（核素扫描，静脉肾盂造影）

原因	血流	排泄
急性肾小管坏死	正常	减低
排异	减低	减低
血管损伤	减低	减低

要点

- 急性肾小管坏死是唯一的肾血流正常，但排泄减少的肾病理过程
- 超急性排斥反应血流减低，但延迟像上排泄（与急性肾小管相反）
- 环孢素毒性与急性肾小管坏死模式相同，但发生在移植后的更迟阶段
- 急性肾小管坏死罕见发生于移植后一个月之后

- 环孢素毒性在移植后一个月之内不常见
- MAG3 较 DTPA 在肾功能不全移植患者可获得较好的图像

血管并发症

- 肾静脉血栓形成：最多发生于移植后的
- 肾动脉阻塞或狭窄。吻合口狭窄采用血管成形术治疗可达到 87% 的成功率
- 梗死
- 吻合口假性动脉瘤：外科手术治疗
- 动静脉瘘：通常源于肾活检；如果有症状，实行栓塞术
- 输尿管膀胱吻合术梗阻可源于水肿、狭窄，缺血，排斥，外源性压迫或肾位置不良。

肾周液体积聚

肾周液体积聚发生于 40% 的移植患者，在 15% 的患者，积聚持续存在

原因

- 囊性淋巴管瘤：发生于移植后 1 ~ 4 个月的 10% ~ 20% 的移植患者，通常在肾的内下侧；80% 可看到线性分隔。大多数囊性淋巴管瘤是无临床意义的，如果较大且引起临床症状或梗阻，可能需用尝试四环素或聚维酮碘经皮硬化治疗
- 脓肿：数周之内产生；混合性液体积聚；发烧
- 尿性囊肿：在第一个月之内产生；接近输尿管膀胱连接点；如果在检查时漏孔不活跃，在核医学检查时可能为"冷"结果；可伴肾积水
- 血肿：超声上为高回声；疼痛；血细胞比容下降

膀胱和尿道

输尿管

异位输尿管

输尿管开口不在正常的膀胱三角区（第 11 章也有提及）。发病率：男 : 女 = 1 : 6。

临床表现

- 泌尿系感染

- 阻塞
- 小便失禁

伴随症

- 80% 伴有双输尿管畸形。
- 30% 有输尿管囊肿（IVP 可见"海蛇头征"）。

输尿管开口

- 男性：输尿管异位开口于膀胱 > 前列腺尿道部 > 精囊、输精管、射精管
- 女性：异位输尿管常开口于括约肌后尿道，阴道，会阴

腔静脉后输尿管

输尿管走行到下腔静脉后，然后位于下腔静脉与主动脉之间。静脉肾盂造影于 L2 ~ L3 间可见输尿管向内侧成袢，可导致输尿管狭窄和梗阻。

卵巢静脉综合征

由于卵巢静脉血栓形成或静脉曲张致使输尿管压迹（血管压迹），扩张或阻塞。通常与妊娠有关。正常情况下右侧卵巢静脉跨过输尿管汇入下腔静脉，而左侧卵巢静脉汇入左肾静脉。

肾盂输尿管囊性扩张（图 4-16，A）

无症状的输尿管和（或）肾盂肾盏囊肿，直径约 2 ~ 4 mm（最大可至 2 cm），与感染或结石有关。X 线检查管腔内可见多发小的充盈缺损（囊肿起源于变性的尿路上皮细胞）。通常 60 岁以上发病，单侧多见。治疗炎症后囊肿可吸收，或是数月数年保持不变。非癌前病变。

输尿管假憩室（图 4-16，B）

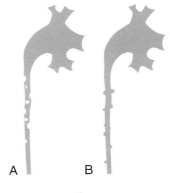

图 4-16

突出于轮廓外的 1 ~ 2 mm 大小囊袋状结构，是由于上皮增殖入固有层产生的。伴炎症。50% 最终会发生尿路上皮恶变。

输尿管憩室（图 4-17）

先天性盲端输尿管。可能是重复畸形发育中止所致。

图 4-17

软化斑

罕见的炎性病变常累及膀胱。上皮下黄褐色小斑块，由单核巨噬细胞构成的，巨噬细胞内包含米 - 古二氏体。静脉肾盂造影，可见多发黏膜充盈缺损，边缘规整或不整，呈鹅卵石样表现。罕见阻塞并发症。

黏膜白斑病

输尿管黏膜白斑病比膀胱或集合系统白斑病少见。

输尿管肿瘤

类型

良性肿瘤

- 上皮：内翻性乳头状瘤、息肉、腺瘤
- 中胚层：纤维瘤、血管瘤、肌瘤、淋巴管瘤
- 纤维上皮息肉：活动的管腔内长条状肿块、输尿管套叠

恶性肿瘤

- 上皮：移行细胞癌、小细胞癌、腺癌
- 中胚层：肉瘤、血管肉瘤、癌肉瘤

预后

- 50% 患者发展为膀胱癌
- 75% 肿瘤是单侧的
- 5% 膀胱癌患者会发展成为输尿管癌

影像学征象

- 管腔内充盈缺损
- 杯口征：逆行性肾盂造影可见梗阻近端的输尿管扩张，并可见充盈缺损及弯月面
- Bergman 卷曲导管征：逆行性肾盂造影，导管在病变远端可见卷曲。原发的输尿管肿瘤转移部位（尸体解剖）：
  - 腹膜后淋巴结，75%
  - 肝，60%
  - 肺，60%
  - 骨，40%
  - 消化道，20%
  - 腹膜，20%
  - 其他（＜15%）：肾上腺、卵巢、子宫

输尿管造瘘

回肠（图 4-18）

输尿管引流入隔断的一段回肠，此时回肠充当了蠕动管腔的作用（而不是一个容器）。可伴有或不伴术后肠套叠。50% 患者术后马上发生肾积水，3 个月后肾积水消失。狭窄常见于输尿管回肠吻合部及左输尿管进入腹膜处。

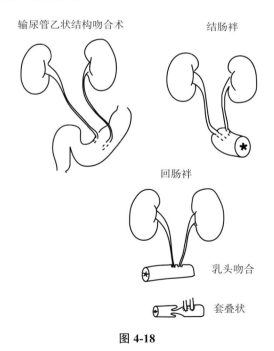

图 4-18

结肠

输尿管引流入隔断的一段结肠。潜行于黏膜下以防反流。

输尿管乙状结肠吻合术

远端输尿管与乙状结肠吻合；输尿管做隧道可以防止逆蠕动。因输尿管乙状结肠吻合术并发症多（例如，肾盂肾炎，反流，高氯血症酸中毒，患结肠癌风险高），回肠膀胱术要大大优于此种方法。

肾祥造影摄片

1. 插入 18 ～ 24-Fr Foley 导尿管，尿管前端有 5-mL 球囊。
2. 靠重力注入 30 ～ 50 ml 30% 水溶性对比剂（＜ 30 cm H_2O）。回肠输尿管反流为正常所见。
3. 查看引流、狭窄、阻塞、外渗、钙化或肿瘤病变。

膀胱

先天性脐尿管异常（图 4-19）

先天性脐尿管异常男性发病是女性的 2 倍。统共有四种类型：
- 脐尿管未闭（图 4-19-1）
- 脐尿管窦（图 4-19-2）
- 膀胱脐尿管憩室
- 脐尿管囊肿

大部分脐尿管异常患者（除了脐尿管未闭者）是无临床症状的。然而，如果伴发感染，这些患者也会有临床症状。

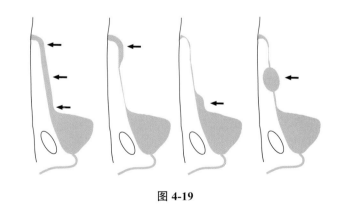

图 4-19

细菌性膀胱炎

急性炎症

病原体：大肠埃希菌＞葡萄球菌＞链球菌＞假单胞菌

易感因素

- 器械操作、创伤
- 膀胱出口梗阻、神经源性膀胱
- 结石
- 膀胱炎
- 肿瘤

影像学征象

- 黏膜增厚（鹅卵石样表现）
- 膀胱缩小
- 膀胱周围脂肪内条索

慢性膀胱炎

反复的细菌感染与反流，由憩室及膀胱流出口阻塞所致。

影像学征象

- 膀胱黏膜囊肿：充满浆液的囊肿；多发圆形光滑充盈缺损
- 腺性膀胱炎：黏液分泌型腺体增生；黏膜下多发囊状充盈缺损
- 与急性膀胱炎所见类似

气性膀胱炎

感染（大肠埃希菌最常见）导致膀胱及膀胱壁气体产生。除非存在气性肾盂肾盂，否则一般采取保守方法。常见致病因素包括：

- 糖尿病（最常见）
- 长期尿路梗阻（神经源性膀胱，膀胱憩室，流出道梗阻）

影像学征象

- 膀胱壁可见气体
- 气体可进入输尿管
- 膀胱内可见气液平面

结核

慢性间质性膀胱炎最终会演变为纤维化。一般同时患有肾结核。

影像学征象

- 囊性与腺性膀胱炎经常同时存在，导致膀胱内充盈缺损

- 膀胱缩小，壁增厚
- 膀胱壁钙化（少见）

血吸虫病

由埃及血吸虫引起（S. japonicum and S. mansoni 影响胃肠道）。患者经泌尿道排出虫卵；虫卵进入黏膜层，引发严重的肉芽肿性反应。

影像学征象

- 膀胱壁和输尿管广泛钙化（标志改变）
- 炎性假息肉："血吸虫瘤"
- 输尿管狭窄，输尿管瘘
- 小细胞癌（当钙化形态改变时要引起注意）

其他类型的膀胱炎

- 盆腔恶性病变接受 6500 rad 放射剂量的患者中，有 15% 会发生放射性膀胱炎
- 环磷酰胺治疗后出血性膀胱炎的发生率为 40%
- 嗜酸性粒细胞性膀胱炎：严重的变态反应
- 间质性膀胱炎：女性患者常见，膀胱疼痛、缩小

神经源性膀胱

膀胱逼尿肌是由 S2 ～ S4 副交感神经支配的。

类型

- 痉挛性膀胱：上运动神经元缺陷
- 无张力性膀胱：下运动神经元缺陷

膀胱瘘

类型与常见病因

- 膀胱阴道瘘：手术、导管、癌症、辐射
- 膀胱肠瘘：憩室（最常见）、Crohn 病、癌
- 膀胱皮肤瘘：外伤，手术
- 膀胱子宫瘘：剖宫产手术
- 膀胱输尿管瘘：子宫切除术

黏膜白斑病

移行上皮细胞鳞状化生（角化）。与慢性感染（80%）和钙化（40%）有关。膀胱 > 肾盂 > 输尿管。癌前病变，临床表现为血尿（30%）和一过性的角化上皮脱屑。

影像学征象

- 黏膜增厚
- 充盈缺损

软化斑

革兰氏阴性菌感染所致的慢性炎症。糖尿病患者更多见。活检见软斑病小体 可确诊。

影像学征象

- 单一或多发充盈缺损
- 需要膀胱镜检及活检与移行细胞癌鉴别

膀胱憩室

类型

Hutch 憩室：输尿管膀胱连接处肌肉组织先天性薄弱
- 一般伴有反流

获得性憩室，膀胱流出道梗阻所致
- 常多发
- 不伴有反流
- 并发症
  感染
  结石，25%
  肿瘤，3%

恶性膀胱肿瘤

临床表现

- 无痛性血尿

分型和病因

移行细胞癌，90%
- 苯胺染料
- 非那西汀
- 盆腔辐射
- 烟草
- 间质型肾炎

小细胞癌，5%
- 结石
- 慢性感染，黏膜白斑病
- 血吸虫病

腺癌，2%
- 膀胱外翻

- 脐尿管残留
- 腺性膀胱炎。10% 尿中可有黏液。

影像学征象

影像表现
- 膀胱壁肿块：US > 增强 CT、MRI
- 输尿管口受侵导致尿路梗阻性

肿瘤分期
- T1 = 黏膜层及黏膜下层病变
- T2 = 浅肌层受侵
- T3a = 深肌层受侵
- T3b = 精囊周围脂肪受侵
- T4 = 其他器官受侵
- N：转移淋巴结的存在和分布影响愈后

治疗
- 肌层未受侵（仅仅黏膜及固有层受侵）：内窥镜下切除
- 肌层受侵（侵及膀胱逼尿肌或更深）：根治性膀胱切除术和淋巴结清扫

脐尿管癌

起自脐尿管（连接膀胱至脐的纤维条带；残留的尿囊和泄殖腔）的罕见肿瘤（占膀胱癌的 0.4%，占膀胱腺癌的 40%）。肿瘤常位于膀胱顶部前上方的中线处（90%）。与膀胱癌不同，钙化发生率为 70%。70% 20 岁之前发病。愈后差。组织学上，肿瘤的分类包括：

- 腺癌，90%
- 小细胞癌，移行细胞癌，肉瘤

良性膀胱肿瘤

- 原发的平滑肌瘤（最常见）；形成溃疡的平滑肌瘤可导致出血
- 血管瘤伴随皮肤血管瘤
- 神经纤维瘤病
- 肾原性腺瘤
- 子宫内膜异位症
- 嗜铬细胞瘤

膀胱结石

患者大多由于膀胱流出道梗阻就诊。结石多包绕体内异物形成（导管，手术夹）。草酸盐结石形态不规整（呈桑葚样），或呈尖刺样表现（jack stones）。

膀胱流出道梗阻

病因

成年人	儿童
良性前列腺增生	后尿道瓣膜（男性最常见）
膀胱病灶	异位输尿管囊肿（女性最常见）
肿瘤	膀胱颈梗阻
结石	尿道狭窄
输尿管囊肿	腹肌发育缺陷综合征
尿道狭窄	
手术，外伤	
逼尿肌 / 括约肌功能异常	

* 见 11 章，儿科影像。

影像学征象（图 4-20）

- 不完全排空伴膀胱膨胀（排泄后残留尿量）；US 或 IVP 观察较好
- 膀胱压力增加导致膀胱小梁及憩室形成
- 前列腺增大：
  膀胱底部中央圆形充盈缺损
  静脉肾盂造影可见异常增大的前列腺及弯钩状输尿管
- 上泌尿道改变：
  反流
  输尿管扩张

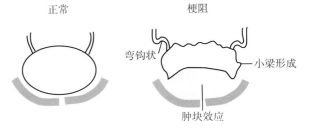

正常　　　　梗阻

弯钩状　　　　小梁形成

肿块效应

图 4-20

膀胱损伤

　　骨盆骨折患者中 10% 会发生膀胱损伤；器械及穿透性损伤少见。膀胱破裂有两种类型：腹膜外的以及腹膜内的。破裂的概率增加与受伤时膀胱的充盈程度有关。腹膜内破裂需要手术治疗，而腹膜外破裂采用 Foley 导尿管保守治疗。

膀胱破裂类型

	腹膜外，45%	腹膜内，45%
起因	骨盆骨折（骨针），撕脱伤	钝伤，刺伤，有创操作
部位	膀胱底部，前外侧	膀胱顶部（薄弱处）
成像	梨形膀胱	对比剂外渗入结肠旁沟
	膀胱周围液体积聚，肠曲移位	尿性腹水
	麻痹性肠梗阻	

膀胱损伤分类

- 类型 1：膀胱挫伤
- 类型 2：腹膜内破裂
- 类型 3：膀胱间质损伤
- 类型 4：腹膜外破裂
- 类型 4a：单纯腹膜外破裂
- 类型 4b：复杂腹膜外破裂
- 类型 5：复合膀胱损伤

怀疑膀胱损伤的 X 线检查

逆行尿路造影
- 如怀疑有尿道损伤例如尿道口滴血，前列腺骑跨伤，或者排尿无力等，应先行膀胱造影。

膀胱造影
- 给予 350 ml 30% 水溶性对比剂。
- 摄取定位像，前后位，双斜位及膀胱排空后图像。
- 10% 膀胱破裂在排泄后图像显示更清楚。

CT 膀胱造影
- CT 检查前膀胱需逆行充盈。
- 插入 Foley 导管后，为使膀胱足够充盈，在重力控制作用下注入至少 350 ml 稀释的对比剂。
- 自膈顶至会阴部，包括上部大腿行连续轴位扫描，间距 10mm。
- 待膀胱排泄减压后摄取排泄后图像
- 正常 CT 造影可见均一高密度，充盈良好的薄壁膀胱。周围脂肪显示清晰，无对比剂外渗。

膀胱造瘘术

适应证

- 膀胱出口梗阻

技术

1. 术前处理：

- 检查出凝血状态
- 预防使用抗生素：氨苄西林，1 g；庆大霉素，80 mg
- 观察所有图像，判断是否有肠曲位于膀胱之前
- 放置 Foley 导管，注入对比剂充盈膀胱

2. 利多卡因局麻。穿刺针进入并不断抽吸以确定部位

3. 置入 0.038-inch 硬导丝并在膀胱内成袢。

4. 扩张皮肤至 16 Fr，然后使用气囊式导管以备继续扩张

5. 放置 16-Fr 套管。通过导丝穿入 12-Fr Foley 导管。移除导丝。注射对比剂检查导管位置。

男性尿道

逆行尿路造影（RUG）（图 4-21）

- 后尿道 = 前列腺部 + 尿道膜部
- 前尿道 = 尿道球部和阴茎
- 精阜：位于尿道前列腺部背侧上方，有两侧射精管和椭圆囊汇入
- 膜部为尿道穿过尿生殖膈的部分；X 线摄影中定义为精阜远端至尿道球部之间的部分
- 尿道球腺位于尿生殖膈；有导管将分泌物排入近段尿道球部
- Littre 腺位于前尿道
- 椭圆囊：未退化完全的副中肾管；中线结构的盲端小袋
- 舟状窝：前尿道远端 1 cm 长的扩张部分

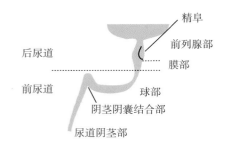

图 4-21

尿道损伤（图 4-22）

并发症：狭窄，性功能障碍

类型

伴有骨盆骨折的复杂创伤

- 1 型：尿道完整但狭窄，尿道周围血肿压迫

- 2 型：尿生殖膈以上部位损伤；对比剂进入腹膜外，不累及会阴；局部破裂：膀胱内可见对比剂；完全破裂：膀胱内无对比剂
- 3 型：尿生殖膈以下部位损伤；对比剂进入腹膜外及会阴部

软组织损伤

- 骑跨伤：损伤阴茎及尿道球部

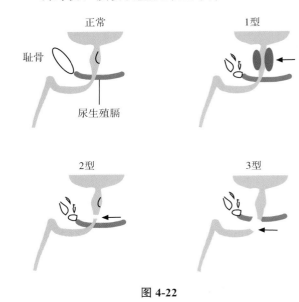

图 4-22

尿道狭窄及充盈缺损

感染

- 淋病双球菌（最常见，40% 发生于美国的尿路狭窄），常位于尿道球部及海绵体部。图像特点：串珠状，逆行充盈 Littre 腺
- TB：瘘口形成导致"洒水壶"状会阴
- 尖锐湿疣：HPV 感染可致尿道造影像呈乳头状充盈缺损

创伤

- 器械操作 [例如，经尿道前列腺切除术（TURP）]：尿道球部、膜部或阴茎阴囊结合处短、边界清的狭窄
- 导管：长，不规则，阴茎阴囊结合部
- 损伤（骑跨伤：尿道球部；骨盆骨折：尿道前列腺部、膜部）

肿瘤（罕见）

- 息肉：炎性，移行细胞乳头状瘤
- 原发恶性肿瘤：移行细胞癌，15%；小细胞癌，80%；常有尿道狭窄病史

- 前列腺癌

女性尿道

解剖

- 长 2.5 ~ 4.0 cm，卵圆形或管状
- 括约肌，在 US 为一直径 1.0 ~ 1.3 cm 低回声结构
- 女尿道旁腺，尿道周腺

感染

- 常与膀胱炎同时发生
- 慢性刺激可导致膀胱颈息肉
- 女性尿道综合征：尿路刺激症状。US 所见低回声结构，X 线照相术中呈增厚改变；静脉肾盂造影膀胱位置上移

癌症

- 女性发病率是男性的 5 倍
- 90% 发生于中远 2/3；70% 为小细胞癌
- 移行细胞癌常见于后尿道

憩室

- 女性尿道憩室常发生于感染后尿道旁腺阻塞
- 在没有阻塞的情况下，75% 在排尿后静脉肾盂造影可见，90% 排泄性膀胱尿道造影片可见，余者需做双球导管正压尿道造影术
- 结石，5% ~ 10%
- 最常见肿瘤是腺癌

（赵丽琴　闫媛媛　译　贺　文　校对）

腹膜后腔

概述

　　肠系膜后筋膜前间隙（RMS），肾后筋膜间隙（RRS），肾旁前间隙（APS），肾前筋膜（ARF），背侧胸膜窦（DPS），锥侧筋膜（LCF），壁腹膜（PP），肾旁后间隙（PPS），肾周间隙（PRS），肾后筋膜（PRF），腹横筋膜（TF）

解剖名词（图 4-23 和图 4-24 ）

- 肾筋膜间间隙：肾筋膜、锥侧筋膜及腹横筋膜

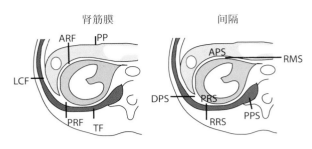

图 4-23

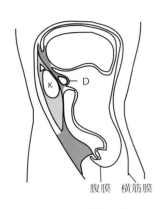

图 4-24

间的潜在间隙；源于胚胎时期的肠系膜融合

- 肠系膜后肾筋膜前间隙：肾旁前间隙与肾周间隙之间具有潜在扩展性的间隙；横跨中线。是腹膜后病变向对侧蔓延的潜在通路
- 肾后间隙：肾周间隙与肾旁后间隙之间具有潜在扩展性的间隙；肾旁前间隙，腹膜，或是筋膜间液体都可进入肾后间隙
- 锥侧筋膜间隙：锥侧筋膜间的潜在的具有扩张性能的间隙；与肠系膜后筋膜平面和肾后间隙相延续
- 联合筋膜间隙：由肾前筋膜，肾后筋膜及锥侧筋膜构成的潜在可扩展性间隙；与盆部相延续，是腹膜后病变蔓延至盆腔的通路
- 筋膜分叉部：是锥侧筋膜自 Gerota 筋膜分出的部位；前、后及锥侧筋膜间平面在筋膜分叉处交汇，常位于肾旁侧
- 肾旁前间隙：位于后腹膜与肾前筋膜之间；包含胰腺和部分肠管
- 肾旁后间隙：位于肾后筋膜与腹横筋膜之间；不含脏器。内含脂肪，并与腹膜外肋腹侧脂肪延续
- 肾周间隙：肾前筋膜与肾后筋膜间的间隙；内含肾、肾上腺、近侧集合系统、肾血管、及不定量脂肪组织

- 肾筋膜（Gerota 筋膜）有前后两部。肾筋膜与锥侧筋膜是由多层胚胎肠系膜构成的层状平面。
- 锥侧筋膜是由前、后肾筋膜在两侧融合形成的
- 腹横筋膜
- 肾周间隙在内侧闭合
- 肠系膜后间隙横跨中线

肾周间隙

肾周间隙含有丰富的网状桥隔、淋巴管、动脉和静脉。肾周淋巴系统与肾门小淋巴结，腹主动脉周围，腔静脉周围淋巴结相交通。这些淋巴交通为恶性肿瘤在肾周围间隙的蔓延提供了一个潜在的通路。

良性病变

腹膜后血肿

起因

- 抗凝机制异常
- 外伤
- 医源性
- 腹主动脉瘤破裂（尤其是 > 6 cm 的动脉瘤）
- 肿瘤：肾细胞癌，大的血管平滑肌脂肪瘤

影像学征象

- 腹膜后间隙分离
- 急性出血：40 ~ 60 HU
- 血细胞比容水平改变

脓肿

部位和病因

- 肾旁前间隙（> 50%）：胰腺炎
- 肾周间隙：肾炎性疾病
- 肾旁后间隙：骨髓炎

腹膜后积气

病因

- 外伤（穿孔）
- ERCP
- 气性肾盂肾炎

腹膜后纤维化

腹膜后纤维变性可以导致输尿管及血管阻塞。

病因

自发性的（奥蒙德病），70%
良性

- 药物：美西麦角、麦角胺、甲基多巴
- 辐射、手术
- 其他脏器的炎症蔓延
- 腹膜后积液：血肿、尿液

恶性

- 肿瘤所致的纤维变：霍奇金病 > 非霍奇金淋巴瘤 > 未分化癌、转移瘤

影像学征象

- 纤维组织包绕腹膜后结构
- 增强后纤维组织可强化
- 外源性压迫输尿管
- 输尿管向内侧移位
- 下腔静脉、主动脉、髂血管外源性压迫
- 在 T1W MRI 图像，纤维组织为低信号。急性炎症在 T2W 为高信号
- 鉴别诊断：主动脉炎性动脉瘤，动脉瘤周围软组织可阻塞输尿管及下腔静脉，增强后有强化

盆腔脂肪过多症

异常增多的脂肪组织压迫盆腔其他正常结构。与肥胖症或种族无关。可与直肠炎性肠病同时发生。

影像学征象

- 膀胱伸长变窄（梨形）
- 直肠乙状结肠伸长，管腔变窄
- 盆腔大量脂肪

肿瘤

腹膜后肿瘤可源自肌肉，筋膜，结缔组织，血管，神经，或残留的胚胎尿生殖嵴。90% 腹膜后肿瘤是恶性的，并且诊断时体积常较大（10 ~ 20 cm）。

类型

中胚层肿瘤

- 脂肪瘤，脂肪肉瘤
- 平滑肌肉瘤
- 纤维肉瘤
- 恶性纤维组织细胞瘤

- 淋巴管肉瘤
- 淋巴瘤

神经肿瘤

- 神经纤维瘤、神经鞘瘤
- 神经母细胞瘤
- 嗜铬细胞瘤

胚胎性肿瘤

- 畸胎瘤
- 原始生殖细胞瘤

脂肪肉瘤

包含脂肪的腹膜后肿瘤，种类包括从脂肪瘤（良性）到脂肪肉瘤（恶性）。

影像学征象

- 非均质的局部密度增高结构（如，> –25 HU）是脂肪肉瘤的有力证据
- 组织学上肿瘤分类有脂肪生成型，黏液型，或多形型。黏液型及多形型肿瘤最常见，并且CT 图像无或仅见少量脂肪

平滑肌肉瘤

影像学征象

- 大肿块
- 典型的有大片中央坏死
- 不均匀强化

肾上腺

概述

动脉血供

- 肾上腺上动脉：膈下动脉分支
- 肾上腺中动脉：主动脉分支
- 肾上腺下动脉：肾动脉分支

静脉引流

每侧腺体只有一支静脉引流至：

- 右侧引流至下腔静脉
- 左侧引流至肾静脉

生理学

肾上腺皮质分为 3 带：

- 球状带（醛固酮）
- 束状带（ACTH 依赖的）
- 网状带（皮质醇）

髓质（肾上腺素，去甲肾上腺素）

影像学征象

- Y 型结构：CT/MR 可见每侧腺体包括一个前内侧体部及两个后肢
- 两个后肢在上方侧紧密相连，下方侧展开约120°
- 右侧肾上腺全程与下腔静脉毗邻
- 左侧肾上腺毗邻左侧脾血管头侧
- 大小
  两侧肢：厚 3 ~ 6 mm
  全部腺体长度：4 ~ 6 cm
  全部腺体宽度：< 1 cm
  重量：4 ~ 5 g 每侧腺体

髓质肿瘤

嗜铬细胞瘤

嗜铬细胞瘤是副神经节瘤的亚型，一种起源于副神经节组织的神经内分泌肿瘤。10% 规律：10% 嗜铬细胞瘤是肾上腺外的，10% 是双侧的，并且 10%是恶性的。最常见的肾上腺外发病部位是主动脉旁体（主动脉分歧附近）。

副神经节瘤分类

起源于肾上腺髓质的副神经节瘤 = 嗜铬细胞瘤

起源于交感神经干及腹膜后神经节的主动脉交感神经节旁体瘤 = 肾上腺外嗜铬细胞瘤

副交感神经节旁体瘤包括化学感受器瘤（非嗜铬性副神经节瘤）

- 鼓室球
- 颈静脉球
- 迷走神经副神经节
- 颈动脉体瘤
- 其他

副神经节瘤细胞属于胺前体摄取和脱羧作用（APUD）系统。这些细胞可以分泌儿茶酚胺类（肾上腺素、多巴胺、去甲肾上腺素）或无功能。

临床表现（儿茶酚胺过量）

- 阵发性（50%）或持续性（50%）高血压，心

动过速，出汗，头痛（分泌儿茶酚胺肿瘤）；然而，仅 0.1% 的高血压是由嗜铬细胞瘤引起的

- 50% 尿 24 小时香草扁桃酸升高
- 血儿茶酚胺水平增高，尿液甲氧基肾上腺素水平增高

药理学测试

诊断性药物试验有潜在危险，可能导致急性高血压（激发试验）或低血压（抑制试验）。因此，测试时应严密监测。

- 刺激剂：胰高血糖素、组胺、动脉造影用的对比剂
- 抑制剂：可乐定、酚妥拉明

伴随症

- 5% 的患者伴有多发性内分泌瘤病；嗜铬细胞瘤常单侧发病，且大多位于肾上腺内。
- 神经纤维瘤病（10% 的患者伴有嗜铬细胞瘤）
- 脑视网膜血管瘤病（10% 的患者伴有嗜铬细胞瘤）
- 家族性肾上腺脑白质营养不良（占所有嗜铬细胞瘤患者 10%）

影像学征象

发现功能性肿瘤的敏感性

- CT 或者 MRI：90%
- 间碘苄胍闪烁扫描术：80%
- 奥曲肽闪烁扫描术

表现

- 肾上腺肿块
- 对比增强明显（CT，血管造影）
- 钙化
- MRI：T2W 图像呈明显高信号（"亮灯泡征"）。与腺瘤或是转移瘤相比，信号强度相当高
- 经皮活组织检查：组织定性首选方法；嗜铬细胞瘤活检可导致急性高血压危象，因此要做药物预防
- 部位：肾上腺，85%；主动脉周围，8%；主动脉旁体，5%；膀胱，1%

多发性内分泌瘤病（MEN）type Ⅱ

MEN type Ⅱ（黏膜神经瘤综合征，多发性内分泌腺瘤病）是罕见的常染色体显性遗传恶性综合病症。临床上，MEN Ⅱb 的特点有马方综合征体态，下

颌前突，面容丑陋，且伴有消化道异常（便秘，腹泻，喂养困难）。

类型

- MEN Ⅰ：垂体腺瘤、甲状旁腺腺瘤、胰岛细胞瘤
- MEN Ⅱa：甲状腺髓样癌、嗜铬细胞瘤、甲状旁腺腺瘤
- MEN Ⅱb：甲状腺髓样癌、嗜铬细胞瘤、口腔神经节瘤、其他软组织肿瘤

皮质肿瘤

肾上腺肿块诊断路径

肾上腺肿块最好首先作增强螺旋 CT 扫描，按照右侧的流程图（图 4-25）。要点：

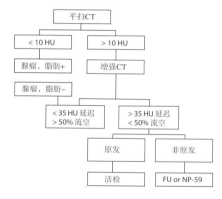

图 4-25

- 不断增大的肿块要考虑恶性，除非经其他方法排除
- 大于 4 cm 的肿块也要考虑恶性可能。如若不知道原发恶性肿瘤，首先应考虑腺癌
- 肿块 CT 值 ≤ 10 HU 要考虑腺瘤
- 如果肿块 CT 值大于 10 HU，那么此肿块的性质不确定，需要行增强 CT 并延迟 15 分钟扫描。绝对廓清率的计算可以按照以下：APW =［（增强后密度 - 延迟密度）/（增强后密度 - 平扫密度）］×100%。如绝对廓清率 > 60%，此病变更倾向于腺瘤。如果没有获得平扫记录，相对廓清率可以按照以下公式计算：RPW =［（增强后密度 - 延迟密度）/（增强后密度）］×100%。如果相对廓清率 RPW > 40%，此病变腺瘤可能大
- 如果 APW 小于 60%，或 RPW 小于 40%，尤其是延迟 CT 值大于 35 HU，那么肿块的性质就不能确定。如果患者有肾上腺外原发肿物但

没有转移证据，那么可行经皮穿刺肾上腺病变活检，以确定是否为肾上腺转移。如果患者无癌性病变，手术，随诊 CT，或者放射性碘化的去甲胆固醇（NP-59）肾上腺闪烁显像法均可行，这取决于肿块的大小及其他特别临床表现

- 用 10 HU 做诊断界值，敏感性 71%，特异性 98%
- 30% 的腺瘤平均值大于 10 HU，因此不能与其他肿瘤鉴别。98% 的肾上腺均质肿块，平扫 CT 值 10 HU 或更低，良性可能大（最可能是腺瘤）
- 若在扫描过程中增强 CT 偶然发现肾上腺肿块，应加做 15 分钟延迟扫描，并适用以上标准
- 平扫 CT，CT 值为 10HU 或更少，支持含脂肪丰富的腺瘤的诊断，若 CT 值大于 10HU，则支持少脂肪成分腺瘤的诊断。少脂肪成分腺瘤是一类重要亚型，正是因为这些腺瘤不能单靠平扫 CT 测密度来定性
- 尽管化学位移 MRI 与平扫 CT 类似，同样可以反映含脂肪丰富的腺瘤特性，但是含少量脂肪的腺瘤化学位移并不能检测到
- 化学位移 MRI 可以检测肾上腺腺瘤细胞内脂肪成分，在反相位图像中含脂肪区信号减低。应在同 / 反相位图像上将病变信号与脾信号做比较
- 大多数的肾上腺皮质细胞癌都大于 5 cm，并伴有转移。常常肾上腺皮质癌有大量坏死，使得评价增强后的廓清不准确
- 虽然在 PET/CT 上，恶性病变、肺泡癌的坏死、出血等会导致结果的假阴性，肾上腺病变氟脱氧葡萄糖摄取低于正常肝，则腺瘤可能性大

肾上腺皮质癌

50% 的肾上腺皮质癌是有功能性的（库欣综合征是最常见的临床表现）。由于诊断时肿瘤较大，预后差。

影像学征象

- 诊断时肿块常 > 5 cm
- CT：由于有坏死、出血，肿块呈不均匀强化；50% 伴钙化
- MRI：在 T2W 图像肿瘤信号高于肝实质，低

- 于嗜铬细胞瘤，并明显大于嗜铬细胞瘤
- 可蔓延至肾静脉，下腔静脉，或右心房

肾上腺转移瘤

发生率：活检 25%。最常见原发病变部位：

- 肺
  小细胞癌：CT 发现的肾上腺肿块 90% 都为转移瘤
  非小细胞癌：占肾上腺肿块 60%
- 乳腺
- 肾
- 肠管
- 卵巢
- 黑素瘤

影像学征象（图 4-26）

- 肾上腺肿块
- 两侧肿块
- 不均匀强化
- 边缘不清晰，不规则
- 转移瘤的 MRI 信号强度与脾类似。而且，也有部分转移瘤与腺瘤信号相同；在 T1W 以及 T2W 图像典型的腺瘤信号与肾上腺组织信号类似。
- CT 引导下穿刺活检常用于疑难病例

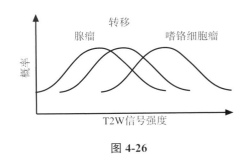

图 4-26

腺瘤

良性的无功能腺瘤最常见（CT 扫描检测率为 1% ~ 3%）。糖尿病，高血压，老年人患病率更高。

影像学征象

CT

- 1 ~ 5 cm 肿块
- < 0 HU：腺瘤诊断特征（由脂肪所致）
- 0 ~ 10 HU：诊断基本确定（随诊或 MRI 检查）
- 钙化罕见

- 造影后可轻微增强

MRI

- 使用脂肪抑制技术可明确病变是否含脂肪成分（例如，正反相位图像，SE 序列压脂图像）。如果一个病变包含脂肪成分，要首先考虑腺瘤。

髓样脂肪瘤

罕见（至 1994 年共报导 250 例）。是由脂肪与造血组织构成的良性病变。最常见于肾上腺，但肾上腺外发生的肿瘤（腹膜后，盆腔，肝）也曾有过报导。通常体积较小，尸体解剖时被偶然发现。

影像学征象

- 含大量脂肪成分病变区（密度低）
- 对比增强可强化
- 钙化，20%
- US：肾上方高回声肿块

肾上腺囊性病变

罕见病变

分类

- 内皮组织囊肿（淋巴管扩张或血管瘤），40%
- 假性囊肿（出血），40%；边缘可钙化
- 上皮囊肿，10%
  囊性腺瘤
  潴留性囊肿
  胚胎残留物囊性化
- 寄生虫囊肿（棘球绦虫），5%

影像学征象

- 囊壁钙化（15%），尤其是假性囊肿或寄生虫囊肿
- 肾上腺囊肿的影像表现与其他部位囊肿表现相同

肾上腺出血

新生儿比成人常见。

病因

- 肿瘤出血
- 围产期（后来肾上腺钙化常见原因）
- 严重创伤，外伤性出血，休克，术后，烧伤（外伤性出血常见于右侧）

- 抗凝，出血性疾病。与抗凝作用有关的肾上腺出血；经常发生于治疗治疗第一个月内。
- 败血症（弥散性血管内凝血，Waterhouse-Frideichsen 综合征）
- 肾上腺静脉造影（出血占检查总数 10%）
- Addison 病

影像学征象

急性血肿

- CT 高密度（> 40 HU）
- 肾上腺体积增大

陈旧出血

- 液化
- 分层液平面
- 可以转化为假性囊肿
- 出血典型的 MRI 表现（见第 6 章）

感染

最常见病因是结核、组织胞浆菌病、芽生霉菌病、脑膜炎球菌以及棘球绦虫。

- 结核可导致钙化和（或）软组织肿块，也可导致低密度坏死区。
- 组织胞浆菌病常肾上腺形态保留，可钙化。

功能性疾病

库欣综合征

过量的糖皮质激素导致向心性肥胖、高血压、多毛、皮纹以及闭经。诊断：血浆皮质醇水平增高占 50%，尿 24 小时皮质醇水平增高，地塞米松抑制试验异常（抑制垂体，非异位的，ACTH 分泌）。

病因

肾上腺增生，70%

- 库欣病（占肾上腺增生 90%）：垂体腺瘤（ACTH 分泌增多）。影像检查，50% 的患者肾上腺表现正常，50% 腺体弥漫增大。仅少数呈结节样增生。
- 异位 ACTH 分泌（占肾上腺增生 10%）：肺癌，卵巢癌，胰腺癌
- 非特异性增生还伴有：
  肢端肥大症，100%
  甲状腺功能亢进症，40%
  高血压，15%

腺瘤，20%

皮质癌，10%

醛固醇增多症

临床表现

- 高血压
- 低血钾

类型

原发（Conn 病）

- 腺瘤，75%
- 增生，25%

继发（肾动脉狭窄，肾素瘤）

影像学征象

- 肿瘤体积较小，常＜2 cm
- 常需做肾上腺薄层扫描（1.5 ～ 3.0 mm）

肾上腺功能不全

临床表现

- 色素沉着

类型

原发（Addison 病；肾上腺破坏）

- 自身免疫，原发
- 梗死，出血
- 双侧肿瘤：转移瘤
- 真菌

继发（垂体功能减退）

影像学征象

- 影像难以观察小侧肢
- 双侧肾上腺既往疾病依据：

  转移瘤

  结核

  出血

（赵丽琴　译　贺　文　校对）

男性盆腔

前列腺

正常解剖

- 周围腺体：周围带和中央带
- 中央腺体：移行带

超声引导下前列腺活检（图 4-27）

适应证

PSA（前列腺特异性抗原）升高

检查技术

1. 获得 PSA、家族史和泌尿系检查结果。
2. 口服 3 天抗生素，活检前给予 80mg 庆大霉素肌注。
3. 插入带凹槽 US 探针（截面观）。活检前要获得以下的视图（见线图）

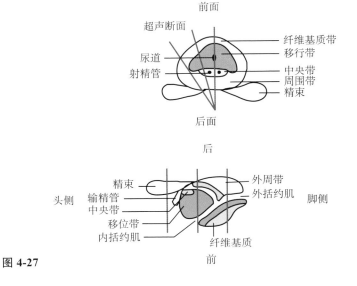

图 4-27

- 精囊中线
- 前列腺上部
- 前列腺中腺
- 前列腺尖
- 从右侧获取这些视图，然后是左侧，而不是在中线

4. 逆时针旋转 90°（矢状位）。活检前获得以下视图（见线图）：
- 在前列腺尖部找到尿道（黏膜白线），并标记探针
- 底部观：中线，左，右
- 尖部观：中线，左，右
- 测量腺体体积

5. 超声引导下行穿刺活检。在横断面上右侧到左侧周围带依次进行。通常用 18 GA 切割针（如活检枪）选取多处（6～8）活检。

前列腺 MRI 表现（图 4-28）

适应证

已诊断的前列腺癌的分期

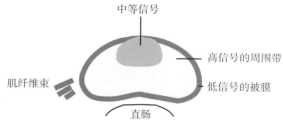

图 4-28

检查技术

1. 胰高血糖素 1 mg 静脉注射
2. 直肠内表面线圈
3. 线圈充分扩充
4. 避免线圈旋转
5. 针对淋巴结的盆腔 / 腹腔 T1 加权成像

良性前列腺增生（benign prostatic hyperplasia，BPH）

影像学征象（图 4-29）

IVP
- 膀胱底压迹
- 输尿管间襞抬高致输尿管呈 J

- 膀胱小梁形成，憩室

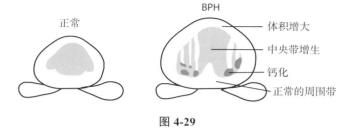

图 4-29

- 残余尿

US
- 中央腺增大
- 低或混合回声结节
- 中央腺内或外科包膜钙化
- 前列腺体积 > 30 ml

CT
- 前列腺超过耻骨联合上缘

肉芽肿性前列腺炎

慢性炎症形成结节，诊断依靠活检。相对常见。

类型

- 非特异性，特发性
- 感染
  细菌（结核菌、布鲁士杆菌）
  真菌
  寄生虫
  病毒
- 医源性感染
  卡介苗诱发
  术后、放疗后
- 系统性疾病
  过敏性疾病
  结节病
  自身免疫性疾病

影像学征象

US
- 低回声结节，70%
- 周围带弥漫低回声，30%

MRI
- T2WI 上腺体呈低信号，95%
- 注入 Gd-DTPA 无强化

前列腺癌

在美国，其发病率约占所有癌症的 18%（每年新发病例 50 000），在男性中其死亡率居各种癌症的第二位。在诊断时约 30% 病例有治愈可能。发病率随年龄递增（50 岁前不常见，中位年龄 72 岁），良性前列腺增生无癌变倾向。

筛查（有争议）

前列腺特异抗原（PSA）

- 正常值 2 ~ 4 U
- 前列腺癌中 PSA 升高是良性前列腺增生的 10 倍以上（每一克组织）
- 癌组织：每克组织 PSA1.8 ng/ml（也就是 PSA 越高癌可能性越大）

直肠指诊

- 触及的病灶中仅 20% 是可医治的
- 假阴性率为 25% ~ 45%

超声

- 大多数表现为发生于周围腺的低回声病灶；然而，在低回声病灶中仅 20% 为癌症
- 约 40% 呈等回声（不能被探及）

起源

- 外围区（位于后部和周围带），70%
- 中央区（位于前部和中央带），30%；中央区瘤体侵袭性不强，因为有外科包膜存在，且没有神经血管束

影像学征象（图 4-30）

超声

- 探及癌组织的敏感度很低，特异度约 60%，因此超声主要用于引导活检
- 表现
  大多数瘤体呈低回声
  多普勒超声下瘤体可以是高血流信号
  在外周区如果出现钙化应该怀疑癌的可能

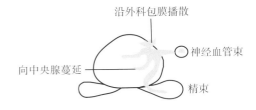

图 4-30

- 外侵方式（图 4-31）
  结节性
  结节状浸润
  沿包膜浸润，触诊不清，超声不能探及

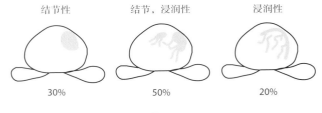

图 4-31

CT

- 对于瘤体的检测及局部分期价值有限，腹部分期有价值。

骨扫描

- 最常用的检测有无骨转移的技术
- 在 PSA < 20 且没有骨痛症状的病人中仅 0.2% 病人出现骨转移

MRI

- 在 T2W 图像中，前列腺癌通常表现为低信号，与周围带的高信号形成对比。然而，在周围带出现低信号也可以是很多良性病变的表现，如出血、前列腺炎、增生结节或者治疗后转归（比如放射或激素治疗后的结果）
- MRI 功能成像技术包括弥散加权成像（DWI）、动态对比增强技术（DCE）和磁共振波谱分析（MRS）。DWI 评估组织中自由水分子的布朗运动。正常前列腺组织有较高的水扩散率，而肿瘤组织扩散受限。这些差异能够被显示在表观弥散系数（ADC）图中，ADC 图可通过多个梯度场值的 b 值获得。前列腺癌因弥散降低在原始高 b 值的 DWI 上呈高信号，而在 ADC 图上呈低信号
- DCE-MRI 通过随时间的延长信号逐渐变化来反应组织内的血管分布和血管的通透性。在 DCE-MRI 中，瘤体的血管分布通常不均匀、血管渗透性高，注入对比剂后会有造影剂渗出。肿瘤显示早期、迅速强化，且早期消退
- 三维氢质子磁共振波谱分析用于描绘腺体新陈代谢的成像分辨率可达 0.24 ml。氢质子磁共振波谱分析显示柠檬酸盐、肌酐和胆碱的浓度。正常腺体组织含有高水平的枸橼酸盐（周围带较中央带及移行带更高）。但是，腺体的增生结节可以显示与周围带一样高的枸橼酸盐

含量。若存在前列腺癌，枸橼酸盐含量减少或者不能检测出，因为此时从枸橼酸盐的生成转变为枸橼酸盐氧化代谢过程。在恶性增生组织中，枸橼酸盐水平由于细胞膜高磷脂化而增高。之后，胆碱-枸橼酸盐比率增高。若胆碱和肌酐与枸橼酸盐的比例至少高于正常周围带的平均值 2 个标准差（SDs）时，该区域应怀疑癌症可能。如果该区域的胆碱和肌酐与枸橼酸盐比例高于正常比的 3 个标准差（SDs）则应高度怀疑癌症可能

- 被膜外受侵的 MRI 标准
  神经血管束不对称
  神经血管束被肿瘤包绕
  前列腺轮廓突起成角
  不规则、毛刺状边缘
  直肠前列腺角消失
- 精囊腺受侵的 MRI 标准
  精囊腺内灶性低信号
  增大并见低信号肿块
  肿瘤直接从基底部蔓延至精囊腺底部
  低信号精囊腺内低信号射精管扩张
- MRI 的缺陷
  活检后改变可能与癌相似
  良性前列腺增生（BPH）也能够发展到周围带，类似于癌症。
  尖部的病灶通常很难检出。
  "假病变（Pseudolesions）"常常出现在腺体基底部
  运动伪影会降低图像质量
- MRI 是分期工具，而不是筛查工具。它可以明确精囊腺、膀胱及前列腺周围脂肪的受侵情况。

MRI 检查结果的预后

MR 所见	3 年复发率
肿块局限在腺体内	25%
包膜膨出	25%
明确的 C 期	100%

TNM 分期

肿瘤（T）分期是基于描述瘤体在前列腺腺体内的阶段
- T1：直肠指诊（DRE）没有瘤体被触及或者影像技术检查阴性，如经尿道前列腺切除术（TURP）

- T1a：在 TURP 中肿瘤偶然被发现，过去常用于治疗由于良性前列腺增大造成尿道压力增大的一个手术。在切除组织中癌的体积小于所切除组织体积的 5%
- T1b：在 TURP 后发现癌组织 或者肿瘤大于所切除组织的 5%
- T1c：由于 PSA 升高行穿刺活检后发现肿瘤
- T2：直肠指诊（DRE）中触及肿瘤，但是只限于前列腺
  - T2a：肿瘤局限于前列腺的一侧（左或右）且瘤体不到腺体一半。
  - T2b：肿瘤超过腺体一半（左或右）
  - T2c：肿瘤位于前列腺两侧
- T3：肿瘤开始侵犯前列腺周围，精囊腺可能受侵
  - T3a：肿瘤侵犯前列腺周围但未侵犯精囊腺
  - T3b：肿瘤侵犯精囊腺
- T4：肿瘤扩散到前列腺周围组织，如膀胱括约肌、直肠和（或）骨盆壁

淋巴结（N）分期

- N0：没有区域淋巴结转移
- N1：一个或多个区域淋巴结转移

转移（M）分期

- M0：没有超过区域淋巴结的转移
- M1：扩散范围超过区域淋巴结
  - M1a：有骨盆外的淋巴结转移
  - M1b：骨转移
  - M1c：转移至其他器官，像肺、肝或大脑（有或没有骨转移）

联合使用磁共振成像和磁共振波谱分析提高了周围带瘤体的检出率。它也可以提高发生在周围带的前列腺癌定位的特异度。胆碱和肌酐与枸橼酸盐的比例在病变区显示与格里森 Gleason 分级一致，胆碱峰的升高及枸橼酸盐降低均表示肿瘤侵袭性增加。同时通过磁共振波谱分析获得的代谢和容积数据与 Gleason 在病理分级上一致。已有人提出，通过在磁共振波谱分析中胆碱和肌酐与枸橼酸盐最大的比例结合肿瘤最大体积来作为帮助预测肿瘤侵袭性的指标。由于 Gleason 等级评分对于患者预后有重要指导作用，这一发现给前列腺癌患者进行磁共振和（或）磁共振波谱分析的预处理评价提供了依据。

治疗并发症

- 尿道狭窄
- 神经损伤（尿失禁、阳痿）
- 膀胱炎、直肠炎

精囊腺和精索

精囊腺囊肿

- 常见，通常 < 3 cm
- 与同侧肾发育不全有关
- 常常在 20 或 30 岁时偶然发现
- 在 40% ~ 60% 的常染色体显性多囊肾病（ADPKD）中出现双侧精囊腺囊肿

精囊腺发育不全

单侧精囊腺发育不全（在妊娠第 7 周之前胚胎损伤）

- 同时伴有同侧肾发育不全（80%）
- 其他肾畸形（10%）
- 肾正常（10%）

双侧精囊腺发育不全

- 囊性纤维化跨膜电导调控基因发生突变，占 60%
- 与双侧输精管（VD）发育不全有关
- 病人通常双肾正常

其他精囊腺疾病

- 脓肿（多由于前列腺炎引起）
- 原发癌症（少见）
- 由于狭窄或逆流导致精液不足

精囊腺及输精管肿瘤

肿瘤类型	精囊腺	输精管
良性	囊腺瘤，乳头状瘤，平滑肌瘤，畸胎瘤，神经鞘瘤，上皮间质瘤	平滑肌瘤，纤维瘤
恶性		
常见	继发性肿瘤，包括膀胱、前列腺、直肠癌和淋巴瘤	继发性肿瘤，包括膀胱、前列腺、直肠癌
少见	腺癌，平滑肌肉瘤，横纹肌肉瘤，血管肉瘤，苗勒腺肉瘤样肿瘤，类癌，叶状囊肉瘤，精原细胞瘤	肉瘤，炎性的恶性的纤维组织细胞瘤，淋巴瘤
非肿瘤的	淀粉样变性，包虫病	淀粉样变性

精索

精索主要包括精囊管静脉、睾丸动脉、输精管、淋巴管和神经。输精管钙化与糖尿病有关。

血精

精囊腺

- 先天性或获得性精囊腺或射精管囊肿，伴或不伴有结石
- 精囊炎
- 淀粉样变性
- 精囊腺肿瘤（通常为恶性）

前列腺

- 前列腺结石
- 囊肿或米勒管囊肿（中线部囊肿）
- 前列腺炎
- 淀粉样变性
- 良性前列腺增生（BPH）
- 活检
- 经尿道前列腺电切术（TURP）
- 辐射

尿道

- 尿道炎或附睾炎
- 尿道狭窄或支架
- 尿道息肉

睾丸和附睾

总论（图 4-32）

- 睾丸（5 cm×3 cm×3 cm）包含 250 个锥状睾丸小叶。每个小叶内有 1 ~ 4 条细精管（30 ~ 70 cm 长），互相交织成睾丸网。睾丸网与附睾头间通过 10 ~ 15 条输出小管连通。
- 附睾内含有 6 m 的盘曲管道，头部直径 < 10 mm，位于睾丸外上极，体部和尾部更细（2 mm）
- 睾丸纵隔：白膜内陷形成（包绕睾丸的纤维囊）

动脉血管（图 4-33）

- 主要由睾丸动脉供应（起自腹主动脉）
- 睾提肌动脉（来自下腹壁动脉）

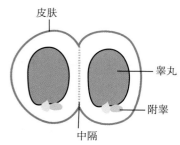

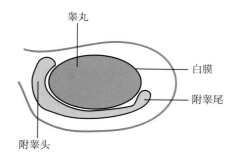

图 4-32

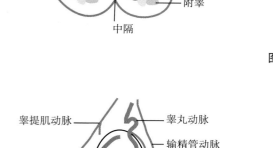

图 4-33

- 输精管动脉（来自髂内动脉分支血管的次级囊状血管，供应附睾和输精管）

MRI 评估睾丸

- 表面线圈
- 毛巾置于两大腿之间阴囊下方以抬高睾丸；第二条毛巾搭在阴囊与线圈上，为防止阴囊的肌肉收缩，应使用温热的毛巾
- 获取冠状位 T1W、轴位、冠状位和矢状位的 T2W 图像。虽然不是普遍需要，但是钆有助于显示阴囊内肿块，腹部轴位 T1WI 图像可以检查有无肿大淋巴结
- 正常睾丸在 T1WI 呈均匀等信号，T2WI 呈高信号。附睾在 T1WI 图像上与睾丸信号相等或略低，T2WI 上呈低信号

隐睾症

约 0.3% 成年男性中出现睾丸未降落。约 20% 睾丸位于腹腔或盆腔。在成年男性中单侧下降不良时通常采用手术切除。双侧下降不良常采用睾丸固定术和活检（排除恶性肿瘤）。早期睾丸固定术可以降低以后发生肿瘤的风险。

并发症

- 扭转

- 恶性肿瘤：风险增加 30 倍；恶性率随睾丸至阴囊的距离增加而增加
- 睾丸萎缩，导致不孕

睾丸扭转

类型（图 4-34）

鞘内扭转（常见）

- Bell-clapper 畸形：鞘膜完全包绕睾丸、附睾及精索，导致其游离悬挂于阴囊内。
- 鞘膜内扭转
- 50% ~ 80% 为双侧性

鞘外扭转（少见）

- 睾丸及其被膜在外环扭转
- 发生于新生儿

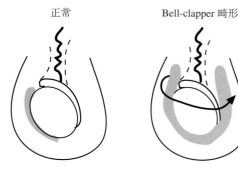

图 4-34

影像学征象

检索显像（见第 12 章）

US

- 彩色多普勒

  < 4 小时：无血流或血流减少

  之后：睾丸周围炎症：血流增多

- 灰阶成像

  > 4 小时：增大，回声持续不均匀

  后期：反应性鞘膜积液，萎缩

治疗

- ＜ 4 小时：睾丸通常可以救治
- ＞ 24 小时：睾丸通常不可救治（睾丸切除术）
- 长期扭转：睾丸切除术、对侧睾丸固定术

睾丸附睾炎（图 4-35）

病原菌 从膀胱或前列腺经输精管逆行蔓延的结果。常见的病原微生物：

- 淋球菌
- 化脓性（如：大肠埃希菌、假单胞菌）
- 流行性腮腺炎病毒
- 结核

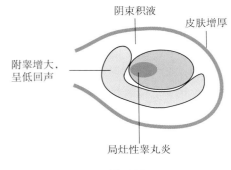

图 4-35

影像学特点

- 附睾和精索增大
- 附睾和精索回声减低
- 局灶性睾丸炎：周围低回声区；睾丸所有低回声病变均需要超声随诊，直至治愈；约 10% 的睾丸肿瘤病人合并睾丸炎。
- 反应性鞘膜积液或积脓
- 皮肤增厚
- 慢性炎症钙化
- 彩色多普勒超声：附睾和（或）睾丸血供受影响

睾丸脓肿

- 脓肿多发生在有糖尿病、泌尿系结核或流行性腮腺炎的患者中。通常患者之前或同时伴有睾丸附睾炎。

超声特征

- 睾丸增大
- 低回声病灶
- 液 - 液平面

精索静脉曲张

精索静脉曲张表现为精索静脉丛的静脉扩张。常由于精囊静脉瓣功能不良或无功能所致。15% 的成年男性发生精索静脉曲张。

临床表现

- 不孕
- 疼痛
- 阴囊增大

部位

- 90% 精索静脉曲张发生在左侧（左侧精索静脉成直角引流至左肾静脉）
- 25% 的精索静脉曲张为双侧性
- 单独发生于右侧的精索静脉曲张需排除潜在的恶性肿瘤（肿瘤阻塞）

超声特征（图 4-36）

- 低回声的静脉（"蠕虫袋"）
- 静脉直径 ＞ 2 mm
- 扩张的静脉易被探头压扁
- 在病人直立或做瓦氏呼吸（Valsalva）动作时静脉扩张
- 彩色多普勒：精索静脉曲张时很容易看到血流，且在瓦氏呼吸动作（Valsalva）时血流增加

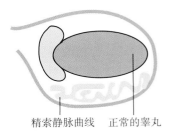

图 4-36

鞘膜积液

单纯的液体积聚在阴囊。是阴囊肿胀最常见的原因。

类型

- 先天性：鞘状突闭锁不全，18 个月内可自行消失；与疝有关
- 获得性：
  梗阻

感染

特发性

创伤

分型（图 4-37）

- 睾丸挫伤
- 睾丸破裂：白膜撕裂伴内容物挤压，需要紧急手术救治睾丸并防止精子抗体形成
- 睾丸断裂：断裂线（30% 可见）或白膜清晰度下降（70%）
- 血肿：复杂的囊性肿块（"瑞士奶酪"）
- 鞘膜积血（血性鞘膜积液）

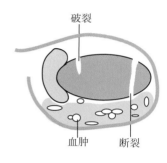

破裂

血肿　断裂

图 4-37

囊肿

病因

特发性、炎症后、外伤后

分型：（图 4-38）

- 附睾囊肿很常见，与精液囊肿区分困难
- 白膜囊肿（间皮囊肿）常见
- 睾丸内囊肿少见（需除外恶性肿瘤）
- 睾丸网扩张往往伴随附睾囊肿，老年患者常见

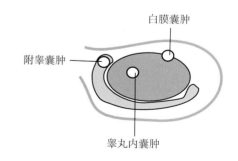

白膜囊肿

附睾囊肿

睾丸内囊肿

图 4-38

睾丸微小结石症

睾丸内多发高回声灶。没有已知的潜在病因，与隐睾症、恶性肿瘤及 21- 三体综合征（Down 综合征）和克氏综合征（Klinefelter 综合征）有关。

阴囊珠

位于睾丸鞘膜间的钙化游离体，孤立、中心高回声后方伴声影。可能是一个独立扭曲的睾丸附件或附睾。

睾丸恶性肿瘤

在美国，每年有 2500 例睾丸新发肿瘤。在 15 ~ 35 岁年龄组中，睾丸肿瘤是最常见的恶性肿瘤。肿瘤标记物（AFP、HCG）在早期诊断及随访中有重要意义。

类型

生殖细胞瘤：95%，便于记忆："SPECT："
　精原细胞瘤，40%，对射线极其敏感，预后好
　胚胎性癌，10%，侵袭性较精原细胞瘤强
　绒毛膜癌，1%，侵袭性很强
　畸胎瘤，10%
　混合瘤，40%
性索间质细胞瘤
　通常为良性和内分泌性肿瘤（如 Leydig 细胞瘤）
转移，5%
　常见的原发性病灶有前列腺、肾、淋巴瘤（60 岁以上病人最常见的睾丸恶性肿瘤）、白血病

影像学征象

US

- 检测灵敏度高（95%）
- 确诊需要活检或睾丸切除，只有部分肿瘤有更多典型影像表现：
　精原细胞瘤：均匀低回声
　胚胎细胞癌：囊性、不均匀、杂乱
　淋巴瘤：弥漫或多灶性睾丸增大
分期
- 腹膜后淋巴结（20% 显示）：CT ＞淋巴结造影

要点

- 经验法则
　睾丸内肿块 = 恶性
　睾丸外肿块 = 良性
- 精原细胞瘤发生较其他肿瘤晚（40 ~ 50 岁，

可能有两个高峰年龄），常见于隐睾症患者

- 胚胎癌（20%）比精原细胞癌更小，且侵袭性更强
- 绒毛膜癌（1%）是最具侵袭性的
- 畸胎瘤发病年龄更年轻（10 ～ 20 岁），预后良好

良性表皮样肿瘤

约占全部睾丸肿瘤的 1%。平均发病年龄：20 ～ 40 岁。超声特点包括边界清楚的低回声灶伴囊性回声，可有"洋葱皮"样表现，因钙化而出现内部声影。

阴茎

阴茎硬结病（Peyronie 病）

两侧阴茎海绵体内出现钙化斑块。

影像学征象

- 钙化斑块通常位于外周
- 高回声，后方伴声影
- 平片也可显示钙化斑块
- 海绵体间隔增厚

阴茎断裂

海绵体断裂，伴有白膜撕裂。损伤可能累及尿道海绵体及尿道。紧急手术治疗可能导致挛缩，逆行性尿路造影可评价尿道损伤。

- 超声：白膜撕裂表现为海绵体周围正常的包膜回声出现低回声缺损区
- 磁共振成像：白膜撕裂表现为正常的 T1 及 T2 低信号出现高信号缺损，常常伴有海绵体被膜下或被膜外血肿

血管性阳痿

50% 阳痿病因是血管性的

- 动脉功能障碍，15 ～ 35%
- 静脉功能障碍，15%
- 共存性功能障碍，50% ～ 70%

影像学征象

US

1. 海绵体内注射罂粟碱
2. 当勃起开始时行多普勒扫描

3. 测量峰值血流流速

    < 25 cm/S 严重的动脉病变

    25 ～ 35 cm/S 动脉病变

    > 35 cm/S 正常

造影

阴茎海绵体造影术及阴茎海绵体测压检测有无静脉痿

阴茎癌

在发达国家，阴茎癌是少见的肿瘤病变。

病因

- 包皮的存在导致阴垢积存。因此，未割包皮的男性较接受包皮环切术者患该病的风险要高三倍。恶劣的卫生条件也有助于阴垢及其他刺激物的累积从而导致阴茎癌的发生
- 包皮过长与阴茎癌及 25% 的阴茎疾病有着密切关系
- 其他危险因素：

慢性炎症（如，龟头包皮炎，硬化性萎缩性苔藓），吸烟，接受补骨脂素治疗或紫外线光化学疗法，人类乳头状病毒 16 和人类乳头状病毒 18

影响阴茎癌预后的主要因素是原发肿瘤的恶性程度及引流的区域淋巴结的状况

病理

根据组织学类型，原发性阴茎肿瘤可分为：鳞状细胞癌（SCC）、肉瘤、黑色素瘤、基底细胞癌和淋巴瘤。鳞状细胞癌（SCC）占阴茎原发性肿瘤的 95% 以上。肉瘤是一种少见的阴茎肿瘤，包括上皮样肉瘤、卡波西肉瘤、平滑肌肉瘤和横纹肌肉瘤。

阴茎的继发或转移性肿瘤：约 70% 的病例的原发肿瘤位于泌尿生殖道。其他转移至阴茎的原发肿瘤包括结肠、直肠、胃、支气管和甲状腺。

影像学征象

- MRI 对于评估原发肿瘤优于 CT
- 通常，T2WI 和增强 T1WI 序列对于判断阴茎癌的范围最有价值。
- 原发性阴茎癌通常表现为孤立、边界不清的浸润性肿块相对于海绵体，在 T1WI 及 T2WI 上均呈低信号。
- 在增强图像上，肿块的强化程度较阴茎海绵体

低。
- 阴茎转移癌的典型表现是在阴茎海绵体及尿道海绵体内的多发、散在肿块影。

女性盆腔

概述

盆腔超声

子宫

子宫内膜呈高回声（子宫内膜腔的强反射）；其周围有一低回声环为子宫内膜周围乏血供的子宫肌层（内膜下晕环征）。

子宫内膜周期性改变

阶段	子宫内膜	表现
月经期	＜ 4 mm	
增殖期	4 ～ 8 mm	
分泌期	7 ～ 14 mm	

- 与年龄有关的常见改变：
  周围子宫静脉扩张（低回声）
  弓状动脉钙化
- 位置和曲度：
  正常位置，约 80%：子宫呈前倾前屈位
  后倾：整个子宫向后方倾斜（子宫和宫颈）
  后屈：只有宫体及宫底向后屈曲
- 绝经后子宫 [末次月经（LMP）＞ 2 年，围绝经期：末次月经＜ 2 年]，由于萎缩可能显示不清
- 宫颈部的那氏（潴留）囊肿常见，通常无临床意义

月经周期（图 4-39）

滤泡（增殖）期

- 月经第 1 天开始至排卵期，通常为 28 天周期的第 14 天
- 原始卵泡在促性腺激素释放激素 / 卵泡刺激素

（GnRH/FSH）作用下刺激下丘脑 - 垂体轴开始生长；超声下滤泡呈小囊样表现

- 卵泡分泌雌激素，通过负反馈调节机制使 FSH 下降；通常只有一个优势卵泡持续存在
- 优势卵泡在 8 ～ 12 天时超声下可见。排卵前，优势卵泡迅速生长，至排卵时直径为 20 ～ 24 mm

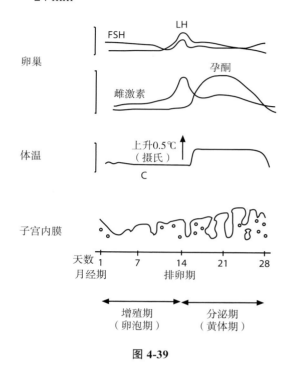

图 4-39

排卵期

- 由于雌激素水平升高导致促黄体生成素（LH）的激增从而诱发排卵
- 即将排卵的超声表现（36 小时以内）：
  卵泡周围回声减低
  卵泡壁不规则（锯齿状）
  小的回声核（卵丘）偶尔投影到卵泡中
- 排卵后，卵泡即刻全部或部分塌陷；内部出现囊液性回声
- 在直肠子宫陷凹可能会有少量游离液体

分泌期

- 颗粒细胞（来自成熟卵泡）形成黄体，合成孕激素
- 超声下黄体表现为 2 ～ 3 mm 厚的环状回声、中央呈囊性回声，如果未受精，随着时间的推移，黄体会消失
- 孕激素促进子宫内膜分泌，这对于成功着床非常重要
- 由于腺体充血回声增强子宫内膜增厚

- 子宫内膜在分泌期达最厚（7 ～ 14 mm）

卵巢

- 正常体积：三个直径的乘积除以二；绝经前，正常体积 < 18 cm^3；绝经后 < 8 cm^3
- 在月经周期中，囊肿（单纯性）大至 4 cm 可以是正常的（平均大小约 2.5 cm）
- 一些酷似卵巢的结构：
  髂血管断面
  肠管
  含多个纳氏囊肿的宫颈
  淋巴结
- 盆腔积液：
  在月经周期各个阶段均可出现少量积液（比如：液体来自于破裂的卵泡、雌激素导致毛细血管通透性增高）
  腹腔大量积液是异常的。复杂的液体伴有分隔或结节是不正常的

子宫输卵管造影（HSG）

适应证：主要用于不孕症的诊断，如体外受精（IVF）前解剖学研究和少数先天性畸形的评价。

方法：

1. HSG 应在末次月经后 6 ～ 12 天内（月经周期为 4 周）进行。
2. 用窥器和球囊将 6-Fr Foley 导尿管插入宫颈部
3. 在透视下，注入 4 ～ 10 ml 的 28% 的造影剂（水溶性）直至对比剂进入腹腔。正常输卵管长度 12 ～ 14 cm。
4. 当输卵管扩张或者有输卵管周围粘连时，给予多西霉素（100 mg bid）10 天，预防卵巢脓肿发生。输卵管正常者不需要使用抗生素。

并发症

- 疼痛
- 感染（< 3%），通常发生在有输卵管积水和输卵管周围积液或粘连的患者
- 对比剂过敏（静脉或淋巴管内），可以用钆对比剂代替
- 辐射：每个 100 ～ 600 mrad

禁忌证

- 活动性子宫出血或经期
- 急性感染
- 妊娠
- 近 3 天内行子宫手术

盆腔 MRI

适应证：子宫肌瘤定位、子宫内膜异位症、子宫腺肌病、先天畸形、术前检查

扫描方法（图 4-40）

- T2WI 序列对于子宫成像最有用
- 获得子宫的解剖位图像
- 给予胰高血糖素以减少肠蠕动
- 快速梯度回波的增强扫描图像用于评价恶性肿瘤及附件的病变
- 压脂序列用于诊断皮样囊肿、子宫内膜异位症

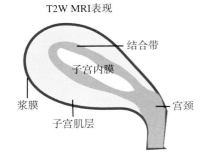

图 4-40

T2W 序列信号表现

- 子宫内膜呈高信号
- 结合带（致密的子宫肌层的内层），呈低信号
- 肌层，中等信号
- 子宫颈基质，呈低信号
- 浆膜层，呈低信号

经阴道的引流术

经阴道引流盆腔积液是一种理想的途径，因为阴道近端与大多数盆腔病变相通。经阴道方法通过腔内超声探头针引导，可以准确、迅速地穿刺或放置导管。

适应证

- 妇科脓肿
- 非妇科的盆腔脓肿

- 经阴道吸引术的治疗不完全
- 活检

并发症

- 出血
- 肠道损伤
- 导管放置不当
- 由于半无菌路径所致的无菌积液的严重感染的隐患

子宫

子宫畸形（图 4-41）

发病率：0.5%。大多数重复畸形在孕期被发现。
影像检查方法：超声＞磁共振＞子宫输卵管造影

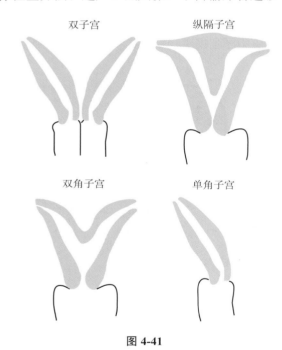

双子宫　　　　　纵隔子宫

双角子宫　　　　单角子宫

图 4-41

分型

苗勒管融合障碍：子宫外形异常
- 完全性：双子宫
- 部分性：双角子宫、弓形子宫

隔膜吸收障碍：子宫外形正常
- 纵隔子宫：延伸至宫颈
- 不完全纵隔子宫：未延伸至宫颈

苗勒管发育停滞：
- 双侧（非常少见）：子宫发育不全
- 单侧：单角子宫 ± 残角子宫

并发症

- 在纵隔子宫中，常见的是不孕和自然流产
- 纵隔子宫：隔膜通常是纤维组织而不是子宫肌层
  受孕失败的发病率最高（受精卵无法植入纤维组织）
  子宫输卵管造影（HSG）：角间距离 < 4 cm，角间角度 < 75°
  治疗：宫腔镜隔膜切除术
- 子宫阴道积水：常见于融合异常
  双子宫：一侧可能被阴道隔膜阻塞
  发育不全的宫角与子宫腔不相通
- 早产或子宫大小不能适应足月儿
- 胎位异常：扭曲的子宫解剖

伴随症

- 先天性泌尿生殖系统畸形最常见，占 50%
  同侧肾发育不全（最常见）
  异位肾
- Mayer-Rokitansky-Küster-Hauser 综合征
  苗勒管发育不全
  阴道和（或）子宫发育不全
  染色体正常
  第二性征正常
  肾异常
  卵巢正常；子宫内膜异位风险增加

己烯雌酚（DES）在子宫的暴露

- 子宫发育不全
- T- 型子宫
- 阴道透明细胞癌患病风险增加

盆腔炎性病变（PID）

感染性病变表现为疼痛、发热、阴道液体流出，偶尔出现盆腔包块。

病因

性传播疾病（最常见）：
- 淋病
- 衣原体
- 疱疹

与妊娠相关：
- 产褥期感染

- 流产

继发 PID

- 阑尾炎
- 憩室炎
- 宫内节育器患者放线菌病

超声表现

- 子宫内膜积液（非特异性）
  厚、不规则，通常子宫内膜呈低回声（必须结合病人的年龄及月经周期）
  子宫内膜内出现气泡可做出诊断
- 输卵管积水或输卵管积脓：附件的囊性、管状肿块
- 盆腔炎性包块通常代表输卵管卵巢积脓
- 疾病晚期出现纤维化和粘连

Asherman 综合征（子宫腔粘连综合征）

子宫腔粘连由创伤、DC、感染引起。HSG 显示不规则线状充盈缺损，可导致不孕。

子宫积脓

病因

- 恶性肿瘤
- 辐射
- 医源性宫颈狭窄

影像学征象

- 子宫内膜腔充满脓液、血液
- 子宫增大

宫内节育器（IUD）

并发症

- 嵌入
- 穿孔
- 患盆腔感染风险增加 3 倍（取决于宫内节育器和尾丝）
- 放线菌病
- 相关的妊娠、自然流产

影像学学征象

如果嵌入，表现为子宫内膜腔或子宫肌层的高回声（声影）结构

子宫内膜异位症

异位的子宫内膜腺体及间质均位于子宫肌层内（"内部子宫内膜异位症"）

临床表现

- 痛经
- 出血
- 子宫增大
- 无症状（5% ～ 30%）

影像学征象（图 4-42）

MRI：

- T2W 序列是必要的
- 结合带局限性或弥漫性增厚（＞ 12 mm）是关键所见
- 结合带或子宫肌层出现高信号的子宫内膜
- 子宫增大，呈球形

超声：

- 超声不如磁共振敏感、特异性低。表现包括不均匀回声增强，子宫增大，子宫肌层囊肿

子宫输卵管造影

- 对比剂进入子宫壁

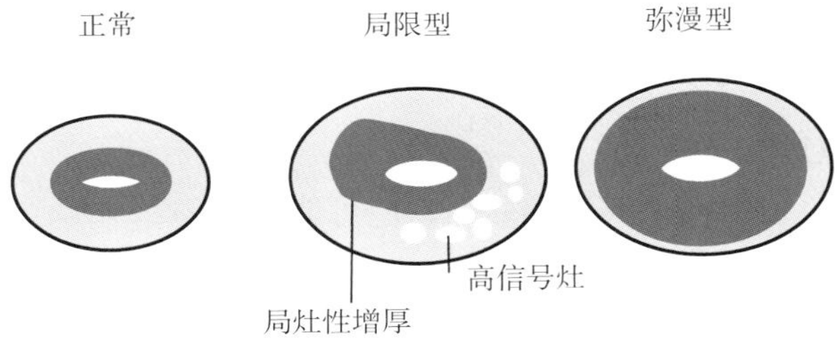

正常　　局限型　　弥漫型

局灶性增厚　　高信号灶

图 4-42

子宫肌瘤（图 4-43）

子宫肌瘤是最常见的子宫肿瘤（35 岁以上女性发病率约 25%），子宫肌瘤源自子宫平滑肌细胞。

临床表现

- 无症状（最常见）
- 子宫出血
- 疼痛
- 排尿困难
- 不孕（尤其是发生在子宫下段或宫颈）
- 雌激素依赖
  孕期可能生长
  绝经后逆生长

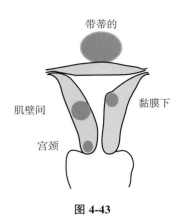

带蒂的

肌壁间   黏膜下

宫颈

图 4-43

部位：

- 肌壁间（子宫肌层）：最常见
- 黏膜下：少见，但最易引起症状
- 浆膜下：常带蒂
- 阔韧带：易误认为附件肿块
- 宫颈部：少见

并发症

- 蒂扭转
- 宫颈部肌瘤可能妨碍阴道分娩而需要剖宫产
- 不孕不育
- 肉瘤样变性（非常少见）

影像学征象

US

- 肌瘤呈典型低回声，但可能不均匀：
  钙化，25%
  变性：脂肪变性（高回声）、囊变（低回声）
  少数可以出现中心囊变
- 子宫轮廓变形
- 常多发
- 脂肪平滑肌瘤回声均匀
- 20% 子宫肌瘤患者超声表现正常
- 短暂的肌肉收缩（如：流产时）可能表现类似子宫肌瘤

CT

- 与子宫肌层强化有差异
- 平扫时与子宫肌层密度相仿
- 通常根据子宫轮廓的异常做出诊断
- 可能出现粗钙化

MRI

- 可用于术前精确地解剖学定位
- 在 T2WI 序列单纯性子宫肌瘤相对于子宫呈低

信号

- 不典型的子宫肌瘤在 T2WI 上可呈高信号，可能由于肌瘤黏液样变性或囊性变
- 在 T1WI 序列呈等信号

子宫外平滑肌瘤

来源于血管（下腔静脉）、精索、Wolffian 和 Müllerian 管残存、膀胱、胃、食管的平滑肌细胞。非常罕见。

子宫平滑肌肉瘤

典型表现是信号均匀的大肿块。如果绝经后子宫肌瘤增大应怀疑此诊断。罕见。可以与子宫肌瘤的 MR 表现相同，寻找 T2W 上中等信号区，是否强化的或局灶性强化。

子宫内膜增生

由抗雌激素刺激引起。增生是子宫内膜癌的前兆。临床表现为出血。

病因

- 雌激素相关肿瘤
- 外源性刺激性治疗（他莫昔芬）
- 停止排卵（任何原因）
- 肥胖
- 多囊卵巢（PCO）

类型

- 囊腺瘤（主要见于经期时间长和子宫出血的育龄期女性）。表现为高回声子宫内膜内出现低回声区。
- 腺瘤（主要见于更年期女性）

超声表现

- 子宫内膜厚度
  绝经后 > 4 mm
  绝经后 > 8 mm，激素替代疗法或他莫昔芬治疗
  绝经前 > 14 mm，在绝经前超声的诊断是困难的，因为与正常有重叠

他莫昔芬

具有弱雌激素活性的抗雌激素药（结合 17-β 受体）。用途包括：

- 乳腺癌的辅助治疗

- 改善血脂
- 骨质疏松

他莫昔芬有增加骨质疏松发病率的风险

- 子宫内膜增生
- 子宫内膜息肉
- 子宫内膜癌
- 内膜下囊性萎缩（内膜下肌层的无回声区）

卵巢冠纵管囊肿（Gather 管囊肿）（图 4-44）

中肾小管的包涵囊肿（Gather 管）。位于阴道外侧，卵巢冠囊肿的一种。

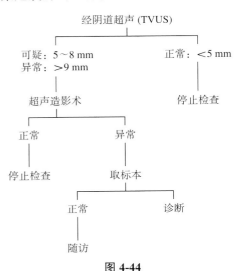

图 4-44

子宫内膜癌

腺癌，危险因素（雌激素水平升高）：未生育、不排卵、肥胖、绝经晚。

影像表现

- 突出表现是子宫内膜回声密集增强（通常不能与子宫内膜增生或息肉区分）
- 子宫内腔梗阻可能导致：
  子宫积水
  子宫积脓
  子宫积血
- 分期（结合超声和 CT 的精确度：80%～90%）
  1、2 期：局限于子宫内（肿瘤强化＜子宫肌层强化程度）
  3、4 期：侵犯宫外
- MRI：表现多样

宫颈癌

鳞状细胞癌。风险因素：尖锐湿疣、多个性伴侣、性传播疾病。转移：局部宫旁组织受侵＞淋巴结转移＞血源性转移

影像学表现

- 宫颈狭窄伴子宫内膜积液（常见）
- 宫旁受侵的 CT 标准（区分 ⅡA 与 ⅡB 期，手术与非手术治疗）：
  宫颈轴位图像显示不规则或边缘轮廓不清
  局部突出的软组织肿块
  输尿管周围脂肪层消失
- CT 诊断盆腔淋巴结转移的准确率：65%
- MRI：与低信号的宫颈基质相比，肿瘤组织呈高信号：
  国际妇产科联合会（FIGO）分期：
  ⅠB 期　肿瘤局限子宫颈：宫颈基质低信号边缘完整
  ⅡA 期　肿瘤侵犯阴道上三分之二，阴道壁的低信号受侵
  ⅡB 期　肿瘤扩展至宫旁；宫颈基质完全受侵，宫旁脂肪不规则或消失
- 分期：
  ⅠA 期：局限子宫颈
  ⅠB 期：蔓延至子宫
  ⅡA 期：蔓延至阴道上部
  ⅡB 期：宫旁受侵
  ⅢA 期：阴道下段受侵
  ⅢB 期：盆壁受侵（肾积水）
  ⅣA 期：蔓延至邻近脏器
  ⅣB 期：远处脏器转移
- 恶性腺瘤：宫颈癌的一种类型。表现为阴道流液；表现与纳氏囊肿类似但有强化，浸润和播散。与黑斑息肉综合征和卵巢黏液性癌有关。
  鉴别诊断：子宫颈囊性增生

宫颈癌分期

	FIGO 分期	MRI 分期
0	原位癌	无异常表现
I	局限子宫颈部	
	ⅠA 显微镜原位癌	无异常
	ⅠA-1 侵犯基质＜3 mm	
	ⅠA-2 ＞3 mm	小的强化瘤体可能被发现
	间质侵犯深度＜5 mm	
	宽度＜7 mm	
	ⅠB　临床检查可见（＞5 mm）	肿瘤可见
	ⅠB-1 ＜4 mm	瘤体周围有完整的基质环
	ⅠB-2 ＞4 mm	

续表

	FIGO 分期	MRI 分期
Ⅱ	癌已超出宫颈，但未达盆壁或阴道下 1/3 ⅡA 侵犯阴道，宫旁未受侵 ⅡB 宫旁受侵	阴道壁的低信号中断（上 2/3） 癌侵犯宫旁组织
Ⅲ	侵犯阴道下 1/3 或盆壁受侵伴肾积水 ⅢA 阴道下 1/3 受侵 ⅢB 盆壁受侵伴肾积水	阴道下 1/3 受侵 盆腔肌肉受侵或输尿管扩张
Ⅳ	癌灶超出真骨盆外 ⅣA 膀胱或直肠黏膜受侵 ⅣB 远处转移	膀胱或直肠壁的低信号中断

输卵管

正常输卵管在阴道超声（TVUS）下不可见（< 4mm），通常看到的输卵管总是异常的。

输卵管积水

病因

- PID
- 肿瘤
- 医源性结扎
- 子宫内膜异位症

影像学表现（图 4-45）

- 迂曲的囊性结构
- 有回声的壁
- 附壁的小息肉
- 液 - 碎片平面

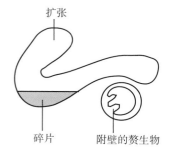

图 4-45

结节性输卵管炎（SIN）

输卵管上皮内层憩室样疝入输卵管肌层。病因不明。通常有 PID 病史。结节性输卵管炎可以导致患异位妊娠风险增加 10 倍。鉴别诊断：结核病。

卵巢

卵巢囊肿结构分类

一个小的卵巢囊肿结构应该视为正常（卵泡），除非患者是青春期前、绝经后或怀孕或者囊肿直径 > 25 mm（有些作者认为 > 20 mm）。

囊肿的类型：

生理性囊肿（直径 < 25 mm）

- 滤泡囊肿
- 黄体囊肿

功能性囊肿（能够产生激素）

- 滤泡囊肿（雌激素），> 25 mm
- 黄体囊肿（孕激素）
- 卵泡膜叶黄素囊肿（妊娠滋养细胞疾病）
- 功能性囊肿的并发症：
  出血
  增大
  破裂
  扭转

其他囊肿

- 绝经后囊肿（浆液性包涵囊肿）
- 多囊卵巢
- 卵巢扭转
- 囊性肿瘤

滤泡囊肿（图 4-46）

当一个成熟卵泡闭锁失败时，产生滤泡囊肿（直径 > 2.5 cm）。

临床表现

- 无症状（最常见）
- 疼痛
- 出血
- 破裂

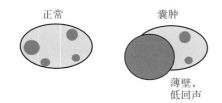

图 4-46

影像学特征

- 通常为无回声，圆形，单侧的囊肿（单纯囊肿）

- 如果发生出血，内部出现回声
- 排卵时直径 > 25 mm
- 通常自行消失 [两周（半个周期）或 6 周（一个半周期）超声复查]

黄体囊肿（Corpus Luteum Cyst，CLC）

黄体囊肿是排卵后的卵泡残余，通常在 14 天内消失。CLC 起因于黄体的出血或失败的重吸收。如果一个卵细胞已受精，黄体将变为妊娠黄体（8 ~ 10 周体积达到最大，在 16 周时分解）。

临床表现

- 疼痛
- 更倾向于出血和破裂

影像学特征

- 单侧，较大的病变（5 ~ 10 cm）
- 低回声（出血）
- 通常自然分解
- 通常出现于妊娠首 3 个月

膜黄体囊肿

这种囊肿发生于 β-HCG 水平升高的情况：
- 葡萄胎
- 绒毛膜癌
- Rh 血型不合（胎儿成红细胞增多症）
- 双胞胎
- 卵巢过度刺激综合征

影像学特征

- 所有卵巢囊肿里最大的（可以达到 20 cm）
- 通常是双侧的，多房性的

卵巢冠囊肿

起源于子宫阔韧带的胚胎残余。相当常见（占附件包块的 10%）。

影像学特征

- 可发生扭转及破裂
- 无周期性变化
- 当同侧能探查到正常卵巢时，可能作出特异的诊断

腹膜包涵囊肿

这种囊肿表现为非肿瘤性反应性间皮细胞增殖。功能异常的卵巢和腹膜粘连经常出现。这种囊肿仅仅出现在有腹部手术史，外伤史，PID 或子宫内膜异位症的绝经前期妇女。患者通常伴随盆腔疼痛或包块。

影像学特征

- 位于卵巢外
- 蜘蛛网状（卵巢内陷）：腹膜粘连延伸至卵巢表面，卵巢轮廓扭曲
- 椭圆形小囊腔聚集，与输卵管积水或积脓相似
- 复杂囊性表现，与卵巢冠囊肿相似
- 不规则增厚的分隔伴随复杂囊性包块，与卵巢癌相似

卵巢残余综合征

双侧卵巢切除术后残余的卵巢组织
- 外科术后的组织残余是被激素激发的
- 可能导致功能性出血性囊肿
- 通常在复杂的盆腔外科手术后出现

绝经后囊肿

绝经后囊肿不是生理性囊肿，由于雌激素活性不足造成。方法：
- 应当行 TVUS 来确定囊性病灶是否为单纯单房性囊肿。在 < 5 cm 的单纯囊肿中恶性肿瘤的发生率低
- 治疗：
  < 5 cm：US 随访
  > 5 cm 或大小有改变的较小的囊肿：手术
- 非单纯性囊肿在证实为其他病变之前应作为肿瘤考虑

多囊卵巢综合征（PCO）

PCO 是一种慢性不排卵综合征，推测可能与下丘脑 - 垂体功能紊乱有关。PCO 的诊断基于临床，生化和超声所见；单独的超声所见是非特异性的。

临床表现

Stein-Leventhal 三联症
- 月经稀少
- 多毛症
- 肥胖

性激素

- LH 升高
- LH/FSH 比率升高
- 雄激素升高

影像学特征（图 4-47）

- 双侧增大的卵巢伴有多发小囊，50%
- 卵巢大小相似（关键表现）
- > 5 个囊肿，每个 > 5 mm
- 囊肿位于外周
- 中央基质高回声（纤维组织）
- 无单个囊肿的低回声卵巢，25%
- 正常卵巢，25%

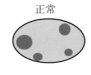 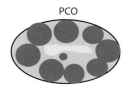

图 4-47

子宫内膜异位症

异位的子宫内膜组织位于卵巢，输卵管，盆腔，结肠，膀胱等。子宫内膜植入可发生周期性变化和出血，随后并发局部炎症及粘连。

最常见的子宫内膜异位植入及粘连位置

位置	植入（%）	粘连（%）
卵巢	75	40
前陷凹及后陷凹	70	15
阔韧带后部	45	45
子宫骶韧带	35	5
子宫	10	5
输卵管	5	25
乙状结肠	5	10
输尿管	3	2
小肠	1	3

类型（图 4-48）

- 弥漫性腹膜及韧带种植
- 子宫内膜瘤（"巧克力囊肿"）

影像学特征

弥漫性

- 超声探查不见

- MRI 可能有效
- T1W 上高信号及 T2W 上低信号由子宫内膜瘤的高铁含量引起。

子宫内膜瘤

- 内部回声较低的囊性包块
- 可以与囊性肿瘤或出血性囊肿相似

少见临床表现

- 小肠或结肠梗阻
- 膀胱壁包块
- 直肠乙状结肠前方病变
- 经期气胸 / 血胸

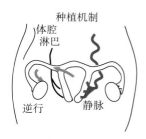

图 4-48

卵巢扭转

通常与肿瘤或囊肿相关。最常见于儿童和青少年。剧烈的疼痛通常会使医师想到本病的诊断。

影像学特征

- 卵巢增大并伴有多发皮质小囊肿
- 彩色多普勒超声：受累卵巢的血流缺乏，不能诊断卵巢扭转
- 陷凹内液体
- 非特异性卵巢包块（常见）
- CT：包块，炎症，输卵管积水，腹腔积血，子宫向扭转侧移位
- MRI：卵巢增大并伴随移位的小囊且由于间质出血在 T2W 上表现为低信号。含钆造影剂增强后可能出现外周强化。典型的子宫内膜瘤及黄体囊肿不含有与边缘分离的正铁血红蛋白且不累及整个卵巢

卵巢静脉血栓

由肺栓塞引起，非常罕见。右侧＞左侧。原因包括：

- 感染（最常见）
- 高凝状态
- 分娩（尤其是剖宫产）

卵巢癌（图 4-49）

卵巢癌（浆液性或黏液性囊腺癌）在妇科恶性肿瘤中占 25%，每年在美国有 20 000 新发病例。发病高峰在 60 岁。65% 的患者在诊断时已有远处转移。

生存率：

- 1 期：80% ～ 90%
- 2 期：60%
- 3 ～ 4 期：< 20%

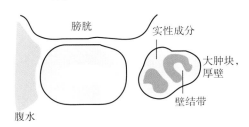

图 4-49

类型

卵巢肿瘤

类型	发生率	举例	超声模式
上皮性肿瘤（起自覆盖卵巢的表面上皮）	65% ～ 75%	浆液性或黏液性囊腺瘤（癌）	CCM
		子宫内膜样癌	CCM
		透明细胞癌	CCM 或 SHM
		Brenner 瘤	小 SHM
生殖细胞瘤	15%	无性细胞瘤	SEM
		胚胎细胞癌	CCM
		绒毛膜癌	CCM
		畸胎瘤	混杂（脂肪、囊肿、钙成分）
		卵黄囊（内胚窦）瘤	SEM
性索间质瘤	5% ～ 10%	颗粒细胞瘤	CCM
		睾丸支持细胞瘤	CCM
		鞘细胞瘤和纤维瘤	SHM
转移瘤	10%	原发于子宫	
		胃，结肠，乳腺	
		淋巴瘤	

CCM，复杂囊性包块；SEM，实性回声包块；SHM，实性低回声包块

双侧卵巢肿瘤

	浆液性	黏液性
良性囊腺瘤	20% 双侧	5% 双侧
恶性囊腺癌	50% 双侧	25% 双侧

危险因素

- 家族史
- 未产妇
- 高脂饮食，高乳糖饮食

筛查

CA-125 血清标记

- 正常值 < 35 U/ml
- CA-125 在 35% 的 1 期卵巢癌患者中为阳性
- CA-125 在 80% 的晚期卵巢癌患者中为阳性
- 85% 的 CA-125 水平升高且 < 50 岁的患者有良性疾病（PID，子宫内膜异位，早孕，子宫肌瘤）；所以在 50 岁以下的患者中这是一个无效筛查。
- 通常情况下浆液性肿瘤比黏液性肿瘤升高得更多。

需要筛查的人群：

- 有卵巢癌家族史的患者；两种类型：遗传性卵巢癌综合征；常染色体显性型；50% 机会患上卵巢癌→预防性卵巢切除术

卵巢癌家族史（只有直系亲属）；有 7% 的患者

- 总人口的筛查目前不推荐，因为高成本 / 低收益率（> $600 000 检查出一例可治愈的肿瘤）

影像学特征

附件包块

- 卵巢

  绝经前体积 > 18 cm³ 为异常

  绝经后体积 > 8 cm³ 为异常

- 提示恶性的表现：

  厚及不规则的囊壁

  分隔 > 2 mm

  实性成分

  囊性结构的大小

      < 5 cm：1% 恶性

      5 到 10 cm：6% 恶性

      > 10 cm：40% 恶性

  其他特征

腹水

肾盂积水

肝、腹膜腔、淋巴结转移

腹膜腔

- 种植于网膜（网膜饼）及其他腹膜表面

- 假性黏液瘤表现为腹膜内播散的以凝胶状物质填充腹膜腔的分泌性黏蛋白肿瘤（超声表现类似于腹水，呈低回声）

分期

- 1 期：局限于卵巢

- 2 期：累及双侧卵巢，有或无腹水

- 3 期：腹膜内转移

- 4 期：转移至腹膜腔之外

肿瘤血供（多普勒）（图 4-50）

- 需要同时满足两个条件才可诊断恶性：

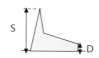

搏动指数（PI）= S − D/均值

阻力指数（RI）= S − D/S

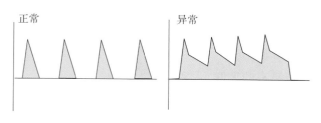

正常   异常

图 4-50

收缩率峰值（> 25 cm/sec）

低阻抗的舒张期血流

- 恶性肿瘤：阻力指数（RI）< 0.4，搏动指数（PI）< 1

- 肿瘤血供可能不易与正常黄体血供鉴别（14 日内复查超声以鉴别）

- 难题

  良性和恶性肿瘤在多普勒表现上有重叠

  最佳的恶性肿瘤临界值尚未明确

皮样囊肿，畸胎瘤

生殖细胞肿瘤谱

肿瘤	起源	内容物
畸胎瘤	外胚层 + 中胚层 + 内胚层	任意组织成分
皮样囊肿	外胚层	头发，牙齿，皮腺体
表皮样瘤	仅有表皮	分泌水样液体；不是真正的肿瘤（CNS）

* 脂肪（有回声的）、胰腺、肌肉、钙化、牙齿、甲状腺等

皮样囊肿的影像学特征

超声

- 伴随声影的有回声包块

- 可含有实性成分（等回声）和囊性成分（无回声）

CT

- 低密度脂肪性肿块

- 脂肪 - 液体平面

- 钙化：牙齿，边缘钙化

MRI

- 接近 Larmor 频率的脂肪旋转产生质子并因此出现明显的 T1 弛豫增强，导致大多数卵巢皮样囊肿及畸胎瘤 T1WI 上可见高信号。这类肿块中脂肪成分的存在也导致在 SE 图像上出现化学位移伪影。伪影表现为脂 - 水交界面的低信号。非脂肪抑制序列和脂肪抑制序列也有助于识别脂肪

要点

- 皮样囊肿是常见的生育年龄的肿瘤

- 双侧占 10%

- 在盆腔中，皮样囊肿被错误地归类于囊性畸胎瘤

- 甲状腺肿样卵巢瘤是以甲状腺组织为主的畸

胎瘤
- 罗氏小结：凸起的结节，包含头发，骨骼，牙齿

其他卵巢肿瘤

无性细胞瘤

在所有卵巢肿瘤中占 5%。这种肿瘤在形态学上与睾丸精原细胞瘤及松果体中的生殖细胞瘤相似。对放疗高度敏感。5 年生存率 80%。峰值发生年龄 < 30 岁。

卵黄囊瘤

罕见，高度恶性。峰值发生年龄 < 20 岁。甲胎蛋白（AFP）水平升高。

子宫内膜样肿瘤

双侧占 30% ~ 50%。组织学上与子宫内膜癌相似。30% 的患者伴随子宫内膜癌。

透明细胞癌

苗勒氏管起源。40% 为双侧。

Brenner 瘤

是一种移行细胞肿瘤。罕见，几乎均为良性。通常为偶然发现。患者无症状。实性纤维肿瘤。同侧卵巢伴随囊腺瘤或囊性畸胎瘤者占 30%。高纤维成分可解释在 MRI 的 T2WI 上显示为低信号。

颗粒细胞瘤（雌激素）

在卵巢肿瘤中占 2%；低度恶性，是最常见的雌性激素活性肿瘤；95% 为双侧，可伴随子宫内膜异常增生，息肉，25% 的病例伴有子宫内膜癌。成年型（占肿瘤 95%）表现为绝经后妇女因雌激素水平增高导致继发性不规则出血。青少年型表现为儿童或青少年性早熟。在 MR 上可为实性或囊性，在 T1WI 上可见继发于出血的灶性高信号。T2WI 上海绵样表现具有特异性。

Sertoli-Leydiy 细胞瘤

占卵巢肿瘤小于 0.5%。多数分泌雄激素。见于年龄小于 30 岁的女性，且是最常见的伴随男性化的卵巢肿瘤。几乎都是单侧的。15% 为恶性。

神经鞘瘤，纤维瘤

两种肿瘤均起源于卵巢基质，典型发生于绝经后妇女：

- 神经鞘瘤：以鞘细胞为主；占卵巢肿瘤的 1%
- 纤维瘤：纤维组织为主；占卵巢肿瘤的 4%。腹水和胸腔积液（Meigs 综合征）见于 50% 纤维瘤 > 5 cm 的患者中。子宫内膜带增宽伴随在 T2WI 上呈低信号的卵巢肿块，可以提示伴子宫内膜增生的功能性纤维瘤的诊断。纤维瘤和神经鞘瘤的 MR 图像表现相似；T1WI 上呈中等信号，T2WI 上呈低信号。难以与带蒂平滑肌瘤和 Brenner 瘤鉴别。

库肯勃格（Krukenberg）瘤

来源于胃或结肠原发肿瘤的卵巢转移瘤（印戒细胞型）。

梅格斯（Meigs）综合征

源于纤维瘤（最初的描述）或其他卵巢肿瘤以及转移瘤（较新的术语）的胸腔积液和腹水。

要点

- 对单房性囊肿的诊断依赖于患者的年龄：年轻的患者通常是功能性囊肿，可能具有激素活性；在年长的患者中囊性肿瘤则更常见
- 在年轻女性中复杂的附件肿块通常为出血性囊肿，子宫内膜瘤，输卵管卵巢脓肿（TOA），或异位妊娠；临床表现有助于鉴别病因
- 皮样囊肿是年轻女性（< 30 岁）最常见的卵巢肿瘤。肿瘤通常部分为囊性且包含脂肪或钙化

不孕症

概述

15% 的夫妇患有不孕症。在大多数不孕症项目中，目前能达到正常怀孕的成功率为 10%-20%。不孕症的主要病因（解剖学，功能性）是：

女性（70%）
- 排卵功能紊乱（下丘脑 - 垂体 - 卵巢轴），25%
- 机械性输卵管梗阻，25%
- 子宫内膜瘤，40%
- 宫颈黏液不足（雌激素反应不良），5%
- 黄体期缺陷（黄体酮反应不良），5%

男性（30%）

- 阳痿
- 精子减少，无精症（很多原因，包括精索静脉曲张）
- 精子功能障碍

超声的作用

- 监测对激素刺激的反应
- 经皮穿刺获取成熟的卵母细胞
- 明确不孕症的机械性原因

月经周期中的超声信号

周期的第一部分

- 早期，可见几个 5 mm 囊泡；这些囊泡增长至 10 mm
- 优势卵泡（＞ 14 mm）可以在第 8 ～ 12 天区别出来；典型卵泡的大小为 18 ～ 28 mm
- ＜ 15 mm 的卵泡通常不会受孕
- 5% ～ 10% 的患者有＞ 2 个优势卵泡

临近排卵信号（24 小时之内）（通常不可靠）

- 增厚且不能区分卵泡内里
- 卵泡周围围绕薄的低回声层
- 颗粒细胞层折叠（圆锯齿状）

排卵信号（通常可靠）

- 卵泡消失
- 卵泡塌陷
- 卵泡充满低回声
- 子宫直肠凹内见液体

诱导排卵的药物治疗（图 4-51）

人绒毛膜促性腺激素（Human Chorionic Gonadotropin, HCG）

通常卵泡发育一旦完成即开始诱导排卵。HCG 具有类似 LH 的生物学效应，但其血半衰期更长。应用 10, 000 IUHCG36 小时后排卵（而应用 LH 则 24 小时后排卵）。

克罗米酚枸橼酸盐（Clomiphene Citrate）（商品名克罗米芬 Clomid）

合成非甾体类弱雌激素激动剂与下丘脑雌激素受体结合促进下丘脑释放 GnRH，GnRH 又促进 FSH、LH 的产生。该过程需要完整的下丘脑 - 垂体 - 卵巢轴。

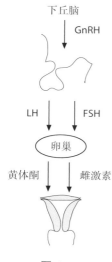

图 4-51

普格纳（Pergonal）（商品名：人绝经期促性腺激素）

如果使用克罗米芬（Clomid）3 或 4 个周期后仍不能成功排卵则使用普格纳。普格纳包含人绝经期促性腺激素：75%FSH 和 25%LH。其结合使用 β-HCG 可促使卵母细胞成熟并触发排卵。

醋酸亮丙瑞林（立普安）[Leuprolide Acetate（Lupron）]

用 GnRH 激素类似物切断下丘脑—垂体—性腺轴。再将亮丙瑞林和普格纳结合使用可成功刺激卵巢并排卵。

尿促卵泡素 [Urofollitropin（Metrodin）]

此药是纯的 FSH，用于普格纳替代治疗。最初用于多囊卵巢综合症和 LH 增多的患者。

治疗方案

基线超声检查

- 使用经腹超声（TAS）和经阴道超声（TVS）
- 在第 8 天行超声检查
- 排除子宫内膜瘤、子宫肌瘤、卵巢冠囊肿、输卵管积液及未破裂囊肿

后续扫描

- 进行日常的雌激素水平测定（每个卵泡产生 400 ～ 500 pg/ml 雌激素，则表明卵母细胞成熟）。超声有益于确定雌激素水平的升高是否由一个大卵泡或数个小卵泡所致
- 卵泡增长率为 1 ～ 2 mm/d
- 卵泡直径（>18 mm）的测量用于测定 β-HCG

产生作用的时间

- 确定子宫内膜厚度

激素治疗的并发症

卵巢过度刺激

- 发生在多达 40% 的周期中
- 可能是由于生育药物或垂体腺瘤（脑 MRI）
- 卵巢增大并含有多个大的黄体囊肿；普格纳治疗较克罗米酚治疗中更常见
- 通常在 β-HCG 产生作用后 3 ～ 10 天开始
- 会持续 6 ～ 8 周
- 症状：下腹部疼痛，体重增加，腹水
- 并发症：弥散性血管内凝血；腹水，胸腔积液，心包积液，异位妊娠，扭转，出血，深静脉血栓形成，肺栓塞，肾衰竭，低血压，死亡

多胎妊娠

多胎妊娠发生率为 25%。

其他

正常盆底解剖

女性盆底可分为三部分，每部分均由盆内筋膜和肛提肌所支持。

- 前有膀胱和尿道
- 中间有阴道
- 后有直肠

肛提肌复合体由三组肌群组成：

- 髂尾骨肌起源于盆筋膜腱弓及闭孔内肌筋膜的交界处
- 耻骨尾骨肌起源于耻骨上支
- 耻骨直肠肌起源于耻骨上、下支

健康女性休息时肛提肌收缩，从而使直肠、阴道及尿道压力升高，并向耻骨联合前方挤压而闭合。部分肛提肌可在 MRI T2 加权像上清晰看到。

盆底脱垂

- 由盆内筋膜缺陷所致，可能涉及膀胱，尿道，阴道穹窿，直肠，小肠（典型的是多个）
- 患者表现为疼痛，压力，尿和大便失禁，便秘，尿潴留，排便功能障碍
- 诊断主要基于盆腔物理检查结果
- 成像适用于体格检查的结果可疑的患者

- 透视，超声及 MRI 已用于诊断，MRI 目前颇受青睐

MRI 读片（图 4-52）

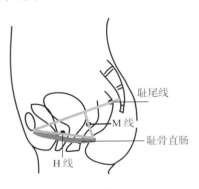

图 4-52

- 健康女性，盆腔器官很少有移位，即使受到最大张力
- 盆底松弛：器官下降至耻尾骨线 1 ～ 2 cm 以下。H 和 M 线随 Valsalva 动作变得细长。△M > 1 cm，△H > 1 cm
- 脱垂需要手术干预：器官降于 H 线下
- 肠疝：小肠下降超过 2 cm，且位于阴道与直肠之间
- 直肠前突：直肠前膨出
- 膀胱膨出：膀胱在 H 线以下

（李春霞　杨海鹏　吴晓华 译　贺　文 校对）

鉴别诊断

肾

肾肿块性病变（图 4-53）

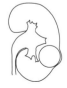
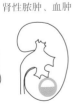
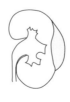

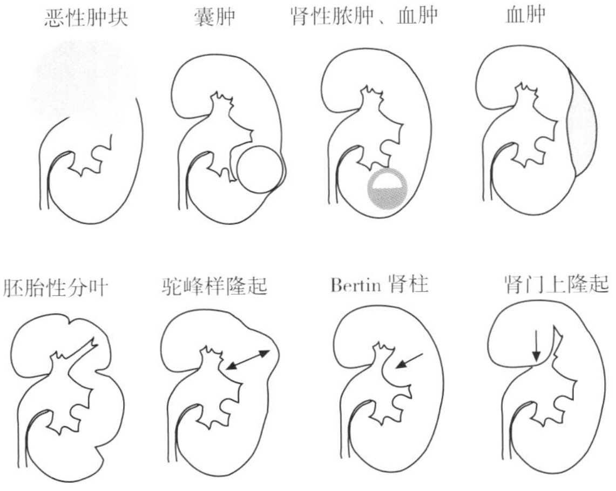

恶性肿块　　囊肿　　肾性脓肿、血肿　　血肿

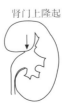

胚胎性分叶　　驼峰样隆起　　Bertin 肾柱　　肾门上隆起

图 4-53

肿瘤
- 实性
- 囊性

感染
- 大叶性肾炎
- 脓肿
- 黄肉芽肿性肾盂肾炎

先天性
- 集合系统重复畸形
- 假性肿瘤

  胎儿型肾小叶

  单峰隆起

  Bertin 圆柱

  肾门上部"肿块"（肾门下部较少）

  肾小叶先天畸形：静脉肾盂造影或血管造影上

显示为"炸面圈征"

创伤性病变
- 血肿

实性肾肿瘤

- 肾细胞癌
- 肾母细胞瘤（Wilms 瘤）
- 嗜酸粒细胞腺瘤
- 腺瘤
- 血管平滑肌脂肪瘤（脂肪密度、错构瘤）
- 肾盂或肾盏移行细胞癌
- 转移瘤（多种）：肺癌、结肠癌、黑色素瘤、肾细胞癌
- 淋巴瘤

不同位置肾肿物的鉴别诊断

部位	肾内	突出肾脏的部分 < 50%	突出肾的部分 > 50%	位于集合系统内
RCC	15%	15%	65%	5%
转移	55%	20%	25%	< 5%
肾移行细胞癌	80%	0%	0%	20%

囊性肾肿块

肿瘤
- 囊性 / 坏死性肾细胞癌
- 多房性肾细胞癌
- 囊性肾母细胞瘤

真性囊肿
- 皮质囊肿
- 局灶性囊性疾病
- 髓质囊性疾病
- 成人多囊肾病
- 伴肾囊肿的系统性疾病：VHL（Von Hippel-Lindau 综合征），结节性硬化症
- 终末期肾衰竭
- 感染性囊肿

其他（用多普勒或彩色超声鉴别）
- 肾盂积水 / 重复集合系统
- 肾动脉瘤
- 脓肿

强回声肾肿块

- 血管平滑肌脂肪瘤
- 肾细胞癌（体积越大，越表现为强回声）
- 钙乳囊肿
- 肾炎

  黄色肉芽肿性肾盂肾炎

  气肿性肾盂肾炎

  局灶性肾炎

  念珠菌病
- 血肿
- 梗死
- 类似真性强回声肿块的病变

  肾窦脂肪

  重复集合系统

肾窦肿块

肿瘤
- 移行细胞癌

- 肾细胞癌
- 淋巴瘤
- 贝里尼导管癌

其他

- 肾动脉瘤
- 肾窦出血
- 复杂性肾盂旁囊肿

肾楔形病变

- 肾脏转移瘤
- 肾梗死灶
- 大叶性肾炎

肾周间隙肿块

- 肾细胞癌：肾周侵犯少见，除非肿瘤较大
- 肾周淋巴瘤：密度均匀，乏血供，轻度强化，非梗阻性包绕腹膜后血管
- 移植后淋巴增殖性疾病（PTD）：E-B 病毒感染相关性淋巴瘤样表现；发生于 2% 的实体器官移植宿主；常发生于肾门部；轻微强化
- 腹膜后肿瘤（肉瘤，多发性骨髓瘤，巨淋巴细胞增生症）可通过腹膜后腔直接侵犯肾周间隙
- 自发性（非创伤性）肾脏血肿：由血管平滑肌脂肪瘤、肾细胞癌、多囊肾病或出血性体质引起
- 肾周尿性囊肿：梗阻性肾盏穹窿破裂或创伤
- 肾周脓肿
- 肾脏淋巴管瘤病：罕见的良性肾周淋巴系统病变，表现为特征性的肾周单房或多房囊性病变
- 髓外造血：见于慢性贫血、血液病如白血病及正常骨髓被肿瘤或骨异常增殖所取代
- 腹膜后纤维化：孤立性肾周侵犯罕见
- Rosai-Dorfman 病（窦组织细胞增生伴巨大淋巴结病）：良性系统性组织细胞增生性疾病；由于肾周组织细胞积聚导致肾周渗透压减低，影像表现提示该病变过程发生于被膜下而非肾周
- Erdheim-Chester 病（脂质肉芽肿病）：进行性多系统病变，影像学征象表现为双侧对称性长管状骨骨髓硬化伴骨皮质增厚，中轴骨不受累，可发生付模糊及肾周浸润
- 肾皮质坏死：肾皮质破坏，肾髓质未受累。严重情况下，CT 表现为肾皮质不强化，仅表现为被膜下线状强化，正常髓质可见强化

- 肾母细胞瘤病：肾皮质周边多发的边界清楚的圆形或卵圆形病灶
- 神经纤维瘤病：偶尔表现为被膜下肿块

肾弥漫强回声

- 炎症
  肾小球肾炎
  肾小球硬化：高血压，糖尿病
  艾滋病相关肾病
  间质性肾炎：系统性红斑狼疮（SLE），血管炎
- 急性肾小管坏死
- 溶血性尿毒症综合征
- 多发性骨髓瘤
- 终末期肾病
- 皮或髓质肾钙化症
- 婴幼儿多囊肾

肾钙化

肿瘤

- 囊肿
- 肾细胞癌

感染

- 结核

"转移性"钙化

- 肾髓质钙质沉着症
- 肾皮质钙质沉着症

集合系统

- 肾结石

肾内脂肪

- 血管平滑肌脂肪瘤
- 脂肪瘤
- 替代性脂肪瘤病

肾出血

- 血管平滑肌脂肪瘤
- 肾细胞癌
- 脉管炎（如结节性多动脉炎）
- 创伤

肾周脂肪低回声

- 正常变异（发生于 10% 的无症状异体移植肾）
- 肾周出血（创伤、抗凝药的应用、肾上腺出血）
- 囊肿破裂

- 系统性红斑狼疮
- 结节性多动脉炎

集合系统充盈缺损（图 4-54）

肿瘤
- 移行细胞癌
- 乳头状瘤
- 黏膜白斑病，软化斑

移动性充盈缺损
- 血凝块
- 肾乳头破坏分离
- 结石
- 真菌球

其他
- 血管压迹，副血管
- 重叠的肠气影类似充盈缺损

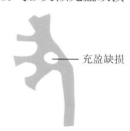

充盈缺损

图 4-54

肾乳头坏死（图 4-55）

助记符：POSTCARD
- 肾盂肾炎（**P**yelonephritis，P）
- 梗阻（慢性）（**O**bstruction，O）
- 镰状细胞病（**S**ickle cell disease，S）
- 结核（**T**B，T）
- 肝硬化，酒精（**C**irrhosis，C）
- 止痛药：非那西丁（**A**nalgesics，A）
- 肾静脉血栓形成（**R**enal vein thrombosis，R）
- 糖尿病（**D**iabetes，D）

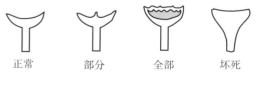

正常　　　部分　　　全部　　　坏死

图 4-55

单侧
- 肾盂肾炎
- 梗阻
- 结核

- 肾静脉血栓形成

双侧
- 镰状细胞疾病
- 肝硬化，酒精性
- 糖尿病

肾盂造影呈延迟（持续）显影（鉴别诊断与肾衰竭相同）

肾前性原因（15%）
- 肾动脉狭窄
- 低血压

肾脏原因（70%）
- 急性肾小球肾炎
- 急性肾小管坏死：碘造影剂，抗生素，麻醉，缺血，移植
- 急性肾皮质坏死：妊娠相关，70%；败血症；脱水
- 肾小管沉积：尿酸，溶血，骨髓瘤
- 急性间质性肾炎：抗生素
- 乳头坏死：镇痛药，镰状细胞，糖尿病
- 肾静脉血栓形成

肾后性原因（15%）
- 梗阻：结石，狭窄

经验法则
- 对称，双侧：内科疾病
- 非对称，单侧：外科疾病

肾盏造影剂（图 4-56）

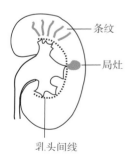

条纹

局灶

乳头间线

图 4-56

条纹状
- 髓质海绵肾
- 早期乳头坏死
- 梗阻所致肾盂肾窦或肾盂肾静脉反流
- 间质水肿

局灶性聚集
- 晚期乳头坏死

- 肾盂肾盏憩室
- 囊肿破裂形成的空腔
- 脓肿

肾盏 / 集合系统扩张（图 4-57）

- 梗阻（结石，肿瘤，急性，慢性）
- 肾乳头坏死
- 先天性巨大肾盏
- 肾盂肾盏憩室
- 反流

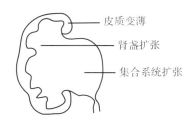

皮质变薄
肾盏扩张
集合系统扩张

图 4-57

双侧肾增大

肿瘤
- 囊性疾病（APCKD，成人型多囊肾）
- 恶性肿瘤
  白血病
  淋巴瘤
  多发性骨髓瘤（蛋白沉积）

炎症（急性）
- 肾小球肾炎
- 间质性肾炎
- 胶原血管病
- ATN（急性肾小管坏死）

代谢性
- 淀粉样蛋白
- 糖尿病
- 贮积病，肢端肥大症

血管性
- 双侧肾静脉血栓形成

双侧肾脏变小
- 慢性炎症：肾盂肾炎，肾小球性肾炎，间质性肾炎
- 双侧肾动脉狭窄
- 反流（慢性感染）

高钙血症

助记："PAMSCHMIDT"：

- 甲状旁腺腺瘤，增生（Parathyroid adenoma，hyperplasia，P）
- Addison 病（Addison disease，A）
- 乳碱综合征（Milk alkali syndrome，M）
- 结节病（Sarcoid，S）

癌转移（Carcinomatosis，C）
- 继发甲状旁腺功能亢进（Hyperparathyroidism，secondary，H）
- 骨髓瘤（Myeloma，M）
- 制动（Immobilization，I）
- 维生素 Đ（D vitamin，D）
- 噻嗪类利尿剂（Thiazides，T）

肾静脉血栓形成（RVT）

急性血栓形成导致肾肿大（充血，出血）。慢性血栓形成导致肾脏缩小（梗死）。

病因

肿瘤
- 肾细胞癌（10% 的患者有血栓形成）
- 其他肾肿瘤（淋巴瘤，移行细胞癌，肾母细胞瘤）
- 肾上腺肿瘤
- 性腺肿瘤
- 胰腺癌
- 腹膜后肿瘤压迫肾静脉

肾脏疾病（常合并肾病综合征）
- 膜性肾小球肾炎
- 系统性红斑狼疮（SLE）
- 淀粉样变性

其他
- 高凝状态
- 卵巢静脉的延伸，下腔静脉血栓形成
- 外伤，外科手术
- 移植排斥反应

输尿管

输尿管扩张

诊断标准：> 8 mm，输尿管全程可见，无蠕动波。机械性梗阻或扩张可通过 Whitaker 测试或呋塞米闪烁扫描法来鉴别。

梗阻
- 功能性：原发性巨输尿管症

- 机械性狭窄
  输尿管狭窄
  膀胱出口梗阻
  尿道狭窄

反流
其他
- 利尿（如呋塞米，尿崩症）

输尿管狭窄

广义区分（助记："TIC MTV"）。使用静脉肾盂造影（IVP）/逆行肾盂造影来确定是否有肿块或狭窄，以及确定狭窄的长度。目前 CT 与 IVP 已合并（IVP 由 CT 重建）。

- 肿瘤
  移行细胞癌
  转移瘤
  淋巴结增大
- 炎性病变
  结核（外形似螺丝）
  血吸虫病
  盆腔疾病
  　克罗恩病
  　盆腔炎
- 先天性疾病
  异位输尿管囊肿
  原发性巨输尿管症
  先天性狭窄
- 代谢性疾病，药物
  吗啡
  麦角新碱：腹膜后纤维化
- 外伤性
  医源性
  辐射
- 血管性病变
  主动脉、髂动脉瘤
  卵巢静脉综合征
  囊状淋巴管瘤

多发输尿管充盈缺损（图 4-58）

输尿管壁上的充盈缺损
- 囊性输尿管炎（上段输尿管常见）
- 过敏性黏膜大疱
- 假性憩室
- 血管压迹（下腔静脉梗阻时侧支静脉阻塞）

- 多发乳头状瘤（下段输尿管更常见）
- 黑色素瘤转移
- 泌尿道上皮出血（比囊性输尿管炎更集中，与凝血功能障碍相关）

管腔内充盈缺损
- 结石（透明，不透明）
- 血块
- 乳头脱落
- 真菌球
- 气泡

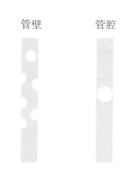

管壁　　　　管腔

图 4-58

输尿管憩室（图 4-59）

- 先天性
- 囊性输尿管炎
- 结核（常狭窄）

图 4-59

输尿管移位（走行异常）

正常的输尿管走形于椎体的横突旁。
移位的输尿管走形于椎体旁边或椎体中央。

外侧移位

- 腹膜后淋巴结增大
- 原发性腹膜后肿瘤
- 主动脉瘤
- 腹膜后积液
- 旋转不良
- 卵巢/子宫肿块

内侧移位

- 膀胱后壁憩室（最常引起远端内侧偏移）
- 子宫肌瘤
- 腹膜后纤维化；与以下因素相关：
  主动脉瘤：慢性渗漏？
  二甲麦角新碱 / 麦角碱
  特发性
  恶性肿瘤相关
- 术后（淋巴结清扫术）
- 前列腺肥大（J 形输尿管）
- 腔静脉后输尿管（仅见于右侧）

膀胱

膀胱壁增厚（图 4-60）

诊断标准：扩张状态下 > 5 mm，小梁形成，膀胱体积小。

肿瘤
- 移行细胞癌
- 淋巴瘤

炎性病变
- 放射性膀胱炎
- 感染性膀胱炎
- 炎症性肠病，阑尾炎，局灶性憩室炎

膀胱出口梗阻
- 良性前列腺增生症
- 尿道狭窄

神经源性

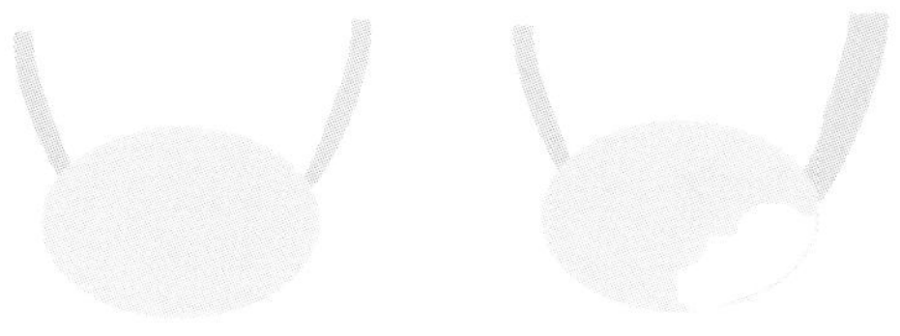

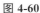

正常　　　　　　　局灶充盈缺损

图 4-60

膀胱充盈缺损

肿瘤
- 原发性：移行细胞癌，鳞状细胞癌
- 转移瘤
- 子宫内膜异位症
- 息肉

感染
- 盆腔炎症性疾病

- 寄生虫感染：血吸虫
- 与感染相关：
  黏膜白斑病，软斑症
  囊性膀胱炎，腺性膀胱炎

膀胱腔内
- 结石
- 血块
- 异物
- 良性前列腺增生

膀胱肿瘤

原发肿瘤
- 移行细胞癌
- 鳞状细胞癌
- 腺癌
- 来源于膀胱壁副神经节的嗜铬细胞瘤（10% 是恶性）
- 罕见肿瘤：横纹肌肉瘤，平滑肌肉瘤，原发性淋巴瘤

继发肿瘤
- 转移
  血行：黑色素瘤＞胃＞乳房
  直接侵犯：前列腺，子宫，结肠
- 淋巴瘤

膀胱结石

- 慢性细菌感染，30%
- 慢性膀胱导管插入术（感染性结石）
- 膀胱出口梗阻，70%
- 血吸虫病
- 肾结石（通常可通过尿道）

膀胱壁钙化

需要膀胱镜检查及活检助记："SCRITT"：
- 血吸虫病
- 环磷酰胺
- 辐射
- 间质性膀胱炎
- 结核
- 移行细胞癌

膀胱积气

- 仪器探查，导尿

- 膀胱造瘘：憩室炎，克罗恩病，结肠癌
- 糖尿病患者气肿性膀胱炎

泪滴形膀胱（图 4-61）

诊断标准：充填对比剂的膀胱呈梨形或泪滴形

外源性压迫

生理性

- 正常变异
- 髂腰肌肥大

液体性

- 血肿（通常源自骨盆骨折）
- 脓肿

肿块

- 盆腔淋巴瘤
- 盆腔脂肪过多症（黑人男性，高血压）
- 腹膜后纤维化

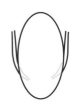

图 4-61

"女性前列腺"

诊断标准：在女性患者膀胱基底部中央出现充盈缺损

- 尿道憩室
- 尿道肿瘤
- 尿道周炎
- 耻骨损伤

肾上腺

肾上腺肿块

肿瘤

- 腺瘤，50%
- 转移，30%
- 嗜铬细胞瘤，10%
- 淋巴瘤
- < 2 年的神经母细胞瘤
- 脂肪性病变
  髓脂瘤
  脂肪瘤

- 囊性肿瘤
  单纯囊肿，10%
  出血后的假性囊肿

其他疾病

- 出血
- 结核
- Wolman 病（酸性胆固醇酯加氢化酶缺乏症，非常罕见）

囊性肿块

- 淋巴管瘤
- 血管瘤
- 上皮囊肿
- 腺瘤、嗜铬细胞瘤、转移
- 出血

双侧肿块

- 转移
- 淋巴瘤
- 双侧嗜铬细胞瘤：
  MEN II 型
  VHL
  神经纤维瘤病
- 肉芽肿性肿块：肺结核、组织胞浆菌病

肾上腺钙化

- 肿瘤：神经母细胞瘤、嗜铬细胞瘤
- 感染：结核、组织胞浆菌病、沃特豪斯 - 弗综合征
- 创伤：出血
- 先天性：Wolman 病

肾上腺假性肿瘤

诊断标准：腹平片示肾上腺位置软组织密度

- 胃底
- 副脾
- 腹膜后静脉曲张
- 其他病变
  肝肿块
  胆囊肿块
  肾肿块

CT 示肾上腺假瘤

- 胃底或胃底憩室
- 静脉曲张

- 脾动脉扭曲
- 胰尾
- 脾内侧分叶

睾丸

实性睾丸肿块

肿瘤
- 原发性：生殖细胞，95％；非生殖细胞，5％
- 转移性：前列腺、肾、白血病、淋巴瘤

感染
- 睾丸炎
- 脓肿
- 肉芽肿

创伤：骨折、破裂，出血、扭转

其他
- 萎缩
- 扩张的睾丸

睾丸外病变

- 附睾炎，广泛性或局灶性
- 精液囊肿、附睾囊肿
- 鞘膜积液、阴囊血肿、精索静脉曲张
- 间皮囊肿
- 睾丸旁出血、脓肿
- 阴囊疝
- 阴囊珍珠
- 肿瘤（原发性或转移性）
  良性：腺瘤样肿瘤、纤维瘤、平滑肌瘤
  恶性：间皮瘤、肉瘤

附睾肿瘤

- 局灶性附睾炎
- 腺瘤样肿瘤
- 儿童胚胎性横纹肌肉瘤

前列腺

囊性病变（图 4-62）

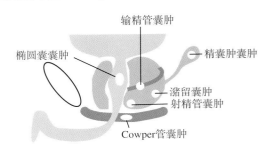

图 4-62

- 椭圆形囊肿：中线，前列腺内，可与后部尿道相通并含有精液，尿道下裂
- Müllerian 导管囊肿：中线，可向上超过前列腺，结石
- Cowper 导管囊肿
- 射精管囊肿
- 前列腺闭尿囊肿
- 生殖小泡囊肿
- 输精管囊肿

女性盆腔

方法（图 4-63）

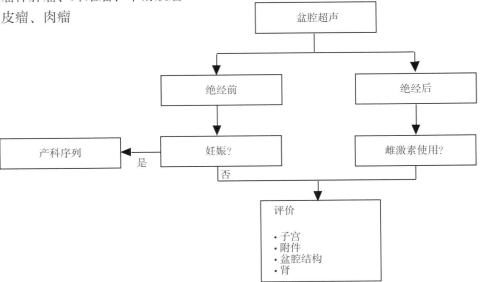

图 4-63

子宫

增厚的强回声子宫内膜（EMS）（图 4-64）

诊断标准：在没有行激素替代疗法的绝经后病人中 > 4 mm；绝经前患者中 > 14 mm（根据月经周期各阶段而异）。

Thick EMS

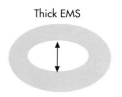

图 4-64

子宫内膜增厚的强回声带的成因

妊娠相关的	绝经后
正常妊娠期早期	子宫内膜增生
异位妊娠	他莫昔芬，雌激素替代
不全流产	息肉
葡萄胎（早期囊腔可缺失）	子宫内膜癌

要点

- 子宫内膜癌可能与子宫内膜条纹增厚引起的其他良性病因难以区分，因此，绝经后患者子宫内膜增厚应行刮宫术。
- 绝经后妇女子宫内膜超声正常可排除显著的病理变化。
- 绝经后患者的诊断流程：
  EMS ≤ 4 mm：无需进一步处理
  EMS ≥ 4 mm（无激素治疗）：子宫超声造影，并子宫内膜取样
  EMS ≥ 8 mm（激素/他莫昔芬治疗）：子宫超声造影检查以定性，停用激素并且用超声随访。

位于高回声子宫内膜内的低回声结构（图 4-65）

绝经前
- 葡萄胎
- 胎盘残留，流产
- 胎盘变性
- 子宫肌瘤变性

绝经后
- 囊性腺瘤样增生
- 子宫内膜息肉
- 子宫内膜癌

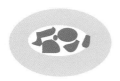

图 4-65

宫腔积液（图 4-66）

获得性（宫颈狭窄）
- 肿瘤：宫颈癌，子宫内膜癌
- 炎症：子宫内膜炎，盆腔炎症性疾病，辐射

妊娠相关
- 早期子宫内妊娠
- 异位妊娠囊
- 萎缩卵泡

先天性
- 处女膜闭锁
- 阴道隔膜
- 阴道闭锁
- 残角子宫

图 4-66

子宫扩大或畸形

- 子宫肌瘤（最常见的原因）
- 子宫腺肌症
- 不常见原因
  先天性子宫畸形
  炎症：盆腔炎症性疾病，术后
  子宫内膜异位症
  恶性肿瘤

子宫出血

- 子宫内膜增生或息肉（最常见原因）
- 子宫内膜癌
- 雌激素骤停
- 子宫腺肌病
- 黏膜下子宫肌瘤
- 宫颈癌

子宫大小

子宫过小

- 发育不全
- 未生育
- 粘连
- 己烯雌酚暴露

子宫过大

- 多次经产妇
- 妊娠
- 葡萄胎
- 肿瘤

盆底囊性肿块

- 宫颈腺囊肿：宫颈潴留囊肿
- 尿道憩室：通常位于耻骨联合水平尿道中段的后外侧
- Skene 腺囊肿 / 脓肿：尿道口的侧面到外面
- Gartner 管囊肿：阴道前外侧上部 1/3
- 前庭大腺囊肿：大阴唇
- 子宫阴道积水

子宫内膜腔阴影结构（美国）

- 宫内节育器
- 钙化：肌瘤，结核
- 子宫积脓（积气）

卵巢及附件

囊性肿块（图 4-67）

卵巢
- 正常卵巢囊肿（生理）
  卵泡（平均直径＜ 25 mm）；卵泡囊肿（平均直径＞ 25 mm）
  黄体囊肿
- 卵泡过多：多囊卵巢，卵巢过度刺激综合征
- 黄体囊肿（伴随高 β-HCG）
- 附件囊性包块
  出血性囊肿
  子宫内膜异位症（"巧克力囊肿"）
  宫外孕
  囊腺癌
  输卵管卵巢脓肿

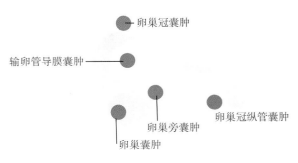

图 4-67

输卵管
- 输卵管积水

其他
- 卵巢冠囊肿
- 后穹窿积液
- 盆腔静脉曲张
- 淋巴管囊肿
- 肠管
- 盆腔脓肿

复杂盆腔肿块

卵巢，卵巢冠（以下简称"大 5"）
- 宫外孕
- 输卵管卵巢脓肿
- 子宫内膜异位囊肿，出血性囊肿
- 卵巢蒂扭转
- 肿瘤：
  良性：皮样囊肿
  恶性：腺癌

输卵管
- 输卵管积脓

子宫
- 带蒂的肌瘤
- 挤压的宫内节育器
- 子宫内膜癌，子宫颈癌（罕见）

其他
- 盆腔脓肿
- 阑尾炎
- 憩室炎
- 血肿
- 盆腔肾
- 髂动脉瘤

要点

- 超声（灰度或多普勒）不能可靠地鉴别良恶性

卵巢肿瘤

- MRI 有助于明确实性、非囊性肿块的病因学
- 若怀疑恶性病变，扫描腹部其余部位，确定是否转移（肝，脾，腹水）
- 对于囊状结构，始终使用多普勒成像来排除血管病变（如，动脉瘤）

均质低回声肿块

- 输卵管卵巢脓肿
- 子宫内膜异位症
- 出血性囊肿

实性卵巢肿块

- 良性肿瘤：纤维瘤，卵泡膜细胞瘤，子宫内膜异位囊肿，生殖细胞瘤
- 恶性卵巢肿瘤
- 转移瘤
- 卵巢肿瘤样肿块
  带蒂肌瘤
  淋巴结肿大

扩张的输卵管（输卵管积水，输卵管积脓，输卵管积血）

- 感染
- 肿瘤：子宫内膜癌或输卵管癌
- 子宫内膜异位症
- 人工结扎术后

输卵管充盈缺损（HSG 子宫输卵管造影）

- 息肉
- 肿瘤
- 硅胶植入物
- 输卵管妊娠
- 注射进入气泡

- 子宫粘连综合征（Asherman 综合征）

输卵管不规则

- SIN（表皮内鳞状细胞瘤）
- 输卵管憩室
- 子宫内膜异位症
- 术后改变
- 结核

假肾征（超声）

位于盆腔或腹腔的伴有中心高回声的（血，突出的黏膜，浸润的肠壁）椭圆形结构，类似肾的超声外观。

- 炎症性肠病
  克罗恩病
  感染性结肠炎
- 肿瘤
- 肠套叠
- 一定要先排除骨盆肾

推荐阅读

Callen PW. *Ultrasonography in Obstetrics and Gynecology.* Philadelphia: Elsevier; 2008.

Dunnick NR, Sandler CM, Newhouse JH, et al. *Textbook of Uroradiology.* Philadelphia: Lippincott Williams & Wilkins; 2007.

Halpern EJ, Cochlin D, Goldberg B. *Imaging of the Prostate.* London: Taylor & Francis; 2002.

Pollack HM. *Clinical Urography: An Atlas and Textbook of Urological Imaging.* Philadelphia: WB Saunders; 2000.

Rumack CM, Charboneau W, Wilson S. *Diagnostic Ultrasound.* St. Louis: Elsevier Science; 2004.

Yoder IC. *Hysterosalpingography and Pelvic Ultrasound.* Baltimore: Lippincott Williams & Wilkins; 1988.

Zagoria RJ, Tung GJ. *Genitourinary Radiology: The Requisites.* St. Louis: Mosby; 2004.

（刘佳宝　吴晓华 译　贺　文 校对）

肌肉骨骼影像

创伤

概述

骨折

骨折概要

骨折	影像表现
脊柱	
Jefferson 骨折	颈 1 环骨折
Hangman 骨折	颈 2 双侧椎弓根或峡部骨折
泪滴（屈曲型）骨折	不稳定屈曲型骨折
Clay-shoveler 骨折	下颈椎、上胸椎棘突撕脱骨折
Chance 骨折	经胸腰椎软组织和（或）骨质的水平骨折
面部	
Le Fort Ⅰ型	移动腭
Le Fort Ⅱ型	移动上颌
Le Fort Ⅲ型	移动上颌
上肢	
Hill-Sachs 损伤（前脱位）	肱骨头后外侧的嵌插骨折

续表

骨折	影像表现
Bankart 损伤（前脱位）	前盂唇下方撕脱性骨折
槽线征（后脱位）	肱骨头前部线性嵌插骨折
反 Bankart 损伤（后脱位）	后盂唇缘骨折
孟氏骨折-脱位	尺骨骨折，桡骨近端脱位
盖氏骨折-脱位	桡骨骨折，下尺桡关节脱位
Essex-Lopresti 骨折	桡骨头骨折并下尺桡关节半脱位
Colles 骨折	桡骨远端骨折，背侧成角
Smith 骨折	桡骨远端骨折，掌侧成角
Barton 骨折	桡骨远端关节内骨折/脱位
Bennett 骨折	第一掌骨基底部骨折-脱位
Rolando 骨折	粉碎性 Bennett 骨折
拳击手骨折	第五掌骨骨干或颈部骨折
猎场看守者拇指（滑雪者）	第一掌指关节尺侧副韧带损伤
Chauffeur 骨折	桡骨茎突关节内骨折
骨盆	
Duverney 骨折	髂骨翼骨折
Malgaigne 骨折	骶髂关节或骶骨骨折并同侧耻骨双支骨折

续表

骨折	影像表现
桶柄样骨折	骶髂关节或骶骨骨折并对侧耻骨支骨折
骑跨伤	双侧闭孔环骨折（所有四个耻骨支）
下肢	
Segond 骨折	胫骨外侧髁撕脱骨折；与前交叉韧带损伤相关
保险杠骨折	胫骨髁关节内骨折
Pilon 骨折	胫骨远端关节内粉碎性骨折
Tillaux 骨折	胫骨远端外侧 Salter-Harris Ⅲ 型撕脱性损伤（由于骨骺融合较晚）
三平面骨折	胫骨远端 Salter-Harris Ⅲ / Ⅳ 型骨折
Wagstaffe-Le Fort 骨折	腓骨远端内侧缘撕脱骨折
Dupuytren 骨折	胫腓韧带以上腓骨骨折
Maisonneuve 骨折	腓骨近端骨折并踝穴断裂或内踝骨折
情人骨折	跟骨骨折
Jones（舞蹈演员）骨折	第五跖骨骨干近端骨折
Lisfranc 骨折 - 脱位	跗跖关节骨折脱位
行军骨折	跖骨颈部应力性骨折

骨折愈合（图 5-1）

愈合的时期：

炎症期
- 骨膜撕裂
- 骨折线处血液凝块
- 炎症反应

修复期
- 肉芽组织取代血凝块
- 骨膜形成不成熟骨痂
- 肉芽组织内内骨痂形成
- 骨折周围软骨形成

重塑期
- 骨痂内的编织骨被密质骨（皮质）和松质骨（髓腔）取代

骨折的描述术语

骨折解剖部位
- 在长骨，把骨干三等分（例如，股骨下三分之一骨折）
- 用解剖标志来描述（例如，近大结节骨折）

骨折模式
- 单纯性骨折：无碎片。描述骨折线方向：横行、斜行、螺旋、纵行
- 粉碎性骨折（超过 2 个碎片）：T 形、V 形、Y 形、蝶形碎片、节段性
- 完全性或不完全性骨折

对位和对线：定义远端碎片
- 移位（例如，内移、外移、后移、前移）
- 成角（例如，向内、向外、向后、向前）

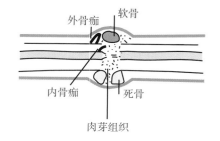

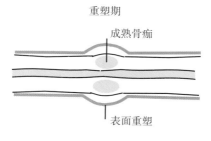

图 5-1

- 旋转（内旋、外旋）
- 重叠：断端重叠（刺刀状并列）
- 分离：断端分离

邻近关节

- 正常
- 脱位
- 半脱位
- 骨折线关节内延伸

特殊骨折

- 应力性骨折：
  疲劳骨折：异常的肌肉张力作用于正常骨（例如，行军骨折）
  衰竭骨折：正常的肌肉张力作用于异常骨（例如，骨质疏松性椎体骨折）
- 病理性骨折：叠加在既有骨病基础上的骨折
- 关节内骨折：骨折线延伸至关节内
- Salter-Harris 骨折：骨折累及生长板
- 假性骨折：骨质软化的裂隙样缺损（Looser 带）
- 隐匿性骨折：临床可疑但平片上不显影的骨折，由 ^{99m}Tc MDP 核素显像或磁共振成像（MRI）显示
- 裂纹骨折：轻度分离无移位的骨折
- 撕脱骨折：肌腱和韧带附着处被拉掉，形成碎片（通常在结节部）
- 骨突骨折：发生在生长中心，如坐骨结节和肱骨内上髁；通常为撕脱骨折

相关解剖（图 5-2）

长骨

- 骨骺
- 干骺端
- 骨干

关节类型

滑膜关节（可动关节）

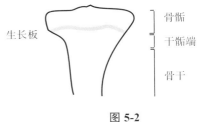

图 5-2

- 四肢骨骼
- 脊柱小关节
- 寰枢关节
- 骶髂关节下三分之二
- 肩锁关节
- 钩椎关节

软骨连结（微动关节）

- 透明软骨结合
- 耻骨联合
- 椎间盘

纤维连结（不动关节）

- 骨间膜
- 胫腓连结
- 骨缝

滑膜关节（图 5-3）

与纤维和软骨连结不同，滑膜关节具有较大的活动度，并根据运动轴进行分类。关节软骨是透明软骨。最表层胶原纤维平行于软骨面，表面有微孔允许电解质通过，也称为盔甲板（armor plate）。在软骨较深层，胶原纤维成拱形排列，这种排列方式赋予软骨弹性，并使其能够压缩。软骨内蛋白多糖与水结合，提供缓冲作用。

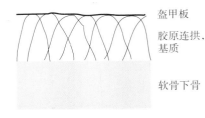

图 5-3

骨折并发症

即刻（早期）

- 出血，休克
- 脂肪栓塞
- 急性缺血（5 个 P：无脉、疼痛、皮肤苍白、感觉异常、肌肉麻痹）
- 脊髓损伤、硬膜外血肿

迟发（晚期）

- 骨不连
- 失用性骨质疏松
- 继发性骨关节炎
- 骨化性肌炎
- 骨髓炎

- 骨坏死
- 创伤后骨萎缩（Sudeck 萎缩，外伤导致的反射性交感神经营养不良综合征）
- 缺血性肌挛缩（Volkmann 缺血性挛缩，前臂筋膜间室综合征及继发缺血性肌挛缩）

骨科手术

修复类型

复位

- 闭合复位：皮肤完好；可能在手术室全身麻醉下进行
- 切开复位：需要手术暴露骨折部位

固定

- 内固定：使用固定装置，如钢板、螺钉、棒；通常需要再次手术移除。
- 外固定：石膏或外固定器

骨科器具

- 髓内针：大部分髓内针是空心的，尖端封闭。近端和远端的交锁螺钉防止骨折端旋转和短缩
- 克氏针（K-针）：钻入松质骨内的无螺纹的针段；如果放置一根以上，可以达到旋转稳定；克氏针突出的尾端被弯曲以避免损伤；克氏针最常用于：

  临时固定

  小碎片的固定

  儿童干骺端骨折
- 环扎钢丝用于捆扎骨折片
- U 形钉常用于截骨术
- 钢板
- 钉子
- 螺丝

脊柱

颈椎损伤的分类

分类

损伤类型	损伤情况	稳定性[*]
屈曲	前半脱位	稳定[†]
	单侧小关节脱位	稳定
	双侧小关节脱位	不稳定
	楔形压缩骨折	稳定[†]

续表

损伤类型	损伤情况	稳定性[*]
伸展	屈曲型泪滴骨折	不稳定
	Clay-shoveler 骨折	稳定
	颈 1 后弓骨折	稳定
	Hangman 骨折	不稳定
	椎板骨折	稳定
	关节柱骨折	稳定
	伸展型泪滴骨折	稳定
	过伸脱位 - 骨折	不稳定
压缩	Jefferson 骨折	不稳定
	爆裂骨折	稳定
复杂	齿突骨折	不稳定
	寰枕分离	不稳定

[*] 稳定性与韧带功能损伤密切相关。在中立位平片，存在特定骨折或脱位可以推断不稳定，然而，这种推断可能不是 100% 准确。前半脱位损伤 X 线片可能表现在正常限度之内，即是一个例子。必须要临床判断是否不做检查，还是摄屈 / 伸位片，抑或进行 MRI 检查

[†] 可能有迟发不稳定

生物力学（图 5-4 和图 5-5）

要点

- 20% 的脊柱骨折是多发的
- 5% 的脊柱骨折发生于不连续的节段
- 脊髓损伤发生在：

  创伤即刻，85%

  作为一种迟发并发症，15%

非成角应力平移

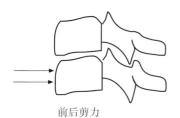

前后剪力

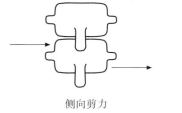

侧向剪力　　　　牵引–压缩

图 5-4

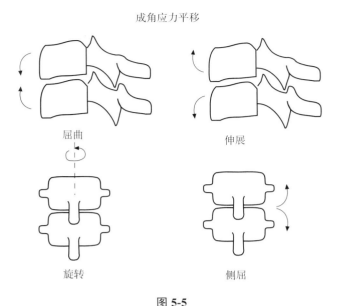

成角应力平移

屈曲

伸展

旋转

侧屈

图 5-5

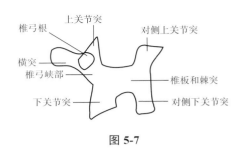

图 5-7

- 脊柱骨折的原因
  机动车事故（MVA），50%
  跌倒，25%
  体育运动相关，10%
- 大部分脊柱骨折发生在上位（颈 1 至颈 2）或下位（颈 5- 颈 7）颈椎和胸腰段（胸 10- 腰 2）区域

颈椎平片的分析步骤（图 5-6 和图 5-7）

1. 是否全部 7 个颈椎均清晰可见？如果不是，拍摄游泳位等附加体位、计算机断层扫描（CT），等
2. 是否维持颈椎前凸曲度？如果没有，考虑：
   - 体位
   - 痉挛

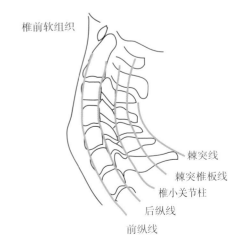

椎前软组织

棘突线
棘突椎板线
椎小关节柱
后纵线
前纵线

图 5-6

- 骨折 / 损伤
3. 评价 5 条平行线以发现错位和（或）不连续。
   - 椎前软组织
     颈 3- 颈 4：距椎体 5 mm 是正常的（非床旁摄影）
     颈 4- 颈 7：距椎体 20 mm 是正常的（不可靠）
     软组织的轮廓与单纯数字测量同样重要，前缘局限性凸出常提示病变
   - 前纵线
   - 后纵线
   - 棘突椎板线
   - 棘突后线
4. 检视颈 1 至颈 2 区域。
   - 寰 - 齿间距
   - 成人：< 3 mm 为正常
   - 儿童：< 5 mm 为正常
   - 在儿童齿突基底可能未钙化（齿突下软骨结合）。
5. 检视椎间隙。
   - 椎间隙狭窄？
6. 横突：颈 7 指向下方，胸 1 指向上方。

颈椎损伤的检查步骤

1. 对高度拟诊颈椎骨折的病例，随后做薄层 CT 并重建，以精确评价。
2. 病史 / 诊查高度怀疑颈椎损伤的患者（高速公路事故），直接进行 CT 检查，随后行包含颈胸交界区的（out-of-collar）侧位片以明确颈椎情况。
3. 有脊髓损伤症状 / 体征的所有患者均需行 MRI 检查。
4. 对无法解释的椎前软组织肿胀的患者也要慎重，应进行 CT 检查。

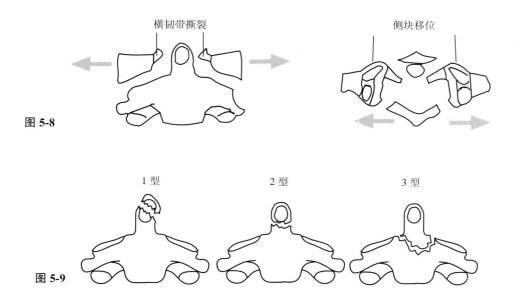

图 5-8

图 5-9

Jefferson 骨折（图 5-8）

压缩力作用于颈 1，通常由头顶部的垂直打击（跳水损伤）引起。

包括单侧或双侧颈 1 前弓与后弓联合骨折。治疗方法是头环固定 3 个月。

影像学征象

- 关键的摄影体位：前后开口位
- 颈 1 侧块移位

  ＞ 2mm 两侧移位总是异常的

  ＜ 1 ～ 2mm 或单侧移位可能是因头部倾斜 / 旋转造成
- CT 用于：

  确定骨折的全部范围

  检查脊髓内的碎片

齿突骨折（DENS）（图 5-9）

不同机制：Anderson/ D'Alonzo 分类：

- Ⅰ型：齿突尖骨折（潜在不稳定；罕见的骨折）
- Ⅱ型：齿突基底部骨折（不稳定）；骨不连的发生率最高，因为骨折线高于附属韧带和供血血管
- Ⅲ型：骨折穿过齿突基底部延伸入枢椎椎体；因为表面积较大，预后最好（不稳定）

影像学征象

- 在侧位片上齿突前倾则高度提示骨折
- 平片断层摄影或 CT 并重建有助于显示骨折线

- 椎前软组织肿胀（可能是唯一征象）
- 齿突小骨（1 型）

  先天性或创伤后

  可能机械性不稳定

Hangman 骨折（图 5-10）

颈 2 过伸和牵拉损伤。

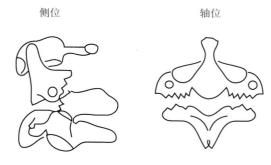

图 5-10

病因

- 绞刑
- 车祸（下颌撞击仪表板）

影像学征象

- 侧位片显示最好
- 双侧颈 2 椎弓峡部（常见）或椎弓根（较少见）骨折
- 颈 2 椎体向前脱位或半脱位
- 颈 2 前下角撕脱（前纵韧带断裂）
- 椎前软组织肿胀

爆裂（压缩）骨折

与 Jefferson 骨折相同的机制，但位于颈 3- 颈 7。脊髓损伤（后方碎片的移位）常见。所有患者都需要 CT 检查来评估损伤程度、检测相关的骨折、并确定碎片与椎管的关系。

屈曲型泪滴骨折（屈曲型骨折 - 脱位）

最严重的颈椎损伤。由严重的屈曲暴力所致，临床表现为"急性脊髓前综合征"（四肢瘫，前柱感觉缺失，后柱感觉保留）。完全不稳定。

影像学征象（图 5-11）

- 泪滴样骨折片为椎体前下部大的剪切骨块
- 全部韧带断裂
- 椎体向后半脱位
- 双侧小关节半脱位或脱位
- 椎管严重狭窄，继发于椎体和小关节半脱位
- 不要混淆：
  伸展型泪滴骨折（稳定的撕脱损伤）
  爆裂骨折（稳定的椎体粉碎性骨折伴不同程度神经受损）

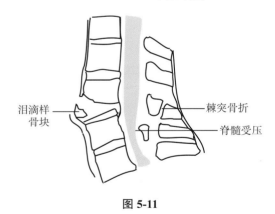

向后半脱位

泪滴样骨块　　棘突骨折　　脊髓受压

图 5-11

Clay-shoveler（铲土者）骨折（图 5-12）

下位棘突的斜行撕脱骨折，最常见于颈 6 - 胸 1 水平（颈 7 ＞ 颈 6 ＞ 胸 1）。由强力的过曲造成（铲掘）。

影像学征象

- 骨折穿越棘突，侧位片显示最好
- 如果颈 6- 颈 7 在侧位片未显示，行游泳位和（或）CT 检查

- 前后位片：鬼影征（颈 6 至颈 7 双棘突，由骨折的棘突尖部向尾侧移位所致）

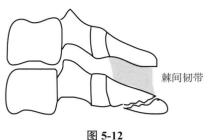

棘间韧带

图 5-12

楔形骨折

屈曲造成的压缩骨折。大多数骨折是稳定的。

影像学征象

- 椎体前部高度减低
- 前部皮质皱褶
- 椎体前上部骨折
- 与爆裂骨折鉴别
  无垂直骨折成分
  后部皮质完好

伸展型泪滴骨折（图 5-13）

过伸造成枢椎前下角的撕脱骨折。

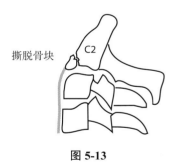

撕脱骨块　　C2

图 5-13

影像学征象

- 泪滴样骨折片：前纵韧带引起的撕脱
- 骨折片垂直高度≥水平宽度

小关节脱位

双侧小关节脱位（不稳定）（图 5-14）

头部和颈部极度屈曲所致，不伴轴向压缩。

影像学征象

- 受累椎体完全向前脱位，达到或超过椎体前后径的一半

- 绞锁的小关节呈蝙蝠翼样或领结样
- 后韧带复合体、椎间盘、前纵韧带断裂

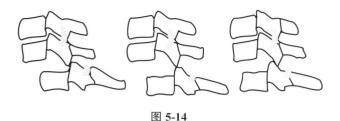

椎小关节绞锁　　椎小关节高架　　小关节半脱位

图 5-14

单侧小关节脱位（稳定）

同时屈曲和旋转所致。

影像学征象

- 椎体前脱位少于椎体前后径的一半
- 受累水平上下旋转不一致
- 斜位片"叠瓦"样关系中断
- 斜位片关节突位于椎间孔内
- 后韧带复合体断裂
- 侧位和斜位片显示最好

前半脱位（过屈位扭伤）（图 5-15）

后韧带复合体断裂时，发生前半脱位。X 线平片难以诊断，因为肌肉痉挛可导致类似的影像表现。受伤之初是稳定的，在 20% ～ 50% 病例，延迟发生不稳定。

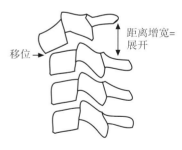

距离增宽=展开

移位→

图 5-15

影像学征象

- 局限性后凸成角
- 棘突间 / 椎板间距离增宽（展开）
- 椎间隙后部增宽
- 小关节半脱位
- 椎体可能向前移位
- 如果影像表现可疑时，过屈 / 过伸位有助于诊断

过伸性骨折 - 脱位（图 5-16）

由严重的环转过伸力所致（例如，前额部的撞击）。特征性的引起椎体向前移位，这一影像表现更常见于屈曲性损伤。不稳定。

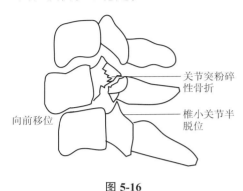

关节突粉碎性骨折

向前移位　　椎小关节半脱位

图 5-16

影像学征象

- 椎体轻度向前移位
- 关节块粉碎性骨折
- 对侧小关节半脱位
- 前纵韧带断裂及部分后部韧带断裂

寰枕关节脱位（图 5-17）

损伤机制复杂。完全脱位通常是致死的。

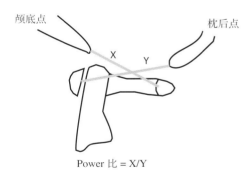

颅底点　　　　　　　　枕后点

X　Y

Power 比 = X/Y

图 5-17

影像学征象

- 椎前软组织肿胀；枕骨髁与寰椎髁面间的间隙超过 5 mm 高度提示颅颈部损伤
- Wackenheim 斜坡线：沿斜坡背面向齿突画线。当该线不与齿突相交或相切时，则怀疑存在异常
- 用于识别寰枕关节损伤的传统方法包括 power 比值法和 Lee 的"X"线法。每种方法都依赖于识别颅后点以及颈 1 的棘突椎板线。解剖变异和视觉误差，限制了这些方法的使用

- 当前应用颅底点 - 寰椎间距（basion-axial interval，BAI）法，这是一种简单且可靠的方法，适用于评估所有年龄段患者的寰枕关系。BAI 是颅底点到枢椎后线向上延长线间的距离。在 1m 靶片距的颅颈部侧位片上测量，正常 BAI 不应超过 12 mm
- 颅底点 - 齿突垂直距离也应小于 12 mm
- 前脱位更常见
- 后脱位（半脱位）可能非常轻微，尤其在部分脱位时

寰枢椎旋转固定（图 5-18）时，颈 1 不能在颈 2 上进行正常旋转，寰椎和枢椎固定于异常关系。Fielding 和 Hawkins 将寰枢椎旋转半脱位分为四型：

- Ⅰ型，最常见的类型，颈 1 无移位
- Ⅱ型，颈 1 向前移位 3 ~ 5 mm，与寰椎横韧带异常相关
- Ⅲ型，颈 1 在颈 2 上向前移位超过 5 mm，与寰椎横韧带和翼状韧带缺陷相关
- Ⅳ型，罕见的情况，颈 1 向后移位

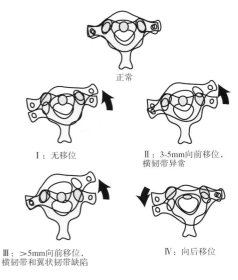

正常

Ⅰ：无移位

Ⅱ：3-5mm向前移位，横韧带异常

Ⅲ：>5mm向前移位，横韧带和翼状韧带缺陷

Ⅳ：向后移位

图 5-18

胸腰椎骨折

概述

大部分骨折发生在胸腰段（90% 在胸 11- 腰 4）。所有患者应行 CT 检查，除了：

- 稳定的压缩骨折
- 孤立的棘突或横突骨折
- 椎弓峡部裂

影像学征象

- 椎弓根间距离增宽
- 椎旁血肿
- 不稳定骨折：
  压缩骨折 > 50%
  椎板间隙增宽
  后柱断裂
  全部骨折 - 脱位

骨折类型

根据损伤机制分类：
  压缩或楔形骨折：前屈或侧屈
- 椎体楔形变
- 椎体高度降低
  爆裂骨折：轴向压缩
- 椎体粉碎
- 椎管内骨折片常见
  Chance 骨折［腿型（lap seatbelt）安全带骨折，通常在腰 2 或腰 3（图 5-19）］：以拉紧的腿型安全带为支点过度前屈所致
- 椎体水平劈裂
- 椎间盘水平断裂
- 韧带断裂
- 超过 50% 的患者伴有小肠和结肠损伤（行腹部 CT 检查）

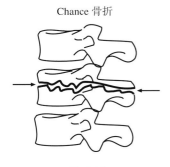

Chance 骨折

图 5-19

骨折 - 脱位：剪力和屈曲力联合作用
- 脊髓损伤常见，轻微骨折
- 横突骨折
- 棘突骨折
- 椎弓峡部骨折

椎弓峡部裂

椎弓峡部缺损（"苏格兰狗"颈部）。慢性应力

性骨折伴骨不连。典型累及参加体育运动的青少年。最常发生于腰 4 或腰 5 水平。

影像学征象（图 5-20）

- 椎弓峡部分离
- 脊柱滑脱常见于双侧椎弓峡部裂
- 如果病人右斜位，X 线片显示左侧峡部
- 斜位片通常有诊断意义
- CT 或 SPECT 可能有助于确定诊断

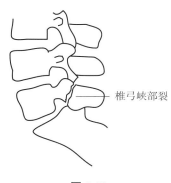

椎弓峡部裂

图 5-20

脊柱滑脱（图 5-21）

由双侧椎弓峡部缺损导致椎体向腹侧半脱位。

- 基于前移位的程度分为 4 度
- 95% 的脊柱滑脱发生在腰 4- 腰 5 和腰 5- 骶 1

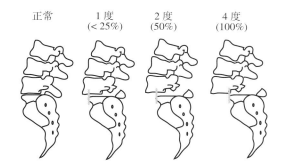

| 正常 | 1 度 (< 25%) | 2 度 (50%) | 4 度 (100%) |

图 5-21

假性脊柱滑脱（图 5-22）

继发于退行性椎间盘疾病和（或）关节突退行性关节病。用棘突征与真性脊柱滑脱鉴别。在真性脊柱滑脱，棘突错位高于椎体滑动的水平；而在假性脊柱滑脱，错位低于滑动的水平。

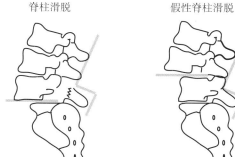

脊柱滑脱   假性脊柱滑脱

图 5-22

面部

面骨骨折的分类

基本分类	类型	需要行 CT 检查
眼眶	纯爆裂性骨折	是
	非纯爆裂性骨折	是
	击入性骨折	是
颧骨	三点骨折	是
	孤立性颧弓骨折	否
鼻骨	无移位	否
	粉碎性骨折	不定
	鼻 - 眶 - 筛骨骨折	是
	鼻中隔骨折 / 脱位	是
上颌骨	牙槽骨折	是
	矢状骨折	是
	Le Fort 骨折	是
颅面骨（粉碎性骨折）	中央颅面骨骨折	是
	外侧颅面骨骨折	是
	额窦骨折	是
下颌骨	由部位定义	不定
	连枷下颌骨	不定

面部骨折的分析方法（图 5-23）

面骨骨折极少采用平片检查。薄层 CT 并重建是评估的首选方法。

1. 发病率：鼻骨骨折＞颧骨＞其他骨折
2. 面部平片系列：
   - 瓦氏位：应该追溯"大象"的三线
     上颌窦
     眶底和眶缘
     鼻中隔颧骨

- 克氏位
  - 眶缘
  - 眶内侧壁
  - 蝶骨翼
- 侧位
  - 副鼻窦
  - 翼板
- 汤氏位
  - 下颌骨
- 颅底位（必须首先排除颈椎病变）
  - 颧骨
  - 下颌骨

3．面部平片系列不适用于鼻骨骨折：
- 侧位（锥形束和软组织技术）
- 瓦氏位
- 牙合片

4．下颌骨骨折需要特殊的下颌骨系列：
- 侧位，汤氏位，双斜位

5．骨折的直接征象：
- 皮质中断，重叠，位移

6．骨折的间接征象：
- 不对称
- 软组织肿胀
- 鼻窦异常（混浊，息肉样肿块，气 - 液平面）
- 眼眶气肿

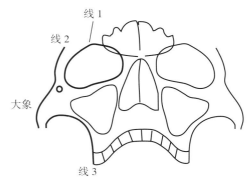

图 5-23

眼眶骨折

眼眶纯爆裂性骨折（图 5-24）

　　孤立的眶底或较少见的内侧壁骨折；眶缘完整。
机制：眶内压突然增加（例如，棒球、拳头）。

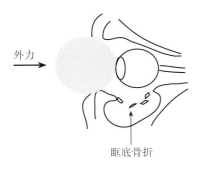

图 5-24

临床表现

- 向上凝视时复视（下直肌嵌顿）
- 眼球内陷（可能被水肿掩蔽）

影像学征象（图 5-25 和图 5-26）

- 骨折片移位进入上颌窦（天窗征）
- 上颌窦混浊（血肿）
- 眼眶气肿
- 克瓦位显示骨折最好
- CT 检查用于评估肌肉嵌顿和眶内容物疝

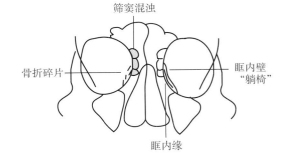

图 5-25

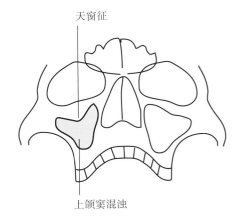

图 5-26

眼眶非纯爆裂性骨折

　　伴发眶缘和其他面骨骨折。

眼眶击入（Blow-in）性骨折

额骨撞击造成眶顶击入，伴发颅面骨骨折和额叶挫伤。

鼻骨骨折（图 5-27）

孤立的鼻骨骨折是线形和横行的，由正面直接撞击所致，通常发生在鼻骨下三分之一。更复杂的骨折是由侧方打击或更严重的创伤引起，往往伴有其他面骨骨折。

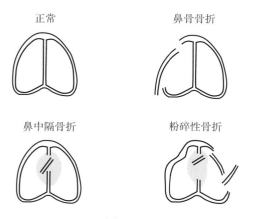

图 5-27

影像学征象

- 大多数骨折是横行的，并且存在凹陷或移位
- 鼻中隔软骨脱位，经咬颌片或 CT 检查来诊断
- 前鼻棘骨折经咬颌片评价最好
- 不要把骨缝和鼻睫沟误认为骨折

下颌骨骨折（图 5-28）

骨折的类型取决于撞击的部位。大多数骨折是多发的和双侧的。下颌骨骨折最常见的类型是经同侧下颌骨体部的骨折伴对侧下颌角髁突下骨折。骨折通常发生在：

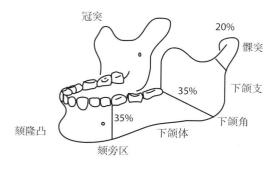

图 5-28

- 下颌骨体（薄弱区域包括颏孔或切牙管）
- 下颌角

- 髁突下区域（髁突颈部）

连枷下颌骨（图 5-29，A 和 B）

双侧下颌骨髁突下、下颌角或下颌支联合骨折。可能有舌脱垂并阻塞气道。

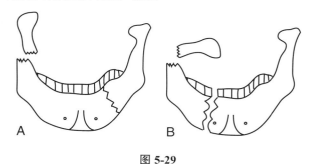

图 5-29

颧骨骨折（图 5-30 和图 5-31）

显示颧骨骨折的最佳体位是颅底位，显示"壶柄"。

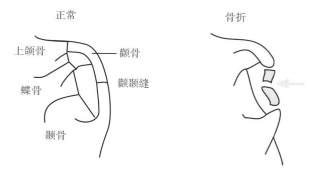

图 5-30

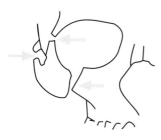

图 5-31

单纯颧弓骨折

颧弓的单纯骨折比复杂骨折少见。骨折线最常见于：

- 前部在颧骨颞突
- 中段邻近颧颞缝
- 髁隆起的后方和前方

复杂颧弓骨折（三点骨折）

- 颧额缝分离

- 颧弓后部骨折
- 眶下缘和上颌骨外侧壁骨折

上颌骨骨折（图 5-32）

牙槽骨折

上颌骨牙槽突骨折继发于直接打击。临床上可能出现牙齿松动；处理同开放性骨折。

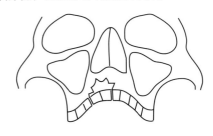

图 5-32

上颌骨矢状骨折

通常伴其他损伤，例如 Le Fort 骨折。

Le Fort 骨折（图 5-33 和图 5-34）

骨折沿着面部的薄弱线发生。机制：严重暴力作用于面部，如在机动车事故中。全部 Le Fort 骨折均累及蝶骨翼板。

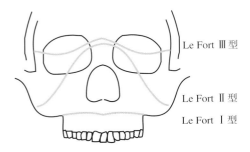

图 5-33

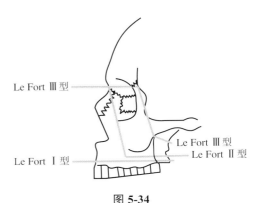

图 5-34

Le Fort Ⅰ 型骨折

此型骨折将产生移动腭，骨折线延伸经过：

- 鼻中隔（犁骨和鼻中隔软骨）
- 上颌窦内壁、前壁、外侧壁、后壁
- 蝶骨翼板

Le Fort Ⅱ 型骨折

此型骨折将产生移动上颌；颧弓不包括在此型骨折中；骨折线延伸经过：

- 鼻骨和鼻中隔
- 上颌骨额突
- 眶内侧壁（筛骨、泪骨、腭骨）
- 眶底（眶下裂和眶下管）
- 眼眶下缘
- 上颌窦前壁、外侧壁、后壁
- 蝶骨翼板

Le Fort Ⅲ 型骨折

此型骨折面骨和颅顶骨分离，产生移动面；骨折线延伸经过：

- 鼻骨和鼻中隔
- 上颌骨额突
- 眶内侧壁（泪骨、筛骨、腭骨）
- 眶下裂
- 眶外侧壁
- 颧额缝
- 颧弓
- 蝶骨翼板

肩关节

锁骨骨折

常见于儿童。远端碎片向下和向内侧移位。骨折部位包括：

- 外三分之一：15%
- 中三分之一：80%
- 内三分之一：5%

并发症

- 血管撕裂
- 神经损伤
- 其他相关骨折

肩胛骨骨折（图 5-35，A 和 B）

不常见。原因：车祸，高处坠落（直接撞击损伤）。最好的 X 线投照体位：穿肩胛位（Y- 位），CT 经常有帮助。不要将骨化中心误认为骨折。

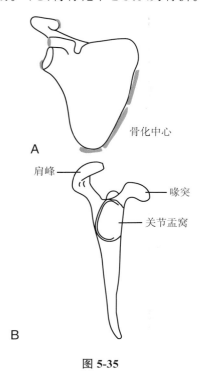

图 5-35

肋骨骨折

- 骨折通常发生在下 10 根肋骨
- 第一和第二肋骨骨折可发生在胸部高能量创伤之后，可能合并严重的纵隔及血管损伤
- 当三根或更多肋骨骨折，且每根肋骨两处骨折（节段性骨折）时，出现连枷胸。常伴有肺挫伤、裂伤、气胸、血胸等

肩关节正常 MRI 解剖（图 5-36）

- 盂唇是纤维软骨结构，附着于关节盂缘，约 4mm 宽。在前方，盂唇与盂肱下韧带前束融合。在上方，其与肱二头肌长头腱及盂肱上韧带融合。在横断面图像上其通常呈圆形或三角形

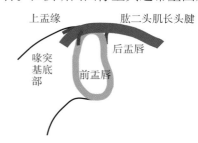

图 5-36

- 肱二头肌长头腱附着于关节盂缘的前上部，从它的附着部位走行向外，经结节间沟出盂肱关节外，在结节间沟由横韧带固定。附近的线图示肱二头肌长头腱附着在上盂唇和关节盂水平。附着于 ① 上盂缘；② 后盂唇；③ 前盂唇和 ④ 喙突基底部
- 盂唇 - 肱二头肌腱复合体在轴位 CT 或 MR 关节造影上清晰可见，同样在冠状面 MR 关节造影和 CT 关节造影冠状面重建图像上也可以清晰显示
- 盂肱韧带作为肩关节稳定装置，由关节囊增厚的带状结构组成。盂肱上韧带是最恒定可辨的关节囊韧带。它可以起于前上盂唇，肱二头肌长头腱的附着部，或盂肱中韧带
- 盂肱中韧带在大小及关节盂附着的部位上变化很大。其典型的是从内上向外下斜行。可能附着于关节盂前上部，但更常附着于内侧的肩胛骨颈部
- 盂肱中韧带可能缺如或表现为厚的索状结构（例如，Buford 复合体）
- 盂肱下韧带是肩关节前方重要的稳定装置，由腋囊、前束和后束组成。前束附着于前盂唇下三分之二

肩关节超声

使用高频线性探头，超声可用于检查肩袖以及肱二头肌腱、肩锁关节和滑囊。

- 正常的肩袖是高回声的纤维性结构（重要的是超声波垂直于肌腱平面以避免各向异性），不可压缩，并且显示为外凸的轮廓
- 完全撕裂：肌腱不显影
- 全层撕裂：局灶性肌腱缺损 / 积液；肌腱滑囊侧轮廓凹陷；肌腱可压缩软骨界面征（在肱骨头之上两条平行高回声线）
- 部分撕裂：滑囊侧或关节侧变平，有低回声缺损或不均质回声
- 钙化性羟基磷灰石结晶沉积可能表现为密集或微小的钙化，伴或不伴后方声影。在钙化性肌腱炎，超声可能被用来引导细针抽吸及灌洗

盂肱关节脱位

脱位：关节盂窝和肱骨头关节面分离，不会自发复位。半脱位：暂时性不完全分离，可以自发复位。

前脱位（图 5-37）

脱位最常见的类型（95%）。通常由来自于外展、外旋、和伸展的间接力量所致。

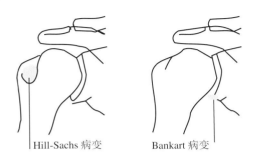

Hill-Sachs 病变　　　Bankart 病变

图 5-37

影像学征象

- 肱骨头位于关节盂下方和内侧
- 在肱骨头撞击关节盂时可以发生两种病变：

  肱骨头 Hill-Sachs 病变（后上方和外侧）（在内旋前后位上显示最好）

  关节盂 Bankart 病变（前下部）（可能需要 CT 检查）
- 肩胛骨肱骨弓（Moloney 弓）茎根样变形（Bulbous distortion）

后脱位（图 5-38）

较少见（5%）；通常由直接或间接暴力所致。与癫痫发作或电休克相关。

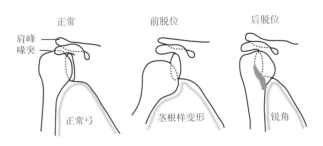

正常　　　　　前脱位　　　　后脱位

肩峰
喙突

正常弓　　　　茎根样变形　　　　锐角

图 5-38

影像学征象

- 肱骨头位于关节盂上方
- 槽线征：肱骨前表面的压缩骨折，15%（在外旋前后位或腋位上显示最好）
- 肩胛骨肱骨弓（Moloney 弓）呈锐角
- 后方位移在腋位上显示最好
- 40°后斜位（Grashey 位）摄片可能需要：盂肱关节间隙丢失有诊断意义
- 固定于内旋体位

下脱位

也称为直立性脱位（luxatio erecta）：肱骨头位于关节盂下方，并且肱骨干固定于极度外展位。直立性脱位的并发症包括臂丛和腋动脉损伤。

盂肱关节的假性脱位

因关节积血造成的肱骨头向下和外侧移位，经常发生于肱骨头或颈部骨折时。并不是真正的下脱位。

肩袖撕裂（图 5-39 和图 5-40）

肩袖（止于肱骨解剖颈及大小结节）由 4 块肌肉组成。助记符："SITS"：

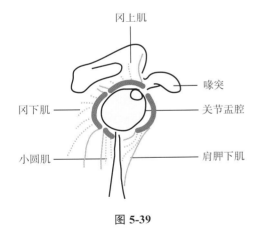

冈上肌

冈下肌

小圆肌

喙突

关节盂腔

肩胛下肌

图 5-39

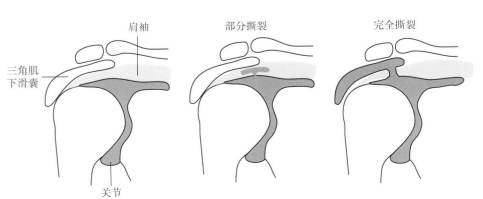

肩袖　　　　部分撕裂　　　　完全撕裂

三角肌
下滑囊

关节

图 5-40

- 冈上肌（Supraspinatus）
- 冈下肌（Infraspinatus）
- 小圆肌（Teres minor）
- 肩胛下肌（Subscapularis）

病因

- 变性
- 创伤
- 撞击

影像学征象

- 肩肱间隙变窄，少于 6 mm（慢性撕裂）
- 肩峰下部骨侵蚀（慢性撕裂）
- 肱骨大结节变平和萎缩
- 关节造影
  肩峰下 - 三角肌下滑囊显影
  部分撕裂时造影剂可能漏入肩袖内
- MR 关节造影是最准确的诊断性研究
  冈上肌腱内异常的造影剂 / 信号
  冈上肌萎缩伴肌腱回缩
  尽可能准确描绘撕裂的大小 / 范围
  允许评价盂唇

上盂唇前后向损伤（SLAP 病变）

- Ⅰ型：上盂唇的磨损或撕裂
- Ⅱ型：盂唇 - 肱二头肌腱复合体自上关节盂分离
- Ⅲ型：上盂唇桶柄状撕裂
- Ⅳ型：桶柄状撕裂并延伸到肱二头肌腱内

肌肉萎缩

- 冈上肌 / 冈下肌：肩胛上神经卡压在肩胛上切迹
- Parsonage-Turner 综合征：急性臂丛神经炎。早期冈上肌和冈下肌水肿、增厚；晚期，萎缩

- 冈下肌：肩胛上神经分出冈上肌支后卡压在冈盂切迹
- 小圆肌（四边孔综合征）：腋神经卡压在四边孔（由上方的小圆肌，下方的大圆肌，外侧的肱骨，内侧的肱三头肌长头围成）

粘连性关节囊炎（冰冻肩）

疼痛、僵硬、活动度受限，来自创伤后关节囊粘连性炎症。

影像学征象

- 关节囊缩小
- 腋隐窝和肩胛下隐窝闭塞
- 废用性骨质疏松
- 如果症状持续则关节造影

肩锁关节分离（图 5-41）

最常起因于肩锁关节运动损伤

- 直接打击肩锁关节（例如，足球）
- 手臂过度牵引
- 摔倒时手或肘着地同时手臂屈曲 90°

影像学征象

技术

- 向头侧倾斜 15° 前后位是诊断的首选体位
- 可能需要照对侧肩做对照
- 可能需要应力位（10 ~ 20 磅重量）

正常

- 肩锁距离 ≤ 8 mm
- 喙锁距离 ≤ 13 mm
- 锁骨下缘和肩峰下缘排成一条直线

肩锁关节损伤

- 肩胛骨 / 上肢向下移位
- 应力负重时向下移位和肩锁分离加重
- 肩锁距离增宽 = 肩锁韧带断裂

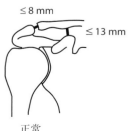
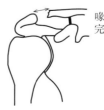
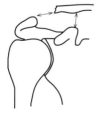

图 5-41　　正常（Ⅰ度）　　Ⅱ度　　Ⅲ度

- 肩锁韧带断裂引起头尾方向距离增宽

六型分类法（Rockwood 分型）：

- Ⅰ 型（轻度扭伤）：X 线片正常
- Ⅱ 型（中度扭伤）：肩锁距离增宽；头尾距离正常
- Ⅲ 型（重度扭伤）：肩锁和头尾距离均增宽
- Ⅳ 型：完全脱位；锁骨向后上方移位到斜方肌内
- Ⅴ 型：完全脱位；锁骨向上移位到颈部
- Ⅵ 型：完全脱位；锁骨向下移位到肩峰下或喙突下位置

胸锁（sternoclavicular，SC）关节损伤（图 5-42）

胸锁关节最常见的损伤是因直接暴力撞击引起的脱位。虽然前脱位更常见，但是后脱位更为严重，因为大血管或气管可能被损伤。

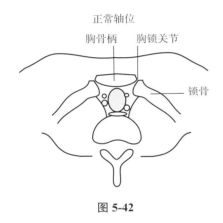

图 5-42

影像学征象

- 锁骨向上移位
- 多数损伤为锁骨内侧骨骺的 Salter 骨折
- CT 是首选的检查：薄层扫描并冠状面重建
- 倾斜前后位平片（Serendipity 位）没有什么帮助

臂

肱骨近端骨折

这种骨折最常见于骨质疏松的老年患者，继发于上肢在伸展位跌倒。85% 是无移位骨折；Neer 4 节段分类法有助于治疗和预后。

Neer 4 节段分类法（图 5-43）

基于移位节段的数量和类型。4 节段：解剖颈、

外科颈、大结节、小结节。移位定义为（1）碎片分离 > 1 cm 或（2）成角 > 45°。

- 1 部分骨折：无位移（不管是否粉碎）；采用吊带悬吊治疗
- 2 部分骨折：1 个节段移位；闭合复位
- 3 部分骨折：2 个节段位移，有 1 个结节仍与肱骨头相连；闭合复位
- 4 部分骨折：3 个节段位移；切开复位内固定或肱骨头置换
- 2、3、4 部分骨折可能有前或后脱位

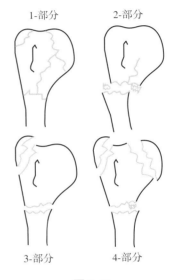

图 5-43

影像学征象

- 骨折线（依照 Neer 分类）
- 假性半脱位：因关节积血致肱骨头向下位移
- 肩峰下脂肪 - 液体平面：关节积脂血症
- 穿胸位或穿肩胛位有助于准确判断成角

肱骨远端骨折（图 5-44 和图 5-45）

类型

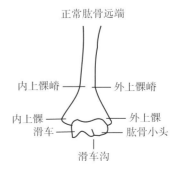

图 5-44

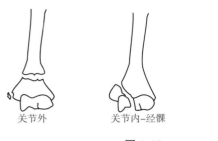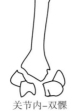

关节外　　关节内–经髁　　关节内–双髁

图 5-45

髁上 - 关节外骨折（3 型）
- Ⅰ 型：无移位
- Ⅱ 型：移位但后部骨皮质连续
- Ⅲ 型：完全移位

经髁 - 关节内骨折

髁间（双髁）- 关节内骨折（4 型）
- Ⅰ 型：无移位
- Ⅱ 型：移位
- Ⅲ 型：移位伴旋转
- Ⅳ 型：移位伴旋转及粉碎

并发症

- Volkmann 缺血性挛缩（通常继发于髁上骨折）
- 畸形愈合（引起"肘内翻"畸形）

桡骨头骨折

常见骨折，发生于上肢在伸展位跌倒。

治疗

- 无位移：夹板，石膏固定
- 侧位上移位超过 3mm：切开复位内固定
- 粉碎性骨折：桡骨头切除

影像学征象（图 5-46）

- 脂肪垫征阳性
  前脂肪垫外观呈帆状（帆征）

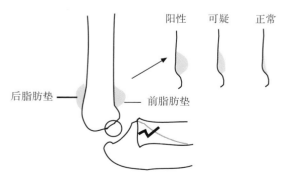

后脂肪垫　　　前脂肪垫

阳性　　可疑　　正常

图 5-46

后脂肪垫阳性是很好的骨折指征，其在正常情况下不可见

- 在常规投照上可能很难显示骨折线。如果有疑问，加照桡骨头位、斜位、或断层摄影

尺骨骨折

孤立的尺骨骨折不常见。大多数尺骨骨折也有桡骨受累（见下文）。

鹰嘴骨折

屈肘摔倒的直接暴力所致。如果无移位则保守治疗。如果移位（因肱三头肌牵拉）则切开复位内固定。最佳体位：侧位。

冠状突骨折

通常与肘关节后脱位联合发生。最佳体位：桡骨头位或斜位。

肘关节脱位

不同的脱位类型根据桡骨 / 尺骨相对于肱骨远端关系来定义。尺骨和桡骨同时后脱位是最常见的类型（90%）。常伴有冠状突或桡骨头骨折。并发症：骨化性肌炎。三种类型包括：
- 尺骨和桡骨脱位（最常见）
- 仅尺骨脱位
- 仅桡骨脱位（成人罕见）

尺侧副韧带撕裂

棒球投手损伤。前束起自肱骨内上髁终止于尺骨冠状突出内侧面（sublime tubtrcle），位于肘部屈肌总腱的深面。后束附着于尺骨侧面的旋后肌嵴。MRI：T1 球形信号，T2 信号增高。

尺 - 桡骨联合骨折和脱位

大部分（60%）前臂骨折同时累及桡骨和尺骨。

孟氏骨折 - 脱位

尺骨干骨折并桡骨头脱位

盖氏骨折 - 脱位

桡骨干远端骨折并下尺桡关节脱位

Essex-Lopresti 骨折 - 脱位

桡骨头粉碎性骨折并下尺桡关节半脱位 / 脱位

Colles 骨折（图 5-47）

损伤机制：上肢在伸展位同时前臂旋前手背屈跌倒。前臂远端最常见的损伤，尤其是在骨质疏松的女性。

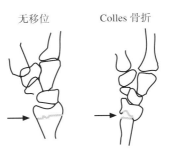

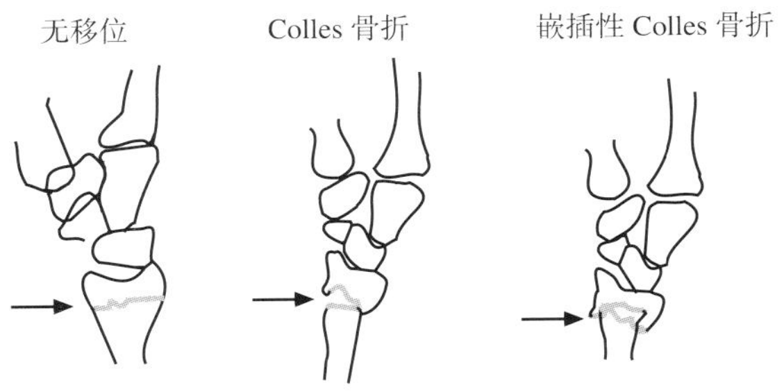

无移位　　　Colles 骨折　　　嵌插性 Colles 骨折

图 5-47

影像学征象

- 关节外骨折（区别于 Barton 骨折）
- 桡骨远端向背侧移位 / 成角
- 尺骨茎突骨折，50%
- 桡骨缩短（foreshortening）
- 嵌插

并发症

- 正中神经、尺神经损伤
- 创伤后桡腕关节炎

其他桡骨骨折（图 5-48 和图 5-49）

Barton 骨折

桡骨远端背侧缘关节内骨折。腕骨通常随远端碎片移位。不稳定骨折，需要切开复位内固定和（或）外固定。

Smith 骨折

- 除远侧断端向掌侧移位和成角外，其他与 Colles 骨折相同

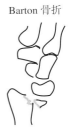

Barton 骨折

图 5-48

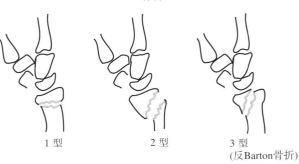

Smith 骨折

1 型　　　　2 型　　　　3 型
　　　　　　　　　　　（反 Barton 骨折）

图 5-49

- 3 种类型
  - 1 型：横行骨折线
  - 2 型：斜行骨折线
  - 3 型：关节内斜行骨折 = 反 Barton 骨折

Hutchinson 骨折（图 5-50）

桡骨茎突关节内骨折。也被称为驾驶员（chauffeur's）骨折。

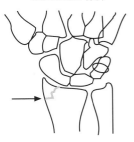

Hutchinson 骨折

图 5-50

腕骨不稳定

最常见的原因是近侧列腕骨韧带损伤（创伤或关节炎）。最好的诊断建立在应力位透视和（或）平片对舟月及头月关系评价的基础上。

腕关节 / 手

腕关节解剖（图 5-51）

- 月骨
- 舟骨
- 大多角骨
- 小多角骨
- 头状骨
- 钩骨
- 三角骨

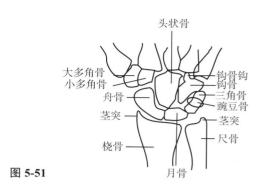
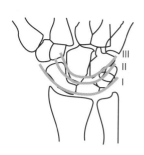

图 5-51

- 豌豆骨

关节的线（图 5-52）

尺骨变异

- 中性尺骨变异（正常），桡骨承受 80% 负荷，尺骨承受 20%
- 负尺骨变异（异常）。与 Kienböck 病有关
- 正尺骨变异（异常）。相关性：
  舟月不稳定
  尺骨撞击综合征
  三角纤维软骨撕裂
  既往桡骨头切除
  衰老

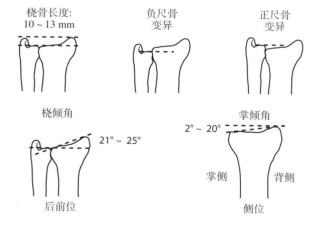

图 5-52

标准的放射学评价应该包括三组测量，以量化桡骨远端骨折相关的畸形，这与患者预后密切相关：

- 桡骨长度（桡骨高度）：在后前位上，垂直于桡骨纵轴线的两条间的距离，其分别经过桡骨远端尺侧关节面乙状切迹顶端和桡骨茎突顶端。正常值为 10 ～ 13 mm。缩短超过 3 mm 通常会引起症状，导致正尺骨变异。

- 桡骨尺侧倾斜（桡倾角）：在后前位上，桡骨茎突与桡骨远端尺侧面的连线和桡骨纵轴线的垂线之间的夹角。正常桡骨尺侧倾斜在 21° 至 25° 之间。桡骨尺侧倾斜丢失将增加月骨的负荷

- 桡骨远端掌侧倾斜（桡骨掌倾角）：在侧位上，沿桡骨远端关节面连线和关节缘桡骨纵轴的垂线之间的夹角。正常掌侧倾斜平均为 11°，范围为 2° ～ 20°。角度大于 25° 可能会导致背侧插入段不稳定（见下文）

舟骨骨折

最常见的腕骨骨折。机制：青壮年上肢在伸展位跌倒。
部位：

- 腰部，70%
- 近端，20%
- 远端，10%

近端的血供从腰部进入；因此，近端骨折发生骨不连和骨坏死风险较高。

影像学征象

- 平片上可能很难发现骨折。
- 舟骨位（尺偏后前位）可能有助于显示骨折。
- 在后前位上舟骨脂肪线消失
- 如果临床怀疑骨折，而 X 线片无异常发现时，用多层 CT 检查。如果没有 MDCT 和高质量重建，可沿舟骨冠状和矢状轴行薄层 CT 检查：
  冠状位时患者取俯卧位，屈肘 90°，手尺侧向下置于头顶上方，平行于腕关节背侧采集图像。或者，手掌朝下，手和腕都抬高 30° ～ 45°，平行于舟骨背侧面采集图像。
  长矢状位时患者腕掌朝下，手、腕、前臂与 CT 检查床纵轴成 45°。在解剖学上，这

种定位可以通过识别拇指基底部和桡骨远端中间部坚硬的骨突（Lister 结节）而被辨认

- 骨扫描：高度敏感，摄取增加可能代表骨折，而近端摄取减少可能代表缺血坏死。不能够提供解剖细节，也不能够区分骨髓水肿 / 骨挫伤与骨折
- MRI：对骨折高度敏感，并且允许成像平面沿着舟骨长轴和短轴
- 石膏固定，并且在 1 周时复查平片

预后

- 腰部骨折：90% 最终痊愈；10% 骨不连或近端缺血性坏死
- 近端骨折：骨不连或缺血性坏死的发病率高
- 远端骨折：通常痊愈，没有并发症

其他腕骨骨折

三角骨

- 背侧撕脱骨折，发生在桡腕韧带附着处（最常见的骨折类型）
- 侧位片显示最好

钩骨

- 钩骨钩部骨折：诊断需要断层摄影、腕管位、或 CT 检查
- 其他骨折通常是复杂骨折 - 脱位的一部分

Kienböck（金伯克）病（月骨软化）

- 月骨缺血坏死，继发于（通常是轻微的）创伤
- 与负尺骨变异相关
- 急性月骨骨折罕见

腕关节脱位（图 5-53）

一系列连续的月骨周围损伤，范围从分离到脱位。机制：向后摔倒时伸手。四个连续的阶段从桡侧到尺侧依次进展，并且表示腕骨不稳定依次增加。

舟月分离（1 期）

- 舟骨韧带断裂
- 月骨和舟骨间的间隙 > 3 mm（Terry-Thomas 征）
- 后前位上舟骨环征，继发于舟骨旋转半脱位

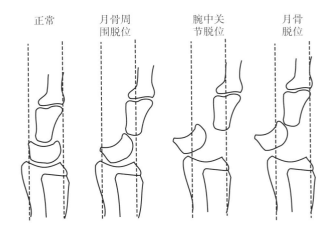

正常　月骨周围脱位　腕中关节脱位　月骨脱位

图 5-53

月骨周围脱位（2 期）（图 5-54）

- 头状骨向背侧脱位
- 月骨与桡骨的关节关系保持正常
- 可能伴随经舟骨骨折、三角骨骨折、头状骨骨折和桡骨茎突骨折

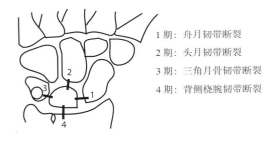

1 期：舟月韧带断裂
2 期：头月韧带断裂
3 期：三角月骨韧带断裂
4 期：背侧桡腕韧带断裂

图 5-54

腕中关节脱位（3 期）

- 三角骨韧带断裂
- 头状骨和腕均向背侧脱位

月骨脱位（4 期）

- 月骨向掌侧脱位
- 头状骨与桡骨对齐

腕骨不稳定（图 5-55 和图 5-56）

最常见的原因是近侧列腕骨韧带损伤（创伤或关节炎）。最好的诊断建立在应力位透视和（或）平片对舟月及头月关系评价的基础上。

舟月分离

- 舟月角 > 60°

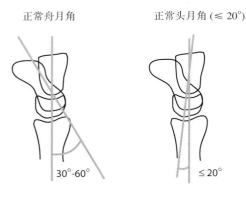

图 5-55

掌侧插入段不稳定（volar intercalated segment instability，VISI）

- 头月角增大
- 月骨向掌侧倾斜
- 舟月角有时减小
- 比背侧插入段不稳定少见的多

背侧插入段不稳定（dorsal intercalated segment instability，DISI）

- 舟月角和头月角增大
- 月骨向背侧倾斜

舟月骨进行性塌陷

骨关节炎的特殊模式，与慢性舟月分离和慢性舟骨骨不连相关。二水焦磷酸钙结晶沉积病是最常见的病因。

- 桡舟关节最先受累，接着不稳定的头月关节（头状骨相对月骨背侧半脱位）退变
- 桡舟关节首先受累；接着头月关节和舟骨、大、小多角骨关节受累

- 头状骨向近端移位，进入舟月分离造成的空隙内
- 桡月关节不受累
- 在舟月骨进行性塌陷终末期，腕中关节受压塌陷，月骨拟似伸展或背曲位背侧插入段不稳定

腕关节 CT 检查

多层 CT 对腕关节的评价带来革命性改变。因为从多层 CT 数据可以获得任意平面高质量的重建图像，患者特殊体位不再需要。然而，具有历史意义，桡骨远端、尺骨、和腕骨的专项 CT 扫描也能在几个平面上进行。

- 横断面 CT 被用于评估下尺桡关节和腕骨或进一步评估纵行骨折。冠状面提供了类似于标准后前位 X 线片的图像，但是软组织和骨的细节优于常规 X 线片
- 冠状面 CT 上也可以很好地显示桡腕关节
- 一般情况下，2 mm 层厚、2 mm 间距扫描可以满意的显示桡骨和尺骨远端沿关节面骨折的解剖细节

当评估腕骨骨折和移位时，为了显示更多的解剖细节，有时在一个平面增加 2 mm 层厚、1 mm 间距扫描是有价值的，比如舟骨骨折。

桡骨远端骨折评价（图 5-57）

Fernandez 和 Jupiter（或损伤机制）分类系统用于桡骨远端骨折。这一分类系统与预后密切相关。随着骨折力量和粉碎程度递增分为 I～V 型：

- I 型：弯曲型骨折；包括干骺端 Colles 和 Smith 骨折。这些骨折分别由作用于掌侧或背侧的张力负荷引起，并发对侧骨皮质粉碎

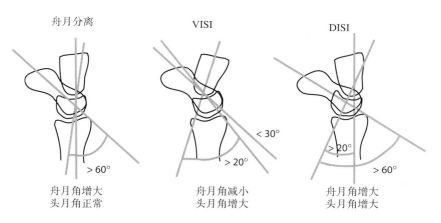

图 5-56

- Ⅱ型：关节面剪力型骨折；包括掌侧和背侧 Barton 损伤
- Ⅲ型：关节面压缩型骨折；包括 die-punch 骨折
- Ⅳ型：撕脱骨折合并桡腕关节骨折 - 脱位；包括桡骨和尺骨茎突损伤
- Ⅴ型：高速损伤伴粉碎，且经常伴有骨质缺失；归因于多重力量的复杂相互作用

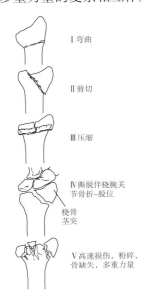

Ⅰ 弯曲

Ⅱ 剪切

Ⅲ 压缩

Ⅳ 撕脱伴桡腕关节骨折-脱位

桡骨茎突

Ⅴ 高速损伤，粉碎，骨缺失，多重力量

图 5-57

手的解剖（图 5-58）

- 掌骨
- 指骨：远节，中节，近节
- 关节：远侧指间关节，近侧指间关节，掌指关节

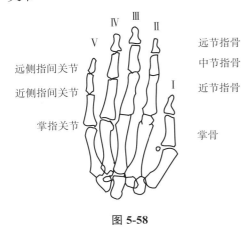

远节指骨
中节指骨
近节指骨

远侧指间关节
近侧指间关节
掌指关节

掌骨

图 5-58

第一掌骨骨折（图 5-59）

Bennett 和 Rolando 骨折是拇指腕掌关节关节内骨折 - 脱位。这些骨折必须跟位于腕掌关节以远的关节外骨折相鉴别，因为前者可能需要切开复位。

Bennett 骨折　　　　Rolando 骨折

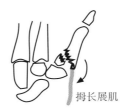
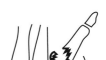

拇长展肌

图 5-59

Bennett 骨折

- 背侧和桡侧脱位（力量来自于拇长展肌）
- 小碎片保持与大多角骨相关节

Rolabdo 骨折

粉碎性 Bennett 骨折；骨折线可能表现为 Y、V 或 T 形。

拳击手骨折（图 5-60）

掌骨颈骨折（最常见于第 5 掌骨），远端碎片掌侧成角并经常外旋。单纯骨折行手法复位外固定，而掌侧粉碎通常需要切开复位内固定。

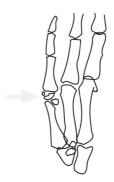

图 5-60

猎场看守者拇指（滑雪者拇指）（图 5-61）

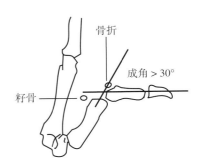

骨折

成角 > 30°

籽骨

图 5-61

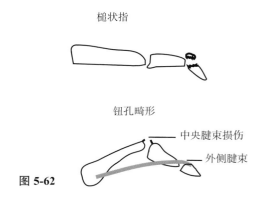

槌状指

钮孔畸形

中央腱束损伤
外侧腱束

图 5-62

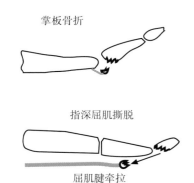

掌板骨折

指深屈肌撕脱

屈肌腱牵拉

由尺侧副韧带断裂所致。常合并近节指骨基底部骨折。高山速滑的常见损伤（拇指缠绕在滑雪杖带上）。如果常规平片未见骨折，但临床高度怀疑时，需要行应力位摄片。

Stener 病变

发生在有猎场看守者拇指的一个亚组患者，当尺侧副韧带完全撕裂并向浅表和近端移位至拇收肌腱膜，阻止尺侧副韧带返回其正常位置。用超声或 MR（悠悠球征）检测。需要手术的病变。

指骨撕脱损伤（图 5-62）

在肌腱和韧带止点的用力牵拉所致。

棒球（槌状）指

- 伸肌装置的撕脱
- 远侧指间关节屈曲，伴或不伴撕脱骨折块

Boutonnière（钮孔）指

- 伸肌中央腱束撕脱，发生在中节指骨基底部
- 近侧指间关节屈曲和远侧指间关节过伸，伴或不伴撕脱骨折块

指深屈肌撕脱

- 远节指骨掌侧撕脱
- 远侧指间关节不能屈曲
- 骨折块可能回缩至近侧指间关节

掌板骨折

- 中节指骨基底部撕脱
- 近侧指间关节过伸

下肢

髋关节解剖（图 5-63 和图 5-64）

髋臼线和解剖：

- 前柱包括髂骨翼前部、骨盆缘、耻骨上支、髋臼前壁、和泪滴。该柱平片上的标志是髂耻（髂耻线）和骨盆缘
- 后柱由髂骨后部、髋臼后壁、坐骨、髋臼内侧壁（四边形骨面）组成。平片上的标志是髂坐线：髂骨四边形骨面后部
- 泪滴：髋臼内侧壁 + 髋臼切迹 + 四边形骨面前部
- 髋臼顶
- 髋臼前缘
- 髋臼后缘

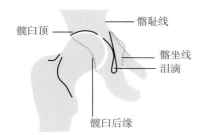

髋臼顶
髂耻线
髂坐线
泪滴
髋臼后缘

图 5-63

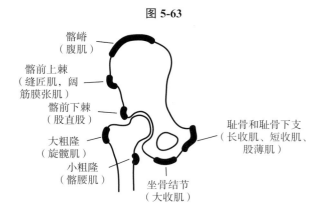

髂嵴（腹肌）
髂前上棘（缝匠肌，阔筋膜张肌）
髂前下棘（股直股）
大粗隆（旋髋肌）
小粗隆（髂腰肌）
耻骨和耻骨下支（长收肌，短收肌，股薄肌）
坐骨结节（大收肌）

图 5-64

骨盆骨折（图 5-65，A 和 B）

分类

稳定型骨折（骨盆环单处断裂或外围骨折）；更常见

撕脱骨折

- 髂前上棘：缝匠肌撕脱
- 髂前下棘：股直肌撕脱
- 坐骨结节：腘绳肌撕脱
- 耻骨：收肌撕脱

其他骨折

- 髂骨翼 Duverney 骨折
- 骶骨骨折
- 坐骨耻骨支骨折：单侧或双侧
- Wind-swept 骨盆：一侧外旋（前方挤压）损伤而对侧内旋（侧方挤压）损伤

不稳定型骨折（骨盆环两处中断）；较少见。发生盆腔器官损伤和出血的风险非常高。所有不稳定骨折固定前需 CT 检查以更准确的评估；后环的断裂程度在平片上经常被低估

- Malgaigne 骨折：骶髂关节（或关节旁）骨折伴同侧坐骨耻骨支骨折。临床诊断主要依据为下肢缩短
- 骑跨伤：累及双侧闭孔环
- 桶柄状骨折：骶髂骨折伴对侧坐骨耻骨支骨折
- 脱位
- 骨盆环断裂伴动脉损伤

骨盆出血的来源包括动脉、静脉和骨质结构。

动脉出血通常来自髂内动脉分支。发生频率降序排列为：臀动脉，阴部内动脉，骶外侧动脉和闭孔动脉。

在前后挤压、垂直剪力、骶骨粉碎性骨折、及骨折延伸到坐骨大切迹等情况下动脉出血发生率较高

髋臼骨折（图 5-66，A ~ E）

类型（Letournel）

- 前（髂耻）柱骨折
- 后（髂坐）柱骨折
- 横行骨折累及双柱
- 复杂骨折：T 形，星形

骶骨骨折

- 横行骨折：直接创伤
- 垂直骨折：复杂骨盆骨折的一部分
- 应力性骨折：通常于关节旁且垂直走行
- 一种有用的分类是 Denis 分类：
  - Ⅰ区：骶孔外侧——50% 的病例；6% 有神经功能障碍
  - Ⅱ区：经骶孔——34% 的病例；28% 有神经功能障碍
  - Ⅲ区：中央管受累——8% 的病例；57% 有神经功能障碍

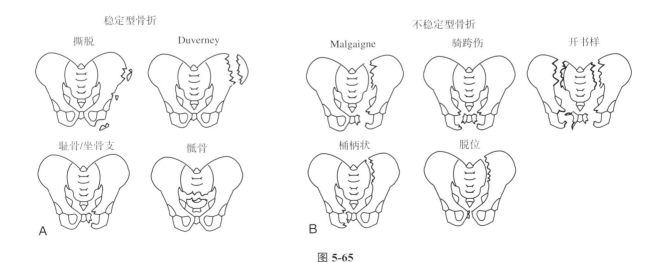

图 5-65

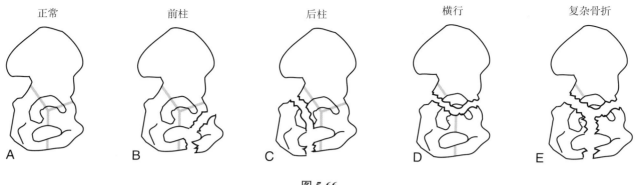

图 5-66

软组织损伤（图 5-67）

大腿肌肉

	起点	止点	神经
屈肌（前方）			
髂腰肌	椎体 / 髂骨	股骨小粗隆	股神经，腰神经腹侧支
股直肌	髂前下棘	髌韧带	股神经
Vagh 肌群	股骨	髌韧带	股神经
缝匠肌	髂前上棘	胫骨头内侧	股神经
耻骨肌（收肌）	髂耻线	股骨小粗隆	股神经（偶尔闭孔神经）
伸肌（后方）			
内收肌	坐骨结节	股骨（收肌结节）	闭孔神经
腘绳肌			
半腱肌	坐骨结节	胫骨骨干前内侧	胫神经
半膜肌	坐骨结节	胫骨髁后内侧	胫神经
股二头肌长头	坐骨结节	腓骨头	胫神经
臀肌	髂骨，骶骨，韧带	股骨（臀肌结节）	臀神经

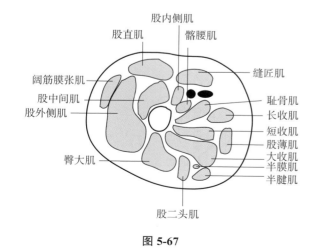

图 5-67

股骨近端骨折（图 5-68 和图 5-69）

发病率：在美国，每年 200 000 人。骨折发病率随年龄增加。在老年组，死亡率近 20%。

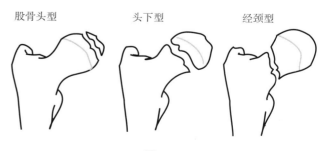

图 5-68

类型

关节囊内骨折，累及股骨头或颈部

- 股骨头骨折：不常见
- 头下型骨折：常见
- 经颈型骨折：不常见
- 股骨颈基底型骨折：不常见

关节囊外骨折，累及股骨粗隆

- 粗隆间骨折
- 粗隆下骨折

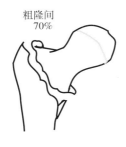 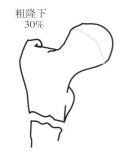

粗隆间　　　　　粗隆下
70%　　　　　　30%

图 5-69

股骨颈骨折

与绝经后骨质疏松相关。患者经常有桡骨远端和（或）肱骨近端骨折。

- Garden 分类：基于股骨头位移程度分类；这一分类能够很好的预测股骨头缺血坏死和骨不连的风险（图 5-70）
- 如果平片可疑，MRI 或骨扫描有帮助

治疗

- 卧床休息：不完全骨折
- Knowles 针
- 如果缺血坏死或骨不连的风险高，则内用假体置换

并发症

- 缺血坏死（头下型骨折的 10% ~ 30%），继发于旋股动脉中断。
- 骨不连：骨折的斜度影响预后（陡峭的骨折骨不连发生率较高）。

股骨粗隆间骨折

比头下型骨折少见。与老年性骨质疏松相关。

- 简单的分类：2-，3-，4-，或多部位骨折，骨折片的数目和粗隆受累情况
- 后内侧粉碎常见

治疗

- 用动力加压螺钉内固定
- 外翻截骨

并发症

- 缺血坏死罕见
- 髋内翻畸形，由内固定失败所致
- 股骨头器具穿透，同时碎片塌陷
- 关节炎

髋关节脱位

类型

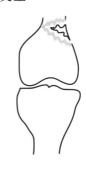 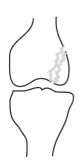 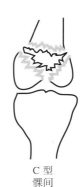

A 型　　　　　　B 型　　　　　　C 型
髁上　　　　　　股骨髁　　　　　髁间

图 5-71

后脱位，90%；

- 股骨头位于髋臼外侧和上方

Garden 分类

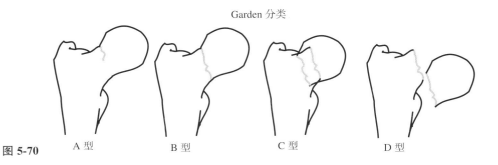

图 5-70　　A 型　　　　B 型　　　　C 型　　　　D 型

- 通常合并髋臼后缘骨折
- 坐骨神经损伤，10%

前脱位，10%；

- 股骨头移位进入闭孔、耻骨、或腹股沟区内脱位
- 总是合并髋臼骨折
- 股骨头突入到盆腔内

股骨远端骨折

分类（图 5-71）

髁上骨折

- 无移位
- 移位
- 嵌插
- 粉碎性

髁 髁间

胫骨近端骨折

挡泥板或保险杠骨折：膝部被运动中的车辆撞击。外侧平台骨折（80%）更常见，因为大多数创伤是由外翻力引起；内侧平台骨折（10%）；10% 内侧和外侧平台联合骨折。

分类（Müller）（图 5-72）

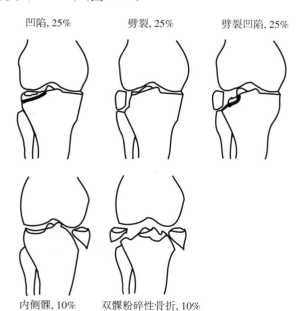

凹陷, 25%　　劈裂, 25%　　劈裂凹陷, 25%

内侧髁, 10%　　双髁粉碎性骨折, 10%

图 5-72

- 1 型：胫骨髁和腓骨近端劈裂骨折（罕见）
- 2 型：任一平台纯凹陷骨折
- 3 型：联合 1 型和 2 型

- 4 型：胫骨双髁粉碎性骨折；外侧平台通常受损更严重。

影像学征象

- 胫骨平台骨折可能并不明显；平片经常低估骨折的真正范围；因此，CT 或前后位和侧位投照断层摄影经常是必需的。
- 在水平投照侧位片上脂肪（骨髓）- 液体（血）界面征（关节积血）
- 骨折的描述：
  骨折类型：劈裂、凹陷等。
  部位：内侧、外侧
  骨折片数量
  骨折片移位
  凹陷的程度

并发症

- 畸形愈合（常见）
- 继发骨关节炎（常见）
- 并发韧带和半月板损伤（例如，内侧副韧带）
- 腓神经损伤

胫骨应力性骨折

典型的跑步者骨折最常见于胫骨近端。

- 骨质硬化带，伴骨膜反应
- 胫骨近端后内侧面骨皮质增厚

髌骨骨折

分类（Hohl 和 Larson）：

- 垂直骨折
- 横行骨折（最常见）
- 粉碎性骨折
- 撕脱骨折

多分髌骨与髌骨骨折鉴别：

- 二分或多分髌骨典型位于髌骨外上缘
- 二分或多分髌骨各骨不能组合在一起，不像髌骨骨折的碎片
- 二分或多分髌骨的边缘很好的皮质化

骨软骨和软骨骨折

剪力、旋转和切向冲击力可能引起软骨（软骨骨折）或软骨和骨（骨软骨骨折）急性骨折。

影像学征象

- 软骨骨折需要关节造影或 MRI 来显示
- 骨软骨骨折通过平片就能看到

剥脱性骨软骨炎（慢性骨软骨骨折）

疼痛，通常单侧，在儿童和青年人发病。由慢性创伤引起：一段关节软骨和软骨下骨质部分或完全脱落。部位：股骨内侧髁外侧面（75%），股骨内侧髁的内侧面（10%），外侧髁的外侧面（15%），股骨髁前部。

影像学征象

- 最早期表现：关节积液
- 骨软骨体和股骨髁之间见 X 线透亮线（进展期）
- 股骨髁后部正常的不规则骨化可能类似剥脱性骨软骨炎
- MRI 评估最好

髌骨脱位

髌骨正常情况下位于股骨远端滑车沟内。脱位的机制通常是在足固定时股骨内旋。几乎总是外侧脱位伴髌内侧支持带断裂。髌骨内侧面撞击在股骨外侧髁前部。

影像学征象

- X 线平片除了关节积液可能无其他异常
- MRI 是首选的成像方式，可见：
  关节积血
  髌内侧支持带断裂或扭伤
  髌骨外倾或半脱位
  股骨外侧髁前部和髌骨内侧面骨挫伤
  髌骨软骨损伤
  30% 合并韧带和半月板损伤

髌腱炎（跳跃膝）

发生于运动员的过度使用症候群，在需要脚踢、跳、和跑的运动中受损。这些活动在髌股关节上施加巨大的压力，最终髌腱坏死、纤维化和变性，从而导致断裂。

- MRI 是首选的成像方式
- 髌腱近端增大，伴 T1 加权（T1W）和 T2 加权（T2W）图像上局部信号强度增高

半月板损伤（图 5-73）

最常受损半月板是内侧半月板。外侧半月板较少受损，因为其活动度更大。外侧半月板损伤与盘状半月板相关。

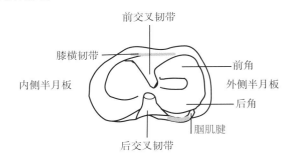
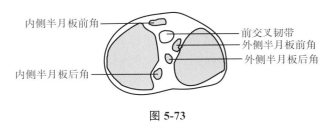

图 5-73

类型

- 垂直（纵行）撕裂：最常见于急性创伤
- 水平撕裂（分层撕裂）见于老年病人：退变
- 斜行撕裂
- 桶柄状撕裂：可能移位或分离。MRI 上有特征性征象：双后交叉韧带征和半月板翻转征。移位的碎片典型地见于髁间窝内
- 外周撕裂：半月板关节囊分离
- 半月板截断：再吸收或碎片移位

撕裂 MRI 分级（图 5-74）

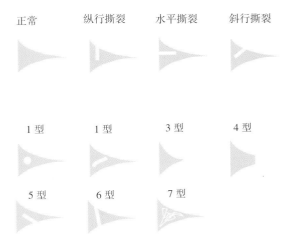

图 5-74

- 1 型：球形信号强度增高，不与关节面相接触。病理：黏液性、透明质或黏液样变性
- 2 型：线性信号强度增高，未达到关节面。病理：胶原断裂伴裂隙形成
- 3 型：半月板尖锥形变小
- 4 型：半月板截断（尖变钝）
- 5 型：线性信号强度增高，达一侧关节面。病理：撕裂
- 6 型：线性信号强度增高，达双侧关节面
- 7 型：碎片化、粉碎性半月板

半月板撕裂 MRI 诊断陷阱（图 5-75）

- 半月板表面凹形游离缘的纤维化退变，因部分容积效应而常被 MRI 漏诊
- 正常膝横韧带走行穿过 Hoffa 脂肪垫，可能被误认为前角撕裂。该韧带连接内、外侧半月板前角
- 半月板切除术后，可能有线状信号延伸到关节面，这是半月板内信号转换的结果
- 假性撕裂
  外侧半月板后角的外侧面（腘肌腱），外侧半月板内侧（韧带）

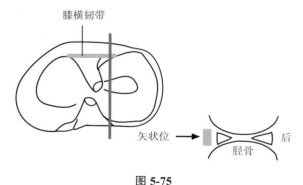

图 5-75

盘状半月板

半月板形态上增大（正常变异）。临床上表现为膝关节屈伸时弹响。经 MRI 诊断，如果三个或更多矢状面图像显示前后角间桥连（"领结征"）则诊断。易于撕裂；几乎总是发生于外侧半月板。

半月板钙化

是许多疾病（CPPD，羟磷灰石沉积病，甲状旁腺功能亢进症，血色病，Wilson 病，痛风，胶原血管病，特发性）的共同表现。半月板钙化通常不能被 MRI 检测到。

半月板囊肿

囊肿形成暗示关节液通过半月板撕裂处进入邻近组织，因此，半月板囊肿总是并发半月板撕裂。最常见于外侧半月板。病人表现为膝关节疼痛和关节外侧肿胀。

交叉韧带撕裂（图 5-76）

交叉韧带是关节囊内、滑膜外结构。前交叉韧带（anterior cruciate ligament，ACL）限制胫骨前移和过伸。后交叉韧带（posterior cruciate ligament，PCL）限制股骨前移和过屈。ACL 撕裂比 PCL 撕裂常见的多，并经常合并其他损伤。

影像学征象

- 平片能显示髁间嵴撕脱碎片
- MRI 是诊断韧带损伤首选的检查方式
- PCL 比 ACL 更大，MRI 显示更好
- MRI 有助于评估 ACL 重建后的并发症，包括 Cyclops 病变（髁间窝内局灶性纤维化结节）

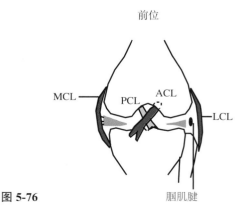
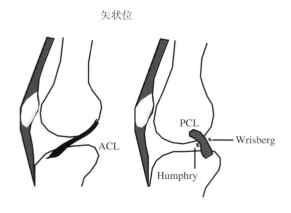

图 5-76

ACL 损伤 MRI 征象

	损伤的程度	直接征象	间接征象
轻度扭伤	韧带水肿	T2W 高信号	
中度扭伤	部分撕裂	ACL 水肿 / 出血	PCL 屈曲
	部分纤维完整		ACL 成角
			胫骨向前半脱位
断裂	完全撕裂	波浪状轮廓	外侧骨挫伤
		无可识别的 ACL	MCL 损伤
		ACL 不连续	内侧半月板损伤
		水肿 / 出血性肿块	
慢性损伤	陈旧轻 / 中度扭伤	ACL 增厚	胫骨向前半脱位
		ACL 变薄	
		质子密度信号异常	
		T2W 图像上无急性水肿	

Segond 骨折（图 5-77 ）

胫骨近端上外侧面小的撕脱骨折。经常合并外侧关节囊韧带、ACL、和半月板的撕裂。Segond 骨折在中间冠状平面，必须与较少见的由筋胫束引起的 Gerdy 结节撕脱骨折鉴别，后者常见于胫骨前部。所有 Segond 骨折的病例均应行 MRI 检查，以评估合并的韧带损伤。

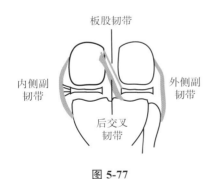

图 5-77

反 Segond 骨折

类似于 Segond 骨折，但骨折片位于胫骨近端内侧面。代表内侧副韧带深层关节囊组分的撕脱。合并后交叉韧带（PCL）撕裂、PCL 从胫骨平台后部撕脱，以及内侧半月板撕裂。也需行 MRI 检查以评估合并损伤。

侧副韧带

内侧副韧带（medial collateral ligament，MCL）（损伤常见）附着于内侧半月板，所以两者经常同时损伤。外侧副韧带（lateral collateral ligament，LCL）复合体（损伤较少见）由腓侧副韧带、股二头肌腱和髂胫束组成。

影像学征象（图 5-78）

- MRI 损伤的标准与用于 ACL 和 PCL 撕裂的标准类似
- O'Donoghue 三联症（悲哀三联症）源于伴有旋转的外翻应力：
  ACL 撕裂
  MCL 损伤
  内侧半月板撕裂（外侧间室骨挫伤）
- Pelligrini-Steida 病变：内侧副韧带股骨附着点的曲线状钙化或骨化，表明陈旧 MCL 损伤

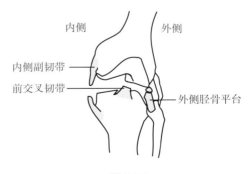

图 5-78

肌腱损伤

常发生于急性创伤、运动员过度使用损伤或老年人退行性肌腱病。

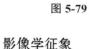

图 5-79

影像学征象

急性肌腱炎

- 肌腱肿大
- 腱鞘积液（腱鞘炎）
- 肌腱内 MRI 信号异常可能表明部分撕裂

慢性肌腱炎

- 肌腱变薄或增厚
- 在 T2W 图像上肌腱内信号不增加

膝关节脱位

- 后，75%
- 前，50%
- 严重血管损伤发生在腘血管约 35%，发生在腓血管约 25%

踝关节

踝关节解剖（图 5-79）

踝关节骨折

分类（图 5-80）

在现有损伤的各种分类方法中，Weber 分类是最有用的。其根据腓骨骨折的水平来确定胫腓韧带复合体的损伤程度：

Weber A 型（下胫腓联合以下）

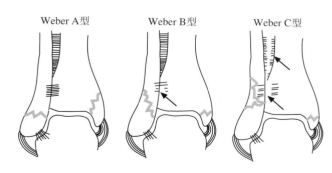

图 5-80

- 外踝横行骨折或外侧副韧带（LCL）断裂
- 内踝斜行骨折
- 胫腓韧带复合体未损伤（稳定）
- 由旋后 - 内收（内翻）所致

Weber B 型（经下胫腓联合）

- 外踝近关节的斜行或螺旋形骨折
- 内踝横行骨折或三角韧带断裂
- 胫腓韧带复合体部分断裂
- 由旋后 - 外旋或旋前 - 外展所致

Weber C 型（下胫腓联合以上）

- 腓骨近端骨折
- 内踝横行骨折或三角韧带断裂
- 胫腓韧带复合体断裂（外侧不稳定）
- 由旋前 - 外旋所致

分析方法

1. 评估全部三踝。
2. 评估踝穴稳定性（距骨上方关节间隙连续不中断，宽 3～4 mm）。
3. 如果存在孤立的内踝损伤，总是寻找腓骨近端骨折。
4. 进行 MRI 或关节造影检查来准确的评价韧带。
5. 确定距骨穹窿是否完整。

胫骨骨折

Pilon 骨折（图 5-81）

胫骨远端踝上骨折，延伸到胫骨远端关节面水平部（plafond）。通常合并腓骨远端骨折和（或）下胫腓联合断裂。损伤机制通常是由于垂直负荷（例如，跳跃者）。伴有关节内粉碎。并发症：创伤后关节炎。

Tillaux 骨折（图 5-82）

胫骨外侧缘的撕脱骨折。在儿童中青少年中，Tillaux 骨折是 Salter-Harris Ⅲ 型损伤，因为生长板的

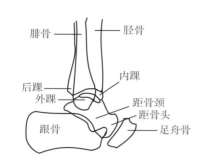

Pilon 骨折

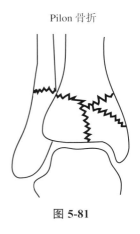

图 5-81

Tillaux 骨折

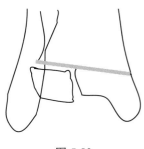

图 5-82

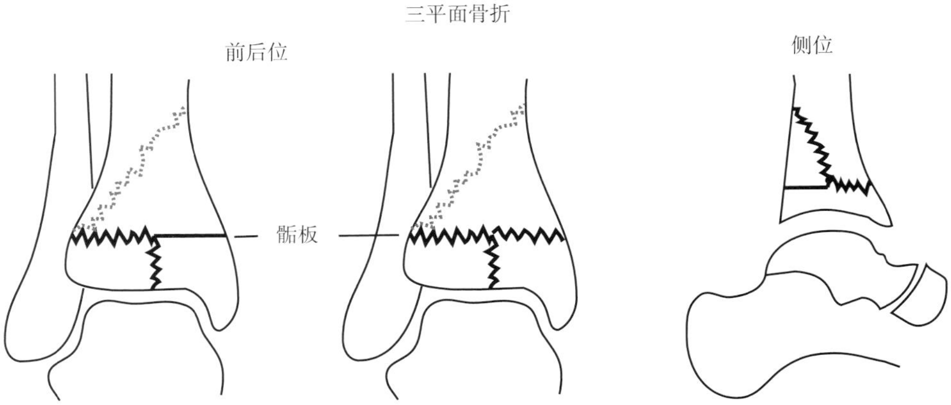

三平面骨折

前后位　　　　　　　　　　　侧位

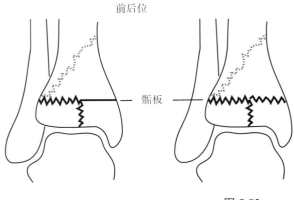

髂板

图 5-83

内侧闭合较早。

Wagstaffe-Le Fort 骨折

腓骨内侧缘胫腓前韧带附着处的撕脱骨折。

三平面骨折（图 5-83）

儿童期骨折，涉及三个骨折平面：骨骺的垂直骨折，经骺板的水平骨折，经干骺端的斜形骨折。

胫骨衰竭骨折（图 5-84）

衰竭骨折　　　应力性骨折

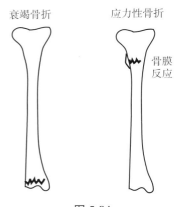

骨膜反应

图 5-84

发生在胫骨远端靠近关节面（plafond），与胫骨应力性骨折相反，后者发生在胫骨骨干近端后部。

韧带损伤

韧带解剖（图 5-85 和图 5-86）

稳定踝关节的韧带包括三组：

内侧副韧带（三角韧带，四部分）

- 胫距前韧带
- 胫距后韧带
- 胫跟韧带
- 胫舟韧带

外侧副韧带（三部分）

- 距腓前韧带

下胫腓复合体

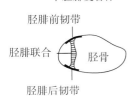

胫腓前韧带

胫腓联合　　　胫骨

胫腓后韧带

图 5-85

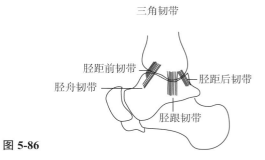 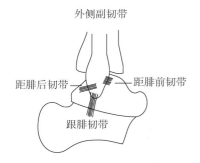

图 5-86

- 距腓后韧带
- 跟腓韧带

下胫腓复合体（对踝关节稳定性最重要）

- 胫腓前韧带
- 胫腓后韧带
- 胫腓联合

内侧副韧带撕裂（图 5-87）

- 平片：软组织肿胀
- 距骨向外半脱位
- 外翻应力位 [在最疼痛的部位注射 1% 利多卡因（赛洛卡因）5 ~ 10 ml]：距骨倾斜 > 20° 即为异常（在前后位片上胫骨远端关节面水平部（plafond）和距骨穹窿间的夹角）
- 关节造影：对比剂漏出至内踝下方

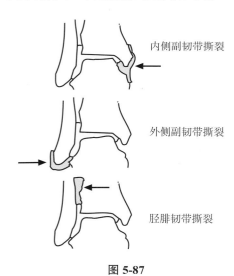

图 5-87

外侧副韧带撕裂

- 平片：软组织肿胀
- 距骨向内半脱位
- 内翻应力位：距骨倾斜 < 15° 为正常
- 关节造影：对比剂漏出至外踝下方

- 距腓前韧带是最常受损伤的踝关节韧带。

下胫腓前韧带撕裂

- 常合并其他韧带损伤
- 关节造影：对比剂漏出至下胫腓联合间隙

Maisonneuve 骨折

腓骨近端螺旋骨折合并踝关节损伤（以法国外科医生的名字命名）。这是一种重要的损伤，因为临床上很容易忽视，而腓骨骨折发生的部位又远离踝关节标准 X 线片所涵盖的区域。此型骨折的存在暗示踝关节韧带损伤和胫腓联合断裂。其被归类为 Weber C 型骨折。

足

解剖（图 5-88）

跟骨骨折（图 5-89）

情人骨折

因轴向负荷引起（例如，从高处坠落）

影像学征象

- Boehler 角（跟距角）变小（< 20°）；Boehler 角正常不能除外骨折
- 75% 是关节内骨折（距下关节）
- 10% 为双侧
- 合并骨折：
胸腰椎爆裂骨折（Don Juan 骨折）
Pilon 骨折

跟骨应力性骨折（图 5-90）

发生在跑步者、糖尿病和老年患者。垂直线状表现。

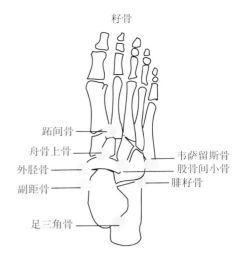

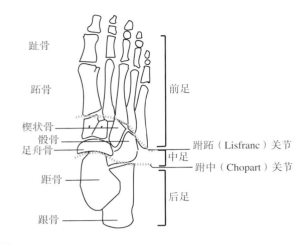

图 5-88

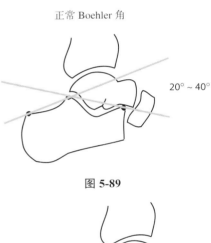

图 5-89

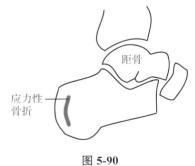

图 5-90

跟腱断裂

跟腱是由腓肠肌和比目鱼肌肌腱融合形成。危险区域，即急性断裂最常发生的部位，在跟骨附着点上方 2 ~ 6 cm。

- X 线平片显示胫骨远端及踝关节后方明显的软组织肿胀与跟腱前脂肪垫消失
- 部分断裂 MRI 显示为肌腱增粗和水肿，在 T2W 上肌腱内信号增高，以及周围的软组织水肿
- 完全断裂；肌腱存在裂隙，并被高信号的血液和水肿充填

Freiberg 不全骨折（Freiberg 病）（图 5-91）

跖骨头骨软骨病，继发于反复创伤。表现为第二跖骨头变平和骨质硬化，晚期导致跖骨头塌陷和碎裂。

- 其他跖骨也可以受累。
- 更常见于女性（3∶1），年龄 13 ~ 18 岁
- 通常为单侧

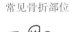

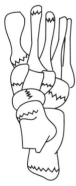

图 5-91

距骨骨折

关节软骨覆盖距骨的 60%；没有肌肉或肌腱附着。韧带撕脱最常见。其他类型：

- 距骨颈骨折（飞行员距骨）。并发症：近端缺血坏死
- 距骨穹窿骨软骨骨折
- 距骨穹窿剥脱性骨软骨炎

Jones 骨折（舞蹈演员骨折）

第五跖骨骨干近端骨折。并不是由腓骨短肌腱引起的撕脱。

位于粗隆 1.5 cm 以内。骨不连发生率高，表明需要手术处理。与撕脱骨折鉴别，后者更常见，骨折线更垂直于基底部，一般不需要手术。

骰骨坚果钳骨折（Nutcracker Fracture）

由间接压缩暴力所致的骰骨骨折。发生于前足外展时，骰骨被压夹在远侧的第四、五跖骨基底部和近侧的跟骨之间（像坚果在坚果钳内）。

Lisfranc（跗跖关节）骨折 - 脱位（图 5-92）

以拿破仑军队的外科医生命名，该医生描述了在跗跖关节处的截肢手术。跗跖关节背侧脱位，足部最常见的脱位，通常是糖尿病神经性关节（Charcot 关节）的表现之一。两种类型：同向型和分离型。

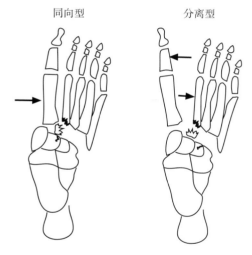

同向型　　　　分离型

图 5-92

影像学征象

- 同向型：第 1 ～ 5 或第 2 ～ 5 跖骨向外侧脱位
- 分离型：第 2 ～ 5 跖骨向外侧脱位而第 1 跖骨向内侧脱位
- 合并跖骨基底部和楔骨骨折
- 在早期可能非常轻微

骨科手术

关节置换

使用的材料有四种类型：

- 聚乙烯用于凹形关节面（髋臼，胫骨平台）。通常背附金属提供支持。聚乙烯是 X 线透亮的
- 硅橡胶用于足和手关节成形术的植入物。生产时使其 X 线显影
- 金属合金；钴 - 铬 - 钼合金，钴 - 铬 - 钨合金，钛 - 铝 - 钒合金
- 超高分子量聚乙烯
- 甲基丙烯酸甲酯被用作骨水泥或高压下注入髓腔。生产时使其 X 线显影

限制性假体具有内在的稳定性（球在窝内 [ball-in-socket]），非限制性假肢依靠正常的关节外结构来提供稳定性。假体的限制越多，松动的可能性越高。假体的限制越少，脱位的可能性越高。

假体松动

急性松动通常是因感染所致。慢性松动是由机械因素引起；因此同心性至关重要。

影像学征象

- 通常术后即刻行平片检查，以记录位置和对位，作为显示随时间推移假体逐渐松动基线片
- 骨 - 骨水泥或金属 - 骨界面的 X 线透亮线增宽超过 2 mm 表明假体松动
- 组件移位
- 骨膜反应
- 骨质溶解是提示性征象，但不是假体松动的诊断依据
- 骨水泥断裂是假体松动的明确指征

其他并发症

- 聚乙烯磨损
- 假体脱位
- 粒子病：关节假体周围分叶状骨质溶解区，是由巨噬细胞介导的对颗粒碎屑（例如，聚乙烯、金属）的反应
- 血肿
- 异位成骨
  经常见于手术治疗髋关节退行性疾病之后
  过度成骨干扰运动
- 血栓性静脉炎经常在术后立即发生。
- 异物肉芽肿性反应
- 丙烯酸骨水泥渗漏
  骨盆内骨水泥渗漏（聚合热诱导）引起：
  - 血管和神经损伤

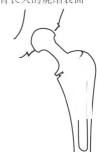
非骨水泥型，有适合骨长久的烧结表面

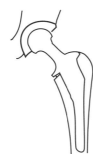
骨水泥型髋臼和股骨部分

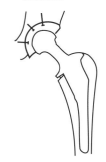
骨水泥型股骨部分

图 5-93

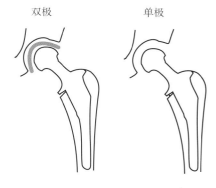
双极　　　单极

图 5-94

- 坏死
- 泌尿生殖器损伤

为防止意外漏出，使用如下设备：

- "墨西哥帽"用在髋臼钻孔内
- 金属丝网
- 感染。影像表现：
  - 广泛性骨质破坏
  - 软组织和（或）关节内气体
  - 广泛性和侵袭性骨膜反应
  - 宽且不规则的透亮带
- 金属滑膜炎

髋关节置换（图 5-93）

假体的类型

- 骨水泥型（甲基丙烯酸甲酯）Chamley 或 Chamley-Muller 假体常植入于老年患者；偶尔髋臼组分可用螺钉固定，而股骨间室是骨水泥型
- 烧结假体（骨长入有多孔涂层而没有骨水泥化的假体内）通常用于年轻患者；松动难以评估，除非观察到假体逐渐活动
- 模块化假体是非骨水泥型，包括各种组件以优化压力分布

置换类型（图 5-94）

- 全髋：髋臼和股骨头置换
- 半髋置换：
  双极（Bateman 贝特曼型）假体包括有双髋臼（双极）间室的骨水泥型 Miller 股骨柄；对于大多数运动，股骨头与人造髋臼相关节。对于极端运动，人造髋臼与真正髋臼相关节。如果髋臼完整，使用这种假体
  简单（单极）假体：只有一个髋臼间室；可能加速髋臼磨损

要点

- 许多假体，甚至来自不同的制造商，有相似的影像学外观
- 当怀疑有并发症但平片不能显示时，应进行骨扫描
- 术后 6 个月内骨扫描通常为阳性。6 个月以后，阴性骨扫描结果是排除松动、感染、或骨折的可靠依据。非骨水泥型假体在骨扫描上可以保持"热"直至 2 年
- 股骨组件松动通常早于髋臼组件
- 影像学检查不能排除感染，关节吸引术是必要的
- 骨水泥型髋臼假体几乎总是失败

膝关节置换（图 5-95）

类型

- 非限制性假体：关节面置换；依赖完整的侧副韧带和交叉韧带保持稳定
- 半限制性假体：通过组件的设计对膝关节提供一定的稳定性
- 胫骨组件最有可能松动

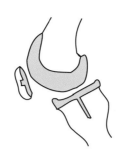
三间室置换

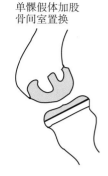
单髁假体加股
骨间室置换

图 5-95

其他手术

关节融合术

- 关节手术融合
- 通过移除关节软骨、内固定和固定构成关节各骨的骨端，从而达到融合
- 常见关结融合术：脊柱融合术、腕关节融合术和膝关节融合术

截骨术

- 通过手术切断骨来矫正对位或纠正长度
  因长度差异切除部分骨
  植入骨使其延长
  楔形植骨
- 内固定常用

骨移植

- 用于刺激骨生长和提供机械稳定性
- 一般需要 1 年的时间移植物才能完全整合到骨内

脊柱融合术

类型

- 手术融合用于骨折 - 脱位、椎间盘疾病、脊柱滑脱、脊柱侧弯。并发症包括：
  紧邻融合部上、下水平骨折 / 损伤的发病率增加
  假关节形成
  由骨或韧带增生引起椎管狭窄
  骨髓炎，椎间盘炎
- 先天性融合（Klippel-Feil 综合征）
- 炎性关节炎：幼年型类风湿关节炎、强直性脊柱炎、银屑病关节炎
- 短期稳定依靠棒；长期稳定依靠骨性融合
- 哈氏（Harrington）棒的类型：
  分离棒
  加压棒

关节造影

总论

总则

- 在关节造影前总是行平片检查
- 所有吸出的关节液应送检培养或临床指征的其他试验
- 对比剂经长针管注射
- 如果针尖在关节内，对比剂应该从针尖自由流出

适应证

- 韧带和肌腱撕裂
- 软骨损伤
- 增生性滑膜炎
- 肿块和游离体
- 植入物松动

禁忌证

- 穿刺部位皮肤感染
- 先前对对比剂的严重过敏反应是相对禁忌证

并发症

- 关节造影后疼痛是最常见的并发症（无菌性化学性滑膜炎），开始于术后 4 小时，在 12 小时达到高峰，然后减退
- 对对比剂或利多卡因的过敏反应
- 感染
- 血管迷走反应（可用阿托品预处理）

准备

关节造影的无菌准备

- 透视下确定穿刺部位，并标记于皮肤上
- 用聚维酮碘（优碘）多次擦洗，然后用乙醇擦洗
- 布帘和穿刺

髋关节吸引术 / 髋关节置换的无菌准备

- 透视下确定穿刺部位，并标记于皮肤上
- 病人和放射科医师完全长袍化
- 透视架挂消毒帷帘
- 用聚维酮碘（优碘）多次擦洗，然后用乙醇擦洗
- 手术单

麻醉

- 1% 利多卡因，皮下
- 利多卡因是抑菌剂：如果抽吸关节（例如，全髋关节置换）则不能使用。

关节造影类型

- 在造影混合物中加入肾上腺素（1∶1000）以延缓吸收（即，当计划随后进行 CT 检查时）
- 双对比关节造影与单对比关节造影的比较

  单对比法：非钙化的游离体（钙化的游离体可能被漏诊）

  双对比法：软骨损伤（例如，半月板撕裂、盂唇撕裂）

关节造影方案

关节	对比剂（ml）*	肾上腺素（ml）	气体（ml）	备注
肩关节	3	0.3	10	
肘关节	2+	仅用于断层摄影	无	用于游离体
腕关节	2+	无	无	
髋关节	15	无	无	单对比
膝关节	2	0.3	35	
踝关节	2	仅用于断层摄影	无	

*30% 利多卡因 –1%+70% 泛影葡胺 –60 用于单对比，如果随后行 CT 检查则 1∶1 混合。

肩关节造影（图 5-96）

患者体位

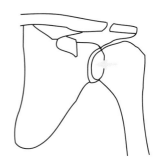

图 **5-96**

- 病人仰卧
- 手臂外旋

步骤

- 21 G 脊髓穿刺针
- 对准肱骨头内缘之上的关节间隙外侧
- 引导穿刺针向内侧离开肱骨头进入关节
- 通过注射利多卡因确认位于关节内。确定穿刺针在关节内的另一种方法是造影剂在针管内，保留空气在针头内

  关节内：自由流入

  关节外：空气反弹

要点

- 对侧抬高可以打开关节间隙更多
- 最常见的问题是穿刺针位置表浅
- 关节前部结缔组织可能感觉非常坚韧
- 如果穿刺针在肱骨头之上正确的位置，减小外旋的程度（放松外囊）可能有帮助

肩关节 MR 造影

　　MR 关节造影是在透视控制下向盂肱关节内注入 12 ml 钆喷酸葡胺（GD-DTPA）和生理盐水（1∶200 稀释）的混合物。然后用 T1W 自旋回波序列获得冠状位、轴位、和矢状位图像，加或不加脂肪抑制技术。肩关节置于中立位或轻度外旋。典型的成像参数如下：层厚，2 ~ 3 mm；重复时间，600 msec；回波时间，< 15 msec；扫描野，130×180；矩阵，180×256；信号采集次数，2。

髋关节造影（图 5-97）

注射部位

- 股骨颈和头交界处
- 穿刺部位位于股动脉外侧 2cm

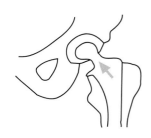

图 **5-97**

腕关节造影（图 5-98）

完整的腕关节造影包括三个分隔间室的注射（25 G 穿刺针）：

- 桡腕关节间室（第一次注射）；屈腕，定位于桡舟间隙的中点
- 中腕间室（延迟 4 小时，以允许造影剂吸收）：注入 Poirier 间隙
- 下尺桡关节

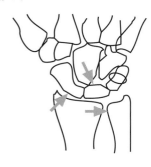

图 5-98

踝关节摄影（图 5-99）

- 25 G 穿刺针
- 标记胫距关节中点，然后病人转身侧卧
- 25 G 穿刺针在胫骨前缘下方成一定角度（在侧位上，在胫距关节尾侧方向 1 cm 处开始）
- 识别并避开足背动脉

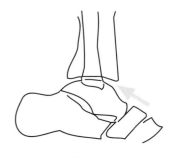

图 5-99

肌肉骨骼系统活检

适应证

- 原发或继发骨肿瘤
- 骨炎
- 化脓性关节炎，椎间盘炎

禁忌证

- 出血体质
- 难以接近部位的活检（齿突，颈 1 前弓）
- 软组织感染

技术

首先行 CT 扫描定位病变。确定进针点和路径，避开神经、血管和内脏结构。对于外周长骨活检，入路应该垂直于骨皮质，这一角度避免穿刺针的针尖滑脱。应选择最短路径。对于扁骨，如肩胛骨、肋骨、胸骨和颅骨，使用 30°～60° 角倾斜入路。对于骨盆带骨，用后方入路避开骶管和神经。对于椎体活检，根据椎体水平不同可以选择不同的进针路线，颈椎水平用前路，胸椎水平用经椎弓根和肋横突间路径，腰椎水平用后外侧和经椎弓根路径。对于神经后弓，使用切线入路以避免损伤潜在的神经结构。

并发症

- 主要的并发症是化脓性骨炎。为了避免这一并发症，操作过程中必须严格无菌。
- 血肿
- 反射性交感神经营养不良
- 神经和血管损伤
- 气胸

经皮神经根周围类固醇注射

适应证

- 椎间盘源性急性下腰痛（无神经麻痹）常规药物治疗抵抗患者的治疗
- 椎间盘切除术后综合征

技术

- 颈椎水平：患者置于仰卧位，头轻度旋转和过伸。
- 腰椎水平：患者置于俯卧位。经 CT 确定进针点和路径。皮肤局部麻醉后，在 CT 引导下 22 G 脊髓穿刺针经后入路置于疼痛的神经根附近。

在神经根管内浸润，通过抽吸没有脑脊液而证实。一旦穿刺针在硬膜外间隙，注入 1.5 ml 空气以确认针尖的硬膜外位置。然后注射 2～3 ml 长效类固醇溶液（可的伐唑，3.75 mg，单独注射或与 2 ml 0.5% 利多卡因混合）。利用精确的 CT 引导，可避免硬膜囊穿孔。但是，如果因硬膜囊黄韧带粘连或误操作导致硬膜被刺穿，针必须轻轻拉回并检查脑脊液漏。如果没有，注射无麻醉剂的皮质类固醇。在注射过程中，病人可能会感到持续几秒钟的反复自发性疼痛，这是由于硬膜伸展造成的。

并发症

- 如果没有遵守严格的无菌操作，类固醇硬膜外或鞘内注射后脑膜炎及神经损害（四肢麻痹，多发颅神经麻痹，眼球震颤）已有描述。用精确的 CT 监视，可避免意外的鞘内注射
- 己曲安奈德作为一种长效类固醇，使用时有钙化的风险。这种类固醇不被推荐
- 在颈椎水平，椎动脉损伤和动脉内注射已有描述。用精确的 CT 引导可以避免

经皮 – 骨水泥成形术

丙烯酸骨水泥（聚甲基丙烯酸甲酯）经皮骨水泥成形术，也被称为椎体填塞或椎体成形术，是对有病理性椎体患者的一种操作，旨在防止椎体塌陷和疼痛。

适应证

- 症状性椎体血管瘤
- 疼痛的椎体肿瘤（特别是转移瘤和骨髓瘤），尤其是当有压缩骨折的风险时
- 严重的、疼痛的骨质疏松，有椎体高度丢失或压缩骨折或两者均有

禁忌证

- 出血体质
- 感染
- 有硬膜外延的病变需要小心注射，以防止骨水泥硬膜外溢出和脊髓压迫。

并发症

- 主要并发症是水泥渗漏
- 感染
- 患者术后暂时性疼痛，但症状多在 24 小时内消失。术后疼痛通常与注入骨水泥量成正比。大多数患者，椎体可以良好的封装超过 4 ml 丙烯酸水泥
- 过敏反应，高血压

骨肿瘤

概述

肿瘤分析方法（图 5-100）

1. 确定肿瘤侵袭性（破坏和修复模式）
2. 肿瘤基质组织特征（通常根据 CT 表现）
3. 病变部位

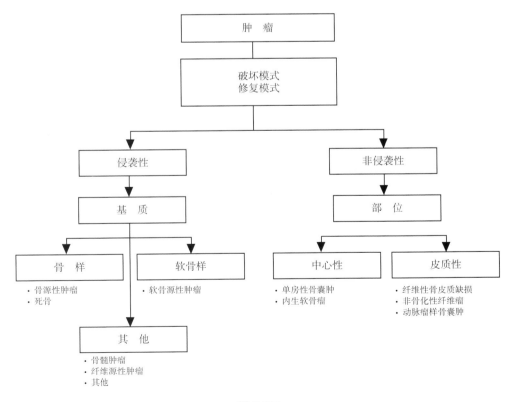

图 5-100

4．患者年龄

某些特征比其他特征有更高的诊断特异性，其中最重要的特征包括：

- 破坏模式（恶性 vs 良性）
- 基质模式（以确定起源于骨、软骨、还是纤维组织）

骨破坏模式（图 5-101）

骨破坏模式是确定肿瘤的生长速率或侵袭性方面最重要的因素。皮层穿透是侵袭性病变的指征。模式类型包括：

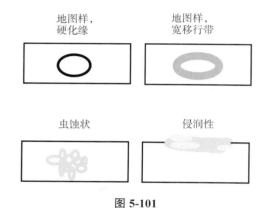

图 5-101

地图样溶骨

- 骨内边界清楚、局限性的洞
- 硬化缘预示生长相对缓慢
- 边界不清或宽的移行带表明中度侵袭性过程。

虫蚀状

- 皮质和松质骨内许多大小不等的小孔
- 反映侵袭性行为

浸润性

- 沿皮质许多细长的孔
- 偶尔，仅能见到骨皮质密度减低
- 反映侵袭性行为

溶骨性病变影像学模式

依侵袭性增加排序：

- Ⅰa：地图样透亮区，边界清楚有硬化缘
- Ⅰb：地图样透亮区，边界清楚无硬化缘
- Ⅰc：地图样透亮区，边界不清
- Ⅱ：虫蚀状
- Ⅲ：浸润性

骨修复模式（图 5-102）

对骨质破坏的反应性新骨形成（成骨活性）：

骨膜反应

- 扶壁状（波浪状骨膜炎；良性病变）
  厚的、单层骨膜反应
  提示生长缓慢或良性
  非特异性：肥大性肺性骨关节病，动脉粥样硬化，良性肿瘤
- 侵袭性模式
  见于快速进展性病变，如恶性肿瘤或骨髓炎
  - 层状（洋葱皮样）。骨膜表现为多层
  - Codman 三角。骨膜新生骨仅在肿瘤边缘

针状

- 日光放射状见于侵袭性恶性病变；骨针通常指向病灶中心
- 毛发状见于侵袭长骨髓腔的病变

骨内反应

- 新骨厚的边缘表明良性、缓慢生长（例如，非骨化性纤维瘤、骨瘤、Brodie 脓肿、骨纤维异常增殖症）
- 薄的边缘或边界不清表明更活跃病变
- 斑点状（Mottled）外观
  由骨掺杂浸润性或虫蚀状破坏所致
  表明侵袭性（恶性和非恶性原因）

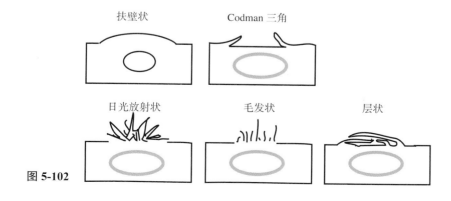

图 5-102

组织学特征

肿瘤基质是指由肿瘤细胞产生的新生细胞间质。为了充分地定义基质的特征经常需要 CT 检查。例如，平片上肿瘤密度增高可能是由骨样基质引起，也可能是骨膜 / 骨内反应所致。

肿瘤基质定义

基质	良性	恶性
骨样基质		
并不总是矿化 矿化表现为致密、均质、云絮状	骨样骨瘤 骨母细胞瘤 骨软骨瘤 骨岛	骨肉瘤
软骨样基质		
并不总是钙化 弧形或环状钙化	内生软骨瘤 骨软骨瘤（帽） 软骨母细胞瘤 软骨黏液纤维瘤	软骨肉瘤
中间基质		
弥漫性均匀矿化：磨玻璃	骨纤维异常增殖症 骨母细胞瘤	骨肉瘤
细胞性基质		
无钙化 X 线透亮病变	纤维性肿瘤	圆细胞肿瘤 纤维性肿瘤

要点（图 5-103）

- 肿瘤内软骨和骨样基质的矿化经常在中心（中心成熟，周围生长）
- 良性病变（例如，骨梗死、骨化性肌炎）内矿化经常在外周

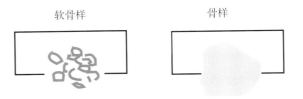

图 5-103

病变在骨骼内定位

一般而言，大多数原发肿瘤发生在迅速生长的部位（股骨远端、胫骨近端、肱骨），而转移瘤发生在血管丰富的红骨髓（脊柱、髂骨翼）。下列肿瘤有好发的典型部位：

- 内生软骨瘤：指骨
- 骨肉瘤，骨巨细胞瘤：膝关节周围
- 血管瘤：颅骨和脊柱
- 软骨肉瘤：髋骨

- 脊索瘤：骶骨和斜坡
- 造釉细胞瘤：胫骨中段

解剖区域定位

- 骨骺：主要是软骨和关节病变，如软骨母细胞瘤或嗜酸性肉芽肿
- 干骺端：不同原因的病变（例如，肿瘤、炎性、代谢性）均好发于干骺端（血供丰富）；因此，单从定位上其鉴别诊断价值有限
- 骨骺 / 干骺端区域：骨巨细胞瘤
- 骨干：40 岁以后，大多数发生于骨干的孤立性骨病变累及骨髓

骨内轴定位（图 5-104）

指的是就骨长轴而言病变的位置。

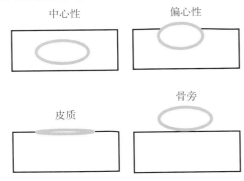

图 5-104

- 中心性病变（通常为良性）
  内生软骨瘤
  单房性骨囊肿
  嗜酸性肉芽肿
- 偏心性病变
  动脉瘤样骨囊肿
  骨肉瘤
  非骨化性纤维瘤
  骨巨细胞瘤
  软骨黏液纤维瘤
- 皮质病变（良性最常见）
  皮质缺损
  皮质硬纤维瘤
  骨样骨瘤
  骨膜软骨瘤
- 骨旁病变
  所有骨、软骨、及纤维组织恶性肿瘤
  骨软骨瘤
  骨化性肌炎（应该与骨不相连）

不同部位肿瘤发病率 *

肿瘤	股骨	胫骨	足	肱骨	桡骨	手	脊柱	颅骨
骨样骨瘤	30	25	10	5	1	10	5	1
骨母细胞瘤	15	10	10	5	1	5	40	15
骨肉瘤	40	15	1	15	< 1	< 1	2	5
软骨瘤	10	3	5	5	2	55	1	1
软骨母细胞瘤	35	20	10	20	1	20	1	1
软骨肉瘤	25	10	2	10	1	3	5	3
非骨化性纤维瘤	40	45	1	5	1	1	–	1
纤维肉瘤	40	15	2	10	1	< 1	5	5
骨巨细胞瘤	35	30	2	5	10	5	5	1
恶性纤维组织细胞瘤	45	20	2	10	1	–	2	5
血管瘤	5	3	5	5	5	2	25	35
血管外皮细胞瘤	10	–	5	15	5	2	10	5
神经纤维瘤	–	5		2			5	75
脊索瘤	–	–	–	–			75	25
单纯性囊肿	30	5	1	55	1	1	–	–
动脉瘤样骨囊肿	15	15	10	10	3	5	15	5
造釉细胞瘤	3	80	1	5	1	1	–	–
尤文肉瘤	40	30	3	10	2	1	5	1

* 所有数字代表骨肿瘤在该部位的百分比

发病率

前面表中的数字表示肿瘤在该部位的近似百分比。

骨活检

- 使用 2 种通用类型的穿刺针：
  骨皮质穿刺针（环钻、Turkel、Ackerman）
  软组织肿块穿刺针（Tru-Cut、脊髓穿刺针）
- 软组织活检优于骨活检
- 针尖应与骨成直角刺入，否则穿刺针容易从骨滑落
- 总是在病变将要切除的部分取材。而且，针道应该在切除范围内（肿瘤种植罕见但已有报告，尤其是软骨样病变和脊索瘤）。因此，所有活检需要咨询骨外科医生相关的手术方法
- 并发症：1% ~ 10%

成骨性肿瘤

骨样骨瘤

骨样骨瘤的临床特征为疼痛（前列腺素升高），尤以夜间为重，服用阿司匹林后疼痛可缓解。年龄：

5 ~ 25 岁。治疗方法是手术切除、经皮热消融、或钻孔消融。目前首选的治疗方法是经皮射频消融。瘤巢未完全切除可导致复发。部位：股骨和胫骨 55%，手和足 20%；80% 位于皮质内。

影像学征象

- X 线透亮的瘤巢，直径 < 2 cm（可能含有骨基质）
- 瘤巢由骨质硬化区围绕；平片上骨质硬化区可能遮蔽瘤巢的显示
- 疼痛性脊柱侧弯的病人，病灶位于凹侧
- 关节周围或关节内病变可伴发滑膜炎
- 儿童患者可引起肢体过度生长
- CT 是确定瘤巢数量和位置的最佳方法
- 骨扫描：热点
- 血管造影：瘤巢染色，均匀浓密
- MRI：可有广泛的反应性骨髓水肿

骨母细胞瘤

组织学类似于骨样骨瘤，但影像表现不同。年龄：< 30 岁（80%）。治疗方法是全病灶刮除。两种

表现：

- 膨胀溶骨性改变
- 硬化性改变 > 2cm（巨大骨样骨瘤）

骨母细胞瘤与骨样骨瘤鉴别

	骨母细胞瘤	骨样骨瘤
临床	罕见	常见
	大小迅速增加	有限生长潜能
	疼痛不持续	疼痛持续（夜间痛）
影像	膨胀或 > 2cm	< 2cm
	不同程度硬化	周围硬化

好发部位

- 脊柱（后部附件）：40%
- 四肢长骨：30%
- 手和足：15%
- 颅面骨：15%

影像学征象

- 致密硬化性骨反应，> 2 cm
- 膨胀、边界清楚的病变，类似于动脉瘤样骨囊肿
- 不同程度的中心钙化和基质
- 恶性、侵袭性骨母细胞瘤可能有皮质破坏和软组织成分（可能类似于骨肉瘤）

其他良性成骨病变

骨岛（内生骨疣）

松质骨内皮质型骨，大小为 1 ~ 4 cm。均质致密，边界清晰。骨扫描可能为温结节

骨斑点症

多发性骨骺内生骨疣。

条纹状骨病

干骺端线性纵行条纹。无症状。

骨瘤

成熟骨形成的局限性肿块，位于皮质骨内膜或骨外膜表面，常见于颅骨或副鼻窦。与 Gardner 综合征相关。

骨肉瘤（osteosarcoma，OSA）

第二常见的原发性恶性骨肿瘤，仅次于多发骨髓瘤。

发病率：在美国 < 1000 新病例 / 每年。年龄：10 ~ 30 岁。5 年生存率：骨旁 80% > 骨膜 50% > 普通型 20% > 毛细血管扩张型 < 20%。

临床表现

- 疼痛
- 肿块
- 发热

类型

骨原发性骨肉瘤（95%）

- 普通型骨肉瘤
- 低级别中心型骨肉瘤
- 毛细血管扩张型骨肉瘤
- 小细胞骨肉瘤
- 多中心型骨肉瘤

皮质旁骨肉瘤

- 骨旁骨肉瘤
- 骨膜骨肉瘤
- 高级别表面骨肉瘤

继发性骨肉瘤

- Paget 病
- 先前受到辐射（辐射后 3 ~ 50 年）
- 去分化型软骨肉瘤

普通型骨肉瘤发病部位

- 管状骨，80%
  股骨，40%（其中 75% 发生在膝关节周围）
  胫骨，15%
  肱骨，15%
- 其他骨，20%
  扁骨
  椎体

影像学征象

- 边界不清、髓内、干骺端肿块性病变，突破皮质向外侵犯
- 基质：
  骨样基质（成骨型骨肉瘤），50%
  软骨样基质（成软骨型骨肉瘤），25%

梭形细胞间质（成纤维型骨肉瘤），25%
- 侵袭性骨膜反应：Codman 三角，日光放射状
- 骨扫描：摄取增加，且活性范围超出肿瘤的真实边界（考虑和充血有关）
- 皮肤病变和转移用骨扫描或 MRI 检测最佳
- 肺转移用高分辨率 CT 检测最佳

要点

各种成像方法作用
- 平片得出骨肉瘤的推定诊断
- CT 有助于评价基质和骨皮质穿透情况，偶尔用于活检
- MRI、骨扫描和胸部 CT 有助于分期
- 确定肿瘤边缘方面 MRI 可能优于 CT
- 检测转移（胸部 X 线片）

多平面成像目的
- 确定骨髓和软组织内肿瘤的范围
- 确定与血管和神经的关系
- 评估邻近关节
- 检测跳跃性病变（磁共振成像）
- 为手术提供所需的测量结果

毛细血管扩张型骨肉瘤

纯溶骨性病变，缺乏普通型骨肉瘤的高度侵袭性表现（肿瘤基质、骨膜反应），但实际上恶性程度更高，预后更差。

影像学征象

- 大块溶骨性病变
- 囊腔内充满血液和（或）坏死
- 可能类似于动脉瘤样骨囊肿

多中心型骨肉瘤

多个部位同时发生成骨细胞型骨肉瘤。有干骺端受累和对称性分布的倾向。仅见于 5 ~ 10 岁儿童。预后极差。

骨旁骨肉瘤

低度恶性骨肉瘤，见于较大年龄组（80% 见于 20 ~ 50 岁之间）。

发病部位类似于普通型骨肉瘤。

影像学征象

- 股骨远端后部，65%

- 仅在起源部位附着于下方的骨皮质
- 可包绕骨生长
- 通过骨化区域的不同与骨化性肌炎鉴别；骨旁骨肉瘤更成熟的骨化位于中心，而骨化性肌炎位于外周

骨膜骨肉瘤

中度恶性骨肉瘤。最常见于骨干。

影像学征象

- 无骨髓受累
- 骨皮质增厚或"碟形凹陷"
- 整个肿瘤紧密结合于骨皮质

成软骨性肿瘤

内生软骨瘤

发生于髓腔内的良性软骨肿瘤。大多数内生软骨瘤无症状，但也可能出现病理性骨折。高峰发病年龄为 10 ~ 30 岁。

好发部位

- 管状骨（手，足）：50%
- 股骨、胫骨、肱骨

影像学征象

- 手或足骨的溶骨性病变
- 软骨样钙化：环形和弧形（"O"形和"C"形）
- 骨内缘扇形改变
- 骨皮质膨胀但不突破骨皮质，除非发生骨折
- 无骨膜反应或软组织肿块

要点

- 无病理骨折的情况下，出现疼痛的内生软骨瘤在被证明之前应考虑为恶性
- 可以恶变，但罕见
- 中心性病变恶变的可能性更大

内生软骨瘤病（Ollier 病）

非遗传性异常，特征为多发性内生软骨瘤。许多病变在青春期趋于稳定。恶变成软骨肉瘤的风险为 25%。

影像学征象

- 手和足多发透亮的膨胀性肿块

- 手和足畸形
- 倾向于身体的单侧分布

Maffucci 综合征

内生软骨瘤病伴多发软组织血管瘤。手和足单侧受累。恶变较 Ollier 病常见得多。

骨软骨瘤（骨软骨外生骨疣）（图 5-105）

位于骨外表面有软骨覆盖的骨性突出（外生骨疣）。最常见的良性骨病变。骨软骨瘤有自己的生长板，骨骼发育成熟则停止生长。年龄：< 20 岁（青春期）占 80%（10 ~ 35 岁；男：女 = 2：1）。临床症状为缓慢生长的无痛性肿瘤。治疗：如果出现并发症则手术切除。部位：软骨内骨化的所有骨，但最常见于（85%）：胫骨、股骨、肱骨。

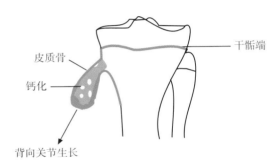

图 5-105

影像学征象

两种类型：

- 带蒂：较细的蒂指向背离生长板方向
- 无蒂（宽基底）

特征性表现：

- 与载瘤骨相延续：
  骨皮质无中断
  髓质骨相连续
- 软骨帽的软骨部分钙化；可能是菜花状
- 位于干骺端（软骨来源）
- 病变背向关节生长
- MRI 显示骨软骨瘤与载瘤骨间皮质和髓质均相延续，这是一种鉴别性特征
- 在显示病变对周围结构的影响和评估透明软骨帽方面，MRI 是最好的成像方式。软骨帽内矿化区在 MRI 所有序列上均呈低信号，但随着软骨内骨化的进展，最终表现为黄骨髓信号

并发症

- 压迫神经和血管
- 压迫邻近骨：变形，骨折
- 覆盖于软骨帽上外滑囊的滑囊炎
- 恶变（< 1%）。如有下列情况则怀疑：
  在没有骨折、滑囊炎、或压迫神经的情况下出现疼痛
  骨骼成熟后病变增长
  CT 显示软骨帽 > 1 cm，MRI 显示软骨帽 > 2 cm
  软骨帽内散在钙化
  病变增大
  骨扫描摄取增加（不可靠）

多发性骨软骨性外生骨疣（multiple osteocartilaginous exostoses，MOCE）

- 常染色体显性遗传性疾病
- 膝、踝和肩是最常受累部位。
- 典型表现为位于干骺端的无蒂型病变
- 可能类似于骨发育不良的外观
- 并发症

严重的生长异常

恶变罕见，但高于单发性骨软骨瘤（尤其是近端病变）。通常恶变为软骨肉瘤。

奇异性骨旁骨软骨瘤样增生（bizarre parosteal osteochondromatous proliferation，BPOP，Nora 病）（图 5-106）

钙化性肿块附着于骨皮质，无骨皮层中断。不同于骨软骨瘤，奇异性骨旁骨软骨瘤样增生没有软骨帽。累及手（掌）和足的小骨，但也可能累及颅骨、上颌骨和长骨。可能与骨软骨瘤和恶性病变混淆。

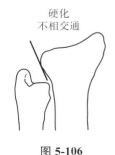

图 5-106

半肢骨骺发育异常（Trevor 病）

关节内骨骺骨软骨瘤。一般为单侧。

软骨母细胞瘤（Codman 瘤）

少见的良性肿瘤，几乎仅见于骨骼成熟之前的骨骺。沿骨骺偏心性分叶状地图样透亮区。部位：膝关节周围，肱骨近端。治疗方法：刮除。

软骨黏液纤维瘤

少见的良性肿瘤，主要由纤维组织与软骨样和黏液样组织混合组成。病变典型表现为分叶状、地图样和溶骨性改变；软骨基质很少见到。部位：50% 发生在膝关节周围，干骺端。治疗方法：刮除。

软骨肉瘤

恶性成软骨性肿瘤。平均年龄：40 ~ 45 岁。大部分是低度恶性无症状的肿瘤，偶然发现。部位：

- 45% 发生于长骨，尤其是股骨
- 25% 发生于髋骨、肋骨
- 大多数发生于干骺端，但可以延伸到骨骺

影像学征象

- 溶骨性肿块，可以有或没有软骨样基质
- 髓腔型（中心型）软骨肉瘤发生于松质骨或髓腔内，可能表现为完全溶解
- 外生性（周围型）软骨肉瘤，可能发生于先前良性骨软骨瘤或外生骨疣的软骨帽，这些肿瘤通常有软骨样基质和骨外软组织肿块
- 去分化软骨肉瘤是一种高度恶性的肿瘤，经常含有大面积非钙化的肿瘤基质
- 有 10% 变性为纤维肉瘤、恶性纤维组织细胞瘤或骨肉瘤

纤维性病变

纤维性骨皮质缺损（fibrous corbcal defects，FCD）和非骨化性纤维瘤（nonossifying fibroma，NOF）

纤维性骨皮质缺损与非骨化性纤维瘤组织学上是一样的（漩涡形结缔组织束），基于骨皮质的病变，两者区别仅在于髓腔受累范围不同。随时间推移，病变可能硬化和退缩。

纤维性骨皮质缺损和非骨化性纤维瘤鉴别诊断

参数	纤维性骨皮质缺损	非骨化性纤维瘤
年龄	4 ~ 7 岁	10 ~ 20 岁
部位	皮质	髓腔受累
大小	1 ~ 4cm（小）	1 ~ 7cm（大）
临床	临床静默	可以引起疼痛，骨折
治疗	无需治疗	如有症状则刮除

影像学征象（图 5-107）

- X 线透亮的骨皮质病变，边缘正常或硬化
- 边界清晰的周围骨壳
- 位于干骺端：靠近生长板，通常在后内侧
- 胫骨和腓骨最常受累（90%）

多发性非骨化性纤维瘤病变： 与神经纤维瘤病和 Jaffe-Campanacci 综合征（咖啡牛奶斑、性腺功能减退、隐睾、精神发育迟缓以及眼和心血管异常）有关

骨纤维异常增殖症（Lichtenstein-Jaffe 病）

良性，发育异常，髓腔被纤维组织、编织骨、梭形细胞所取代。年龄：5 ~ 20 岁。骨纤维异常增殖症不会播散或增殖；恶变罕见（0.5%）。

合并症

- 内分泌失调
  甲状腺功能亢进
  甲状旁腺功能亢进
  McCune-Albright 综合征（性早熟）
- 软组织黏液瘤（Mazabraud 综合征）

类型

- 单骨型，85%
  股骨（最常见）
  胫骨，肋骨
  颅面骨

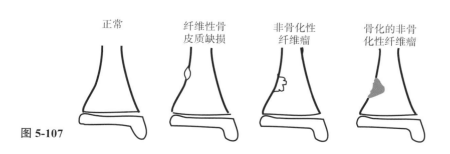

正常　纤维性骨皮质缺损　非骨化性纤维瘤　骨化的非骨化性纤维瘤

图 5-107

- 多骨型，15%（高峰发病年龄 8 岁）
  股骨，90%
  胫骨，80%
  骨盆，80%
  颅面骨

影像学征象

- X 线透亮膨胀性髓腔病变
- 透亮程度取决于类骨质的量
- 特征性的磨玻璃外观是由发育不良的微小梁形成，这种微小梁无法各自分辨
- 界限清楚的硬化边，骨内缘扇形改变
- 弓形畸形：受累骨生物力学不足（牧羊人拐杖样畸形）
- 颅底病变有硬化倾向（不同于其他部位透亮性病变）
- 额部隆起，面部不对称
- 多骨型经常在单侧或单肢
- 骨扫描：热病变

变异（图 5-108）

- 巨颌症
  对称累及下颌骨和上颌骨
  家族遗传

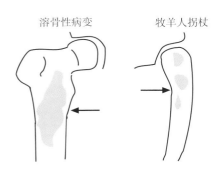

溶骨性病变　　　　牧羊人拐杖

图 5-108

- McCune-Albright 综合征
  单侧多骨型骨纤维异常增殖症
  内分泌异常（性早熟，甲状腺功能亢进）
  咖啡牛奶斑（缅因州海岸）
  主要见于女孩
- 骨性狮面（颅面骨纤维异常增殖）
  累及面骨和额骨
  狮面（类似狮子）
  颅神经麻痹
- 纤维发育不良（胫骨假关节）

婴幼儿
胫骨前弓
病理性骨折，之后并发假关节

并发症

- 病理性骨折
- 肢体或发育畸形
- 肉瘤样变（非常罕见）

要点

- 骨纤维异常增殖症可能类似于各种骨病变
- 骨盆受累几乎总是表明为多骨型；同侧股骨通常也受累
- 骨纤维异常增殖出现疼痛通常表明存在骨折

骨化性纤维瘤

　　组织学和放射学上骨纤维异常增殖症、骨性纤维发育不良、造釉细胞瘤属同一类病变。诊断依靠病理证实。原先的颌骨骨化性纤维瘤现归类为造釉细胞瘤。

影像学征象

- 胫骨骨干前部皮质膨胀性病变
- 与造釉细胞瘤有相同的影像学特征
- 发病年龄组比造釉细胞瘤年轻

促结缔组织增生性纤维瘤（骨内硬纤维瘤）

　　组织学上与软组织硬纤维瘤相同。年龄：50%发生于 10 ~ 20 岁。部位：干骺端、骨盆、下颌骨。

影像学征象

- 膨胀性溶骨性病变，含有厚的间隔
- 与低度恶性纤维肉瘤难以区分

恶性纤维组织细胞瘤（malignant fibrous histiocytoma, MFH）

　　骨恶性纤维组织细胞瘤起源于骨髓中的组织细胞。尽管恶性纤维组织细胞瘤是成人最常见的软组织肉瘤，但骨恶性纤维组织细胞瘤罕见。年龄：40 ~ 60 岁。

　　肿瘤预后不良，因为局部复发（达到 80%）及血行转移到区域淋巴结和远隔部位（肺＞肝＞脑、心脏、肾、肾上腺、胃肠道、骨）的频率很高。骨恶性纤维组织细胞瘤可能：

- 原发
- 继发
  Paget 病
  去分化软骨肉瘤
  骨梗死
  辐射后

部位

- 骨恶性纤维组织细胞瘤（罕见）：骨骼的发病部位类似于骨肉瘤
- 软组织恶性纤维组织细胞瘤：下肢＞上肢＞腹膜后
- 肺（极为罕见）

影像学征象

- 肿瘤有侵袭性特征：浸润性或虫蚀状
- 钙化或硬化边罕见
- 骨膜炎少见，除非存在病理性骨折
- 肿瘤的密度类似于肌肉（10 ~ 60 HU）
- 大的软组织肿块（常见）

纤维肉瘤

纤维肉瘤和恶性纤维组织细胞瘤在临床和 X 线影像上难以区分。

脂质硬化型黏液纤维瘤（liposclerosing myxofiberous tumor，LSMFT）

助记符："Lucky Stripe Means Fine Tobacco（幸运条纹意味着好烟草）"

骨 LSMFT 是良性纤维骨病变，其特征是多种组织成分的复杂混合物，包括脂肪瘤、纤维黄瘤、黏液瘤、黏液纤维瘤、骨纤维异常增殖症 - 相似特征、囊肿形成、脂肪坏死、缺血性骨化、和极少的软骨。尽管其组织学非常复杂，但 LSMFT 有相对特征性的影像学表现和骨骼分布。

影像学征象

- 好发于股骨
- 地图样病变，有清晰的界限和硬化缘
- 病变内矿化常见
- 不同于骨内脂肪瘤，LSMFT 在 CT 或 MRI 上不显示宏观的脂肪成分，因为其脂肪成分很小且与大量的黏液纤维和（或）纤维骨组织混合
- 恶变的发生率在 10% 至 16% 之间

骨髓肿瘤

骨髓转换

红髓向黄髓转化一般从远端向近端发展，始于骨骺，然后骨干和干骺端。

嗜酸性肉芽肿（eosinophilic granulona，EG）

朗格汉斯细胞组织细胞增生症是指一组以网状内皮系统器官组织细胞异常增殖为特征的疾病，目前公认包括 3 种疾病：

- 勒雪病：急性播散型，10%
- 韩薛柯病：慢性播散型，20%
- 嗜酸性肉芽肿：仅骨受累，70%

朗格汉斯细胞组织细胞增生症的影像学表现可能是骨骼或骨骼外（累及任何网状内皮系统器官）。年龄：10 ~ 30 岁。预后取决于内脏受累的程度。

影像学征象

四肢骨，20%

- 浸润性，骨干干骺端溶骨性病变
- 骨皮质破坏可能存在：病理性骨折
- 侵袭性肿瘤可能类似于骨髓炎或尤因肉瘤
- 10% ~ 20% 为多病灶性

颅骨，50%（图 5-109）

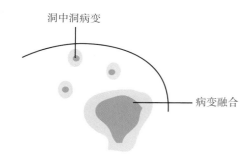

图 5-109

- 界限清楚的溶骨性病变
- 斜边形状可产生洞中洞征（外板比内板破坏更明显，纽扣样死骨）；CT 显示最好
- 病变可能融合，形成地图样颅骨
- 在愈合期，病变可能产生硬化的边缘
- 漂浮牙：下颌骨牙槽部病变

脊柱和骨盆，25%

- 扁平椎：椎体完全塌陷
- 椎体病变可能引起脊柱侧弯

骨骼外表现

肺受累
- 肺泡疾病（组织细胞渗出）
- 间质型（上叶为主）

中枢神经系统受累
- 脑膜受累
- 垂体受累

其他网状内皮系统器官受累
- 肝
- 脾
- 淋巴结

多发骨髓瘤

最常见的原发骨肿瘤（在美国 12000 新病例 / 年）。年龄：95% > 40 岁。由浆细胞（产生 IgG）组成，与红骨髓分布相同：
- 椎体破坏在椎弓根破坏之前，而转移瘤则相反，其椎弓根首先破坏。
- 中轴骨最常受累（颅骨、脊柱、肋骨、骨盆）。

分期（Durie 和 Salmon Plus 分期系统）结合影像表现

Ⅰ A：局限性病变或浆细胞瘤

Ⅰ B：轻度弥漫性病变，< 5 个局灶性损害

Ⅱ A，Ⅱ B：中度弥漫性病变，5 ～ 20 个局灶性损害

Ⅲ A，Ⅲ B 期：重度弥漫性病变，> 20 个局灶性损害

临床表现

- IgA 和（或）IgG 电泳峰（单克隆丙种球蛋白病）
- 本周蛋白尿（免疫球蛋白轻链亚单位）
- 白蛋白 / 球蛋白比率倒置
- 骨痛
- 贫血

类型（图 5-110）

- 多发骨髓瘤（多发病变）

  椎体，65%

  肋骨，45%

  颅骨，40%

  肩，40%

  骨盆，30%

  长骨，25%
- 孤立性浆细胞瘤。常见于椎体、骨盆、股骨

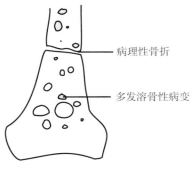

病理性骨折

多发溶骨性病变

图 5-110

影像学征象

- 多发性骨髓瘤有两种常见的影像学表现：

  多发、界限清楚的溶骨性病变：穿凿样病变，80%

  弥漫性骨质疏松伴椎体压缩骨折，20%
- 浆细胞瘤：趋于大的膨胀性改变
- MRI：取代正常骨髓（敏感）
- 骨扫描：正常、冷或热病变
- 骨骼检查：比骨扫描更为敏感，但仍然漏诊相当数量的骨髓瘤病变
- 不典型表现（罕见）

  骨髓瘤病

  硬化性骨髓瘤

  溶骨 / 成骨混合性骨髓瘤

多发骨髓瘤与转移瘤鉴别

参数	多发骨髓瘤	转移瘤
椎间盘	是	很少
下颌骨	是	很少
椎弓根	否	常见
大的软组织肿块	是	否
骨扫描	冷、正常、热	热、冷

并发症

- 病理性骨折
- 淀粉样变性，10%
- 大多数浆细胞瘤进展成多发骨髓瘤

POEMS 综合征

硬化性骨髓瘤的罕见变异型。日本人好发。包括：
- 多发性神经病变（Polyneuropathy，P）
- 器官肿大（Organomegaly，O）
- 内分泌疾病（男性乳腺发育，闭经)(Endocrinopathy,

E）

- M蛋白升高：硬化性多发骨髓瘤（Mprotein，M）
- 皮肤改变（过度色素沉着）（Skin changes，S）

尤因肉瘤

相对常见的恶性肿瘤，来源于骨髓未分化间充质细胞或原始神经外胚层细胞（小圆细胞肿瘤）。

年龄：5 ~ 15 岁。临床表现：肿块；35% 的病人有发热、白细胞增多、血沉加快，因此该肿瘤临床上类似于感染。5 年生存率：40%。黑人极其罕见。

部位

- 下肢骨干，70%
- 扁骨（骶骨，髋骨，肩胛骨），25%
- 椎体，5%

影像学征象

- 侵袭性肿瘤：浸润性或虫蚀状溶骨性特征，骨皮质侵蚀，骨膜炎
- 无肿瘤基质
- 硬化的反应骨可能存在。
- 骨外软组织肿块是典型表现。
- 特有地肿瘤定位于骨髓但平片通常仅显示骨皮质改变。
- 转移（肺和骨）：诊断时 30% 已发生转移

原发性淋巴瘤

非常罕见；大多数骨淋巴瘤是继发性的。原发性骨淋巴瘤通常是非霍奇金淋巴瘤。

影像学征象

- 浸润性溶骨性病变，与其他小圆细胞肿瘤（如尤因肉瘤）表现相似

转移瘤

概述

骨转移瘤

成年男性	成年女性	儿童
前列腺癌 60%	乳腺癌 70%	神经母细胞瘤
肺癌 15%	肺癌 5%	白血病、淋巴瘤
肾癌 5%	肾癌 5%	髓母细胞瘤
其他 20%	其他 20%	肉瘤
		肾母细胞瘤

转移播散途径

- 经动脉循环血行播散到富血管的红髓，转移瘤常见于肩关节和髋关节周围，因为其是富于红髓部位。
- 经静脉逆行性血行播散（例如，前列腺癌）
- 直接蔓延（少见）
- 淋巴管播散（罕见）

影像学征象

影像学征象反映原发肿瘤的侵袭性。破坏方式可能是虫蚀状、地图样或浸润性。转移可能是溶骨性、成骨性或混合性。病理性骨折常见。

常见溶骨性转移

- 肾癌
- 肺癌
- 甲状腺癌
- 乳腺癌

常见硬化性转移

- 前列腺癌
- 乳腺癌

其他硬化性转移（罕见）

- 霍奇金淋巴瘤
- 类癌
- 髓母细胞瘤
- 神经母细胞瘤
- 移行细胞癌

继发性淋巴瘤

全部淋巴瘤患者中有 5% ~ 50% 发生骨骼异常。细胞排列越不成熟，累及骨的可能性越大。

影像学征象

- 常为无特异性表现的侵袭性肿瘤
- 在淋巴瘤患者中怀疑该诊断
- 象牙椎是霍奇金淋巴瘤的表现之一

其他骨肿瘤

单房性（单纯性）骨囊肿［unicameral（simple）bone cyst，UBC］（图 5-111）

儿童常见良性充满液体的病变，原因不明。年龄：10 ~ 20 岁。50% 的囊肿出现病理性骨折和疼痛。大多数随着骨成熟消退。

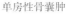

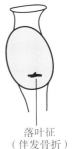

单房性骨囊肿

落叶征
（伴发骨折）

图 5-111

部位

- 最常见部位：肱骨或股骨近侧干骺端
- 长管状骨，90%
- 少见部位：跟骨，髂骨（老年患者）

影像学征象

- 中心（髓腔内）定位；骨干干骺端
- 肿瘤不累及骨骺
- 膨胀性病变
- 充满液体的腔（液 - 液平面）
- 落叶征继发于病理骨折，是单房性骨囊肿的特征性表现：碎片移行至囊肿的下垂部分。
- 无骨膜反应，除非骨折

动脉瘤样骨囊肿（aneurysmal bone cyst，ABC）（图 5-112）

膨胀性非肿瘤性病变，包含薄壁、充满血液的囊腔。年龄：5 ～ 20 岁。快速进展（2 ～ 6 个月）伴急性疼痛。

两种类型：

- 原发非肿瘤性病变，70%
- 继发性病变，发生于先前存在的骨肿瘤，30%（软骨母细胞瘤、骨纤维异常增殖症、骨巨细胞瘤、骨母细胞瘤）

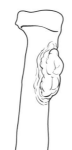
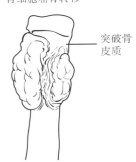

动脉瘤样骨囊肿　　肾细胞癌骨转移

突破骨皮质

图 5-112

部位

- 脊柱后部附件
- 长管状骨干骺端
- 骨盆

影像学征象

- 偏心位置（有别于单房性骨囊肿）
- 膨胀性改变
- 薄且连续的骨皮质（CT 显示最好），不同于转移瘤（例如，肾细胞癌），后者突破骨皮质
- 无骨膜反应，除非骨折
- 不累及骺板
- 大的病变可能表现侵袭性，类似于溶骨性转移。
- 囊性成分可见液 - 液平面

血友病性假肿瘤

发病率：血友病患者的 2%。病理，假肿瘤代表厚纤维囊包裹的血肿，由骨内、骨膜下或软组织出血引起。无痛性膨胀性肿块，可能压迫邻近器官。假肿瘤破坏软组织、侵蚀骨质、并引起神经血管移位。部位：股骨、骨盆、胫骨。

影像学征象

- 大的软组织肿块伴邻近骨破坏
- 未吸取的血肿逐年增大
- 钙化常见
- 病灶边缘骨膜抬高伴新骨形成
- 血肿的特征性 MRI 表现（T1W）：
  低信号环：纤维组织，含铁血黄素沉积
  高信号中心：顺磁性降解产物
- 可能存在液体 - 血液平面

骨巨细胞瘤（图 5-113）

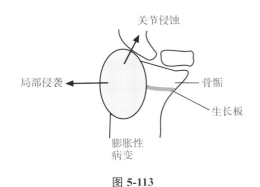

关节侵蚀

局部侵袭

骨骺

生长板

膨胀性病变

图 5-113

少见病变，被认为起源于破骨细胞。

典型地发生在骨骺，并向干骺端延伸。年龄：骨骺闭合后。部位：50% 发生在膝关节周围。10% 为恶性（局部播散，转移）。

影像学征象

- 关节面下溶骨性病变
- 膨胀性改变
- 窄的移行带，无硬化边
- 可能侵蚀至关节内
- 可能有局部侵袭
- 病理性骨折，30%

骨内血管瘤

无症状，除非出现并发症：病理性骨折、罕见的脊髓压迫（延伸至硬膜外间隙，椎体膨胀，出血）。部位：椎体 > 颅骨 > 面骨。中年人好发。

影像学征象

- 灯芯绒外观是特征性表现：椎体内粗大、垂直骨小梁
- 脊柱以外部位表现为 X 线透亮、轻度膨胀性骨内病变

造釉细胞瘤

极为罕见的局部侵袭性肿瘤，与骨性纤维发育不良属同谱系病变。年龄：20 ~ 50 岁。部位：90% 发生于胫骨。

影像学征象

- 边缘锐利溶骨性病变，伴边缘硬化
- 发生在骨干中三分之一，可以是中心性或偏心性，多房性，轻度膨胀
- 腓骨可能发生卫星灶

脊索瘤

罕见，缓慢生长，局部侵袭性肿瘤，起源于脊索残余。脊索存在于胎儿早期中轴骨，之后由软骨基质包围。随着软骨骨化，脊索被挤出至椎间区域，在那里发展成为椎间盘髓核。脊索残余可能发生在沿神经轴的任何位置。年龄：30 ~ 70 岁。死亡率继发于广泛的局部侵袭和复发。远隔转移发生于疾病晚期。治疗：手术和放疗。

部位

- 骶骨，50%
- 斜坡肿瘤，35%
- 椎体，15%

影像学征象

- 非特异性膨胀性溶骨性病变
- 大量软组织成分
- 不同程度钙化

骨内脂肪瘤

无症状的溶骨性病变。部位：股骨近段、腓骨、跟骨。可能有中心钙化灶。

血管内皮细胞瘤

青少年低度恶性病变。多灶性溶骨性病变，累及单肢多骨，常见于手或足。局部侵袭；罕见转移。

血管肉瘤

青少年 / 青年高度恶性的血管肿瘤。三分之一是多灶性。常见转移。

大块骨质溶解症（Gorham 综合征）

儿童和青年骨的大面积囊状血管瘤病（血管瘤和淋巴管瘤）。特发性，但常有外伤史。部位：肩和髋最常见。

影像学征象

- 骨质快速溶解
- 连续性播散，并跨越关节
- 无宿主反应或骨膜炎

血管球瘤

指端良性血管肿瘤，常见于甲下。边界清楚、溶骨性改变，伴有疼痛。临床疼痛和指端部位是其特征。

其他病变

肥大细胞增生症

皮肤、骨髓和其他器官肥大细胞浸润。引起混合溶骨 / 硬化过程（致密骨）伴骨小梁增厚；局灶性或弥漫性。

受累器官：

骨，60%

- 骨质硬化，20%
- 骨质疏松，骨折（肝素样作用），30%

胃肠道，35%

- 消化性溃疡
- 空肠皱襞弥漫增厚
- 肝、脾大
- 淋巴结病
- 腹水

胸部，20%

- 皮肤：色素性荨麻疹
- 纤维化
- 肺结节

其他

- 对比剂反应
- 相关的恶性肿瘤，30%：淋巴瘤、白血病、腺癌

髓样化生（骨髓纤维化）

一种骨髓增生性疾病，肿瘤干细胞在髓外多个部位生长，而造血骨髓纤维化。只有 50% 在平片上显示影像学异常。

影像学征象

- 弥漫性或片状骨质硬化
- 大量的髓外造血
  巨脾（100%）
  肝大
- 椎旁肿块

致密性骨发育不全（图 5-114）

常染色体隐性发育不良

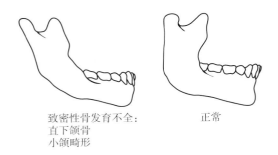

致密性骨发育不全： 正常
直下颌骨
小颌畸形

图 5-114

- 侏儒
- 小颌畸形

- 直下颌骨
- 骨致密但质脆
- 肢端骨质溶解症
- Wormian 骨（缝间骨）
- 副鼻窦及乳突气房气化不良

辐射诱导改变

骨生长

辐射主要影响骨骺成软骨细胞：

- 骨骺生长停滞（肢体不等长）
- 股骨头骨骺滑脱（受损的生长板不足以对抗切变应力）
- 脊柱侧弯（例如，肾母细胞瘤放疗后）
- 偏侧发育不全（即，髂骨翼）

骨坏死

放射毒性于成骨细胞引起基质生成减少。病理性骨折不常见。放射性骨炎最常见于：

- 下颌骨，30%（口腔内癌）
- 锁骨，20%（乳腺癌）
- 肱骨头，14%（乳腺癌）
- 肋骨，10%（乳腺癌）
- 股骨，10%

辐射诱导骨肿瘤

- 内生软骨瘤［外生骨疣（exostosis）］是最常见的病变
- 骨肉瘤，软骨肉瘤，和恶性纤维组织细胞瘤是最常见的恶性病变

软组织肿块和肿瘤

结节性筋膜炎

触痛的成纤维细胞和肌纤维母细胞良性增生，因其快速增长可能被误诊为肉瘤。年龄：20 ～ 40 岁。最常见于上肢（前臂掌侧）。

腱鞘纤维瘤

发生于四肢（上肢 82%）缓慢生长、无痛、边界清楚的病变，不超过 3cm。生长缓慢。男：女比例 2：1；20 ～ 50 岁。

弹力纤维瘤

由慢性机械性刺激引起缓慢生长的假性肿瘤，常

位于后胸壁与肩胛骨内下缘之间；年龄 > 55 岁，多见于女性。

纤维瘤病

属于纤维性软组织病变谱，浸润性生长，且容易复发。类型：青少年腱膜纤维瘤，婴幼儿皮肤纤维瘤病，和侵袭性纤维瘤病（硬纤维瘤）。

恶性纤维组织细胞瘤

成人最常见的软组织肿瘤。部位：下肢最常见。影像学表现是非特异的（大肿块）；可能有反应性假包膜。

脂肪肉瘤

成人第二最常见的软组织肿瘤。部位：臀部、下肢、腹膜后。随恶性程度增加脂肪成分逐渐被软组织代替；反应性假包膜可有可无。

滑膜细胞肉瘤

可疑滑膜起源的软组织肉瘤。年龄：15 ~ 35 岁。部位：最常见于膝关节周围。大约三分之一含有钙化。

树枝状脂肪瘤

膝关节滑膜弥漫性脂肪浸润，通常为单关节病变。可能出现无痛性肿胀。MRI 显示滑膜海藻状突出的脂肪信号。

滑膜（骨）软骨瘤病

滑膜软骨化生。平片上可显示骨化性游离体、关节间隙增宽和骨侵蚀。MRI 上可见软骨性游离体，无低信号可与 PVNS 区分。

色素沉着绒毛结节性滑膜炎（pigmented villonodular synovitis，PVNS）

PVNS 主要发生于 20 ~ 40 岁成人。两种形式：弥漫性（关节内）和局灶性。PVNS 可以累及任何关节、滑囊、或腱鞘；但是，膝关节最常受累（之后是髋关节、肘关节和踝关节）。

影像学征象

- 滑膜纤维组织细胞增生，平片上表现为非钙化的软组织肿块，侵蚀入骨内形成大的囊腔。关节间隙变窄仅发生于病变晚期
- MRI 特征是 T1W 和 T2W 序列弥漫性低信号肿块，附着在关节滑膜表面。肿块代表滑膜肥大伴弥漫性含铁血黄素沉积。出现关节积液
- 关节内及关节周围 T1W 和 T2W 低信号病变的鉴别诊断包括 PVNS，痛风（信号特征可能继发于纤维组织、含铁血黄素沉积、或钙化），淀粉样蛋白（原发性或继发性淀粉样变性），纤维性病变（包括纤维瘤病，硬纤维瘤），导致含铁血黄素沉积的疾病（血友病、滑膜血管瘤、神经性骨关节病）。血友病引起的含铁血黄素沉积决不如在 PVNS 中所见那么明显

关节炎

概述

分析方法

关节炎鉴别诊断的 ABC 分析法

参数	鉴别诊断
对位（alignment）	半脱位，脱位：常见于 RA 和系统性红斑狼疮
骨（bone）	
骨质疏松	正常矿化：除 RA 以外所有关节炎
	关节旁骨质减少：任何关节病；轻微的表现没有鉴别诊断价值
	弥漫性骨质疏松：仅见于 RA
骨侵蚀	侵袭性骨侵蚀（无硬化边界，无修复骨）：RA，银屑病
	非侵袭性骨侵蚀（完好的硬化边缘）：痛风
	部位：炎性骨侵蚀发生在边缘（鼠耳），侵蚀性 OA 骨侵蚀发生在关节中心部分（海鸥）

续表

参数	鉴别诊断
骨质增生	骨膜新骨形成：银血病，Reiter 综合征（该特征用于鉴别 RA 和由腱鞘炎引起的脊柱关节病）
	关节强直（关节骨桥形成）：炎性关节病
	皮质悬挂边缘：典型痛风（痛风石）
	软骨下骨（皮质下骨修复）：典型 OA
	骨赘（发生在靠近关节软骨退变和缺失的部位）：典型 OA
软骨（Cartilage）	
关节间隙	关节间隙保持正常：任何早期关节病；仅痛风和 PVNS 在疾病进展期仍保持正常关节间隙
	均匀变窄：除 OA 外所有关节炎
	偏心性变窄：典型 OA
	关节间隙增宽：早期炎症过程
分布（Distribution）	
单关节或多关节	单发关节：感染、结晶沉积或创伤后
近侧 / 远侧	近侧关节：RA、CPPD、AS
	远侧关节：Reiter 综合征、银屑病性关节炎
	对称性：RA、多中心网状组织细胞增多症
软组织（SOFT TISSUES）	
肿胀	对称性围绕关节：见于所有炎性关节病，但最常见于 RA。非对称性：最常由非对称的骨赘所致，而不是真正的软组织肿胀；最常见于 OA
	凸凹不平的软组织肿胀：痛风（痛风石）
	整个手指肿胀：银屑病，Reiter 综合征（腊肠指）
钙化	软组织：痛风（钙化性痛风石）
	软骨：CPPD
	皮下组织：硬皮病（典型）

AS，强直性脊柱炎；CPPD，二水焦磷酸钙；OA，骨关节炎；RA，类风湿关节炎

关节炎类型（图 5-115）

关节炎有三种类型（影像上经常可以区分）：

退行性关节病
- 骨赘
- 软骨下骨硬化
- 关节间隙不均匀狭窄

炎性关节炎
- 骨质侵蚀
- 关节周围骨质疏松常见
- 软组织肿胀
- 关节间隙均匀狭窄

代谢性关节炎
- 凸凹不平的软组织肿胀
- 边缘骨质侵蚀伴悬挂边缘

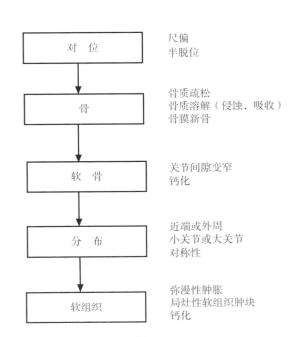

图 5-115

退行性关节炎

概述

退行性关节病（degenerative joint disease，DJD）= 骨关节炎（OA）。早期改变包括关节软骨盔甲板破坏，随后基质内大分子成分逐渐丢失，最终暴露软骨下骨。发病率：在美国 > 4000 万例 / 年；> 50 岁的人群 80% 有骨关节炎的放射学证据。包括两种类型：

原发性骨关节炎

- 无潜在局部致病因素
- 异常的高机械力作用于正常关节
- 年龄相关

继发性骨关节炎

- 潜在致病因素：CPPD < 创伤，炎性关节炎，血色病，肢端肥大症，先天性髋关节发育不良，骨坏死，游离体
- 正常力作用于异常关节

临床表现

关节不适的特征

- 活动时加重；休息后缓解
- 晨僵 < 15 分钟

关节检查

- 局部压痛
- 关节增大
- 捻发音
- 积液
- 大体畸形
- Heberden 结节
- Borchard 结节

最常受累关节：远侧指间关节，近侧指间关节，第一腕掌关节，髋，膝，脊柱，第一跖趾关节

通常不受累的关节：掌指关节，腕，肘，肩，踝

无全身表现

滑液

- 高粘度
- 粘蛋白试验正常
- 轻度白细胞增多（< 2000/mm³）

影像学征象（图 5-116）

五点标志性改变：

- 关节间隙变窄，通常不对称

- 软骨下骨硬化
- 软骨下囊变（真性囊肿或假性囊肿）
- 骨赘
- 无骨质疏松

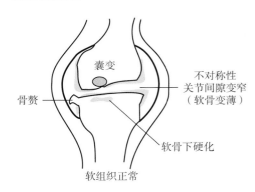

软骨下硬化
囊变
骨赘
软组织正常
不对称性关节间隙变窄（软骨变薄）

图 5-116

治疗选项

- 进展期骨关节炎：关节成形术 [例如，全髋关节置换（total hip replacement，THR）]
- 可选术式：
  截骨术：骨部分切除以改善关节相适性和对位，尤其是年轻患者。
  关节切除成形术：股骨颈切除，引起肢体短缩和关节不稳定。适应证：① THR 失败后补救手术；②患者负重活动有限。
  关节融合术：切除关节软骨与关节面融合
- 抗炎药：非甾体抗炎药
- 实验性软骨细胞移植

特定部位骨关节炎

髋关节

- 关节间隙上部负重部分最窄
- 软骨下囊变形成（滑膜和滑液侵入退变）；Egger 囊肿：髋臼软骨下囊变
- 股骨头向上外侧移位常见
- 髋关节继发性骨关节炎常见，放射学上可能混淆
- Postel 髋关节病：髋关节快速破坏性骨关节炎，类似 Charcot 关节
- 髋臼内陷少见

膝关节

- 内侧股胫间室最常狭窄
- 负重位常有助于关节间隙变窄的评估

- 骨软骨体
- 髌骨齿征（股四头肌腱髌骨附着处末端病）
- 继发性骨关节炎通常发生在创伤和半月板切除术后

手（图 5-117）

- 远侧指间关节 Heberden 结节
- 近侧指间关节 Borchard 结节
- 不对称性外周受累

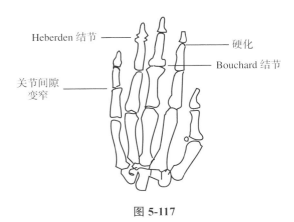

图 5-117

脊柱（图 5-118）

- 脊柱骨关节炎发生于关节突关节（可动关节）
- 下颈椎和下腰椎最常受累
- 骨赘可能侵犯神经孔（斜位片显示最好）
- 真空现象：关节突关节内气体（氮气）是退变过程的特征性改变
- 退行性脊柱滑脱（假性脊柱滑脱）

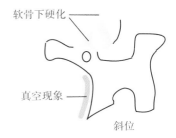

图 5-118

侵蚀性骨关节炎

骨关节炎与炎症重叠，侵蚀性改变。主要影响中年女性。

影像学征象（图 5-119）

- 远侧及近侧指间关节侵蚀和增生性改变
- 鸥翼形：继发于中心侵蚀和边缘骨赘

- 典型累及第一腕掌关节，可能有助于侵蚀性骨关节炎与类风湿关节炎、银屑病关节炎及成人 Still 病相区别
- 可能发生指间关节融合

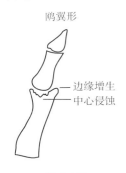

图 5-119

椎间盘退变性疾病

椎间盘退变性疾病影响椎间联合（微动关节），因此不是退行性关节病（影响动关节）。椎间盘退变性疾病和退行性关节病经常但不总是一起发生。

影像学征象

- MRI 是评估椎间盘首选的成像方式
- 椎间盘信号异常（T2W 高信号降低）表明变性
- 椎间盘高度降低
- 终板改变
  Modic Ⅰ度：T1WI 低 /T2WI 高（血管组织长入），增强扫描强化
  Modic Ⅱ度：T1WI 高 /T2WI 高（脂肪变）
  Modic Ⅲ度：T1WI 低 /T2WI 低（硬化）
- 椎间盘轮廓异常
  膨出
  突出或脱出（见第 6 章）
- 平片表现
  椎间隙变窄
  椎间隙真空现象
  终板骨赘和硬化

变形性椎关节强硬（图 5-120）

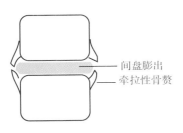

图 5-120

纤维环退行性改变，导致前和前外侧椎间盘疝。可能继发形成牵拉性骨赘，其从终板突起几毫米。椎间隙通常完全正常。

弥漫性特发性骨肥厚（diffuse idiopathic sheletac hyperostosis，DISH，Forestier 病）

脊柱周围软组织重度增生成骨，导致大量流水样骨赘。最常见于胸椎。病因不明。与放射学表现相比，临床症状和体征轻微。

影像学征象

- 至少四个连续椎体流水样骨赘
- 椎间盘高度相对正常
- 无骶髂关节炎或椎小关节强直
- 韧带和肌腱钙化
- 与肥大性退行性关节病相关
- 可能合并后纵韧带骨化
- 如果发生于儿童，考虑幼年型类风湿关节炎

炎性关节炎

总论

炎性关节炎有三种类型：
自身免疫性关节炎
- 类风湿关节炎
- 硬皮病
- 系统性红斑狼疮
- 皮肌炎
血清阴性脊柱关节病
- 强直性脊柱炎
- Reiter 综合征
- 银屑病
- 肠病性关节病
侵蚀性骨关节炎

成人类风湿关节炎

流行病学

- 女：男 = 3：1
- 在美国约 2 百万人罹患类风湿关节炎
- HLA-DW4 相关

诊断

- 典型类风湿关节炎：7 项标准（见下表）

- 肯定类风湿关节炎：5 项标准
- 可能类风湿关节炎：3 项标准

类风湿关节炎诊断标准

标准	备注
晨僵	炎症的指示器
活动时疼痛	至少一个关节
一个关节肿胀	无骨质增生（表明退行性关节病）
另一个关节肿胀	
对称性肿胀	远侧指间关节受累则排除
皮下结节	除外 CPPD 沉积病
典型放射学改变	见下文
类风湿因子阳性	> 1：64
滑液	粘蛋白凝块形成不佳
典型滑膜组织病理学改变	
类风湿结节的组织病理学改变	

影像学征象（图 5-121）

早期改变
- 关节周围软组织肿胀（水肿，滑膜充血）
- 关节周围骨质疏松，对称性分布（标志）
- 首先累及的部位
  手：第二和第三的掌指关节
  足：第四和第五的跖趾关节

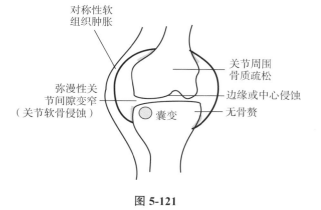

图 5-121

晚期改变
- 侵蚀（血管翳形成，肉芽组织）首先侵犯缺乏软骨保护的部位（即，关节囊附着部位）。
- 尺骨茎突与三角骨侵蚀是特征性表现。
- 软骨下囊变形成，是滑液经破坏的软骨被挤入到骨髓内所致。
- 半脱位

- 腕骨不稳定
- 纤维性强直，晚期表现

类风湿关节炎关节外表现

腹部
- 继发性肾脏疾病：肾小球肾炎、淀粉样变、药物毒性
- 动脉炎：梗死、跛行

肺
- 胸腔积液
- 间质纤维化
- 肺结节
- Caplan 综合征：尘肺、肺内类风湿结节、类风湿关节炎
- 肺炎（非常少见）

心脏
- 心包炎和心包积液，30%
- 心肌炎

Felty 综合征
- 类风湿关节炎
- 脾大
- 中性粒细胞减少症
- 血小板减少症

特定部位类风湿关节炎

手（图 5-122）

- 掌指关节尺偏
- "钮孔"（Boutonnière）畸形：远侧指间关节过伸，近侧指间关节屈曲
- 天鹅颈畸形：近侧指间关节过伸，远侧指间关节屈曲
- 搭车人（Hitchhiker）拇指
- 望远镜手指：脱位引起指骨缩短
- 尺骨和桡骨茎突侵蚀常见
- 腕关节不稳定：尺侧移位，舟月分离

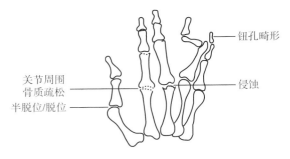

图 5-122

肩关节

- 锁骨远端溶解
- 肩袖撕裂
- 肱骨头边缘骨侵蚀

髋关节

- 关节间隙向心性狭窄
- 内陷畸形
- 继发性骨关节炎常见

脊柱（图 5-123）

- 滑膜关节侵蚀
  齿突侵蚀
  关节突关节侵蚀
- 寰枢椎半脱位和嵌入
  屈曲侧位片示齿突和寰椎分离超过 3mm
  由寰椎十字韧带松弛和关节破坏所致

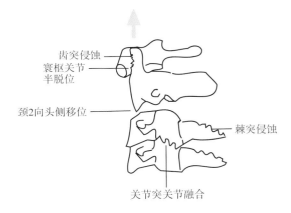

图 5-123

硬皮病（系统性硬化症）

除侵蚀性关节炎外，还表现为软组织异常。

影像学征象

- 软组织钙化
- 肢端骨质溶解症：由过紧、萎缩的皮肤压迫造成甲丛骨质吸收
- 软组织萎缩
- 远侧和近侧指间关节侵蚀性改变

系统性红斑狼疮（systenic lupus erythematosus，SLE）（图 5-124A）

非侵蚀性关节炎（90% 的 SLE），由韧带松弛和关节畸形引起。分布类似于类风湿关节炎。

影像学征象

- 掌指关节明显半脱位
- 通常双侧且对称
- 无骨侵蚀
- 影像学表现类似 Jaccoud 关节病
- 软组织肿胀可能是唯一征象

皮肌炎（图 5-124B）

广泛的软组织钙化是其标志性特征。

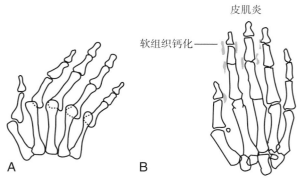

图 5-124

强直性脊柱炎（AS）

中轴骨骼和近端大关节血清阴性脊柱关节病。临床：男性＞女性。95% HLA-B27 阳性。隐袭起病的后背痛和僵硬。发病年龄：20～30 岁。

影像学征象（图 5-125）

- 骶髂关节是最初受累部位：双侧，对称
  侵蚀：早期
  硬化：中期
  强直：晚期
- 胸腰椎连续受累，椎体"变方"：早期骨炎
  韧带骨赘

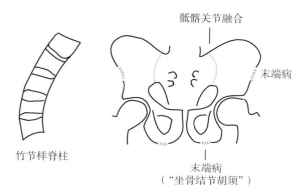

图 5-125

竹节样脊柱：晚期融合和韧带骨化
光角征（Shiny corners）：终板边缘硬化
匕首征，电车轨道征：沿脊柱的一条或三条致密线，由棘间和棘上韧带骨化所致。

- Anderson 病变和强直脊柱假关节形成（骨折）；可能见于 DISH
- 末端病常见
- 50% 有近侧关节的关节炎（髋关节＞肩关节）侵蚀和骨赘

合并症

- 炎性肠病
- 虹膜炎
- 大动脉炎
- 上叶肺纤维化

腰椎骨赘鉴别

骨赘

椎体终板在水平方向上的延伸。退行性关节病骨赘较小，银屑病关节炎和 Reiter 综合征骨赘较大（关节周围软组织钙化，与脊柱相连）。

韧带骨赘

纤维环外层钙化，如强直性脊柱炎。

Reiter 综合征（图 5-126 至图 5-128）

伴有下肢侵蚀性关节病的血清阴性脊柱关节病。临床：男性＞女性。80% HLA-B27 阳性。发生于非淋球菌性尿道炎或细菌性痢疾（志贺菌、耶尔森菌、沙门菌）之后。

临床表现

- 典型三联症发生于少数患者：
  尿道炎或宫颈炎

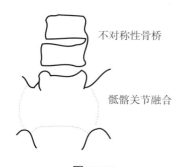

图 5-126

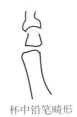

杯中铅笔畸形

图 5-127

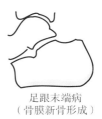

足跟末端病
（骨膜新骨形成）

图 5-128

结膜炎

关节炎

- 龟头炎、脓溢性皮肤角化病
- 后背痛和足跟痛常见

影像学征象

- 主要累及下肢远端
  跖趾关节＞跟骨＞踝＞膝
- 最早期改变（侵蚀性关节病）常见于足：
  跖趾关节侵蚀
  跟后滑囊炎
  跟腱和跖筋膜止点末端病和侵蚀
- 双侧骶髂关节炎（比强直性脊柱炎中少见），
  30%
  不对称：早期
  对称：晚期
- 大量不对称跳跃性胸腰椎骨赘。脊柱受累类似
  于银屑病关节炎
- 骨膜炎常见
- 手受累［杯中铅笔（pencil-in-cup）畸形］可
  以发生，但远不如银屑病常见

银屑病关节炎

血清阴性脊柱关节病（炎性上肢多关节炎），与
银屑病相关（10% ～ 20% 的银屑病患者会发生关节
炎）。90% 的患者皮肤改变先于关节炎，10% 关节炎
为首发症状。50%HLA-B27 阳性。正相关因素：

- 皮损严重程度和关节病
- 指甲改变和远侧指间关节受累

类型

- 非对称性寡关节炎（最常见类型）：手的远侧
  和近侧指间关节
- 骶髂关节和脊柱的脊柱关节病，50%
- 对称性多关节炎，类似于类风湿关节炎
- 残毁性关节炎：显著的手畸形（"歌剧望远镜"
  手）
- 有指甲改变和不同程度远侧指间关节异常的典
  型多关节炎

影像学征象（图 5-129）

- 联合增生和侵蚀性改变（与类风湿关节炎的鉴
  别性特征）
- 骨质增生
  鼠耳：骨质增生毗邻于骨侵蚀
  象牙指骨：远节指骨硬化
- 侵袭性骨侵蚀
  杯中铅笔畸形（但这种特征是非特异性的）
  末端甲丛骨质吸收
- 关节强直（10%）：最常见于手和足
- 整个手指软组织肿胀：腊肠指
- 关节间隙变窄常较严重
- 骶髂关节炎常为双侧
- 骨膜炎［"绒毛（fluffy）"］常见

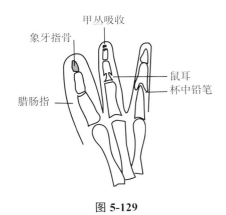

甲丛吸收
象牙指骨
鼠耳
杯中铅笔
腊肠指

图 5-129

要点

- 骶髂关节和脊椎受累的银屑病关节炎与 Reiter
  综合征难以区分
- 手病变主要见于银屑病，足病变主要见于
  Reiter 综合征
- 脊椎病变借由非对称性骨赘且无韧带骨赘可与
  强直性脊柱炎鉴别
- 在强直性脊柱炎，骶髂关节受累更常见，并且

倾向于更对称
- 有三分之一的患者，根据 X 线片不能作出银屑病关节炎的诊断

肠病性关节病

有炎性肠病或感染的患者可发生关节炎，与 Reiter 综合征或强直性脊柱炎难以区分。HLA-B27 常为阳性。潜在疾病：

- 溃疡性结肠炎（10% 有关节炎）
- Crohn 病
- Whipple 病
- 沙门菌、志贺菌、耶尔森菌肠炎感染

代谢性关节炎

概述（图 5-130）

代谢性沉积病是由晶体或其他物质在软骨和软组织中蓄积。这种沉积改变软骨的机械性能引起微骨折；关节液内的晶体引起急性滑膜炎症。最终，发展为继发性关节炎。

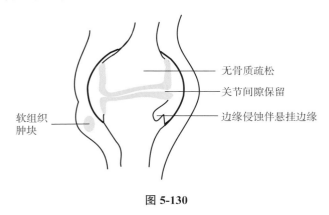

图 5-130

表现

- 急性炎性关节炎
- 慢性破坏性关节病

类型

晶体沉积病
- 尿酸钠：痛风
- CPPD（二水焦磷酸钙）
- 碱性磷酸钙（例如，钙羟磷灰石）

其他沉积病
- 血色病
- Wilson 病
- 尿黑酸尿症

- 淀粉样变
- 多中心网状组织细胞增多症
- 黄瘤病

内分泌
- 肢端肥大症

痛风（图 5-131）

是一组异质群体，其本质特征是关节内和关节周围尿酸钠结晶沉积引起的继发性关节炎反复发作。高尿酸血症并不总是存在；90% 的患者为男性。

尿酸盐结晶在偏光显微镜下有很强的双折射光。

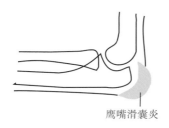

鹰嘴滑囊炎

图 5-131

病因

尿酸产生过多，10%
- 原发：嘌呤合成酶缺陷
- 继发：核酸周转增加
  骨髓增生性疾病和淋巴组织增生性疾病
  血红蛋白病、溶血性贫血
  化疗
  酒精、药物

尿酸排泄减少，90%
- 原发：不明原因的肾排泄减少
- 继发
  慢性肾衰竭（任何原因）
  利尿剂治疗（噻嗪类）
  酒精，药物

内分泌失调（甲状旁腺功能亢进或甲状旁腺功能减退）

影像学征象（图 5-132）

- 下肢>上肢；小关节>大关节
- 第一跖趾关节是最常见部位：足痛风
- 边缘性，关节旁侵蚀：悬挂边缘
- 骨侵蚀可能有硬化边缘
- 关节间隙部分保留
- 软组织和滑囊沉积

痛风石：关节旁，耳轮

滑囊炎：鹰嘴，髌前

- 骨侵蚀和痛风石仅见于长期病程的患者
- 痛风石钙化，50%
- 软骨钙质沉着症

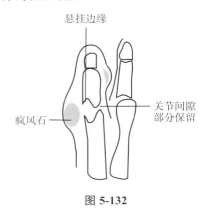

图 5-132

二水焦磷酸钙结晶沉积（CPPD）症

CPPD（$Ca_2P_2O_7 \cdot H_2O$）关节内沉积，引起软骨钙质沉着症和在非典型关节的退行性关节病改变。

专业术语

- *软骨钙质沉着症*：透明软骨和纤维软骨、滑膜、肌腱以及韧带的钙化。软骨钙质沉着症有很多原因，CPPD 沉积只是其中之一，并非所有 CPPD 沉积患者都有软骨钙质沉着症
- *CPPD 沉积*：软骨钙质沉着症继发于 CPPD，可有或没有相关性关节病
- *CPPD 关节病*：结构性关节病继发于 CPPD
- *假痛风*：CPPD 沉积症病人的亚类，有类似于痛风的临床表现（即，急性间歇性发作）

影像学征象（图 5-133）

- 两个主要特征：
  软骨钙质沉着症
  关节病类似于骨关节炎

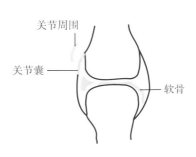 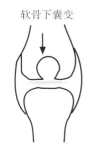

图 5-133

- 软骨钙质沉着症发生在：
  透明软骨：线性钙化，尤其在膝关节
  纤维软骨：半月板、腕关节三角纤维软骨复合体、关节盂和髋臼盂唇、耻骨联合、椎间盘
- 可以发生滑膜、关节囊、韧带和肌腱钙化，但并不常见
- 关节病分布与骨关节炎不同：主要累及膝关节（髌股关节好发）、桡腕关节、第二和第三掌指关节
- 软骨下囊变常见，且是特征性的

合并症

- 原发性甲状旁腺功能亢进
- 痛风
- 血色病

碱性磷酸钙（basic calciumphosphate，BCP）结晶沉积病

BCP（钙羟磷灰石）沉积主要在关节周围，与关节内 CPPD 沉积相反。结晶沉积引起关节周围炎症，无关节结构异常。

影像学征象

关节周围钙化主要发生于：

- 冈上肌腱近止点
- 尺侧腕屈肌腱近豌豆骨
- Milwaukee 肩：肩袖，肩峰下三角肌下滑囊
- 手：掌指关节，指间关节

血色病关节病

发生于 50% 血色病病人。继发于铁沉积和（或）伴发 CPPD 沉积。关节病改变与 CPPD 所见类似。

影像学征象

- 分布和产生的改变与 CPPD 相同
- 鉴别特征：
  掌骨头（第 4 和第 5）鸟嘴状骨赘
  弥漫性骨质疏松

Wilson 病

铜的胆汁排泄缺陷，引起铜蓄积于基底节、肝、关节、和其他组织。常染色体隐性遗传。

影像学征象

- 分布与 CPPD 相同
- 鉴别特征:
  软骨下碎裂
  弥漫性骨质疏松

关节内羟磷灰石沉积病: Milwaukee 肩

老年女性; 肩痛, 活动受限

影像学征象

- 无定形钙化
- 盂肱关节变窄
- 软骨下骨硬化
- 骨质破坏
- 肩袖撕裂
- 肩峰肱骨骨桥形成(acromiohumeral abutment)

尿黑酸尿症(褐黄病)

尿黑酸氧化酶缺乏导致组织内尿黑酸蓄积。尿黑酸沉积于透明软骨和纤维软骨引起黑褐色素沉着。常染色体隐性遗传。

影像学征象

- 营养不良性钙化: 椎间盘最常受累
- 软骨, 肌腱, 韧带
- 弥漫性骨质疏松
- 骶髂关节和外周大关节骨关节炎

淀粉样关节病

淀粉样变的患者中 10% 有骨或关节受累。淀粉样物质可能引起结节性滑膜炎与骨侵蚀, 类似于类风湿关节炎所见。

影像学征象

- 大量软组织结节(即, 肩垫征)
- 边界清楚的骨侵蚀
- 关节间隙保留
- 腕关节、肘关节、肩关节、髋关节

多中心网状组织细胞增多症

起源不明的系统性疾病。放射学征象类似于痛风和类风湿关节炎。红色皮肤结节。

影像学征象

- 结节性软组织肿胀
- 边界清晰的边缘骨侵蚀
- 主要位于远侧指间关节
- 双侧且对称性
- 无关节周围骨质减少

血友病

关节病继发于反复的自发关节积血, 见于 90% 的血友病患者。70% 为单关节(膝>肘>踝>髋>肩)。

影像学征象

急性发作
- 关节积液(关节积血)
- 关节周围骨质疏松

慢性炎症和滑膜增生
- 骨骺过度生长
- 软骨下囊变
- 继发性骨关节炎
- 特异膝关节表现
  髁间窝增宽
  方形髌骨
  放射学表现类似于幼年型类风湿关节炎
- 特异肘关节表现
  桡骨头增大
  滑车切迹增宽

肿瘤样钙质沉着症

罕见, 遗传性疾病, 可见沿大关节伸面分布的分叶状钙化的无痛性肿块。无骨侵蚀。不定形、囊状、和多分叶状钙化于关节周围分布。CT 可显示囊腔有液 - 液平面(沉降征)。治疗: 手术切除联合磷酸盐剥夺。

感染性关节炎

概述

感染性关节炎的起病通常是由病原体先经血行播散至滑膜, 随后蔓延到关节内。骨髓炎直接蔓延到关节内非常少见。经关节吸引术确诊。

病原体

- 金黄色葡萄球菌(最常见)
- β- 链球菌见于婴幼儿

- 嗜血杆菌见于学龄前儿童
- 革兰氏阴性杆菌见于糖尿病及酒精中毒者
- 淋病性关节炎见于性生活活跃的年轻患者（80% 为女性）
- 沙门菌见于镰状细胞病；但是，镰状细胞病患者最常见的感染是葡萄球菌
- 结核（TB）：肉芽肿性感染
- 真菌感染见于免疫力低下患者
- 病毒性滑膜炎是暂时性和自限性
- 伯氏疏螺旋体：Lyme 关节炎

影像学征象

平片
- 关节积液
- 关节旁骨质疏松
- 关节两侧软骨下骨破坏

骨扫描
- 如果怀疑有潜在骨髓炎，骨扫描是有用的

MRI
- 关节积液
- 在检测早期软骨损害方面敏感

结核性关节炎

影像学征象

- Phemister 三联症
  软骨破坏（发生晚）
  边缘侵蚀
  骨质疏松
- 吻形死骨（Kissing sequestra）见于毗邻关节的骨
- 部位：髋、膝、跗关节、脊柱
- 脊柱：Pott 病（见第 6 章）

椎间盘感染

通常最初血行播散至椎体终板，随后蔓延到椎间盘。

影像学征象

- 椎间盘间隙和终板破坏，病变跨间盘，不同于肿瘤（与化脓性感染相比肿瘤椎间盘破坏出现较晚）
- 椎旁脓肿
- MRI 是最敏感的成像方式
- 真空现象本质上排除感染

骨髓炎与化脓性关节炎谱系（平片表现）

骨膜反应
- 薄，线状骨膜反应
- 厚的骨膜反应
- 层状（"洋葱皮"）
- Codman 三角

骨质破坏
- 浸润性骨损害
- 穿凿样骨
- 虫蚀状
- 地图样
- 侵袭性骨质溶解
- 边界清楚的溶骨性病变，有厚的硬化缘

局限性骨皮质增厚

磨玻璃改变

弥漫骨致密

慢性硬化性骨髓炎：长期轻微骨痛；致密硬化无透亮区，连续影像学随访短期无变化

死骨

化脓性关节炎

椎间隙变窄伴终板侵蚀

糖尿病患者：皮肤溃疡

神经性关节炎（Charcot 关节）

关节的原发性感觉缺失导致关节病。分布有助于确定病因。

病因

- 糖尿病神经病变：常见于足
- 三期梅毒（脊髓痨）：常见于膝关节
- 脊髓空洞症：常见于肩关节
- 其他
  脊髓脊膜膨出
  脊髓损伤
  先天性无痛症
  任何遗传或获得性神经病变

影像学征象

所有类型共有
- 关节不稳定：半脱位或脱位
- 大量关节积液
- 骨密度正常或增高

增生型，20%

- 关节骨明显碎裂
- 许多反应骨

萎缩型，40%

- 关节部骨吸收

混合型，40%

代谢性骨病

概述

骨组织包括：

细胞外基质

- 骨样基质：胶原、黏多糖
- 结晶成分：磷酸钙、羟基磷灰石

细胞成分

- 成骨细胞
- 破骨细胞

骨不断被吸收和新骨取代。打破这种平衡导致：要么骨质过多（密度增高，骨质硬化）要么骨质过少（密度减低 = 骨质减少）。

骨质减少

骨质减少是一种非特异放射学表现，显示为骨的 X 线可透性增加。骨质密度可能难以评估，因为技术因素（kVp，mA）影响 X 线片表现。

类型

- 骨质疏松：正常骨量减少
- 骨质软化：骨矿化减少
- 骨髓替换：骨被肿瘤、骨髓增生或代谢产物取代
- 甲状旁腺功能亢进：骨吸收增加

骨质疏松

分类

原发性骨质疏松症（最常见）：无相关的潜在疾病

- Ⅰ型骨质疏松症：绝经后
- Ⅱ型骨质疏松症：老年性
- 青少年特发性骨质疏松症

继发性骨质疏松症（少见）

- 内分泌失调
  性腺功能减退
  甲状腺功能亢进
  库欣病

  肢端肥大症
- 营养性
  吸收不良综合征
  酒精中毒
  坏血病
- 遗传代谢性或胶原代谢障碍
  成骨不全
  马方综合征
  Ehlers-Danlos 综合征
  高胱氨酸尿症
  低磷酸酯酶症
  Wilson 病
  尿黑酸尿症
  Menkes 综合征
- 药物
  肝素
  外源性类固醇

影像学征象（图 5-134、图 5-135）

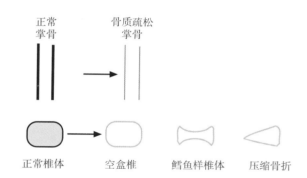

图 5-134

- 骨质减少：骨质丢失达到 30% ～ 50% 才能被平片检测到
- 骨皮质厚度变薄：掌骨双侧骨皮质厚度之和少于骨干横径的一半
- 骨小梁的数量和厚度减少
- 椎体显示最早期变化：水平骨小梁吸收
- 空盒椎：椎体终板表观密度增高，由松质骨吸收所致
- 椎体压缩性骨折：楔形，双凹鳕鱼样椎体，真性压缩
- 病理性骨折
- 定性评估：Singh 指数基于股骨近端骨小梁模式，包括：
  轻度：次级骨小梁丢失
  中度：主张力骨小梁丢失

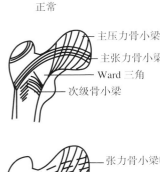

正常

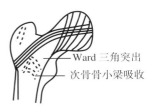

早期

主压力骨小梁
主张力骨小梁
Ward 三角
次级骨小梁

Ward 三角突出
次骨骨小梁吸收

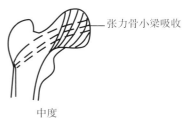

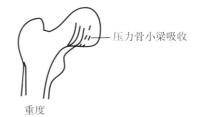

张力骨小梁吸收

压力骨小梁吸收

中度

重度

图 **5-135**

重度：主压力骨小梁丢失

定量骨密度测定

预测发生骨折的风险。有三种方法可选：

- 单光子吸收法
  测量桡骨干骨皮质密度
  2 ~ 3 mrem 曝光量
  精度：1% ~ 3%
- 双光子吸收法，用放射性核素或双能 X 线
  测量椎体和髋骨密度（皮质和骨小梁）
  5 ~ 10 mrem 曝光量
  精度：2% ~ 4%
  不能解释软组织在 X 线吸收方面的影响
- 定量 CT 测量法，带体模
  测量椎体密度（仅骨小梁）300 ~ 500 mrem
    曝光量
  评价骨密度最有效的技术

适应证：

- 开始雌激素替代疗法或双膦酸盐治疗
- 确定骨质疏松的诊断
- 评估骨质疏松的严重程度
- 监测疗效

髋关节一过性骨质疏松症

- 一过性骨质疏松症，可能与缺血坏死有关或是缺血坏死的变异型
- X 线片通常显示骨质减少，而骨扫描显示股骨头区域内代谢活跃
- MRI 通常显示弥漫性骨髓水肿，T1W 信号减低，T2W 更高信号

- 在定量评估股骨近端和骨密度骨折风险方面，双能 X 线吸收测量法是一种好的方法

骨软化症

　　骨的异常矿化在成人被称为骨软化症，而在儿童被称为佝偻病。过去，最常见的原因是维生素 D 摄入不足。现在，吸收异常和肾病是更常见原因：

营养缺乏：

- 维生素 D
- 钙
- 磷

吸收异常

- 胃肠道手术
- 吸收不良
- 胆道疾病

肾

- 慢性肾衰竭
- 肾小管性酸中毒
- 近端肾小管病变
- 透析诱导

维生素 D 代谢异常

- 肝病
- 遗传代谢性疾病

药物

- 苯妥英钠（大仑丁）
- 苯巴比妥

影像学征象

- 弥漫性骨质减少
- Looser 带（图 5-136）（假骨折线）：骨皮质应

力性骨折被矿化不足的骨样组织填充。

- Milkman 综合征：骨质软化伴有许多 Looser 带
- Looser 带的典型部位（经常对称）

  肩胛骨腋缘

  股骨颈内缘

  肋骨

  耻骨、坐骨支
- 骨质软化可能与骨质疏松无法区分；但是，Looser 带是一个可靠的鉴别特征。

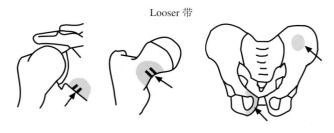

Looser 带

图 5-136

肾性骨营养不良

*肾性骨营养不良*是一个通用术语，指肾衰患者出现的各种影像学骨改变。影像学上，这些改变继发于骨质软化、继发性甲状旁腺功能亢进和铝中毒。

影像学征象

骨质软化改变

- 骨质减少和骨皮质变薄
- Looser 带，但是不常见

甲状旁腺功能亢进改变

- 骨膜下骨吸收（例如，骶髂关节吸收）
- 橄榄球衣脊柱（Rugger Jersey spine）
- 棕色瘤
- 骨质硬化
- 软组织钙化
- 软骨钙质沉着症

坏血病

维生素 C（抗坏血酸）缺乏损害结缔组织合成胶原的能力。从不发生在 6 个月以内婴儿，因为母体储存传递给胎儿。在骨快速生长的部位（长骨）表现最明显。罕见。

影像学征象（图 5-137）

儿童

- 弥漫性骨质减少

- 干骺线致密（Frankel）
- Wimberger 征：骨骺边缘致密
- 角征：干骺端骨折（Pelkan 骨距）
- 骨膜反应（骨化）由骨膜下出血所致
- 关节积血：出血进入关节内

成人

- 骨质减少和病理性骨折

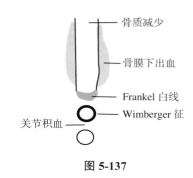

骨质减少

骨膜下出血

Frankel 白线

Wimberger 征

关节积血

图 5-137

内分泌性骨病

甲状旁腺功能亢进（甲旁亢，hyperparathyroidism，HPT）

甲状旁腺素刺激破骨细胞引起骨吸收。甲旁亢通常是因常规生化筛查时血清钙水平升高而被检出。三种类型：

- 原发性甲旁亢：

  腺瘤，85%（单发，90%；多发，10%）

  增生，12%

  甲状旁腺癌，1% ～ 3%
- 继发性甲旁亢：最常继发于肾衰；罕见由激素活化肿瘤引起异位甲状旁腺生成
- 三发性甲旁亢：因长期肾衰竭后自主腺体功能亢进引起

影像学征象（图 5-138）

- 弥漫性骨质减少
- 骨吸收是本质特征

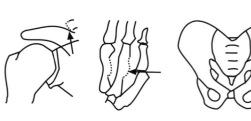

锁骨溶解　　骨膜下吸收　　棕色瘤

图 5-138

骨膜下吸收

- 中节指骨的桡侧面（尤其示指和中指）
- 指骨甲丛

骨小梁吸收

- 椒盐样颅骨

骨皮质吸收

- 掌骨隧道样改变（非特异性）

软骨下吸收

- 骶髂关节间隙增宽
- 锁骨远端
- 耻骨联合增宽
- 可导致关节病

韧带下 / 肌腱下吸收

- 跟骨下部
- 粗隆，结节
- 髂前下棘

- 棕色瘤（囊样病变），可发生在骨骼任何部位，尤其是在骨盆、颌骨和股骨。
- 硬骨板缺损
- 软组织钙化
- 软骨钙质沉着症
- 并发症：骨折

甲状旁腺功能亢进鉴别

原发甲旁亢	继发甲旁亢
棕色瘤	骨质硬化
软骨钙质沉着症	橄榄球衣脊柱（肾性骨营养不良）
	软组织和血管钙化

甲状腺性杵状指

发生在甲状腺手术切除或射频消融治疗甲状腺功能亢进后 1 ~ 2 年。发病率：5%。

影像学征象

- 指骨和掌骨厚的骨膜反应
- 软组织肿胀

肢端肥大症（图 5-139 ）

生长激素水平升高（腺瘤，增生）
导致：
- 儿童（生长板未闭）：巨人症
- 成人（生长板闭合）：肢端肥大症 = 手和足逐渐增大，以及面部特征逐渐突出

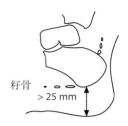
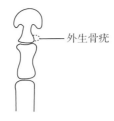

籽骨　> 25 mm　外生骨疣

图 5-139

影像学征象

主要特点是外积性骨生长：骨端、足趾外生骨疣、籽骨大小和数量增加：

手
- 由整体增大形成铲形甲丛
- 甲丛外生骨疣
- 由软骨生长造成关节间隙增宽
- 继发性退行性关节病

足
- 跟垫 > 25 mm（典型）
- 籽骨数量增多
- 肌腱附着部位骨性结节增大
- 第一趾外生骨疣

颅骨
- 颅骨增厚和密度增高
- 凸颌畸形：下颌前突
- 额窦过度气化（前额隆起）
- 眶脊加重
- 鼻和软组织增大
- 蝶鞍扩大

脊柱
- 椎体后部扇形改变
- 脊柱前凸

骨髓疾病

类型

恶性浸润
- 骨髓瘤
- 白血病 / 淋巴瘤
- 转移（小细胞肿瘤）

继发性骨髓增生
- 血红蛋白病
- 溶血性贫血

溶酶体贮积病
- Gaucher 病

- Niemann-Pick 病：鞘磷脂酶缺乏；除不发生缺血性坏死和囊性骨病变外，其他影像学表现类似于 Gaucher 病

Gaucher 病

β- 葡糖脑苷脂酶缺乏导致细胞内葡糖苷酰鞘氨醇蓄积，主要蓄积在网状内皮系统。常染色体隐性遗传。最常见于北欧犹太教徒。

类型

- 婴儿型：致死的
- 成人型：更良性（见下文）

临床表现

- 肝：肝脾大
- 脾：局灶性损害
- 骨髓：全血细胞减少，骨痛，特征性泡沫细胞

影像学征象（图 5-140）

- 骨质减少
- 局灶性溶骨性病变（膨胀，骨皮质扇形改变，无骨膜反应），50%
- 骨坏死，50%；通常联合发生：
  骨髓梗死
  骨关节梗死
- 塑形畸形［锥形（Erlenmeyer）烧瓶］，50%
- 较少见特征
  骨膜反应：骨中骨
  H 形椎体
  颅骨毛发样外观

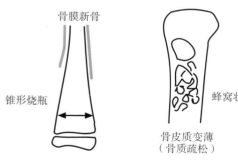

图 5-140

并发症

- 骨关节炎
- 骨折，常为多发
- 骨髓炎的风险增加

镰状细胞贫血

血红蛋白结构性缺陷（血红蛋白 S；点突变）。大多数血红蛋白病（已知超过 250 种）引起刚性血红蛋白和溶血。

发病率：1% 的黑人。血红蛋白电泳确诊。镰状细胞病（HbSS）有许多骨改变，而镰状细胞特征（HbAS）仅偶尔发生相关性骨梗死。血红蛋白镰状细胞病有相同的骨改变，但脾增大。

临床表现

- 溶血性贫血、黄疸
- 骨痛（梗死、骨髓炎）
- 腹痛
- 感染的发病率高
- 胸痛：急性肺危象、肺梗死

影像学征象（图 5-141）

骨髓增生
- 颅骨毛发样外观
- 病理性骨折
- 双凹 H 形椎体
- 骨质减少

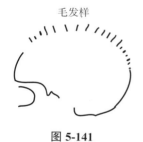

图 5-141

血管闭塞
- 缺血坏死主要发生在长骨髓腔、手、生长中的骨骺
- 骨硬化，由梗死引起
- H 形椎体
- 生长中的骨骺受累导致生长障碍
- 指（趾）炎（手 - 足综合征）：手和足的骨梗死

骨髓炎
- 高发病率：最常见病原菌为葡萄球菌
- 沙门菌感染比普通人群更常见
- 最常见于长骨骨干
- 骨髓炎和梗死可能难以区分

其他

- 由自发性脾梗死造成脾小、纤维化和钙化
- 胆石症
- 进行性肾衰竭
- 乳头坏死
- 心脏肥大：高输出性充血性心力衰竭
- 肺梗死

地中海贫血［库利（Cooley）贫血］

以一条珠蛋白链合成减少为特征的遗传性疾病。地中海贫血根据缺陷的珠蛋白链进行分类：

- α- 地中海贫血：α- 链异常，亚洲人群
- β- 地中海贫血：β- 链异常
- 重型 β- 地中海贫血（库利贫血，地中海贫血）：通常在 10 岁前死亡，输血依赖型；1% 的美国黑人，7% 的希腊人
- 轻型 β- 地中海贫血：非输血依赖型

影像学征象

骨髓增生是主要特征。

- 髓腔扩大：毛发样颅骨，盒样指骨
- 骨塑形畸形：锥形（Erlenmeyer）烧瓶样畸形
- 生长板提前闭合
- 椎旁肿块，因髓外造血形成

血管闭塞

- 散在骨硬化
- H- 形椎体
- 缺血坏死比镰状细胞病少见

其他

- 心脏肥大和充血性心力衰竭
- 继发性血色病
- 胆石症

贫血骨骼表现

	镰状细胞贫血	地中海贫血
颅骨	毛发样外观	严重毛发样外观
脊柱	鱼样椎体	比镰状细胞贫血少见
其他骨	骨坏死	锥形（Erlenmeyer）烧瓶样
	骨髓炎	关节病（血色病、痛风）
	生长停滞（血流减少）	骨质疏松
脾	小（自发性梗死）	大（肝脾大）
肾	乳头坏死	—
腹部	胆石症	胆石症

续表

	镰状细胞贫血	地中海贫血
其他	肺危象	输血引起的血色病
	心脏肥大	10 岁前死亡（纯合子）
		髓外造血
		心脏肥大

骨髓纤维化

骨髓增生性疾病，骨髓被纤维组织取代。

临床表现

- 脾大（髓外造血）
- 贫血（骨髓替换）
- 白细胞变化，细胞计数

影像学征象

平片

- 骨质致密，50%
- 椎旁肿块和脾大（骨髓产生部位）

骨扫描

- 摄取增加
- 超级骨显像

Paget 病（畸形性骨炎）（图 5-142）

由成骨细胞和破骨细胞引起异常骨重建为特征的慢性进行性疾病。病因很可能是病毒感染。年龄：40 岁以下罕见。通常多骨受累但不对称：骨盆，75% > 股骨＞颅骨＞胫骨＞脊椎＞锁骨＞肱骨＞肋骨。

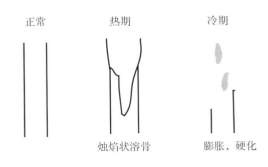

图 5-142

分期

活跃期＝溶骨期＝"热期"（"热期"并不是指骨扫描）

- 侵袭性骨吸收：边界锐利的溶骨性病变，破坏骨皮质并沿骨干进展（烛焰状，草叶状）
- 特征性：病变开始于骨的一端并缓慢地沿骨干

进展。

- 骨髓被纤维组织取代，骨小梁紊乱、脆弱。

非活跃期＝静止期＝"冷期"（"冷期"并不是指骨扫描）

- 新骨形成和硬化：骨皮质增厚，骨小梁粗大

混合期＝溶骨和硬化期共存

- 骨的弓形畸形是其显著特点。

临床表现

- 常无症状
- 疼痛，肢体皮温升高
- 弓形长骨
- 神经系统症状源于神经或脊髓受压
- 帽子尺寸增大
- 高输出性充血性心力衰竭（骨灌注增加），代谢增加
- 血清碱性磷酸酶和尿羟脯氨酸水平升高

影像学征象

长骨

- 骨皮质增厚和骨扩大
- 胫骨和股骨弓形畸形
- 溶骨开始于关节下部位
- 烛焰状：V 形溶骨性病变进展至骨干

骨盆

- 髂耻、髂坐线增厚（早期征象）
- 骨小梁增厚
- 髋臼内陷

颅骨

- 局限性骨质疏松症：溶骨期，常见于额骨
- 棉球样外观：溶骨 - 硬化病变混合存在
- 颅板完全受累：板障增宽
- 颅底凹陷伴枕骨大孔狭窄：脊髓受压
- 颅底神经孔可能狭窄：听力丧失，面瘫，失明

脊柱

- 最常受累的部位
- 画框椎体：椎体方形增大伴外周骨小梁增厚和内部透亮
- 象牙椎

骨扫描

- 溶骨期极热病灶
- 放射性示踪剂摄取增加，典型靠近一侧关节并向远端延伸
- 如果非活跃期则是冷病灶（不常见）

并发症

- 病理性骨折

  脊椎压缩性骨折

  长骨小的水平的骨皮质应力性骨折（香蕉骨折，通常沿凸面分布）
- 恶变 ＜ 1%（骨肉瘤＞恶性纤维组织细胞瘤＞软骨肉瘤）
- 颅骨和面部骨巨细胞瘤，常为多发
- 继发性骨关节炎（软骨应力增加）
- 骨变形（慢性应力不足）
- 高输出性心力衰竭

要点

- 骨扫描有助于确定疾病的范围
- 溶骨期病变是富血供的：CT 增强扫描明显强化
- 总是评估肉瘤变性
- 治疗

  降钙素（抑制骨吸收）

  膦酸盐类（抑制脱钙）

  金霉素（细胞毒素）

骨坏死

骨坏死（无血管性坏死，缺血性坏死，无菌性坏死）可能由两种机制引起：

- 动脉血供中断
- 骨内 / 骨外静脉功能不全

所有骨坏死的病理生理是相同的：缺血→血运重建→修复→变形→骨关节病。

骨坏死病理生理

病因	机制
骨折（足舟骨，股骨颈）	血供中断
脱位（距骨，髋关节）	缺血（血管拉伸）
胶原血管病	血管炎
镰状细胞病	红细胞淤积
Gaucher 病	红骨髓浸润和循环阻碍
减压病	氮气栓塞
辐射	直接细胞毒性效应
胰腺炎、酒精中毒	脂肪栓塞
激素（类固醇、库欣病）	很可能脂肪增生和循环阻碍
特发性（Legg-Calvé-Perthes 病）	不明
妊娠	不明

影像学征象

平片

- 影像表现在受伤几个月后延迟出现。这些表现包括 X 线透亮区、硬化、骨塌陷、关节间隙变窄，以及特征性的软骨下新月形透亮（股骨头病变）。其中一些代表晚期改变
- 平片分期系统（Ficat）

　Ⅰ期：临床有缺血坏死症状，但无放射学表现

　Ⅱ期：骨质疏松，囊性区和骨硬化

　Ⅲ期：半透明皮质下骨折线（新月征），股骨头扁平化

　Ⅳ期：骨轮廓丧失伴继发性骨关节炎

MRI

- 最敏感的成像方式：敏感性 95% ～ 100%
- 最早的征象是骨髓水肿（非特异性）
- 早期缺血坏死：局灶性软骨下异常（非常特异）

　T1W 低信号带 /T2W 高信号带

　双线征（T2W）：内层高信号带 / 外层低信号带，发生在病程稍晚期骨修复开始以后

- 晚期缺血性坏死：软骨下骨纤维化

　T1W 和 T2W 图像上均呈低信号

　股骨头塌陷

- Mitchell 分类

　A 类（疾病早期）：信号强度类似于脂肪（T1W 高、T2W 中等信号）

　B 类：信号强度类似于血液（T1W 和 T2W 均呈高信号）

　C 类：信号强度类似于液体（T1W 低、T2W 高信号）

　D 类（疾病晚期）：信号强度类似于纤维组织（T1W 和 T2W 均呈低信号）

- MRI 在缺血坏死规划治疗方面是有帮助的。治疗选项包括：核心减压（用于疾病早期）、植骨、截骨和电刺激

骨扫描

- 不如 MRI 敏感

并发症

- 碎裂
- 软骨破坏伴继发性退行性关节病
- 关节内碎片
- 恶变（恶性纤维组织细胞瘤、纤维肉瘤、软骨肉瘤）

金培（KIENBÖCK）病

月骨骨坏死。平均年龄：20 ～ 30 岁。15 岁以下罕见。好发于右腕、男性、重体力劳动者。负尺骨变异发病率高。

影像学征象

- 月骨硬化
- 偶尔沿桡侧面可见软骨下骨折
- 大多数病人进展为关节炎

膝关节自发性骨坏死

股骨内侧髁承重面衰竭骨折。发生于老年人。急性疼痛。

骨坏死人名命名

部位	名称	年龄	频率
上肢			
肱骨头	Haas	成人	罕见
肱骨小头	Panner	青少年	罕见
尺骨远端骨骺	Burns	儿童	罕见
舟骨	Preiser	青少年	+
月骨	Kienböck	成人	+
掌骨头	Dietrich	青少年	罕见
全部腕骨	Caffey	儿童	罕见
下肢			
股骨头	Legg-Calvé-Perthes	4～10 岁	+++
先天性髋内翻		6～16 岁	++
髌骨下极	Sinding-Larsen-Johansson	8～12 岁	+
胫骨结节	Osgood-Schlatter	10～16 岁	++
胫骨近端内侧骨骺	Blount	2～14 岁	+
距骨	Diaz	儿童	罕见
胫骨远端	Liffert-Arkin	儿童	罕见
跟骨结节	Sever	5～15 岁	罕见
足舟骨	Köhler 骨	4～8 岁	++
中间楔骨	Hicks	4～8 岁	罕见
跖骨头	Frieberg	11～18 岁	罕见
第五跖骨基底部	Iselin	青少年	罕见
粗隆	Mancl		罕见
外胫骨	Haglund	成人	罕见

续表

部位	名称	年龄	频率
骨盆			
坐骨耻骨软骨结合	van Neck	青少年	罕见
耻骨联合	Pierson	青少年	罕见
髂嵴	Buchman	青少年	罕见
坐骨结节	Milch	青少年	罕见
脊柱			
椎体	Kümmell	4～8 岁	罕见
脊椎骨突	Scheuermann	10～18 岁	++

这些骨坏死在起源上通常是特发性的。如果某一骨坏死作为创伤的并发症发生（即，舟骨）则不以上述人名命名，而简称为创伤后骨坏死。许多命名是古老的，而且有些有争议。例如，有些作者认为 Kümmell 病（表现为扁平椎和椎间真空现象）可能实际上代表朗格汉斯细胞组织细胞增生症

鉴别诊断

局灶性骨病变

局灶性病变

- 肿瘤
  转移（常见）
  原发（较少见）
- 炎症 / 感染 / 特发性
- 先天性
- 代谢性：棕色瘤
- 创伤
  应力性骨折
  衰竭骨折
  病理性骨折
- 血管
  骨坏死
  梗死

骨肿瘤

原发性骨肿瘤概要

起源	良性	恶性
骨源性	骨瘤	骨肉瘤
	骨样骨瘤	
	骨母细胞瘤	
软骨源性	内生软骨瘤	软骨肉瘤
	软骨母细胞瘤	
	骨软骨瘤	
	软骨黏液纤维瘤	

续表

起源	良性	恶性
纤维源性	纤维性骨皮质缺损	恶性纤维组织细胞瘤
	非骨化性纤维瘤	纤维肉瘤
	骨化性纤维瘤（Sisson）	
	促结缔组织增生性纤维瘤	
	骨纤维异常增殖症	
骨髓	嗜酸性肉芽肿	尤文肉瘤
		骨髓瘤
		淋巴瘤
		白血病
其他	单纯性骨囊肿	造釉细胞瘤
	动脉瘤样骨囊肿	脊索瘤
	骨内腱鞘囊肿	恶性骨巨细胞瘤
	骨内脂肪瘤	
	骨巨细胞瘤	
	棕色瘤	
	假肿瘤	
血管	血管瘤	血管内皮细胞瘤
	淋巴管瘤	血管外皮细胞瘤
	血管瘤病	血管肉瘤

各年龄段常见恶性骨肿瘤

10 岁以下：
- 尤因肉瘤
- 骨肉瘤
- 白血病，淋巴瘤

11 ～ 20 岁：
- 骨肉瘤
- 尤因肉瘤
- 淋巴瘤，白血病

21 ～ 30 岁：
- 骨肉瘤
- 淋巴瘤
- 尤因肉瘤
- 恶性纤维组织细胞瘤

30 岁以上：
- 骨髓瘤
- 转移瘤
- 淋巴瘤
- 软骨肉瘤
- 恶性纤维组织细胞瘤，纤维肉瘤

- 骨肉瘤

泡状骨病变［头盔（HELMS）］

助记符："FEGNOMASHIC"：

- 骨纤维异常增殖症，纤维性骨皮质缺损（Fibrous dysplasia，fibrous cortical defect）
- 内生软骨瘤（Enchondroma）
- 骨巨细胞瘤（GCT）
- 非骨化性纤维瘤（NOF）
- 骨母细胞瘤（Osteoblastoma）
- 骨髓瘤，转移瘤（Myeloma，metastases）
- 动脉瘤样骨囊肿（总是偏心性）（Aneurysmal bone cyst）
- 单纯性单房骨囊肿（总是中心性）（Simple unilocular bone cyst）
- 甲状旁腺功能亢进（HPT），血友病（Hyperparathyroidism，hemophilia）
- 感染（Infection）
- 软骨母细胞瘤（Chondroblastoma）

溶骨性骨骺病变（图 5-143）

肿瘤
- 骨巨细胞瘤
- 嗜酸性肉芽肿
- 软骨母细胞瘤
- 转移瘤（罕见）

感染
- 骨髓炎
- 结核

软骨下囊变
- 关节病（二水焦磷酸钙结晶沉积症、骨关节炎、类风湿关节炎、血友病）

骨内腱鞘囊肿

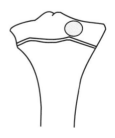

图 5-143

硬化性骨转移

- 前列腺癌

- 乳腺癌
- 霍奇金淋巴瘤
- 其他原发肿瘤

　　类癌

　　髓母细胞瘤

　　膀胱癌

- 肺癌

儿童浸润性病变

- 圆细胞肿瘤（参见前述）
- 感染
- 嗜酸性肉芽肿
- 骨肉瘤（罕见）

成人浸润性病变

- 转移瘤
- 多发骨髓瘤
- 淋巴瘤、白血病
- 纤维肉瘤

骨皮质碟形凹陷

- 骨膜软骨瘤
- 表面软骨肉瘤
- 骨旁骨肉瘤

骨性死骨

诊断标准：骨病变内钙化巢

- 骨髓炎
- 嗜酸性肉芽肿（纽扣样死骨）
- 纤维肉瘤
- 骨样骨瘤（钙化性瘤巢）

骨性病变恶变

- 骨纤维异常增殖症：纤维肉瘤、骨肉瘤、恶性纤维组织细胞瘤
- Paget 病：骨肉瘤＞软骨肉瘤、纤维肉瘤、恶性纤维组织细胞瘤、淋巴瘤（罕见）
- 骨髓炎伴引流窦道：鳞状细胞癌
- 辐射：骨肉瘤、软骨肉瘤、恶性纤维组织细胞瘤
- 骨梗死：纤维肉瘤、恶性纤维组织细胞瘤
- Ollier 病：软骨肉瘤
- Maffucci 综合征：软骨肉瘤
- 遗传性骨软骨瘤病：软骨肉瘤

局灶性硬化性病变

助记符："TIC MTV"：

- 肿瘤（Tumor）
  良性
  - 骨瘤
  - 骨样骨瘤、骨母细胞瘤
  - 内生软骨瘤
  - 骨纤维异常增殖症
  - 愈合病变：非骨化性纤维瘤、嗜酸性肉芽肿、棕色瘤
  恶性
  - 转移瘤
  - 肉瘤
  - 淋巴瘤、白血病
  任何愈合肿瘤（嗜酸性肉芽肿、棕色瘤、转移瘤治疗后）
- 感染（Infection）
  骨髓炎
  - 死骨
  - 硬化性骨髓炎（Garré 型）
- 先天性（Congenital）
  骨岛
  肢骨纹状肥大症
  骨纤维异常增殖症
- 代谢性（Metabolic）
  Paget 病
- 创伤（Trauma）
  应力性骨折
  愈合骨折
- 血管（Vascular）
  骨坏死
  骨梗死

骨坏死

助记符："ASEPTIC（无菌）"：

- 贫血（遗传性）（Anemias）
- 类固醇（Steroids）
- 乙醇（Ethanol）
- 胰腺炎、妊娠（Pancreatitis，pregnancy）
- 创伤（Trauma）
- 特发性（Idiopathic）
- 减压病、胶原血管病（Caisson disease，collagen vascular diseases）

关节

退行性关节病

原发性退行性关节病，90%
继发性退行性关节病，10%

- 关节机械性异常
  创伤后
  骨坏死
  半月板或韧带损伤
  骨发育不良
  游离体
- 异常力作用于关节
  职业病
  术后
  骨发育不良
- 关节内软骨异常
  血色病
  肢端肥大症
  尿黑酸尿症
- 任何炎性或代谢性关节炎

炎性关节炎

临床特征概要

特征	类风湿关节炎	强直性脊柱炎	银屑病	Reiter 综合征
性别	女性	男性	男女均可	年轻男性
外周分布	手	髋	手	足
不对称	否	是	是	是
腊肠指	否	否	是	是
骨膜反应	否	否	是	是
骶髂关节炎	否	是	是	是
临床	RF+	炎性肠病	指甲、皮肤改变	尿道炎，结膜炎
HLA-B27	无	< 90%	30%	80%

Jaccoud 关节病

链球菌感染后掌骨向尺侧和掌侧半脱位

- 系统性红斑狼疮
- 风湿热
- 硬皮病

关节周围骨质减少

- 类风湿关节炎（也可弥漫性骨质减少）
- 硬皮病

- 血友病
- 骨髓炎

软骨下囊变

骨密度正常
- 退行性关节病
- 二水焦磷酸钙结晶沉积症
- 血清阴性脊柱关节病
- 痛风
- 色素沉着绒毛结节性滑膜炎
- 滑膜骨软骨瘤病
- 神经性关节

骨密度异常
- 上述任何疾病
- 类风湿关节炎
- 缺血性坏死

肢端骨质溶解症（图 5-144 ）

助记符："PINCH FO"：
- 银屑病（Psoriasis）
- 损伤（热烧伤，冻伤）（Injury）
- 神经病（Neuropathy）
  先天性无痛症
  糖尿病
  麻风病
  脊髓脊膜膨出

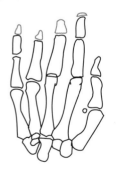

图 5-144

- 胶原血管病（Collagen vascular）
  硬皮病
  雷诺病
- 甲状旁腺功能亢进（Hyperparathyroidism）
- 家族遗传病（Hadju-Cheney）（Familial）
- 其他（Other）
  聚氯乙烯（PVC）暴露（中部）
  蛇、蝎毒，苯妥英，卟啉病，大疱性表皮松

解症
横行肢端骨质溶解症
- 甲状旁腺功能亢进
- Hadju-Cheney 综合征
- PVC 暴露

关节炎新骨形成

骨膜新骨形成
- 银屑病
- Reiter 综合征

骨赘
- 骨关节炎
- 二水焦磷酸钙结晶沉积症

钙化和关节病（图 5-145 ）

关节周围
- 硬皮病（常见）
- 系统性红斑狼疮（少见）

关节
- 二水焦磷酸钙结晶沉积症
- 软骨钙质沉着症（见后述）

关节间隙 - 相关
- 神经病性关节病
- 滑膜骨软骨瘤病
- 剥脱性骨炎
- 骨软骨骨折

关节旁　　软骨钙质沉着症　　关节间隙–相关

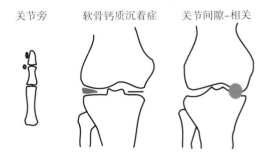

图 5-145

软骨钙质沉着症

助记符："HOGWASH"：
- 甲状旁腺功能亢进（Hyperparathyroidism）
- 褐黄病（尿黑酸尿症）（Ochronosis）
- 痛风（Gout）
- Wilson 病（Wilson disease）
- 关节炎（任何）（Arthritides）
- 假痛风：二水焦磷酸钙结晶沉积症（P

Seudogout）
- 血色病（Hemochromatosis）

关节炎软组织肿胀

双侧对称性肿胀
- 类风湿关节炎（最常见）
- 任何炎性关节炎

单个手指不对称性肿胀：腊肠指
- 银屑病
- Reiter 综合征

凸凹不平软组织肿胀
- 痛风（痛风石）
- 淀粉样变性
- 多中心网状组织细胞增多症
- 结节病

不同部位关节炎鉴别诊断

远端（远侧和近侧指间关节）
- 骨关节炎
- 银屑病
- Reiter 综合征
- 多中心网状组织细胞增多症

近端（掌指关节、腕）
- 类风湿关节炎
- 二水焦磷酸钙结晶沉积症
- 血色病
- Wilson 病

尺骨茎突
- 类风湿关节炎

单关节关节炎

助记符："CHRIST 基督"
- 结晶沉积性关节病（Crystal arthropathies）
- 血友病（Hemophilia）
- 类风湿关节炎（不典型）（RA）
- 感染（不包括 Lyme 病和淋病）（Infection）
- 滑膜（Synovial）
    色素沉着绒毛结节性滑膜炎
    滑膜骨软骨瘤病
- 创伤（Trauma）

神经性关节

常见
- 糖尿病

- 脊髓损伤
- 脊髓脊膜膨出 / 脊髓空洞症
- 酒精中毒

不常见
- 梅毒（脊髓痨）
- 先天性无痛症
- 神经病（例如，Riley-Day）
- 淀粉样变性

伴有关节病的临床综合征

- 白塞病：关节炎、口腔生殖器溃疡、虹膜炎、大动脉炎、动脉瘤、中枢神经系统（CNS）动脉炎
- Reiter 病：关节炎、尿道炎、结膜炎
- Still 病：幼年型类风湿关节炎（JRA）、肝脾大、淋巴结病
- Felty 综合征：类风湿关节炎、脾大、中性粒细胞减少
- Jaccoud 病：关节炎后风湿热反复发作
- CREST 综合征：钙质沉着（Calcinosis）、雷诺病（Raynaud disease）、食管运动功能障碍（Esophageal dysmotility）、指端硬化（Sclerodactyly）、毛细血管扩张（Telangiectasia）
- Phemister 三联症（结核性关节炎）：骨质疏松，边缘侵蚀，渐进性软骨破坏

寰枢关节半脱位

- 类风湿关节炎、幼年型类风湿关节炎
- 血清阴性脊柱关节病
- 系统性红斑狼疮
- 唐氏综合征
- Morquio 综合征
- 创伤

骨质密度

弥漫性骨质硬化（骨质致密）

肿瘤
- 转移瘤
- 淋巴瘤 / 白血病
- 骨髓纤维化
- 肥大细胞增多症（皮肤潮红）

先天性
- 石骨症

- 致密性骨发育不全
- 颅管发育不良
- 镰状细胞贫血
- 新生儿生理性改变

代谢性
- Paget 病
- 肾性骨营养不良
- 氟中毒
- 维生素 A 过多症和维生素 D 过多症

备选 助记符："3MS PROOF"：
- 转移瘤（Metastases）
- 骨髓纤维化（Myelofibrosis）
- 肥大细胞增多症（Mastocytosis）
- 镰状细胞贫血（Sickle cell anemia）
- 致密性骨发育不全，Paget 病（Pyknodysostosis，Paget disease）
- 肾性骨营养不良（Renal osteodystrophy）
- 石骨症（Osteopetrosis）
- 其他（发育不良，甲状腺功能减退）（Others）
- 氟中毒（重金属中毒）（Fluorosis）

骨质减少

局限性骨质减少
- 废用性骨质疏松症：疼痛，固定
- 关节炎
- Sudeck 萎缩，反射性交感神经营养不良（关节周围）
- Paget 病（溶骨期）
- 一过性骨质疏松症
    髋关节一过性骨质疏松症
    局限性游走性骨质疏松症

弥漫性骨质减少
- 原发性骨质疏松症
- 继发性骨质疏松症
    内分泌疾病
    营养缺乏
    遗传代谢性疾病和胶原病
    药物
- 骨软化症
    营养缺乏
    维生素 D 代谢异常（遗传性、后天获得性）
    胃肠道吸收障碍
    肾疾病
    药物

- 甲状旁腺功能亢进症
- 骨髓替换
    恶性（例如，骨髓瘤）
    骨髓增生（例如，血红蛋白病）
    溶酶体贮积病（例如，Gaucher 病）

多发硬化性病变

肿瘤
- 转移瘤
- 淋巴瘤 / 白血病
- 骨瘤病（Gardner 综合征）
- 愈合病变
- 硬化性骨髓瘤（非常罕见）

先天性
- 骨纤维异常增殖症
- 骨斑点症
- 结节性硬化症
- 肥大细胞增多症

代谢性
- Paget 病

创伤
- 愈合骨折

血管
- 骨梗死

骨膜

不对称性骨膜反应

- 肿瘤
- 感染（骨髓炎、软组织感染、先天性感染）
- 炎症（银屑病、Reiter 病、幼年型类风湿关节炎）
- 创伤（骨折）
- 血管（骨膜下出血）

成人对称性骨膜反应

- 血管功能不全（静脉＞动脉）
- 肥大性肺性骨关节病
- 厚皮性骨膜病
- 氟中毒
- 甲状腺肢端病

肥大性肺性骨关节病（hyperophic pulmonary osteoarthropathy，HPO）

病因

胸内肿瘤（恶性肿瘤切除可使 HPO 疼痛缓解）

- 癌症：支气管癌、转移瘤、淋巴瘤
- 胸膜：胸膜良性纤维瘤、间皮瘤

慢性肺部感染：支气管扩张、脓肿

其他病变，偶尔显示骨膜骨形成，但更常合并杵状指：

- 胃肠道：炎性肠病（溃疡性结肠炎、克罗恩病）、乳糜泻、肝硬化
- 心脏：发绀型心脏病

鉴别诊断

- 血管功能不全
- 甲状腺肢端病
- 厚皮性骨膜炎
- 氟中毒
- 骨干发育不全（Englemen 病）
- 维生素 A 过多症

颅骨

单发溶骨性病变

肿瘤

- 转移瘤 *
- 多发骨髓瘤 *
- 嗜酸性肉芽肿
- 表皮样囊肿 *
- 血管瘤 *

感染，炎症

- 骨髓炎（尤其是结核、梅毒）
- 结节病 *

先天性

- 骨纤维异常增殖症
- 脑膨出

代谢性

- Paget 病 *
- 甲状腺功能亢进

创伤

- 软脑膜囊肿

弥漫性颅骨病变

---

* 经常表现为多发病灶。

- 镰状细胞贫血和地中海贫血（毛发样外观）
- 甲状旁腺功能亢进（椒盐样颅骨）
- Paget 病（棉球样外观）
- 骨纤维异常增殖症（主要发生在外板）
- 结节性硬化（内外板密度增高）

多发溶骨性病变

助记符："POEMS 诗"：

- Paget 病（Paget disease）
- 甲状旁腺素水平升高（甲状旁腺功能亢进）（Parathyroid elevation）
- 骨髓炎（Osteomyelitis）
- 嗜酸性肉芽肿（EG）
- 转移瘤（Metastases）
- 骨髓瘤（Myeloma）
- 结节病（Sarcoidosis）

颅底凹陷

先天性

- 成骨不全
- Klippel-Feil 综合征
- 软骨发育不全
- Chiari 畸形
- 锁骨颅骨发育不全

后天获得性骨软化

- Paget 病
- 甲状旁腺功能亢进
- 骨软化症，佝偻病
- 类风湿关节炎
- 马方综合征，Ehlers-Danlos 综合征
- 转移瘤

脊柱（图 5-146）

椎体

密度异常

- 画框：
  Paget 病（皮质太明显）
  骨质疏松症（中心太透亮）
- 橄榄球衣：
  肾性骨营养不良
- 象牙椎体
  转移瘤
  Paget 病

淋巴瘤

感染

- 骨中骨：

  石骨症

垂直条纹状椎体

- 多发骨髓瘤
- 血管瘤
- 骨质疏松症
- Paget 病

形态异常

- 鱼样椎体：镰状细胞病、地中海贫血
- 方形椎：强直性脊柱炎、Paget 病、银屑病、Reiter 综合征
- 椎体扁平：助记符："PET SIT"：
  - Paget 病（Paget disease）
  - 嗜酸性肉芽肿（儿童）（EG）
  - 肿瘤（血管瘤、转移瘤、骨髓瘤、淋巴瘤）（Tumor）
  - 类固醇（Steroid）
  - 感染（Infection）
  - 创伤（Trauma）

MRI：正常 T1W 骨髓信号高于椎间盘，如果减低则表明骨髓被取代：

- 真性红细胞增多症
- 贫血
- 肥大细胞增多症
- 骨髓纤维化
- 白血病
- 淋巴瘤
- Waldenström 巨球蛋白血症

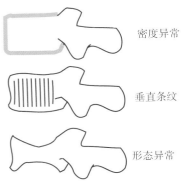

密度异常

垂直条纹

形态异常

图 5-146

椎弓根硬化

- 淋巴瘤

- 转移
- 先天性缺如
- 骨母细胞瘤、骨样骨瘤

椎体赘疣（图 5-147）

韧带骨赘

- 强直性脊柱炎

流水样椎旁骨化

- 弥漫性特发性骨肥厚

小骨赘

- 退行性疾病
- 变形性椎关节强硬

大骨赘

- 银屑病（常见）
- Reiter 综合征（少见）

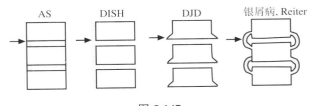

AS　　DISH　　DJD　　银屑病, Reiter

图 5-147

脊柱后部融合

先天性（Klippel-Feil 综合征）

手术融合

关节炎

- 幼年型类风湿关节炎（脊柱融合比类风湿关节炎更常见）
- 强直性脊柱炎
- 银屑病关节炎
- Reiter 综合征

椎体病变

- 转移瘤
- 骨髓瘤
- 淋巴瘤
- 嗜酸性肉芽肿
- 骨巨细胞瘤
- 血管瘤
- 肉瘤（罕见）

后部单元病变

肿瘤类型

前：恶性	后：良性
常见	
淋巴瘤	骨样骨瘤
骨髓瘤	骨母细胞瘤
尤因肉瘤	动脉瘤样骨囊肿
转移瘤	
例外	
血管瘤	
嗜酸性肉芽肿	
骨巨细胞瘤	

单椎体病

助记符："A HOG"：

- 动脉瘤样骨囊肿（ABC）
- 血管瘤（Hemangioma）
- 骨母细胞瘤 / 骨样骨瘤（Osteoblastoma/osteoid osteoma）
- 骨巨细胞瘤（Giant cell tumor）

椎体后部扇形改变

椎管内压力增加
- 椎管肿瘤
- 瘘管
- 交通性脑积水

硬脊膜扩张
- 神经纤维瘤病
- 马方综合征
- Ehlers-Danlos 综合征

先天性
- 软骨发育不全
- 粘多糖贮积症（Morquio，Hunter，Hurler）
- 成骨不全（迟发性）

骨质吸收
- 肢端肥大症

椎间盘钙化

- 退行性关节病
- 二水焦磷酸钙结晶沉积症
- 强直性脊柱炎
- 幼年型类风湿关节炎
- 血色病
- 弥漫性特发性骨肥厚
- 褐黄病 / 尿黑酸尿症

椎体前部扇形改变

- 主动脉动脉瘤
- 淋巴结病
- 结核性脊柱炎
- 运动发育延迟

椎体前部鸟嘴样改变（图 5-148）

- Morquio 综合征（中心性鸟嘴）
- Hurler 综合征
- 软骨发育不全
- 克汀病
- 唐氏综合征
- 神经肌肉病

中心性鸟嘴（Morquio）

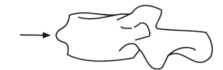

下部鸟嘴（others）

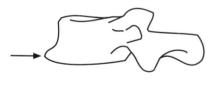

图 5-148

扁平椎

弥漫性
- 侏儒综合征（致死性，间向性）
- 成骨不全
- Morquio 综合征
- 脊柱骨骺发育不良

单发或多灶性
- 白血病
- 嗜酸性肉芽肿
- 转移瘤 / 骨髓瘤
- 镰状细胞病

脊柱骨髓炎 VS 肿瘤

	骨髓炎	肿瘤
连续性	是	否
椎旁软组织肿块	有（脓肿）	较少见
椎间盘	等中心 *	不受累

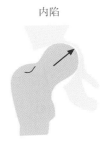

椎旁肿块 — > 2 个椎体受累

* 除了结核，其通常累及多个水平的椎体，但是椎间盘不受累

骨盆

髋臼内陷（图 5-149）

- Paget 病
- 类风湿关节炎
- 骨软化症，佝偻病
- 创伤
- 马方综合征
- 强直性脊柱炎
- 特发性

内陷

图 5-149

骶髂关节炎

两侧对称
- 强直性脊柱炎
- 肠病性脊柱关节病
- 银屑病关节炎
- 甲状旁腺功能亢进
- 退行性关节病

两侧不对称
- Reiter 综合征
- 银屑病关节炎
- 退行性关节病

单侧
- 感染
- 退行性关节病
- 创伤
- 类风湿关节炎

骶骨溶骨性病变

- 转移瘤
- 脊索瘤
- 浆细胞瘤
- 软骨肉瘤
- 骨巨细胞瘤

髂骨溶骨性病变

- 骨纤维异常增殖症
- 动脉瘤样骨囊肿
- 单房性骨囊肿
- 血友病假肿瘤
- 恶性病变
  - 转移瘤
  - 浆细胞瘤
  - 尤因肉瘤
  - 软骨肉瘤
  - 淋巴瘤

耻骨联合增宽

先天性
- 膀胱外翻
- 尿道上裂
- 锁骨颅骨发育不全
- 泌尿生殖器或肛门直肠畸形

骨质吸收或破坏
- 妊娠
- 耻骨骨炎
- 感染
- 转移
- 甲状旁腺功能亢进

下肢

锥形（Erlenmeyer）烧瓶样畸形（图 5-150）

缺乏管状骨形态伴末端喇叭形改变。助记符："CHONG"：

- 颅骨干骺端发育不良（Craniometaphyseal dysplasias）

- 血红蛋白病（Hemoglobinopathies）
    地中海贫血
    镰状细胞病（经常伴缺血坏死）
- 石骨症（Osteopetrosis）
- Niemann-Pick 病（Niemann-Pick disease）
- Gaucher 病（经常伴缺血坏死）（Gaucher disease）
- 其他（Other）
    铅中毒
    骨纤维异常增殖症
    骨软骨瘤病
    内生软骨瘤病
    纤维瘤病

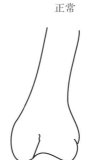

正常　　　　锥形烧瓶

图 5-150

细长骨（图 5-151）

骨干过度管化导致骨骺相对突出。助记符："NIMROD"：

- 神经纤维瘤病（Neurofibromatosis）
- 固定或麻痹（Immobilization or paralysis）
    脊髓灰质炎
    产伤麻痹
    先天性中枢神经系统病变

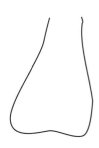

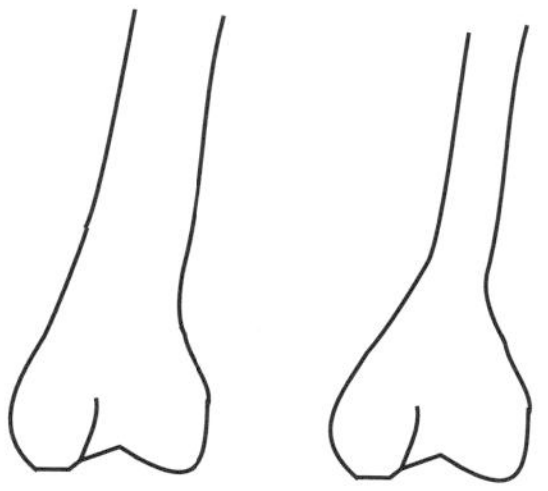

正常　　　细长

图 5-151

- 肌营养不良（Muscular dystrophies）
- 类风湿关节炎（幼年型）（RA）
- 成骨不全（Osteogenesis imperfecta）
- 发育不良（例如，马方综合征、高胱氨酸尿症）（Dysplasias）

股骨头缺血坏死

助记符："ASEPTIC LEG（无菌腿）"：

- 酒精中毒（Alcoholism）
- 镰状细胞病（Sickle cell disease）
- 外源性类固醇或替代治疗（Exogenous steroids or RT）
- 胰腺炎（Pancreatitis）
- 创伤（Trauma）
    骨折 / 脱位
    股骨头骨骺滑脱
- 感染（Infection）
- 减压病（Caisson disease）
- Legg-Calvé-Perthes 病（Legg-Calvé-Perthes）
- 骨骺发育不良（Epiphyseal dysplasia）
- Gaucher 病（Gaucher disease）

胫骨内侧突起（图 5-152）

- 骨软骨瘤
- Blount 病
- Turner 综合征
- 创伤后病变

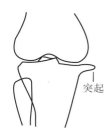

突起

图 5-152

胫骨骨干皮质病变

- 造釉细胞瘤
- 骨纤维结构不良（骨化性纤维瘤）
- 骨纤维异常增殖症
- 嗜酸性肉芽肿
- 转移瘤（成人）

跟垫增厚

诊断标准：厚度 > 25 mm。助记符："MAD COP"：

- 黏液水肿（甲状腺功能减退）（Myxedema）
- 肢端肥大症（Acromegaly）
- 大仑丁（苯妥英钠）（Dilantin）
- 胖胝（Callus）

- 肥胖（Obesity）
- 外周性水肿（Peripheral edema）

跟骨边界清楚溶骨性病变

- 脂肪瘤
- 单房性骨囊肿
- 假肿瘤（血友病）

假关节伴弯曲 / 弓形骨改变

助记符："ON OF"：

- 成骨不全（Osteogenesis imperfecta）
- 神经纤维瘤病 1 型（NF-1）
- 骨软化症 / 佝偻病（Osteomalacia/rickets）
- 骨纤维异常增殖症（Fibrous dysplasia）

趾骨过度生长

- 脂瘤性营养异常性巨大发育（脂肪，在趾神经分布区过度生长）
- 神经纤维瘤病（多个足趾、双侧）
- Proteus 综合征（多个足趾）
- 巨趾
- 充血（Klippel-Trénaunay-Weber/ 血管瘤、幼年型类风湿关节炎、感染）

髁间窝扩大

- 血友病
- 幼年型类风湿关节炎

上肢

手指溶骨性病变

- 内生软骨瘤
    单发
    多发（Ollier 病或 Maffucci 综合征）
- 血管球瘤（靠近指甲，疼痛，可强化）
- 异物反应
- 表皮样包涵囊肿（创伤史）
- 转移（肺、乳腺）
- 结节病
- 感染
- 侵蚀性关节病
- 血管瘤

手指截肢

- 创伤
- 手术
- 热损伤
- 无痛症（糖尿病，Lesch-Nyhan 综合征）
- 脑膜炎球菌血症后（坏疽）

钩形骨赘（手）

- 血色病
- 二水焦磷酸钙结晶沉积症
- 骨关节炎

骨骺增大

- 幼年慢性关节炎
- 血友病
- 感染

铲形甲丛

- 肢端肥大症（拍颅骨片以检查垂体）
- 弥漫性特发性骨肥厚
- 类视色素中毒
- Reiter 综合征

骨髓腔扩大（手）

- 地中海贫血、镰状细胞病
- 骨纤维异常增殖症
- Gaucher 病
- 白血病

蜘蛛足样指

- 马方综合征
- 高胱氨酸尿症（骨质减少）

尺偏畸形

- 类风湿关节炎（侵蚀）
- 系统性红斑狼疮（无侵蚀）
- Jaccoud 关节病（链球菌感染后）

桡骨发育不全

- VACTERL 联合征（椎体、肛门、心血管、气管、食管、肾、肢体异常）
- Fanconi 贫血
- Holt-Oram 综合征

- Cornelia de Lange 综合征
- 血小板减少 - 桡骨缺如（TAR 综合征）

第 4/5 掌骨短小

- 假性甲状旁腺功能减退
- 假 - 假性甲状旁腺功能减退
- 特发性
- 染色体异常（Turner，Klinefelter）
- 基底细胞痣综合征
- 创伤后
- 梗死后（镰状细胞病）

马德隆畸形（图 5-153）

桡骨骨骺尺侧部过早闭合，引起：
- 桡骨远端尺侧成角
- 腕骨角减小
- 尺骨背侧半脱位
- 单侧或双侧

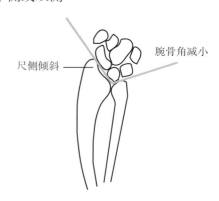

尺侧倾斜　　　腕骨角减小

图 5-153

助记符："HIT DOC"：
- Hurler 综合征（Hurler syndrome）
- 感染（Infection）
- 创伤（Trauma）
- 软骨骨生成障碍（Leri-Weil 综合征）（Dyschondrosteosis）
- 骨软骨瘤病（Osteochondromatosis）
- 染色体 XO（Turner 综合征）（Chromosomal XO）

锁骨远端缺失

- 侵蚀性类风湿关节炎
- 甲状旁腺功能亢进症
- 创伤后骨质溶解症
- 感染
- 转移瘤 / 骨髓瘤

- Gorham 病
- 锁骨颅骨发育不全
- 致密性骨发育不全

高位骑跨肩（high-riding shoulder）

- 类风湿关节炎
- 二水焦磷酸钙结晶沉积症
- 肩袖撕裂

锁骨远端侵蚀

- 类风湿关节炎
- 甲状旁腺功能亢进
- 创伤

软组织

软组织钙化

助记符："TIC MTV"：
- 肿瘤（Tumor）
  肿瘤样钙质沉着症
  滑膜骨软骨瘤病
  软组织肿瘤（肉瘤、血管瘤、脂肪瘤）
- 炎症 / 感染（Inflammation/infection）
  皮肌炎
  硬皮病
  寄生虫
  麻风病
  胰腺炎（脂肪坏死）
  肌肉坏死
  滑囊炎 / 肌腱炎
- 先天性（Congenital）
  Ehlers-Danlos 综合征
  进行性骨化性肌炎
- 代谢性（Metabolic）
  甲状旁腺功能亢进（原发或继发）
  转移性钙化（任何原因）
  二水焦磷酸钙结晶沉积症
  钙羟磷灰石沉积
- 创伤（Trauma）
  骨化性肌炎
  烧伤
  血肿
- 血管钙化（Vascular calcification）

软组织肿块

肿瘤

- 恶性纤维组织细胞瘤
- 脂肪肿瘤：脂肪瘤、脂肪肉瘤、纤维瘤病
- 血管肿瘤：血管瘤
- 神经肿瘤：神经鞘瘤、神经纤维瘤
- 转移瘤
- 灼伤瘤
- 血肿
- 肌肉：横纹肌肉瘤、平滑肌肉瘤

其他

- 骨化性肌炎
- 脓肿
- 血肿
- 动脉瘤

腰大肌脓肿

助记符："PASH"：

- Pott 病（Pott disease）
- 阑尾炎（Appendicitis）
- 化脓性关节炎（Septic arthritis）
- 甲状腺功能亢进（Hyperthyroidism）

推荐阅读

Berquist T. *MRI of the Musculoskeletal System*. Philadelphia: Lippincott Williams & Wilkins; 2005.

Bohndorf K, Pope TL, Imhof H. *Musculoskeletal Imaging: A Concise Multimodality Approach*. Stuttgart: Thieme; 2001.

Brower AC. *Arthritis in Black and White*. Philadelphia: WB Saunders; 1997.

Chew FS. *Musculoskeletal Imaging (The Core Curriculum)*. Philadelphia: Lippincott Williams & Wilkins; 2003.

Chew FS. *Skeletal Radiology: The Bare Bones*. Philadelphia: Lippincott Williams & Wilkins; 2005.

Greenspan A. *Orthopedic Radiology: A Practical Approach*. Philadelphia: Lippincott Williams & Wilkins; 2004.

Harris JH, Harris WH. *The Radiology of Emergency Medicine*. 4th ed; Philadelphia: Lippincott Williams & Wilkins; 2000.

Helms CA. *Fundamentals of Skeletal Radiology*. Philadelphia: WB Saunders; 2004.

Helms CA, Major NM, Anderson MW, et al. *Musculoskeletal MRI*. Philadelphia: WB Saunders; 2008.

Hodler J, von Schulthess GK, Zollikofer CL. *Musculoskeletal Diseases: Diagnostic Imaging and Interventional Techniques*. New York: Springer; 2005.

Manaster BJ, May DA, Disler DG. *Musculoskeletal Imaging: The Requisites*. St. Louis: Mosby; 2006.

Miller T, Schwitzer M. *Diagnostic Musculoskeletal Radiology*. New York: McGraw-Hill; 2004.

Resnick D. *Diagnosis of Bone and Joint Disorders*. 4th ed. Philadelphia: WB Saunders; 2002.

Resnick D, Kransdorf M. *Bone and Joint Imaging*. Philadelphia: WB Saunders; 2004.

Vahlensieck M, Genant HK, Reiser M. *MRI of the Musculoskeletal System*; Stuttgart: Thieme; 2000.

（王 磊 马 强 译 潘诗农 校）

神经影像

影像解剖

脑实质解剖

脑叶解剖（图 6-1）

- 额叶：位于中央沟前方
- 顶叶：位于中央沟后方
- 颞叶：位于外侧沟下方
- 枕叶：后部
- 边缘叶
- 岛叶：中央

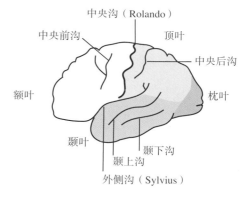

图 6-1

基底神经节（图 6-2）

- 豆状核：壳核 + 苍白球

- 纹状体：壳核 + 尾状核
- 屏状核
- 尾状核包括：
  - 头（前部）
  - 体
  - 尾（下部）
- 底丘脑核

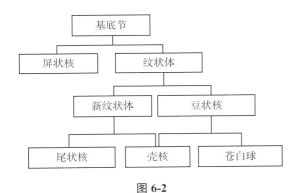

图 6-2

丘脑（图 6-3）

包括超过 25 个独立核团，并作为一个突触中继站。组成：

丘脑
- 外侧核
- 内侧核
- 前核

底丘脑
- 底丘脑核
- 黑质

下丘脑

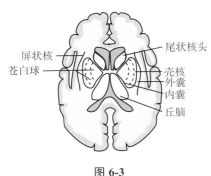

图 6-3

中央沟（CS）（图 6-4）

1. 额上沟 / 中央前沟征（85% 特异性）
   - 额上沟的后部进入中央前沟
2. S 形的钩征（89% ~ 98%）
   - 中央前沟的钩形结构对应手部运动区域

3. 边缘支抬起弧征（96%）
   - 成对的扣带沟缘支位于中央沟上或中央沟的后方
4. 中央后沟分叉征（85%）
5. 薄中央后回征（98%）
6. 顶内沟与中央后沟相交（99%）
7. 中线脑沟征（70%）
   - 大多数抵达中线的大脑凸面脑沟是中央沟

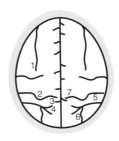

图 6-4

额下回解剖（图 6-5）

额下回包括 3 个部分（形成一个"M"结构）
- 眶部（1）
- 三角部（2）
- 岛盖部（3）
- 三角部和岛盖部组成 Broca 区
- Wernicke 区（4）- 颞叶后上部

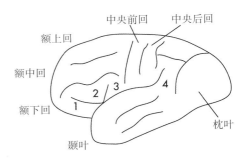

图 6-5

脑内髓鞘形成（图 6-6）

新生儿和小儿的脑部有不同的 CT 和 MRI 表现，这是由于：

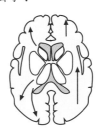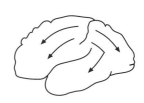

图 6-6

- 含水量较多［改变在 T2 加权（T2WI）序列观察最好］
- 髓鞘形成较少［改变在 T1 加权（T1WI）序列观察最好］
- 铁沉积少

脑的成熟开始于脑干，并发展至小脑，最后至大脑。

特征性 MRI 表现

早产儿
- 光滑的脑皮质表面，缺乏脑皮质折曲
- T1WI 上灰 - 白质信号强度反转

脑皮质是高信号

基底节是高信号

婴儿：不同结构的髓鞘形成取决于年龄

MRI 不同部位和年龄的髓鞘显示

区域	T1WI	T2WI
小脑	3 个月	
胼胝体	5 个月	7 个月
内囊		11 个月
额部白质		14 个月
成人模式		18 个月

脑室系统

解剖（图 6-7）

左侧和右侧侧脑室（1 和 2）通过一个 T 形的室间孔（Monro 孔）与第三脑室相连。解剖方面：
- 前角
- 颞角（下极）
- 枕角（后极）

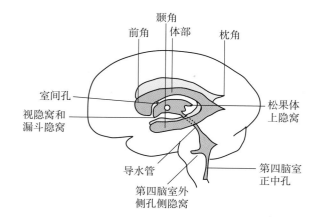

图 6-7

- 中央部

第三脑室通过大脑导水管与第四脑室相连。解剖方面：
- 视隐窝
- 漏斗隐窝
- 松果体隐窝
- 松果体上隐窝
- 丘脑间黏合（中间块）

第四脑室连接：
- 通过第四脑室外侧孔（Luschka 孔）向外侧流出脑脊液
- 通过第四脑室正中孔（Magendie 孔）向后流出脑脊液
- 向下流入脊髓中央管

腔的变异

透明隔腔

- 分离侧脑室前角（位于室间孔的前方）
- 见于 80% 的足月婴儿，15% 的成人
- 可能扩张，少数为梗阻性脑积水的病因

第六脑室（Vergae 腔）

- 透明隔腔后部的延续，透明隔腔不存在时不会出现

中间帆腔

- 四叠体池向室间孔的延伸

松果体区解剖（图 6-8）

位置
- 第三脑室后方
- 邻近丘脑

正常松果体钙化
- 10 岁时 10% 钙化
- 20 岁时 50% 钙化
- 钙化大小接近正常松果体
- 正常松果体钙化小于 1cm

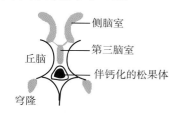

图 6-8

蝶鞍

垂体（图 6-9，A 和 B）

分部

分叶	起源	激素	MRI 特点
前叶（腺垂体）	Rathke 囊 *	PRL，ATCH，其他	中等信号
中间部	Rathke 囊		中等信号
后叶（神经垂体）	第三脑室底部	催产素，抗利尿激素	T1WI 通常高信号

* Rathke 囊 / 拉特克囊：原始口腔的顶部
ATCH，促肾上腺皮质激素；PRL，催乳素

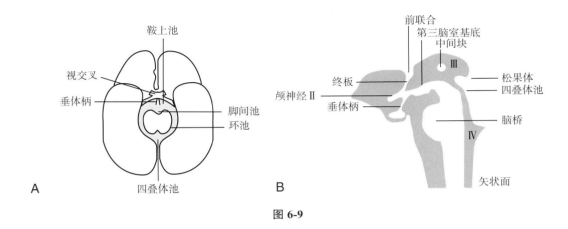

图 6-9

正常高度测量

- 成人 3 ~ 8 mm
- 青春期可达 10 mm；妊娠时可能会 > 10 mm

垂体柄

- 直径 2 ~ 5 mm
- 连接下丘脑
- 视交叉后面通过
- 注入对比剂后强化

正常腺体对比增强明显（没有血脑屏障）

鞍上池

位于鞍膈的上方。轴位截面：

- 五角星形（脑桥水平）
- 六角星形（中脑水平）

池内包含：

- Willis 环
- 视交叉，视束
- 颅神经（Ⅲ，Ⅳ，Ⅴ）
- 垂体柄

脑池可能会疝入蝶鞍：空蝶鞍综合征（通常无症状，无后果）

海绵窦（图 6-10）

硬脑膜外的静脉通道包括：

- 颈内动脉（ICA）和交感神经丛
- 颅神经：Ⅲ，Ⅳ，V1，V2，Ⅵ

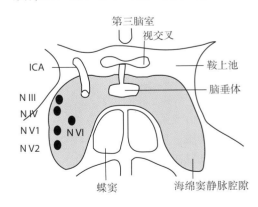

图 6-10

窦的连接：

- 眼静脉
- 视网膜静脉
- 脑膜中静脉
- 翼管静脉

- 岩静脉窦
- 蝶顶窦

美克耳腔（三叉神经腔）

毗邻海绵窦的最后部（与海绵窦分离），包括：

- 三叉神经根
- 三叉神经节（半月神经节）
- 脑脊液

血管系统

颈外动脉（External carotid artery，ECA）（图 6-11）

八条主要分支，助记法"SALFOPSM"：

- 甲状腺上动脉（Superior thyroid artery）
- 咽升动脉（Ascending pharyngeal artery）
- 舌动脉（Lingual artery）
- 面动脉（Facial artery）
- 枕动脉（Occipital artery）
- 耳后动脉（Posterior auricular artery）
- 颞浅动脉（Superficial temporal artery）
- 上颌动脉（Maxillary artery）

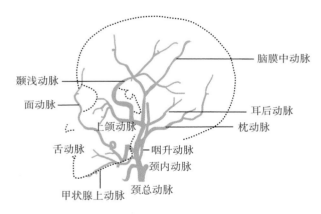

图 6-11

上颌动脉的主要分支有：

- 脑膜中动脉，穿过棘孔
- 脑膜中动脉副支，穿过卵圆孔
- 腭降动脉（腭大）
- 面部、鼻窦和鼻眼分支
- 蝶腭骨的、眼眶下的、后上牙槽的翼管动脉

脑膜的动脉血供来源于：

颈内动脉（Internal carotid artery，ICA）

- 下侧干（Inferolateral trunk，ILT）
- 脑膜垂体干
- 眼支

颈外动脉（ECA）

- 脑膜中动脉
- 脑膜中动脉副支
- 蝶腭动脉
- 咽升动脉分支
- 枕动脉分支

椎动脉

- 脑膜后动脉

颈内动脉（ICA）（图 6-12）

四段：

颈段

- 通常没有分支

岩段

- 血管造影分支少见
- 颈鼓动脉
- 翼管动脉（易变）

海绵窦段

- 脑膜垂体干
- 下侧干（ILT）

鞍上段（海绵窦段 + 鞍上段 = 颈内动脉虹吸段），助记法"SOPA"

- 垂体上动脉（Superior hypophyseal artery），不常见
- 眼动脉（Ophthalmic artery）
- 后交通动脉（Posterior communicating artery，PCOM）
- 脉络丛前动脉（Anterior choroidal artery）

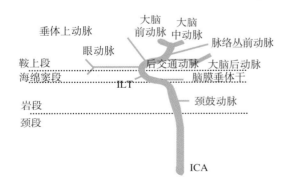

图 6-12

椎基底动脉系统（图 6-13）

椎动脉是锁骨下动脉的第一个分支（95%），左侧椎动脉从主动脉弓直接上行（在左侧锁骨下动脉和颈总动脉之间）只占 5%。左侧动脉占优势的约 50%；25% 的椎动脉是对等的；25% 的右侧椎动脉占

优势。椎动脉通常穿过颈 6- 颈 1 椎孔（但也可能开始于颈 4），然后进入枕大孔。

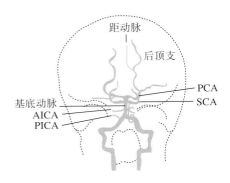

图 6-13

椎动脉分段（图 6-14）

颈段（硬膜外）
- 肌支
- 脊髓支
- 脑膜后动脉

颅内段（硬膜内）
- 脊髓前动脉（Anterior spinal artery，ASA）
- 小脑后下动脉（Posterior inferior cerebellar artery，PICA）

基底动脉
- 小脑前下动脉（Anterior inferior cerebellar artery，AICA）
- 小脑上动脉（Superior cerebellar artery，SCA）
- 脑干穿动脉
- 大脑后动脉（Posterior cerebral artery，PCA）

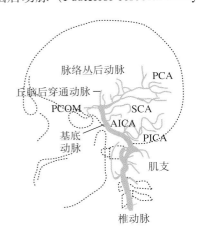

图 6-14

Willis 环（图 6-15）

动脉环完整的占 25%，不完整的占 75%，它包括：
- 鞍上的颈内动脉（ICAs）

- 大脑前动脉（Anterior cerebral arteries，ACAs）A1 段
- 前交通动脉（Anterior communicating arteries，ACOMs）
- 后交通动脉（PCOMs）
- 大脑后动脉（PCAs）P1 段

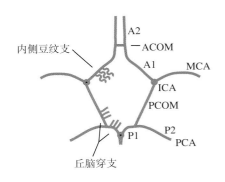

图 6-15

脑动脉

大脑前动脉（ACA）（图 6-16）

表现为两个颈内动脉的终支
- A1 段：
起始部至 ACOM
内侧豆纹动脉
- A2 段：

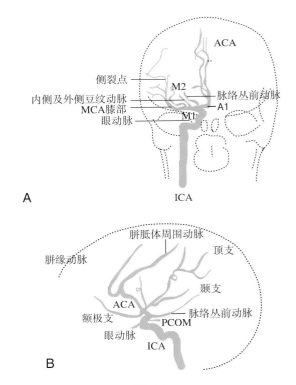

图 6-16

起自 ACOM

Heubner 回返动脉

额支

- 末端分支

胼胝体周围动脉

胼缘动脉

大脑中动脉（middle cerebral artery，MCA）（图 6-16）

表现为 ICA 的两个较大终支

- M1 段：

起始部至大脑中动脉分叉

外侧豆纹动脉

- M2 段：

岛支

- M3 段：

MCA 大脑侧裂远处分支

大脑后动脉（PCA）

- P1 段：

起始部至 PCOM

丘脑后穿通动脉

- P2 段：

末梢至 PCOM

丘脑膝状体支

脉络丛后动脉

- 皮层终支

血管的正常变异

颈内动脉（图 6-17）

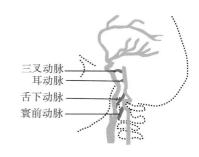

三叉动脉
耳动脉
舌下动脉
寰前动脉

图 6-17

助记法："HOT Pepper"

- 舌下动脉（hypoglossal artery）：ICA（C1-C2）经舌下神经孔至基底动脉
- 耳动脉（Otic artery）：岩部 ICA 取代脑膜中动脉，经中耳（棘孔可能缺失）
- 三叉动脉（Trigeminal artery）：海绵窦段 ICA

至基底动脉（最常见），血管造影示海王星三叉戟征

- 寰前节间动脉（Proatlantal intersegmental artery）：颈段 ICA 至椎基底动脉系统

颈外动脉

- 脑膜中动脉由眼动脉发出
- 分支顺序的变异

Willis 环

- PCOM 发育不全
- A1 段发育不全或缺失
- 胚胎起源的 PCA（发源于 ICA）P1 段闭锁
- ACOM 发育不全
- PCOM 漏斗：自 ICA 发出 PCOM 形成一个顶点三角形或漏斗形的起始，测量小于 3mm，不要误认为动脉瘤

动脉之间的吻合

ICA 和 ECA 之间经：

- 上颌动脉分支至眼动脉
- 面动脉至眼动脉
- 硬脑膜侧支（枕动脉，咽升动脉，脑膜中动脉）
- ECA →对侧 ECA → ICA

ECA 和脑动脉之间：

- ECA →脑膜中动脉→经硬脑膜→软脑膜支→ ACA，MCA
- ECA →脑膜支→椎基底动脉

脑动脉之间：

- 左侧 ICA → ACOM →右侧 ICA（Willis 环）
- ICA → PCOM →基底动脉（Willis 环）
- ICA →脉络丛前动脉→脉络丛后动脉→基底动脉
- 软脑膜吻合：ACA → MCA → PCA → ACA

在 ICA 和后颅窝之间（原始胚胎联系）；助记法："HOT Pepper"；见前述

脑膜和静脉窦

脑膜腔

- 硬膜外腔：硬脑膜（两层）和颅骨之间的潜在腔隙
- 硬膜下腔：硬脑膜和蛛网膜之间的腔隙

- 蛛网膜下隙：蛛网膜和软脑膜之间的腔隙

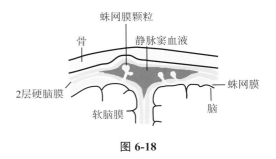

图 6-18

静脉窦（图 6-19）

- 上矢状窦：位于大脑镰根部
- 下矢状窦：位于大脑镰游离缘
- 直窦
- 大脑大静脉：引流至直窦
- 枕窦
- 窦汇（Herophili 窦汇）
- 左侧和右侧横窦：引流入窦汇
- 乙状窦：引流入颈内静脉
- 岩上窦：进入横窦
- 岩下窦

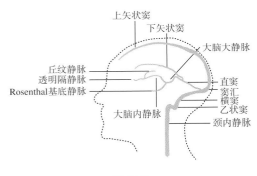

图 6-19

血管分布区域（图 6-20）

大脑前动脉（ACA）

- 大脑半球
- 胼胝体
- 内侧豆状核纹状体（Heubner）
    尾状核头
    内囊前肢
    透明隔

大脑中动脉（MCA）

- 大脑半球
- 外侧豆状核纹状体
    豆状核
    尾状核

内囊

大脑后动脉（PCA）

- 大脑半球
- 胼胝体
- 丘脑和中脑穿支
- 内下颞叶，枕叶

小脑上动脉（SCA）

- 小脑上部

小脑前下动脉（AICA）

- 侧下脑桥
- 小脑中脚
- 小脑前部

小脑后下动脉（PICA）

- 延髓
- 后下小脑

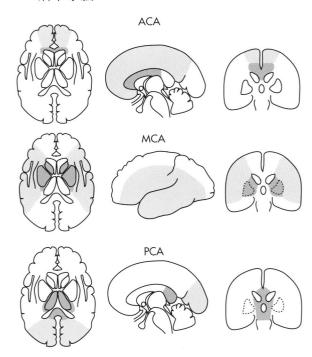

图 6-20

颈动脉超声

B 型超声（图 6-21）

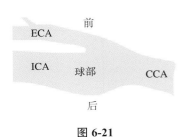

图 6-21

显示 CCA（common carotid artery，颈总动脉），ECA，ICA，球部

血管壁厚度

- ＞ 1 mm 是异常的
- 所有局限性斑块都是异常的

斑块特征描述

- 确定范围和位置
- 斑块质地
  均匀的（致密纤维结缔组织）
  不均匀的（斑块内出血：回声的中心；不稳定）
  钙化的（稳定）
- 斑块表面
  不规则表面可能代表溃疡形成

狭窄评估

- 横断面上和纵轴上测量明显的狭窄。多普勒测量狭窄程度
- 局部与节段性狭窄

多普勒成像（血流）（图 6-22）

多普勒成像显示速度变化。分析内容：

1. 波形分析
   曲线组成
   - 舒张期峰值血流
   - 收缩期峰值血流
   - 峰值宽度
   - 流向
   曲线形状
   - 高阻力血管（如 ECA）
   - 低阻力血管（如 ICA）
   - 中等阻力血管（如 CCA）

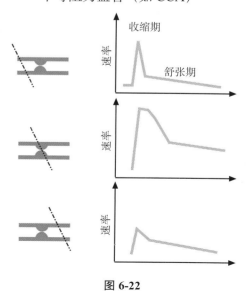

图 6-22

ICA 和 ECA 的超声影像区别

参数	ICA	ECA
大小	大	小
位置	后部、外侧	前部，内侧
分支	无	有
暂时轻压	无搏动	搏动
搏动	不怎么搏动（低阻力）	非常搏动（高阻力）
波形	低阻力	高阻力
	心脏收缩和舒张期血流	心脏收缩期血流

2. 频谱增宽（图 6-23）
   当正常的层状血流被［斑块和（或）狭窄］扰乱时，血流的速度范围较宽 = 频谱增宽
   有两种方法探查频谱增宽：
   - 频谱窗消失
   - 自动测定频谱宽度 = 最大和最小速度的幅差

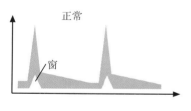

正常

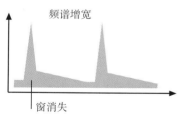

频谱增宽

图 6-23

3. 峰值流速（图 6-24）
   流速随着狭窄程度成比例的增加：流速 ＞ 250 cm/s 提示动脉狭窄 ＞ 70%

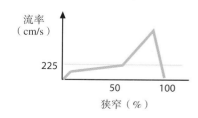

图 6-24

颈动脉支架：

50% ～ 79% 狭窄：流速 > 250 cm/s 并且 ICA/CCA 比值 ≥ 2.7

89% ～ 99% 狭窄：流速 > 340 cm/s 并且 ICA/CCA 比值 ≥ 4.15

彩色多普勒超声

彩色多普勒成像（color doppler imaging，CDI）在固定软组织显示实时的速度信息。色彩的分布是任意的，但通常遵循以下规律：

- 红色：朝向探头
- 蓝色：远离探头
- 绿色：高速度血流
- 色彩饱和度提示速度
  深色调：慢的血流
  浅色调：快的血流

要点

- 操作 CDI 只设置最佳增益和血流敏感性
  理想的血管内腔应该充满色彩
  色彩不应溢出至固定组织
- 帧速率根据 CDI 区域的选择而不同：区域越大，帧速率越慢
- 层流在分叉处被破坏
- 不要把色彩饱和度和速度视为等同的：血管内绿色标记的血流可能代表不正常的高流动或仅仅为血管内一个血流指向相对于探头角度更锐利的区域
- 当彩色血流没有在预期的血管内出现，增加脉冲多普勒频率，减少滤过，应用血管内多普勒成像去探查低流动状态的血流，例如假闭塞或闭塞血管的无血流
- 受声波作用的角度应该在 0°～ 60°之间

经颅多普勒超声（transcranial doppler，TCD）

TCD 通过颅内动脉测量血流速度。通常用以下窗口：

经颞叶 TCD——Willis 环

经眼窝 TCD——颈内动脉虹吸部和眼动脉

经枕骨下和椎间孔 TCD——椎动脉和基底动脉

适应证

血管痉挛（尤其与蛛网膜下隙出血有关）

狭窄 / 阻塞

血管收缩储备

脑死亡

外科手术时监测血流

识别动静脉畸形的供养动脉

标准

狭窄	速率（cm/sec）	
	前部	椎动脉和基底动脉
轻度	120 ～ 160	100 ～ 150
中度	160 ～ 200	150 ～ 180
重度	> 200	> 180

脊髓

椎管（图 6-25）

椎体组成

- 体部
- 后方结构
  神经环
- 椎体后缘
- 椎弓根
- 椎板
  关节面
  横突

隐窝

- 关节下隐窝
- 侧隐窝

椎间盘

- 组成：
  髓核（脊索来源）
  在周边部分含 Sharpey 纤维的纤维环
- CT 密度（60 ～ 120 HU）
  椎间盘的外周较中央密度稍高（Sharpey 纤维钙化）
  椎间盘比硬膜囊密度更高
- MRI 信号强度
  T1WI：相对于骨髓为低信号
  PDWI，T2WI：相对于骨髓为高信号，伴有低信号的髓核裂隙

韧带

- 黄韧带：依附于椎板和关节面
- 后纵韧带：MRI 不易显示，椎间盘突出时常见

硬膜囊

- 内衬硬脊膜，周围环绕硬膜外脂肪
- 正常硬膜囊前后径

颈部 > 7 mm

腰部 > 10 mm

- MRI 经常显示硬膜囊内脑脊液流动伪影

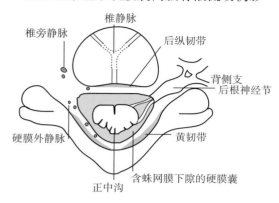

图 6-25

神经结构

脊髓

- 前后径 7 mm
- 脊髓圆锥：8 mm（尖端位于 L1 ~ L2）
- 终丝从 L1 至 S1 延伸

神经根（图 6-26）

- 前根，后根，后根神经节
- 腹侧和背侧的神经根在椎管汇合形成脊神经。脊神经离开神经孔一小段距离后分成腹侧支和背侧支

  T1 以下：脊神经走行位于它命名的椎弓根以下（如 L4 走行于 L4 椎弓根下方）

  T1 以上：脊神经走行位于它命名的椎弓根以上
- 神经根位于椎间神经孔的上部

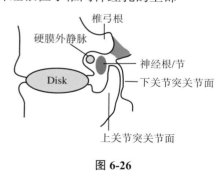

图 6-26

血管疾病

颅内出血

颅内出血的 CT 表现（图 6-27）

急性出血（< 3 天）

- 相对于正常脑实质（40 ~ 50 HU）呈高密度（80 ~ 100 HU）
- 高密度是由蛋白 - 血红蛋白复合体导致的（血块收缩）
- 如果红细胞压积低（血红蛋白 < 8 g/dl），急性出血密度不高

亚急性出血（3 ~ 14 天）

- 相对于脑实质呈高密度、等密度或低密度
- 蛋白 - 血红蛋白的降解产物由周边向中央扩展
- 可能存在周围强化

慢性出血（> 2 周）

- 低密度

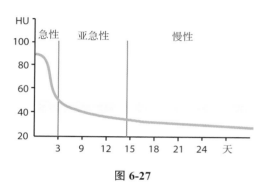

图 6-27

颅内出血的 MRI 表现（图 6-28）

脑组织中含铁量不同的物质有不同的磁化效应（反磁性的、顺磁性的、超顺磁性的）。在循环状态下，血红蛋白（Hb）随着氧气（O_2）的交换在氧合血红蛋白（oxy-Hb）与脱氧血红蛋白（deoxy-Hb）之间转换。为与 O_2 结合，铁必须处于还原的二价铁状态。当血红蛋白离开循环系统，代谢途径不能还原铁，血红蛋白开始变性。出血的表现取决于血液成分的磁性及其变化。

助记法："I Be ID BD BaBy Doo Doo"：

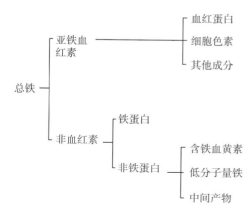

图 6-28

- I = 等信号（Isointense）
- B = 高信号（Bright）
- D = 低信号（Dark）

注意：梯度回波（"磁敏感性"）成像上出血的病变范围较 T2WI 扩大，MR 信号与 T2WI 表现类似（例如急性、亚急性早期和慢性出血均出现低信号）

出血的 MRI 表现

分期	生物化学	病理生理学	位置	磁性	T1WI/T2WI（GRE）表现
超急性期（小时，hr）	Oxy-Hb	血清 + 红细胞	细胞内	反磁性	
急性期（1 ~ 2 天）	Deoxy-Hb	脱氧	细胞内	顺磁性	
亚急性早期（2 ~ 7 天）	Met-Hb	氧化 / 变性	细胞内	顺磁性	
亚急性晚期（1 ~ 4 周）	Met-Hb	红细胞溶解	细胞外	顺磁性	
慢性期	含铁血黄素，铁蛋白	铁储存	细胞外	强磁性	
等信号	高信号	低信号	低信号环		

高血压性脑出血

最常发生于大脑中动脉和 / 或基底动脉发出深穿支的区域。死亡率高，取决于出血的大小和位置。预后差的因素：

- 面积大
- 脑干区域
- 脑室内扩散

位置

- 基底节（壳核 > 丘脑），80%
- 脑桥，10%
- 深部脑白质，5%
- 小脑，5%

影像学征象

- 高血压患者典型的出血位置（基底节）
- 出血和水肿的占位效应可能引起脑疝
- 如果患者存活，MRI 显示出血吸收并残存空腔最佳

肿瘤出血

肿瘤相关性颅内出血可能由于凝血障碍（白血病，抗凝治疗）或肿瘤内自发性出血。大多数临床医生引证肿瘤内出血的发生率是 5% ~ 10%，通常引起出血的肿瘤包括：

- 垂体腺瘤
- 多形性胶质细胞瘤间变型星形细胞瘤
- 少突胶质细胞瘤
- 室管膜瘤

- 原始神经外胚叶肿瘤
- 表皮样囊肿
- 转移瘤

动脉瘤

类型

囊状动脉瘤

- 发育或退化的动脉瘤（最常见），80%
- 创伤性动脉瘤
- 感染性（霉菌病的）动脉瘤，3%
- 肿瘤性动脉瘤（膨胀的）
- 流动相关的动脉瘤
- 血管炎 [系统性红斑狼疮（systemic lupus erythematosus，SLE），多发性大动脉炎，纤维肌性发育不良（fibromuscular dysplasia，FMD）]

梭形动脉瘤

夹层动脉瘤

囊状动脉瘤

动脉分叉处浆果样的外翻。囊状动脉瘤是真性动脉瘤，囊由内膜和外膜组成。病因：退行性血管损伤（曾被认为是先天性的）> 创伤、感染、肿瘤、血管炎。发生于大约 2% 的人群，20% 为多发的，25% 为巨大动脉瘤（> 25 mm）。动脉瘤发生率增加见于：

- 成人显性遗传性多囊肾病
- 主动脉缩窄
- 纤维肌性发育不良
- 结构性胶原蛋白疾病（马方综合征，Ehlers-

Danlos 综合征）
- 自发性动脉夹层

影像学征象（图 6-29）

判读传统血管造影
- 动脉瘤数量，20% 多发
- 位置，90% 位于前循环
- 大小
- 与载瘤血管的关系
- 动脉瘤颈部的存在与大小

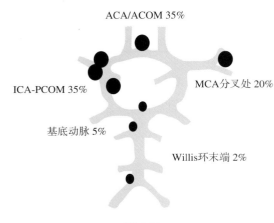

ACA/ACOM 35%

ICA-PCOM 35%

MCA分叉处 20%

基底动脉 5%

Willis环末端 2%

图 6-29

MRA
- 通常与传统 MRI 联合
- 用于检查有高危因素的患者
- 动脉瘤 < 4 mm 时敏感度低
- 需要回顾单层原始图像确定动脉瘤的存在

并发症

破裂
- 蛛网膜下隙出血
- 脑实质出血
- 脑积水

血管痉挛
- 发生于破裂后 4 ～ 5 天
- 引起继发性梗死
- 动脉瘤破裂后死亡 / 致残的主要原因

占位效应
- 颅神经麻痹
- 头痛

死亡，30%

再出血
- 50% 6 个月内再出血
- 死亡率 50%

出现多发动脉瘤时，可以通过以下标准鉴别出血的动脉瘤：
- 蛛网膜下隙出血的位置，或者血肿毗邻或围绕出血的动脉瘤
- 最大的动脉瘤是最有可能出血的动脉瘤
- 最不规则的动脉瘤最有可能出血
- 对比剂的溢出（很少见）
- 血管痉挛毗邻出血的动脉瘤

巨大动脉瘤

动脉瘤直径 > 25 mm

临床表现

- 占位效应（颅神经麻痹，眶后疼痛）
- 出血

影像学征象

- 伴有颅内出血降解产物的大的占位病变
- 印章征：伴有周围血栓的偏心血管腔
- 周围弧线形钙化
- 环状强化：完整的血栓形成后纤维外壁的强化
- 对邻近脑实质的占位效应
- 颅骨的缓慢侵蚀
    蝶鞍底部倾斜
    前床突的变薄
    眶上裂增大

感染性（霉菌性）动脉瘤

病因

- 细菌性心内膜炎、静脉内药物滥用，80%
- 脑膜炎，10%
- 感染性血栓性静脉炎，10%

影像学征象

- 动脉瘤本身很少被 CT 发现
- 最常位于周边区域，并且为多发（鉴别诊断：来源于心房黏液瘤的肿瘤栓子）
- 邻近血管处的明显强化
- 影像学检查选择传统血管造影

梭形（动脉粥样硬化性）动脉瘤

细长的动脉瘤由动脉粥样硬化性疾病引起。多位于椎基底动脉系统。常常伴有扩张延长症（椎基底动

脉系统的延长和扩张）

影像学征象

- 椎基底动脉是延长、迂曲、扩张的
- 基底动脉的末端可能压迫第三脑室
- 动脉瘤可能形成血栓
  CT：高密度
  T1WI：高信号

并发症

- 血栓形成引起的脑干梗死
- 占位效应（颅神经麻痹）

夹层动脉瘤

夹层产生后的壁间血肿可能会机化并且引起血管的囊状扩张。病因：创伤＞血管病变（SLE，FMD）＞自发性夹层。

位置：颅外的颈内动脉（ICA）＞椎动脉

影像学征象

- 血管腔之外的细长的对比剂延伸
- MRA 是一个有用的筛选方法
- CTA 可用于诊断和随访
- 血管造影有时用于血管细节成像（夹层破口）

蛛网膜下隙出血（subarachnoid hemorrhage，SAH）

出血位于蛛网膜下隙，有时也位于脑室内。继发性血管痉挛和脑梗死是 SAH 患者死亡的主要原因。

病因

- 动脉瘤（最常见），90%
- 创伤
- 动静脉畸形（arteriovenous malformation，AVM）
- 凝血障碍
- 脑实质内出血的扩展（高血压、肿瘤）
- 特发性（5%）
- 脊髓 AVM

影像学征象（图 6-30）

- CT 是首选的影像检查
- 高密度的脑脊液通常位于基底池、大脑侧裂（取决于动脉瘤的位置）和蛛网膜下隙
- 脑室内出血的血液分层效应
- 早期出血 MRI 相对于 CT 敏感性低（脱氧血

红蛋白和脑实质是等信号）

- 对于发现亚急性（FLAIR 高信号）或慢性（T2WI/ 磁敏感序列低信号）SAH，MRI 比 CT 更敏感

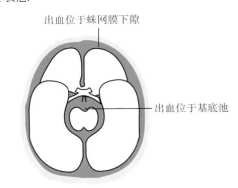

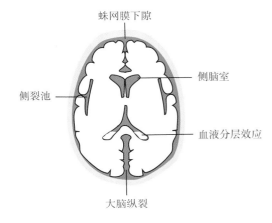

图 6-30

并发症

- 出血诱发的脑积水是由早期脑室的阻塞和（或）蛛网膜炎引起的
- SAH 数天后的血管痉挛可导致继发性脑梗死
- 软脑膜表面的铁质沉着（T2WI 低信号脑膜）：脑膜的铁沉积物继发于慢性复发性蛛网膜下隙出血。铁质沉着的位置与中央髓质的范围一致。由于周围包裹髓鞘，颅神经 Ⅰ、Ⅱ 和 Ⅷ 更易受累。而其他颅神经有靠近脑干的转换点。如果病因不明确，需要行脊柱 MRI 检查除外脊髓肿瘤的慢性出血，例如室管膜瘤和副神经节瘤

血管畸形

血管畸形的类型

分为四种类型：

- 动静脉畸形（AVM）
  实质（软脑膜）畸形

硬脑膜 AVM 和瘘

混合型软脑膜 / 硬脑膜 AVM

- 毛细血管扩张症
- 海绵状血管畸形
- 静脉畸形

静脉异常

Galen 静脉（大脑大静脉）畸形

静脉曲张

动静脉畸形（AVM）

AVM 是动脉和静脉之间没有毛细血管床的异常血管网。98% 的 AVM 是单发的，发病高峰年龄是 20 ~ 40 岁。

类型

- 实质型，80%（ICA 和基底动脉供血；先天性疾病）
- 硬脑膜型，10%（ECA 供血，大多是后天性疾病）
- 混合型，10%

影像学征象（图 6-31）

- MRI 是发现 AVM 可选择的影像检查；血管造影对于显示特征和制订治疗计划更为优越
- MRI/MRA 可以最好地显示供养血管和引流血管内匐行的高和低信号（取决于流率）
- AVM 取代脑组织但不引起脑组织的移位（如，占位效应不常见），除非合并出血和水肿
- 水肿仅出现于局部有近期的出血和静脉血栓伴有脑梗死时
- 血流相关动脉瘤，10%
- 由于血管盗血和局部缺血，常见邻近脑实质萎缩
- 钙化，25%
- 若陈旧的出血存在，MRI 可见磁敏感伪影

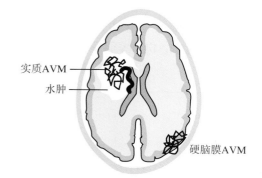

实质AVM

水肿

硬脑膜AVM

图 6-31

脑动静脉畸形分级系统（Spetzler）标准

Spetzler 标准

	0	1	2	3
语言功能	否	是	—	—
引流静脉	表浅	深	—	—
大小	—	< 3 cm	3 ~ 6 cm	< 6 cm

- 高分数与高的出血概率有关
- 与预后差或高出血风险有关的其他因素有：

巢内动脉瘤

Willis 环动脉瘤

供养动脉动脉瘤

静脉淤滞

并发症

- 出血（脑实质出血＞蛛网膜下隙出血＞脑室内出血）
- 癫痫
- 出血的累积风险接近每年 3%

毛细血管扩张症

毛细血管扩张症是扩张的毛细血管巢，在扩张的毛细血管之间伴随散在的正常脑组织，通常与海绵状血管畸形共存。位置：脑桥＞大脑皮质，脊髓＞其他位置。

影像学征象

- CT 通常是正常的
- MRI

对比剂增强检查时病灶的信号强度增高

发生出血后病灶 T2WI 为低信号

- 血管造影通常是正常的，但可能显示淡的血管染色

海绵状血管畸形（图 6-32）

病变内有扩大的血管内皮细胞间隙，无正常的脑组织。由于含有不同阶段的血液降解产物，海绵状血管畸形可以被显示。位置：80% 位于幕上，60% ~ 80% 多发。发生于所有年龄。

临床表现

- 癫痫
- 局部神经功能障碍
- 继发于隐匿出血的头痛

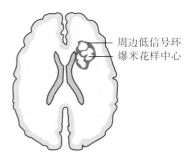

周边低信号环
爆米花样中心

图 6-32

影像学征象（图 6-33）

- MRI 是可选的影像学检查
- 由于不同阶段的血液降解产物，病变为混杂信号
- "爆米花"病变：中央呈分叶状高信号，周围低信号环绕（含铁血黄素）
- 总是通过磁敏感序列去发现同时存在的小病灶
- 可能钙化
- 对比增强可有变化
- 血管造影通常显示正常

多发散在的磁敏感伪影

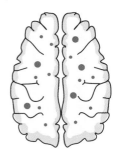

图 6-33

静脉异常（异常的静脉）

多发的小静脉聚合成一支大的皮质间引流静脉。通常偶然发现。静脉血管瘤本身不出血，但合并海绵状血管畸形（30%）时出血。

影像学征象（图 6-34）

血管造影
- 静脉期可见海蛇头征（特点）
- 扩张的脊髓血管引流至大的皮质间静脉

MRI
- 海蛇头或大的皮质间静脉在自旋回波序列或应用钆对比剂后显示最好
- 位于小脑深部白质或大脑深部白质

- 邻近额角（最常见的位置）

MR 磁敏感序列最容易发现出血，10%

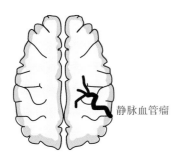

静脉血管瘤

图 6-34

Galen 静脉动静脉畸形

Galen 静脉（大脑大静脉）AVM（动静脉畸形）为血管异常的复合体，由中央的 AVM 和曲张的 Galen 静脉组成（不恰当地称为 Galen 静脉动脉瘤）。主要有 2 个类型，共同的特点是中线静脉结构扩张。

Galen 静脉 AVM
- Galen 静脉发育的原始畸形
- 累及胚胎静脉的前体（前脑中央静脉）的动静脉分流
- 没有起源的脉络膜动静脉瘘
- 正常 Galen 静脉消失
- 前脑中央静脉不引流正常脑组织
- 婴儿表现为高输出量的充血性心力衰竭，年长的儿童表现为脑积水

Galen 静脉曲张
- 原发性脑实质 AVM 引流至 Galen 静脉，Galen 静脉继发性扩张
- 丘脑 AVM 伴有的血管巢通常是原发性 AVM
- 婴儿不常见
- 比 Galen 静脉 AVM 出血风险高

影像学征象

US
- 首选的影像检查
- 超声透过第三脑室上面或后方的中线结构
- 彩色多普勒超声除外蛛网膜囊肿或发育性囊肿

血管造影
- 用来决定分型和治疗方案
- 血管内栓塞：可选的治疗方案

MRI
- 评估脑损害的程度，影响治疗方案

胸片

- 高输出量的充血性心力衰竭，心影大

脑卒中

脑卒中定义为急性发作的神经功能障碍。80% 脑卒中的病因是脑缺血（栓塞或血栓形成）。短暂脑缺血发作（transient ischemic attacks，TIAs）是指局灶性神经功能症状 24 小时内恢复，超过 24 小时恢复时定义为可逆性缺血性神经功能障碍

病因

脑梗死，80%

- 动脉粥样硬化相关的血管闭塞，60%
- 心脏栓子，15%
- 其他，5%

颅内出血，15%

非创伤性 SAH，5%

静脉闭塞，1%

脑卒中常见病因概述

老年病人	年轻病人	儿童
动脉粥样硬化	栓子	先天性心脏病的栓子
心源性栓子	动脉夹层	静脉血栓形成
	血管病（FMD，血管炎）	血液疾病（例如，镰状细胞病）
	药物滥用	

动脉粥样硬化疾病

动脉粥样硬化是脑出血或脑梗死最常见的病因。颈动脉粥样硬化导致栓塞性缺血；颅内动脉粥样硬化导致局部的血栓形成或远处的栓塞性脑缺血。位置：ICA 起始部＞基底动脉远端＞颈动脉虹吸部，MCA。

严重的颈动脉狭窄定义为管腔直径狭窄＞ 70%。血管狭窄和症状严重患者脑卒中的风险高，颈动脉内膜切除术对此类患者有帮助。狭窄＜ 70% 或无症状的患者通常应用药物治疗。

影像学征象

颈动脉的灰阶超声成像（B 超）

- 评估斑块形态 / 范围
- 确定狭窄的严重程度（残余管腔）
- 其他特征
  - 苗条征：狭窄以上的 ICA 塌陷

侧支循环

颈动脉多普勒成像

- 测定收缩期峰值流速确定狭窄的严重程度
  50% ～ 70%：流速 125 ～ 250 cm/s
  70% ～ 90%：流速 250 ～ 400 cm/s
  ＞ 90%：流速＞ 400 cm/s
- 狭窄＞ 95% 可以导致流速减小（＜ 25 cm/s）
- ＞ 50% 的狭窄准确率 90%
- 定量狭窄的其他测量
  舒张末期流速（严重狭窄＞ 100 cm/s）
  ICA/CCA 收缩期峰值流速比（严重狭窄＞ 4）
  ICA/CCA 舒张末峰值流速比
- 无名动脉狭窄可致右侧 CCA/ICA 细小、缓慢
- CCA 闭塞可导致 ECA 血流逆向流动

颈动脉彩色多普勒血流成像

- 比传统多普勒超声发现高度的狭窄伴有细微的血流（血管造影线样征）更可靠

CT 和 MR 血管成像用于证实超声诊断的血管狭窄

- 在 CT 血管成像（CTA）1.0 ～ 1.5 mm 的残余管腔直径对应 70% ～ 90% 的狭窄
- 判定完全闭塞和线样征（接近但不是完全闭塞），必须在获得初始对比图像后立即获得延迟图像
- 在一些机构，颈动脉内膜切除术需要基于超声和 CT/MRA 结果的一致
- 超声和 MRA 诊断血管狭窄易犯的错误：
  接近闭塞（可能会过度诊断为闭塞）
  内膜切除术后（复合血流和夹子伪影）
  溃疡性斑块（发现欠佳）
  串联的病变（容易遗漏）

颈动脉血管造影（金标准）主要用于：

- MRA/CTA 和超声结果不一致
- 动脉内膜切除术后患者
- 串联病变和侧支循环的准确评估
- 主动脉弓和大血管的评估

脑缺血和脑梗死

脑缺血指脑血流供应减少。脑梗死指脑缺血导致的脑损伤。

病因

大血管阻塞，50%

小血管阻塞（腔隙性脑梗死），20%

栓子形成

- 心源性，15%
  - 心律不齐，心房纤颤
  - 心内膜炎
  - 心房黏液瘤
  - 心肌梗死（前壁梗死）
  - 左室室壁瘤
- 非心源性
  - 动脉粥样硬化
  - 脂肪、空气栓塞

血管炎

- SLE
- 结节性多动脉炎

其他

- 低灌注（交界区或分水岭脑梗死）
- 血管痉挛：动脉瘤破裂，SAH
- 血液系统疾病
  - 高凝状态
  - 血红蛋白异常（一氧化碳中毒，镰状细胞性贫血）
- 静脉阻塞
- 烟雾病

影像学征象

脑梗死的血管造影征象

- 血管阻塞，50%
- 前向血流缓慢，静脉清空推迟，15%
- 侧支充盈，20%
- 无灌注区域，5%
- 血管渗漏（过度灌注），20%
- 动静脉短路，10%
- 占位效应，40%

横断位成像

- CT 是急性脑卒中首选的检查

目的：

- 除外颅内出血
- 除外潜在的肿物或动静脉畸形
- 早期脑卒中的多数 CT 检查是正常的
- 脑梗死的早期 CT 征象包括：
  - 灰、白质界限模糊（岛带征）
  - 脑沟消失
  - 平扫 CT 可见脑动脉高密度凝块（高密度大脑中动脉征）
- 水肿（梗死后 3 ~ 5 天水肿最严重）
  - 细胞毒性水肿出现于 6 小时内（MRI 可显示）
  - 血管源性水肿出现较晚（12 ~ 24 小时 CT 可首次发现）
- 脑梗死分布的特征性区别：
  - 栓子：位于周边，楔形
  - ACA/MCA 和 MCA/PCA 供血区域低血流灌注
  - 交界区脑梗死
  - 基底节梗死
  - 大面积皮层坏死
- 再灌注性脑出血 48 小时后少见
  - MRI 发现病变比 CT 更敏感
  - 大多数出血是斑点状或脑回状的
- 急性脑梗死的占位效应
  - 脑沟消失
  - 脑室受压
- 亚急性脑梗死
  - 出血成分，40%
  - 脑回状或斑点状对比增强（1 ~ 3 周）
  - 灰白质水肿
- 慢性脑梗死
  - 局部组织消失：萎缩、脑穿通、液化、局部脑室扩张
  - 华勒变性：沿白质走行的轴索远端崩解

脑梗死 CT 和 MRI 表现

系数	1 天	1 周	1 个月	> 1 个月
分期	急性	亚急性早期	亚急性晚期	慢性期
CT 密度*	略减低	减低	低密度	低密度
MRI	T2WI：水肿	T2WI：水肿	多变	T1WI 暗，T2WI 亮
占位效应	轻度	最重	消退	脑软化
出血	无	多数可能存在	可变的	MRI 可见
增强	无	有，2 ~ 3 周最明显	减少	无

*归因于细胞毒性水肿和血管源性水肿

要点

- CT 检查阴性不能除外脑梗死。如果怀疑急性梗死，应该立即进行 MRI 弥散加权像（diffusion weighted imaging，DWI）和灌注加权像（perfusionweighted imaging，PWI）（见后述）检查
- 注射对比剂要用于临床疑难病例，而不能常规应用，特别是首次检查
- 过度灌注指的是缺血区域的充血状态。血流灌注增加被认为是由于继发于脑实质乳酸堆积的血管代偿性扩张
- 脑梗死有一个由存活但缺血的组织组成的边缘环（半暗带）
- 血栓和栓子性梗死发生于血管阻塞时（如MCA、ACA、PCA 等）
- MR 灌注或弥散检查是急性梗死是可选的影像检查
  DWI 发现急性梗死时弥散系数减低，被认为是反映细胞水肿的参数
  在多种原因引起多发 T2WI 信号异常的患者，DWI 可以鉴别由于急性梗死导致的信号异常
- 50% 的 TIA 患者有 DWI 的异常

脑卒中弥散和灌注成像

标准的灌注方案包括一个 DWI 和一个表观弥散系数（apparent diffusion coefficient，ADC）成像。这两个通常一起解释。DWI 为弥散和 T2 效应的总和，出现高信号时提示异常。ADC 仅为弥散效应，出现低信号时提示异常。

灌注成像应用快速静脉团注钆对比剂后出现的磁化效应进行检查。注射过程中快速、连续的扫描可将选定脑容积内与钆一致的信号变化随时间变化绘制成曲线。这些时间 - 信号曲线可以经过处理产生一些与脑灌注相关的参数。

常用参数：平均通过时间（mean transit time，MTT）是以每秒为单位测量，并且是测量血液需要多长时间到达脑的特定区域。脑血容量（Cerebral blood volume，CBV）是在相对的单位内测量，并且与体素内整个循环血容量相关。脑血流量（Cerebral blood flow，CBF）是在相对的单位内测量，并且与体素内的血流相关。

解释

MRI 脑卒中信号演变

序列	超急性期（< 6h）	急性期（> 6h）	亚急性期（数天至数周）	慢性期
DWI	高	高	高（随时间减弱）	等至亮
ADC	低	低	低至等	等至亮
T2WI/FLAIR	等	轻度亮至亮	亮	亮

- 典型的梗死为 DWI 亮信号、ADC 暗信号。胶质细胞增生由于 T2 穿透效应产生 DWI 亮信号，但 ADC 也是亮信号
- DWI 对于发现病变非常敏感（会检出发病 30 分钟的脑梗死，但也是非特异性的，也会发现非缺血性疾病）
- ADC 没有 DWI 敏感，但是暗信号对于弥散受限相当特异，通常意味着脑缺血
- DWI 亮信号、ADC 暗信号的病变的意义：组织通常必然发展为梗死或完全的坏死。据报道少有梗死是可逆的（静脉血栓形成、癫痫、偏瘫型偏头痛、超急性动脉血栓形成）
- EXP（exponential，指数）是去除 T2 效应的图像。一些不能确定的病例，可以应用指数图作为解决问题的办法（如果病变在指数图上依然保持亮信号，那么它是真正的弥散受限）
- MTT 对于灌注的失调高度敏感，但不利于预测后续事件。如，无症状的颈动脉闭塞会有明显的 MTT 异常，但病人不感觉痛苦
- CBV 是脑缺血级联反应中变化较晚的参数，CBV 减少通常伴随弥散受限。CBV 减少（和弥散受限）与组织发展为梗死高度相关
- 实验环境下 CBF 可被用于预测脑组织梗死的可能性。在目前的临床实践中，CBF 异常超过 DWI 异常（弥散 - 灌注不匹配）意味着脑组织处于危险中但还未梗死。这种状态的脑组织是治疗干预的目标

CT/CTA 在急性脑卒中中的作用

准确评估卒中早期阶段的变化有助于溶栓治疗。CTA 可以显示从主动脉弓大动脉起始部至颅内末端的神经系统血管的解剖细节，可以准确显示 Willis 环近端大血管的闭塞，进而可以为动脉溶栓和静脉溶栓治疗提供依据。

技术

- 首先进行 CT 平扫除外出血，一个溶栓治疗的绝对禁忌证。大片的脑实质低密度（＞1/3 的一个血管分布区域），通常提示不可逆的梗死中心，是溶栓的相对禁忌证
- CTA/CTP 成像在多层螺旋扫描仪上进行，可以在一分钟内获取整个血管分布区域的影像数据
- 初次 CT 扫描在 140 kV，170 mA，螺距＝"高质量"（3：1），床速 7.5 mm/s 的条件下进行
- 图像获取从颅底至颅顶。层厚可以设为 2.5 mm、5 mm 或两者均可
- 在 CT 操作台即刻查阅原始图像。应用窄的窗宽设置，窗位设置为 30 HU（窗宽 5 ～ 30 HU），有助于发现邻近正常脑实质的早期、轻微的缺血性改变
- 血容量 CTP 检查不需要重新给病人定位
- 90 ～ 120 ml 非离子型等渗对比剂可用于颅底至颅顶的 CTA 检查，延迟 25 秒扫描。心脏功能受损或者心房纤颤的患者可能需要更长的延迟时间
- 初次扫描参数与之前描述的 CT 平扫是一致的。第二时相的扫描立刻进行，以最小的可能延迟时间，从主动脉弓至颅底，扫描参数近似，除了床速增加至 15 mm/s。第一次颅内循环扫描的主要优点包括：①首先获取最重要的数据，可能在后续获取时进行回顾。②给一定的时间使高浓度静脉注射对比剂在胸廓入口处自锁骨下静脉、腋静脉以及其他静脉内清除，减少条形伪影
- 在＞16 排的扫描仪上，CTA 可以在一个周期内从颅顶至颅底进行扫描，团注的对比剂到达主动脉弓时触发扫描（smart prep 技术）。这可以避免应用两个区块扫描方案的颈部 CTA 常见的错失对比增强现象

治疗方法的选择

- 迄今为止，FDA 批准的急性脑卒中的唯一治疗，是脑卒中发病 3 小时内静脉注射重组组织型纤溶酶原激活物（r-tPA）的溶栓治疗。如果溶栓治疗在此时间窗之外进行，颅内出血的可能性的增加是无法接受的

- 动脉内药物治疗的时间窗对于前循环是两倍长，对于后循环不确定（取决于风险受益比）。然而动脉溶栓治疗尽管在初步临床试验中被证明有效，但还未获得 FDA 的批准。对于位于后循环的血栓，由于脑干失去血流灌注的极端后果，尽管有出血的风险，治疗的时间窗也可能会超过 6 小时
- 急性脑卒中的进一步的 CTA/CTP 成像可能不只有助于除外患者溶栓治疗的高出血风险，还有助于发现最有可能受益于溶栓治疗的患者。即使没有出血，溶栓药物的治疗失败是常见的
- 动脉内或静脉内溶栓治疗的选择取决于以下因素的变化，包括发作后的时间、患者的临床状态、凝块是否位于近端（动脉内）或远端（静脉内）。当没有出现 CTA 上闭塞性血栓的典型表现和 CTP 上组织强化减低时，鉴别诊断包括腔隙性脑梗死、短暂脑缺血发作、复杂偏头痛和癫痫

腔隙性脑梗死

腔隙性脑梗死占所有脑卒中的 20%。这种病变指穿支脑动脉闭塞，常由小动脉脂质玻璃样变性（高血压血管病变）引起。通常见于：

- 丘脑穿支动脉（丘脑）
- 豆纹动脉（尾状核、壳核、内囊）
- 脑干穿支动脉（脑桥）

腔隙性脑梗死通常导致特征性的临床综合征：单纯的运动性轻偏瘫、单纯的偏身感觉障碍、偏瘫性共济失调或是构音障碍 - 手功能障碍。

影像学征象

- MRI 是可选的影像学检查
- 小的卵圆形病变（＜1 cm）：T2WI 和质子密度加权像（PDW）高信号
- 病变的位置对于鉴别诊断非常有帮助：扩大的血管周围间隙或 Virchow-Robin（VR）间隙
  - 可以很大（大 VR 间隙），可以引起占位效应，可以有周围的胶质细胞增生
  - 冠状位成像显示的形状较细且长

基底动脉血栓性阻塞

危险因素

- 动脉粥样硬化
- 心律失常
- 椎动脉夹层
- 使用可卡因
- 口服避孕药

基底动脉综合征的要点

- 动眼神经功能障碍
- 第三颅神经和垂直凝视麻痹
- 偏身共济失调
- 意识障碍

影像学征象

- 不同于前循环梗死，治疗前症状的持续、患者的年龄和开始治疗时的神经状态不能预测溶栓治疗的效果
- CT 上基底动脉出现异常密度
- T2WI 丘脑、中脑、脑桥、小脑和枕叶出现高信号
- 基底动脉和椎动脉正常流空效应的消失
- T1WI 脂肪抑制像对于寻找相应的解剖关系有帮助

中枢神经系统（central nervous system，CNS）血管炎

CNS 血管炎可以由多种潜在的疾病引起。鉴别诊断的依据是全身性表现和临床病史，最后诊断需要通过病理活检。

病因

感染性血管炎
- 细菌、病毒、真菌、结核杆菌（TB）、梅毒
- HIV 相关

全身性血管炎
- 结节性多动脉炎
- 巨细胞性动脉炎/颞动脉炎
- 多发性大动脉炎
- 川崎病
- Behçet 病
- 胶原血管病
- 血清病

- 变应性血管炎

肉芽肿性动脉炎
- 结节病
- 韦格纳肉芽肿
- 肉芽肿性血管炎（原发和继发）

药物相关的血管炎
- 可卡因
- 安非他命
- 麦角碱
- 海洛因

影像学征象

MRI
- 大部分 MRI 表现是非特异性的
- T2WI 高信号进展快有高度提示意义
- 梗死
- 出血

血管造影
- CTA 也可以显示局部狭窄的区域，近似于导管血管造影
- 导管血管造影是最准确的影像检查，但表现通常也是非特异性的

其他影像表现
- 血管阻塞
- 狭窄
- 动脉瘤

烟雾病（moyamoya disease）

特发性进行性血管阻塞性疾病，常见于日本人（moyamoya 意思为一阵烟雾）。最常见的是鞍上段的 ICA 的阻塞和很多的脑膜、豆纹、丘脑穿支侧支循环，很少累及后循环。

影像学征象

- 血管造影出现"一阵烟雾"表现：许多侧支循环供应 ACA 和 MCA
- 鞍上的 ICA 狭窄或阻塞
- MRI：T2WI 显示多发小的流空效应，是侧支循环；过多的侧支循环可能会产生 FLAIR 像的亮沟（常春藤征）
- 相似的影像学表现可以见于（助记法："RAINS"）放射血管病（Radiation vasculopathy）动脉粥样硬化（Atherosclerosis）特发性（烟雾病）（Idiopathic）

神经纤维瘤病 I 型（Neurofibromatosis type I）

镰状细胞病（Sickle cell disease）

淀粉样变性血管病

小血管壁淀粉样物质沉积。常见于老年血压正常的患者。

影像学征象

- 通常为颅内多发位置的出血，除了基底节区
- 出血的位置在皮髓质交界区
- MRI 是可选的影像学检查（磁敏感序列）

常染色体显性遗传性脑动脉病伴皮质下梗死和白质脑病（cerebral autosomal dominant arteriopathy with subcortical infarcts and leukoencephalopathy，CADASIL）

遗传性脑卒中疾病，通常表现为偏头痛和 TIA 或脑卒中。年龄 40 ~ 50 岁，而影像异常可能会出现更早。

MRI 特征

- 侧脑室周围白质、脑桥和基底节 T2WI 融合的高信号
- 好发于前部颞叶

静脉闭塞性疾病

静脉闭塞主要累及以下静脉区域：

- 静脉窦
- 皮质静脉
- 大脑深静脉（大脑内静脉、基底静脉、大脑大静脉）
- 静脉停滞或闭塞的罕见形式（例如与 AVM 相关的高流量血管病）

静脉窦血栓形成

无特异性临床表现。由于继发性梗死或出血，患者死亡率高。

病因

- 孕期或产褥期
- 脱水（特别是儿童）
- 感染（乳突炎、耳炎、脑膜炎）
- 肿瘤伴有硬膜受侵
- 左旋天冬酰胺酶治疗
- 任何高凝状态
- 创伤
- 口服避孕药
- 血质不调和凝血障碍

影像学征象（图 6-35）

一般情况

- CTV 是可选的影像学检查，其次选择 MRV
- 位置：上矢状窦＞横窦＞乙状窦＞海绵窦

原发性（静脉窦闭塞）

- 窦内的血凝块在平扫 CT 上是高密度，在增强 CT 上是低密度
- 静脉窦边缘硬脑膜强化：上矢状窦空三角征
- MRI

  T1WI 和 T2WI 静脉窦为高信号（取决于血栓形成的时间）

  流空效应消失

- 要点：如果两侧丘脑梗死或梗死与动脉分布不一致，则怀疑静脉血栓形成

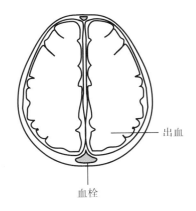

出血

血栓

图 6-35

继发性（静脉性梗死的表现）

- 皮层下梗死，可能不按动脉血供分布
- 皮髓质出血常见

创伤

概述

外伤的分类

原发性病变（图 6-36）

- 脑外出血

  蛛网膜下隙出血

  硬膜下血肿

硬膜外血肿
- 脑内病变
  弥漫性轴索损伤
  皮质挫伤
  深部脑灰质损伤
  脑干损伤
  脑室内出血
- 骨折

继发性病变
- 脑疝
- 创伤性脑缺血
- 弥漫脑水肿
- 缺氧性脑损伤

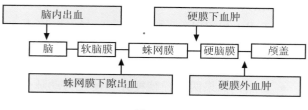

图 6-36

创伤性脑损伤（traumatic brain injury，TBI）的机制

投射物损伤
- 枪伤
- 刺伤

钝挫伤（突然减速或旋转）
- 汽车事故
- 高处坠落
- 直接殴打

格拉斯哥昏迷评分

轻度头部损伤：13 ～ 15 分；中度头部损伤：9 ～ 12 分；重度头部损伤：≤ 8 分。

分数

睁眼反应
- 自然睁眼 = 4
- 呼唤会睁眼 = 3
- 有痛楚会睁眼 = 2
- 无反应 = 1

运动反应
- 服从指令 = 6
- 定位疼痛位置 = 5
- 正常弯曲 = 4

- 不正常弯曲 = 3
- 伸直 = 2
- 无反应 = 1

语言反应
- 有条理 = 5
- 混乱 = 4
- 不合适的单词 = 3
- 不能理解 = 2
- 无反应 = 1

原发性脑损伤

硬膜外血肿（epidural hematoma，EDH）（图 6-37）

类型

- 动脉性 EDH，90%（脑膜中动脉）
- 静脉性 EDH，10%（静脉窦裂伤，脑膜静脉）
  后颅窝：横窦或乙状窦裂伤（常见）
  矢状面：上矢状窦撕裂

广泛的 EDH 是神经外科的急症。毗邻骨折的小范围（< 5mm 厚）EDH 常见，但不是一个临床的紧急情况。95% 的 EDH 与骨折有关。

影像学征象

动脉性 EDH
- 95% 是单侧的，颞顶部
- 双凸形，透镜状
- 不跨越骨缝
- 可能跨越硬膜返折（大脑镰，小脑幕），与硬膜下血肿（subdural hematoma，SDH）对比
- 通常与颅骨骨折有关
- 不均匀预示 EDH 的快速扩展，伴有低密度区域代表活动性出血

静脉性 EDH
- 形状更多变（低压力出血）
- 由于创伤后出血延迟发作，经常需要延迟成像

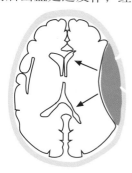

图 6-37

硬膜下血肿（subdural hematoma，SDH）（图 6-38）

由桥静脉的外伤性撕裂引起（动脉少见）。与 EDH 不同，与骨折的存在没有固定关系。常见于婴儿（虐待儿童，80% 是双侧的或双侧大脑半球间纵裂的）和老年患者（20% 是双侧的）。

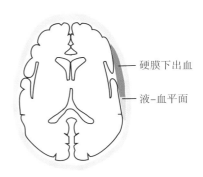

图 6-38

影像学征象

血肿的形态
- 95% 位于幕上
- 沿脑表面呈新月形
- 可跨越颅缝
- 不跨越硬脑膜返折（大脑镰、小脑幕）
- MRI ＞ CT，尤其是：
  双侧血肿
  大脑间纵裂血肿
  沿小脑幕的血肿
  亚急性硬膜下血肿

其他影像表现
- 液 - 血平面可见于亚急性或早期慢性血肿
- 如果血肿大可出现占位效应

急性硬膜下血肿
- 高密度或混杂密度

亚急性硬膜下血肿（超过一周）
- 可能是等密度，CT 难以发现
- 强化的脑膜和皮层血管的移位（应用对比增强有帮助）

慢性硬膜下血肿（超过数周）
- 低密度
- 伴有再出血呈混合密度
- 钙化，1%

对比

	硬膜外血肿	硬膜下血肿
发病率	占 TBI 的不足 5%	占 TBI 的 10%～20%
病因	骨折	皮层静脉撕裂
位置	硬脑膜与颅骨之间	硬脑膜与蛛网膜之间
形状	双凸面形	新月形
CT	70% 高密度，30% 等密度	不同年龄有所不同
MRI T1WI	等信号	

硬膜下积液

创伤性蛛网膜撕裂后脑脊液（exebrospinal fluid，CSF）在硬膜下间隙的积聚。

影像学征象

- CSF 密度
- 不延伸至脑沟
- 脑血管越过病变
- 鉴别诊断主要考虑：
  慢性硬膜下血肿
  伴有蛛网膜下隙增宽的灶性萎缩

弥漫性轴索损伤（diffuse axonal injury，DAI）

DAI 是由加速或减速的剪切力造成的轴索损伤。常见于严重的脑外伤，损伤时即出现意识丧失。

影像学征象（图 6-39）

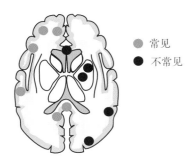

　　○ 常见
　　● 不常见

图 6-39

- 特征性位置的病变：
  脑叶灰质、白质的交界处
  胼胝体
  背外侧脑干
- 首次 CT 检查常常是正常
- 出血斑出现较晚
- 多发局灶性 T2WI 高信号病变

- 磁敏感和梯度回波序列对于发现出血性剪切伤（急性或慢性）最敏感，并且有助于显示脑实质损伤的范围（法医学意义），评估患者预后

脑皮质挫伤（图 6-40）

脑回的局灶性出血或水肿，继发于脑组织与颅骨或硬脑膜的撞击（或旋转力）。

挫伤的常见位置

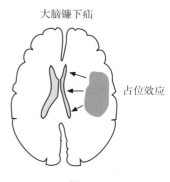

图 6-40

影像学征象

- 特征性位置的病变：
  前颞叶，50%
  下额叶，30%
  矢状窦旁大脑半球
  脑干
- 病变随时间进展，20% 出现延迟出血
- 首次 CT 检查常常是正常的，随后出现低密度病变，内伴有或不伴有出血
- 晚期：脑软化灶

继发性脑损伤

脑疝（图 6-41）

脑组织继发于占位效应引起的机械性移位。疝引起脑组织受压，伴有神经功能不全和血管损伤（缺血）。

大脑镰下疝

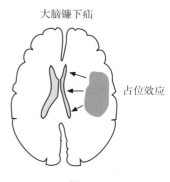

占位效应

图 6-41

类型

- 大脑镰下疝
- 小脑幕切迹（颞叶钩回）疝
  向上
  向下
- 扁桃体疝

影像学征象（图 6-42）

大脑镰下疝

- 扣带回滑入大脑镰游离缘之下
- 同侧脑室受压
- 对侧脑室变形和扩大
- 可能导致 ACA 缺血

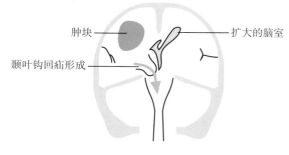

肿块　　　　扩大的脑室

颞叶钩回疝形成

图 6-42

小脑幕切迹下疝（颞叶钩回疝）（图 6-43）

- 钩回 / 海马旁回移位，内侧超过小脑幕
- 同侧桥小脑角池（cerebellopontine angle，CPA）扩大
- 移位的中脑压迫对侧小脑幕
  脑干出血（中脑前部）
  颞叶疝压迹（对大脑脚的占位效应）
- PCA 缺血：枕叶、丘脑、中脑

小脑幕切迹下疝

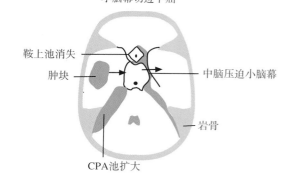

鞍上池消失

肿块　　　　中脑压迫小脑幕

岩骨

CPA池扩大

图 6-43

小脑幕切迹上疝

- 颅后窝肿块（例如出血）向上推挤小脑穿过

　　切迹
- 四叠体池消失

扁桃体疝
- 小脑扁桃体向下推挤

弥漫脑水肿

　　弥漫脑水肿和颅内高压继发于脑血管的自主调节功能不全和血脑屏障的改变。潜在的诱因包括脑缺血和严重创伤。脑缺血可以是原发的（如缺氧、溺水），或者是继发于其他脑损伤（例如大的硬膜下血肿），并且可能随后出现梗死。更常见于儿童。发病率或死亡率高。

影像学征象

- 影像表现于伤后 24 ～ 48 小时出现
- 脑沟和基底池消失
  提示：邻近颅顶的脑沟应该一直存在，无论患者多么年轻，除非局部有水肿
- 脑周围池消失（标志）
- 灰质 / 白质交界消失（脑水肿）
- 白色小脑征：与大脑半球对比，除了脑干

动脉夹层

　　血液撕破中膜，分离血管壁形成假腔。准确的发病机理不清楚。位置：颈动脉（开始于距离球部 2cm 处，且不累及球部）＞ ICA（颞管）＞椎动脉＞其他

基本病因

- 自发的或伴有微小的创伤（牵拉，运动）
- 创伤
- 高血压
- 血管病变（FMD、马方综合征）
- 偏头痛
- 药物滥用

影像学征象

- CTA 是首选的影像学检查，观察内膜瓣和管径的变化
- 也可以进行 MRI/MRA 检查
  T1WI 血管壁内高信号血肿（序列：T1WI 脂肪抑制）；必须结合 MRA 解读
  MRA 线样征
- 传统血管造影可以确定诊断，并可以充分说明异常流动模式

- 受影响的动脉长轴面梭形狭窄

并发症

- 血栓形成
- 栓子和梗死
- 壁内血肿
- 假性动脉瘤

颈动脉海绵窦瘘（carotid-cavernous sinus fistula，CCF）

　　颈动脉和静脉海绵窦之间异常的连接。眼部杂音。

类型

- 创伤性 CCF（高流量）
- 自发性 CCF
  海绵窦段动脉瘤破裂（少见，高流量）
  海绵窦的硬脑膜瘘（AVM）（低流量）；通常见于伴有静脉血栓形成的老年患者

影像学征象

- 同侧海绵窦扩大
- 眼上静脉扩张
- 眼球突出
- 眼外肌增粗
- 用分离式球囊行血管造影栓塞术（创伤性瘘管）

肿瘤

概述

原发性脑肿瘤分类

　　原发性脑肿瘤占所有颅内占位病变的 70%。剩余 30% 为转移。
神经胶质瘤（原发性脑肿瘤最常见的类型）
- 星形细胞瘤（最常见的神经胶质瘤，80%）
- 少突胶质细胞瘤，5% ～ 10%
- 室管膜瘤
- 脉络丛肿瘤

脑膜和间质肿瘤
- 脑膜瘤，20%
- 血管外皮细胞瘤
- 血管网状细胞瘤

神经元和神经胶质 / 神经元混合性肿瘤
- 神经节神经胶质瘤

- 神经节细胞瘤
- 胚胎发育不良性神经上皮瘤（Dysembryoplastic neuroepithelial tumor，DNET）
- 中枢神经细胞瘤

生殖细胞肿瘤

- 生殖细胞瘤
- 畸胎瘤
- 混合性

PNETs（原始神经外胚层肿瘤）

- 髓母细胞瘤
- 视网膜母细胞瘤
- 神经母细胞瘤
- 松果体母细胞瘤
- 室管膜母细胞瘤

松果体区肿瘤

垂体肿瘤

神经鞘膜肿瘤

- 神经鞘瘤
- 神经纤维瘤

血液系统肿瘤

- 淋巴瘤
- 白血病

肿瘤样病变

- 错构瘤
- 脂肪瘤
- 皮样囊肿

要点

- 神经胶质细胞有高度的异常生长的潜能。神经胶质细胞有以下 3 种类型：星形胶质细胞（星形细胞瘤）、少突胶质细胞（少突胶质细胞瘤）和室管膜细胞（室管膜瘤）
- 脉络丛细胞是分化的室管膜细胞，所以来源于它们的肿瘤分类为胶质瘤

位置

鉴别颅内占位位于脑内或脑外是缩小鉴别诊断范围的第一步。

肿瘤位置判定

特征	脑内肿瘤	脑外肿瘤
邻近颅骨或大脑镰	通常不是	是
骨质改变	通常无	有
脑脊液腔、池	变形	经常扩张

续表

特征	脑内肿瘤	脑外肿瘤
皮髓质折曲	无	有
灰质/白质交界区	破坏	保留
血管供应	内部的	外部的（硬脑膜支）

肿瘤的发生率（图6-44）

- 成人：转移 > 血管网状细胞瘤 > 星形细胞瘤 > 淋巴瘤
- 儿童：星形细胞瘤 > 髓母细胞瘤 > 室管膜瘤

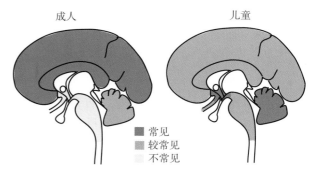

成人　　　　儿童

■ 常见
■ 较常见
□ 不常见

图 6-44

肿瘤范围

影像形态（见下表）首先由于诊断肿瘤的存在。MR 波谱成像（见后述）和 MR 血容量图（高级别/富血供肿瘤 - 高血容量）可以很好的鉴别低级别和高级别的肿瘤。这有助于识别低级别肿瘤向高级别肿瘤转化，并且有助于识别其他低级别肿瘤中的高级别组成部分，从而指导立体定位活检。FDG-PET 对于初次诊断没有作用，但可以有助于区别放射性坏死。一旦诊断肿瘤，评估肿瘤的扩散对于以下几点是重要的：

- 确定立体定位活检的位置
- 计划外科切除手术
- 计划放射治疗

对于很多肿瘤，没有影像学检查可以完全明确它们的范围。胶质瘤经常浸润周围脑组织，显微镜可见的肿瘤病灶可以出现于所有 MR 序列均完全正常的区域，包括钆 - 增强 MRI。

确定肿瘤范围 / 存活的技术

	确定肿瘤的真正范围	区别存活的与放射性坏死
平扫 CT	0	0
增强 CT	++	0
TIWI MR	+	0
T2WI MR	+	0
Gd-DTPA MRI	+++	0
MRI 血容量 /MRS	+	+
PET	+	++
MRI 引导穿刺活检	NA	+++

脑水肿

脑水肿类型

	血管源性	细胞毒性
诱因	肿瘤、创伤、出血	缺血、感染
机制	血脑屏障破坏	钠钾泵破坏
基质	细胞外	细胞内
类固醇反应	是	否
影像	白质受累（皮质不受累）	灰质和白质均受累

　　在影像上鉴别血管源性水肿和细胞毒性水肿是困难的，并且两者可以同时出现。

占位效应

占位效应的影像学征象
- 脑沟变窄
- 脑室受压
- 疝
  大脑镰下疝
  小脑幕切迹疝
  扁桃体疝
- 脑积水

MR 波谱成像（图 6-45）

- 有用的代谢物
  胆碱（Cho）：3.2 ppm
  ——细胞周期
  　肌酸 / 磷酸肌酸（Cr）：3.0 ppm
  　N- 乙酰天冬氨酸（NAA）：2.0 ppm
  ——神经元健康
  　脂质：1.25 ppm
  　乳酸：通常是一个在 1.32 ppm 的反向双峰

- 正常波谱像
  Cho/Cr 比接近 1
  NAA 峰比 Cho 和 Cr 都高（几乎是 2∶1）
- 高级别恶性肿瘤的征象
  高级别肿瘤：Cho/Cr 比＞ 2∶1
  NAA 峰值降低：反应神经元减少
- 乳酸或脂质峰：坏死
  经常见于治疗后改变
- 原发肿瘤的基础上提示转移的征象：大的脂质峰

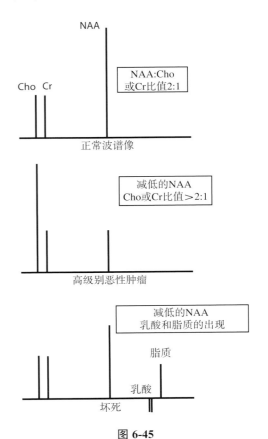

图 6-45

神经胶质瘤

星形细胞瘤

　　星形细胞瘤占神经胶质瘤的 80%，是成人发生于大脑半球最常见的肿瘤。在儿童，后颅窝和下丘脑 / 视交叉是最常见的位置。星形细胞瘤分型的鉴别是组织学作出的，而不是靠影像学。

类型

纤维型星形细胞瘤
- 星形细胞瘤，WHO Ⅰ级（A Ⅰ）
- 星形细胞瘤，WHO Ⅱ级（A Ⅱ）

- 间变性星形细胞瘤，WHO Ⅲ级（AⅢ）
- 多形性胶质母细胞瘤，WHO Ⅳ级（GBM Ⅳ）

其他星形细胞瘤

- 多中心神经胶质瘤（多发病变）
- 大脑胶质瘤病
- 青少年毛细胞型星形细胞瘤（在小脑这种病变是典型的囊性并有一个壁结节；肿瘤在下丘脑、视交叉，并且视神经经常是质硬的、分叶状的）
- 巨细胞星形细胞瘤（见于结节性硬化）：室管膜下的肿瘤沿丘脑尾状核凹槽生长
- 黄色瘤型星形细胞瘤
- 神经胶质肉瘤

相关疾病

- 结节性硬化
- 神经纤维瘤病

星形细胞瘤一览表

项目	星形细胞瘤	星形细胞瘤、间变性	多形性胶质母细胞瘤
发病高峰年龄	年轻患者	中年患者	50 岁
恶性级别	低	高	高
组织学	低级别恶性肿瘤	恶性	侵袭性高
影像学征象			
多发病灶的	否	偶尔	偶尔
强化（BBB）	±	++	+++
水肿 *	少或无	大量的水肿	大量的水肿
钙化	常见	少见	常见
其他			出血、坏死

* 原发脑肿瘤周围的水肿往往比转移瘤少

低级别星形细胞瘤（AⅠ、AⅡ）

占所有星形细胞瘤的 20%。发病高峰年龄：20 ～ 40 岁。原发位置是大脑半球。

影像学征象

- 局限性或弥漫占位病变
- 钙化，20%
- 出血和广泛水肿少见
- 轻度强化

间变型星形细胞瘤（AⅢ）

占所有星形细胞瘤的 30%。发病高峰年龄：20 ～ 40 岁。原发位置是大脑半球。

影像学征象

- 不均匀肿块
- 钙化不常见
- 水肿常见
- 强化 [反映血脑屏障破坏（BBBD）]

多形性胶质母细胞瘤（glioblastoma multiforme，GBM）

最常见的原发性脑肿瘤（占所有星形细胞瘤的 55%）。年龄：＞ 50 岁。原发位置是大脑半球。肿瘤可以沿以下途径蔓延：

- 白质神经束
- 经联合（如胼胝体）跨越中线
- 脑室室管膜下种植
- 蛛网膜下隙 CSF 种植

影像学征象

- 通常是不均匀低密度肿块（CT）
- 明显的对比增强
- 出血、坏死常见
- 广泛的血管源性水肿和占位效应
- 经胼胝体或联合两侧大脑半球扩散（蝴蝶样病变）
- 位于周边的高级别胶质瘤可以有宽的基底和硬脑膜尾，与脑外病变混淆
- CSF 种植：软脑膜下行转移

大脑胶质瘤病

神经胶质肿瘤在脑内弥漫生长。通常没有具体的肿块病变，而是脑组织的被肿瘤细胞弥漫浸润。年龄：30 ～ 40 岁。病变少见，预后差（中位生存期 < 12 个月）。胶质瘤病的 MRI 表现可以与疱疹性脑炎相似（T2 高信号），但临床表现不同

影像学征象

- 胶质瘤病主要引起白质的膨胀，但也可能累及皮质
- 通常是不强化的病变
- 疾病晚期，小灶性强化可见
- 软脑膜胶质瘤病类似于脑膜癌病或者原发性 CNS 肿瘤的软脑膜播散，并引起显著的强化
- 胶质瘤病鉴别诊断需要考虑的重要疾病包括：
  大脑弥漫性淋巴瘤病
  多中心神经胶质瘤
  病毒性脑炎
  血管炎
  广泛活动性脱髓鞘疾病，例如急性播散性脑脊髓膜炎（acute disseminated encephalomyelitis，ADEM）

脑干胶质瘤（图 6-46）

常见小儿后颅窝肿瘤。平均年龄：10 岁。80% 是间变性高级别；20% 是低级别的且生长缓慢。位置：脑桥 > 中脑 > 延髓

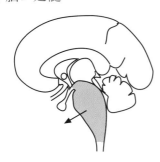

图 6-46

临床表现

- 第Ⅵ、Ⅶ颅神经病变
- 长束征
- 脑积水

影像学征象

- 脑干增大

- 第四脑室向后移位（第四脑室底应该位于特文宁线的中间：鞍结节 - 窦汇）
- 基底动脉被包绕
- 囊性部分少见
- 脑积水，30%
- 50% 强化，通常是不均匀、多变
- 外生性蔓延至基底池
- 定位于顶盖部的局限性肿瘤被称作是顶盖胶质瘤，并且成为脑干胶质瘤的一个独特亚型。由于此肿瘤预后好，并且位于深部，通常不进行活检而是随访，以连续的影像检查评估其稳定性。如果病变扩展至顶盖之外、但仍然局限于中脑，被称作顶盖周围肿瘤，他比单纯的顶盖病变预后差。顶盖周围肿瘤与松果体区肿瘤难以鉴别
- 脑干脑炎可以类似于弥漫性脑桥胶质瘤。脑桥胶质瘤与顶盖胶质瘤相比预后差

毛细胞型星形细胞瘤

最常见于儿童（占儿科神经胶质瘤的 30%）；次常见的儿科脑肿瘤。肿瘤是惰性的或者生长缓慢。位置：视交叉 / 下丘脑 > 小脑 > 脑干

影像学征象

- 小脑肿瘤经常是囊性的，并且有明显的壁强化
- 钙化，10%
- 视交叉 / 下丘脑肿瘤是质硬、强化
- 多数位于脑干的肿瘤显示轻微强化

多形性黄色星形细胞瘤

儿童和青年的脑内肿块，好发于颞叶。临床：癫痫、头痛。

影像学征象

- 皮质为基底，经常附着于脑膜
- 均匀强化
- 可以有囊变成分

少突胶质细胞瘤

少见的缓慢生长的经常表现为大肿块的胶质瘤。少突胶质细胞瘤占原发脑肿瘤的 5% ～ 10%。发病高峰年龄：30 ～ 50 岁。"单纯"少突胶质细胞瘤少见，肿瘤通常是混合性的（星形细胞瘤 / 少突胶质细胞瘤）。绝大多数肿瘤位于大脑半球，额叶是最常见的

位置。脑室内少突胶质细胞瘤是少见病变。很多以前称为少突胶质细胞瘤的脑室内病变现在被认为是神经细胞瘤。

影像学征象

- 通常累及皮质
- 典型的低密度肿块病变
- 囊变常见
- 大的结节状、块状钙化是典型的表现，80%
- 出血、坏死常见
- 强化取决于组织分化程度
- 颅盖的压迫下侵蚀偶尔出现

室管膜肿瘤

室管膜指的是内衬于脑室壁和中央管的一层有纤毛的细胞。室管膜肿瘤有几种组织学变异：

- 室管膜瘤（儿童）
- 室管膜下室管膜瘤（老年患者）
- 间变性室管膜细胞瘤
- 终丝黏液性乳头状室管膜瘤
- 室管膜母细胞瘤（PNET）

室管膜瘤

室管膜内衬细胞的缓慢生长的肿瘤，通常位于或邻近脑室的脑实质：

- 第四脑室（70%）：常见于儿童
- 侧脑室或脑室周围实质（30%）：常见于成人，更常见于儿童。年龄：1 ~ 5 岁
  脊髓室管膜瘤与神经纤维瘤病 Ⅱ 型（NF2）有关

影像学征象

- 生长模式取决于位置：
  幕上：肿瘤生长于脑室外（也就是类似于星形细胞瘤）；鉴别幕上实质肿块病变时记住包括室管膜瘤，特别是儿童
  幕下：肿瘤在第四脑室内生长，通过第四脑室外侧孔进入桥小脑角和小脑延髓池；这种表现是特征性的（"塑形的室管膜瘤"）并且通常帮助鉴别室管膜瘤与髓母细胞瘤
- 脑积水总是出现于病变位于后颅窝时
- 细钙化，50%
- 囊变区域，50%
- 出血

幕上室管膜瘤的鉴别诊断

- PNET：通常位于周边并且有更多的水肿
- 恶性横纹肌样瘤：一般见于婴儿和幼童
- 多形性胶质母细胞瘤：典型的显著的周围水肿
- 间变型星形细胞瘤：可能是不能鉴别的，但是更少可能接近于脑室表面
- 转移：通常是多发的，伴有显著的周围水肿

室管膜下室管膜瘤

- 发现于老年男性的无症状第四脑室肿瘤
- 66% 出现于第四脑室，33% 侧脑室
- 与室管膜瘤不同，这种肿瘤会向蛛网膜下腔种植
- 病变通常是多发的

侧脑室肿块的鉴别诊断

位置	成人	儿童
三角区	脑膜瘤	脉络丛乳头状瘤
	转移	脉络丛癌
	脉络丛黄色肉芽肿	室管膜瘤
体部	室管膜下室管膜瘤	星形细胞瘤
	少突胶质细胞瘤	室管膜母细胞瘤
	中枢神经细胞瘤	畸胎瘤
	星形细胞瘤	脉络丛乳头状瘤
Monro 孔	巨细胞星形细胞瘤	巨细胞星形细胞瘤

Monro 孔，室间孔

脉络丛乳头状瘤 / 癌

产生于脉络丛上皮细胞的少见肿瘤。发病高峰年龄：< 5 岁（85%）。90% 为脉络丛乳头状瘤，10% 为脉络丛癌。典型位置包括：

- 侧脑室三角区（儿童）
- 第四脑室和小脑脑桥角（成人）
- 下行转移至椎管

影像学征象

- 脑室内肿块
- 脑室扩张，由于脑脊液产生过多或堵塞
- 明显的对比增强
- 钙化，25%
- 幕上肿瘤由脉络膜前动脉或（和）后动脉供血
- 并发症：

脑积水

下行转移至脊髓硬膜腔

- 乳头状瘤和癌影像学上不能鉴别，都可以侵犯脑组织和经脑脊液播散

脑膜和间质肿瘤

脑膜瘤

起源于蛛网膜帽细胞的肿瘤。年龄：40 ～ 60 岁。女性常见，发病率是男性的 3 倍。占所有脑肿瘤的 20%。脑膜瘤不常见于儿童，如果与 NF2（神经纤维瘤病 Ⅱ 型）相关则常见。90% 是幕上。

类型

- 典型"良性"脑膜瘤，93%
- 不典型脑膜瘤，5%
- 间变型（恶性）脑膜瘤，1% ～ 2%

位置

- 大脑凸面沿大脑镰或位于其两侧，45%
- 蝶骨嵴，20%
- 鞍旁，10%
- 嗅沟，10%
- 后颅窝斜坡，10%
- 小脑幕
- 不常见位置：

  侧脑室（儿科年龄组）

  视神经鞘（成年女性）
- < 1% 的脑膜瘤可能发生于硬膜外。这些位置包括板障内腔、颅骨外板、皮肤、鼻旁窦、腮腺、咽旁间隙

影像学征象（图 6-47）

CT 信号强度

- 平扫 CT 上呈高密度（75%）或等密度（25%）
- 明显、均匀强化，90%（特点）
- 增强 CT 和平扫 CT 上与正常大脑镰信号强度近似
- 钙化，20%

- 囊变区域，15%

形态

- 圆形、单分叶、界清（最常见）
- 斑块状、薄饼状沿硬脑膜扩展（少见）
- 硬脑膜尾：肿瘤的延伸或沿硬脑膜表面的硬膜反应
- 肿瘤生长缓慢，40% 无水肿

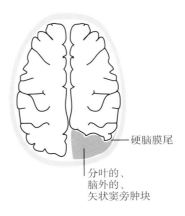

硬脑膜尾

分叶的、脑外的、矢状窦旁肿块

图 6-47

骨异常，20%（图 6-48）

- 无改变（常见）
- 骨质增生（常见）
- 骨质侵蚀（少见，如果出现，可能提示恶性脑膜瘤）
- 气窦扩大

MRI

- 肿瘤典型地与脑灰质呈等信号
- 明显钆对比增强
- 发现硬脑膜尾最好的检查方法
- 硬脑膜尾（60%）有提示意义，但不是脑膜瘤特有的
- 增加的血管流空

血管造影（图 6-49）

- 辐轮状改变
- 密集的静脉填充
- 持续的肿瘤染色（"早出晚归"）
- 边缘清楚
- 硬脑膜血管供血

不典型脑膜瘤（全部脑膜瘤的 15%）

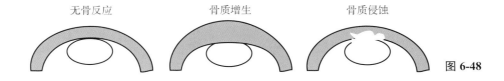

无骨反应　　　　骨质增生　　　　骨质侵蚀

图 6-48

- 坏死引起不均匀强化，15%
- 出血
- 周围低密度区域（蛛网膜囊肿中受限的 CSF）

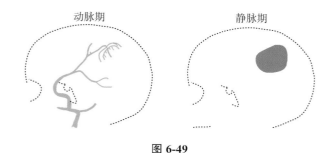

动脉期　　　　　静脉期

图 6-49

恶性脑膜瘤

目前除了以下几项还没有明显的影像学征象提示恶性的脑膜瘤：

- 生长快
- 广泛的脑或骨侵犯
- T2WI 相对于脑组织呈亮信号（提示脑膜上皮性、血管母细胞性、血管外皮细胞性成分，与良性脑膜瘤主要包括钙化与纤维成分的 T2WI 低信号相反）

组织学上，恶性脑膜瘤包括以下几种类型：

- 血管外皮细胞瘤
- 恶性纤维组织细胞瘤（MFH）
- 乳头状脑膜瘤
- "良性"的转移性脑膜瘤

血管网状细胞瘤

血管网状细胞瘤是内皮来源的良性肿瘤。总的来说，血管网状细胞瘤不常见，但它是 VHL 综合征成年患者最常见的原发性小脑肿瘤（血管网状细胞瘤发生于 35% ~ 60% 的 VHL 患者，血管网状细胞瘤患者中 VHL 综合征的发生率是 10% ~ 20%）。多发的血管网状细胞瘤高度提示 VHL 综合征。位置：小脑＞脊髓（可以髓内或髓外）＞延髓（最后区）

小脑血管母细胞瘤，80%

肿瘤由一个软脑膜壁结节和相连的囊组成。外科手术时这个结节（不只是囊性成分）必须被完全清除，否则肿瘤会复发。手术前可进行血管造影显示血管供应。三种不同的表现：

- 囊性病变伴有一个强化的壁结节，75%。这个囊肿一般不是肿瘤性的，并且不需要切除，除非出现肿瘤侵犯的证据（囊壁强化）（图

6-50）
- 实性强化肿瘤，10%
- 伴有多发囊性区域的强化病灶，15%

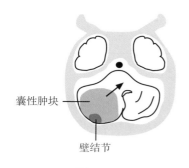

囊性肿块　　壁结节

图 6-50

脊髓血管网状细胞瘤，10%

常位于脊髓的背侧面。70% 伴有脊髓空洞症和囊性成分。对比增强 MRI 显示小的壁结节最佳。

神经元和神经胶质 / 神经元混合性肿瘤

神经节神经胶质瘤 / 神经节瘤

儿童或青年人的良性肿瘤，有神经胶质和神经元成分，级别低、生长缓慢。

- 临床表现：长期存在的癫痫
- 位置：颞叶＞额叶＞顶叶
- 非特征性囊性肿块，经常钙化，伴有多变的强化

  可以偶尔侵蚀邻近的颅盖内板

  可以通过脑脊液途径转移，表现为多发的小的蛛网膜下囊肿。在小脑，神经节神经胶质瘤可能类似 Lhermitte-Duclos 病（小脑发育不良性神经节细胞瘤）

胚胎发育不良性神经上皮肿瘤（DNET）

最近新认识的肿瘤，有独特的组织学特征。与神经节神经胶质瘤相似，DNET 与癫痫明显相关。发生于年轻患者。

- 发生于长期癫痫患者的一个界限清楚、通常囊实性混合、以皮质为基底的病变需要考虑是 DNET
- FLAIR 成像对于确定类似于脑脊液信号强度的小的周围病变有帮助
- 颞叶位置常见（＞60%），并且病变常常累及或位于靠近内侧颞叶结构；其他位置包括额叶，其后依次为顶叶和（或）枕叶

中枢神经细胞瘤

最近新认识的肿瘤。常常位于侧脑室，附着于侧脑室壁。钙化常见；轻至中度强化。由于多发囊变，肿瘤在 CT 和 MRI 上有羽毛状外观。当肿瘤发生于侧脑室时，经常附着于透明隔。

原始神经外胚层肿瘤（primitive neuroectodermal tumor，PNET）

发生于多能胚胎神经上皮细胞的未分化侵袭性肿瘤。常见于儿童。可以见于鞍及鞍上区域 - 查看"三侧性视网膜母细胞瘤"。

类型

- 髓母细胞瘤（幕下 PNET）
- 原发性中枢神经母细胞瘤（幕上 PNET）
- 视网膜母细胞瘤
- 松果体母细胞瘤
- 室管膜母细胞瘤

常见影像学征象包括明显对比增强、细胞密集、侵袭性生长。

髓母细胞瘤

PNET 起源于第四脑室顶部。常见于儿童。发病高峰年龄：2 ～ 8 岁。对放射线敏感，但早期经脑脊液转移。与某些综合征相关，例如 Gorlin 综合征（基底细胞痣、牙源性角化囊肿、大脑镰钙化）或 Turcot 综合征（结肠息肉、中枢神经系统恶性肿瘤）

影像学征象（图 6-51）

- 典型的明显、均匀一致的强化（特点）
- 小脑中线肿块占 80%，两侧小脑占 20%
- 细胞密集（小细胞肿瘤）

  平扫 CT 高密度

  T2WI 可以是中等信号强度

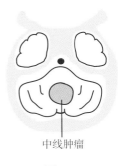

中线肿瘤

图 6-51

- 脑积水，90%

- 快速生长入小脑半球、脑干和脊髓
- 脑脊液种植转移至脊髓和脑脊膜，30%
- 可以出现全身转移，并且表现为骨的硬化性病变。可以经脑室腹膜分流出现腹腔转移。
- 钙化，10%
- 不典型的表现和位于两侧小脑常见于大龄儿童
- 强化明显

原发性大脑神经母细胞瘤

罕见，恶性肿瘤，80% 发生于 10 岁以内

影像学征象

- 大的幕上肿瘤
- 坏死、出现囊变成分常见
- 多变的强化（新生血管性）

小脑发育不良性神经节细胞瘤（Lhermitte-Duclos 病）

浸润性肿块样病变，可能是错构的。FLAIR 高信号，伴有特征性线状纹，无强化。临床：30 岁成年人，共济失调，Cowden 综合征（多发性错构瘤综合征）。

神经鞘肿瘤

神经鞘瘤（图 6-52）

施万细胞来源的良性肿瘤。几乎所有的颅内神经鞘瘤均与颅神经有关。90% 是单发的；多发的神经鞘瘤通常与 NF2 有关。90% 的颅内神经鞘瘤位于小脑脑桥角（CPA），来源于第Ⅷ颅神经（听神经瘤）。位置包括：

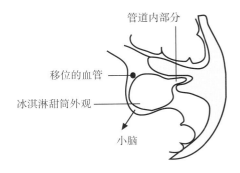

管道内部分

移位的血管

冰淇淋甜筒外观

小脑

图 6-52

- CPA（第Ⅷ颅神经，最常来源于前庭神经上部）
- 三叉神经（第 V 颅神经）
- 其他颅内位置（少见）

颞骨内（第Ⅶ颅神经）

颈静脉孔／球（第Ⅸ、Ⅹ、Ⅺ颅神经）

- 脊髓神经鞘瘤
- 周围神经鞘瘤
- 大脑内神经鞘瘤（非常少见）

小脑脑桥角（CPA）肿瘤鉴别

	脑膜瘤	神经鞘瘤	表皮样囊肿
中心	硬脑膜为基底	IAC	CPA
CT 密度	高密度／等密度	等密度	低密度
钙化	常见	无	偶尔
耳孔/IAC（内耳道）	正常	增宽	正常
T2WI 信号强度相对于脑灰质	50% 等信号	高信号	高信号
强化表现	明显	明显	无

影像学征象

肿块

- 左右内耳道（IAC）的差异 > 2 mm
- IAC 受侵犯或扩张
- IAC > 8 mm
- 扩展至 CPA（最小阻力的通道）：管外部分呈冰淇淋甜筒外观

MRI/CT

- CT 等密度
- MRI 比 CT 更敏感
- 明显强化：小的均匀一致，大的不均匀
- 注射 Gd-DTPA 对于发现小的或管内肿瘤是必要的
- 可包含囊变区域
- 边缘的蛛网膜囊肿
- T2WI 高信号

要点

- 双侧听神经瘤高度提示神经纤维瘤病 2 型（NF2）
- 90% 的 CPA 神经鞘瘤来源于第 Ⅷ 颅神经，听力丧失是最常见的症状；所以它们称为听神经瘤。
- 脑膜瘤很少延伸至 IAC，无 IAC 扩张表现

不同位置常见肿块位置小结

位置	肿块
脑池	表皮样囊肿
	皮样囊肿
	脂肪瘤
	神经肠管囊肿
	神经上皮囊肿
动脉	动脉瘤
	扩张
颅底	胆固醇肉芽肿
	副神经节瘤
	齿根尖炎
	脊索瘤
	软骨瘤
	内淋巴囊肿瘤
	垂体腺瘤
脑膜	脑膜瘤
	蛛网膜囊肿
	转移
神经	神经鞘瘤（第 Ⅴ-Ⅻ颅神经）
小脑	胶质瘤
脑室	淋巴瘤
	室管膜瘤
	乳头状瘤
	血管网状细胞瘤
	髓母细胞瘤
	DNET

神经纤维瘤

从状神经纤维瘤是神经纤维瘤病 1 型（NF1）所特有的。它不主要发生于颅腔，但可以从后神经节延伸入颅或者是周围神经肿瘤的延伸。

神经鞘瘤与神经纤维瘤的区别

	神经鞘瘤	神经纤维瘤
起源	施万细胞	施万细胞和成纤维细胞
关联	NF2	NF1
发生率	常见	不常见
位置	第Ⅷ颅神经 > 其他颅神经	皮肤和脊髓神经
恶变	无	5% ~ 10%
生长	局限性	浸润性
强化	+++	++/ 不均匀
T1WI	70% 低信号，30% 等信号	与肌肉等信号
T2WI	高信号	高信号

松果体区肿瘤（图 6-53）

松果体的作用是调节生理节律机制。大部分松果体肿瘤发生于儿童和青年人。患者可以表现为压迫中脑顶盖所致的眼球运动异常（Parinaud 综合征：眼向上视运动不能），或者是压迫大脑导水管所致的脑积水。

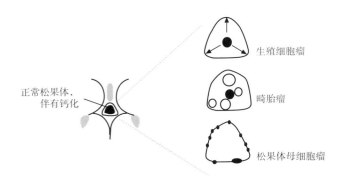

正常松果体，伴有钙化

生殖细胞瘤

畸胎瘤

松果体母细胞瘤

图 6-53

生殖细胞肿瘤，> 50%
- 生殖细胞瘤（最常见的肿瘤）：等于睾丸的精原细胞瘤和卵巢的无性细胞瘤
- 畸胎瘤
- 胚胎细胞癌
- 绒毛膜上皮癌

松果体细胞肿瘤，25%
- 松果体细胞瘤（良性）
- 松果体母细胞瘤（高度恶性，PNET）

胶质瘤

其他肿瘤
- 脑膜瘤
- 转移
- 表皮样囊肿 / 皮样囊肿
- 蛛网膜囊肿
- 松果体囊肿

肿瘤标记物

肿瘤	HCG	AFP
生殖细胞瘤	−	−
胚胎细胞癌	+	+
绒毛膜上皮癌	+	−
内胚层窦肿瘤	−	+

生殖细胞瘤

- 松果体区是最常见的位置
- 男性 > 女性，年龄 10 ~ 30 岁
- 松果体明显局限性增大
- 平扫 CT 高密度 /T2WI 等信号（细胞密集）
- 明显不均匀强化
- 中央钙化，由于松果体被肿瘤吞没（少见）
- 可以经脑脊液扩散至脑室和蛛网膜下腔
- 女性患者，最常位于鞍上区
- 对放射治疗敏感
- 位于基底节的生殖细胞瘤通常比位于松果体区的大且密度不均匀

畸胎瘤

- 几乎只发生于男童
- CT 和 MRI 上不均匀
- 出现脂肪和钙化对诊断有帮助
- 轻度或无强化

松果体母细胞瘤

- 高度恶性 PNET
- 在伴有三侧性视网膜母细胞瘤的患者中，松果体母细胞瘤可以发生于有家族性或双侧性视网膜母细胞瘤的患者
- "分解的钙化"沿肿块外缘分布
- 明显增强
- CSF 播散

松果体细胞瘤

- 没有性别倾向
- 相对较高的年龄组，平均年龄 35 岁
- 生长缓慢，播散不常见
- 无有帮助的影像学征象，通过影像学征象不能与松果体母细胞瘤相鉴别

肿瘤样病变

表皮样 / 皮样囊肿（图 6-54）

来源于神经管闭合前外胚层结构的先天性肿瘤。

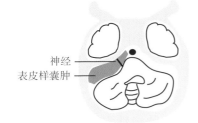

神经

表皮样囊肿

图 6-54

皮样囊肿内中胚层结构的概念可能不正确，皮样囊肿应是外胚层来源的。

概要

	表皮样囊肿	皮样囊肿
包含	鳞状上皮、角化蛋白、胆固醇	也有真皮附属器（头发、皮脂，汗腺）
	远离中线	中线
位置	CPA 最常见	脊椎管最常见
	鞍旁，中颅窝	鞍旁，后颅窝
	脑室内，板障间隙（少见）	
破裂	少见	常见（化学性脑膜炎）
年龄	平均 40 岁	青年人
CT 密度	CSF 密度	可能有脂肪
钙化	不常见	常见
增强	偶尔，边缘的	无
MRI	CSF 样信号	蛋白质液体
其他	5 ~ 10 倍常见于皮样囊肿	

DWI 可以鉴别表皮样囊肿和蛛网膜囊肿。表皮样囊肿的 ADC 显著低于蛛网膜囊肿；所以，表皮样囊肿 DWI 上呈高信号，而蛛网膜囊肿呈低信号，类似脑脊液。皮样囊肿可以含有脂肪 - 液体平面；破裂可能会产生脂肪在脑脊液腔内扩散，导致头痛。

下丘脑（灰结节）错构瘤

成熟的、紊乱的异位组织。两个临床表现：

- 同性性早熟
- 伴有 Pallister-Hall 综合征——非特异性面部异常，多指趾畸形肛门闭锁，下丘脑错构瘤
- 无青春期早熟，痴笑发作，智力受损

影像学征象

- CT：等密度，无强化（与下丘脑胶质瘤比较）
- MRI T1WI：与灰质信号强度近似；T2WI：高信号
- 第三脑室底部从漏斗部至乳头体应该是光滑的。临床诊断中出现任何结节状结构需怀疑错构瘤

脂肪瘤

无症状的非肿瘤性组织（畸形，不是真正的肿瘤）。50% 伴有其他的脑畸形。位置：中线 90%，50% 胼胝体周围。

影像学征象

- CT 上脂肪密度（−50 至 −100 HU）
- 钙化
- 无血管，但胼胝体血管可以穿过病变
- MRI
  化学位移伪影
  脂肪抑制序列有助于诊断
  传统自旋回波序列 T1WI 和 T2WI 相对于脑组织呈低信号。在快速自旋回波序列脂肪呈高信号

造血系统肿瘤

中枢神经系统淋巴瘤（图 6-55）

类型

原发性淋巴瘤（脑肿瘤的 1%），通常为 B 细胞非霍奇金淋巴瘤（NHL）；免疫功能不全的患者发病率高。

- 基底节，50%
- 室周深部脑白质
- 胼胝体

继发性淋巴瘤（15% 发生于全身性淋巴瘤的患者）

- 软脑膜扩散

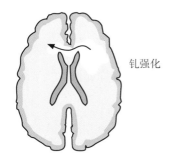

钆强化

图 6-55

影像学征象

生长模式

- 深部脑灰质和白质的单发或多发肿块，主要位于脑室周
- 弥漫脑膜或室旁室管膜受累
- 弥漫性浸润（类似白质病或脑胶质瘤病）
- 沿 VR 血管周围间隙扩散
- 脊柱内的

信号特征

- 平扫 CT 内部高密度，相对于病变的大小，占位效应较轻
- 原发性 CNS 淋巴瘤（PCNSL）通常累及胼胝体，类似蝶形胶质瘤
- 位于深部灰质核团，延伸至室管膜表面
- PCNSL 很少累及脊髓，而伴有全身性淋巴瘤的继发性中枢神经系统受累通常累及脑（常常为脑外）和脊髓
- T2WI 与脑灰质呈等信号（细胞密集）或高信号
- 强化模式
  明显不均匀强化最常见
  环形强化（中央坏死）：更常见于 AIDS
  脑膜强化，见于继发性淋巴瘤
  沿 VR 间隙的细羽毛状强化是典型表现
- 钙化、出血、坏死：多发和大面积的受累是 AIDS 患者的典型表现
- 肿瘤对放射治疗非常敏感，病变可能在短程类固醇治疗后消失。这可能导致活检无法明确诊断性

艾滋病相关的原发中枢系统淋巴瘤

艾滋病（AIDS）患者的单发占位病变中，淋巴瘤比感染更常见。对于伴有单发或多发强化病变的 AIDS 患者，可能很难鉴别 PCNSL 与弓形体病。

淋巴瘤和弓形体病的鉴别

	淋巴瘤	弓形体病
多发病变	+	±
深部灰质核团受累	+	+
平扫 CT 高密度	++	±
偏心强化结节	–	+
胼胝体受累	++	少见
室管膜播散	++	–
蛛网膜下播散	++	–
铊 /FDG PET 扫描	++	–
波谱	胆碱升高	脂质 / 乳酸升高

转移瘤

转移占颅内肿瘤的 30%。位置发生频率排序：灰白质交界（最常见）＞深部实质结构（常见）＞脑干（不常见）。转移也发生于硬脑膜、软脑膜和颅盖。最常见的原发病变是：

- 支气管肺癌，50%
- 乳腺，20%
- 结肠、直肠，15%
- 肾，10%
- 黑色素瘤，10%

影像学征象

- 钆 - 增强 MRI 是敏感的影像检查。三倍剂量 Gd-DTPA 或磁化转移增加发现病变的敏感性
- 80% 病变是多发的
- 多数转移 T2WI 高信号
- 有些转移可以是 T2WI 等信号 / 低信号，与以下有关：
  出血（如，肾细胞癌）
  黏蛋白（如，胃肠道腺癌）
  密集细胞填充（如，生殖细胞肿瘤）
- 血管源性水肿常见，比原发性肿瘤严重

要点

- 转移和淋巴瘤通常是多发的，胶质瘤很少是多发的
- 一个单发、强化的脑肿瘤有 50% 的概率是转移
- 边缘叶脑炎是一个与小细胞肺癌相关的副肿瘤综合征。MRI 可以显示两侧颞叶 T2 高信号，病变可能强化

癌性脑膜炎

软脑膜转移比硬脑膜转移更常见，但这两个可能共存。

- 常见的引起癌性脑膜炎的原发肿瘤包括乳腺、肺和皮肤（黑色素瘤）
- MRI 比 CT 更敏感
- 软脑膜迂回于脑沟，这是一个可以帮助鉴别软脑膜病变和硬脑膜病变的征象
- 通过仔细的检查第 V 颅神经池段和第 VII、VIII 颅神经管内段，蛛网膜下肿瘤可以被早期发现。

囊性病变

多种类型的非肿瘤性、非炎性囊肿可以见于颅内：

- 蛛网膜囊肿
- 胶样囊肿
- 拉特克（Rathke）囊肿
- 松果体囊肿
- 神经上皮囊肿

- 肠源性囊肿
- 实质内囊肿

蛛网膜囊肿（软脑膜囊肿）（图 6-56）

不是真性肿瘤；可能源于重复或分开的蛛网膜（脑膜发育不良）。75% 发生于儿童。位置：

- 中颅窝（最常见），40%
- 鞍上，四叠体池，10%
- 后颅窝，50%
- CPA
- 小脑延髓池

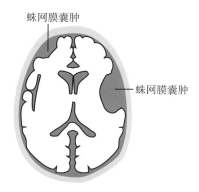

图 6-56

影像学征象

- 脑外占位，脑脊液密度（CT）和信号强度（MRI）
- 增长缓慢，压迫下方脑实质
- 与脑室不相通
- 颅板的压迫性侵蚀

蛛网膜囊肿和表皮样囊肿的鉴别

	蛛网膜囊肿	表皮样囊肿
信号强度	T1WI 较 CSF 呈等信号	较 CSF 呈轻度高信号
	PDW 较 CSF 呈等信号	PDW 较 CSF 呈高信号
	T2WI 较 CSF 呈等信号	T2WI 较 CSF 呈等信号
增强	无	无
病灶边缘	光滑	不规则
对周围结构的影响	移位	吞没、进入
搏动伪影	出现	不出现
DWI	与 CSF 一致	弥散受限
FLAIR 成像	抑制类似 CSF	较 CSF 呈高信号
钙化	无	可以出现

CSF，脑脊液

胶样囊肿（图 6-57）

囊肿出现于室间孔区域。高峰年龄：成人。

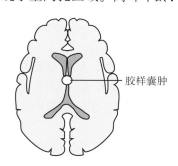

胶样囊肿

图 6-57

临床表现

- 间歇性头痛和共济失调，原因是间歇性梗阻性脑积水。

影像学征象

- 典型位置是第三脑室 / 室间孔之前
- CT 密度：70% 高密度，30% 低密度
- MRI：信号强度多样，取决于顺磁性成分
  T1WI 高信号
  T2WI 低信号（更常见）
- 位于室间孔病变的鉴别诊断
  室管膜下室管膜瘤（平扫 CT 密度更低）
  星形细胞瘤（T1WI 等或低信号）
  淋巴瘤
  脑膜瘤
  脉络丛乳头状瘤
  肿瘤样脑室内出血
  脑室内囊虫病

Rathke 囊肿

囊肿来源于 Rathke 囊的胚胎残余（胚胎发育第四周喙外翻；脑腺垂体的前叶和中间部的前体）。

影像学征象

- 联合鞍内和鞍上位置，70%；单纯鞍内位置，20%
- CT 高密度，可有环形强化
- T1WI 上较脑组织呈相对高信号，T2WI 上信号强度多变

松果体囊肿

- 根据无生长或无实性成分可与囊性松果体细胞

瘤或囊性星形细胞瘤鉴别

- 由于出血和含有蛋白质，可能出现 FLAIR 高信号
- 可以表现为周边强化或钙化

神经上皮性或神经胶质囊肿

可以发生于脑内 CNS 的任何位置。更常见于老年人。这些囊肿包括：

- 脑室内室管膜囊肿
- 脉络丛囊肿
- 脉络膜裂囊肿
- 脑实质囊肿

变性和脑白质疾病

概述

变性疾病的分类

白质疾病

- 脱髓鞘疾病：获得性疾病，正常鞘磷脂被破坏
- 髓鞘形成不良性疾病：鞘磷脂合成、保有或降解的遗传性先天缺陷

灰质疾病

- 老年性痴呆，阿尔茨海默型（Senile dementia, Alzheimer type，SDAT）
- 皮克病
- 血管性皮层痴呆（多发梗死性痴呆）
- 帕金森病
- 溶酶体贮积病

基底节疾病

- Huntington 病
- Wilson 病
- Fahr 病
- Leigh 病

中毒 / 感染

- Creutzfeldt-Jakob 病
- 一氧化碳中毒
- 酒精 / 韦尼克病
- 癫痫药物

变性和老化

随着老化，各种各样的改变发生于中枢神经系统

弥漫性脑萎缩

- 脑室、脑沟、脑裂、脑池代偿性扩大

- 脑实质减少

白质异常

- 皮层下和中央白质异常
- 脑室周围白质异常见于 30% 老年人口，原因包括：

  微血管疾病（缺血性脱髓鞘）、胶质细胞增生、蛋白质沉积、偶尔的腔隙性脑梗死

  脑室周围和皮质下 T2WI 亮信号异常；无对比增强，无占位效应

- V-R 间隙：血管周围间隙增大

  血管周围脱髓鞘引起血管周围蛛网膜下隙增大（充满 CSF）

  V-R 间隙总是与 CSF 信号强度相同（PDW 成像不同于白质病变）

  常见位置：前穿质（最常见）、基底节、半卵圆中心

基底节铁沉积

- T2WI 低信号

脑白质疾病

类型

脱髓鞘疾病

- 多发性硬化（multiple sclerosis，MS）
- 急性播散性脑脊髓膜炎（ADEM）
- 毒素相关疾病

  脑桥中央髓鞘溶解症

  类肿瘤综合征

  放射治疗，化学治疗

  酒精中毒

髓鞘形成不良性疾病（脑白质营养不良症）

- 溶酶体酶疾病
- 过氧化物酶体病
- 线粒体病
- 氨基酸病
- 特发性

多发性硬化

特发性脱髓鞘疾病，以进展为星形胶质细胞增殖的水肿性周围血管炎症（急性斑块）和脱髓鞘（慢性斑块）为特征。被认为是一种受基因和环境因素影响的自身免疫性疾病。主要影响年轻的成年白人；稍微的更常见于女性（60%）。临床症状取决于病变的解剖位置；单眼视力丧失、步态艰难和感觉障碍最常

见。诊断主要基于临床表现、实验室数据（诱发电位、CSF 寡克隆带）和影像检查（（McDonald 标准）的综合结果。MRI 可以识别空间和时间上的播散。MRI 还有助于监测治疗。

影像学征象（图 6-58）

斑块的 MRI 表现

- 斑块最常见是多发的。至少出现 3 个大于 5mm 的斑块才支持 MS 的诊断
- 平均大小范围：0.5 ～ 3 cm
- 对比增强可能是均匀的、环状的或者不一致的
- 非活动性斑块不强化
- T2WI 和 PDWI 成像呈亮信号强度
- 在胼胝体 - 中隔交界面的椭圆形的 T2WI 亮信号结构
- Dawson 手指：小静脉周围的椭圆形结构延伸至深部脑白质（矢状位 T2/FLAIR 有帮助）
- 肿瘤样 MS 可以类似脑肿瘤或梗死，但占位效应比肿瘤轻

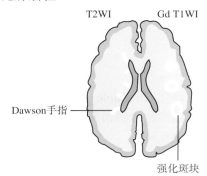

T2WI　　Gd T1WI

Dawson手指

强化斑块

图 6-58

斑块分布（图 6-59）

- 幕上
  两侧脑室周围，85%
  胼胝体，70%
  脑白质散在
  灰质（不常见）
- 脑干
- 小脑
- 脊髓，50%
- 视神经，视交叉
- Devic 病：斑块累及脊髓和视觉通路，但不累及脑

其他表现

- 皮质中央萎缩，20% ～ 80%
- 胼胝体萎缩，40%

- 丘脑和壳核 T2WI 低信号（铁蛋白增加）
- 大斑块（＞ 3cm）的占位效应类似肿瘤（不常见）

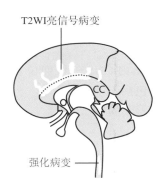

T2WI亮信号病变

强化病变

图 6-59

急性播散性脑脊髓膜炎（acute disseminated encephalomyelitis，ADEM）

ADEM 表现的是对前驱的病毒感染性疾病或接种疫苗的一种免疫反应。发病突然。更常见于儿童。尽管更少发生于脑室周围，影像上不能与 MS 鉴别。而且，MS 丘脑受累罕见，而 ADEM 则并不少见。病变累及胼胝体。这种疾病是单相的，而多发性硬化是多相的，从而可以与之鉴别。虽然 ADEM 是一个单相疾病，并不是所有的病变都会同时强化，因为一些病变可能进展，而其他病变可能消退。

后部可逆性脑病综合征（posterior reversible encephalopathy syndrome，PRES）

灰质和皮层下脑白质的长 T2 信号异常，通常影响后部结构，例如枕叶、顶叶和脑干。强化多变。后部易受累可能是因为后循环相对稀少的交感神经分布，结果血压变化时自我调节功能差。通常是可逆的，通过治疗激发事件；前部结构受累也不能排除该诊断。临床表现：头痛、视觉障碍、癫痫、混乱。

常见病因

- 高血压
- 化疗（例如环磷酰胺）
- 子痫 / 子痫前期
- 血管炎

放 / 化疗诱导的中枢神经系统异常

常见病因

- 环孢霉素引起后部融合性脑白质高信号。患者

通常表现为失明

- 氟尿嘧啶（5-FU）、甲氨蝶呤（全身）
- 鞘内甲氨蝶呤
- 放射和化学治疗增强彼此的有害效应。鞘内甲氨蝶呤和全脑放疗导致进行性弥漫的深部脑白质 T2WI 高信号（播散性坏死性脑病），潜在致死性。

可以观察到两种类型的改变

急性改变

- 发生于放疗中或放疗后即刻，治疗结束后消退
- 改变通常表现为轻度水肿、炎症

慢性改变

- 出现：

非分次治疗 6 ～ 8 个月后：质子束、立体定位治疗

分次传统放疗后 2 年

- 可能是永久的
- 病理：小血管闭塞、局部脱髓鞘、神经胶质和单核细胞增殖、萎缩
- 信号强度变化：T2WI 亮信号，CT 低密度

脑桥中央髓鞘溶解症（central pontine myelinolysis, CPM）

这种疾病以均匀的、非炎症性的脑桥脱髓鞘为特征，准确的机制尚不明确，已经证明与低钠血症患者快速适应所致的渗透压改变有关。CPM 也见于长期酗酒和营养不良的患者，还有原位肝移植的患者。

影像学征象

- T2WI 上弥漫的脑桥中央高信号，无占位效应或强化，不累及皮质脊髓束
- 脑桥外病变常见于壳核和丘脑
- 患者发病初期 MRI 可能是阴性的，但病变可以出现在随后的扫描中
- 鉴别诊断

MS
ADEM
脑缺血 / 脑梗死
浸润性肿瘤

脑白质营养不良症

这些疾病以导致鞘磷脂生成和转化异常的酶缺乏为特征。在某些疾病（特发性疾病组），生化异常尚未知。影像表现在很多病例是非特异性的，并且非脑白质区域可以受累（例如基底节、皮质、血管）。

常见类别

溶酶体病

- 神经鞘脂贮积病
- 黏脂贮积病
- 黏多糖贮积病

过氧化物酶病

- 肾上腺脑白质营养不良
- Zellweger 综合征

线粒体病

- MELAS 综合征（线粒体肌病、脑病、乳酸酸中毒、脑卒中样发作）
- MERRF 综合征（肌阵挛性癫痫，伴有破碎的红纤维）
- Leigh 病

氨基酸代谢病

- 苯丙酮尿症（PKU）
- 高胱氨酸尿症
- 其他

特发性

- Alexander 病
- Cockayne 综合征
- Pelizaeus-Merzbache 病
- Canavan 病

很多疾病有多种形式，例如婴儿型、青少年型和成人型。临床表现重叠，包括运动和智力退化、癫痫、进行性功能丧失。

常见脑白质营养不良

名称	类型	缺乏	注释
异染性脑白质营养不良	溶酶体病（AR）	芳基硫酸酯酶 A	最常见的类型
Krabbe 病	溶酶体病（AR）	半乳糖脑苷脂 -β- 半乳糖苷酶	
肾上腺脑蛋白质营养不良	过氧化物酶病（X- 连锁）	酰基辅酶 A 合成酶	
Canavan 病	细胞质（AR）	天冬氨酸酰基转移酶	海绵样变性
Alexander 病	未知	未知	散发性
Pelizaeus-Merzbache 病	未知	蛋白脂质载脂蛋白	
苯丙酮尿症	氨基酸代谢病	苯丙氨酸羟化酶	饮食疗法

影像学征象

巨头畸形

- Canavan 病
- Alexander 病

额叶好发

- Alexander 病

枕叶好发

- 肾上腺脑白质营养不良

对比增强

- 肾上腺脑白质营养不良
- Alexander 病

基底节高密度

- Krabbe 病

缺血性脑梗死

- 线粒体病（MELAS、MERRF）
- 高胱氨酸尿症

异染性脑白质营养不良

最常见的遗传性脑白质营养不良；婴儿型最常见。发病年龄：< 2 岁占 80%。儿童期死亡。

影像学征象

- 最常见的异常：脑室周围"蝴蝶状"脑白质异常
  CT 低密度
  T2WI 高信号
- 显著特征：小脑白质受累
- 其他非特异性表现不能与其他脱髓鞘疾病相鉴别

肾上腺脑白质营养不良（adrenoleukodystrophy，ALD）（图 6-60）

脂肪酸氧化缺陷（X 染色体连锁隐性遗传最常见）。长链脂肪酸在脑灰质、脑白质和肾上腺皮质积聚。年龄组：青春期前的男孩。中枢神经系统临床表现和肾上腺功能不全。明确诊断依靠在培养的成纤维细胞、红细胞或血浆内检出长链脂肪酸。

影像学征象

分布

- 常见（80%）：疾病开始于枕部区域，并向前扩散累及额叶、跨越胼胝体
- 不常见：病变开始于额叶，并向后扩散

- 对称的

信号强度

- CT
  低密度（水肿和胶质增生）
  前缘强化（炎症）
- MRI
  T2WI 高信号，伴有前缘强化
  桥延部皮质脊髓束受累是 ALD 的常见表现，不常见于其他脑白质营养不良

终末期：萎缩

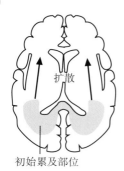

图 6-60

脑灰质疾病

痴呆症

痴呆发生于 5% 的 65 岁以上的人群

类型

- SDAT，50%
- 多发梗死性痴呆，45%
- 不常见病因（见下表）

痴呆的鉴别诊断

疾病	萎缩	特征	影像
SDAT	+	颞叶、海马	脑白质异常不显著
多发梗死性痴呆	+	萎缩	脑室周围腔隙；皮层和皮质下梗死
正常压力性脑积水	–	腔隙、基底节	交通性脑积水
Binswanger*	+	脑室周围脑白质病变	
Wernicke-Korsakoff†	+	腔隙、基底节脑回和小脑蚓部萎缩	丘脑内侧 T2WI 高信号

* 皮质下动脉硬化性脑病

† 临床上明显（酒精中毒、共济失调、眼肌瘫痪、硫胺素缺乏）

老年性痴呆，阿尔茨海默型（senile dementia，alzheimer type，SDAT）

最常见的退化性脑病，最常见的皮质性痴呆。表现不特异，所以影像检查的作用是排除类似 SDAT 的疾病：硬脑膜下血肿、多发梗死性痴呆、Binswanger 病、原发性脑肿瘤和正常压力性脑积水（normal pressure hydrocephalus，NPH）。

影像学征象

- 无可靠的 CT 或 MR 影像表现可以作出特异性诊断
- 脑沟和脑室弥漫增大是最常见的影像表现
- 前颞叶、海马、大脑外侧裂不成比例的萎缩
- 可以出现脑白质高信号，但不是显著特征
- 双侧颞顶部局部异常：
  SPECT：HMPAO 灌注减少
  PET：灌注 / 代谢减少（$^{15}O_2/^{18}FDG$）
- 早期：顶颞叶代谢减退
- 晚期：也累及额叶
- 不累及感觉运动区

额颞叶发育不良（PICK 病）（图 6-61）

少见的皮质性痴呆，通常在 65 岁以前发病（早老性发病）。额颞叶萎缩、前角扩大、顶枕叶不受累是典型的影像学征象。

- 与阿尔茨海默病不同，记忆丧失少，性格改变（易怒）多、职能丧失、兴趣丧失、找词困难。

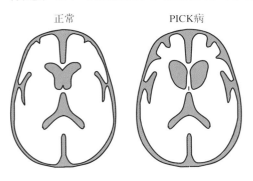

正常　　　　　PICK病

图 6-61

血管皮质性痴呆

缺血性痴呆是仅次于 SDAT 的第二类痴呆

类型

多发梗死性痴呆
- 脑皮质梗死（区域性血管梗死）

- 扩大的沟裂和脑室
- 显著的 T2WI 高信号

皮质下痴呆（Binswanger 病）
- 脑室周围高信号（穿支血管缺血）
- 高血压常见

帕金森病

纹状体灰质系统的特发性锥体外系疾病。特点是黑质中包含黑素的神经元缺失。

临床表现

- 齿轮样强直
- 动作迟缓
- 震颤

类型

帕金森病
继发性帕金森病
- 精神抑制药
- 创伤
- 一氧化碳中毒

影像学征象

- MRI 表现通常是正常的
- T2WI 低信号的致密层宽度变窄
- 基底节区铁导致的信号缺失在 T2WI 自旋回波和梯度回序列显示最好（黑神经节）。信号强度变化的位置：
  帕金森症：苍白球
  帕金森叠加综合征：壳核
- 慢性病例大脑萎缩

帕金森叠加综合征（抗帕金森药物治疗反应差的患者）（图 6-62）

多系统萎缩（multisystem atrophy，MSA）

散发的、进行性神经退行性疾病，病因学不明确，可以有联合的锥体外系、锥体系、大脑和自主神经功能紊乱。
　类型
- 纹状体黑质变性（Striatonigral degeneration，SD）
- Shy-Drager 综合征（自主神经功能紊乱）
- 橄榄脑桥小脑萎缩（olivopontocerebellar atrophy，OPCD）

影像学征象

- 脑桥、小脑容积减小（SD 和 OPCD），橄榄核容积减小（OPCD）
- 壳核侧缘 T2 稍高信号（SD）
- 中脑容积不缩小
- 轴位 T2/FLAIR 像"十字面包"征

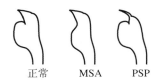

正常　　MSA　　PSP

图 6-62

进行性核上性麻痹（progressive supranuclear palsy，PSP）

伴有垂直凝视异常的进行性疾病，锥体外系和认知方面的症状，年龄 60 岁左右。男女比例 1.5∶1

影像学征象

- 中脑容积缩小 - 蜂鸟征
- 脑桥不受累

肌肉萎缩性侧索硬化症（amyotrophic lateral sclerosis，ALS）

进行性神经退行性疾病。病因学不明确，但 5% ～ 10% 是家族性病例。
- PDW/FLAIR 像上皮质脊髓束异常高信号，中部或下部内囊水平显示最好
- 运动皮质内低信号

基底节疾病

基底节钙化

基底节钙化发生于 1% 的一般人群。在很多病例中与所观察的神经功能障碍无关。大多数有基底节钙化的患者无症状。没有关于病理性钙化数量的数据。

病因

- 特发性 / 生理性老化（最常见）
- 代谢性
  甲状旁腺功能减退（常见）
  假性甲状旁腺功能减退
  假 - 假性甲状旁腺功能减退
  甲状旁腺功能亢进

- 感染（常见）
  弓形体病
  HIV 感染
- 毒素相关的（不常见）
  一氧化碳
  铅中毒
  放 / 化疗
- 缺血性 / 低氧性损伤
- 神经退行性疾病（少见）
  Fahr 病
  线粒体病
  Cockayne 病
  Hallervorden-Spatz 病

亨廷顿舞蹈病（图 6-63）

常染色体显性遗传病，表现为舞蹈样运动和痴呆。

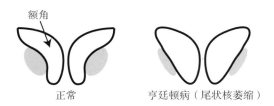

额角

正常　　　　亨廷顿病（尾状核萎缩）

图 6-63

影像学征象

- 尾状核萎缩
- 额角货车车厢样外观

Wilson 病

由铜转运蛋白、血浆酮蓝蛋白异常引起。常染色体隐性遗传。

影像学征象

- CNS 的 MRI 表现可以是正常
- 壳核和丘脑 T2WI 高信号
- 广泛萎缩
- CT 上基底节低密度
- 肝硬化

Fahr 病

以往，Fahr 病用于描述以基底节钙化为特征的一大组疾病。现在用于描述一小组有基底节钙化、伴有锥体外系运动功能障碍的晚发性痴呆患者。常染色体显性遗传为主。一个更准确的名字是家族性特发性苍

白球 - 纹状体 - 齿状核钙化。也可以出现齿状核和大脑白质的钙化。

Leigh 病

氧化磷酸化的线粒体疾病（丙酮酸羧化酶缺乏硫胺素焦磷酸 -ATP 磷酰基转移酶 - 抑制物质，丙酮酸脱羧酶缺乏，细胞色素氧化酶缺乏）。伴有乳酸酸中毒和 MRI 或 CT 基底节异常的儿童需怀疑该诊断。

诊断

提示诊断：

- 增高的血清丙酮酸 / 乳酸水平
- CT 典型表现

确定诊断：

- 线粒体酶缺乏的培养皮肤成纤维细胞实验
- 组织学

影像学征象

- 位置：壳核 > 苍白球 > 尾状核
- CT 上双侧基底节对称的低密度区
- 病变 T2WI 高信号
- MRI 发现病变比 CT 敏感

中枢神经系统结节病

症状性中枢神经系统受累见于 < 5% 的病例。70% ~ 80% 伴有肺结节病的患者血清或脑脊液血管紧张素转化酶水平升高。

影像学征象

- CT 上斑块状硬脑膜增厚。这些斑块 T1WI 等信号，T2WI 低信号
- 受累的硬脑膜和软脑膜不均匀强化
- 可以累及脑脊液腔和实质
- 典型表现为小环形强化病变伴一个周边性强化结节（头节）。病变可以很大并且阻塞脑脊液引起脑积水；可以播散至整个神经轴
- 实质病变可以引起明显的水肿
- 囊肿消退时发生钙化
- 结节病的强化病变可以累及硬脑膜、软脑膜、脑实质、下丘脑垂体轴以及颅神经，因而需要与多种疾病鉴别

（刘 朋 译 靳二虎 校对）

中毒 / 感染性疾病

克雅病（Creutzfeldt-Jakob disease，CJD，亚急性海绵状脑病）

克雅病由朊病毒感染引起，可为家族性也可为获得性。典型的 CJD 在老年人中比较常见，病程达 4 ~ 5 个月以上的患者会出现进行性痴呆。变异的 CJD 在 20 ~ 30 岁的年轻人中曾有报道，患者的隐匿性症状可持续 1 年之久，主要表现为精神和行为的异常。

影像学征象

- 典型表现：DWI 和 T2/FLAIR 显示尾状核，豆状核，灰质呈高信号（可能是不对称的）
- 变异表现：DWI 和 T2/FLAIR 显示丘脑后结节呈高信号（在一定的临床背景中具有特异性）

一氧化碳中毒

在美国，一氧化碳中毒是中毒的首要死因。早期的影像表现为脑水肿，可伴有或不伴有斑点样出血。晚期的典型征象为缺血缺氧，表现为双侧苍白球、皮质、海马和黑质区域弥散受限及 T2/FLAIR 呈高信号。

酒精性脑病和韦尼克脑病

这是小脑体积缩小的最常见的原因，酒精中毒引起的营养不良会导致脑干和基底节的损害，导致眼球震颤和共济失调（韦尼克脑病）。如果存在记忆缺失和虚幻，即为克萨克夫（Korsakoff）综合征。

影像学征象

- 酒精中毒：一般表现为脑体积缩小，主要为小脑半球
- Marchiafava-Bignami 征：胼胝体压部局部脱髓鞘改变
- 急性韦尼克脑病
  高信号和强化
  中脑导水管周围
  内侧丘脑
  第三脑室周围
  乳头体
- 慢性韦尼克脑病
- 乳头体体积减小（在无韦尼克脑病的嗜酒者中常见）

癫痫的药物治疗

长期使用癫痫药物会导致小脑脑沟和第四脑室扩

张，在 FDG-PET 上显示小脑代谢减退。狄兰汀可导致颅骨增厚。

脑积水

概述

类型

非交通性脑积水
- 脑室，室间孔和中脑导水管阻塞

交通性脑积水：
- 蛛网膜颗粒水平阻塞（脑膜炎和蛛网膜下隙出血）
- 脑脊液产生增多（很少见）：脉络膜肿瘤
- 正常压力性脑积水（NPH）

路径（图 6-64 ）

分流并发症

- 脑室炎 / 脑膜炎
- 阻塞（加重脑积水的程度）
- 硬膜下血肿或硬膜下积液
- 脑膜纤维化

非交通性脑积水

由脑室、室间孔和中脑导水管的阻塞导致，阻塞近端脑室扩张，阻塞远端脑室大小正常。

病因

室间孔阻塞
- 三脑室的肿瘤
  胶样囊肿
  少突胶质瘤
  中枢细胞瘤
  结节性硬化中的巨细胞星形细胞瘤
  室管膜瘤
  脑膜瘤（很少见）
- 鞍上肿瘤

导水管阻塞
- 先天的导水管狭窄
- 脑室炎症
- 脑室内出血
- 肿瘤
  中脑肿瘤
  松果体，第三脑室后方区域
  顶盖胶质瘤

第四脑室阻塞
- 先天性的：Dandy-Walker 畸形
- 脑室内出血
- 感染（囊虫病）
- 室管膜下瘤
- 外生性的脑干胶质瘤
- 后颅窝的肿瘤：室管膜瘤、髓母细胞瘤、血管网状细胞瘤、转移瘤、星形细胞瘤

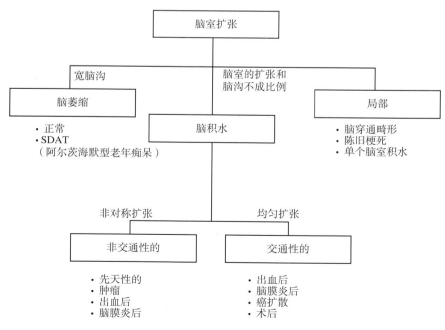

图 **6-64**

影像学征象

- 脑室不对称性扩张，扩张见于阻塞点以上部位
- 显示引起阻塞的潜在异常
- 侧脑室下角膨胀"米老鼠耳朵"是一个敏感征象
- 肿瘤压迫导致脑沟消失
- 在非代偿性案例中，脑内压力增加所致的脑室周围白质间质水肿，以及跨室管膜的脑脊液流动 T2 高信号晕环
- MRI 显示中脑导水管的脑脊液流空信号缺失
- 为了诊断有时需要通过脑脊液穿刺直接测量增高的颅内压力

交通性脑积水

最常见的原因是脑室外的脑脊液通道在蛛网膜颗粒、基底池和大脑凸面水平阻塞。

病因

- 脑膜炎
  感染性
  肿瘤性
- 蛛网膜下隙出血和外伤
- 手术
- 静脉血栓

影像学征象

- 以下症状和非交通性脑积水相同
  膨胀的"米老鼠耳朵"表现
  脑沟受压消失或变浅（肿块效应）
  脑室周围水肿（高信号带）
- 所有脑室对称性扩张
- 在凸面阻塞导致的脑积水中，第四脑室通常不扩张

正常压力性脑积水（NPH）

在交通性脑积水中并无明显颅内压升高的征象。临床三联征包括行动不协调、痴呆、尿失禁。临床表现是确立诊断的金标准。

影像学征象

- 无特异性的影像表现
- 脑室扩张
- 脑室周围 T2WI 上高信号晕环（室管膜周围水肿）不常见
- 中脑导水管的流空效应明显

自发性颅内压低

当脑脊液漏出或吸收量大于正常产生量时，脑脊液容量会降低，从而引起低颅压综合征。此综合征一般为自发性的，发病之前硬脑膜尚无侵犯。有研究证实站立位姿势会导致头痛加重。所有的病例都显示弥漫的硬膜强化。其他并不常见的征象如下。

- 小脑扁桃体和中脑向下移位
- 斜坡后方脑桥扁平
- 鞍上视交叉受压
- 主要的硬膜静脉窦膨胀
- 快速自旋回波 T2WI 可用于检查脑脊液渗漏
- 对于脑脊液渗漏，硬膜外血斑是一种有效的治疗方法，即将血液和少量造影剂混合，而后以荧光透视法确保混合剂被缓慢输入硬膜外间隙的可疑渗漏处

感染

概述

根据传染性病原体分类

- 细菌感染
- 真菌感染
- 寄生虫感染
- 病毒感染

根据感染部位分类

- 脑膜炎：软脑膜、蛛网膜下隙、硬膜或蛛网膜
- 积脓症：硬膜下或硬膜外
- 脑炎：脑实质内炎症、脓肿形成早期
- 脑实质内脓肿
- 脑室炎

细菌感染

细菌性脑膜炎

病因

- 新生儿：B 型链球菌、大肠埃希菌、李斯特菌
- 儿童：嗜血杆菌、大肠埃希菌、脑膜炎奈瑟菌
- 成人：肺炎链球菌、脑膜炎奈瑟菌

脑膜炎按病理分类

- 软脑膜炎（最常见）：累及软脑膜和蛛网膜
- 硬脑膜炎；累及硬脑膜和外层蛛网膜

相关疾病

- 鼻窦炎
- 慢性肺部感染
- Fallot 四联症
- 大动脉转位
- 其他发绀型心脏病

影像学征象

脑膜对比强化

- 最初 CT 检查一般是正常的
- 稍后发生的凸面脑膜强化是比较典型的表现
- 颅底脑膜强化的情况多见于肉芽肿性脑膜炎

新生儿细菌性脑膜炎的颅脑 US 表现

- 敏感征象：脑实质回声异常
- 脑沟回声，40%
- 脑外液体聚集
- 脑室扩张
- 脑室炎发生 70% ~ 90% 的细菌性脑膜炎病例
  脑室壁增厚
  壁有回声
  脑脊液出现碎屑

并发症

- 硬膜下积液：在婴幼儿和儿童较常见
- 积脓
- 脑实质蔓延：脓肿和脑炎
- 脑室炎
- 脑积水（交通性脑积水多于非交通性脑积水）
- 静脉血栓导致的梗死

结核性脑膜炎

中枢神经系统结核最常见的表现是结核瘤，由肺结核经血液扩散形成，慢性肉芽肿形成过程中侵犯颅底脑膜，会引起颅神经麻痹。

影像学征象

颅底脑膜炎：与真菌、淋巴瘤和结节病不能区别

- 颅底脑膜明显强化（CT 和 MRI）
- 累及垂体和鞍旁
- 累及垂体和下丘脑轴

- T2WI 显示脑膜呈低信号
- 疾病晚期可见钙化

脓肿（结核球）

- 很少见，多发生于来自疫区（印度人）或免疫水平低的人群
- 病灶通常单发
- 非特异性强化，形成肿瘤样病灶
- 好发于大脑半球和基底节
- 可呈粟粒型：脑实质内多发的小病灶

积脓

积脓为感染的液体聚集在硬膜下（常见）和硬膜外（不常见），积脓症是神经外科的急诊。原因：鼻窦炎最常见，中耳炎、外伤和开颅手术。

影像学征象

- 弥散成像最敏感，在 DWI 上显示高信号，在 ADC 上显示低信号
- 硬膜外和硬膜下液体减少，相邻脑实质有强化
- 静脉阻塞→水肿→肿块压迫效应→中线结构移位
- 厚壁，曲线样强化
- 伴随鼻窦炎和中耳炎

脑脓肿

常见的病原体

- 儿童：葡萄球菌（尤其是创伤后），链球菌，肺炎链球菌
- 成人：混合有氧菌和无氧菌
- 免疫低下患者：弓形虫、隐球菌、念珠菌、曲霉菌、诺卡菌、毛霉菌（糖尿病患者）、结核、不典型的分枝杆菌

机制

血源性传播（最常见）

- 静脉输液
- 败血症

直接侵犯

- 鼻窦炎
- 中耳炎和乳突炎
- 开放性损伤（穿透伤、手术）

特发性

影像学征象

弥散成像对于检测脓肿和积脓很敏感。

位置

- 血源性种植，在灰白质交界区可见多发病灶
- 穿透伤和鼻窦炎：病灶在入口周围

形态

- 肿块压迫效应（脓腔和水肿）
- 90% 的病灶边缘或脓肿壁强化
- 病灶中心弥散受限。
- 囊腔可在 7 ～ 14 天内形成。
  白质内囊腔壁较薄，因为白质的血供低于灰质
  由于壁较薄，其子灶（和脑室内破裂）好发在
    内侧
  囊壁在 T2WI 显示为低信号
  内侧壁通常较光滑
  囊壁形成可由于激素治疗而推迟
- 脑室内扩散导致脑室炎
  脑脊液密度增高（由于蛋白浓度升高）
  室管膜有强化
  出现脑室分隔和脑积水
  DWI 显示为高信号
- 子灶

真菌感染

原因

免疫力正常的患者

- 球孢子菌，组织胞浆菌，芽生菌

免疫力低下的患者（艾滋病患者，化疗及激素治疗的患者，器官移植的患者）

- 诺卡菌、曲霉菌、念珠菌、隐球菌、毛霉菌

影像学征象

颅底脑膜炎

- 颅底脑膜明显强化（与结核表现相似）

脓肿

- 早期：肉芽肿
- 晚期：脓肿边缘强化，中央坏死

有助于诊断的征象：

- 曲霉菌：
  血管受累引起出血性梗死，通常合并静脉窦
    病变
  T2WI 可见等信号或高信号的肿块样病灶
- 毛真菌：与曲霉菌难鉴别
- 球孢子菌病：与结核难鉴别

- 隐球菌病：基底节区可见囊性病变（播散至 V-R 间隙形成的胶样假囊肿），患有交通性脑积水且 HIV 阳性的患者一般考虑此诊断。HIV 阳性的患者中，腔隙性梗死样表现可继发于隐球菌胶样假囊肿

寄生虫感染

脑囊虫病（图 6-65）

由猪肉绦虫（pork tapeworm）引起。

流行病学：中美南美和在美国的西班牙人。来源：摄取污染的水和猪肉，摄取虫卵，穿透小肠，血源性传播，之后包裹在肌肉、脑和视觉组织中。囊开始包含一个活的幼体（幼体最终会死亡），其会引起炎症和钙化，75% 的炎症累及中枢神经系统。癫痫是最常见的表现。治疗：吡喹酮，阿苯达唑，针对阻塞性脑积水的脑室腹膜分流术。病灶的演变：

- 不强化的囊：活的幼体
- 边缘强化的病灶：死亡幼虫引起的感染
- 钙化：旧病灶

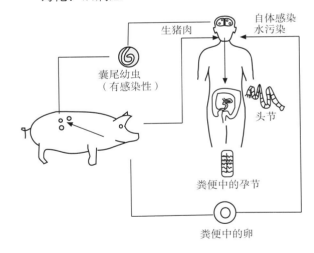

图 6-65

影像学征象

脑实质内的四个阶段

- 小泡阶段：薄壁囊泡（< 20 mm），含有脑脊液样的液体和薄壁结节；无炎症反应
- 胶体阶段：有繁殖能力的囊死亡，囊内液体变浑浊，炎性反应引起血脑屏障破坏
- 颗粒状结节阶段：病灶进展，开始出现钙化
- 钙化阶段

囊的典型表现：

- 多发水样密度的囊性病灶

- 幼虫（结节）在 T2WI 上信号强度多变
- 边缘强化，由死亡幼虫引起的炎症反应导致

三个位置：

- 脑实质内（最常见）
- 脑室内（可以起脑积水）
- 蛛网膜下隙

其他的影像表现

- 脑积水
- 慢性脑膜炎
- 骨骼肌钙化

莱姆病

- 一种由螺旋体（*Borrelia burgdorferi*，博氏包柔螺旋体）引起的多系统炎症性疾病
- 单发或多发的脑实质异常，伴随脑膜和多个颅神经异常强化
- 影像表现与多发性硬化及 ADEM 相似，病灶可强化或不强化

病毒感染

单纯疱疹病毒（herpes simplex virus，HSV）脑炎

两大疱疹类型

HSV-2，生殖器疱疹

- 新生儿 TORCH 感染（见下文）
- 分娩过程中感染
- 出生后几周出现
- 弥漫的脑炎（非局限性）

HSV-1，口腔疱疹

- 孩子和成人
- 通常激活三叉神节内潜伏性病毒
- 精神状态改变，呈爆发性过程
- 累及边缘系统，一般为双侧但不对称

影像学征象

- 早期 CT 和 MRI 表现一般是正常
- MRI 是首选的影像方法，早期影像异常一般在发病开始后 2～3 天变得明显
- 分布：边缘系统，颞叶＞扣带回，额叶下区域
- 急性期：未经治疗的急性疱疹病毒性脑炎的死亡率很高，因此情况紧急
- 感染区域弥散受限

  脑回水肿（T1WI 低信号，T2WI 高信号），无强化

- 亚急性期：

  水肿明显增加

  双侧不对称受累

  脑回强化

  此期出血常见

先天性感染

先天性中枢神经系统感染会导致脑畸形，组织破坏或营养障碍性钙化；中枢神经系统的畸形与特定的病原体感染及胎儿发育过程中的感染时间密切相关。

原因

TORCH

- 弓形体病（第二常见）
- 风疹
- 巨细胞病毒（最常见）
- 单纯疱疹病毒

其他

- HIV 感染
- 梅毒
- 水痘

影像学征象（图 6-66）

巨细胞病毒感染

- 感染的孕龄预示着异常的性质和范围，一般来说，在最初的两个孕期（妊娠 6 个月内）获得感染会引起先天性畸形，而在妊娠晚期感染则表现为破坏性病变
- 脑室周围钙化，CT 足以诊断 40%～70% 的含有典型钙化的病例，尽管钙化可能在一些不典型的位置，如基底节区或皮质下区域。在新生儿，与周围的脑白质比较，钙化在 T1WI 上可显示为高信号，在 T2WI 显示为低信号
- 神经元迁移异常，尤其是多小脑回

巨细胞病毒感染

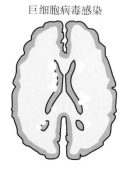

图 6-66

先天性弓形虫病（图 6-67）

- 基底节和脑实质钙化（弥漫性），在经过治疗的弓形虫病中，颅内钙化随着时间会溶解消退
- 脑积水
- 脉络膜视网膜炎

风疹

- 小头畸形
- 基底节和脑实质的钙化

HSV-2

- 多灶的灰质和白质侵犯
- 出血性梗死 - 当新生儿在出生后第二周或第三周出现弥漫的脑水肿和软脑膜强化时考虑此诊断
- 新生儿疱疹性脑炎没有与成人疱疹病毒感染有关的颞叶和下额叶表现

先天性 HIV（原发性 HIV 脑炎）

- 弥漫的脑萎缩
- 1 年后出现基底节钙化

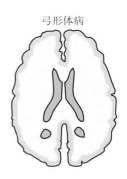

图 6-67

艾滋病（AIDS，获得性免疫缺陷综合征）

HIV（人免疫缺陷病毒）是一个嗜神经元病毒，直接侵犯中枢神经系统，在 AIDS 病中是中枢神经系统最常见的病原体。

HIV 相关的感染包括如下

- HIV 脑病（最常见）
- 弓形体病，最常见的中枢神经系统的机会性感染
- 隐球菌病
- 进行性多灶性白质脑病（PML）
- 结核
- 梅毒
- 水痘
- 巨细胞病毒

HIV 脑病

继发于 HIV 的进行性亚急性皮质下痴呆。最终会累及 60% 的 AIDS 患者。

影像学征象（图 6-68）

- 脑萎缩是最常见的表现
- 在额叶、枕叶和脑室周围（神经胶质增生和脱髓鞘）T2WI 上可见高信号影
- 白质内病灶无强化及占位效应

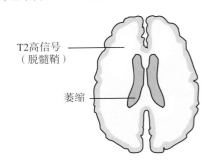

T2高信号
（脱髓鞘）

萎缩

图 6-68

弓形体病

获得性免疫缺陷综合征（艾滋病，AIDS）最常见的中枢神经系统的机会性感染，由弓形体（病原体库：感染的猫）引起。三种表现：

先天性的

- 脑膜炎，脑炎，钙化
- 脑软化，脑萎缩
- 脉络膜视网膜炎

有免疫力的成年人

- 系统性疾病合并淋巴结肿大及发热
- 中枢神经系统无累及（与 AIDS 病比较）

免疫力低下的患者

- 爆发性的中枢神经系统疾病
- 主要累及基底节和皮髓质交界区

影像学征象（图 6-69）

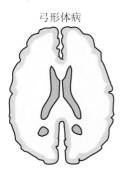

图 6-69

- 单发或多发的边缘强化肿块，周围有明显水肿
- 病灶的靶形表现比较常见
- 经过治疗的病灶可能会出血和钙化
- 鉴别诊断主要考虑中枢神经系统淋巴瘤
  脑室周围及室管膜下病变扩散支持淋巴瘤
  通过评估抗原虫药实验性治疗效果区别二者。
- SPECT 和 FDG-PET，淋巴瘤表现为热病灶，
  弓形虫病表现为冷病灶

隐球菌病

表现为脑膜炎（最常见）和脑实质病变。最常见的脑实质表现为基底节和脑干区的胶样囊肿，T2WI 上见多发局灶性高信号，可有多种强化表现（隐球菌瘤）。

进行性多灶性白质脑病（progressive multifocal leukoencephalopathy，PML）

脱髓鞘疾病是由 JC 病毒（一种多瘤病毒）的复活导致的，复活的病毒感染和破坏少突胶质细胞。

影像学征象（图 6-70）

- 后半卵圆中心是最常见的位置
- 累及双侧，但一般不对称
- 始于皮质下脑白质，向深部白质侵犯
- T2WI 上的高信号病灶（顶枕部）
- 无强化（区别肿瘤和感染的关键特征）
- 可能会跨越胼胝体
- 无占位效应

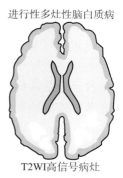

进行性多灶性脑白质病

T2WI高信号病灶

图 6-70

巨细胞病毒性脑炎

影像表现和 HIV 脑炎无明显区别，在质子像和 FLAIR 像上显示脑室周围高信号影，脑脊液定量 PCR 检测可以监测其对治疗的反应。

进行性多灶性脑白质病和 HIV 脑炎的鉴别诊断

	HIV 脑炎	进行性多灶性脑白质病
T1WI 的信号强度	通常呈等信号	通常呈等信号
强化方式	–	可能会有轻微的强化
肿块效应	–	可能会有轻微占位效应
后颅窝侵犯	不常见	常见
皮质下 U 纤维	不常见	常见
白质病灶	对称	不对称
出血	无	偶有

先天性疾病

概述

分类（图 6-71）

神经管闭合缺陷
- 无脑畸形（最常见的畸形）
- Chiari Ⅱ，Chiari Ⅲ畸形
- 脑膨出

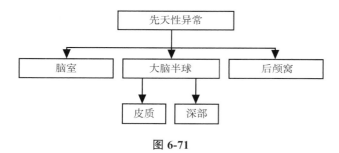

图 6-71

突起和裂缝异常
- 前脑无裂畸形
- 视隔发育不良
- 胼胝体畸形

神经元迁移和脑沟畸形
- 无脑回
- 脑回肥厚
- 多小脑回
- 脑裂畸形
- 异位移行
- 半侧巨脑畸形

后颅窝的畸形
- Dandy-Walker 畸形
- Dandy-Walker 变异
- 大枕大池
- Chiari Ⅰ畸形

神经皮肤综合征（斑痣性错构瘤病）

- 结节性硬化
- 神经纤维瘤病
- Sturge-Weber 综合征（脑三叉神经血管瘤病）
- Von Hippel-Lindau 病（VHL 病）

神经管闭合缺陷

Chiari 畸形

Chiari 畸形概述

- Chiari Ⅰ 畸形：小脑扁桃体向枕骨大孔下移动大于 5 mm，和 Chiari Ⅱ 畸形没有关联
- Chiari Ⅱ 畸形：异常的神经胚发育导致后颅窝变小，脑干下部移位，扁桃体及小脑蚓部通过枕大孔形成疝；脊髓脊膜突出
- Chiari Ⅲ 畸形：脑膨出和 chiari Ⅱ 畸形（很少见）
- Chiari Ⅳ畸形：严重的小脑发育不全（很少见）

Chiari Ⅰ 畸形（图 6-72）

小脑扁桃体向枕骨大孔下移动（C 至 AB 线的距离大于 5 mm）。第四脑室可能被拉长，但是仍在正常的位置。Chiari Ⅰ 畸形与脊髓脊膜突出无关，与 Chiari Ⅱ 和 Chiari Ⅲ 畸形无关。成人疾病：20 岁。

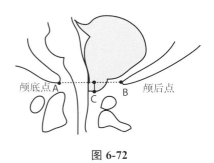

图 6-72

临床表现

- 间歇性脑干受压
  神经麻痹
  非典型的面部疼痛
  呼吸抑制
  长束带征

相关异常

- 脊髓空洞征 50%；手臂无力；腱反射消失
- 脑积水 25%

- 颅底凹陷症 30%
- Kippel-Feil 异常：2 个或多个颈椎融合，10%
- 寰枕融合，5%

影像学征象

- 扁桃体疝是年龄依赖性的（异位是 3 ～ 5 mm，疝是大于 5 mm）
- 脊髓空洞
- 没有脑畸形

Chiari Ⅱ 畸形

在新生儿最常见

相关异常

- 脊髓脊膜突出，90%
- 明显的脑积水，90%
- 胼胝体发育不良
- 脊髓空洞，50%
- 异常的皮层旋转
- Chiari Ⅱ 畸形与 Klippel-Feil 异常和 Chiari Ⅰ 畸形没有关联

影像学征象（图 6-73）

后颅窝

- 后颅窝变小
- 小脑蚓部经枕大孔疝出（小脑蚓部变尖）
- 小脑经过扩大的切迹向上疝出小脑幕（高耸的小脑）
- 小脑包绕脑桥（呈心形）
- 小脑幕降低，增宽
  桥小脑角池和枕大池结构消失
  第四脑室不显示或者非常小

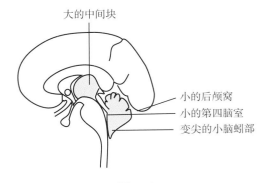

图 6-73

小脑幕上（图 6-74）

- 发育不全或有孔的大脑镰引起脑回交错（脑回

连锁)
- 脑回变小,受压(窄脑回),50%
- 在脑室分流术之前常会有脑积水
- 额角呈蝙蝠翼状(由尾状核受压引起)
- 三脑室变小,两面凹陷(由于大的中间块使脑室呈沙漏状)
- 顶盖鸟嘴样改变

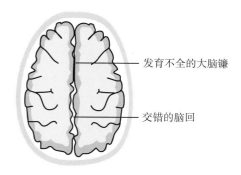

图 6-74

骨质异常
- Lückenschäde 颅骨(出生后存在,之后消失)
- 扇形斜坡和岩骨脊(压力效应)
- 枕大孔扩大

脊髓
- 脊髓脊膜突出,90%
- 在枕大孔区域,延颈髓扭曲(压力作用)
- 脊髓空洞和脊髓纵裂

脑膨出

脑膜、神经组织和(或)脑脊液间隙通过颅骨缺陷处突出

通常发生在中线,可与其他的畸形并存(Chiari 畸形,胼胝体发育不全)

位置

- 枕骨,80%
- 额骨或鼻筛骨
- 顶骨,10%
- 中线一侧(可疑羊膜索综合征)
- 蝶骨(与蝶鞍或内分泌异常有关)

大脑半球缺失

胼胝体发育不全(agenesis of corpus callosum,ACC)

越过胼胝体的神经纤维通常以纵束(bundles of Probst)沿着侧脑室内侧壁(外侧移位)走行,随机终止在枕叶和顶叶,此异常使第三脑室被抬高。病变发展的顺序:胼胝体膝部→前体部→后体部→压部→嘴部。胼胝体发育不全可是整体的或是局部的。局部发生时,胼胝体膝部和压部通常缺失。60% 的患者在中枢神经系统发生相关的异常。

- Dandy-Walker 畸形
- 脂肪瘤(10% 病例有钙化)
- Chiari Ⅱ 畸形
- 脑膨出
- 移行异常

影像学征象(图 6-75)

- 胼胝体缺失
- 胼胝体纵束纤维异常
- 在三角区及枕角周围的脑白质发育不良,侧脑室枕角异常扩大:空洞脑
- 代偿性异常
  第三脑室抬高(标志)
  平行的侧脑室
  额角变小(公牛角表现),枕角扩大

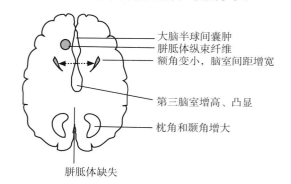

图 6-75

前脑无裂畸形

原脑未被分裂成左、右大脑半球。通常与面部中线的异常有关,从独眼畸形到间距缩短。

三种前脑无裂畸形

	无脑叶型	半脑叶型	脑叶型
大脑半球间的裂隙和大脑镰	无	存在	存在 *
侧脑室	U 形单脑室	前面部分融合	大致正常
第三脑室	无	初步发育	大致正常
大脑半球	单脑	局部成形	大致正常
丘脑	融合	融合可变	大致正常
面部异常	严重	不太严重	无或轻度
胼胝体	无	无	无

* 完全形成时几乎都伴有最前下部的缺失

影像学征象（图 6-76）

无脑叶型

- 两大脑半球间无裂隙，形成杯口状脑
- 单独一个脑室
- 丘脑融合
- 没有大脑镰、胼胝体、穹窿、视束和嗅球
- 背侧囊较常见
- 中脑、脑干和小脑结构正常

半脑叶型

- 大脑半球内可见部分裂隙
- 可见部分枕角和颞角

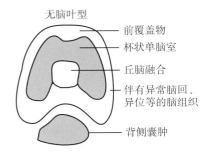

无脑叶型

前覆盖物
杯状单脑室
丘脑融合
伴有异常脑回、异位等的脑组织
背侧囊肿

图 6-76

脑叶型（图 6-77）

- 除喙部融合外，大脑半球内可见完整的裂隙
- 侧脑室正常或轻度扩张
- 额角呈方形
- 透明隔缺失。

鉴别诊断

- 积水性无脑畸形
- 胼胝体发育不全伴有背侧半球间囊肿
- 严重的脑积水

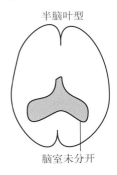

半脑叶型

脑室未分开

图 6-77

面部异常

- 面部的异常多与脑部异常的严重程度有关，反之并不如此
- 间距缩短（双眼聚拢）

- 中线上颌裂
- 独眼畸形（只有一只眼睛）
- 筛骨发育不良，猴头畸形

要点

- 50% 的前脑无裂畸形患者有染色体 13 三体
- 存在透明隔可排除前脑无裂畸形诊断
- 脑叶型前脑无裂畸形是指额叶前下方融合和透明隔缺失，借此区别严重的脑积水
- 积水型无脑畸形没有前方的脑皮质或面部的异常，大脑镰和丘脑正常

一侧大脑萎缩

颈内动脉在宫内和围产期梗死引起大脑半球一侧萎缩。

影像学征象

- 一侧大脑半球萎缩，中线结构移位
- 单侧颅骨代偿性增厚（关键的影像表现）
- 单侧鼻旁窦和乳突窦扩大

大脑半球间脂肪瘤

胼胝体内或其周围的原始脂肪聚集

相关异常

- 胼胝体缺失，50%
- 中线闭合不全
- 小脑蚓发育不全
- 脑膨出，脊髓脊膜膨出，脊柱裂

影像学征象

- CT：单一脂肪成分是此病的特征（–50 到 –100HU，没有相关的头发和碎屑）
- T1WI 显示为高信号
- 最常见的位置是胼胝体压部和膝部
- 线状钙化较常见

视隔发育不良

透明隔缺失和视神经发育不良（脑叶型前脑无裂畸形的轻型病变），70% 有下丘脑或视神经损伤。

影像学征象

- 透明隔缺失
- 侧脑室额角呈方形

● 视神经和视交叉发育不良

移行和脑沟形成异常（图 6-78 ）

源于神经母细胞从室管膜下生发基质到皮层位置移行异常的一系列的疾病。

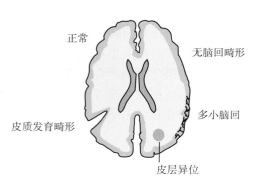

图 6-78

无脑回（光滑的脑表面）

没有脑沟导致无脑回（完全无脑回）或无脑回 - 巨脑回（不完全的无脑回）。可能继发于子宫内感染，尤其是巨细胞病毒感染。

脑裂畸形（裂脑）

灰质边缘的脑脊液屏障从室管膜延伸到软脑膜。一般和胼胝体发育不全有关。患者会有唇瓣开放和关闭的变异。

多小脑回

脑回增多，皮层厚度增加，通过 MRI 区别巨脑回（皮层厚而扁平）。

皮质异位

由于神经元移行阻滞，正常灰质出现在异常的位置。可能是结节性或板层状（带状）。追踪所有层面上的灰质。最常见的位置在脑室周围和半卵圆中心（沿着从生发基质到皮层的路径）。临床：儿童癫痫。

半侧巨脑畸形

弥漫的移行异常会累及整个大脑半球，脑实质紊乱。

● 伴有顽固性癫痫，治疗办法是大脑半球切除术
● 鉴别诊断包括多脑回、巨脑回和弥漫的胶质瘤病

后颅窝畸形

Dandy-Walker 畸形

准确的病因是不清楚的：①小脑蚓和第四脑室的发育受损；②麦氏孔和 Luschka 孔先天闭锁。死亡率25% ～ 50%。

临床表现

● 大的后颅窝囊肿
● 75% 脑积水
● 不同程度的小脑半球和小脑蚓发育不全

相关异常

● 胼胝体发育不全，25%
● 胼胝体脂肪瘤
● 脑回畸形
● 前脑无裂畸形，25%
● 小脑异位，25%
● 灰质异位
● 枕叶脑膨出
● 灰结节错构瘤
● 脊髓空洞症
● 腭裂
● 多指或多趾畸形
● 心脏异常

影像学征象（图 6-79 ）

● 后颅窝扩大
● 大的后颅窝囊肿与第四脑室相通
● 下蚓部缺失或异常（关键表现）
● 残留的小脑蚓部抬高。
● 小脑半球发育不全
● 脑积水
● 小脑幕抬高

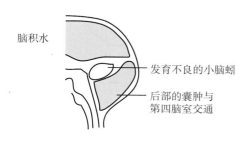

图 6-79

Dandy-Walker（DW）变异

后颅窝的囊肿伴有部分第四脑室和轻度小脑蚓部发育不良，第四脑室并不像 DW 畸形样扩张，因为它通过专门的麦氏孔和基底池相通。DW 变异比 DW 畸形更常见。

影像学征象（图 6-80）

- 第四脑室从背侧与扩大的枕大池交通：钥匙孔样畸形
- 脑积水不常见
- 后颅窝不扩大

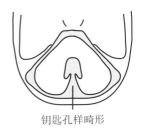

钥匙孔样畸形

图 6-80

斑痣性错构瘤病

神经外胚层的病变特征同时合并皮肤和中枢神经系统的肿瘤

常见的斑痣病

- 神经纤维瘤病
- 结节硬化
- VHL 病
- Sturge-Weber 综合征

不常见的症状

- Gorlin 综合征
- 遗传性毛细血管扩张症
- 共济失调毛细血管扩张症
- 静脉畸形骨肥大综合征
- 蓝色硬血管痣综合征

神经纤维瘤病

最常见的斑痣性错构瘤病（1：3000）。50% 常染色体显性遗传，50% 自发突变。中胚层和神经外胚层组织发育异常。

神经纤维瘤病分型

特征	NF1	NF2
命名	神经纤维瘤病	双侧听神经瘤
缺陷	17 号染色体	22 号染色体
比率	90%	10%
皮肤（结节）	凸出明显	较小
肿瘤	错构瘤，胶质瘤恶性神经鞘瘤	脑膜瘤、神经鞘瘤、室管膜瘤
脊柱	纤维神经瘤	神经鞘瘤

诊断标准

NF1（≥ 2 个标准）

- ≥ 6 个咖啡斑
- ≥ 2 个有颜色的虹膜错构瘤（Lisch 结节）
- 腋窝或腹股沟斑点
- ≥ 2 个神经纤维瘤（或 1 个丛状神经纤维瘤）
- 视神经胶质瘤
- 一级亲属有 NF1
- 蝶骨大翼发育异常

NF2（大于等于 1 个标准）

- 双侧听神经瘤
- 一级亲属有 NF2，单侧听神经瘤，脑膜瘤，胶质瘤，神经鞘瘤，神经纤维瘤（任何两个）

NF1 影像学征象

中枢神经系统

- 视神经胶质瘤，15%
  低级别的毛细胞星形细胞瘤
  强化方式多样
- 低级别的脑干胶质瘤
- 非肿瘤性错构瘤，80 ~ 90%
  T2WI 高信号，T1WI 显示不明显
  90% 病例无占位效应或强化
  基底节、白质、齿状核
- 闭塞性脑血管疾病（烟雾病）
- 动脉瘤

脊髓 / 脊椎管

- 神经出口的神经纤维瘤
  神经孔扩大
  硬膜内髓外肿瘤（典型的哑铃状肿瘤）
- 硬膜扩大
  神经孔扩大
  椎体后部扇形改变

- 低级别的脊髓星形细胞瘤
- 侧面脊膜膨出

颅骨
- 蝶骨翼发育不全
- 巨颅
- 人字缝结构缺陷

丛状神经纤维瘤，33%
- 符合 NF1 诊断
- 一般都沿着第 V 对颅神经周围分布
  头和颈部
  明显强化
  肉瘤样变性，10%

骨骼，50% ~ 80%
- 缓慢生长的神经瘤侵犯骨和神经孔
- 胫骨和腓骨弯曲，假关节
- 四肢单侧过度生长，局部巨人症
- 肋骨弯曲

胸部
- 进行性肺纤维化
- 胸内脊膜突出
- 肺和纵隔神经纤维瘤

血管
- 肾动脉狭窄
- 肾动脉瘤
- 腹主动脉缩窄

其他
- 嗜铬细胞瘤

NF2 影像学征象

中枢神经系统
- 双侧听神经鞘瘤
- 其他颅神经鞘瘤（第 V 对颅神经）
- 脑膜瘤（经常多发）

脊髓 / 脊柱
- 硬膜内，髓外脊膜瘤
- 神经鞘瘤
- 髓内室管膜瘤

要点

- 助记法："MISME"，多发（Multiple）遗传性（Inherited）的神经鞘瘤（Schwannomas），脑膜瘤（Meningiomas）和室管膜瘤（Ependymomas）
- 存在占位效应和对比强化可以帮助我们鉴别诊断胶质瘤和错构瘤。一些错构瘤会强化，但肿

块大小可以长时间不变化
- 所有患者都应该进行对比增强扫描从而鉴别胶质瘤、小脑膜瘤和神经瘤。
- NF1 病灶含有神经元和星形细胞
- NF2 病灶含有施万（Schwann）细胞和脑膜

冯·希佩尔-林道病（Von Hippel-Lindau disease, VHL disease）

VHL 病指小脑视网膜血管网状细胞瘤，为常染色体显性遗传，100% 外显性，特征性表现为血管网状细胞瘤和肾脏（肾细胞癌和囊肿），肾上腺，胰腺及阴囊的异常，与 3 号染色体有关。

临床表现

血管网状细胞瘤，50%
- 小脑（最常见的位置）
- 脑干，脊髓
- 视网膜

肾
- 肾细胞癌，50%（双侧 65%，多发 85%）
- 良性肾囊肿，60%

肾上腺
- 嗜铬细胞瘤，15%，双侧累及占 40%

胰腺
- 多发囊肿，70%
- 囊腺癌
- 胰岛细胞肿瘤

阴囊
- 附睾囊肿，10%

其他
- 肝囊肿，20%
- 脾囊肿，10%

影像学征象

- 血管网状细胞瘤：软膜下可见强化的结节
- 多发的血管细胞母瘤是 VHL 病的特征表现
- MRI 是首选的检查手段
- 通常用 CT 评估肾、肾上腺和胰腺

要点

- 整个中枢神经系统都应该行影像检查（头颅和脊髓）
- 大部分单发血管网状细胞瘤的患者都无 VHL 病
- 家族筛查很有必要

结节性硬化（图 6-81 和图 6-82 ）

常染色体显性（20% ～ 50%）、散发（50%）或遗传（50%），神经外胚层异常。少数患者的临床表现有三联症：智力低下、癫痫、皮脂腺瘤。

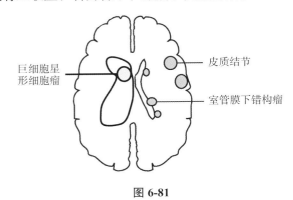

图 6-81

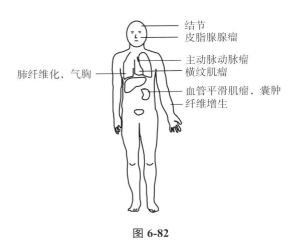

图 6-82

影像学征象

中枢神经系统（四个主要表现）

- 错构瘤包含异常的神经元细胞和胶质细胞；典型的位置：

  皮质的结节

  室管膜下（蜡滴型），错构瘤通常会在室间孔附近

- 结节：

  一般在皮质

  结节可能会钙化（鉴别诊断：巨细胞病毒感染，弓形体病）

  非钙化的结节：T1WI 低信号，T2WI 高信号，CT 上无强化，MRI 强化方式不一

- 室管膜下巨细胞星形细胞瘤

  一般发生在室间孔的位置

  能够阻止脑脊液流通，引起脑积水

- 发育不良的脑白质病变

  大脑半球楔形瘤块样、线样或曲线样（放射带状）病灶，多发的放射带状，第四脑室周围团块样病灶延伸到大脑半球。这些放射带对于结节性样化具有特征性，它们通常和脑室垂直排列

  肾

- 血管平滑肌脂肪瘤，50%；通常多发且累及双侧肾

- 多发囊肿

  骨骼，50%

- 多个骨骼可见骨岛

- 长骨骨膜增厚

- 骨囊肿

  其他

- 肺淋巴管肌瘤病

- 自发性气胸，50%

- 乳糜胸

- 心脏的横纹肌瘤，5%

- 主动脉瘤

斯德奇 - 韦伯综合征（脑三叉神经血管瘤病）

面部和同侧大脑半球的毛细血管静脉瘤。

临床表现

- 第 V 对脑神经分布区（V1 最常见）皮肤可见葡萄酒色痣，累及单侧

- 癫痫，90%

- 反应迟钝

- 同侧青光眼

- 轻偏瘫，50%

影像学征象

- 轨道征样皮质钙化（特征）与皮质脑回的分布一致，最常见于顶枕叶

- 皮质萎缩，周围的蛛网膜下腔扩大

- 同侧颅骨和眼眶增厚

- 脑膜静脉血管瘤：顶叶＞枕叶＞额叶，增强扫描有强化

- 同侧脉络丛扩大，强化程度增加

- MRI：皮质钙化呈低信号，容易与低信号的流空效应混淆

内侧颞叶硬化

引起青少年部分复杂性癫痫发作，也可能和婴

儿期的发热癫痫有关。内侧颞叶包含双侧海马，杏仁核，海马旁回。20% 的病变会累及双侧。

影像学征象

- 海马体积缩小
- 颞角扩张
- 海马在 T2WI 高信号
- 同侧穹窿体和乳头体萎缩

鞍区和鞍旁区域

肿瘤

垂体腺瘤

垂体腺瘤（占原发性脑肿瘤的 10% ~ 15%），起源于脑垂体前叶。先前的垂体腺瘤的分类是建立在光学显微镜染色的基础上（嫌色、嗜酸性、嗜碱性、混合）。新的分类是建立在分泌激素的基础上。主要分为两类：

- 垂体微腺瘤（< 10 mm）；通常（75%）有内分泌功能
- 垂体大腺瘤（> 10 mm）：通常无内分泌功能

功能性垂体微腺瘤

肿瘤在腺体内，直径小于 10mm。

种类

- 催乳素瘤（最常见、溢乳、无月经、性欲降低）
- 生长激素（GH）（肢端肥大症，巨人症）
- 促肾上腺皮质激素（ACTH）（Cushing 综合征）
- 促性腺激素（不孕、不育或女性月经问题，尿促卵泡素）
- 混合（催乳素，生长激素，促甲状腺激素少见）

影像学征象（图 6-83）

敏感度：对于检查垂体微腺瘤 MRI 是最敏感的影像检查手段

技术

- 注入对比剂 Gd-DTPA 后可以获得冠状位和矢状位影像。在此两个层面上都显示异常的病灶就可能是真实的病灶，只在一个层面上显示为异常的病灶有可能是产生的伪影
- 使用高分辨率薄层扫描

T1WI 平扫

- 垂体微腺瘤较垂体呈低信号或等信号
- 腺体不对称
- 腺体向上突（正常情况下是平的或凹的）
- 垂体柄偏移
- 鞍背受压

对比强化（Gd-DTPA）

- 动态强化影像是很有必要
- 腺瘤的强化速度并不比正常垂体快

通过强化扫描对垂体腺瘤进行鉴别诊断

- 促肾上腺皮质激素（ACTH）腺瘤通常强化非常明显（很难检查出）
- 70% 的腺瘤在动态扫描时对比正常垂体呈相对低信号
- 只有延迟影像腺瘤不一定能被显示
- 如果 MRI 不能诊断，岩静脉窦取样化验有助于诊断

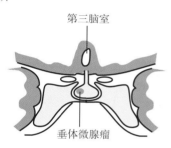

图 6-83

无功能的垂体大腺瘤

与垂体微腺瘤不同，垂体大腺瘤由于压迫周围结构会引起一些症状（如垂体功能减退，视觉异常）。尽管如此，在发生颅神经受压之前，病变体积可能已经很大了。垂体大腺瘤分泌激素亚基，一般不引起临床表现。当前的术语是无功能腺瘤或嗜酸细胞腺瘤。

影像学征象（图 6-84）

大的肿瘤会突破鞍背限制

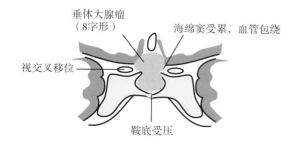

图 6-84

- 鞍内扩张（蝶鞍膨胀）
- 肿块向上延伸至鞍上池
  8 字形
  海绵窦增厚
  颈内动脉海绵窦段被包绕和狭窄。海绵窦的侵犯很难确定，除非肿瘤包绕静脉或海绵窦
  视交叉受压
  第三脑室向上移位
  室间孔阻塞导致脑积水，10%
  侧脑室额角受压
  大脑脚外展

形态学特征

- 钙化不常见（1% ~ 8%）
- 肿瘤内可见坏死，出血（T1WI 高信号）
- 恶性垂体瘤很少见（腺瘤小于 1%），但是鉴别良性的侵袭性腺瘤和垂体癌很难

强化

- 强化明显，强化方式多样

MRI 特征

- 病灶含有实性和囊性成分，信号混杂
- 使用多平面 MRI 明确肿瘤与周围组织的关系

颅咽管瘤

颅咽管瘤是良性肿瘤，起源于 Rathke 管或囊的残余鳞状上皮。是鞍上池内最常见的肿瘤。发病年龄 10 ~ 20 岁之间（大于 50%），第二个发病高峰是老年人。位置：同时累及鞍上和鞍内占 7%。鞍内的颅咽管瘤少见。

临床表现

- 生长延迟（下丘脑受压）
- 尿崩症（垂体受压）
- 双颞侧偏盲
- 头痛（最常见）
- 颅神经麻痹（海绵窦受累）

种类

成釉质细胞型（儿童）

- 有壁结节的鞍上囊性肿块（90%）
- 90% 患者有钙化

鳞状乳头型（成人）

- 团块状病灶
- 钙化在成人少见，约 50%

影像学征象

- 实性病灶边缘强化，囊性病灶不强化
- MRI 显示囊性部分信号多样，与高蛋白成分、血、胆固醇有关
- 最常见的 MRI 表现是 T1WI 低信号，T2WI 高信号
- 室间孔阻塞导致脑积水，60%
- 血管造影通常显示无血管

要点

- 儿童或青少年的鞍上肿块应考虑颅咽管瘤，直至证实为其他疾病
- 大部分颅咽管瘤含有囊性成分，只有固体成分的很少见
- 鉴别诊断：坏死的垂体瘤，囊性的视交叉胶质瘤，血栓性动脉瘤，Rathke 囊肿（没有钙化，没有结节样强化，但可有边缘强化）
- 小儿鞍上病变的临床表现
  尿崩症最常见垂体柄的嗜酸性肉芽肿
  青春期早熟最常见下丘脑的错构瘤
  患者生长延迟最常见颅咽管瘤

其他

空蝶鞍

空蝶鞍指由于鞍隔的缺陷，脑脊液间隙延伸到鞍内。空蝶鞍是一个最常见的解剖学变异。发病率：10% 成人。临床表现：经常是偶然发现，无临床症状，无临床意义。

鉴别诊断

- 囊性的鞍区肿瘤
- 外科切除的腺垂体
- 萎缩的垂体（Sheehan 综合征）

术后的蝶鞍

通过经蝶入颅术（蝶窦前壁 - 蝶鞍）切除小的肿瘤，典型表现为蝶窦和蝶鞍内充满明胶海绵、肌肉和脂肪。蝶窦内可见术后液体积聚。

影像学征象

- 行蝶鞍影像检查确定术后的影像表现，从而为之后进一步的随诊检查做准备
- Gd-DTPA 压脂的 MRI 技术可以抑制蝶鞍内脂

肪的高信号，清晰显示垂体组织

异位神经垂体

神经垂体（T1WI 高信号影）位于下丘脑区域或鞍内，一般与小的或缺失的腺垂体有关。临床表现为垂体机能减退症。

垂体卒中

突发急性头痛，上睑下垂，视力改变，复视，恶心呕吐。MRI 是首选的检查。MRI 可显示鞍内出血。

原因

- 垂体腺瘤急性出血伴有垂体坏死和梗死
- Sheehan 综合征：垂体前叶的产后梗死

脊柱

先天性疾病

椎管闭合不全

包括一组躯干中线骨、神经和软组织闭合不全的疾病。

分类（图 6-85）

开放的椎管闭合不全（开放性脊柱裂），85%：脊柱内容物通过背侧的骨缺陷向后方突出。神经缺陷常见。

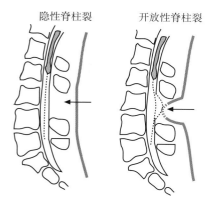

隐性脊柱裂　　开放性脊柱裂

图 6-85

- 脊髓脊膜膨出：基板向外突出，几乎 100% 与 Chiari II 畸形有关
- 脂肪脊膜脊髓膨出：向外突出的基板内含有脂肪

- 脊髓突出：神经基板向外膨出，表面无皮肤覆盖

  隐性脊柱裂，15%：无外漏的神经组织，表面有皮肤覆盖，神经损伤不常见。
- 脂肪脊髓脊膜膨出（并不是 Chiari II 畸形的一部分）
- 脊膜膨出（图 6-86）
- 背侧皮毛窦
- 脊髓脂肪瘤
- 脊髓拴系
- 脊索裂综合征

  开放性的闭合不全一般能在产前由超声检查做出诊断。CT 和 MRI 常用来为制订外科手术修复方式提供参考信息。

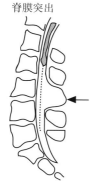

脊膜突出

图 6-86

背部皮毛窦

表皮窦道连接脊髓和脊柱与皮肤，可能终止于皮下脂肪，脊膜和脊髓。50% 终止于表皮样囊肿和皮样囊肿。位置：腰骶＞枕部。临床表现：感染、长毛的皮肤管道或是皮肤异常。

脂肪脊髓脊膜膨出（图 6-87）

最常见的闭合性脊柱裂。女性＞男性，表现：常发生在婴儿期，也可发生在成人。

临床表现

- 神经性膀胱
- 骨科畸形
- 感觉异常
- 与 Chiari II 畸形无关

影像学征象

平片

- 后部融合不完整（脊柱裂）
- 脊髓增宽
- 脊柱分节异常

MRI

- 脊髓拴系
- 脊髓空洞，25%
- 硬膜外脂肪瘤紧邻皮下脂肪
- 基板发出神经根

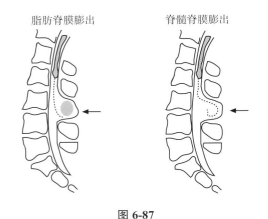

图 6-87

脊髓栓系（图 6-88）

神经科和骨科的一种异常，终丝短而厚，圆锥低于腰 2 椎体（正常脊髓的位置在 16 周时到达腰 4- 腰 5；出生时在腰 2- 腰 3，之后升为腰 1- 腰 2）。一般是其他脊髓畸形的组成部分：脊髓脂肪瘤 / 脂肪髓脊膜膨出，脊柱纵裂，皮毛窦。在儿童和年轻人中常见。

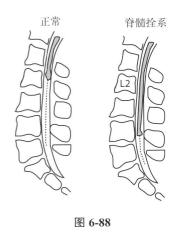

图 6-88

临床表现

- 皮肤感觉异常
- 疼痛
- 神经性膀胱
- 脊柱后凸侧弯

- 尿失禁
- 痉挛

影像学征象

- 平片有时能显示骨质闭合不全，有时不能
- 轴位 MRI 和 CT 脊髓造影是可选的检查。矢状位所见很难解释
- 圆锥低位（腰 2 椎体以下）
- 硬膜囊扩大
- 脂肪瘤，50%
- 厚终丝，大于 1.5 mm

脊柱纵裂（脊索分裂综合征的一种）

脊髓矢状分裂成两部分。脊髓由一个纤维间隔或骨间隔分开，两侧脊髓共享一个硬膜囊（50%）或者有它们自己的硬膜囊（50%）。严重的病变可能与神经源性囊肿有关。临床表现类似其他的隐匿性脊髓闭合不全。不能与双干脊髓混淆，真正的脊髓重复非常少见。

相关异常

- 脊髓拴系
- 脊髓积水
- 脊膜膨出，脊髓脊膜膨出，脂肪脊髓脊膜膨出
- 椎体异常：半椎体畸形，块状椎等
- 脊柱侧凸，马蹄内翻足，皮肤红斑 > 50%
- Chiari Ⅱ 畸形

其他

- 背侧小肠瘘，最严重，但很少见。

影像学征象

- 通常发生在胸腰部（85% 低于胸 9 椎体）
- MRI 是可选的影像检查
- 通常存在骨骼畸形
  分节异常（半椎体，阻滞椎，蝴蝶椎）
  后部融合不完全
  骨刺，50%
- 脊髓拴系，75%

脊髓积水空洞症

该术语用以描述二种异常：中央管异常扩张和一小段脊髓空洞（腔），二者很难区分。脊髓空洞（腔）可以与中央管交通，也可以不与中央管连通。原因包括：

先天性病变（通常导致脊髓积水）

- Chiari 畸形
- 脊髓脊膜突出

获得性疾病（常导致脊髓空洞症）

- 创伤后
- 肿瘤

感染

脊椎炎和椎间盘炎

脊柱感染的过程是从脊椎炎→椎间盘炎→硬膜外脓肿→脊髓脓肿。感染性的脊椎炎经常会累及脊柱的硬膜外结构，如后方的附件、椎间盘（椎间盘炎）、椎体（骨髓炎）以及棘突旁软组织。

病因

- 化脓性：金黄色葡萄球菌＞肠球菌＞大肠埃希菌，沙门菌
- 结核性
- 真菌性
- 寄生虫

影像学征象

- 感染后 8 ～ 10 天内平片表现正常
- T2WI 显示椎间盘高信号
- 有异常强化
- 软组织病变（炎症，脓肿）

脊柱结核（波特病）

- 主要是骨质破坏，疼痛不如化脓性骨破坏明显
- 椎间盘会变矮，80%
- 驼背畸形：椎体前部受累而后部正常
- 几个相邻的椎体被累及，椎间盘破坏。相对于化脓性感染来说，椎间盘受累可能并不明显
- 大的椎体旁脓肿
- 脓肿向腰大肌延伸（腰大肌脓肿）

蛛网膜炎

病因

- 外科手术（"难治性背痛"综合征）
- 蛛网膜下隙出血
- 碘苯酯脊髓造影
- 感染

影像学征象

- CT 脊髓造影比 MRI 更容易诊断此病。脊髓造影始终不用离子型造影剂，因为他可能会引起致命性的蛛网膜炎
- 脊髓造影阻滞表现常见于严重的粘连性蛛网膜炎
- 硬膜内瘢痕和小腔（局限性强化）
- 硬膜囊内神经根聚集（硬膜内假肿瘤）；尾侧神经根袖模糊；神经根向周围聚集（空硬膜囊征）
- 硬膜内囊肿（可能在 T1WI 上显示为高信号）
- 硬膜囊边界不规则

吉兰 - 巴雷综合征（Guillain-Barre syndrome）

侵犯周围神经系统的自身免疫性疾病引起急性和快速进展的炎性脱髓鞘性多神经病变。可能会有前驱的病毒感染性疾病。可能导致完全瘫痪。如果横膈被累及则需要人工呼吸支持（呼吸机）。大部分患者最后能恢复（70%）。此病诊断依靠脑脊液和电生理的标准。

MRI 表现

马尾的神经根强化

排除其他的病因

慢性炎性脱髓鞘性多神经病（chronic inflammatory demyelinating polyneuropathy，CIDP）

与吉兰 - 巴雷综合征相似，只不过 CIDP 是一个慢性进展或者复发的过程。尽管如此，目前认为 CIDP 是一个比较明确的独立病变，而不是复发的或慢性的吉兰 - 巴雷。CIDP 可能会累及中枢神经系统。

MRI 表现

神经根强化

神经根肥大，尤其在椎间孔外

退行性异常

椎间盘突出（图 6-89）

椎间盘突出的类型

椎间盘向后突出

- 脊柱内突出（椎间盘突出）

椎间盘向前突出

- 前纵韧带抬高
- 类似于前面的骨赘

结节

- 间盘物质向上下突出
- 年轻人（1 ～ 2 椎体水平受累；舒尔曼病：大于三个椎体水平受累）

椎体内椎间盘突出（边缘椎）

- 椎间盘成分前凸
- （三角形的）骨碎片

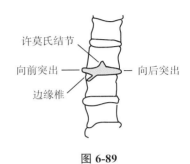

图 6-89

椎间盘后突（图 6-90）

描述椎间盘突出的关键是明确说明椎间盘和神经结构之间的解剖关系。

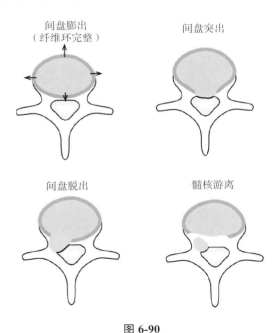

图 6-90

- 椎间盘膨出：退变的椎间盘均匀向外周膨胀。纤维环是完整
- 椎间盘突出：局部向外凸出，而不是均匀向四周膨胀。纤维环撕裂。椎间盘组织通过撕裂口外凸
- 美国神经放射学会（ASNR）的定义

椎间盘膨出：大于椎间盘周长的 50%

椎间盘突出：小于椎间盘周长的 50%，宽度大

于高度

椎间盘脱出：小于椎间盘周长的 50%，在任何一个层面的高度大于宽度。一些脱出病变可能只在矢状位清楚显示

这些定义和影像表现存在很多矛盾，尤其是他们和临床下腰痛以及手术需求之间的关系。影像检查是指导手术的主要依据。

影像学征象

检查：MRI 是可选的影像检查。

CT 脊髓造影

- 可以比较清楚地看见硬膜囊内的神经根
- 缺点：耗时间，有创检查

平片

- 诊断椎间盘突出不能依靠平片
- 在有椎间盘突出或是没有突出的患者中，都可能出现退行性关节病的影像表现（椎间隙变窄，骨刺，骨质硬化，真空征）

MRI 特征（图 6-91）

技术

- 矢状 T1WI 和 T2WI
- 轴位 T1WI 和（或）FSE T2WI（在很多医院采取 T1WI）
- 轴位扫描时扫描平面应该平行椎间盘

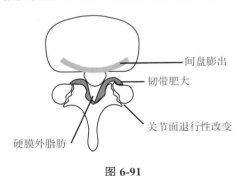

图 6-91

脱出的椎间盘组织形成"牙膏征"（从椎间盘脱入椎管的间盘组织像挤出的牙膏一样），脱出组织和椎间盘是相连的（轻度突出），或是分开的（游离的间盘碎片）。游离间盘碎片的 MRI 信号因其来自的间盘组织不同而不同。

突出的位置

- 旁中央（最常见）
- 后外侧
- 中央（不常见，此处韧带最强）
- 轴位图像经常会漏掉

向外侧和椎间孔外侧延伸的病变

向椎间孔内延伸的病变

强化扫描的作用

- 术后：区分瘢痕和残余的或复发的椎间盘突出（瘢痕会强化）
- 在颈椎术后的评估中无意义，因为异常的区域通常为手术之上或之下的区域
- 对于诊断脱出的碎片有帮助
- 有助于诊断继发于椎间盘脱出的脊髓炎症

继发性的退行性改变

- 终板骨髓变化（"椎间盘源性"终板病变）

  Modic Ⅰ型：T1WI 低信号 /T2WI 高信号：血管化的肉芽组织，可能强化

  Modic Ⅱ型：T1WI 高信号 /T2WI 等信号或高信号，黄骨髓替代

  Modic Ⅲ型：T1WI 低信号 /T2WI 低信号：硬化
- 退行性椎间盘：T2WI 显示低信号（蛋白多糖和水分丢失）。尽管如此，正常情况下，老化的椎间盘也显示低信号
- 骨赘和骨质增生导致椎间孔狭窄
- 黄韧带肥厚

位置

- 腰椎：腰 4 ～ 5 或腰 5 至骶 1，95%（第一个可自由移动的非骶椎间盘层面）
- 胸椎：最常见的位置是最下面的 4 个胸椎间盘水平
- 颈椎：颈 5 ～ 6 和颈 6 ～ 7，90%

椎管狭窄

椎管狭窄可以伴有或不伴有脊髓受压和（或）脑脊液的阻塞。

病因（图 6-92）

后天性，最常见原因

- 椎间盘膨出或脱出

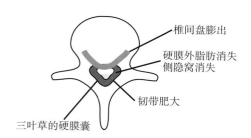

图 6-92

- 黄韧带肥厚
- 关节面增生
- 退行性骨赘形成

先天性

- 椎弓根短，椎板厚，关节面大
- 莫尔丘（Morquio）综合征
- 软骨发育不全

影像学征象

MRI 是可选的影像学方法

- T2WI 可以更好地明确硬膜囊病变
- T1WI 可以很好地观察侧隐窝（脂肪）
- 寻找"三叶草"表现的硬膜囊和硬膜外脂肪完全消失

对一些疑难病例，CT 脊髓造影可以帮助诊断。

相关的脊髓改变

- T2WI 高信号：水肿和胶质增生
- 萎缩：慢性过程

脊髓阻滞

椎管完全性狭窄，脑脊液不交通。

椎间孔狭窄

椎间孔狭窄会累及通过椎弓根下方的发出神经。

原因：

- 退行性关节面的骨赘形成
- 脊椎前移
- 外侧突出的椎间盘
- 骨折
- 术后的瘢痕
- 侧隐窝的肿块（硬膜外肿块）

术后的脊柱

临床表现为"难治性背痛"综合征。

常见的问题包括：

- 椎间盘突出复发（手术位置或其他位置）
- 瘢痕形成
- 神经（椎间）孔狭窄
- 神经炎
- 蛛网膜炎
- 侧隐窝狭窄（简单的椎板切除术没有为侧隐窝减压）
- 硬脊膜膨出（假性脊膜膨出）
- 椎间盘炎

- 硬膜外血肿或脓肿
- 脊髓梗死：在腹主动脉瘤手术修复后，脊髓圆锥，扩散受限

影像学征象

鉴别诊断复发性椎间盘突出和硬膜外瘢痕形成。硬膜瘢痕形成

- Gd-DTPA 增强 MRI 检查是可选检查方法
- 瘢痕组织可早期均匀强化
- 椎间盘出现后期周边强化（周围的肉芽组织）

发现并发症（看前文）

急性横贯性脊髓病

是一种临床综合征，可能的原因包括：

- 急性感染
- 既往感染
  - 接种疫苗
  - 自身免疫
- 全身性的恶性肿瘤
- 创伤后

影像学征象

- 在急性阶段 50%MRI 显示正常
- T2WI 高信号
- 局部脊髓增粗
- 可有异常强化

脊髓亚急性联合变性

由维生素 B_{12} 缺乏导致的一种脊髓病，累及颈髓和胸髓。矢状位 T2WI 可见脊髓后索背柱的高信号。鉴别诊断：梅毒（脊髓痨）。

肿瘤（图 6-93）

检查方法

- MRI 是可选的检查方法

- CT 检查显示骨骼的病变。CT 脊髓造影比非增强 CT 检查有意义
- 根据解剖位置将肿瘤分类
  - 髓内肿瘤：肿瘤在脊髓内
  - 硬膜下肿瘤：肿瘤在硬膜囊内但脊髓外
  - 硬膜外肿瘤：肿瘤在硬膜囊外

髓内肿瘤

类型

- 星形细胞瘤（在儿童中最常见）
- 室管膜瘤（成人中最常见，低位的脊髓、圆锥和终丝）
- 血管网状细胞瘤
- 转移瘤（少见）

影像学征象

- 脊髓膨胀
- 大的囊性部分，50%
- 星形细胞瘤一般边界不清，更具浸润性。通过影像手段鉴别不同种类的肿瘤很困难
- 描述实性肿瘤的大小和囊性成分的范围（在手术中，实性肿瘤部分将会被切除，囊性部分被解压）

星形细胞瘤

发生部位：胸髓 65%，颈髓 50%，单独侵犯圆锥占 3%，在终丝很少见。

影像学征象

- MRI：边界不清，T1WI 上相对于脊髓呈等到低信号，T2WI 呈高信号。受累的平均范围为 7 个椎体节段。囊肿是一个较常见的表现，可位于瘤内或其两端
- 增强扫描后一般至少会有轻度强化
- 椎弓根间距增宽和骨质侵犯在传统放射学和

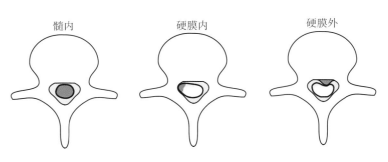

髓内　　　　　　硬膜内　　　　　　硬膜外

图 6-93

CT 上是比较明显的。脊髓整体受累的患者可能会有脊柱侧突和椎管增宽

室管膜瘤

发生部位：仅累及颈髓占 45%；颈胸髓 25%；胸髓 25%；圆锥 5%。黏液乳头状室管膜瘤只见于少数病例，肿瘤位于骶尾部的皮下，与椎管通常没有任何连接。这些组织起源于异位休眠的室管膜细胞，或是神经管管化与退化性分化过程中神经管末梢的残留物。

影像学征象

- T1WI：相对于脊髓呈等或低信号
- T2WI：高信号，20%～33% 的室管膜瘤显示"帽征"，T2WI 上在肿瘤的两极可见低信号边缘（含铁血黄素）。大部分病例显示病灶周围的脊髓肿胀
- 囊肿占 80%，大部分囊肿为非肿瘤样形态
- X 线：脊柱侧凸，15%；椎管增宽，10%；椎体边缘不整，椎弓根侵蚀，椎板变薄
- CT：与正常脊髓比较，肿瘤呈等密度或稍高密度。增强扫描有明显强化。CT 脊髓造影显示非特异性脊髓扩张，对比剂轻度或完全阻塞

血管网状细胞瘤

75% 的肿瘤位于髓内，但可累及硬膜下间隙甚至硬膜外间隙。髓外的血管网状细胞瘤一般与脊髓背侧的软膜或神经根相连。发生部位：胸髓，50%；颈髓，40%。大部分（80%）的血管网状细胞瘤单发，好发于 40 岁以下的人群。表现为多发病灶时应该排除 VHL 病。

影像学征象

- 弥漫性脊髓肿胀
- T1WI：50% 等信号，25% 高信号
- T2WI：通常是高信号伴有流空效应
- 形成囊性病变或是脊髓空洞比较常见
- 只有 25% 的血管网状细胞瘤是实性肿瘤

转移瘤

髓内转移瘤相对少见（占尸体解剖癌症患者的 1%）。位置：颈部 45%，胸部 35%，腰部 8%。大部分的转移病变是实性的，平均占据 2～3 个椎体。转移扩散的路径包括血行转移（通过供血动脉）和直接侵犯软脊膜。原发性肿瘤包括：

- 肺癌，40%～85%
- 乳腺癌，11%
- 黑色素瘤，5%
- 肾细胞癌，4%
- 结直肠癌，3%
- 淋巴瘤，3%

神经鞘类肿瘤

神经鞘类肿瘤是最常见的髓外硬膜下肿块样病变，临床表现可能与椎间盘突出相似。

类型

- 神经鞘瘤
- 神经纤维瘤
- 神经节细胞瘤
- 神经纤维肉瘤（很少见）

影像学征象

位置

- 硬膜下，髓外，75%
- 硬膜外，15%
- 髓内，小于 1%
- 神经纤维瘤病时出现多发病灶

形态学

- 哑铃形，15%
- 神经孔扩大
- 对比剂强化，100%
- T1WI：等信号，75%；高信号，25%
- T2WI：很高信号，靶征常见

滑膜囊肿

- 典型的卵圆形
- MRI：T1WI 低信号；T2WI 高信号，边缘低信号
- 边缘可能强化
- 与后外侧的小关节可能有连接
- 有时很难与游离的椎间盘碎片区别
- 可引起椎管狭窄和疼痛

终丝肿瘤

常见

- 室管膜瘤（尤其是黏液乳头状）
- 星形细胞瘤（尤其是间变型或毛细胞型）

- 血管网状细胞瘤

少见

- 室管膜下瘤
- 神经节细胞胶质瘤
- 副神经节瘤
- 转移瘤
- 淋巴瘤
- PNET
- 神经细胞瘤
- 少突神经胶质细胞瘤
- 混合胶质瘤
- 多形性胶质母细胞瘤

椎体成形术 / 后凸成形术（图 6-94）

在病变椎体中，经皮注入聚甲基丙烯酸甲酯黏合物（骨水泥）以防止椎体塌陷和疼痛。

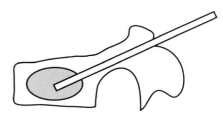

图 6-94

适应证

- 有症状的椎体血管瘤
- 椎体和髋臼的肿瘤（多发性骨髓瘤和转移瘤）导致的疼痛

- 严重的疼痛性骨质疏松症，伴随椎体高度降低，伴或不伴压缩性骨折。矢状位脂肪抑制 MRI 序列或骨扫描有助于确定骨折的时间

绝对禁忌证

- 出血性体质
- 感染

风险

- 黏合物渗漏是最严重的并发症：硬膜外间隙，椎间盘间隙，经静脉形成肺动脉栓子
- 感染
- 出血

椎体后凸成形术

- 注入黏合物之前应以扩张球囊膨胀椎体
- 目的是恢复高度

鉴别诊断

肿瘤

颅内肿块病变分析方法（图 6-95）

助记法：TEACH

- Tumor 肿瘤

  Primary 原发性肿瘤

  Metastases 转移性肿瘤

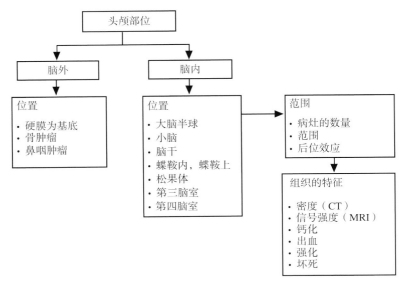

图 6-95

- Edema 水肿
- Abscess 脓肿
- Cyst，contusion 囊肿，挫伤
- Hematoma 血肿

多发性病变

肿瘤

- 转移瘤
- 多中心胶质瘤
- 淋巴瘤

感染

- 脓肿
- 真菌感染
- 囊虫病
- 弓形体病

血管病变

- 栓塞性梗死

- 多灶性出血
- 弥漫性轴索损伤
- 挫伤
- 海绵状血管瘤
- 血管炎

胼胝体病变

肿瘤

- 星形细胞瘤（蝶形胶质瘤）
- 淋巴瘤
- 脂肪瘤（中线）

脱髓鞘病变

- 多发性硬化
- Marchiafava-Bignami 病（胼胝体中心性脱髓鞘，发生在酗酒者）
- 进行性多灶性白质脑病（很少强化）

梗死（总会累及扣带回）

脑外肿块（图 6-96）

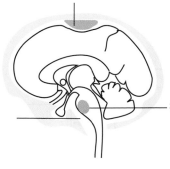

脑外，大脑半球
- 脑膜瘤
- 转移瘤
- 淋巴瘤
- 蛛网膜囊肿
- 表皮样囊肿／皮样囊肿
- 其他：出血性或感染性液体聚集

桥小脑角肿块
- 第Ⅷ对颅神经瘤（也会发生于Ⅴ和Ⅶ对颅神经）
- 脑膜瘤
- 表皮样囊肿
- 副神经节瘤
- 岩骨尖的胆固醇样囊肿（胆脂瘤）
- 动脉瘤
- 转移瘤
- 其他（蛛网膜囊肿，脂肪瘤，皮样囊肿少见）

斜坡，桥前池
- 转移瘤
- 脑膜瘤
- 脊索瘤
- 软骨瘤和软骨肉瘤

图 6-96

脑内肿块（图 6-97）

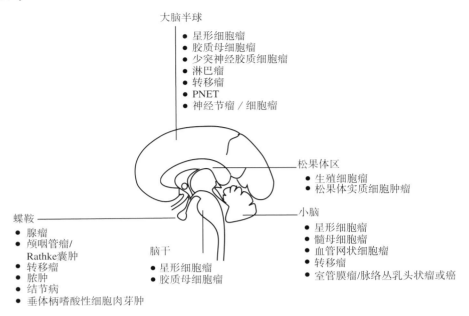

图 6-97

鞍内肿块（图 6-98）

- 垂体腺瘤
- 垂体卒中
- 颅咽管瘤
- 囊肿（Rathke 囊肿，中间部囊肿）
- 转移瘤
- 动脉瘤（在外科手术前必须通过影像检查排除）
- 脓肿

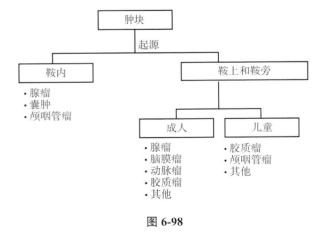

图 6-98

鞍上病变

助记法："SATCHMOE"

- 蝶鞍病变（Sellar Lesion）向鞍上延伸，结节病（Sarcoidosis）

- 动脉瘤（Aneurysm），蛛网膜囊肿（Arachnoid cyst）
- 畸胎样病变（Teratoid lesions）
  生殖细胞瘤
  皮样囊肿和表皮样囊肿
- 颅咽管瘤（Craniopharyngioma）
- 下丘脑胶质瘤（Hypothalamic glioma）
- 转移瘤，脑膜瘤（Metastases, meningioma）
- 视神经胶质瘤（Optic nerve glioma）
- 嗜酸性肉芽肿（EG）

成人

- 垂体腺瘤（最常见）
- 脑膜瘤
- 胶质瘤
- 颅咽管瘤
- 动脉瘤（很少，但很重要）

儿童

- 颅咽管瘤（最常见）
- 胶质瘤（视神经、视交叉、下丘脑）
- 生殖细胞瘤
- 下丘脑错构瘤
- 嗜酸性肉芽肿

垂体柄增粗强化

- 腺瘤

- 淋巴瘤
- 结节病
- 感染（结核）
- 嗜酸性肉芽肿（引起中枢性尿崩症，儿童）
- 淋巴细胞性垂体炎（孕妇）

后颅窝的肿瘤

分析方法

1. 脑内或脑外？
2. 位置
   - 外侧半球：星形细胞瘤
   - 前部：脑干胶质瘤
   - 后部：髓母细胞瘤
   - 第四脑室：室管膜瘤
3. 年龄
4. 扩散
   - 通过 Luschka 孔和 Magendie 孔扩散：室管膜瘤
5. 囊性成分
   - 毛细胞星形细胞瘤
   - 血管网状细胞瘤
6. 强化形式
7. 细胞排列致密
   - 髓母细胞瘤

原因

成人
- 转移瘤
- 血管网状细胞瘤
- 星形细胞瘤
- 脑外肿瘤（脑膜瘤、神经鞘瘤、表皮样囊肿）

儿童
- 小脑星形细胞瘤
- 髓母细胞瘤
- 脑干胶质瘤
- 室管膜瘤

婴儿脑肿瘤（＜2岁）

- 生殖细胞瘤（最常见）
- PNET（原发性大脑神经母细胞瘤）
- 脉络丛乳头状瘤/癌
- 间变性星形细胞瘤

脑室内肿瘤（图 6-99）

成人
- 胶质瘤
   星形细胞瘤（包括巨细胞星形细胞瘤）
   室管膜下瘤
- 脑膜瘤
- 转移瘤
- 囊虫病

儿童
- 脉络丛乳头状瘤
- 室管膜瘤
- PNET（髓母细胞瘤）
- 畸胎瘤
- 星形细胞瘤

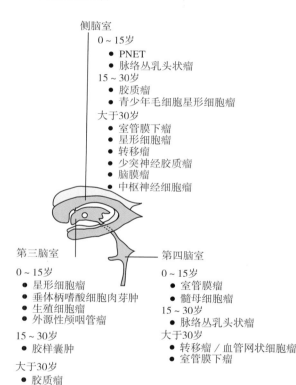

图 6-99

桥小脑角（CPA）肿块

- 听神经瘤，90%
- 脑膜瘤，10%
- 表皮样囊肿，5%
- 蛛网膜囊肿
- 转移瘤

- 椎基底动脉延长迂曲症
- 外生性胶质瘤
  通过 Luschka 孔的室管膜瘤
  脑干星形细胞瘤
- 脂肪瘤

松果体区肿块

- 松果体细胞瘤，松果体母细胞瘤
- 生殖细胞瘤
- 脑膜瘤
- 胶质瘤
- 转移瘤
- 淋巴瘤
- 松果体囊肿
- Galen 静脉畸形

囊性肿块

肿瘤性肿块
- 囊性星形细胞瘤 / 多形性胶质母细胞瘤
- 神经节神经胶质瘤
- 多形性黄色星形细胞瘤
- DNET
- 血管网状细胞瘤
- 转移瘤：鳞状细胞癌

良性病变（通常无边缘强化）
- 皮样囊肿 / 表皮痒囊肿
- 蛛网膜囊肿
- 胶样囊肿
- 腔的变异
  透明隔间腔
  第六脑室
  中间帆腔

随脑脊液种植的肿瘤

- 脉络丛乳头状瘤 / 癌
- 室管膜瘤
- PNET
  髓母细胞瘤
  松果体母细胞瘤
  大脑神经母细胞瘤
- 生殖细胞瘤
- 多形性胶质母细胞瘤

出血的潜在病因

儿童
- 动静脉畸形
- 海绵状血管畸形
- 静脉血栓

成人
- 转移瘤
- 多形性胶质母细胞瘤
- 淀粉样血管疾病

脑实质内出血的原因

- 高血压（最常见）
- 肿瘤
- 外伤
- 动静脉畸形
- 动脉瘤
- 凝血病
- 淀粉样血管疾病
- 栓子
- 出血性梗死（尤其是静脉）
- 血管炎

高密度病灶（CT）

肿瘤
- 高细胞密度肿瘤
  淋巴瘤
  PNET（髓母细胞瘤）
  室管膜瘤
  生殖细胞瘤
  其他的原始神经外胚层肿瘤
- 出血性肿瘤
  多形性胶质母细胞瘤
  转移瘤：肾，肺，黑色素瘤，绒毛膜癌（助记术："CT/MR"：绒毛膜癌，甲状腺癌，黑色素瘤，肾细胞癌）
- 钙化的肿瘤（很少见）
  含黏蛋白的转移瘤
  所有的骨源性肿瘤

出血
- 高血压
- 创伤
- 血管性病变

T2WI 低信号病灶（MRI）

顺磁性效应

- 铁蛋白、含铁血黄素
- 脱氧血红蛋白
- 细胞内高铁血红蛋白
- 黑色素

低自旋密度

- 钙化
- 核 / 浆比高（淋巴瘤、骨髓瘤、神经母细胞瘤）
- 纤维组织（脑膜瘤）

其他

- 高蛋白浓度，大于 35%（比如，含黏蛋白的转移瘤）
- 流空信号

T1WI 高信号病灶（MRI）

顺磁性效应

- MRI 对比剂，Gd-DTPA
- 高铁血红蛋白
- 黑色素
- 离子：锰、铁、铜、特定状态的钙

其他

- 脂肪：皮样囊肿
- 很高的蛋白浓度（胶样囊肿）
- 低流速

颞叶 T2WI 高信号病灶

- 单纯疱疹病毒脑炎
- 边缘系统脑炎（类肿瘤性改变）
- 内侧颞叶硬化
- 静脉性梗死
- 创伤
- 淋巴瘤
- 肿瘤（低级别胶质瘤，神经节胶质瘤，DNET，多形性黄色素星形细胞瘤）
- 癫痫持续状态

多发的磁敏感性低信号病灶（MRI）

- 淀粉样血管疾病
- 多发的海绵状血管瘤
- 弥漫性轴索损伤
- 出血性转移瘤

异常强化

无强化的病灶

- 囊肿
- 肿瘤，有完整的血脑屏障（低级别的胶质瘤）

明显强化的病灶

- 脑膜瘤
- PNET（比如，髓母细胞瘤）
- AVM
- 副神经节瘤（血管丰富）
- 动脉瘤（非血栓性的）
- HIV 相关的淋巴瘤
- GBM

边缘强化

肿瘤

- 原发性脑肿瘤
- 转移瘤
- 淋巴瘤（AIDS 相关性）

感染，炎症

- 脓肿
- 肉芽肿
- 多发性硬化
- 弓形体病
- 囊虫病
- 血管性病变

血管性的病变

- 吸收期的血肿
- 梗死（非急性期）
- 血栓性血管畸形
- 血栓性动脉瘤
- 血管炎

弥漫性脑膜强化

- 脑膜炎（病毒性，细菌性）
- 癌扩散

  淋巴瘤

  转移瘤（黑色素瘤，乳腺癌，肺癌）
- 手术后 / 分流术后
- 蛛网膜下隙出血
- 颅内低压

  脑脊液渗漏

颅底脑膜强化

感染
- 结核（最常见）
- 真菌
- 化脓性病变（在大脑凸面最常见）
- 囊虫病

肿瘤
- 淋巴瘤，白血病
- 多癌病

炎症
- 结节病
- 类风湿性硬脑膜炎（也包括 SLE 和 Wegener 肉芽肿）
- Whipple 病（肠源性脂质营养不良）

室管膜强化（图 6-100）

肿瘤
- 淋巴瘤
- 转移瘤（肺癌、黑色素瘤、乳腺癌）
- 脑脊液种植
  PNET
  GBM

感染
- 脑膜炎扩散
- 巨细胞病毒感染（很少见）

炎症性脑室炎
- 脑脊液分流术后 / 置管术后
- 出血后

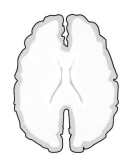

图 6-100

正常结构强化

- 脉络丛
- 松果体
- 垂体 / 垂体柄
- 海绵窦 / 血管

脑沟弥漫性 FLAIR 高信号

- 出血
- 感染
- 组织内氧过多

基底节异常信号

T2WI 低信号的基底节病变

- 老年人
- 任何慢性的退行性病变
  MS
  帕金森综合征
- 儿童缺氧

T2WI 高信号的基底节病变

助记术"TINT"
- 肿瘤（Tumor）
  淋巴瘤
- 缺血（Ischemia）
  缺氧性脑病
  静脉性梗死（大脑内静脉血栓）
- 神经退行性疾病（Neurodegenerative disease）（不常见）
  Huntington 病（亨廷顿病）
  Wilson 病（威尔逊病）
  Hallervorden-Spatz 病（虎眼征 -T2WI 上神经胶质增生（白色）被铁沉积（黑色）包围）
  线粒体脑病（比如，Leigh/Kearns-Sayre 综合征）
  氨基酸代谢病
- 中毒（Toxin）
  一氧化碳（CO），硝酸纤维素（CN），硫化氢（H_2S）中毒
  血糖过低
  甲醇

T1WI 高信号的基底节病变

- 营养不良性钙化（任何原因）
- 肝衰竭
- 神经纤维瘤病
- 锰（用于全胃肠外营养）
- 甲状旁腺功能亢进症
- 甲状旁腺功能减退症，假性（假）甲状旁腺

功能减退症

基底节钙化（CT 密度增高）

老年性／生理性／特发性钙化（最常见）

代谢性钙化

- 甲状旁腺功能减退症（最常见的代谢性原因）
- 假性甲状旁腺功能减退症
- 假性 - 假甲状旁腺功能减退症
- 甲状旁腺功能亢进症

感染

- TORCH（弓形体病、风疹、巨细胞病毒、单纯疱疹病毒），AIDS
- 炎症后：结核，弓形体病
- 囊虫病（常见）

中毒／缺氧后

- 铅
- 一氧化碳
- 放射治疗
- 化疗

其他

- 基底节钙化症（Fahr 病）
- 线粒体脑病（常见），其他脑病（不常见）
- 科克因（Cockayne）综合征

神经退行性疾病

体积减小

- 弥漫性
  老龄化
  酒精中毒
  HIV 感染
  Alzheimer 病（后期）
- 局灶性
  进行性核上性麻痹（中脑）
  多系统萎缩（脑桥）
  亨廷顿病（尾状核）
  癫痫药物治疗（小脑）
- 分布
  Pick 病（额颞叶）
  Alzheimer 病（颞顶叶）

局部 T2 异常信号

- 急性韦尼克病
- 威尔逊病

- Hallervorden-Spatz 病
- ALS

DWI+

- 克雅病
- 一氧化碳

先天性异常

幕上囊性先天性异常（图 6-101）

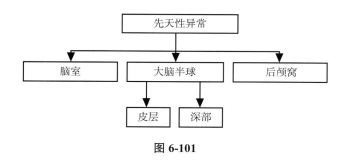

图 6-101

- 前脑无裂畸形
- 积水性无脑畸形
- 导水管狭窄（严重的阻塞性脑积水）
- 胼胝体发育不全（大脑半球间囊肿）
- 其他
  脑穿通畸形
  蛛网膜囊肿
  囊性畸胎瘤
  皮样囊肿／表皮样囊肿
  Galen 静脉动静脉畸形

后颅窝囊性异常

- Dandy-Walker 畸形（小脑蚓部发育不全／不发育，大的后颅窝）
- Dandy-Walker 变异（后颅窝大小正常，小脑蚓部发育不全）
- 大枕大池（小脑蚓部正常）
- 小脑后蛛网膜囊肿（必须显示占位效应）
- Chiari Ⅳ 畸形（小脑几乎完全不存在）
- 其他
  皮样囊肿或表皮样囊肿
  囊性肿瘤

脊柱

脊髓压迫

标准

- 脊髓周围无脑脊液（脊髓阻塞）
- 脊髓前后径变窄（小于 7 mm）
- 脊髓变形
- 急性压迫
  - 脊髓水肿
  - 脊髓肿胀

原因

- 感染（结核性，化脓性）
- 压缩性骨折
  - 恶性病变
  - 创伤
    - 脊椎关节强硬和椎间盘疾病
  - 髓核突出，韧带肥大
  - 骨赘，关节面肥大
    - 原发性骨病（Paget 病）
    - 其他的原因
  - 良性肿瘤（如血管瘤、囊肿、脂肪瘤）
  - 硬膜外血肿

髓内病变

- 肿瘤
  - 星形细胞瘤（儿童最常见）
  - 室管膜瘤（成人最常见）
  - 血管网状细胞瘤，转移瘤（很少见）
- 脱髓鞘性疾病 / 脊髓炎
- 脊髓积水空洞症
  - 肿瘤相关改变
  - Chiari 畸形
- 动静脉畸形
- 外伤（挫伤）

硬膜内髓外肿瘤

- 神经鞘来源肿瘤（最常见）
  - 神经纤维瘤
  - 神经鞘瘤
- 脊膜瘤（80% 位于胸段）
- 种植性转移瘤
- 脂肪瘤

- 畸胎瘤样病变
- 蛛网膜囊肿
- 蛛网膜炎 / 脑膜炎
- 动静脉畸形 / 动静脉瘘

硬膜外病变

- 椎间盘异常
- 转移瘤
- 硬膜外脓肿
- 血肿
- 其他
  - 脂肪增多症（胸段）
  - 滑膜囊肿
  - 神经周围囊肿

脊髓囊性病变 （脊髓积水空洞症）（ 图 6-102 ）

标准：脊髓空洞：脊髓内有空洞（腔），与中央管交通或不交通；脊髓积水：中央管扩张。通过影像检查不能鉴别二者。

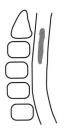

图 6-102

原因

原发性

- Chiari 畸形
- 椎管闭合不全
- Dandy-Walker 畸形
- 脊髓纵裂

获得性

- 肿瘤
  - 星形细胞瘤
  - 室管膜瘤
- 炎症
  - 蛛网膜炎 / 脑膜炎
  - 蛛网膜下隙出血
- 外伤
  - 脊髓损伤
  - 血管损伤

终丝神经根强化

- 炎症
  蛛网膜炎
  吉兰 - 巴雷（Guillain-Barré）病
  慢性炎症性脱髓鞘性多神经病（CIDP）
- 感染
  病毒性
  莱姆（Lyme）病
- 肿瘤
  淋巴瘤
  转移瘤

（史东立 译　靳二虎 校）

推荐读物

Atlas SW, ed. *Magnetic Resonance Imaging of the Brain and Spine.* Philadelphia: Lippincott Williams & Wilkins; 2008.

Barkovich AJ. *Pediatric Neuroimaging.* Philadelphia: Lippincott Williams & Wilkins; 2005.

Grossman RI, Yousem DM. *Neuroradiology: The Requisites.* 2nd ed. St. Louis: Mosby; 2004.

Morris P. *Practical Neuroangiography.* Philadelphia: Lippincott Williams & Wilkins; 2006.

Osborn AG. *Diagnostic Neuroradiology.* St Louis: Mosby; 1994.

Osborn AG. *Handbook of Neuroradiology.* St. Louis: Mosby; 1996.

Osborn AG, Blaser S, Salzman K. *Diagnostic Imaging: Brain.* Philadelphia: WB Saunders; 2004.

Taveras JM, Ferrucci JT. *Radiology: Diagnosis, Imaging, Intervention.* Philadelphia: Lippincott Williams & Wilkins; 2002.

Yock D. *MRI of CNS Disease: A Teaching File.* 2nd ed. St. Louis: Mosby; 2002.

头颈部影像

颞骨

概述

颞骨分为 5 部分：

- 乳突部（乳突：胸锁乳突肌附着处）
- 岩部（内耳结构，颅底）
- 鳞部（颅骨外下部）
- 鼓部含鼓室腔
- 茎突部

外耳道（external auditory canal，EAC）（图 7-1）

- 软骨部
- 骨部

中耳（图 7-2）

由内含听小骨的含气腔构成，分为：

- 上鼓室或鼓室上隐窝
- 中鼓室
- 下鼓室

中耳的外壁为鼓膜，上方为鼓室盖，内侧为内耳（岬）。咽鼓管（平衡压力）连接中耳和鼻咽。三个

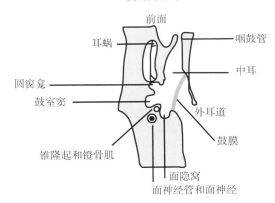

图 7-1

听小骨将声波由鼓膜传导至前庭前庭窗。

- 锤骨
- 砧骨
- 镫骨（2 个脚，1 个底）

内耳（图 7-3）

内耳（迷路）的组成：

- 3 个半规管，连接前庭
- 前庭的椭圆囊和球囊

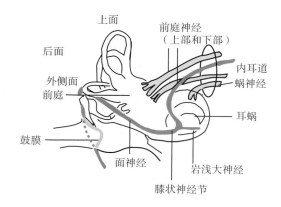

图 7-2

图 7-3

- 耳蜗（神经性听觉），连接于：
  镫骨→前庭窗
  圆窗（允许液体逆流）

内耳道（internal auditory canal，IAC）（图 7-4）

左右内耳道直径的差异不应大于 2mm。IAC 的内容物由镰状嵴和比尔隆起分隔为：

- 面神经（前上）：颅神经（cranial nerve，CN）Ⅶ（"7 上"）
- 耳蜗部（前下）：CN Ⅷ（"8 下"）
- 前庭上神经（后上）包括上支和下支：CN Ⅷ
- 前庭下神经（后下）：CN Ⅷ

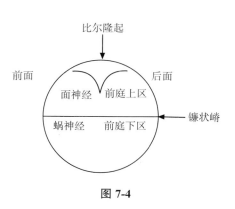

图 7-4

面神经（图 7-5）

面神经的 3 个主要部分：

- 颅内（管外）部分
  桥小脑角（cerebellopontine angle，CPA）段
  内听道段
- 颞骨内（管内）部分（30mm）
  迷路段
  鼓室（水平）段
  乳突（垂直）段
- 颅外部分有 5 条分支

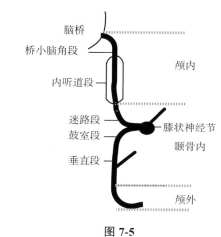

图 7-5

面神经管内的 4 条分支：（图 7-6）

- 岩浅大神经

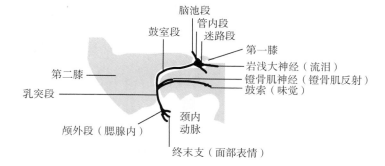

图 7-6

- 镫骨肌神经
- 鼓索

- 终末支（颅外分支共 5 条）

颅底（图 7-7 ）

颅底孔道的概述

开口	颅神经	动脉	静脉
颈静脉孔神经部	IX		岩下窦
颈静脉孔血管部	X、XI		颈内静脉
圆孔	V2	圆孔动脉	导静脉
卵圆孔	V3	脑膜副动脉	导静脉
棘孔	下颌神经脑膜返支，岩浅小神经	脑膜中动脉	脑膜中静脉
破裂孔	翼管神经	咽升动脉脑膜支	
眶上裂	III、IV、V、VI	脑膜中动脉眶支，泪腺动脉脑膜返支	眼静脉
茎乳孔	VII		
舌下神经管	XII		
颈动脉管	交感神经	颈内动脉（internal carotid artery，ICA）	
翼管		翼动脉	
视神经管	II	眼动脉	

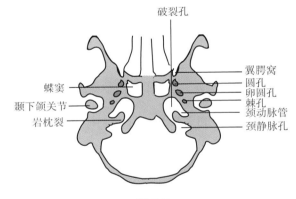

图 7-7

颅神经（cranial nerve，CN ）

- CN I：嗅神经
- CN II：视神经
- CN III：动眼神经
- CN IV：滑车神经
- CN V：三叉神经
- CN VI：展神经
- CN VII：面神经
- CN VIII：听神经
- CN IX：舌咽神经
- CN X：迷走神经
- CN XI：脊副神经
- CN XII：舌下神经

外伤

颞骨骨折

临床表现

- 耳聋
- 耳鸣
- 眩晕
- EAC 出血
- 脑脊液（cerebrospinal fluid，CSF）
- 面瘫

影像学征象

颞骨骨折

参数	纵向骨折（中耳骨折）	横向骨折（内耳骨折）
发生频率	80%	20%
骨折线	平行于长轴	垂直于长轴
迷路	未受累	受累：眩晕、神经性耳聋
听小骨	受累：传导性耳聋	
鼓膜	受累	未受累
面瘫	20%	50%

骨折并发症（图 7-8 ）

- 听小骨骨折或脱位

- 鼓膜穿孔
- 鼓室积血
- CN Ⅶ麻痹
- CSF 耳漏
- 脑膜炎、脓肿
- 静脉窦血栓形成，罕见
- 骨化性迷路炎（迟发）

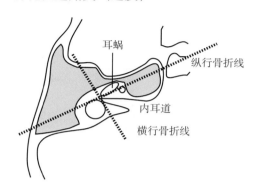

图 7-8

颞骨骨折的手术指征

- 听小骨骨折或脱位
- 面神经减压
- 迷路瘘管
- CSF 漏

炎症

急性炎症

- 中耳炎（水肿填充中耳腔）：急性、亚急性和慢性

    儿童：常见

    成人：少见；除外引起浆液性中耳炎的鼻咽癌
- 乳突炎（出现骨质破坏可确定诊断；也常表现为含液体的乳突气房）
- 迷路炎

    浆液性

    中毒性

    化脓性

并发症

- 脑膜炎
- 静脉窦血栓形成
- 硬膜外脓肿
- 岩锥炎（岩部气房的感染）

Bell 面瘫

急性起病。单侧周围面神经麻痹。Bell 面瘫在 6 周至 3 个月内消退。MRI 上表现为沿面神经的管内段和迷路段的强化，而在正常人中无强化。正常情况下，面神经的鼓室段和乳突段由动脉供血可以强化。面神经强化是非特异性的，可发生在其他炎症和肿瘤性疾病中。肿瘤的周围神经播散也应考虑。

乳突炎

类型

简单型
- 水肿和（或）仅含液体

复杂型
- 骨质去矿化
- 融合性乳突炎（气房破坏）
- 血栓性静脉炎
- 贝佐尔德脓肿（颞骨骨膜下脓肿）
- 格拉代尼戈综合征（颞骨岩锥炎）
- 乙状窦血栓形成
- 硬膜外
- 硬膜下脓胸
- 脑膜炎
- 局灶性脑炎、脑脓肿、耳源性脑积水

后天性胆脂瘤（图 7-9）

内附鳞状上皮的大量角质碎片。病因学：上皮细胞通过鼓膜穿孔移动至中耳内。继发咽鼓管功能障碍。

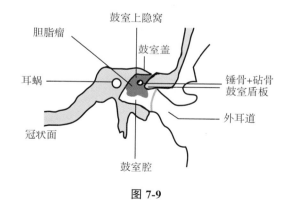

图 7-9

类型

- 后天性：慢性中耳感染（常见）。位于鼓室上隐窝（Prussak 间隙）或鼓窦
- 先天性（表皮样）：胆脂瘤由中耳、乳突或包

括迷路的岩骨内的上皮巢生成（少见）

影像学征象

- 中耳内的软组织肿物
- 边界可清晰或不清
- 砧骨和耳鼓室嵴（盾板）的侵蚀常见
- 骨质吸收（胶原酶）具特征性且最常发生于：
  - 听小骨
  - 外侧半规管（瘘）
  - 鼓室盖
  - 面神经管
- 乳突气房典型气化不足和硬化
- 外侧半规管的迷路瘘管形成少见
- 在有小的骨质破坏的胆脂瘤病例中，通常难以将其与慢性中耳感染区分开

后天性胆脂瘤的部位

指标	鼓室上瘾窝胆脂瘤	鼓室窦胆脂瘤
鼓膜穿孔	松弛部	紧张部
部位	Prussak 间隙	鼓室窦
听小骨移位	向中线	向侧方
骨质破坏	鼓室侧壁（盾板的破坏是早期发现）	早期细微
听小骨破坏	锤骨头和砧骨长支	砧骨短支和镫骨

后天性胆脂瘤的并发症

- 迷路瘘管（半规管裂——最常见于外侧半规管）
- 面神经麻痹（累及面神经管）
- 静脉窦血栓形成
- 脑膜炎
- 脑炎
- 脓肿
- 岩尖综合征（Gradenigo 综合征）

先天性胆脂瘤（表皮样瘤）

罕见病变，发生于中耳、乳突、外耳道、颈静脉窝、迷路、岩尖、桥小脑角以及颈静脉窝。最常见的部位是中耳的前上部分。组织学上，胆脂瘤是由内衬的鳞状上皮细胞、角质碎屑和胆固醇组成的。

影像学征象

涉及脑组织的信号特征

	表皮样瘤（先天性胆脂瘤）	胆固醇肉芽肿（胆固醇囊肿）	黏液囊肿
CT	≤	等密度，无钙化，无强化	<
T1W	≤（分层）	>（胆固醇）	≤
T2W	>	>（正铁血红蛋白）	>

胆固醇肉芽肿（胆固醇囊肿）

为肉芽组织的亚型，可发生在中耳内（包括岩尖）的任何部位。当肉芽肿膨胀并产生骨质破坏时出现临床症状，比如发生在岩尖时会导致失聪、耳鸣和颅神经麻痹。组织学上，胆固醇肉芽肿含有出血和胆固醇结晶。

影像学征象

- 岩尖骨质破坏
- 岩尖膨胀
- CT：相对于脑为等密度，无强化，无钙化
- MRI：由于含胆固醇，因而其在 T1 加权像上相对于脑为高信号

恶性外耳道炎

发生在老年糖尿病患者，严重威胁生命的绿脓假单胞菌感染。

侵袭性感染可沿 Santorini 软骨裂隙扩散并蔓延到：
- 中耳
- 颞骨基底
- 岩尖（骨髓炎）
- 咽旁间隙
- 鼻咽
- 脑膜
- 中枢神经系统
- 骨骼（骨髓炎）

影像学征象

- 乳突炎
- 颅底（颈静脉、乙状窦）和外耳道骨/软骨交界处的骨髓炎
- 静脉窦炎，血栓形成
- 多发颅神经麻痹

骨化性迷路炎

病因：慢性迷路炎、脑膜炎、外伤。HRCT 可

以发现耳蜗内的骨化。若出现纤维化闭塞则MRI（T2W）可能有所帮助。

失聪

类型

传导性

- 3个主要的异常部位：鼓膜、听小骨、骨质增生的前庭窗
- 常见的潜在病因：耳炎、胆脂瘤、耳硬化症、外伤

神经性

- 重点评估内耳、内耳道
- 常见的潜在病因：特发性、遗传性、听神经瘤、前庭导水管扩大（在内耳的最常见病因）、骨化性迷路炎、耳硬化症

搏动性耳鸣

病因

正常血管变异

- 迷走颈内动脉
- 颈静脉球异常（高位或开裂的大静脉球、憩室）
- 永存镫骨动脉

血管肿瘤

- 颈静脉球
- 鼓室球

血管异常

- 动静脉畸形（arteriovenous malformation，AVM）
- 动脉粥样硬化
- 岩尖部颈内动脉夹层或动脉瘤
- 纤维肌性增生

耳鸣的其他病因

- Paget病
- 耳硬化症
- Ménière病

肿瘤

血管球瘤

血管球瘤（化学感受器瘤＝非嗜铬副神经节瘤）起源于头颈部多处的化学受体细胞。大部分肿瘤是良性的，但10%的血管球瘤与身体别处的恶性肿瘤相关。百分之十为多发；因此在头颈部成像时该注意的是检查其他常见部位（颈静脉球、迷走神经副神经节和颈动脉体瘤）。血管球瘤是最常见的中耳肿瘤。

类型

- 颈静脉球瘤：来源于颈静脉球；较常见
- 鼓室球瘤：来源于耳蜗岬；较少见，发生于鼓室腔内Jacobson和Arnold神经的副神经节。

临床表现

- 搏动性耳鸣（最常见）
- 失聪
- 心律失常
- 突发血压（blood pressure，BP）波动

影像学征象

- 典型的鼓室球瘤为位于耳蜗岬中央的一个小的软组织肿块。鼓室球瘤通常与鼓室腔内的其他软组织肿块不能区分
- 颈静脉球瘤生长以颈静脉孔区为中心，很少延伸至舌骨水平以下。它常伴随颈静脉孔弥漫的骨质改变。MRI的特征性发现是肿瘤内表示流空的多发低信号区。这一现象为"盐征"和"胡椒征"
- CT、MRI、血管造影上明显强化
- 大的肿瘤侵蚀骨质

良性颞骨肿瘤

- 脑膜瘤
- 面神经瘤可来源于CN Ⅶ的任意段。于内听道内，则肿瘤与听神经瘤不能区分
- 骨瘤
- 腺瘤（耵聍腺瘤＝顶泌汗腺瘤）于外耳道内，良性但有局限侵袭性，罕见
- 表皮样瘤（原发性胆脂瘤）
- 岩尖胆固醇肉芽肿

恶性颞骨肿瘤

- 癌（最常见的肿瘤）
  鳞状细胞癌（squamous cell carcinoma，SCC）来源于外耳道
  腺癌
- 淋巴瘤
- 转移瘤：乳腺、肺、黑色素瘤
- 软骨肉瘤、其他原发于骨的肿瘤
- 儿童横纹肌肉瘤

先天性异常

常见综合征概述

与不同程度耳聋相关的综合征

综合征 / 疾病	内耳	中耳	外耳	其他异常
耳颅面				
颌面部骨发育不全综合征	+++	+++	0	眼缺损、下颌骨发育不全（"鱼嘴"）
克鲁宗病	+++	+++	0	突眼、颅缝早闭
耳颈				
克利佩利 - 费尔综合征	++	++	+++	颈椎融合、短颈
颅骨锁骨发育不良	+	+	++	大头颅、面骨发育不全、锁骨缺如
耳骨				
成骨不全	0	+	+++	畸形、骨折、蓝色巩膜
骨硬化症	++	++	+++	骨密度增高
其他				
沙利度胺	+++	+++	+++	短肢、心脏与胃肠道异常、血管瘤

内耳先天性异常

- 耳蜗分隔异常（Mondini 耳聋）导致耳蜗转数 < 2.5 且为"空耳蜗"。与脑脊液直接相通导致脑脊液漏和脑膜炎
- 单一耳蜗前庭腔（Michel 耳聋）导致耳蜗转数 < 2.5。颞岩部发育不全
- 小内耳道
- 耳蜗发育不全
- 大前庭和导水管

复发性脑膜炎相关性岩骨畸形

- 内耳道侧端筛板 / 螺旋板缺如：淋巴管周围水肿产生，伴镫骨继发性移位
- 鼓室盖裂
- 耳蜗水管增宽

耳营养不良和发育不全

耳硬化症

正常骨迷路（耳囊）有致密的包囊。在耳硬化症中，包囊被血管、不规则骨小梁及随后硬化的骨质所取代。病因不明；有遗传性。双侧占 90%。患者（女 > 男）表现为失聪。

类型

- 窗型耳硬化症：前庭窗周围硬化或海绵状改变，包括镫骨的固定。诊断通常基于临床和听力检查（传导性失聪）。影像对诊断通常不是必需的
- 耳蜗（窗后）型耳硬化症：包括耳蜗和耳囊。CT 发现：
  耳蜗周围骨质吸收（透亮晕圈）
  硬化发生于疾病晚期

前半规管裂综合征（Tullio 综合征）

CT 显示前半规管骨壁的小缺损。临床表现为伴随强声和压力出现的头晕和眩晕。也可以与传导性耳聋以及声压诱发的向上旋转性眼震有关。大多数患者如果避免诱发性刺激则不需要治疗。

病因

- 耳硬化症术后治疗
- 胆脂瘤
- 梅毒
- 外伤
- Ménière 病
- 外淋巴管瘘
- Lyme 病

其他耳营养不良及发育不良疾病

- Paget 病
- 纤维性结构不良

- 成骨不全
- 骨硬化症所致崤帽沉石病
- 颅骨干骺端发育不良（Pyle 病）
- 颅骨骨干发育不良（Engelmann 病）
- 锁骨颅骨发育不良

眼眶

概述

眼眶间隙（图 7-10 和图 7-11）

- 肌锥内间隙：各眼直肌内间隙
- 肌椎外间隙：各眼直肌外间隙
- 隔前间隙
- 隔后间隙
- 泪囊窝

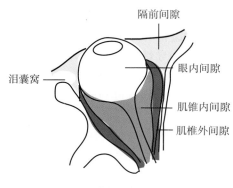

图 7-10

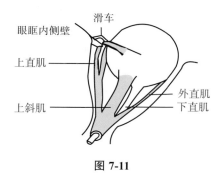

图 7-11

眼眶结构

- 眼球（晶状体，前房，后房，玻璃体，巩膜葡萄膜）
- 肌锥内、外脂肪
- 视神经和鞘
- 眼动、静脉
- 眼直肌

眶隔

- 代表压缩的眶缘骨膜
- 附着于骨性眼眶外缘和眼睑深部组织
- 将眶内所有结构与面部软组织分开（隔前对隔后）

眼球

视网膜母细胞瘤

起源于视网膜神经外胚层细胞的恶性肿瘤。临床：白瞳（瞳孔后的白色肿块）。年龄：< 3 岁（70%）。

- 30% 双眼，30% 单眼内多病灶
- 10% 的患者有视网膜母细胞瘤家族史

影像学征象

- 眼内肿块
- 高密度（钙化、出血）
- 玻璃体混浊，常见
- 钙化（图 7-12）常见（90%）；缺少钙化疑有其他肿块病变：

  永存原始玻璃体增生症（Persistent hyperplasia of primary vitreous，PHPV）

  晶体后纤维增生症

  弓蛔虫病

  外层渗出性视网膜病变（Coats 病）

- 影像检查的主要作用是确定肿瘤播散范围：

  蔓延至视神经，25%

  突破巩膜

  转移：脑膜、肝、淋巴结

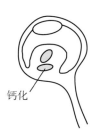

图 7-12

要点

- 肿瘤可双侧发生或三边出现，后者包括松果体母细胞瘤
- 发病后一生中可并发其他恶性肿瘤（骨肉瘤最常见）；放疗后肉瘤 10 年发生率：20%，20 年

发生率：50%，30 年发生率：90%

黑色素瘤

成人最常见的眼内恶性肿瘤（75%）。起源于脉络膜色素层；视网膜脱离常见。

影像学征象（图 7-13）

- 脉络膜增厚或不规则（局限性、息肉样或扁平状）
- 向外生长的双面凸样肿块病变
- 通常单侧性，位于眼后部
- 视网膜脱离，常见
- 增强后强化
- MRI：T1W 高信号，T2W 低信号
- 预后较差指标：

　　肿瘤体积大

　　着色重

　　浸润角度，侵犯视神经、巩膜、睫状体

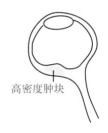

高密度肿块

图 7-13

永存原始玻璃体增生症（PHPV）

因胎儿玻璃体动脉和原始玻璃体的部分持续存在而产生。与眼发育异常相关［如：Norrie 病 =PHPV，抽搐，耳聋，低智商（intelligenle quotient，IQ）］。临床表现为失明、白瞳和小眼球。通常为单侧性。罕见。

影像学征象

- 小眼球（小眼畸形）
- 沿残留的玻璃体动脉呈玻璃体高密度
- 无钙化（对比视网膜母细胞瘤）
- 并发症：

视网膜脱离

慢性视网膜出血

晶体后纤维增生症

因氧气治疗（例如为治疗肺透明膜病）产生的中毒性视网膜病变。视网膜血管收缩导致玻璃体后部和视网膜的新生血管形成。出血伴瘢痕、挛缩，并随之形成渗出物。双侧性。

Coats 病

原发性血管异常（渗出性视网膜炎）导致视网膜的脂蛋白积聚、毛细血管扩张、新生血管形成和视网膜脱离（假神经胶质瘤）。年龄：6 ~ 8 岁，男性。罕见。

影像学征象

- 局灶性肿块或钙化致玻璃体浑浊
- 单侧性

玻璃疣

玻璃体视神经乳头处局灶性钙化。通常双侧性且无症状。视盘边缘模糊可能误认为视盘水肿。

眼球形态异常（图 7-14）

- 缺损：局灶性外翻累及视网膜、脉络膜、虹膜；病因为胎儿眼裂闭合不全；位于视盘区；与下列疾病相关：

　　牵牛花畸形

　　小眼球合并囊肿

- 葡萄肿：后天性眼球壁缺损伴脉络膜或巩膜凸出
- 轴性近视：前后（anteroposterior，AP）径伸长但无凸出
- 牛眼：先天性青光眼；晶状体前房排水困难

白瞳征

白瞳征是指白色瞳孔。为临床而非放射学的发现。潜在病因：

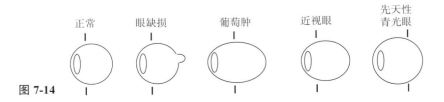

正常　　　眼缺损　　　葡萄肿　　　近视眼　　先天性青光眼

图 7-14

- 视网膜母细胞瘤
- 永存原始玻璃体增生症
- 先天性白内障
- 中毒性视网膜病变
- 其他
  硬化性眼内炎
  Coats 病
  晶体后纤维增生症
  外伤
  慢性视网膜脱离

视网膜脱离（图 7-15）

感光视网膜与视网膜色素上皮分离。出现特征性的"V"字形，脱离的尖端在视盘处。出现视网膜或脉络膜脱离可能是由眼部肿块引起。

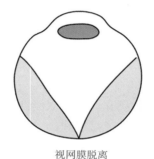 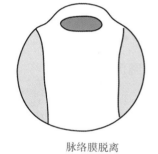

视网膜脱离　　　　　　　脉络膜脱离

图 7-15

脉络膜脱离

通常在眼部手术、外伤或葡萄膜炎后发生，产生的液体积聚在脉络膜上腔。特征性表现为不累及眼球后 1/3（视神经盘区域），区别于视网膜脱离。

视神经

视神经胶质瘤

弥漫性视神经增粗的最常见原因，尤其在儿童。病理：通常为分化良好的毛细胞型星形细胞瘤。临床表现包括失明、突眼（肿瘤大）。80% 发生在 10 岁以下。在神经纤维瘤病 I 型（neurofibromatosis type1，NF-1）患者中，肿瘤可双侧发生。

影像学征象

- 肿瘤生长类型：视神经呈管状、疣状、梭形增宽

- 视神经管增粗；左右相差 > 1mm 为异常
- 比脑膜瘤计算机断层扫描（computed tomography，CT）值低
- 对比增强有差别
- 钙化罕见（但脑膜瘤常见）
- 确定肿瘤范围最好做磁共振成像（magnetic resonanle imaging，MRI）检查：视交叉→视束→外侧膝状体→视辐射

视神经脑膜瘤

视神经鞘脑膜瘤起源于覆盖视神经的脑膜内残余的蛛网膜。年龄：40 岁左右（80% 女性）；年轻患者通常有神经纤维瘤病。渐进性失明。

影像学征象

肿块
- 管状，60%
- 梭状，包绕视神经，25%
- 偏心状，15%
- 钙化（常见）

增强
- 明显对比强化
- 线状强化带（肿瘤内的神经）："轨道征"

其他
- 蝶骨和（或）视神经管骨质增生

视神经炎

临床表现

- 失明
- 眼部运动疼痛
- 瞳孔传入缺陷

病因

- 多发性硬化（multiple sclerosis）（最常见病因；发生于 80% 的多发性硬化患者）
  视神经脊髓炎：视神经炎（双侧）伴横贯性脊髓炎 [多发性硬化或急性播散性脑脊髓炎（acute disseminated enlephalongelitis，ADEM）可能为病因]
- 缺血
- 血管炎

影像学征象

- T2W 抑脂像或注射钆对比剂后抑脂像最利于诊断
- T2W：视神经周围间隙消失；感染的视神经 T2 信号增高
- 视神经强化

眼外肿瘤

血管瘤

眼肌锥内间隙最常见的肿瘤。

类型

毛细血管瘤（儿童；草莓状痣）：无包膜

- 占所有儿科眼眶肿瘤的 10%，是最常见的儿科眼眶血管性肿瘤
- 侵犯肌锥和肌椎外间隙
- 生长不到 1 年后通常消退
- 90% 与皮肤血管瘤相关

海绵状血管瘤（成人）：真包膜，良性，成人最常见的眼眶血管肿物，多累及女性（60%～70%）

- 粗大，扩张的静脉管道伴纤维假包膜
    增强后密度增高
    T2W 信号强度与液体 [如脑脊液（cerebrospinal fluid，CSF）] 相近
- 边缘清晰，圆形
- 眼眶扩大
- 钙化静脉石，罕见
- 含铁血黄素沉积
- 无眼眶骨质破坏但大的血管瘤可有眼眶变形重塑

皮样囊肿

儿童常见的眼眶肿瘤。年龄：10 岁以内。

影像学征象

- 低 CT 衰减和 T1 高信号（脂肪）具有诊断性
- 常见相邻骨质凹陷或硬化
- 可含碎屑（MRI 信号不均匀）

淋巴管瘤

占儿童眼眶肿瘤的 2%。年龄：10 岁以内。与头颈部其他淋巴管瘤相关。眼眶淋巴管瘤不会自然消退。

影像学征象

- 因组织成分（淋巴管道、血管基质）不同而有多种 CT 表现
- 多房性
- 边缘强化
- T2W 上信号强度与液体（如脑脊液）相近

泪腺肿瘤

淋巴样瘤，50%

- 良性反应性淋巴组织增生
- 淋巴瘤

上皮样瘤，50%

- 良性混合性（多形性）肿瘤（75% 为上皮性肿瘤）
- 囊样腺癌
- 黏液表皮样癌
- 恶性混合瘤

横纹肌肉瘤

儿童最常见的眼眶恶性肿瘤。平均年龄：7 岁。

影像学征象

- 较大，有侵袭性的软组织肿块（肌锥内或肌锥外）
- 转移至肺和颈部淋巴结

转移瘤

儿童：Ewing 瘤、神经母细胞瘤、白血病。成人：乳腺癌、肺癌、肾细胞癌、前列腺癌。来自鼻旁窦的鳞状细胞癌直接蔓延。

炎症和浸润性病变

眼眶感染

眶隔相当于阻止感染从前部向后部结构播散的一个屏障。眼眶感染的常见原因包括鼻旁窦感染和创伤蔓延。

影像学征象

- 眶周蜂窝织炎：软组织肿胀
- 隔后感染（真性眼眶蜂窝织炎）
    骨膜下浸润或脓肿
    球后脂肪条索
    增粗的内直肌向外侧移位

眼球突出

甲状腺性眼病（图 7-16）

Graves 病是由长效甲状腺刺激素（longacting thyroid-stimulating factor，LATS）引起的眼眶病理改变（眼眶内糖蛋白和黏多糖积聚）。临床：无痛性眼球突出；患者可能甲状腺功能正常、甲状腺功能减退或甲状腺功能亢进。分级：

- 1 级：眼睑挛缩、凝视、眼睑滞后（上眼睑由于甲状腺毒症而痉挛）
- 2 级：软组织受累
- 3 级：眼球突出由眼球突出计测量确定
- 4 级：累及眼外肌，影响肌腹
- 5 级：角膜受累
- 6 级：视神经受累：失明

治疗：泼尼松→放射治疗→手术减压；手术或甲状腺 ^{131}I 治疗甲状腺。

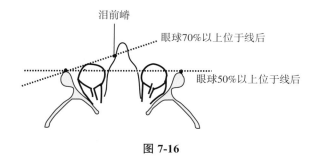

图 7-16

影像学征象（图 7-17）

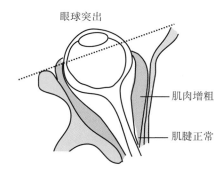

图 7-17

突眼症
累及肌肉

- 帮助记忆累及顺序："I'M SLow"
    Inferior，下直肌（最常见）
    Medial，内直肌
    Superior，上直肌
    Lateral，外直肌
- 肌肉增粗在肌中间位置最显著，向末端逐渐变

细（是浸润性而非炎症性疾病）

- 不累及肌腱附着处
- 通常双侧、对称性

其他

- 视神经增粗
- 眼眶脂肪膨胀

眼眶假瘤

眼眶软组织不明原因炎症

临床表现

- 疼痛性突眼
- 单侧
- 对类固醇敏感

病因

- 特发性
- 系统性疾病：结节病，内分泌疾病
- 未发现的局灶性感染，异物

影像学征象（图 7-18）

- 肌锥内或肌锥外浸润性炎症表现为边缘不清晰的渗出物或偶尔表现为肿块
- 典型征象：
    单侧
    不同于甲状腺性眼病，假瘤累及肌肉的肌腱（因其为炎症性疾病）
    肌肉增粗
- 眼眶脂肪内条索影（炎症）
- 泪囊增大
- 可累及眶尖部包括眶上裂（Tolosa-Hunt 综合征）

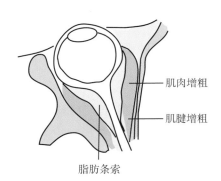

图 7-18

鉴别

	假瘤	甲状腺性眼病
累及	单侧，85%	双侧，85%
肌腱	累及	正常
肌肉	增粗	增粗：I > M > S > L
脂肪	炎症	脂肪数量增加
泪囊	增大	
类固醇	反应好	反应差

急性感染

细菌性感染（肌锥外＞肌锥内）通常由于副鼻窦炎并发海绵窦血栓。

创伤

类型
- 钝挫伤伴眼眶爆裂性骨折，50%
- 穿通伤，50%

眼异物检测
- 金属：异物 > 0.06 mm³
- 玻璃：异物 > 1.8 mm³
- 木质：由于木质密度与软组织密度相近而难以检测

其他

Erdheim-Chester 病

伴球后沉积的脂质肉芽肿（非朗格汉斯细胞组织细胞增生症）或肿块、眼睑黄斑瘤、骨骼表现（髓质硬化、皮质增厚）和由于胆固醇栓子产生的心肺表现。罕见。

斑痣性错构瘤病的眼部表现

神经纤维瘤病 -1 型
- Lisch 结节
- 蝶骨发育不良
- 脉络膜错构瘤
- 视神经胶质瘤
- 丛状神经纤维瘤

神经纤维瘤病 -2 型
- 脑膜瘤
- 神经鞘瘤

Sturge-Weber 综合征
- 脉络膜血管瘤

- 牛眼
- 青光眼

结节性硬化症
- 视网膜星形细胞错构瘤

脑视网膜血管瘤（Von Hippel-Lindau，VHL）
- 视网膜血管瘤

咽，喉

概述

解剖

上呼吸消化道由咽部和喉部构成。喉部与咽部及气管相连。

咽部
- 鼻咽：下达软腭下部
- 口咽：自软腭至舌骨
- 下咽（喉咽部）：包括梨状窝和咽后部

喉部
- 喉会厌表面
- 杓会厌皱襞
- 杓状软骨
- 假声带
- 真声带（声门为声带间的间隙）
- 声门下喉部

轴位 CT 解剖（图 7-19A ~ C）

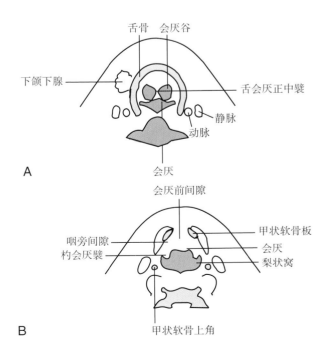

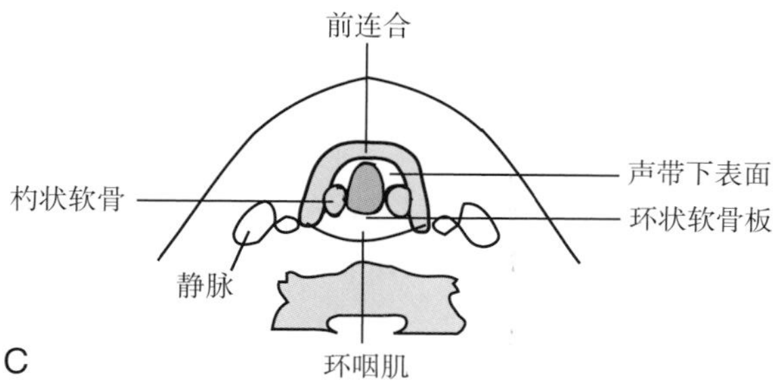

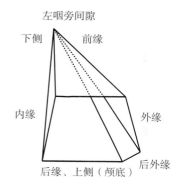

图 7-19

咽旁间隙（图 7-20）

由疏松结缔组织填充的潜在腔隙。间隙呈锥状，尖端指向舌骨小角，基底部朝向颅底。自颅底延伸至中口咽部。边界：

- 外缘：下颌骨，翼内肌
- 内缘：咽上缩肌，腭帆张肌，腭帆提肌
- 前缘：颊肌，翼状肌，下颌骨
- 后缘：颈动脉鞘

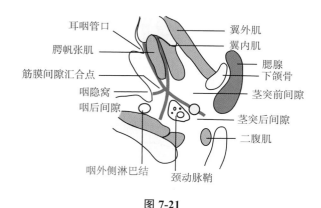

图 7-20

内容物（图 7-21）

图 7-21

前区（茎突前间隙）

- 上颌动脉
- 下牙槽神经、舌神经、耳颞神经

后区（茎突后间隙）

- 颈内动脉（ICA）、颈内静脉（internal jugular vein，IJV）
- 颅神经Ⅸ、Ⅹ、Ⅻ
- 颈交感神经链淋巴结

内侧区（咽后间隙）

- 淋巴结（Rouvière）

淋巴结（图 7-22）

咽旁间隙有大量淋巴结组。

- 咽外侧淋巴结（Rouvière）
- 颈深淋巴结
- 颈内静脉链，包括颈内静脉二腹肌淋巴结
- 副神经脊髓链
- 颈横动脉链

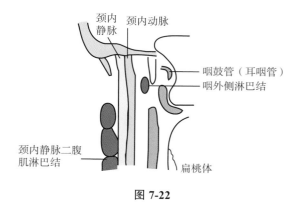

图 7-22

副神经节（图 7-23）

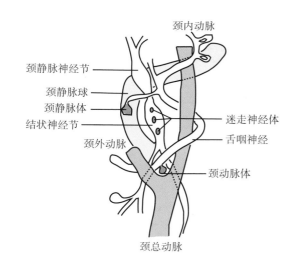

图 7-23

起源于神经外胚层细胞，对氧气和二氧化碳的变化敏感。类型：

- 颈动脉体（位于颈动脉分叉）
- 迷走神经体

颈静脉球神经节的致瘤性转化产生颈静脉球。

声带的透视检查（图 7-24）

偶尔行之以评估声门下区（Valsalva 动作），而喉镜检查不可见。

- 呼气时发声 "E"：声带并拢
- 吸气时发声 "E"：喉室扩大
- 鼓颊（改良的 Valsalva 动作）：梨状窝扩大
- Valsalva 动作：声门下区扩大
- 吸气：声带外展

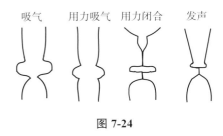

图 7-24

淋巴结分组（图 7-25）

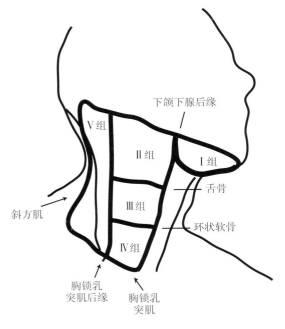

图 7-25

- Ⅰ A 组：二腹肌前腹的前缘间，舌骨以上、下颌舌骨肌以下（颏下淋巴结）
- Ⅰ B 组：下颌舌骨肌以下、舌骨以上，后至二腹肌前腹，前至颌下腺后表面的切线（颌下淋巴结）
- Ⅱ、Ⅲ、Ⅳ 组：颈内静脉淋巴结

Ⅱ：（颈内静脉二腹肌淋巴结）自颅底至舌骨体下缘，胸锁乳突肌后缘和颌下腺后缘之间。注意：一个位于颈动脉内侧的淋巴结归类为咽后淋巴结

Ⅲ：舌骨至环状软骨

Ⅳ：环状软骨至锁骨

- Ⅴ 组：颅底至锁骨，斜方肌前缘至胸锁乳突肌后缘之间
- Ⅵ 组：内脏淋巴结；起自舌骨至胸骨柄上端，两侧颈总动脉间
- Ⅶ 组：胸骨柄后方的上纵隔区域（上纵隔淋巴结）

病理性淋巴结增大标准

颈部淋巴结增大在大小上无特异性，并且对增大的测定不存在全球标准。

然而两种方法仍被普遍使用：

- 长轴：Ⅰ 和 Ⅱ 组为 15mm，其他组为 10mm
- 短轴：Ⅱ 组为 11mm，其他组为 10mm

咽后淋巴结不应超过 8mm（长径）或 5mm（短径）。新兴技术，如使用纳米铁的 MRI 淋巴结成像（见第 13 章）或 PET，可能更加特异和敏感。

鼻咽，口咽

Thornwaldt 囊肿

鼻咽部中线区域的囊性脊索残留物（人群的 3%）。偶可出现感染。年龄：15 ~ 30 岁。

影像学征象

- 侧位 X 线平片见半球形软组织密度
- CT 和 MRI 上典型囊性表现
- 部位：中线；于腺样体同水平

咽后脓肿（图 7-26）

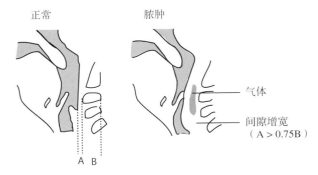

图 7-26

病因：牙科疾病、咽炎、穿透伤、脊椎骨髓炎。病原体：葡萄球菌、链球菌、厌氧菌、结核分枝杆菌（Mycobacterium tuberculosis，TB）。

影像学征象

- 咽后间隙增宽
- 可累及咽后间隙、咽旁间隙、椎前间隙、颌下间隙或咀嚼肌间隙，或通过危险间隙播散至纵隔
- CT 表现
  气体
  坏死组织和水肿表现为低密度
  脂肪条索
  对比增强边缘强化

青少年血管纤维瘤

间叶细胞来源的血管肿瘤。青少年最常见的鼻咽良性肿瘤（年龄：10 ~ 20 岁，仅男性）。

临床表现

- 鼻出血（完全性血管肿瘤）
- 翼腭窝肿块
- 颞下窝、鼻腔扩大

影像学征象

通常较大的软组织肿块引起局部骨质变形
- 翼腭窝，90%；其增大导致上颌窦后壁移位
- 蝶窦，65%
- 翼突上颌裂、颞下窝、眶上裂至颅内腔
血供丰富
- 增强 CT 和 MRI 检查时明显强化
- MRI：T2W 极高信号，流空效应
- 血管造影：肿瘤染色
切除前栓塞
- 主要由颈外动脉（external carotid artery，ECA）特别是上颌动脉的供血
- 可能由颈内动脉（internal carotid artery，ICA）供血

要点

- 不要活检（出血）
- 如果不完全切除会复发；如今由于早期诊断则复发率低

鳞状细胞癌

鳞状细胞癌（squamous cell carcinoma，SCC）占鼻咽部恶性肿瘤的 80% ~ 90%（淋巴瘤：5%；罕见肿瘤：腺癌、黑色素瘤、肉瘤）

部位

鼻咽
- 肿瘤最常起源于咽侧隐窝（Rosenmüller 窝）
- 可能与 Epstein-Barr 病毒相关
- 中国人常见
口咽
- 上腭
- 扁桃体
- 舌、咽壁
- 唇、牙龈、口腔底

影像学征象

- 软组织不规则；原发的浸润性癌仅显示轻度不规则
- 肿块、溃疡、浸润性病变

鼻咽鳞状细胞癌分期（图 7-27）

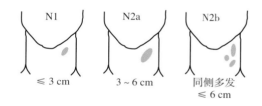
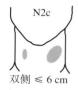
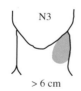

图 7-27

原发肿瘤
- Tis：原位癌
- T1：肿瘤局限于鼻咽一个部位或无肉眼可见肿瘤
- T2：肿瘤累及两个部位（后上壁和侧壁）
- T3：肿瘤延伸至鼻腔或口咽
- T4：肿瘤侵犯颅骨和（或）累及颅神经
淋巴结增大
- N0：临床上阳性淋巴结

- N1：单个同侧临床阳性淋巴结直径 ≤ 3 cm
- N2：单个同侧临床阳性淋巴结直径 > 3 cm 而 ≤ 6 cm
- N3：淋巴结 > 6 cm

远处转移

- M0：无转移证据
- M1：存在远处转移

要点

- 表现为浆液性中耳炎的老年患者可能有鼻咽癌，除非证实为其他疾病
- 20% 为黏膜下肿瘤，临床医师不能看到
- 施明克（Schmincke）瘤：未分化的癌
- 80% ~ 90% 的鼻咽鳞状细胞癌患者就诊时有阳性淋巴结

其他肿瘤

按部位分类的其他头颈部肿瘤一览表

间隙	先天性	良性	恶性
茎突前 / 咽旁间隙	第二鳃裂囊肿	混合性肿瘤 神经瘤	扁桃体 SCC 唾液腺 / 腮腺癌 肉瘤 淋巴瘤
茎突后 / 咽旁间隙		副神经节瘤 神经瘤 脊索瘤	SCC 淋巴结转移 淋巴瘤 神经母细胞瘤
颞下窝、咀嚼肌间隙	淋巴管瘤 囊状水瘤	牙源性囊肿 神经源性肿瘤 血管瘤	SCC 肉瘤［恶性纤维组织细胞瘤（malignant fibrous histiocytoma, MFH）、横纹肌肉瘤］ 淋巴瘤 唾液腺 / 腮腺癌
口腔底、舌下间隙	表皮样、皮样囊肿 畸胎瘤 淋巴管瘤 囊状水瘤	舌下囊肿 多形性腺瘤 神经源性肿瘤 血管瘤	唾液腺 / 腮腺 SCC 肉瘤 淋巴瘤
咽后间隙	脑脊膜膨出	脊索瘤 神经源性肿瘤 纤维瘤 畸胎瘤	肉瘤（肌肉、神经、脂肪肉瘤） 脊椎转移瘤 原发性骨肿瘤 神经母细胞瘤

MFH，恶性纤维组织细胞瘤

下咽，喉

声带麻痹（图 7-28）

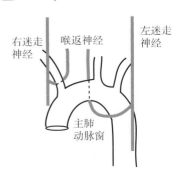

图 7-28

声带肌肉是由自迷走神经（颅神经 X）的喉返神经支配的。左侧喉返神经损伤更常见。导致麻痹的病因有：

- 特发性
- 外伤性，手术后
- 肿瘤：纵隔、左肺门或肺尖
- 关节炎（环杓软骨的退行性改变）

影像学征象

- 受累声带的异常运动
- 喉室增宽
- 梨状隐窝增大

- 假声带变扁
- 声门下角展平

喉囊肿（图 7-29）

喉室扩大。最常见于吹玻璃者或慢性阻塞性肺疾病（chronic obstructive pulmonary disease，COPD）患者。可延伸经甲状舌骨膜进入颈部。可充填液体或气体。

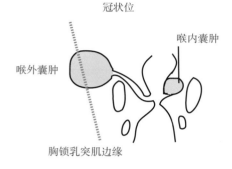

图 7-29

喉外伤

病因

插管：侵蚀、喉软化、狭窄

直接暴力：骨折。CT 检查的最主要目的是显示存在着：

- 甲状软骨或环状软骨的骨折移位
- 杓状软骨脱位
- 假通道
- 会厌移位

类型

- 甲状软骨：纵向、旁正中、横向或粉碎性骨折
- 环状软骨：常见两处断裂；于后部者，临床常不能发现
- 会厌软骨：可能于后部和上部撕裂
- 杓状软骨：前部和后部脱位

良性喉肿瘤

- 乳头瘤和血管瘤是最常见的肿瘤
- 少见肿瘤：软骨瘤、神经纤维瘤、纤维瘤、副神经节瘤、横纹肌瘤、多形性腺瘤、脂肪瘤
- 声带息肉（非真性肿瘤）是喉部最常见的良性病变

喉癌

组织学

SCC，90%

其他，10%

- 腺癌
- 转移瘤
- 起源于喉支撑组织的肿瘤［软骨肉瘤、淋巴瘤（罕见）］
- 癌肉瘤
- 囊腺癌

类型

声门上型，30%

- 肿瘤起源于假声带、喉室、会厌喉面、杓状软骨和杓会厌襞
- 发现时通常较大
- 治疗采用声门上喉切除术或放射治疗

声门型，60%

- 肿瘤起源于真声带，包括前连合
- 发现时通常较小（声嘶为早期发现）
- 症状出现早，预后较好
- T1 期肿瘤治疗采用声带切除术、半喉切除术或放射治疗
- T3 期肿瘤治疗采用全喉切除术

声门下型，10%

- 作为孤立病变较少见，而常被视为声门肿瘤的延伸
- 因早期结节转移而预后较差

影像学征象

肿块常见部位

- 梨状窝（最常见）
- 环状软骨后
- 后外侧壁

测定声带活动性（透视）；声带固定病因的定位

- 环杓关节炎
- 肿瘤侵犯声带肌
- 咽旁间隙肿瘤
- 喉返神经麻痹
- 特发性（病毒感染？）

侵犯

- 脂肪间隙消失；软组织 > 2 mm 提示肿瘤向对侧声带扩散
- 前连合增厚
- 软骨受侵：糜烂、变形（突起、膨胀、弯曲）、硬化（微侵袭）

- 淋巴结肿大

分期

- T1：局限于真声带，活动正常
- T2：局限于真声带，活动受限但无声带固定
- T3：声带固定

要点

- 25% ～ 50% 的声门上肿瘤手术时已有转移
- 声门下肿瘤最常发生转移
- 声门肿瘤局限于声带时很少转移，但可经前连合或其后方的杓状软骨间的组织局部扩散至对侧声带。局部肿块也可能是出血、感染、水肿或纤维化的结果

手术后喉部

垂直半喉切除术

- 切除真声带、喉室、假声带和同侧甲状软骨板
- 用于治疗局限性真声带肿瘤或声门上肿瘤

水平半喉切除术（声门上）

- 切除会厌、杓状会厌襞、假声带、会厌前间隙、甲状软骨上部和部分舌骨
- 用以选择性治疗会厌、杓状会厌襞和假声带的一些肿瘤

全喉切除术

- 切除全喉和会厌前间隙、舌骨、带状肌和部分甲状腺；永久性气管造口术
- 用肌肉、黏膜和结缔组织层重建一个新咽部（自舌底部延伸至食管）
- 用于广泛喉肿瘤

根治性颈淋巴结清扫术

- 切除胸锁乳突肌、颈内静脉（IJV）、淋巴结和下颌下的唾液腺
- 以肌皮瓣修补

咽旁间隙

腮裂囊肿（图 7-30）

囊肿来源于第 1 或第 2（更常见）腮裂的胚胎性残余组织。肿块位于颈前三角区域；可继发感染。

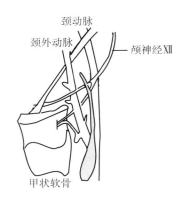

图 7-30

影像学征象

- 囊肿位置
    - 1 型：外耳道（EAC）或腮腺
    - 2 型：颈前三角区，下颌角
- 信号强度
    - 液性密度（＜ 20HU）。感染时囊肿密度增高（碎屑），边缘明显增强
- 囊肿经过颈内动脉和颈外动脉之间

甲状舌管囊肿

范围从甲状腺至盲孔。位于中线的可触及肿块（80%）。占 70% 的先天性颈部病变。

位置

- 舌骨上的，20%
- 舌骨，15%
- 舌骨下的，65%

影像学征象

- 薄壁囊性结构
- 水样密度（＜ 20HU）
- 壁增厚及强化提示有感染

血管球瘤（神经节细胞瘤，化学感受器瘤）

良性肿瘤，起源于交感神经系统的节旁体细胞。肿瘤富有血管，因此在增强 CT 检查时明显强化，血管造影检查时浓染。位置：

- 颅底（颈静脉球瘤）
- 颅底下方（迷走神经血管球瘤）
- 在颈动脉分叉处（颈动脉体瘤）

Glasscock-Jackson 血管球瘤分类

类型	表现
鼓室球	
Ⅰ 型	肿瘤局限于鼓室岬
Ⅱ 型	肿瘤完全充满中耳腔
Ⅲ 型	肿瘤充满中耳，并延伸至乳突或穿过鼓膜
Ⅳ 型	肿瘤充满中耳，延伸至乳突或穿过鼓膜并充填外耳道；可能向前延伸至颈内动脉
颈静脉球	
Ⅰ 型	肿瘤侵犯颈静脉球、中耳和乳突
Ⅱ 型	肿瘤延伸至内耳道下方，并可能蔓延到颅内
Ⅲ 型	肿瘤延伸进入岩骨尖；并可能侵犯颅内
Ⅳ 型	肿瘤延伸越过岩骨尖，进入斜坡或颞下窝；可能有颅内侵犯

鼻窦，鼻腔

概述

鼻窦（图 7-31）

- 额窦
- 筛窦
- 蝶窦
- 上颌窦

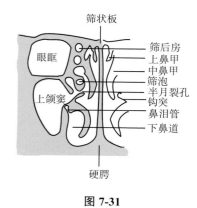

图 7-31

窦口鼻道复合体（osteomeatal complex，OMC）

- 3 个鼻窦引流的控制点：额窦、前组筛窦、上颌窦
- OMC 的内侧壁由钩突组成
- OMC 的上外侧壁由眼眶下壁组成，也可以由低位的筛窦气房组成
- 漏斗管通往半月裂孔
- 中鼻甲可以含一个气房（泡状鼻甲）
- 鼻窦口大小各异（取决于氧分压、黏液滞留）

房

- **Haller 小房**：后组筛窦气房，侵入眼眶内壁；能阻塞窦口，可以是感染源
- **Onodi 小房**：后组筛窦气房，包绕视神经管和视神经
- **鼻丘小房**：大多位于筛窦气房前面，邻近骨常常为含气骨，如额骨、上颌骨、中鼻甲，筛骨和（或）泪骨

解剖变异（有可能导致阻塞）

- 泡状鼻甲，35%
- 鼻中隔畸形，20%
- 中鼻甲异常，15%
- 反钩状突
- 低位移行筛骨泡

鼻额管

- 额窦直接引流至鼻腔的前隐窝，85%
- 15% 额窦经鼻额管引流至筛骨漏斗部

解剖学间隙

翼腭窝（图 7-32）

位于上翼状突和上颌窦后壁之间锥状间隙，该窝向上延续至眶下裂，向外延续至颞下窝。翼腭窝是鼻旁窦口的交汇处，病变可经此扩散。和其他间隙的联系：

- 圆孔通颅中窝
- 蝶腭孔联系后鼻腔
- 翼管（维杜斯管）向下向外通圆孔（血管和神经）

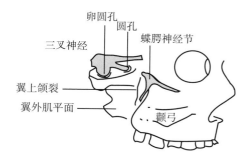

图 7-32

蝶腭孔

该孔从翼腭窝延伸至后鼻腔，内含翼腭的血管和神经。它是肿瘤从鼻腔播散至翼腭窝、眶下裂、颞下窝的阻力最小、最受肿瘤欢迎的通道。

翼管（维杜斯管）

位于蝶骨内翼板的基底，圆孔的下外方。联系翼腭窝和破裂孔。含翼管神经（维杜斯神经＝岩大神经的延续）和翼管动脉（颌内动脉分支）。

破裂孔

由纤维软骨充填，仅咽升动脉分支和某些交感神经通过这个孔。位于翼突内侧板基底部。是鼻咽癌转移的有利部位。至颅底的通道有：

- 破裂孔下邻罗森苗勒（Rosenmüller）窝
- 破裂孔前方有 Prestyloid 咽旁间隙
- 腭帆张肌和腭帆提肌起源于此
- 颈动脉经过破裂孔

鼻窦

急性鼻窦炎

各鼻窦发生率：上颌窦＞筛窦，额窦＞蝶窦。因为引流的鼻窦口堵塞，鼻窦炎经常合并上呼吸道感染。

类型

- 感染性鼻窦炎
    急性
    亚急性
    慢性
- 非感染性（过敏性）
- 牙齿感染和鼻窦炎（20% 是上颌窦）

影像学征象（图 7-33 和图 7-34）

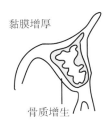

图 7-33

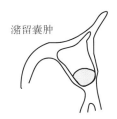

图 7-34

- 鼻窦局部或全部密度增高
- 黏膜增厚
- 气液平面
- 慢性鼻窦炎：黏膜增生，假息肉，骨质增生
- 并发症
    黏液潴留囊肿
    黏液囊肿
    骨髓炎
    海绵窦血栓形成
    颅内蔓延
    积脓
    脑炎
    脓肿
    眼眶并发症
- 复发性鼻窦炎：骨质增生，骨质侵蚀（少见），黏膜肥大

要点

- X 线平片上诊断鼻窦密度增高是非特异性诊断
- CT 平扫评估复发性鼻窦炎的 OMC 解剖和窦壁骨质改变
- CT 增强：肿瘤、息肉和黏膜强化；分泌物不强化
- T2W：良性病变通常信号非常高；肿瘤呈中等信号

黏液滞留囊肿（图 7-35）

发生率：占总人口的 10%。由于引流腺管的阻塞发生囊肿。大多发生于上颌窦（底部）。

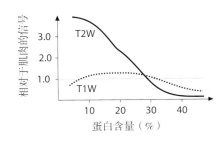

图 7-35

影像学征象

- 囊肿紧贴鼻窦窦壁，不引起窦壁骨质膨胀（和黏液囊肿不同）
- T1W 上表现为圆形软组织肿块
- MRI 上信号强度取决于所用的脉冲序列和蛋白质含量（见图）

息肉（图 7-36）

鼻窦腔最常见的肿瘤。常伴随鼻窦息肉的疾病包括：

息肉

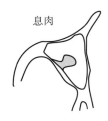

图 7-36

- 息肉状鼻鼻窦炎（过敏性）
- 感染
- 内分泌失调症
- 医源性鼻炎（阿司匹林）
- 囊性纤维化

影像学征象

- 位置：筛窦＞鼻部
- 软组织息肉典型表现是圆形
- 骨质膨胀和重塑
- T2W 上明显高信号
- 由于窦口阻塞可能形成黏液囊肿

破坏性鼻窦炎

病因

- 毛霉病
- 曲霉病
- 韦氏肉芽肿病
- 新生物

真菌性鼻窦炎

易感因素：糖尿病，延长抗生素和甾体药物的治疗，免疫缺陷患者

影像学征象

- 骨质破坏并且快速进展至相邻解剖间隙
- 与肿瘤难以鉴别：需要活检
- CT 和 MRI 的主要作用是确定病变范围
- 曲霉病在 CT 上可以表现为高密度，在 T1W 上表现为低信号
- 如果仅蝶窦受累，考虑曲霉病

黏液囊肿（图 7-37）

真性囊肿病变由窦黏膜形成。黏液囊肿是窦口完全阻塞后的结果（炎症，创伤，肿瘤）。由于分泌物压力的增加，窦壁骨质重塑。对于儿科患者，需要考虑囊性纤维化病。位置：额窦 65% ＞筛窦 25% ＞上颌窦 10% ＞蝶窦（少见）。有息肉病的患者可能有多个黏液囊肿。

影像学征象

- 圆形软组织密度
- CT 上的典型表现为等密度

黏液囊肿

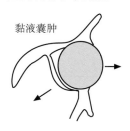

图 7-37

- MRI 信号强度
    - T1W 低信号，T2W 高信号：浆液成分
    - T1W 高信号，T2W 高信号：高蛋白成分
    - T1W、T2W 均为低信号，黏液成分
- 鼻旁窦内的鉴别诊断低信号
    - 充气的鼻窦
    - 干的分泌物
    - 钙化
    - 真菌凝结物（足菌肿）
    - 异物
    - 异位（未降）的牙齿
    - 含牙囊肿
    - 急性出血
- 窦壁骨质畸形且膨胀
- 通常不强化，合并感染时（化脓性黏液囊肿）边缘强化
- 并发症：破入眼眶内或前颅窝

内翻型乳头状瘤

- 鼻腔和鼻旁窦内单侧息肉样病变
- 常伴有人乳头瘤病毒（HPV）感染和恶性肿瘤
- 治疗：手术切除
- 鉴别诊断
    - 上颌窦后鼻孔息肉（年轻男性）

过敏性息肉病

过敏性真菌鼻窦炎

幼年血管纤维瘤

足菌肿

黏液囊肿

SCC

腺癌

良性肿瘤

- 骨瘤（最常见的鼻旁窦肿瘤）
- 乳头状瘤
- 纤维化病变
- 神经源性肿瘤
- 巨细胞肉芽肿

恶性肿瘤

类型

SCC，90%

- 上颌窦，80%
- 筛窦，15%

少见肿瘤，10%

- 腺样囊性癌
- 鼻腔神经胶质瘤

  起源于嗅上皮细胞

  通常扩展蔓延穿过筛板
- 淋巴上皮瘤
- 黏液表皮样癌
- 间质肿瘤：纤维肉瘤，横纹肌肉瘤，骨肉瘤，软骨肉瘤
- 肺、肾、乳腺转移瘤

肿瘤扩散途径

直接侵犯

- 上颌窦

  向后侵犯：颞下窝，翼腭窝

  向上侵犯：眼眶
- 筛窦或额窦：额叶

淋巴结转移

- 下颌下，咽旁，颈静脉二腹肌淋巴结

神经周围转移

- 翼腭窝
- 通过圆孔和中颅窝相联系

鼻窦内镜手术

鼻窦内镜检查的目的是减轻窦口阻塞。内镜检查已取代了侵袭性更强的其他检查，例如进入上颌窦根治术（Caldwell-Luc）。并发症包括：

- 由于黏着物、粘连、不完全切除，反复发生炎性疾病，10%
- 眼眶并发症，5%

  血肿

  脓肿

  视神经损伤
- 术中出血
- 脑脊液漏，1%
- 颅内损伤
- 颈内动脉夹层

鼻

可卡因隔

可卡因的血管收缩作用引起缺血，因而可卡因的

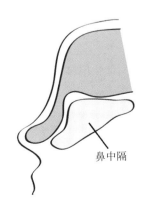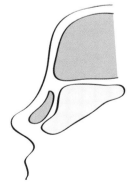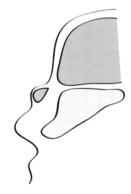

额鼻脑膨出　　　鼻内神经胶质瘤　　　鼻外神经胶质瘤

图 7-38

使用可导致鼻中隔侵蚀和穿孔。

鼻石

鼻腔内异物或肉芽肿的钙化可导致鼻塞。

前额脑膨出（图 7-38）

部分脑组织在胚胎发育阶段陷入鼻腔，这在亚洲和拉丁美洲常见（枕部脑膨出在北美洲更常见）。膨出部分与颅内脑组织连接。

类型

- 鼻筛型：通过盲孔进入筛窦和鼻腔
- 额鼻型：鼻骨和额骨之间的前面
- 鼻眶型：在鼻子和眼眶之间

治疗

- 脑膜炎和脓肿的潜在发病部位
- 和颅腔相连，需要闭塞

鼻神经胶质瘤

陷入脑组织的错构成分，其和脑膨出不同，和颅内脑组织没有联系。两种类型：鼻内型（40%）和鼻外型（60%）。

腺体和腺周区域

概述

口底（图 7-39 和图 7-40）

- 由下颌舌骨肌组成
- 下颌舌骨肌起自下颌骨，止于舌骨
- 下颌舌骨肌上方，口底被不同的舌肌所细分

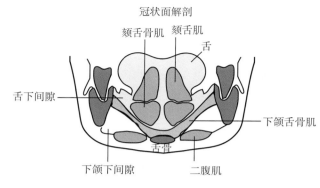

图 7-39

（颏舌肌，颏舌骨肌）

- 舌下间隙是指位于下颌舌骨和颏舌肌之间的复合体
- 下颌下间隙是指位于下颌舌骨以下的间隙；向后并无限制；疾病可扩散至咀嚼肌旁和咽旁间隙

颈浅表解剖（图 7-41）

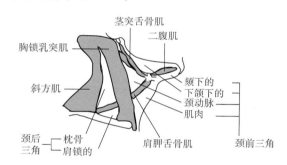

图 7-41

颈部腺体

唾液腺

- 腮腺［位于外耳下方；斯坦森（Stenson）管］
- 下颌下腺［位于下颌体内侧，华顿（Wharton）管］

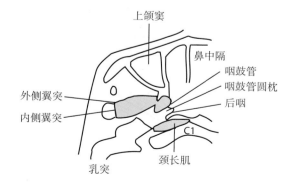

图 7-40

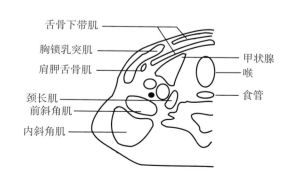

- 舌下腺 [位于下颌联合后面，巴多林（Bartholin）管]

甲状腺

甲状旁腺

唾液腺

涎石病（结石）

结石通常由羟基磷灰石组成，25% 的患者是多发的。总导管阻塞经常是由于结石 > 3 mm。位置：

下颌下腺，80%

- 大多数结石是不透光的（80% ~ 90%）。下颌下腺结石的高发病率是由于：①下颌下腺 pH 趋于碱性，易于盐类物质沉淀；②其分泌的唾液较厚、较黏稠；③羟基磷灰石和磷酸酶的浓度较高；④和主腔相比，华顿口较窄；⑤当患者位于直立位，华顿管里的唾液流向轻微向上

腮腺，20%

- 50% 的结石为不透光

影像学征象

- 阳性结石在 X 线平片或 CT 上可见
- 透光结石在唾液腺造影术上可很好地显示，典型表现为对比剂充盈缺损和导管扩张
- 增强 CT，可能有明显且持续的强化。重要的是，不要把茎突舌骨韧带的钙化误认为结石
  - 大结石的并发症

    阻塞

    狭窄

涎腺肿大（流涎）

反复的非炎性腮腺肿大（腺泡肥大、脂肪替代）。病因：

- 肝硬化
- 营养不良，酗酒
- 药物（硫脲，利血平，保泰松，重金属）

涎腺炎

急性涎腺炎

- 细菌，病毒
- 可形成脓肿

慢性复发性涎腺炎

- 由于口腔卫生不良，导致反复感染
- 唾液腺造影术：外围导管扩张多发
- 小腺体

肉芽肿炎

- 原因：结节病、结核、放线菌病，猫抓病、弓形体病
- 腺内肿块和肿瘤不能区分；因此需要活检

舍格伦病（Sjögren 病）

由自身免疫性疾病导致的分泌腺炎症（如泪腺，腮腺，下颌下腺，气管支气管树）。男性：女性 = 1：9（绝经期女性多见）。

临床表现

- 干燥综合征：眼干（干燥性角膜结膜炎），口干（口干燥）
- 系统性疾病：类风湿关节炎

影像学征象

腮腺肿大（淋巴上皮增生），50%

唾液腺造影术类型

- 斑点型：中央和外围导管系统正常，实质内有斑点状（1 mm）的造影剂聚集
- 球形：中央导管正常，外围导管不显影，较大的（> 2 mm）导管外造影剂聚集
- 空洞型：导管外造影剂聚集 > 2 mm
- 破坏型：导管结构不显影

MRI 表现和 CT 相似：实质不均一，囊性变性（小囊），脂肪替代。

囊性唾液腺病变

- 黏液潴留囊肿：具有黏膜上皮的真正囊肿
- 舌下囊肿：口底舌下腺的潴留囊肿
- 黏液囊肿（渗出囊肿）：由于导管破裂和黏液外渗所形成。非真性囊肿；由肉芽组织组成
- 良性淋巴上皮囊肿（benign lymphoepithelial cysts，BLCs）

  人类免疫缺陷病毒（human immunodeficiency virus，HIV）阳性患者（早期），获得性免疫缺陷综合征（acquired immunodeficiency syndrome，AIDS）早期

伴随淋巴结增大和淋巴样增生，可能提示
　　HIV 血清阳性

其典型表现为两侧腮腺囊肿，位置在浅表淋
　　巴结

若伴随腮腺肿大，则其不能与舍格伦病鉴
　　别。这种病（舍格伦病）的病变在实质

若没有 HIV 感染，则腮腺囊肿少见

鉴别诊断需考虑淋巴瘤性乳头状囊腺瘤

- 囊性瘤［沃辛瘤（Warthin）］
　　10% 为双侧
　　放射性高锝酸钠聚集
　　边界清楚、分叶、中等信号强度的肿块伴囊
　　　变区域

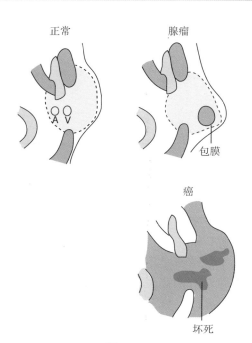

图 7-42

腮腺肿瘤

类型

良性，80%

- 多形性腺瘤（最常见），70%
- 淋巴瘤性乳头状囊腺瘤（沃辛瘤），5%（其中，5% ~ 20% 为双侧），男性＞女性
- 少见：嗜酸细胞瘤，血管瘤，腺瘤

恶性，20%

- 黏液表皮样癌，5%
- 起于多形性腺瘤的癌，5%
- 腺样囊性癌（圆柱瘤），2%
- 腺癌，4%
- SCC，2%
- 嗜酸瘤细胞癌，1%

多形性腺瘤（混合瘤）（图 7-42）

最常见（75%）良性唾液腺新生物。单发肿块，生长缓慢，边界清楚。

影像学征象

- 边界清楚，有包膜
- 位于后部腺体的浅表处，80%
- 病变的超声表现为低回声
- CT 上中等强化
- 1 个腮腺肿块伴钙化时强烈提示多形性腺瘤
- 恶性转化，5%
- T1W 低信号，T2W 高信号，中等强化
- 提示恶性肿瘤的 MRI 特征包括
　　边界不规则

信号不均匀

淋巴结增大

侵犯邻近软组织或骨质

面部周围神经播散

- 腮腺深叶从下颌支和茎突之间延伸至咽旁间隙。理想的外科计划是，起源于深叶（经腮腺途径）的肿块必须和其他咽旁间隙肿瘤相鉴别（经颈途径）。发生于深叶的肿块，在某些或所有横轴位层面上将有脂肪组织的缺失。正常腮腺组织被肿块部分包绕，或肿块向外进一步延伸至茎突下颌通道，这提示肿块起源于深叶

恶性肿瘤

影像学征象

- 坏死区域是由于梗死（快速生长）
- 局部侵袭性
- 淋巴结转移

甲状旁腺

甲状旁腺功能亢进症

经常在常规生化检查时由于血清钙升高而被发现。发病率：占总人群的 0.2%（女性＞男性）。

类型

原发性甲状旁腺功能亢进症

- 腺瘤，80%
- 超常增生，20%
- 甲状旁腺癌，少见

继发性甲状旁腺功能亢进症

- 肾衰竭
- 异位甲状旁腺激素（ectopic parathormone，PTH）由激素活跃的肿瘤所分泌

  三发性甲状旁腺功能亢进症：长期肾衰竭后由自发的腺体功能引起

临床表现

- 消化道（gastrointestinal，GI）主诉
- 肌肉骨骼症状
- 肾结石

PTH 的效应

- 促进维生素 D 的代谢
- 促进肾对钙重吸收（高钙血症）
- 促进骨的重吸收
- 减少肾对磷酸根再吸收（低磷血症）

影像学征象

甲状旁腺

- 单个甲状旁腺腺瘤，80%
- 所有 4 个腺体增生肥大，20%

骨骼

- 骨量减少
- 骨膜下重吸收（事实上具有特征性）
- 棕色瘤
- 软组织钙化

肾

- 结石（由于高钙尿症）

甲状旁腺腺瘤

腺瘤可以由单纯或混合的细胞类型组成，最常见的变异是腺瘤主要由主细胞组成。某些病例还伴有多发性内分泌腺瘤综合征（multiple endocrine neoplasia，MEN）Ⅰ 型。80% 单发，20% 多发。

影像学征象

发现病变

- 超声和闪烁显像是最好的筛查技术
- 腺瘤在超声上表现为低回声
- 如果超声阴性，采用 CT 或 MRI 进一步评估是有帮助
- 血管造影术用于颈部检查阴性而症状持续的患者
- 位置

  邻近甲状腺叶

  胸廓入口

  纵隔内血管前间隙（而非后纵隔）；下部腺体随胸腺（也为第 3 腮裂衍生物）下行

血管造影术

- 腺瘤富含血管
- 手术不成功后最常采用动脉造影术，有 60% 的成功率
- 静脉取样和静脉造影术：颈部探查不成功后有 80% 成功率

甲状旁腺功能减退症

原因

特发性

- 少见；伴有白内障、智力迟钝、牙发育不全、肥胖、侏儒

继发性

- 手术切除（最常见）
- 放射
- 癌
- 感染

甲状旁腺功能减退症类型

类型	钙	磷酸根	PTH	注释
甲状旁腺功能减退	↓	↑	↓	手术摘除（最常见）
假性甲状旁腺功能减退症	↓	↑	ϕ ↑	抵抗 PTH 的终末器官（遗传）
假 - 假性甲状旁腺功能减退症	ϕ	ϕ	ϕ	仅骨骼异常（Albright 遗传性骨营养不良）

影像学征象

- 全身骨密度增加，10%
- 基底节区钙化
- 其他钙化：软组织、韧带、腱附着端

甲状腺（图 7-43）

甲状腺结节

4% ~ 7% 人群中甲状腺结节是可触及的，大于 60 岁的人群中 50% 是不可触及的结节。2% ~ 5% 的甲状腺结节是恶性。

甲状腺超声通常采用 5 ～ 10 MHz 的探头。采集横断面和纵切面图像。观察并描述甲状腺各叶的增大、囊肿和局部低回声或高回声病变。

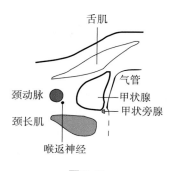

图 7-43

超声检查

- 可以精确定位颈部结节（甲状腺内或甲状腺外）
- 区分实性结节和囊性结节
- 在高危人群中检测物理检查不易触及的结节（例如先前有过颈部放疗，MEN Ⅱ 型）
- 疾病范围（结节、血管侵犯）
- 术后随访

鉴别诊断

- 超声不能可靠地区分良性结节和恶性结节（敏感性，87% ~ 94%）
- 超声提示恶性肿瘤的征象包括

  实性肿块

  Ⅲ 型边缘

  小钙化而不是大的或外围钙化

  结节内有血流信号

超声对甲状腺结节的指导指南：

- 80% 的结节性疾病是由于过度增生引起（病理上它们指的是增生、腺瘤或胶质结节）
- 10% ~ 20% 的病例良性和恶性结节同时出现，

因此多样性不是良性病变的指征

- 有大囊成分的结节通常是良性，但 20% 的乳头状癌是囊性病变
- 在胶样囊肿可见到彗星尾征
- 在实性高回声结节，恶性肿瘤的发生率是 5%
- 在实性等回声结节，恶性肿瘤的发生率是 25%
- 在实性低回声结节，恶性肿瘤的发生率是 65%
- 一个完整的晕圈经常提示良性病变；恶性病变可能伴随不完整的晕圈
- 晕圈经常是环绕滤泡病变形成

甲状腺结节的多普勒彩色血流分型：

- 1 型：没有血流
- 2 型：结节周围血流
- 3 型：结节内血流（经常是恶性病变）

局灶性结节的细针抽吸活检

- 推荐用于直径超过 1 ~ 1.5 cm 的结节
- 25G 穿刺针，超声引导
- 以 10 ml 注射器，细针抽吸少量组织
- 细胞学解释

  非诊断性

  良性（经常大滤泡性）

  恶性（乳头状，偶尔髓质性）

  可疑［细针抽吸活检不能诊断滤泡或霍斯勒（Hürthle）细胞癌→手术活检］

手术切除

- 高危人群
- 细胞学发现阳性或可疑
- 尽管采用抑制性 T4 疗法，结节仍长大

甲状腺滤泡性腺瘤

- 代表 5% 的甲状腺结节
- 表现为实性结节，周围环绕晕圈
- 细胞学上难以与滤泡性癌鉴别；因此，这些病变需要手术切除

甲状腺炎

概述

类型	病因学	临床所见
亚急性肉芽肿性甲状腺炎（de Querain 病）	后病毒 HLA-B35	疼 甲状腺功能减退 系统性：发烧，寒战 ESR > 50
亚急性淋巴细胞性甲状腺炎	自身免疫性	没有疼痛

续表

类型	病因学	临床所见
桥本甲状腺炎 *	产后	甲状腺功能减退症
	自身免疫性	早期疾病：甲状腺功能亢进症，5%
	HLA-DR3	晚期疾病：甲状腺功能减退症
	HLA-B8	抗微粒体抗体

*桥本性甲状腺炎常伴随恶性贫血，SLE，Sjogren，Addsion。Hashimoto + Addison = 施密特综合征。大多数甲状腺炎表现为镓摄取
HLA：人白细胞抗原（human leukocyte antigen）

影像学征象

- 甲状腺增大
- 低回声

格雷夫斯病（弥漫性甲状腺肿）

格雷夫斯病的病因不清，但常伴随 HLA-B8，DR3（白种人患者），和 HLA-Bw35,Bw46（亚洲患者）。在发病机制上，它是一种自身免疫性疾病，T 淋巴细胞对甲状腺内的抗原致敏，并刺激 B 淋巴细胞合成抗体：甲状腺刺激免疫球蛋白（thyroid-stimulating Ig，TSI）。格雷夫斯病包括以下一种或更多：

- 甲状腺毒症
- 甲状腺肿
- 眼病
- 皮肤病：胫前黏液性水肿；胫骨前皮下糖胺聚糖的聚集
- 少见发现：
  骨膜下骨形成（指骨整骨术）
  杵状变（甲状腺四肢病）
  甲剥离（指甲从甲床上分离）
  男子乳腺发育
  脾大，10%
  淋巴结病

影像学征象

闪烁显像
- 闪烁显像显示摄取增加且均匀分布（桥本甲状腺炎类似这种表现，但患者通常甲状腺功能正常）
- ^{131}I 摄取增加：50% ~ 80%

超声
- 甲状腺增大
- 锥状叶凸起

甲状腺癌

甲状腺癌常见（占所有尸检的 5%），但因为甲状腺癌死亡非常少见（在美国每年仅 1200 例死于该病；在美国每年因癌症而死的病例超过 50 万）。甲状腺癌的最常见表现是实性甲状腺结节。甲状腺癌的发病率：

- 热结节，非常少见（良性 > 99%）
- 冷结节，5% ~ 15% 为恶性

危险因素

- 男性患者
- 年轻人或儿童
- 可触及结节
- 有甲状腺癌或甲状腺肿的家族史
- 头颈辐射优先

预后不良因素

- 难以鉴别
- 男性
- 高龄
- 疼痛
- 病变 > 4 cm
- 累及超过 4 个相邻结构

甲状腺癌类型

类型	发生率	解释
乳头状	60%	转移至颈部淋巴结，预后良好
滤泡状	25%	侵袭性，高死亡率（5 年生存率是 50%）
髓样	5%	起源于 C 细胞（降钙素）；伴发多发性内分泌腺瘤病
间质性	10%	侵袭性强，发生于老年人
表皮样	< 1%	–
其他（淋巴瘤，转移）	< 1%	–

分期

T1：结节小于 4 cm（=T1a）或大于 4 cm（=T1b）

T2：结节部分固定

T3：结节完全固定

N1：局部淋巴结转移（同侧 1a；对侧 2b；双侧 2c）

N2：固定的局部淋巴结

M1：转移

影像学征象

- 肿瘤经常在结节及多发性甲状腺肿的常规检查中被检测到
- ^{131}I 用于检测有无转移
- 因为正常激素水平能使 TSH 刺激不敏感，进而妨碍肿瘤显像，所以外科术后残留的甲状腺组织通常不由 ^{131}I 显像
- 间变癌和髓样癌不能聚集 ^{131}I，因此不能被碘扫描检测到

甲状腺髓样癌

- 甲状腺肿块
- 钙化，10%
- 早期转移至相邻器官和肺
- 淋巴结增大
- 形成大水疱；肺纤维化可能是纤维成形性反应的一部分

下颌骨和上颌骨

囊性肿块

概述

牙源性囊肿（图 7-44）

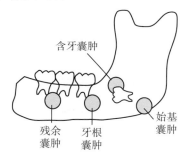

含牙囊肿

残余囊肿　牙根囊肿　始基囊肿

图 7-44

- 根尖周囊肿：由龋和感染引起；< 1 cm；圆形 / 梨形单房根尖透光区，周围有硬化缘；能变成根尖周围脓肿。通常无症状，没有恶变倾向
- 含牙囊肿
- 牙源性角化囊肿（基底细胞痣综合征）
- 发育性根周侧囊肿（葡萄状）

非牙源性囊肿

- 囊肿裂

　　鼻腭管囊肿
　　球状上颌囊肿
　　鼻唇囊肿
- 单发简单出血性骨囊肿
- 静止的骨小腔（Stafne 囊肿）

含牙囊肿（滤泡囊肿）

大多数普通冠周囊肿是可透 X 光的，由过多的液体聚集于釉质和牙周组织而形成。最常见于下颌骨（80%），少数见于未长出的第 3 磨牙或上颌骨（20%）。

影像学征象

- 有完好皮质的冠周可透 X 线区
- 可以变得非常大且占据整个分支
- 下颌骨皮质膨胀
- 可取代牙齿的位置且牙根暴露于病变外面
- 并发症
　　常见：感染，病理性骨折
　　少见：造釉细胞瘤，SCC，黏液表皮样癌

牙源性角化囊肿

侵袭性囊性颌病变，下颌骨占 70%，上颌骨 30%。伴有基底细胞痣（Gorlin）综合征。复发率高。

影像学征象

- 扇形，边缘具有皮质（典型）
- 体积大，生长迅速
- 骨皮质穿破
- 牙移位

射线性骨坏死

发生于放射治疗后数月至数年。可同时见到硬化和溶解性病变，边界不清，小梁间隙扩大。也可出现死骨。

良性肿瘤

概述

- 造釉细胞瘤
- 牙瘤
- 牙源性黏液瘤
- 牙骨质瘤

造釉细胞瘤（釉质细胞瘤）

多房性、膨胀性，可透光病变，常见于颌骨支。局限侵袭性，可以穿透骨皮质。也可以呈现单房和伴有阻生牙，因此和牙源性角化囊肿及含牙囊肿难以鉴别。

牙瘤

是一种错构瘤类畸形，最常见的牙源性肿瘤。两种类型：复合（更常见），包含多发牙齿和牙齿样结构。复杂型：病变边界清楚伴无定型钙化。也可以伴随一个滤泡/囊肿。尺寸：1 ~ 3 cm。

牙源性黏液瘤

局部具侵袭性的不常见良性肿瘤，且可破坏相邻骨头并浸润软组织。无痛。可呈现多房样改变，伴内部骨性小梁和蜂窝样结构，同时有不规则钙化。

牙骨质瘤

围绕牙尖的自限性病变。女性更常见。可以单发或多发。通常 < 1 cm。开始是半透明的，随着时间推移逐渐矿化。可能有一薄的半透明晕圈环绕不透光的病变。无需任何治疗。

基底细胞痣

这种综合征是斑痣性错构瘤病，包含多种皮肤的基底细胞，牙源性颌囊肿（起源于生牙上皮）和各种其他异常。在 30 岁左右演变为基底细胞癌。

皮肤
- 多种痣样基底细胞癌，掌部跖肌角化不良症，皮脂腺囊肿，表皮纤维瘤

口腔
- 多发颌骨囊肿（牙源性角化囊肿），下颌前凸，唇裂或腭裂，成釉细胞瘤，SCC

其他
- 中枢神经系统（central nervous system，CNS）：胼胝体发育不全，先天性脑积水，髓母细胞瘤，脑（脊）膜肉瘤，小脑星形细胞瘤，颅咽管瘤，硬脑膜钙化。
- 骨骼：肋骨畸形，短第 4 掌骨（50%），脊椎异常，多指，锁骨和肩胛骨畸形
- 眼睛：先天性盲，白内障，青光眼，眼缺损
- 生殖器：子宫和卵巢纤维瘤（常伴钙化），性腺发育不全，隐睾病

恶性肿瘤

概述

原发牙源性肿瘤，少见
- 牙源性癌
- 牙源性肉瘤

原发非牙源性肿瘤
- 骨肉瘤
- 软骨肉瘤
- 尤因肉瘤
- 多发性骨髓瘤
- 其他

转移
- 癌，85%（乳房、肺、肾）
- 肉瘤，5%
- 其他

原发性牙源性恶性肿瘤

是非常少见的肿瘤。常需除外原发性非牙源性骨肿瘤，后者更常见

分类

牙源性癌
- 恶性成釉细胞瘤
- 原发性骨内癌
- 其他癌起源于牙源性上皮

牙源性肉瘤
- 造釉细胞纤维肉瘤
- 造釉细胞牙肉瘤

颞下颌关节（temporo mandibular joint，TMJ）

解剖（图 7-45）

由两个滑液层组成的关节，被纤维软骨盘分开。后面的囊附件非常有弹性（两层带）。张口位时，髁状突和关节盘向前平移。

关节盘移位

疼痛，弹响和出现牙关紧闭。

类型

- 关节盘前内侧移位受限（最常见类型），关节

盘在张口位时前移，闭口位时复位

- 关节盘永久性向前移位；此时牙关紧闭并无减轻
- 关节盘旋转移位
- 关节盘内侧移位（不常见）

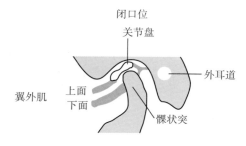

图 7-45

颞下颌关节退行性改变

影像学征象类似其他关节的骨关节炎表现：

- 关节间隙狭窄
- 软骨下硬化，形成骨刺，形成假囊肿
- 畸形
- 无血管性坏死

鉴别诊断

颞骨（图 7–46）

方法

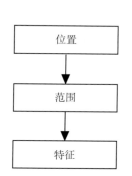

图 7-46

中耳软组织肿块

- 胆脂瘤
- 慢性中耳炎
- 肉芽组织
- 胆固醇肉芽肿
- 鼓室球瘤
- 颈内动脉
- 高位或破裂的颈静脉球

中耳血管性肿块

- 鼓室球
- 迷走颈动脉
- 颈动脉动脉瘤
- 残留性镫骨动脉
- 裸露的颈静脉球
- 裸露的颈动脉
- 血管瘤
- 扩大的颈静脉球

内耳道内肿块

排他性小管内病变

- 听神经瘤（颅神经Ⅷ），常见
- 面神经瘤（颅神经Ⅶ），少见
- 血管瘤
- 脂肪瘤

非原发性小管内病变

- 脑（脊）膜瘤
- 表皮样囊肿

颈静脉窝

- 颈静脉球瘤，最常见
- 神经纤维瘤，第二常见
- 神经鞘瘤
- 软骨肉瘤
- （肿瘤）转移

颞骨乳突部骨质缺损

- 肿瘤性骨破坏
- 胆脂瘤
- 单纯乳突切除术后
- 乳突根治术后
- 创伤后残缺

岩骨尖病变

- 胆固醇肉芽肿（T1W 高信号）
- 黏液囊肿（T1W 低信号，但如果富含蛋白质，T1W 可以为高信号，那么和胆固醇肉芽肿难以区别）
- 表皮样囊肿（扩散受限）
- 软骨肉瘤
- 脊索瘤（如果中心蔓延至岩尖）
- 内淋巴管瘤［少见，后部更多；左＞右；如果双侧发生，考虑脑视网膜血管瘤病（von Hippel-Lindau disease，VHL）］

眼眶

眼眶肿物鉴别方法（图 7-47）

眼眶肿物的病因学

肿瘤

- 血管瘤（成人：海绵状；儿童：毛细血管状）
- 淋巴瘤
- 转移
- 淋巴管瘤
- 更少见
    - 横纹肌肉瘤
    - 血管外皮细胞瘤
    - 神经纤维瘤

炎症

- 炎性假瘤，常见
- 甲状腺性眼病，常见
- 蜂窝织炎，脓肿
- 肉芽肿性，韦氏肉芽肿病

血管性

- 颈动脉海绵窦瘘
- 静脉曲张
- 眼上静脉血栓形成

外伤

- 血肿
- 异物

眶外疾病

鼻疾病

- 感染
- 新生物

眶骨疾病

- 骨膜下脓肿
- 骨髓炎
- 纤维性结构不良
- 肿瘤
- 外伤

鼻窦疾病

- 黏液囊肿
- 侵入性感染
- 新生物

泪腺疾病

- 淋巴结炎
- 淋巴瘤
- 假性肿瘤
- 肿瘤

眶内疾病

边界清楚

- 血管瘤
- 神经鞘瘤
- 眼静脉曲张
- 脑膜瘤

边界不清

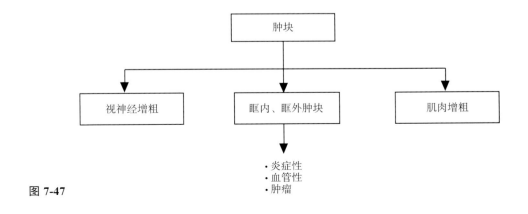

图 7-47

- 假性肿瘤
- 感染
- 淋巴瘤
- 转移瘤

肌肉肿大

- 假性肿瘤
- 格雷夫斯病（甲状腺性眼病）
- 肌炎
- 颈动脉海绵窦瘘

血管性眼眶疾病

肿瘤

- 血管瘤，血管内皮瘤，血管外皮细胞瘤
- 淋巴管瘤
- 脑膜瘤

血管性（伴眼上静脉扩张）

- 颈动脉海绵窦瘘
- 海绵窦血栓形成
- 眼静脉曲张
- 眼动脉动脉瘤

视神经鞘增大

肿瘤

- 视神经胶质瘤
- 脑膜瘤
- 脑膜癌病
- 转移瘤，淋巴瘤，白血病

感染

- 视神经炎
- 假性肿瘤
- 结节病

颅内压增高

外伤：血肿

眶神经轨道样强化

- 视神经脑膜瘤
- 视神经炎
- 特发性
- 假性肿瘤
- 结节病
- 白血病，淋巴瘤
- 眼周出血
- 转移瘤
- 正常变异

第三对颅神经麻痹

- 压迫
    颅内动脉瘤（不要遗漏）
    颞叶沟回疝形成
    肿瘤（神经纤维瘤，转移，原发）
    肉芽肿（托洛萨-享特综合征，结节病）
- 感染
    脑炎
    脑膜炎
    带状疱疹
- 血管炎，硬脑膜海绵窦瘘
- 脱髓鞘病变
- 外伤
- 浸润（软脑膜癌病）

眼肌增大

- 甲状腺眼病（最常见的原因）；无痛
- 假性肿瘤；疼痛
- 邻近鼻旁窦的感染
- 肉芽肿：结核，结节病，囊虫病
- 少见原因：高血流量［硬脑膜动静脉畸形，颈动脉海绵窦瘘（carotid cavernous sinus fistula, CCF），淋巴管瘤］，出血，肿瘤（淋巴瘤，横纹肌肉瘤，非白血性白血病，转移），外伤，肢端肥大症，眶尖部肿块

眼眶肿物概述

肿块	儿童	成人
肿瘤	视网膜母细胞瘤	血管瘤
	横纹肌肉瘤	神经鞘瘤
	视神经胶质瘤	黑色素瘤
	淋巴瘤	脑（脊）膜瘤
	血管瘤	淋巴瘤
其他	皮样囊肿	假瘤
		外伤

儿童眼眶肿块助记忆法："LO VISION"

- 白血病（Leukemia）
- 视神经胶质瘤（Optic nerve glioma）
- 血管畸形（血管瘤，淋巴管瘤）（Vascular malformation）
- 炎症（Inflammation）

- 肉瘤，横纹肌肉瘤（**S**arcoma, rhabdomyosarcoma）
- 眼病，眼眶假瘤（**O**phthalmopathy, orbital pse-udotumor）
- 神经母细胞瘤（**N**euroblastoma）

眼眶囊性病变

- 皮样囊肿
- 表皮样囊肿
- 畸胎瘤
- 动脉瘤样骨性囊肿
- 胆固醇肉芽肿
- 眼缺损性囊肿（发育异常）

眼眶肿物 T1W 上高信号

肿瘤
- 黑色素性黑色素瘤
- 视网膜母细胞瘤
- 脉络膜转移
- 血管瘤

视网膜脱离
- 外层渗出性视网膜病变（Coats 病）
- 持续增生性原始玻璃体
- 外伤

其他
- 出血
- 眼球痨
- 治疗视网膜脱离的玻璃体内油物质

眼球钙化

肿瘤
- 视网膜母细胞瘤（95% 钙化，35% 双侧）
- 星形细胞错构瘤（伴结节性硬化，神经纤维瘤病）
- 脉络膜骨瘤

感染（脉络膜视网膜炎）
- 弓形体病
- 疱疹
- 巨细胞病毒（cytomegalovirus，CMV）
- 风疹

其他
- 眼球痨

  疾病末期钙化

  眼球皱缩
- 视神经玻璃膜疣

成人钙化最常见的原因

双侧

突然发作的眼球突出

- 眼静脉曲张（瓦氏动作时加重）
- 海绵状血管瘤内出血
- 颈动脉海绵窦瘘
- 淋巴管瘤内出血
- 眼上静脉血栓形成

泪腺肿大

淋巴病变，50%
- 良性淋巴组织增生症
- 假瘤
- 舍格伦综合征（干燥综合征）
- 米库利奇病（淋巴细胞性泪腺涎腺慢性肿大）
- 淋巴瘤

上皮样新生物
- 多形性腺瘤，75%
- 腺样囊性癌

弥漫性骨畸形

征象：骨膨大（纤维性结构不良），膨胀，硬化。
- 纤维性结构不良
- 佩吉特病，畸形性骨炎
- 地中海贫血
- 先天性（少见）：骨硬化症，颅骨干骺端和骨干发育不良

鼻窦

不透 X 线的鼻窦

正常变异
- 发育不全
- 单侧骨厚

鼻窦炎（急性：液平面；慢性：黏膜增厚，潴留囊肿）
- 过敏
- 真菌：曲菌病，毛霉菌病
- 肉芽肿：结节病，韦格纳肉芽肿病

实质性肿块
- 鳞状细胞癌
- 息肉，内翻性乳头状瘤
- 淋巴瘤

- 幼年性血管纤维瘤；儿童最常见肿瘤
- 黏液囊肿：膨胀性，伴儿童囊性纤维化

手术后

- 上颌窦根治术（Caldwell-Luc 手术）

鼻咽口咽部

黏膜腔肿块

肿瘤

- 鳞状细胞癌
- 淋巴瘤
- 横纹肌肉瘤
- 黑素瘤

良性肿块

- 腺样增殖体
- 幼年血管纤维瘤
- 托伦瓦耳特（Thornwaldt）囊肿

咽旁和颈动脉间隙肿块

肿瘤

- 唾液腺肿瘤；80% 是良性，20% 是恶性
- 神经源性肿瘤（神经鞘细胞瘤，血管球迷走神经瘤）
- 鼻咽癌
- 淋巴结病：良性，恶性

脓肿，蜂窝织炎

椎骨前肿块

- 转移瘤
- 脊索瘤
- 骨髓炎，脓肿
- 血肿

颈部

甲状腺外囊性病变

颈部

- 腮裂囊肿（颈动脉外侧）
- 甲状舌管囊肿（中线）
- 舌下腺的舌下囊肿（潴留囊肿）
- 黏液腺潴留囊肿（腮腺）
- 水囊状淋巴管瘤（淋巴管瘤）；最常见于两岁以下
- 少见病变：颈部胸腺囊肿，皮样囊肿，畸胎

瘤，血管瘤

鼻咽口咽

- 托伦瓦耳特（Thornwaldt）囊肿
- 黏液潴留囊肿（腺体阻塞）
- 坏死性鳞状细胞癌（厚壁）

喉与咽喉周围间隙

- 喉膨出
- 黏液潴留囊肿

甲状腺囊性病变

- 胶样囊肿
- 囊性变性
- 囊性肿瘤

  乳头状癌

  囊性转移（乳头状癌）

颈部实性肿块

肿瘤

- 喉或鼻咽口咽鳞状细胞癌（常见）
- 淋巴结病

  反应性增生

  恶性
- 腮腺肿瘤
- 神经肿瘤

  神经鞘瘤

  神经纤维瘤

  血管球瘤
- 其他少见肿瘤

  间质性肿瘤，皮样囊肿，畸胎瘤

炎症

- 感染（脓肿，真菌，结核）
- 肉芽肿性炎（结节病，结核性淋巴结炎 = 淋巴结结核）

先天性

- 异位甲状腺

头颈部血管性肿块

- 血管球瘤

  颈动脉体瘤

  血管球迷走神经瘤

  颈静脉球

  鼓室球
- 血管瘤
- 动静脉畸形

- 动脉瘤（颈内动脉多见）
  假性动脉瘤
  创伤后

艾滋病

耳鼻喉并发症发生于 50% 的患者。

腮腺

- 多发腮腺内囊性肿块（良性淋巴上皮病变）
- 淋巴结病

鼻窦

- 鼻窦炎（葡萄球菌，链球菌，假单胞细菌属＞军团杆菌，隐球菌，卡氏肺囊虫，巨细胞病毒）
- 卡波齐肉瘤（少见）

口腔

- 念珠菌属感染
- 牙周和齿龈感染

喉咽部

- 机遇性感染
- 会厌炎
- 淋巴瘤（扁桃体）

颞骨（少见）

- 中耳炎（卡氏肺囊虫）
- 外耳炎（假单胞菌属）

（程姚儿 译 靳二虎 校）

推荐阅读

Ahuja AT, Evans RM, King AD, van Hasselt CA. *Imaging of Head and Neck Cancer*. Cambridge: Cambridge University Press; 2003.

Baert AI, Sortor K. *Imaging in Treatment Planning of Sinonasal Disease*. New York: Springer; 2004.

Bailey B, ed. *Head and Neck Surgery—Otolaryngology*. Philadelphia: Lippincott Williams & Wilkins; 2001.

Brockstein B, Masters G. *Head and Neck Cancer*. New York: Springer; 2003.

Delbalso AM. *Maxillofacial Imaging*. Philadelphia: WB Saunders; 1990.

Harnsberger R. *Handbooks in Radiology: Head and Neck Imaging*. St. Louis: Mosby; 1994.

Harnsberger R, Hudgins P, Wiggins R, et al. *Diagnostic Imaging: Head and Neck*. Philadelphia: WB Saunders; 2004.

Harnsberger R, Koch B, Phillips C, et al. *EXPERTddx: Head and Neck*. Philadelphia: Lippincott Williams & Wilkins; 2009.

Lufkin R, Borges A, Villablanca P. *Teaching Atlas of Head and Neck Imaging*. New York: Thieme Medical Publishers; 2000.

Mukherji S. *Head and Neck Radiology: Text and Atlas*. New York: Thieme Medical Publishers; 2004.

Nadich DP, Webb WR, Grenier PA. *Imaging of the Airways: Functional and Radiologic Considerations*. Philadelphia: Lippincott Williams & Wilkins; 2005.

Som PM, Curtin HD. *Head and Neck Imaging*. 4th ed. St. Louis: Mosby; 2004.

Swartz H, Harnsberger R. *Imaging of the Temporal Bone*. New York: Thieme Medical Publishers; 1998.

Vogl TJ, Balzer J, Mack M, et al. *Differential Diagnosis in Head and Neck Imaging*. New York: Thieme Medical Publishers; 1999.

血管影像

技术

概述

术前评估

1. 什么是手术的适应证?
   - 诊断
   - 术前分期
   - 治疗
2. 明确问题。
   - 需要回答的诊断问题是什么?
   - 什么检查最可能回答问题(超声,CT,MRI,血管造影)?
3. 患者病史,面谈,检查
   - 回顾病历表
   - 重要数据:症状和体征
     先前的介入或血管手术
     先前的检查

   实验室检查结果
   其他疾病
   脉搏检查
   - 向患者解释手术
   - 获得知情同意
4. 评估危险与受益(血管造影没有绝对的禁忌证)。
   - 途径和入口
   - 凝血疾病?
   - 肾功能不全?
   - 替代性选择是什么?
5. 术前医嘱
   - 抽取恰当的实验室标本(即凝血酶原时间/部分凝血活酶时间)?
   - 停用部分药物(如香豆素)?
   - 开放静脉通路?
   - 水化
   - 仅用空白液体
   - 必要时术前用药

血管入路

动脉入路方式

- 右股动脉
- 左股动脉
- 左腋动脉
- 右腋动脉
- 经腰部主动脉
- 肱动脉
- 顺行性股动脉
- 通过外科置入物

右股动脉入路（首选）

- 操作和止血容易
- 血管管径大
- 解剖标志清晰
- 大多数血管造影者是右利手
- 相比其他入路，并发症发生概率小

标准股动脉入路：塞尔丁格技术

- 首选双重壁技术
- "单层壁"穿刺的优点只是理论性
- 利用荧光透视来确定穿刺水平
  - 动脉入口：股骨头中部
  - 皮肤入口：股骨头下缘
- 在皮肤入口进行局部麻醉：1% ~ 2% 利多卡因
- 入口部位以上应有可触及的动脉搏动
- 朝向骨进入 18G Seldinger 针（角度：45° ~ 60°）
- 取出中央探针，慢慢后撤
- 当搏动性血流从管中喷出时，通过套管送入导丝
- 送入导丝时，一直用荧光镜观察
- 绝不能对阻力强行送入导丝
- 更换导丝上的穿刺针以方便应用扩张器和导管

穿刺症状性肢体的优点

- 通过获取下降压力评估流入量
- 若发生并发症（即栓塞，血栓），仅影响已经受损的肢体
- 必要时，可能转换成顺行性入路方式

穿刺症状性肢体的缺点

- 若出现并发症（如血肿），可能会影响手术操作
- 若出现严重的狭窄，导管会完全堵塞血管

腋动脉入路

- 本入路方式的主要适应证是不能触及股动脉搏动（如主动脉闭塞）
- 首选左侧入路
  - 容易进入降主动脉
  - 左侧极少穿过中枢神经系统动脉
- 首选 3J 导丝
- 缺点
  - 压迫困难
  - 并发症发生率相对较高（如脑卒中，出血，血栓）
  - 臂丛神经损伤
- 经常要检查血压差别，以发现隐匿的动脉疾病

经腰入路

- 本方式的主要适应证是不能触及到周围动脉搏动
- 首选高位经腰入路：腹主动脉瘤、置入物、远端病态主动脉以上位置
- 缺点
  - 患者必须在全过程中俯卧位
  - 出血发生率较高（争论中）
  - 操作导管更困难
- 利用 18G 针 / 鞘系统

顺行性股动脉入路

- 本方式的主要适应证是肢体远端的介入操作（如股浅动脉的经皮经腔血管成形术）
- 逆行导管技术可以转换成顺行方式进入，用 Simmons 1 导管和 3J 导丝，或者成角的导丝
- 肥胖患者难于操作

血管造影并发症

四种并发症：

- 穿刺部位并发症（如腹股沟血肿）
- 对比剂并发症（如过敏样反应）
- 导管相关并发症（如血管夹层）
- 治疗相关并发症（如溶栓过程中中枢神经系统出血）

穿刺部位和对比剂问题是血管造影中最频繁出现的并发症。穿刺点问题依赖于凝血状态，导管尺寸，

患者体质和顺应性状态。与血管造影相关的总体死亡发生率非常低（< 0.05%）。

穿刺部位并发症

- 轻微血肿，> 5%
- 需要手术治疗的大血肿，< 0.5%
- 动静脉瘘，0.05%
- 假性动脉瘤，0.01%
- 血管血栓，0.1%
- 神经炎
- 感染

对比剂并发症（也可参见第 13 章）

- 肾衰竭
- 心力衰竭
- 静脉炎（静脉造影）
- 过敏样反应（动脉造影很少发生）

导管相关并发症

- 胆固醇栓子
- 血栓栓塞
- 脑血管意外
- 动脉夹层

要点

- 通过以下方法减少并发症
  血管造影前认真准备与评估（如纠正凝血障碍）
  选择恰当的入路（如病史和脉搏检查）
  具备良好的技术（如训练有素的血管造影医师）
- 发生动静脉瘘或假性动脉瘤的危险因素

低位穿刺
肝素化
导管过大
- 良好的人工压迫和在血管造影前纠正凝血障碍可以避免大多数穿刺点并发症
- 术后须对患者重新评估

硬件

导管

一般分类

诊断性导管
- 带有侧孔的高流量导管，用于中央血管（> 10 ml/s）
- 带有端孔的低流量导管，用于选择性动脉插管
治疗性导管
- 球囊导管（经皮腔内血管成形术和球囊闭塞导管）
- 经皮腔内斑块旋切术导管
- 同轴灌注导管
- 栓塞导管

导管测量

- 外直径（outer diameter，OD）：导管大小由外直径确定，应用"法式"尺寸。法式值（Fr）= 以毫米为单位的周长。法式尺寸除以 3 得到以毫米为单位的导管 OD 值
- 内直径（inner diameter，ID）：以 1/1000 英寸（1 英寸 =2.54 cm）测量
- 长度：以厘米为单位测量。65 cm 导管通常用于腹部检查。100 cm 导管通常用于主动脉弓和颈动脉检查

特殊的导管

导管类型	应用
猪尾（Pigtail）	主动脉，肺动脉
眼镜蛇（Cobra，C）	肠系膜动脉，肾动脉，对侧的髂动脉
西蒙斯（Simmons，S）	肠系膜动脉，弓血管
猎人头（Headhumter，H）	颈动脉，弓血管
伯恩斯坦（Berenstein）	颈动脉
戴维斯（Davis）	主动脉弓，颈动脉，上肢
追踪者（Tracker）	同轴亚选择

眼镜蛇　　　西蒙斯　　　猪尾巴

注射流率（MGH，马萨诸塞州总医院）

位置	导管	注射 *	备注
胸主动脉	猪尾	25/50	
腹主动脉	猪尾 / 尖端闭塞直型	20/40	尖端闭塞直型导管用于髂动脉压力
腹腔干	C2，S2	5/50	解剖变异常见
肾动脉	C2，S2	4/8	多条血管占 25%
肠系膜上动脉	C2，S2	5/50	静脉期经动脉应用妥拉唑啉（普里科林）
CT 门脉成像	在肠系膜上动脉	3/120	螺旋 CT
肠系膜下动脉	S2，C2	3/30	
脾动脉	可变的	5/50	脾静脉造影好
肝动脉	可变的	5/50	双血供（动脉、门脉），解剖变异
主动脉分叉 / 盆腔	猪尾	10/20	位置在分叉以上
髂内动脉	C2，S2	5/25	
单腿径流	直头	4/48	置于髂外
双腿径流	猪尾	6/72	位置在分叉以上
上臂	H1	可变的	低渗透压对比剂（减轻疼痛）
下腔静脉	猪尾	20/30	
肺动脉	猪尾	20/40	
主动脉弓	猪尾	30/60	对年轻患者可注射更快
颈总动脉	戴维斯 A1	8/10	60% 高渗透压对比剂或低渗透压对比剂
颈内动脉	戴维斯 A1	6/8	60% 高渗透压对比剂或低渗透压对比剂
颈外动脉	戴维斯 A1	2/4	60% 高渗透压对比剂或低渗透压对比剂
椎动脉	戴维斯 A1	6/8	60% 高渗透压对比剂或者低渗透压对比剂
冠状动脉	Judkin	4/8	低渗透压对比剂

* 流率（ml/s）/ 注射总量（ml）

材料

- 热塑性材料（聚氨酯和聚乙烯）：已普遍用于导管制造
- 尼龙：与聚氨酯结合制成高流量小尺寸导管
- 特弗隆材料：非常硬，低摩擦力
- 编织型导管：内部丝网可增加调节力

要点

- 数字减影血管造影技术（DSA）可减少对比剂的注入速度和用量
- 常根据透视下观察到的血流流速和血管大小确定注入速度和用量
- 较短的导管可以产生更快的流率并易于随时调整

- 内直径较大的导管可以获得较好的血流动力学效果
- 应用之前应规范导管、鞘、导丝按大小分类；可能发生较大的尺寸偏差（不同制造商之间存在差异）
- 制造商会在包装或说明书详细说明导管容许的最大流速和压力

导丝

所有的非特定的导丝具备相似的结构：

- 中央坚硬的钢丝内核，伴远端逐渐变细
- 导丝弹簧圈发条围绕核心
- 纤细丝状的保险丝把两部分连在一起
- 大多数导丝以特弗隆包裹以减少摩擦力

导丝测量

- 长度：145 cm 是标准长度，可与 65 cm 导管互换。"可互换长度"导丝的长度自 220 cm 到 250 cm，用于长导管。
- 外直径：以 1/1000 英寸为单位的外径用以指定导丝：0.018 ～ 0.038 英寸是常见的尺寸范围（1 英寸 =2.54 cm）
- J 型尖端：代表导丝曲率的半径，以毫米为单位（即 3J 导丝代表远端曲率为 3 mm）

特定导丝

导丝	主要用途 / 备注
3J	扭曲和病变血管，避免选择分支血管
15J	大血管：股动脉，主动脉，下腔静脉
直导丝	动脉夹层常用
Rosen	交换 / 经皮经管腔血管成形术
Amplatz stiff	交换，扭曲的髂动脉
Bentson	长而灵活的尖端（松软的末端）
Terumo	光滑的亲水性涂层，滑行良好，扭转导向佳

药物应用

常用的药物

	剂量 *	应用	备注
血管扩张剂			
罂粟碱	1 mg/min 输注	肠系膜动脉缺血	平滑肌松弛剂
妥拉唑啉（普里科林）	25 mg IA	周围痉挛	直接肌肉松弛剂
硝酸甘油	100 μg IA 或 IV	周围痉挛	直接肌肉松弛剂
硝苯地平	10 mg SL	周围痉挛	钙离子通道阻滞剂
血管收缩药			
加压素（抗利尿激素）	0.2 ～ 0.4 U/min	GI 出血	禁忌证：CAD，HTN，心律失常
肾上腺素	5 μg	肾血管收缩	区分正常肾血管与肿瘤

CAD，冠状动脉疾病；GI，胃肠；HTN，高血压；IA，动脉注射；IV，静脉注射；SL，舌下给药
* 对于特定速率的应用，请参阅制造商置入包装内的说明书

血管造影介入

栓塞

适应证

出血
- 胃肠出血
- 静脉曲张
- 创伤器官损伤
- 支气管动脉出血
- 肿瘤
- 手术后出血

血管病变
- 动静脉畸形（AVM）或动静脉瘘（AVF）
- 假性动脉瘤

术前阻断血管供应
- 肾细胞癌
- AVM
- 血源性骨转移

其他
- 脾功能亢进
- 性腺静脉曲张
- 肝化疗栓塞

一般原则

- 病变血管近端堵塞等于手术结扎。不影响侧枝血流。因此，如果侧枝血管持续供应出血部位，近端堵塞可能无法有效控制出血
- 病变血管远端栓塞通常使组织发生梗死，继而发生坏死
- 暂时性与永久性栓塞对比：胃肠出血首先用明胶海绵治疗（如果加压素治疗失败）。对肿瘤、血管病变和静脉曲张，术前栓塞通常是永久性栓塞

- 尽可能达到超选择（即利用跟踪导管）
- 避免栓塞材料反流入其他血管
- 记录血管造影之前和之后的表现

栓塞剂

暂时性的

- 吸收性明胶海绵：未经 FDA 批准的栓塞剂。切割成一定尺寸后制成填絮物或者用于堵塞大血管；吸收性明胶海绵粉末可以堵塞远端血管并且导致组织梗死

永久性的

- 市售各种尺寸的钢螺圈或弹簧圈，用以阻塞近端血管
- 微弹簧圈（铂制）用于阻塞更远端血管
- 可分离的球囊用于阻塞大血管。FDA 限制。对于肺动静脉瘘、颈动脉海绵窦瘘有用
- 聚乙烯醇（Ivalon）：用于血管远端堵塞的小粒子。200 ～ 1000 μm。悬浮在白蛋白 - 对比剂混合物中
- 无水乙醇：导致组织坏死。与近端球囊阻塞联用，减小分流和反流。用于实质器官坏死（即恶性肿瘤）
- 塑料聚合物：黏性物质，组织黏合剂

并发症

- 栓塞后综合征（发热，白细胞升高），40%
- 栓塞区域感染（预防性应用抗生素）
- 栓塞材料反流（非靶向的栓塞）
- 若将酒精应用于手术区域以外，会导致皮肤、神经和肌肉梗死；它的使用应严格局限于实质器官

肝化疗栓塞

- 只进行姑息治疗；延长生存期或者减少内分泌症状
- 双重肝动脉 / 门脉供血使得可以进行动脉栓塞治疗
- 栓塞剂：吸收性明胶海绵或与碘油及化疗药物混合；药物洗脱微球
- 肿瘤：肝细胞癌，眼黑色素瘤，转移性内分泌肿瘤

肝放射性栓塞

- ^{90}Y 肝动脉放射性栓塞是对于不能切除的肝细胞癌一种有效的治疗方法。它是一种近距离放射疗法
- ^{90}Y 是一种纯 β 放射源，半衰期短（64 h）。微球的尺寸在 20 ～ 40 μm（足够满足局部捕捉）
- 基本要求
  - 缺乏外科手术指征或射频消融机会
  - 缺乏其他传统治疗选项
  - 肝功能有保留
  - 充足的一般条件
  - 肿瘤主要累及肝
  - 生存期预计大于 3 个月

溶栓

适应证

- 动脉内移植物血栓形成
- 自身血管急性血栓形成
- 经皮介入之前

栓塞材料

材料	阻塞	主要应用
临时性栓塞剂		
自体血块	6 ～ 12 h	目前很少应用
吸收性明胶海绵	数周	上消化道，出血，盆腔，创伤
永久性栓塞剂		
乙醇（1 ml/kg）	永久性	肿瘤（导致凝固坏死）
钢螺圈	永久性	大血管，动脉瘤，肿瘤
聚乙烯醇（200 ～ 1000 μm）	永久性	肿瘤
球囊	永久性	高血流量动静脉瘘
氰基丙烯酸酯（黏合剂）	永久性	动静脉畸形

- 血液透析动静脉瘘或者移植物
- 静脉血栓
  - 腋锁骨下
  - 门静脉，肠系膜上静脉
  - 下腔静脉

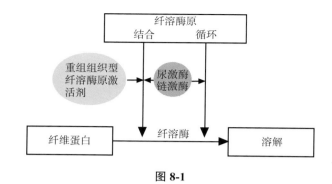

图 8-1

一般原则（图 8-1）

- 溶栓之前无一例外需要获得诊断性血管造影图像
- 链激酶不再应用（抗原性的副作用）
- 组织纤溶酶原激活剂不比尿激酶更有效，但是更加昂贵
- 有利于溶栓预后的因素
  - 近期血块（＜ 3 个月）
  - 良好的流入 / 流出
  - 定位于血栓处
- 溶栓治疗的终点
  - 12 h 输注后血栓未出现溶解
  - 主要并发症发生
  - 严重的再灌注综合征
  - 发展到不可逆的缺血
- 成功溶栓的定义
  - 血栓溶解 ＞ 95%
  - 临床再灌注
- 及时治疗潜在的病变
- 总体成功率
  - 移植物，90%
  - 自体动脉，75%
- 肝素化的同时尿激酶输注
- 在重症监护室监测
- 在成功、并发症和血液检测之间没有好的相关性

技术

低剂量技术（恒定的）

- 尿激酶 100 000 U/h
- 12 h 后重复血管造影

高剂量技术（分等级的）

- 尿激酶 250 000 U/h×4 h
- 重复血管造影时 125 000 U/h

脉冲喷雾超高剂量

- 5000 U 的尿激酶团注，600 000 U/h
- 每 30 s 一次 等分剂量

导管置入

- 同轴双输注技术为最好
- 5-Fr 导管置于血栓近端
- T3 或者输注导丝（Katzen）同轴进入血栓远端
- 在近端和远端导管分别输注尿激酶
- 确保皮肤进入点的安全

组织纤溶酶原激活剂输注

- 组织纤溶酶原激活剂输注（动脉）：以 1 mg/h 输注，总量分布在不同输注点进行。每个患者最大总量是 100 mg。组织纤溶酶原激活剂的半衰期是 6 min
- 组织纤溶酶原激活剂（静脉）：输注速度与动脉一致，出血并发症发生率相对少

血栓溶解剂

	链激酶	尿激酶	组织纤溶酶原激活剂
来源	链球菌培养	肾细胞培养	DNA 技术
剂量	5000 U/h	100 000 U/h	0.001 ～ 0.02 mg/kg/h[*]
半衰期	20 min	10 min	5 min
治疗时间	24 ～ 48 h	24 h	6 h
出血预计	20%	10%	10%
花费	不贵	贵	很贵

[*] 一次注射剂量不超过 10 mg；总剂量应小于 40 mg

- 组织纤溶酶原激活剂（线性清除率）：0.5mg/h×
  3～4h

禁忌证

绝对性禁忌

- 活动出血
- 颅内病变（脑卒中，肿瘤，近期手术）
- 怀孕
- 不能存活的肢体
- 血管成形术后不能存活的肢体由于乳酸和肌红蛋白释放的原因，将导致急性肾衰竭和心血管性虚脱
- 感染性血栓

相对性禁忌

- 出血性体质
- 心源性血栓
- 恶性高血压
- 近期大手术
- 产后

并发症

- 大量出血时需要停止尿激酶，外科手术或输液（例如，颅内出血，穿刺点大量出血），7%
- 少量出血 7%
- 远端栓塞
- 导管周围血栓
- 总体上，需要停止治疗的病例占 10%

血管成形术

经皮腔内血管成形术（PTA）是一种使血管内膜断裂，并利用球囊伸展血管中膜的技术（图 8-2）。动脉粥样斑块是非常坚固的，需要经皮腔内血管成形术破裂。通过内膜增生愈合创面。

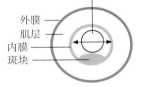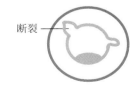

经皮腔内血管成形术球囊

外膜
肌层
内膜
斑块

断裂

图 8-2

适应证

- 跛行或静息痛
- 组织缺失
- 未愈合的伤口

- 为远端旁路移植而建立血液流入通路
- 动静脉瘘或移植物患者血液透析

一般原则

- 术前准备用阿司匹林和硝苯地平 10 mg
- 首选同侧入路
- 经过病变之后肝素化（5000～10 000U）
- 经皮腔内血管成形术前需要获得诊断性血管造影图
- 利用病变周边测量压力梯度
- 有意义的梯度休息时 > 10 mmHg；血管扩张剂之后 > 20 mmHg；收缩压 > 10%
- 辅助药物应用
  动脉滴注硝酸甘油或妥拉唑啉用于血管痉挛，并且需要测量血压
- 球囊尺寸：调整到邻近正常动脉的大小
  髂总动脉：8～10 mm
  髂外动脉：6～8 mm
  股浅动脉：4～6 mm
  肾动脉：4～6 mm
  腘动脉：3～4 mm
- 穿过病变的导丝须持续放置
- 血管成形术后重复血管造影和血压测量
- 术后肝素氏"限流"的结果（夹层动脉瘤，血栓）

预后指标

- 大血管 / 近端病变的效果好于小血管 / 远端病变
- 经皮腔内血管成形术对于血管狭窄比闭塞效果好
- 经皮腔内血管成形术对于短范围狭窄比长范围狭窄的效果好
- 经皮腔内血管成形术对于单独病变比多灶病变的效果好
- 低流入或低流出降低成功率
- 患肢挽救性介入治疗的预后差
- 糖尿病比非糖尿病患者的预后差

经皮腔内血管成形术结果

髂血管系统

- 95% 初始成功
- 70%～80% 5 年通畅

股腘血管

- 90% 初始成功
- 70% 5 年通畅

肾动脉

- 95% 初始成功
- 纤维肌肉发育不良：95% 5 年通畅
- 动脉粥样硬化：70% ~ 90% 5 年通畅
- 入口处病变的预后更差

急性肾衰竭是因为血栓、夹层或者不能跨越整个病灶
复发狭窄

- 内膜增生（3 个月 ~ 1 年）
- 其他部位的疾病进展（＞ 1 年）

并发症

- 腹股沟并发症（与诊断性血管造影相同）
- 远端栓塞
- 动脉破裂（少见）
- 肾梗死或者衰竭（在肾动脉经皮腔内血管成形术的情况下）

血管内支架

金属支架在介入血管造影中不断改进。有两种主要的支架：

球囊 - 可扩张支架（Palmaz，Genesis，Omniflex，Herculink，Crown）

- 搭载球囊；通常由镍钛合金制成
- 置入准确；轻度缩短
- 欠灵活（因为箍环的强度，弹性变形最小），被球囊的尺寸所限制
- 不该被放置在外界力量可以压迫到支架的部位
- 胸廓出口静脉
- 透析移植物

自身 - 可扩张支架（Wallstent，Protégé，Luminex，Symphony，SMART，Dynalink）

- 中空结构；通常由不锈钢制成
- 置入欠准确；直径可以很大
- 相当大的弹性变形（柔韧的）
- 用于迂曲和转弯急的血管

Gianturco 折曲支架（Cook）

移植物支架（金属支架和人造移植材料相结合）
用于主动脉瘤和夹层 [AneuRx，Ancure，Gore（降
主动脉）经 FDA 批准的]。

金属支架的适应证

- 经皮腔内血管成形术失败
- 再狭窄
- 静脉堵塞，血栓

- 经颈静脉肝内门体分流术（TIPS）

血管成形术中支架的适应证

- 长段的狭窄
- 完全的闭塞
- 无效或失败的经皮腔内血管成形术
  - 剩余的狭窄＞ 30%
  - 剩余的压力梯度 静息状态下＞ 5 mmHg，充血后＞ 10 mmHg
  - 硬的，钙化的斑块
  - 经皮腔内血管成形术之后大的夹层内膜瓣
- 经皮腔内血管成形术之后再狭窄
- 溃疡斑块
- 肾动脉开口处病变

支架结果

- 髂动脉：＞ 90% 5 年通畅（优于经皮腔内血管成形术）
- 肾动脉和其他血管：长期的观察数据有限

经颈静脉肝内门体分流术（TIPS）

已经存在的适应证

- 门静脉高压伴静脉曲张出血经内镜治疗失败
- 难治的腹水

日后可能的适应证

- 巴德 – 基亚里综合征
- 移植前

一般原则

- 术前确定门静脉通畅（超声、CT 或血管造影）
- 术前穿刺抽液可能有益
- 右侧颈内静脉（IJV）是首选进入血管
- 目标：门体压力梯度＜ 10 mmHg，降低曲张静脉的压力

禁忌证

- 绝对禁忌
  - 严重的右侧心力衰竭同时合并中央静脉压升高
  - 多囊肝疾病
- 相对禁忌
  - 活动的感染

严重的脑病

门静脉血栓

巨大富血管肝肿瘤

肝衰竭

技术（图 8-3）

- 右侧颈内静脉（IJV）进入
- 获得楔入的肝静脉压和静脉图像
- 利用 16G 针创建从右肝静脉到门静脉的通道
- 通过导丝送入导管至门静脉内
- 获得门静脉图像
- 测量门静脉压
- 利用经皮腔内血管成形术球囊扩张通道（8 mm）
- 放置金属支架（Palmaz or Wallstent）或者支架移植物
- 扩张支架直到梯度压 < 10 mmHg
- 可以进行弹簧圈选择性栓塞曲张静脉

结果

- 通畅：一年内 50%
- 复发出血 10%

并发症

- 肝性脑病 10%；在剩余梯度压力差小于 10mmHg 时更可能发生
- 出血
- 分流处的血栓或者狭窄
- 右侧心力衰竭
- 肾衰竭

功能障碍征象

- 没有血流
- 在分流的门静脉末端处低速血流（50 ～ 60 cm/s

或更低）
- 在肝静脉离开下腔静脉处出现血液逆流
- 肝内门静脉血流朝向肝门
- 腹水重新积聚；静脉曲张；脐静脉再开放

经颈静脉肝活检

在出血异常的患者和需要得到肝静脉梯度压（= 楔压 - 自由肝静脉压）的患者可能比经皮肝活检更好。

技术

- 右侧颈内静脉（IJV）进入首选
- 通过导丝 / 导管选择右肝静脉，然后操作鞘进入
- 粗针活检装置（18 ～ 19G）进入肝实质

静脉通道的种类

设备	目的 / 情况
外部导管通道（硅或聚氨酯）	连续应用，多重同时应用
可植入的通道	间断的应用；免疫抑制状态的患者
高流量导管	临时的血液透析；血液成分除去
周围插入的中央导管	短期应用，通常 2 ～ 3 个月或更短；有时抽血

静脉通道

中央静脉通道导管

典型的导管通过腋（锁骨下）、颈内或者臂静脉插入。通过颈静脉进入发生的气胸、症状性的静脉狭窄，血栓性并发症较锁骨下静脉进入要少见。通过颈内静脉进入为未来的瘘 / 移植物保留锁骨下静脉。对于腋静脉穿刺，进入点应该在肋骨外侧喙突下区域

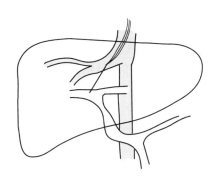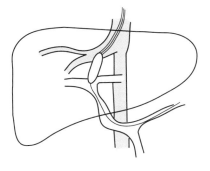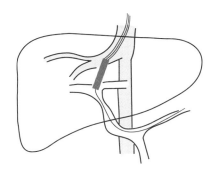

图 8-3

（图 8-4）。这种进入方式避免发生气胸的可能性，同时保证当导管通过肋锁骨间隙时可以很好地位于锁骨下静脉内。如果导管在这个位置处于血管之外，会引起慢性压迫，并导致导管腐蚀和断裂——"掐掉综合征（pinch-off syndrome）"。对于颈内静脉穿刺，选择颈部锁骨上穿刺点。在横向超声引导下对静脉进入穿刺，可确保避开颈动脉。

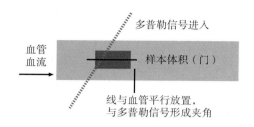

图 8-5

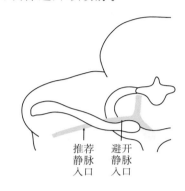

图 8-4

中央静脉导管置入的并发症

- 气胸
- 动脉穿刺
- 出血或血肿
- 闭塞
- 机械问题
- 空气栓塞

    当静脉扩张器被从剥离管鞘中除去以替换导管时经常发生。

    通过戴手套手指压迫开口处和在患者深度吸气状态下移除扩张器可以避免栓塞。

    若空气被吸入，进行胸部 X 线透视检查。

    如果气体在肺动脉中可进行如下操作：

- 将患者置于左侧卧位，保持空气在右侧腔内
- 利用 Swan-Ganz 球囊导管吸出空气
- 补充氧气并且监测患者

血管超声

概述

频移 =2× 换能器频率 × 血液流速 × 余弦角 × 1/ 声速（1540 m/s）。90° 余弦值 = 0，0° 余弦值 = 1。血管与探头的最佳角度为小于 60°（图 8-5）。

连续波多普勒

- 利用铅笔探头。无静态图像生成，因为机器不

会停下来接收信号。若一条血管位于另一条血管之后，此时连续波多普勒将反映二者波形，因此这种情况下不能应用连续波多普勒技术

脉冲波多普勒

- 经常用于探查动脉、静脉；双重多普勒是指可以同时得到灰阶及多普勒图像
- 操作者可以设定机器接收从特定深度发出的多普勒频移。这称为多普勒门或样本体积
- 彩色血流用于确定流动的方向（按照惯例，红色为朝向探头，蓝色为远离探头），而且也包括频移的幅度
- 彩色仪器不能显示速度，因为接收超声的角度不能用于指定色彩；色彩代表了频移的幅度。频移越大，色彩的饱和度越低。简单来说，在一条迂曲的血管中，频率发生偏移，接收超声的角度发生变化；因此，即使速度是一样的，色彩的改变是源于频移
- 彩色图像展示的是平均频移。从多普勒数据中计算的狭窄是根据峰值频移或者峰值速度

能量多普勒超声

- 信号与移动目标的数量有关（通常是红细胞）
- 这一技术忽略了速度和血流方向。用于探测血流，并且具备较高的敏感性

混叠（图形失真）

混叠是血流速度超过脉冲波多普勒测量能力的结果。通过多普勒影像，可以在比例尺的下方（而不是上方）见到高速的围绕物。通过彩色图像，混叠由于色彩的翻转（蓝色之中一部分的红色或者红色之中的蓝色）变得更加明显。减少混叠的方法：

- 通过提升比例尺来增加脉冲重复频率
- 多普勒频移可以通过控制方程的变量而减少，即采用更大的角度（降低余弦值）或较低的频率

- 彩色混叠是指环绕信号显示为彩色反转的区域
- 由于血管迂曲的变化同样可以改变色彩，但是这种情况下色彩变化通过一条黑带标记出来，因此由红到蓝伴有在中间的黑色（无信号）。伪影由于 90° 余弦值 = 0
- 因为超声图像通常只显示灰阶或者色彩信息，所以哪种信号被显示存在竞争。若获得的灰阶被设定为高，当血流低时彩色图像会被抑制，呈现出血流缺失或管径更小

MRI

无对比剂成像技术

两种主要的无对比剂磁共振血管成像（MRA）技术：时间飞跃（TOF）MRA 和相位对比（PC）MRA。两种技术可以通过二维（2D）或三维（3D）图像采集。

TOF-MRA
- 在流动血管和静态组织之间实现对比最大化；血流相关增强效应
- TR < T1
- 3D 拥有更高的信噪比（SNR）和相对于 2D 更短的成像时间
- 在高血流的动脉系统中成像好
- 成像的局限：慢速血流血管（特别是静脉系统），迂曲的血管，背景分辨率差

PC-MRA
- 通过双向梯度编码血流中质子
- 设定速度编码很关键
- 速度或血流图像
- 2D 适合慢速血流
- 3D 具备更好的空间分辨率
- 很少出现饱和效应
- 血流的速度信息
- 更长的成像时间

钆剂增强 MRA

需要设定理想的时间注射钆对比剂，利用三维扰相梯度回波（SPGR）序列在一次屏气下产生覆盖广泛血管结构的高信噪比 MRA 图像。与无对比剂技术相比，其信号不依赖于血流，不受血流饱和度的影响，减少了像素内失相位。静脉注射钆剂可缩短血流

的 T1 时间至 < 270 ms（脂肪的 T1 时间），所以明亮的信号基本来源于血管。图像通过最大信号强度投影法重建。技术：

- 剂量：2 ~ 3 瓶（每瓶 20 ml）钆剂（约 0.3 mmol/kg 钆剂）
- 时相：最好的对比剂团注时机是至关重要的，以确保在采集中间时期（也就是采集中央 k 空间的时候）钆剂形成最大动脉浓度。开始扫描之后立即开始注射钆剂。完成注射时恰恰在 MR 采集的中间点之后。为了确保应用了整个剂量对比剂，可以利用 20 ml 生理盐水对静脉注射管进行冲洗

脊椎钆剂增强 MRA

脊椎动静脉瘘（AVF）或动静脉畸形（AVM）是一种经常被忽视的潜在疾病。对于可疑的患者，血管造影前进行 MRA 可作为一种筛查方法。患者经常以肢体的疼痛和无力前来就诊。在 MRI 检查中经常在脊髓，最常见的是圆锥附近，见到异常的 T2 信号改变（可能由于充血现象）。这些 AVF/AVM 经过治疗，异常信号是可逆的。在 T2W 矢状位上也可以观察到小血管流空。MRA 方案：

- 采集冠状位 MRA 图像，存在广泛的脊柱侧弯时矢状位图像更好
- 扫描时相：轴位图像，一层以腰 2 椎体的主动脉为中心；2 ml 钆剂团注（通常约 17 s）
- 图像采集：30 ml 对比剂再追加 30 ml 生理盐水，以激发次数（NEX）为 1（无重复）保证获得动脉时相
- 通常在脊髓的后方寻找早期强化的迂曲静脉结构

MRA 重建技术

技术	应用
多平面重建	常规
最大信号强度投影	整体观察；进一步识别感兴趣区
局部的最大信号强度投影	隔离出感兴趣血管；降低背景信号
曲面重建	获得血管的测量值
表面遮盖显示	显示深部结构
容积再现	显示解剖关系
减影	消除背景信号；产生单纯的静脉影像

其他技术

数字减影血管造影（DSA）

静脉 DSA

- 导管在中央静脉中；给予大剂量和高浓度对比剂团注
- 仅 70% 的患者产生好的结果
- 有创的检查

动脉 DSA

- 优点：碘浓度更低，疼痛更小，速度更快
- 缺点：分辨率较低，运动和肠气产生伪影

岩部静脉取样

从两侧岩下静脉（引流海绵窦）采集静脉血，以探查垂体肿瘤产生的侧向激素（非常敏感的检查）。追踪导管从两侧同时进入岩下静脉。采集的样本用来区分从垂体来源的肿瘤或内分泌系统病变产生的激素，并且确定病变是在左侧还是右侧。

淋巴造影

- 异舒泛蓝，1 ml，在第 1、2 和 4、5 脚趾之间注射；等待 10 min 淋巴摄取
- 表皮切开到筋膜（足背）
- 分离出淋巴管；在上下穿过缝合丝线
- 在管道内挤出蓝色染料
- 利用淋巴造影手术包中的 30G 针穿刺淋巴管
- 将针插入泵中，注入油性显影剂（Ethiodol，乙碘油制剂）
- 采集早期淋巴管时相的图像，之后是淋巴结时相的图像

清醒镇静

给予患者镇静和止痛药，但应保持镇静形式，容易被唤醒。应该持续检测以下参数：

- 血压
- 使用脉搏血氧仪分析氧合指数
- 心电图和心率

通常应用小等分剂量的咪达唑仑和芬太尼。

常用药物和剂量 *

	静脉剂量	总剂量	持续时间（h）	备注
苯二氮䓬类药物				
地西泮	1 ~ 5 mg	10 ~ 25 mg	6 ~ 24	长效
劳拉西泮	0.5 ~ 2.0 mg	2 ~ 4 mg	6 ~ 16	
咪达唑仑	0.5 ~ 2.0 mg	< 0.15 mg/kg	1 ~ 2	遗忘效果好；短效
氟马西尼	0.2 mg	可以 1 min 重复 1 次，最大到 1 mg	0.5 ~ 1	用于逆转苯二氮䓬作用
麻醉性镇痛药				
吗啡	1 ~ 5 mg	< 0.2 mg/kg	3 ~ 4	组胺释放
哌替啶	12.5 ~ 25 mg	0.5 ~ 1 mg/kg	2 ~ 4	MAOI 交叉作用
芬太尼	15 ~ 75 μg	1 ~ 3 μg/kg	0.5 ~ 1	立即起效
纳洛酮	0.4 ~ 0.8 mg	如需要可重复	0.3 ~ 0.5	用于麻醉过量
止吐药				
甲氧氯普胺	10 mg	0.5 ~ 1 mg/kg	1 ~ 2	刺激胃肠蠕动
奥坦西隆	4 mg	8 mg	4 ~ 8	
丙氯拉嗪	2.5 ~ 10 mg	10 mg	4 ~ 6	根据年龄调整剂量
异丙嗪	12.5 ~ 25 mg	25 mg	4 ~ 6	中枢神经系统抑制作用
达哌啶醇	0.625 ~ 1.25 mg	更高剂量：镇定	4 ~ 6	低剂量强效止吐作用

MAOI，单胺氧化酶抑制药
* 对于特别的应用剂量请参考制药商包装内说明书

凝血

概述（图 8-6）

- 香豆素干扰维生素 K 依赖的凝血因子合成
- 肝素结合抗凝血酶Ⅲ灭活凝血酶
- 部分促凝血酶原激酶时间（PTT）：1 ml 再钙化的全血凝结所需的时间。因此，它反映内源性凝血轴
- 凝血酶原时间（PT）：1 ml 再钙化的全血在促凝血酶原激酶（凝血因子Ⅲ，磷脂提取物）存在条件下凝结所需的时间。因此，它反映外源性凝血时间轴

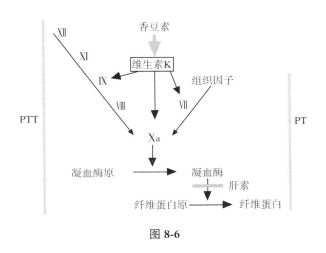

图 8-6

延长的凝血时间正常化

如果凝血时间显著延长（即超过正常值），则不应该进行介入操作（活检，抽吸，引流）；校正凝血障碍（见表格）通常可以在几小时内完成。

监测肝素治疗

- 活化凝血时间（ACT）是监测肝素治疗可选择的方法

  肝素前测量：< 120 s

  肝素滴注：< 300 s

  导管和经皮冠状动脉内成形术：> 200 s

  术后/鞘移除：< 200 s

抗凝血药物和操作

肝素

作用机制：增强抗凝血酶Ⅲ的作用，从而抑制凝血酶（也激活凝血因子Ⅸ、Ⅹ、Ⅺ、Ⅻ和血纤维蛋白溶酶）和阻止纤维蛋白原转化成纤维蛋白；肝素也刺激脂蛋白脂酶的释放（脂蛋白脂酶水解三酰甘油变成甘油和游离脂肪酸）。根据途径不同，半衰期：1 ~ 2 h。术前停用 2 h。

香豆素（华法林）

作用机制：干扰肝合成维生素 K 依赖的凝血因

概述

凝血参数	正常值	异常值的原因
凝血酶原时间（外源性凝血系统）	超过正常对照值 3 s	华法林，肝素，肝疾病，凝血障碍（DIC，溶栓疗法） 维生素 K 缺乏（胃肠外营养，胆道梗阻，吸收不良，抗生素）
部分促凝血酶原激酶时间（内源性凝血系统）	超过正常对照值 6 s	狼疮抗凝物 血友病
出血时间	< 8 min	血小板计数 < 50 000/mm³ 血小板质量：尿毒症，非甾体抗炎药，冯·威利布兰德病

DIC，弥散性血管内凝血

校正延长的凝血时间

抗凝物	PT/PTT	解药	正常化
肝素	均延长	停止肝素 IV 鱼精蛋白	3 ~ 6h 几分钟
香豆素	均延长	IV 3 倍剂量维生素 K 新鲜冷冻血浆	几天 几分钟
阿司匹林	正常（血小板聚集减少）	血小板浓缩液 停用阿司匹林	几分钟 1 周

IV，静脉注射

子（Ⅱ，Ⅶ，Ⅸ，Ⅹ）。持续作用时间 2 ~ 5 天。术前停用 4 天。

法安明（达肝素钠）

低分子肝素。皮下剂量，负荷剂量之后每日一次。持续时间：> 12 h；半衰期：2 ~ 5 h。术前 24 h 停药。

阿加曲班

凝血酶直接抑制剂，静脉内滴注；半衰期 39 ~ 51 min。术前 4 min 停药。

Arixtra（戊聚糖钠）

X 因子抑制剂；半衰期：17 ~ 21 h，皮下，每天 1 次。术前 24 h 停药。

波立维（氯吡格雷）

血小板聚集抑制剂。药效学 / 动力学峰值效应：75 mg/ 天；出血时间：5 ~ 6 天。血小板功能：3 ~ 7 天；半衰期：小于 8 h。术前停用 7 h。

ReoPro（阿昔单抗）

血小板糖蛋白 Ⅱb/Ⅲa 的抑制剂。静脉内用量。药效学 / 动力学半衰期：小于 30 min。停止滴注后血小板恢复功能需要 24 ~ 48 h。抗血小板的作用可以通过输注血小板逆转。

其他抗血小板药

阿司匹林，西洛他唑，双嘧达莫，依替巴肽，噻氯匹啶，替罗非班。大多数抗血小板药需在术前 5 天停用。

抗生素应用

推荐

- 全部胆道、肾和其他非血管性介入操作
- 放置支架，经颈静脉肝内门体分流术（TIPS），建立通道
- （化学）栓塞
- 患者风险增加：心内膜炎，移植
- 有胃管的头颈部肿瘤患者
- 实质脏器活检

不推荐

- 诊断性血管造影
- 腔静脉滤器
- 常规的胃管（非头颈部肿瘤患者）
- 简单的活检：甲状腺，皮下
- 穿刺抽液术和胸腔穿刺

胸主动脉和大血管

概述

解剖（图 8-7）

- 正常升主动脉的直径总是大于降主动脉
- 分支
    大血管
    肋间动脉

手术操作	抗生素
所有的常规手术	氨苄西林（1 g IV）和庆大霉素（80 mg IV，如果肌酐升高 40 mg IV）
氨苄西林过敏（花费低）	氯林肯霉素（克林霉素，600 mg IV）和庆大霉素（80 mg IV，如果肌酐升高 40 mg IV）
氨苄西林过敏（花费高）	左氧氟沙星（左氧氟沙星制剂，500 mg IV，如果肌酐升高 250 mg IV）
脓毒症患者	添加甲硝唑（甲硝唑制剂，500 mg IV），或以上氨苄西林和庆大霉素组合
导管注射	左氧氟沙星（左氧氟沙星制剂，500 mg PO）
G- 管（头颈部肿瘤）	应用头孢氨苄（头孢菌素 500 mg 一天 2 次 PO）5 天后，应用头孢唑啉（唑啉头孢菌素，1 g IV）
前列腺活检	庆大霉素（80 mg IM，手术当天）和环丙沙星（盐酸环丙沙星制剂，500 mg，PO 7 天包括术前当天）
移植患者	哌拉西林和他佐巴坦（哌拉西林钠 - 三唑巴坦钠注射剂，3375 mg IV）
留置导管和持续的耐药性生长	考虑万古霉素（500 mg IV）替代庆大霉素。参考耐药试验

IV，静脉注射；PO，口服；IM，肌内注射

支气管动脉

- 正常的大血管分支占 70%（见图解）。30% 发生变异

  牛弓形，20%：头臂动脉和左侧颈总动脉共同起源

  左侧椎动脉（LVA）在左侧颈总动脉与锁骨下动脉（SA）之间从主动脉弓发出，5%

  颈动脉共干，1%

  甲状腺最下动脉至甲状腺峡部

- 肋间动脉通常从第 3 到第 11 肋间隙成对出现；由这些动脉可能发出脊髓动脉

- 支气管动脉分支变异很大。最常见的变异是

  右侧单独支气管动脉

  左侧多发支气管动脉

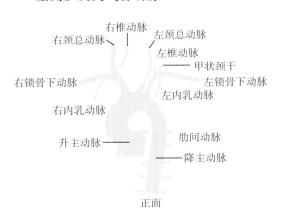

图 8-7

成像技术

CT

- 适应证

  诊断及监视动脉瘤

  动脉瘤破裂

  主动脉夹层

- 目前，螺旋 CT 已经扩展了 CT 的适应证

- CT 尚未被验证是主动脉弓损伤唯一的评价手段

MRI

- 适应证

  诊断及监视动脉瘤

  主动脉夹层

- 在评价主动脉根部时优于 CT

- 大血管的 MRA 检查越来越多

主动脉造影

- 适应证

  术前评估动脉瘤

  创伤性主动脉弓部损伤

  CT 或 MRI 的检查结果不肯定

- 仍是金标准诊断，但很少作为胸主动脉的初步检查方法

经食管超声心动图

- 适应证

  主动脉夹层

  相关的心脏疾病（主动脉瓣关闭不全，左室功能不全）

- 评价创伤性主动脉弓部损伤尚未被验证

胸主动脉造影技术

- 导管：7-Fr 到 8-Fr 猪尾巴管
- 对比剂：泛影酸钠 76 或各种非离子对比剂
- 速率：30 ～ 40 ml/s × 2 s（总量：60 ～ 80 ml）
- 快速拍摄：3/s × 3。DSA 需要更高的速率
- 需要至少在两个垂直维度上进行成像

胸主动脉瘤

概述

真性动脉瘤包含完整动脉壁的所有三层结构。假性动脉瘤缺少血管壁的一层或多层。大多数胸主动脉瘤无症状，并且是偶然发现的。出现临床症状通常说明动脉瘤很大、扩张或破裂。

原因

- 粥样硬化（最常见）
- 结缔组织病［马方综合征，埃勒斯 - 当洛斯综合征 Ehlers-Danols Syndrom，又称皮肤弹性过度综合征］
- 梅毒
- 创伤后假性动脉瘤
- 真菌性动脉瘤
- 主动脉炎

  大动脉炎

  巨细胞性动脉炎

  胶原血管病（类风湿关节炎，强直性脊柱炎）

要点

- 真性动脉瘤趋向于梭形
- 假性动脉瘤趋向于囊状
- 创伤后、感染或术后动脉瘤是假性动脉瘤

动脉粥样硬化动脉瘤

由于胸主动脉粥样硬化通常是环周的，故这些动脉瘤 90% 是梭形，10% 是囊状。由此想到，一个囊状动脉瘤是否应诊断为假性动脉瘤。胸部动脉粥样硬化引起的动脉瘤常见于降主动脉，伴发腹主动脉瘤的概率很高。

并发症

扩张

- 疼痛
- 声音嘶哑，吞咽困难
- 主动脉瓣关闭不全

破裂（直径 < 5 cm 则不常见）

- 破入心包周围或胸膜腔，气管，纵隔，食管
- 破入上腔静脉（主动脉腔静脉瘘），肺动脉（主肺动脉瘘）

影像学征象

血管造影（图 8-8）

- 非常适用对无症状患者进行术前评估（图 8-8）
- 表现

  梭形多于囊状

  确定范围，近端和远端的部位（通常是胸腹部）

  确定分支血管受累情况

  同时并存动脉瘤或血管闭塞性疾病

- 在确定动脉瘤的大小时不准确，是因为

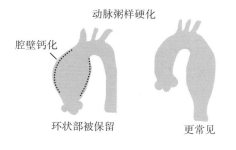

图 8-8

放大

分层对比

腔内血栓

- 局限性扩张是动脉瘤即将破裂的一个指征（所谓的手指动脉瘤或乳头动脉瘤）

CT

- 可以很好地观察附壁血栓
- 比血管造影更好显示腔外的范围和局部的破裂

囊性中膜坏死

主动脉肌层退行性改变导致的升主动脉瘤。通常发生在主动脉窦和窦管交界处，可导致主动脉关闭不全。原因：

- 高血压
- 马方综合征，全身弹性纤维发育不良综合征，同型胱氨酸尿症（结构性胶原病）

影像学征象（图 8-9）

- 对称性窦部受累（"郁金香球根"）
- 升主动脉最易受累
- 夹层是常见的并发症
- 钙化少见

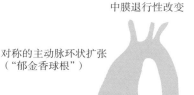

图 8-9

梅毒性动脉瘤

梅毒性动脉瘤出现在三期梅毒的晚期，往往发生在初次感染后的 10～30 年。是一种通过血管滋养管发生的感染性动脉炎。80% 的病例累及升主动脉或主动脉弓。

影像学征象（图 8-10）

- 非对称性囊状窦部受累
- 树皮样钙化常见
- 夹层少见

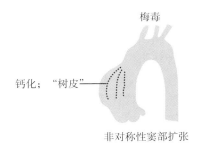

梅毒

钙化；"树皮"

非对称性窦部扩张

图 8-10

感染性动脉瘤

感染性动脉瘤是一种囊状的假性动脉瘤，位于升主动脉或主动脉峡部。病原微生物：葡萄球菌，链球菌，沙门菌。CT 可显示动脉瘤周围的炎症。相关异常包括：

- 患者免疫功能低下
- 静脉吸毒
- 心内膜炎
- 手术后
- 特发性

治疗采用切除病变或解剖学外的旁路。

主动脉夹层

概述

主动脉夹层代表一系列过程，该过程包括血流进入主动脉肌层（中膜），并以纵向方式撕裂中膜。大多数夹层是自发的，且发生在获得性或遗传性退变的主动脉中膜（形成坏死）。作为一种获得性病变，中膜坏死通常发生在中年或老年高血压患者中。大多数夹层（自发性）发生在胸主动脉，继而从上向下扩张，使腹主动脉受累。主动脉夹层形成的内膜片将管腔一分为二。假腔是由主动脉壁撕裂所形成的腔；真腔为主动脉固有的管腔。"主动脉夹层动脉瘤"定义欠准确，因为很多真正的夹层发生在正常尺寸的主动脉。在慢性夹层中，假腔可以形成动脉瘤样表现。

临床表现

- 胸痛或背痛，80% ~ 90%
- 主动脉瓣关闭不全
- 两侧肢体血压不一致
- 神经功能缺陷
- 肢体缺血
- 脉搏细弱

- 无症状的夹层非常少见

原因

病理学发现动脉中膜退变，这与许多易于产生夹层的疾病相关。

- 高血压（最常见）
- 结构性胶原纤维异常
  - 马方综合征
  - 皮肤弹性过度综合征（Ehlers-Danlos 综合征）
- 先天性异常
  - 主动脉缩窄
  - 二瓣膜或单瓣膜
- 怀孕
- 胶原性血管疾病（很常见）

类型（图 8-11）

一般基于位置分型，治疗和预后也依赖于主动脉受累的部位。

Stanford 分型

- A 型，60%：至少累及升主动脉；手术治疗
- B 型，40%：局限于降主动脉；内科治疗

DeBakey 分型

- Ⅰ 型，50%：升主动脉和降主动脉均受累
- Ⅱ 型，10%：局限于升主动脉
- Ⅲ 型，40%：表现与 Stanford B 型一致

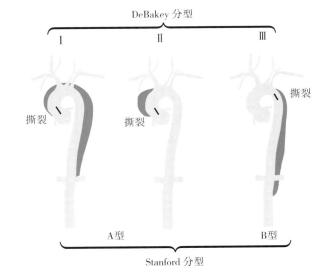

DeBakey 分型

Ⅰ　Ⅱ　Ⅲ

撕裂

撕裂　撕裂

A 型　　B 型

Stanford 分型

图 8-11

治疗

Stanford B 型：内科控制高血压是标准的治疗方法。

对于复杂的 B 型夹层需要手术治疗

- 肢体缺血
- 肠系膜动脉缺血或肾动脉受累
- 破裂
- 假腔出现动脉瘤样扩张

Stanford A 型：因为主动脉根部受累，需要手术

- 心包填塞
- 冠状动脉闭塞
- 主动脉瓣关闭不全

影像学检查适应证（图 8-12）

- 诊断
- 术前评价 [主动脉造影和（或）冠状动脉造影]
- 术后复查和慢性夹层的随访（CT 或 MRI）

影像学检查目的

- 确定升主动脉是否受累
- 确定夹层的起始点和范围
- 确定受累的分支血管：冠状动脉，大血管，肠系膜和肾动脉，髂动脉
- 确定是否有主动脉瓣反流
- 发现内膜片和入口 / 再入口的位置
- 评估假腔的开放程度
- 确定是否存在主动脉外血肿（心包、主动脉旁、血管壁增厚）

血管造影征象

- 关键的诊断征象：内膜片
- 85% ～ 90% 会发现真腔和假腔以及内膜片
- 假腔显影延迟

- 真腔被假腔压迫
- 分支血管闭塞
- 主动脉旁软组织影（血肿，血栓性假腔）
- 导管位置异常
    被假腔壁推移在主动脉内移位
    真腔不能显影（导管在假腔内）
- 鉴别真假腔
    位置：假腔位于升主动脉的前外侧，降主动脉的后外侧。
    尺寸：假腔大于真腔，并且压迫真腔
    显影：较慢的血流使假腔显影延迟

CT 征象（图 8-13）

- CT 表现与血管造影的发现相同
    内膜片
    双腔（真腔和假腔）
- CT 在探查以下情况时更为准确
    血栓性假腔通道
    主动脉周围血肿和心包与胸膜腔积血
    孤立的主动脉壁血肿（高密度的血管壁）
- CT 在评价以下情况时不准确
    冠状动脉或大血管
    主动脉瓣
    入口或出口位置
- 动态对比剂增强的螺旋 CT 是可选的技术
    增强前扫描（探查血管壁血肿）
    动态对比剂增强螺旋 CT（探查内膜片）
    延迟期对比剂增强 CT（偶尔需要）
- CT 的作用
    通过筛查甄别临床表现可疑的患者
    监测慢性夹层

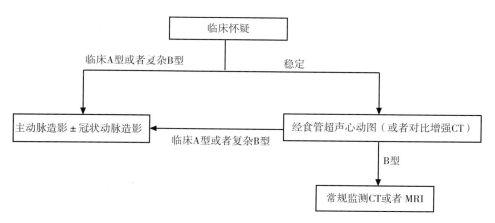

图 8-12

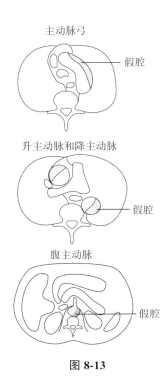

主动脉弓

假腔

升主动脉和降主动脉

假腔

腹主动脉

假腔

图 8-13

MRI 征象

- 传统的自旋回波：探查内膜片和血管壁血肿很好
- 相位对比梯度回波：探查真假腔内不同的血流速度
- MR 电影序列：探查主动脉瓣关闭不全

要点

- 25% 的主动脉夹层胸部 X 线片（CXR）可以表现正常
- 主动脉夹层的 CXR 异常没有特异性；临床表现通常更有帮助
- 计算机断层扫描血管造影术（CTA）可作为可疑急性主动脉综合征患者的筛选和分类检查
- 不要混淆夹层与横断（创伤性主动脉损伤）
- 大多数主动脉夹层是自发性；轻微的创伤可能促使易感患者（马方综合征）发生夹层，但这是例外情况

变异

主动脉壁血肿（图 8-14）

主动脉壁内出血没有可辨认的内膜片或假腔。这个血肿是由滋养血管出血并且进入中膜而形成，不会被血管造影显示；平扫 CT 是常用的检查（主动脉壁内高密度影）。

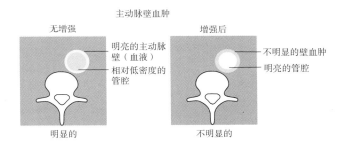

主动脉壁血肿

无增强

明亮的主动脉壁（血液）

相对低密度的管腔

明显的

增强后

不明显的壁血肿

明亮的管腔

不明显的

图 8-14

血栓性动脉瘤和夹层的鉴别

	血栓性动脉瘤	夹层
纵向范围	通常局限	广泛，> 6cm
钙化	在主动脉阴影范围之外	主动脉阴影之内
主动脉尺寸	大	急性期正常，慢性期可以变大
主动脉管腔	大	正常
受累的分支	腰动脉，IMA	肾动脉，SMA

动脉瘤

钙化

扩张的血管 附壁血栓

夹层

假腔内血栓

内膜片

移位的钙化

IMA，肠系膜下动脉；SMA，肠系膜上动脉

穿通性主动脉溃疡

通常伴随粥样硬化性动脉瘤出现。一个溃疡破裂后血液进入中膜，形成一个包含破裂溃疡的局限性夹层。这虽不是真正的夹层，但有相似的表现。因为动脉壁破裂，死亡率高。

慢性夹层

B 型或经修复的夹层可以持续存在真腔和假腔（双筒型主动脉）。这些夹层患者可以长期生存。CT 或 MRI 检查可以随访假腔（夹层性主动脉瘤）的扩张或延长。

创伤性主动脉损伤

概述

本病的机制尚未明确，但是急剧减速形成的剪切力被认为是创伤性主动脉损伤的主要原因。在创伤性主动脉损伤后只有 15% ～ 20% 的患者存活，并且进行影像评估。典型的主动脉损伤是形成假性动脉瘤，病变累及内膜或内膜和中膜，有时动脉壁全层破裂。只有 5% 的未治疗患者可以存活 4 个月。

位置

- 主动脉峡部，95%：在左锁骨下动脉和动脉韧带之间
- 升主动脉近段
- 降主动脉（在裂孔处）
- 相关的大血管损伤，5% ～ 10%

方法

主动脉撕裂的患者往往有一个恰当的损伤病史，该病史是影像评估的依据。影像检查的目标是尽可能迅速诊断损伤，以便进行手术修补（图 8-15）。尽管 CTA 现在已经发挥了重要的作用，但血管造影仍是术前评估病情最准确的影像检查。对于胸片不能确诊的低危患者和 CXR 表现正常的高危患者，CT 可以确定有无纵隔血肿。

胸部 X 线片

- 对所有患者常规拍摄

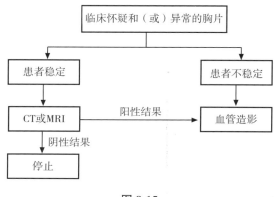

图 8-15

- 寻找纵隔血肿的征象
  - 纵隔增宽或右侧气管旁影增宽
  - 主动脉轮廓消失
  - 左肺尖帽
- 继发征象没有特异性
  - 鼻胃管向右移位
  - 左主支气管向下移位
  - 第 1、2 肋骨骨折
  - 血胸
- 只有 15% 的纵隔血肿患者会存在主动脉撕裂
- CXR 表现正常的纵隔很少发生主动脉损伤

CT

- CT 平扫确定有无纵隔血肿、动脉破裂
- 若正常的纵隔脂肪不存在，应直接进行血管造影
- 可能的误诊
  - 年轻患者的残留胸腺
  - 插管通气的患者（运动形成伪影）
  - 纵隔脂肪很少的患者

血管造影

- 内膜撕裂：主动脉内线性充盈缺损或主动脉轮廓不规则
- 主动脉峡部的假性动脉瘤，80%
- 相关大血管的损伤，5%
- 假阳性结果非常少见：动脉导管膨出或憩室（残留的胚胎性双弓）
- 始终至少在两个方向进行摄影

- 敏感性，100%

要点

动脉导管结和主动脉撕裂的区别

导管结	主动脉撕裂
光滑	锐利
圆形	不规则形
宽颈	细颈
无伴随阴影	有伴随阴影
主动脉导管憩室	**创伤性假性动脉瘤**

- 一些临床医师仍然仅将损伤的机制（不参考 CXR 表现）作为选择血管造影的指征
- 在创伤性主动脉损伤的初次评估中，CTA 逐渐取代主动脉造影

主动脉炎

大动脉炎（无脉病）

　　明显的内膜增生和纤维化导致主动脉及受累动脉闭塞和狭窄，也可形成动脉瘤。年龄：90% < 30 岁（与其他的动脉炎类型形成对比）。女性更常见。

类型（图 8-16）

　　1 型：主动脉弓受累
　　2 型：腹主动脉受累
　　3 型：整个主动脉受累
　　4 型：肺动脉受累

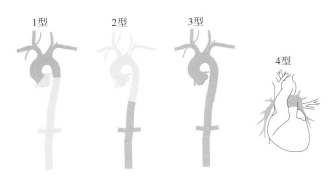

图 8-16

影像学特征

- 弓部血管的狭窄段长而光滑（最常见）
- 主动脉狭窄和闭塞（可以类似主动脉缩窄）
- 主动脉壁增厚
- 肺动脉受累，50%
- 腹主动脉缩窄和肾动脉狭窄

巨细胞性动脉炎

- 高于 50 岁的老年患者
- 诊断：颞动脉活检
- 累及中等大小的动脉最常见；跳跃性病变
- 10% 累及主动脉，最常见于升主动脉
- 并发症：动脉瘤，夹层

梅毒性主动脉炎

　　梅毒性主动脉炎发生在感染后 10 ~ 30 年。由于主动脉的炎症和纤维化（内膜皱褶）进展，主动脉壁进行性衰弱，最终形成动脉瘤。微生物：苍白螺旋体。诊断：荧光密螺旋体抗体吸收试验（FTA-ABS）和性病玻片试验（VDRL）试验阳性。治疗：利用高剂量的青霉素，切除扩张的动脉瘤。

并发症

- 动脉瘤，10%
- 主动脉瓣疾病
- 冠状动脉开口处狭窄，30%
- 梅毒性心肌炎（少见）

影像学征象

- 受累部位：升主动脉（60%）>主动脉弓（30%）>胸降主动脉（10%）
- 树皮样表现
- 升主动脉囊状动脉瘤
- 升主动脉重度钙化是典型表现（但是不常见）

腹部和盆腔

腹主动脉

解剖学（图 8-17）

腹主动脉瘤

　　动脉粥样硬化性动脉瘤大部分位于腹主动脉。

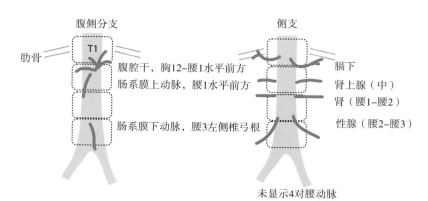

图 8-17

90% 的腹主动脉瘤发生于肾以下部位。腹主动脉瘤（abdominal aoric aneurysm，AAA）的主要风险是瘤体破裂以及出现其他的并发症。

- 瘤体扩张和（或）渗漏：疼痛
- 主动脉腔静脉瘘：充血性心力衰竭（CHF），下肢水肿
- 末端动脉栓塞：蓝趾综合征
- 主动脉肠瘘
- 感染

动脉瘤直径小于 5 cm 时，破裂的风险较小；大于 5 cm 时，风险增加。伴随其他部位的动脉瘤，特别是腘动脉瘤时，破裂的风险也会增加。

影像学征象（图 8-18）

X 线平片
- 确定动脉粥样硬化钙化的大小
- 侧位片对诊断帮助很大

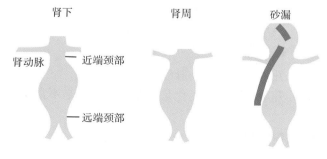

图 8-18

CT
- AAA 的血管直径 ≥ 3 cm
- 增强螺旋 CT 可以对普通病例进行术前评估
- 是确定动脉瘤大小最合适的检查技术
- 怀疑破裂
  - 腹膜后血肿最为常见

- 主动脉披挂征：主动脉后壁无法辨认或没有紧贴椎体
- 高密度新月体征：大动脉瘤血栓内出现一个边界清晰的新月形高密度时提示动脉瘤急性破裂或即将破裂

血管造影
- 术前分期的常规检查
- 在评价肠系膜和肾血管方面，血管造影比 CT 能提供更准确的数据
- 不能确定瘤体的大小
- 能显示骨盆和下肢血管
- 还能确定
  动脉瘤颈的近端和远端
  肠系膜血管是否通畅
  是否存在迷走血管

其他的腹主动脉瘤

炎症性腹主动脉瘤

占 AAA 的 5%。在增强 CT 上，AAA 周围的炎症出现强化。鉴别诊断是 AAA 渗漏和破裂。

真菌性腹主动脉瘤

动脉瘤感染常发生于主动脉。真菌性动脉瘤典型表现为偏向性囊状瘤，发生部位与动脉粥样硬化性 AAA 的常见部位不同。微生物：沙门菌，葡萄球菌。出现不明原因发热（FUO）。

危险因素

- 动脉创伤
- 脓毒血症
- 免疫抑制

- 细菌性心内膜炎
- 静脉注射药物滥用

主 - 髂动脉闭塞病

表现为多种模式（图 8-19）：

- 下腹部主动脉闭塞：闭塞位于肾动脉水平之上
- 远端主动脉髂动脉疾病：累及主动脉分叉和髂动脉
- 小主动脉综合征：局灶性远端主动脉粥样硬化性狭窄，多见于年轻的吸烟女性
- 多节段疾病：常伴随腹股沟以下血管的闭塞性疾病

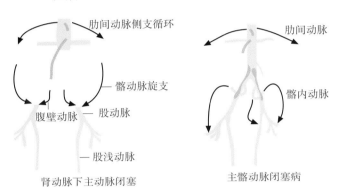

图 8-19

常见的临床症状包括：大腿、髋部和臀部跛行，阳痿，以及股动脉搏动减少（男性患者勒里施综合征）。总之，经皮穿刺介入治疗技术［如经皮腔内血管成形术（PTA）、血管内金属支架］对主 - 髂动脉闭塞病具有较好的疗效。

影像学征象

- 做出干预治疗的决定后，动脉造影是首选的检查方式
- 侧支动脉通路
  内乳动脉→髂外动脉经过腹壁上、下动脉
  内乳动脉→髂内动脉经过直肠及肛门动脉
  肋间 / 腰动脉→髂外动脉经过旋髂深动脉
  肋间 / 腰动脉→髂内动脉经过髂腰和臀肌动脉
- 通过测量狭窄两侧的压力梯度评价血流动力学改变，及时了解患者对干预治疗的反应
- 磁共振血管造影术（MRA）的作用
  二维时间飞跃法和 Gd-DTPA 三维扰相梯度回波序列是常用的检查技术
  对于高危造影剂过敏或肾衰竭的患者，

MRA 是一种可选择的技术
当主动脉闭塞时，可以较好显示远端的径流

腹主动脉狭窄

腹主动脉狭窄可为先天性或获得性，以青年人和儿童多见。临床表现有肾性高血压、跛行、腹绞痛。相关异常包括：

先天性

- 胸主动脉狭窄
- 特发性高血钙综合征（Williams 综合征）
- 先天性风疹
- 神经纤维瘤病

获得性

- 多发性大动脉炎
- 肌纤维发育不良
- 放射治疗

影像学征象

- 节段性狭窄最为常见
- 狭窄段通常累及肾动脉
- 肠系膜下动脉是下肢的主要侧支循环血管
- 弥漫性发育不全很少见

主动脉介入和外科手术

血管内支架置入术

血管内支架置入是一种替代手术治疗主动脉瘤的方法。该技术的优势主要是失血量较少、重症监护和住院时间较短以及恢复较快。影像显示的常见并发症：

- 内支架血栓形成
- 内支架扭折
- 内支架感染造成假性动脉瘤
- 内支架闭塞
- 突发栓塞
- 结肠坏死
- 主动脉夹层
- 动脉切开点血肿
- 内漏（见下文分类）

内漏的分类（针对欧洲大陆世系人群）

- I 型内漏指在人工血管周边形成永久性的血流通道。这可能由于人工血管两端（近端或远端）或附着区没有完全封闭或未有效封闭造成

（同义词：支架周边内漏或支架相关内漏）

- Ⅱ型内漏是由持续性逆行血流进入动脉瘤囊造成（例如，来自腰动脉、肠系膜下动脉和其他侧支动脉的血流）。由于支架附着区完全封闭，所有并发症与支架没有直接关系（同义词：逆行内漏或非支架相关内漏）
- Ⅲ型内漏出现在支架中间区域，内漏主要通过支架缺损部分或支架连接部位产生。此型内漏主要因支架材料质量问题造成（结构缺损或材料疲劳）。在某些情况下，血流冲击和动脉瘤的收缩也可引起此型内漏（同义词：支架破损或支架断开）
- Ⅳ型内漏可通过血管造影或其他增强扫描检查被检测到，表现为少量对比剂通过多孔支架的间隙漏出，也可通过支架缝合或支架连接处的小孔漏出。这些表现通常源于有意设计的支架特征而不是支架故障。临床上Ⅲ型内漏和Ⅳ型内漏很难区分，可能需要术后或直接血管造影才能区分（同义词：多孔性支架）
- 起源不明的内漏。在大多数情况下，通过例行的随访影像检查不能显示确切的内漏部位，需要进一步的检查。在这种情况下，可以把它归类为起源不明的内漏，直到通过进一步的影像检查明确内漏的类型
- 无内漏动脉瘤囊内压力增加。在这么情况下，影像显示无内漏，但动脉瘤腔内压力增高，并可能非常接近体循环压力（尚无公开的数据）。这个密闭囊腔由半流质性血栓组成，囊内压力与内漏处所测压力接近。动脉瘤具有搏动性，动脉管壁的搏动可以通过专业的美国技术检测和随访

支架的类型

- 分支型支架主要用于 AAA 以及主 - 髂动脉闭塞病

  端 - 侧（仅用于主 - 髂动脉闭塞病）

  端 - 端
- 管状支架主要用于 AAA 的修复
- 动脉内膜切除术常用于主 - 髂动脉闭塞病
- 主动脉股动脉分流术主要用于主 - 髂动脉闭塞病
- 解剖外支架

  腋动脉股动脉分流

  腋动脉双侧股动脉分流

  股动脉分流

这些支架主要用于单侧髂动脉疾病、手术风险高、先前手术造成严重瘢痕、腹部或腹股沟感染、单个肢体慢性血管闭塞以及有抗酸杆菌（芽孢杆菌）的患者。

主动脉分叉支架（覆盖移植支架，倒 Y 形支架）

主动脉覆盖移植支架（图 8-20 和图 8-21）

支架的一端与主动脉腹侧壁吻合，支架的远端与双侧的髂总动脉吻合。仅用于血管闭塞性疾病。

- 保留原先的盆腔流入动脉，尤其是髂内动脉
- 勃起功能障碍不常见
- 支架闭塞发生率较高

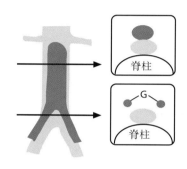

图 8-20

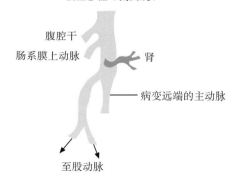

图 8-21

端 - 端 Y 形支架

血流动力学较端 - 端吻合术好，常用于腹主动脉瘤和血管闭塞性疾病。分叉可以进入髂动脉和髂总动脉远侧。优点包括：

- 吻合处血流更符合生理
- 主动脉十二指肠瘘发生率低
- 更加通畅

包裹支架（管状支架）（图 8-22）

支架位于动脉瘤内，主动脉壁与支架缝合。

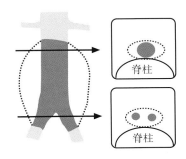

图 8-22

外科移植并发症

可选用 CT 进行检测

- 支架周围感染
- 吻合口假性动脉瘤
- 血肿，淋巴囊肿
- 主动脉肠瘘

[111]In 白细胞计数检查有助于发现支架感染

概述

并发症	发生率（%）
支架周围脓肿	40
腹股沟感染	25
假性动脉瘤	20
血肿，淋巴囊肿	10
主动脉肠瘘	10
其他	10
小肠梗死	
脓肿	

腹股沟下支架置入失败

导致腹股沟下旁路移植术早期和亚急性期失败的原因

- 静脉段瘢痕
- 吻合口狭窄
- 保留瓣叶（原位支架置入）
- 钳夹损伤
- 未结扎支架部位的流出静脉分支

腹股沟下旁路移植术晚期失败的原因

- 内膜增生导致支架狭窄

- 动脉粥样硬化进展
- 径流量小

肠系膜血管（图 8-23）

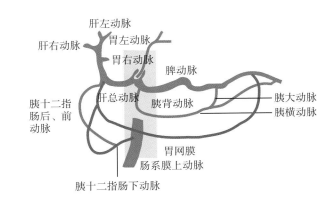

图 8-23

腹腔干

起自胸 12- 腰 1 水平，分支包括：

- 第 1 分支：胃左动脉（LGA）
- 第 2 分支：脾动脉
- 第 3 分支：肝总动脉（CHA）

肝血管

肝动脉

肝总动脉指从起始部至发出胃十二指肠动脉（GDA）之前的部分，肝固有动脉分为肝左动脉（LHA）和肝右动脉（RHA）。变异占 40%：

- RHA 起源于肠系膜上动脉（SMA），15%
- LHA 起源于胃左动脉，10%
- 副 LHA 起源于胃左动脉，8%
- 副 RHA 起源于肠系膜上动脉，5%
- RHA 和 LHA 起源于肠系膜上动脉而不由腹腔干供血，2%

肝静脉

- 肝静脉通过肝左、中、右 3 条静脉引流，最终汇入下腔静脉（IVC）。
- 肝静脉确定肝的解剖分段（共 8 段，见第 3 章）

脾动脉

分支包括

- 胰背动脉 40% 起源于脾动脉

- 胰大动脉起源于中部
- 胃短动脉
- 胃网膜左动脉
- 脾极分支

肠系膜上动脉（SMA）（图 8-24）

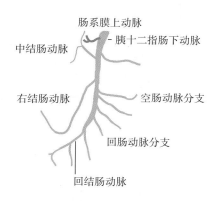

图 8-24

SMA 于腹腔干下方 1 ~ 20 mm 处的腰 1 椎体水平起自腹主动脉，第一段在胰体后方走行，然后跨过胰头钩突的前方（CT 解剖标志）。

分支包括

- 胰十二指肠下动脉（第 1 分支）
- 中结肠动脉（第 2 分支）
- 空回肠动脉
- 右结肠动脉
- 回结肠动脉

肠系膜下动脉（IMA）（图 8-25）

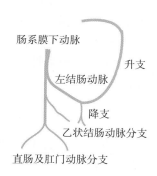

图 8-25

IMA 起源于肾动脉下方，腰 3 椎体左侧的椎弓根水平。

分支包括

- 左结肠动脉：40% 无分支，60% 发出乙状结

肠动脉分支
- 乙状结肠动脉：向乙状结肠供应血液
- 直肠上动脉：是 IMA 或乙状结肠动脉的延续，通过髂总动脉后成为直肠及肛门动脉

肠系膜血管的侧支（图 8-26 和图 8-27）

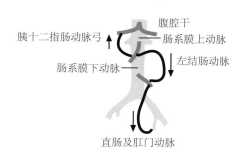

图 8-26

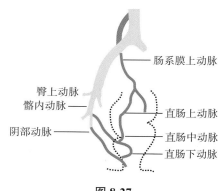

图 8-27

腹腔动脉 → SMA
- Buehler 动脉弓：胚胎期连接 SMA 和腹腔干的腹侧交通支
- 胰十二指肠动脉弓

SMA → IMA
- Riolan 动脉弓：中结肠动脉 → 左结肠动脉
- 结肠缘动脉：沿结肠系膜边缘走行并形成动脉弓

IMA → 髂内动脉
- 经直肠上动脉

直肠血管弓
- 直肠上动脉来自 IMA
- 直肠中动脉来自髂内动脉
- 直肠下动脉来自阴部动脉

盆腔动脉（图 8-28）

髂内动脉
- 臀上动脉
- 臀下动脉

- 闭孔动脉
- 阴部内动脉
- 髂腰动脉
- 膀胱动脉
- 子宫动脉
- 直肠及肛门动脉

髂外动脉

- 旋髂深动脉和腹壁下动脉是下肢动脉的第 1 分支，是髂外动脉和腹股沟韧带结束的标志

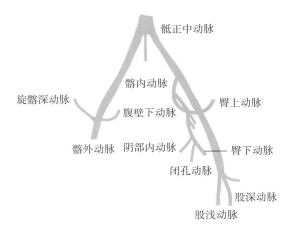

图 8-28

上消化道出血

首选内镜治疗和保守治疗。

当首选治疗失败后可选择血管造影检查。上消化道大出血很少表现为便血。

病因

- 胃炎（最常见）
- 消化道溃疡
- 胃十二指肠静脉曲张
- 贲门黏膜撕裂
- 主动脉十二指肠瘘
- 上消化道恶性肿瘤

影像学征象

- 确诊活动性出血需要进行选择性动脉造影
- 胃左动脉是上消化道出血最常见的血管，占 85% ~ 90%
- 造影剂渗出血管外是活动性出血的标志
  积聚在肠腔内
  胃"假静脉"征（造影剂进入胃黏膜皱褶内）
  造影剂充满假性动脉瘤

- 胃左动脉起源的变异
  起源于腹腔干（最常见）
  直接起源于主动脉
  与脾动脉共同起源于主动脉
- 其他来源的胃出血
  胃右动脉
  胃网膜左、右动脉
  胃短动脉
- 常见的十二指肠出血来源
  胃十二指肠动脉和（或）其分支
  胰十二指肠动脉弓
  CT 扫描检查通常无助于评价上消化道出血

血管造影介入治疗

- 加压素
  通常对胃炎和食管胃撕裂导致的出血很有效
  30 min 后如果无效，应进行栓塞治疗
  禁忌证：冠心病，严重的高血压，肾衰竭
- 对肿瘤、消化道溃疡以及十二指肠出血，动脉栓塞治疗的成功率更高
- 吸收性明胶海绵栓塞用于自限性病变（如良性溃疡），在初次止血后可以再通
- 永久性栓塞（如聚乙烯醇，弹簧圈）用于主要的动脉损伤（如肿瘤，十二指肠溃疡，假性动脉瘤）
- 上消化道栓塞不会造成缺血，因为有丰富的侧支循环

上消化道出血的治疗成功率

出血类型	治疗	成功率 %
食管胃出血		
贲门黏膜撕裂	加压素	90
弥散性胃出血*	加压素	80
食管静脉曲张	静脉（非动脉）注射加压素	
	内镜硬化	
	TIPS（经颈静脉肝内门体分流术）	
幽门十二指肠出血		
溃疡	加压素	35
	加压素和栓塞术	60

* 与应激、创伤、外科手术、烧伤、非甾体抗炎药等有关

下消化道出血（图8-29）

指 Treitz 韧带远侧的肠管出血。98% 的出血发生于大肠，2% 的出血发生于小肠。通过内镜检查可以排除直肠出血。由于出血掩盖了视野，内镜检查往往不成功，这与上消化道出血的情形不一样。

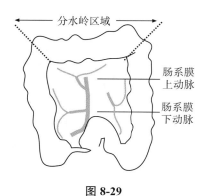

图 8-29

病因

大肠，98%
- 憩室（最常见）
- 血管发育异常
- 结肠癌
- 息肉
- 炎性肠病，其他结肠炎
- 直肠疾病
  溃疡和撕裂
  痔疮
  肿瘤

小肠，2%
- 平滑肌瘤
- 动静脉畸形
- 溃疡（激素治疗或接受移植的患者）
- 小肠静脉曲张
- 其他
  炎性肠病，憩室病，梅克尔憩室，小肠肿瘤（如转移，卡波西肉瘤）

影像学征象

核素扫描通常敏感，有助于诊断
- 显示出血的阈值为 0.1 ml/min
- 如果核素扫描为阴性，血管造影为阳性的可能性非常低
- 延长成像时间可以检查间歇性出血

选择性肠系膜上动脉和肠系膜下动脉造影
- 图像需要包含多条血管，足以覆盖整个血管床（结肠曲，直肠）
- 不规则的动脉（如结肠中动脉）可能需要腹腔动脉造影

血管造影介入治疗（图8-30）

- 动脉内注射加压素的成功率为 90%；腹痛可能表明缺血
- 再出血率，30%
- 与上消化道出血栓塞治疗比较，下消化道出血栓塞治疗的并发症发生率较高，这与侧支循环较少有关。肠缺血和（或）梗死的发生率为 25%

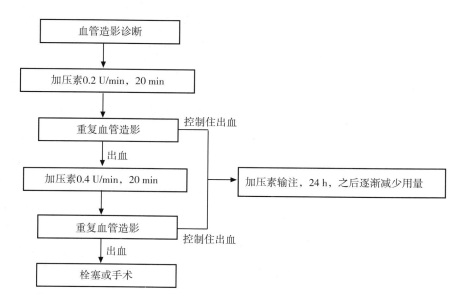

图 8-30

肠缺血

可以是急性或慢性。当血管闭塞逐步涉及三支肠系膜动脉时发生慢性缺血，患者的临床表现通常不严重，可伴有腹部绞痛和体重减轻。相反，急性肠缺血患者通常出现急腹症，可伴有代谢紊乱和其他的异常（如休克，心脏疾病，败血症）。

病因

动脉闭塞

- 血管栓塞
- 原位血栓形成
- 主动脉夹层
- 原发性肠系膜动脉夹层（纤维发育不良，医源性）
- 血管炎

非闭塞性动脉缺血（最常见）

- 动脉粥样硬化，低心输出量和低血压

肠系膜静脉血栓形成

其他

- 嵌顿疝
- 肠扭转
- 肠套叠

影像学征象

血管造影

- 螺旋 CT 常用于筛选分类，血管造影仍是可选择的检查
- 充盈缺损或闭塞表现：血栓，栓子
- 原位血栓发生在近端（肠系膜上动脉起始部）
- 栓塞通常出现在周边和（或）血管分叉处
- 延迟期图像：缺少静脉，侧支循环，充盈缺损（静脉血栓）
- 弥漫性血管痉挛可能伴随非阻塞或闭塞性病因

血管造影介入治疗

- 动脉或静脉溶栓
- 非阻塞性缺血：动脉注射罂粟碱，30 ~ 50 mg/h

血管发育不良

可能是一种获得性血管异常，常位于盲肠或右结肠，可伴随主动脉瓣狭窄。血管发育不良是导致 50 岁以上患者下消化道慢性出血的常见原因，急性出血很少。治疗以手术和栓塞为主，一般不用加压素。

影像学征象

- 仅肠系膜动脉造影能发现异常
- 在系膜小肠游离部边缘出现血管丛
- 引流静脉早期或持续显示
- 活动性出血通常不能被发现

正中弓状韧带综合征

正中弓状韧带是位于膈肌基底部的纤维索带，通常位于腹腔干上方，沿主动脉裂孔前缘走行。当此韧带位于腹腔干前方时，可能导致腹腔干受压。治疗：手术。

影像学征象

- 腹腔干上方出现压痕，呼气时压痕明显
- 在传统血管造影和 CT 血管成像上腹腔干表现为钩状外形

精索静脉曲张

精索静脉内的静脉瓣无功能或缺失会导致精索静脉丛扩张，这可能引起不育、疼痛和阴囊肿大。治疗：手术或弹簧圈栓塞精索静脉（包括侧支血管）。

肝

动脉成像

肝肿瘤

病灶	动脉血管	其他表现
血管瘤	正常	周边多发的小浓染（棉球样）
局灶性增生结节	++	轮辐样表现，35%
腺瘤	+	反常地并非富血管
再生结节	–	通常乏血供，见于肝硬化
肝细胞癌	++，动静脉分流	门静脉受累，75%

静脉成像（图 8-31 和图 8-32）

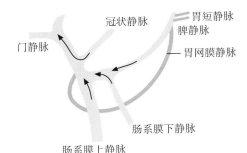

图 8-31

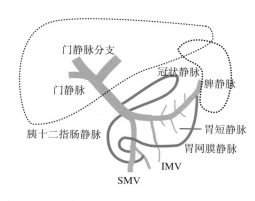

图 8-32

适应证

- 门静脉血栓形成
- 肝静脉血栓形成（Budd-Chiari 综合征）
- 门静脉高压
- 评价肝移植术
- 评价经颈静脉肝内门体静脉分流术（TIPS）
- 评价门体分流术

成像技术

超声

- 无法准确地诊断肝内静脉闭塞性疾病
- 适用于大多数的其他疾病

血管造影

- 肝和楔入肝静脉造影
- 门静脉造影

    经动脉门静脉造影（腹腔干 /SMA 造影延迟相）

    经肝直接门静脉造影

    经颈静脉直接门静脉造影

    经皮脾穿刺门静脉造影

    脐静脉插管

CT 血管成像和 MRA

- 技术在进展中

门静脉高压

指门静脉压力大于 10 mmHg。最常见的原因是肝硬化。由于血流动力学改变而产生临床症状，胃肠道静脉曲张性出血是最常见的表现。

病因

窦前

- 门静脉梗阻

    血栓形成

肿瘤（胰腺癌，转移瘤）

- 血吸虫病（世界范围内最常见的原因）

窦性

- 肝硬化

窦后

- Budd-Chiari 综合征
- 肝静脉或下腔静脉阻塞

高血流状态

- 外伤性 AVF
- AVM（Osler-Weber-Rendu，肝细胞癌）

生理学改变（图 8-33）

- 门静脉压力增高
- 肝动脉血流增加
- 双向或离肝的门脉血流形成
- 通过与体循环形成侧支循环减轻门脉压力

    冠状静脉到奇静脉或半奇静脉：食管静脉曲张

    SMV/IMV 到髂静脉：肠系膜静脉曲张，胃静脉曲张

    IMV 到直肠下静脉：痔疮

    脐静脉到腹壁静脉：水母头

    脾静脉到奇静脉：胃底静脉曲张

    脾静脉到腹膜后静脉：十二指肠 / 腹膜后静脉曲张

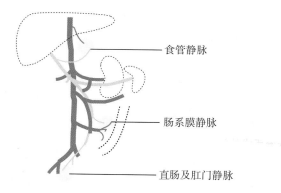

图 8-33

影像学征象

超声

- 脐静脉再通或离肝性血流形成可以建立诊断
- 显示门静脉和脾静脉情况以确定治疗方案
- 门脉侧支循环形成
- 脾大
- 腹水

血管造影

- 门静脉压力增加

修正后肝窦压力（CSP）= 肝楔形压力 –IVC
压力

正常情况下 CSP < 5 mmHg

直接门静脉压力 < 5 mmHg 为正常

- 门静脉出现离肝性血流
- 门静脉侧支循环或静脉曲张形成
- 螺旋形肝动脉表现
- 排除窦前和窦后原因

治疗

- 当传统内镜治疗无法控制出血时，考虑 TIPS
- 栓塞静脉曲张是辅助治疗手段
- 外科门体分流术

门静脉血栓形成

病因

- 特发性（最常见）
- 肿瘤（肝癌，胰腺癌，转移瘤）
- 手术后（脾切除）
- 血液病
- 凝血病
- 败血症，门静脉炎
- 胰腺炎
- 肝硬化，门脉高压

并发症

- 肝梗死
- 静脉曲张出血
- 肠系膜血栓形成
- 窦前性门静脉高压

影像学征象

超声

- 最佳的筛查方式
- 血栓可出现回声
- 侧支循环和静脉曲张出现

CT

- CT 平扫图像上出现高密度血栓
- CT 增强图像上出现低密度充盈缺损
- 海绵样变性：出现在亚急性 / 慢性门静脉血栓形成后，肝门处形成多条管状的门脉侧支循环血管

MRI

- 门静脉血栓在 T1W 上为高信号
- 肝门处数条流空信号（侧支循环）

血管造影

- 可经肠系膜上动脉（动脉内）或门静脉溶栓治疗

脾静脉阻塞（孤立性）

- 节段性门脉高压伴随胃底静脉曲张
- 无食管静脉曲张
- 门静脉压力正常
- 不能通过 TIPS 治疗

Budd-Chiari 综合征（BCS）

肝静脉流出道梗阻导致肝增大，门静脉高压，静脉曲张以及腹水。静脉阻塞部位可以在肝内小静脉，肝静脉或 IVC。

分流手术的类型

分流类型	临床应用
门腔静脉分流	
门静脉→下腔静脉	需要立即使压力下降时
脾肾静脉分流	
脾静脉→肾静脉	—
Warren 法（远侧）	应用范围广泛
Linton 法（近侧）	马萨诸塞州总医院应用
肠系膜腔静脉分流	
肠系膜上静脉→下腔静脉	—

门腔分流术　　肠腔分流术

脾肾分流术：Warren 法　　脾肾分流术：Linton 法

病因

肝静脉血栓形成

- 血液疾病
- 凝血病
- 妊娠
- 口服避孕药
- 静脉炎
- 特发性

肝静脉和（或）下腔静脉内肿瘤生长

- 肾细胞癌
- 肝细胞癌
- 肾上腺癌

其他

- IVC 内膜或网膜形成（常见于亚洲人）
- 缩窄性心包炎
- 右心房肿瘤

影像学征象

- 下腔静脉造影和肝静脉造影检查是可供选择的诊断技术
- 肝静脉蜘蛛网样表现
- IVC 狭窄（IVC 呈"尖塔"或"铅笔尖样"）或网膜形成
- 动脉造影显示肝动脉伸直

治疗

- TIPS 缓解症状
- 最终可能需要肝移植

肾

解剖

肾动脉（图 8-34）

单支血管，65%；多支血管，35%（血管变异常见于肾旋转不良和马蹄肾）。肾动脉分支：

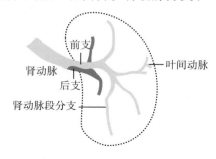

图 8-34

- 前、后分支
- 动脉分段（5 段）
- 叶间动脉（一支动脉供应一个肾柱）
- 弓状动脉→小叶间动脉→入球小动脉

变异

- 生殖腺动脉起源于肾动脉，20%
- 膈下动脉偶尔起源于肾动脉
- 肾上腺下动脉往往起源于肾动脉

肾静脉

- 左肾静脉长度是右肾静脉 3 倍，因此，左肾常用于移植
- 左肾静脉走行于主动脉前方（经过后方占3%），肠系膜上动脉下方
- 左肾上腺静脉和生殖腺静脉汇入左肾静脉
- 多条肾静脉，35%

肾血管造影适应证

肾动脉造影诊断

- 肾血管性高血压（检查肾动脉狭窄）
- 创伤
    动静脉瘘或假性动脉瘤
    创伤性出血，血尿
    血管损伤致血供阻断
- 肿瘤（明确供血动脉）
- 移植捐赠者
    肾动脉数量和位置
    复杂的变异
    明确有无病变

肾静脉造影诊断

- 肾血管性高血压患者肾素采样
- 诊断肾静脉血栓
- 评估肿瘤侵犯 IVC 和肾静脉
- 不明原因的血尿（肾静脉曲张）

血管造影介入治疗

- 肾血管性高血压：经皮球囊扩张（PTA）或放置支架
- 栓塞治疗
    术前栓塞减少肿瘤手术时出血
    动脉瘤

外伤性动静脉瘘

活动性出血（外伤，医源性原因）

肾动脉狭窄（RAS）（图 8-35）

RAS 是高血压的一个潜在原因，甚至可以导致肾功能不全。肾动脉狭窄可能导致肾素过多性高血压病。但并非所有 RAS 的患者都有高血压病。因此，RAS 并不等同于肾血管性高血压病。

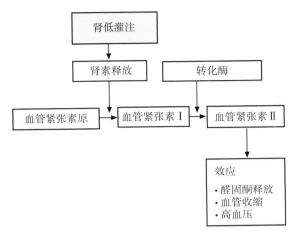

图 8-35

病因

- 动脉粥样硬化，75%
- 纤维肌性发育不良（FMD），25%
- 神经纤维瘤病（NF）
- 动脉炎

  大动脉炎

  结节性多动脉炎

  腹主动脉狭窄
- 其他

  放射治疗

  主动脉夹层动脉瘤

  嗜铬细胞瘤

影像学征象

- 放射性核素扫描是首选检查（见第 12 章）
- 若发生以下情况，RAS 的血流动力学会显著变化：

  管腔狭窄 ≥ 50%

  收缩期压力梯度峰值 > 15%

  狭窄后扩张

  侧支血管形成
- 在有些情况下静脉肾素取样有意义。患侧肾素

水平（> 1.5：1）表明血运重建是有益的

- 血管造影诊断 RAS 存在不足

  肾动脉痉挛（假性狭窄）

  驻波可能与纤维肌性发育不良相似，但不会像纤维肌性发育不良那样持续

  需要通过多个角度的影像显示肾动脉全长
- 肾 MRA

  相比血管造影，MRA 在检测肾动脉狭窄（> 50%）的敏感性和特异性高于 90%

  检查技术：

  - 一般应用相控阵线圈
  - 采用屏气技术，避免呼吸伪影
  - 首选右手臂静脉注射，以使对比剂直接进入中央循环
  - 注射方法：钆剂量 0.2 mmol/kg（约 30 ml），之后以 40 ml 生理盐水冲洗
  - 扫描序列：矢状位黑血序列；轴位和冠状位 T2W，单次激发快速自旋回波序列；冠状位三维动态重复采集动脉期和静脉期图像（推荐矩阵 512×192，层厚 2 ~ 3 mm，间隔 1 ~ 1.5 mm）
  - 三维图像重建采用最大信号强度投影和容积再现技术

肾动脉粥样硬化

是肾血管性高血压肾病最常见的原因，多发生在老年患者（> 50 岁）并往往累及肾动脉近端。经皮球囊扩张（PTA）的治疗效果不如纤维肌性发育不良显著。

影像学征象（图 8-36）

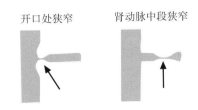

图 8-36

- 肾动脉起始部狭窄，通常伴随主动脉狭窄及斑块

  PTA 疗效不佳，30% 通畅

  金属支架可以提高通畅率
- 主肾动脉狭窄：PTA 治疗 80% 有效
- 肾动脉远端和外周狭窄也可能发生

- 双侧肾动脉狭窄多见
- 血运重建的两个适应证
    控制高血压
    保存肾功能

纤维肌性发育不良

纤维肌性发育不良在中等大小动脉和大动脉管壁内肌肉与纤维组织增生，病因不明。根据动脉管壁受累的层次不同，将 FMD 分为 5 型。

- 内膜纤维增生（罕见）
- 中膜纤维增生，最常见类型，85%；形成典型的狭窄与动脉瘤交替
- 中膜周围纤维增生，无动脉瘤
- 中膜过度增生
- 外膜周围纤维组织增生

分布

- 肾动脉，60%，最常见
- 颈内动脉或椎动脉，35%
- 髂动脉，3%
- 内脏动脉，2%

影像学征象

- 肾动脉中部和远端受累最常见
- 串珠样表现最常见，85%
- 光滑的狭窄少见，10%
- 双侧受累，50%
- PTA 治疗效果好

要点

- 儿童 RAS 最常见的原因
- 除非证实是其他原因，可以认为自发性肾动脉夹层由 FMD 所致
- 需要查找内脏动脉受累情况和（或）其他的动脉瘤
- 并发症
    自发性动脉夹层
    动脉瘤破裂，栓塞
    高血压病
    肾功能不全（罕见）

肾动脉瘤

- 纤维肌性发育不良（常见）
- 动脉粥样硬化（常见）

- 神经纤维瘤病
- 血管平滑肌脂肪瘤
- 淋巴管肌瘤病
- 少见
    先天性
    炎症性
    感染性
    创伤后

肾实质内动脉瘤发生在：

- 结节性多动脉炎
- 冰毒肾（安非他明滥用）

结节性多动脉炎

结节性多动脉炎（PAN）是一种累及中等大小动脉和小动脉的血管炎，与自身免疫或乙型肝炎病毒感染有关。PAN 是一种全身性疾病。肾病变较常见，可表现为血尿、高血压和肾周血肿。

影像学征象

- 叶间动脉和弓状动脉出现多发的小动脉瘤
- 对比 FMD，动脉瘤较小且更趋周边分布
- 肾梗死
- 建议检查内脏动脉

肾静脉血栓形成

多发生于 2 岁以下的儿童，临床表现多变，许多患者无症状。

病因

儿童
- 脱水
- 败血症
- 母亲在孕期糖尿病

成年人
- 肾小球病（膜性肾病最常见）
- 胶原血管病
- 糖尿病
- 创伤
- 血栓性静脉炎

影像学征象

静脉肾盂造影
- 肾影显像不佳或无显影
- 肾增大

- 输尿管切迹

超声

- 不能准确诊断局部血栓形成
- 对儿童比成人更加准确

CT/MRI

- 有助于显示主肾静脉段的血栓

肾静脉造影

- 血栓突出或在腔静脉造影片上肾静脉血流缺乏
- 选择性肾静脉造影是最准确的检查方法
- 左肾静脉可形成更多的侧支血管（性腺，肾上腺，输尿管）

并发症

- 肺栓塞
- 肾功能丧失

脾

脾动脉瘤

治疗适应证为动脉瘤 > 2.5 cm、妊娠期、出现症状以及瘤体迅速增大。可在瘤体的近端和远端动脉放置弹簧圈，或是放置内支架进行治疗。

胸部

解剖学总论

肺动脉（图 8-37）

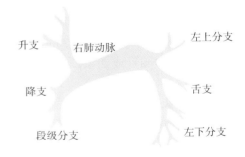

升支　右肺动脉　左上分支

降支　舌支

段级分支　左下分支

图 8-37

胸静脉（图 8-38 和图 8-39）

LIJV = 左颈内静脉

LEJV = 左颈外静脉

LSCV = 左锁骨下静脉

LTV = 胸外侧静脉

LSICV = 左肋间上静脉

LIMV = 左内乳静脉

HAZV = 半奇静脉

AZV = 奇静脉

RIJV = 右颈内静脉

REJV = 右颈外静脉

RSCV = 右锁骨下静脉

PICV = 肋间后静脉

AICV = 肋间前静脉

RTV = 右胸壁静脉

RIMV = 右胸廓内动脉

SVC = 上腔静脉

左上腔静脉：重复上腔静脉比独立左上腔静脉多见；回流到冠状窦 > 回流左心房。与冠心病有关。

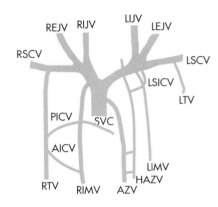

图 8-38

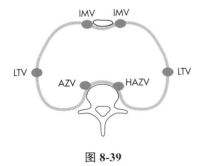

图 8-39

血管造影技术

肺血管造影

导管

种类	评价
猪尾导管	先端有导向作用；在大剂量团注对比剂时能保持位置稳定
Grollman 导管	两个多方向弯曲不需使用先端导向装置
NIH 导管	存在侧孔
漂浮球囊导管	注射对比剂后因滑动而向后翻转

适应证

- 可疑肺动脉栓塞
- 诊断和治疗假性肺动脉瘤和动静脉畸形和 AVM
- 肺动脉高压的检查

技术

- 通常股静脉位于股动脉内侧
- 在下腔静脉内手推注射对比剂（腔静脉造影）排除下腔静脉血栓
- 导管前端导丝导向将导管送入右心室。导丝若不能由右心房推入右心室，可能是因为放置在冠状窦
- 导管在右室时心室异搏常见
- 通常右肺动脉导管插入需要导丝导向，而左肺动脉插管则不需要
- 测量肺动脉压
- 手推注对比剂以评估流速
- 观察方位
    右肺动脉：后前位及右后斜位的放大图像
    左肺动脉：后前位及左后斜位的放大图像
    必要时增加观察方位
- 一定要在透视下监视导管退出心脏

肺动脉压

部位	收缩压	舒张压	平均值
右心房	—	—	0 ~ 5 mmHg
右心室	20 ~ 25 mmHg	0 ~ 7 mmHg	
肺动脉	20 ~ 25 mmHg	8 ~ 12 mmHg	15 mmHg
左心房			5 ~ 10 mmHg
左心室	110 ~ 130 mmHg	5 ~ 12 mmHg	
主动脉	110 ~ 130 mmHg	75 ~ 85 mmHg	100 mmHg

要点

- 肺动脉高压：平均肺动脉压 >15 mmHg，收缩压 > 30 mmHg
- 所有造影应该是选择性或超选择性
- 透视下注射造影剂观察动脉血流状况来确定对比剂注射流率
    血流正常：流率 22 ml/s，总量 44 ml
    血流缓慢：降低注射流率
    血流加快：提高注射流率到 30 ml/s，总量 60 ml
- 无绝对禁忌证

- 相对禁忌证
    严重肺动脉高压
    左束支传导阻滞（导管刺激可导致右束支传导阻滞 →全心传导阻滞）——需要经静脉植入心脏起搏器
    充血性心功能不全

并发症

- 急性右侧心力衰竭（在肺动脉高压患者中）
- 心律不齐
- 猝死，< 0.3%

支气管动脉造影（图 8-40 ）

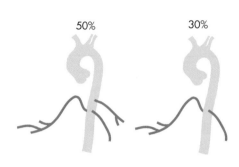

50%　　　30%

图 8-40

适应证

- 咯血，常见于肺结核、囊性纤维化、肺癌的患者

技术

- 先作胸降主动脉段造影，作为路线图
- 90% 的支气管动脉于 T4 ~ T7 的侧后方发出
- 用眼镜蛇（Cobra）或西蒙斯导管（Simmons）选择性插管
- 数字减影血管造影优于 X 线片
- 有活动性出血时可进行栓塞治疗

并发症

- 脊髓损伤
- 疼痛

支气管动脉栓塞术

适应证

咯血。大量咯血，即每天出血量 > 300 ml。

技术

- 经右股动脉入路
- 降主动脉造影以记录支气管动脉发出部位
- Simmons，Cobra 或者 Berenstein 选择性插管
- 超选追踪出血的责任血管
- 栓塞剂使用聚乙烯醇或凝胶海绵。不宜在近端使用弹簧圈栓塞，因其可以妨碍进一步治疗
- 小心内乳动脉、肋间动脉、胸壁动脉、甲状腺颈干及膈下动脉的侧支循环
- 一般全身给予抗生素

并发症

- 栓塞剂反流
- 脊髓动脉受累，瘫痪（典型表现为脊髓动脉分支发夹环样表现）

肺栓塞

肺栓塞（PE）是深静脉血栓形成的常见并发症。根据有关 PE 的医学文献推论可概述如下：

- 若不进行治疗，PE 发病率高和病死率高
- 治疗可以显著减低发病率和病死率
- 亚临床 PE 常见，且被忽视
- PE 的临床表现很不具有特征性
- 危险因素在 PE 的发生中起重要作用
- 肺动脉造影是诊断 PE 的金标准

初步诊断所需进行的常规检查方法（图 8-41）：

- 胸部 X 线检查

排除产生症状 / 体征的其他病因（如肺炎）
选择进行通气 / 灌注扫描或 CT 检查
恰当解读通气 / 灌注扫描

- CTA：正成为 PE 诊断的一线检查方法
- 当胸部 X 线检查阴性时通气 / 灌注扫描有帮助（见第 12 章）
- 静脉超声检查
- 用于诊断潜在的下肢深静脉血栓

推荐的肺动脉栓塞诊断流程

危险因素（与深静脉血栓的危险因素相同）

- 术后患者，尤其是神经外科、骨科及妇科手术后
- 创伤和烧伤患者
- 恶性肿瘤
- 有肺栓塞或深静脉血栓（DVT）病史
- 制动
- 肥胖
- 充血性心力衰竭
- 神经系统事件
- 激素原因
  - 激素治疗
  - 口服避孕药
  - 妊娠
- 凝血性疾病血恶液质：
  - 狼疮抗凝物
  - 蛋白 C、蛋白 S 或抗凝血酶Ⅲ的缺乏

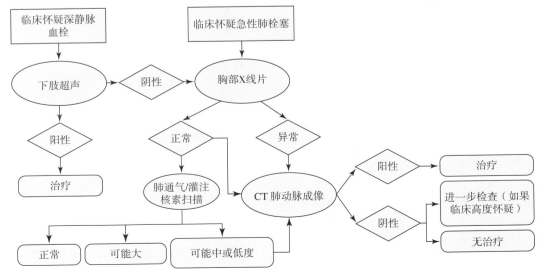

图 8-41

真性红细胞增多症

CT 肺动脉成像（CTPA）

PE 直接征象

- 直接观察到血管内充盈缺损
- 血管截断征：栓子阻塞导致远端血管无强化
- 栓塞的血管比对侧肺野相应正常血管粗
- 部分栓塞在轴位可表现为轮圈征，长轴表现为轨道征

PE 间接征象

- 肺内出血：通常 1 周内吸收
- 下叶肺梗死；肺野外周的楔形实变，无强化，伴有中心低密度区，代表未梗死的二级肺小叶
- 肺梗死区内没有典型的空气支气管征
- 血管征：急性栓子位于扩张的血管内，指向实变病灶的顶端
- 线状实变带
- 局灶性血流减少
- 肺不张
- 少量胸腔积液
- 充血性右心室扩大

与肺栓塞相似的伪影

- 呼吸运动伪影可与血管充盈缺相似
- 心功能不全所致的肺动脉强化减低
- 应采用软组织卷积重建图像以避免围绕血管高密度，其与 PE 相似
- 肺段间淋巴结可被误认为栓子
- 低密度支气管黏液栓和肺静脉也可被误认为充盈缺损

肺动脉造影的适应证

当非创伤性检查（CTA、超声、通气／灌注扫描）无法确定时

既往通气／灌注扫描

- 通气／灌注扫描结果介于中间的或无法判定的
- 通气／灌注扫描结果与临床判断不符时（例如：扫描结果阴性而临床高度怀疑）

未作通气／灌注扫描

- 治疗复杂病例
- 血流动力学不稳定的患者（可能需要栓子切除、溶栓等）
- 抗凝治疗的禁忌证
- 通气／灌注扫描未能诊断的高度可能性患者

影像学征象

急性 PE

- 栓子表现为血管内充盈缺损
- 增强后无强化
- 血管截断
- 血管消失
- 血管造影征象不总是与体征、症状或通气／灌注扫描结果相符合

慢性 PE

- 偏心充盈缺损：“附壁”栓子
- 粘连或隔膜
- 平滑样截断
- 血管消失
- 肺动脉压升高

其他肺血管疾病

肺动静脉畸形（AVM）或肺动静脉瘘（AVF）

大多数 AVM/AVF 症状患者没有症状。症状程度依赖于病变区域的大小和数量，可有鼻出血、呼吸困难、发绀和杵状指。肺外栓塞：急性脑血管病，脑脓肿。

病因

先天性

- 肺隔离症，50%
- Osler-Weber-Rendu syndrome 综合征，50%

后天性

- 肿瘤
- 感染
- 肝源性血管发育不良

影像学征象

CT，CXR

- 肺部团块或结节，血管成像有供血动脉及引流静脉
- 多数病灶有直接的动静脉瘘
- 病变可用弹簧圈栓塞

35% 病例多发

多数位于下叶

可以用经导管弹簧圈栓塞或 Amplatzer 闭合器治疗

肺假性动脉瘤

　　大多数是创伤后或医源性导致。出现咯血。治疗是经导管栓塞（弹簧圈）。

四肢

解剖学

下肢动脉

分支（图 8-42）

股总动脉（CFA）
- 股浅动脉（SFA）
- 股深动脉（PFA）
  - 内侧旋动脉
  - 外侧旋动脉
  - 降支

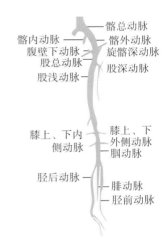

图 8-42

腘动脉
- 上部和下部的内、外膝动脉
- 胫前动脉：三分支的第一支
- 胫后动脉

- 腓动脉

足（图 8-43）

- 足背动脉（由胫前动脉发出）：
  - 足背走行
  - 内踝及外踝动脉
  - 弓状动脉→跖动脉→趾动脉
- 足底动脉（由胫后动脉发出）
  - 内踝及外踝动脉支
  - 内侧及外侧足底→足底弓→跖动脉→趾动脉

侧支循环血管

　　在髂动脉闭塞和下肢动脉病变时侧支循环形成。
- 内乳动脉→腹壁下动脉→ CFA
- 腰动脉 / 髂腰动脉→旋髂动脉→ PFA
- 腰动脉 / 髂腰动脉→旋外侧动脉→ PFA
- 臀动脉→闭孔动脉→ PFA
- PFA 分支
- 膝关节分支

永久坐骨神经伴行动脉

- 胚胎期坐骨神经伴行动脉残留，作为腿部流入动脉主要的血管；少见
- 从髂内动脉发出（的异常血管）穿过坐骨大孔，到臀大肌深部
- 于膝上方汇入腘动脉
- 变异通常是双侧的
- 此动脉由于位置表浅，在坐骨区域容易造成内膜损伤和动脉瘤形成

下肢静脉（图 8-44）

　　小腿静脉是双重的，与相应动脉伴行。
股总静脉
- 深静脉
- 浅表股静脉（接受深部静脉及腘静脉回流）

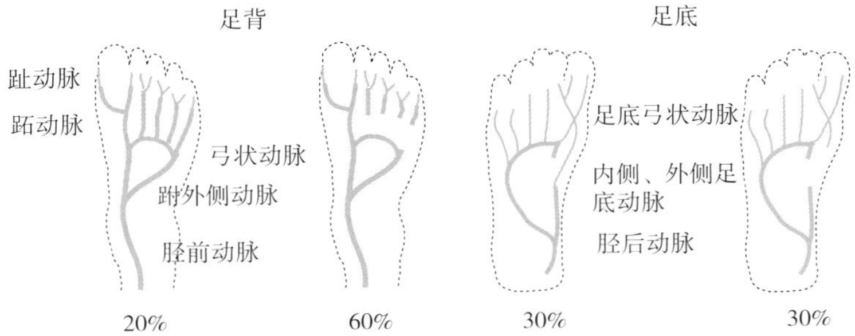

足背　　　　　　　　　　足底

趾动脉
跖动脉
弓状动脉
跗外侧动脉
胫前动脉

足底弓状动脉
内侧、外侧足底动脉
胫后动脉

20%　　　60%　　　30%　　　30%

图 8-43

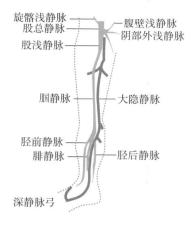

图 8-44

小腿深静脉系统

- 胫前静脉（小）
- 腓静脉
- 胫后静脉

小腿浅表静脉系统

- 大隐静脉（内侧）
- 小隐静脉（小腿后方）
- 许多浅表静脉侧支循环联结两条隐静脉

上肢动脉（图 8-45）

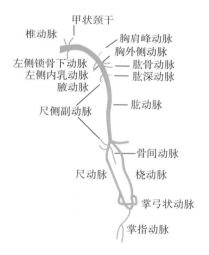

图 8-45

分支

锁骨下动脉

- 椎动脉
- 内乳动脉
- 甲状颈干
- 颈肋动脉

腋动脉

- 胸最上动脉

- 胸肩峰动脉
- 胸外侧动脉
- 肩胛下动脉
- 肱骨旋动脉

肱动脉

- 肱深动脉
- 桡动脉
- 尺动脉
- 尺侧副动脉

前臂

- 桡动脉
  掌深弓
- 尺动脉
  尺返动脉
  骨间总动脉
  掌浅弓
  腕，手
- 掌深弓
- 掌浅弓

下肢

下肢血管闭塞性疾病

不同年龄的下肢血管闭塞疾病的病因

年轻患者 炎性疾病 大动脉炎 胶原血管病，自身免疫性疾病，血栓闭塞性血管炎
老年患者 动脉粥样硬化 血管栓塞
药物因素 麦角类中毒（长的、平滑的狭窄） 安非他明：冰毒肾
其他 创伤引起的痉挛（驻波） 腘动脉挤压综合征 放射疗法

动脉粥样硬化疾病

内膜斑块引起的症状，取决于：

- 特定动脉受累
- 病变严重（狭窄程度，多发性）
- 发生并发症
  斑块溃疡或内膜下出血
  急性血栓形成

远端栓塞

症状方面的突然变化提示有急性并发症

临床表现多种多样：

- 动脉搏动减弱
- 跛行
- 脱发，皮肤改变
- 组织缺失
- 静息痛
- "尸体样肢体"：苍白，麻痹，无脉，疼痛
- 坏疽

四肢动脉硬化症的危险因素与其他部位的动脉硬化症危险因素相同：

- 糖尿病
- 高血压
- 吸烟
- 遗传因素，家族史
- 高胆固醇血症

影像学征象

- 动脉粥样硬化性疾病通常是对称的，一般累及动脉分歧部
- 累及范围：SFA ＞髂动脉 ＞ 颈动脉 ＞腘动脉 ＞ CFA
- 当血管病变胫腓动脉＞股动脉，股深动脉＞ SFA 时，应怀疑糖尿病
- 动脉造影的作用：

  术前分期

  经皮介入治疗：经皮腔内血管成形术，支架置入，粥样斑块切除术，溶栓
- 对狭窄程度的血流动力学评估

  管腔直径狭窄 ＞ 50%

  存在侧支循环血管

  病灶两端收缩压峰值差 ＞ 10 mmHg
- MRA 的作用越来越大
- 可使用钆螯合物造影剂做限定性 DSA

治疗

血管造影（通常与外科治疗结合）

- 经皮腔内血管成形术
- 金属支架置入（当累及主动脉髂动脉分歧处时，采用并排连接支架）
- 动脉粥样硬化斑块切除术（较少使用）

外科治疗

- 原位自体隐静脉移植
- 静脉反向移植
- 人造血管移植（聚四氟乙烯）：膝关节以下部位通常不使用
- 异体移植已经不再使用
- 动脉内膜切除术
- 截肢手术

动脉粥样硬化动脉瘤性疾病

动脉粥样硬化症，除了导致闭塞性疾病，还可在下肢引起动脉瘤。位置：腘动脉（最常见）＞髂动脉＞股动脉。常与腹主动脉瘤相关（常伴有腹主动脉瘤）。

临床表现

- 腘动脉瘤：是最常见的外周动脉的动脉瘤。50% 是双侧小动脉瘤，80% 伴有其他部位的动脉瘤。常见病因是动脉粥样硬化或外伤。血管造影可见管腔扩张和管壁钙化。25% 的腘动脉微小动脉瘤在血管造影中不能看到管腔扩张。在这些病例中，像"狗腿征"（腘动脉的陡然弯曲）这样的继发征象更有帮助。动脉瘤的并发症包括远端血管闭塞和血栓形成，及导致的缺血表现。动脉瘤破裂少见
- 髂动脉瘤破裂发生率较高。几乎都伴有腹主动脉瘤
- 股总动脉瘤：远端血管栓塞伴或不伴有血栓形成

动脉扩张

- 广泛的血管扩张，没有局部动脉瘤
- 常见于腹主动脉到髂动脉和股动脉到腘动脉
- 血流缓慢

动脉血管栓塞

导致急性动脉闭塞和四肢症状。临床表现"5 个 P"：疼痛（pain），苍白（pallor），无脉（pulselessness），感觉异常（paresthesias），麻痹（paralysis）。缩短诊断到治疗的时间，对于防止远端肢体丧失有关键作用。

病因

- 心血管疾病：附壁血栓形成（最常见）

  心室壁瘤

  心肌梗死

  心房颤动
- 动脉瘤

- 医源性
- 反常栓子（深静脉血栓，左向右分流）

影像学征象

- 多发病变
- 栓子多嵌顿于血管钗
- 缺少侧支血管
- 严重的血管痉挛
- 半月状充盈缺损
- 双侧病灶

治疗

- 外科血管栓子清除术
- 通常动脉血管栓塞可由原位的血栓形成导致或继发于动脉硬化症，不同病因的治疗方案不同

Buerger 病（血管闭塞性脉管炎）

非坏死性全身性大动脉炎病因不明（血栓闭塞性脉管炎）；25% 存在静脉受累。几乎所有患者都吸烟，98% 为男性。年龄：20 ～ 40 岁。通常有跛行。伴游走性血栓性静脉炎。治疗：戒烟（可阻止病情发展但不能逆转）。

部位

- 小腿和足血管（最常见）
- 尺动脉和桡动脉
- 手掌及指动脉

影像学征象

- 节段性动脉闭塞
- 间有正常动脉节段
- 多发螺旋迂曲的侧枝血管
- 不累及流入大血管（例如：髂动脉，股动脉）
- 多个肢体受累。下肢＞上肢

小血管的动脉粥样硬化症

糖尿病导致的动脉硬化症典型患者中，多为小腿及足血管受累。由坏疽所致肢体切除术的发生率较高。

胆固醇性或粥样斑块性栓子

末梢小动脉的微小栓子引起指趾部的缺血性疼痛，特发性白色萎缩伴青斑，"蓝趾综合征"，还可能导致不可逆性肾功能不全。栓子最常见来源于近端动脉粥样硬化的斑块。栓子可以自发产生，也可以是导管插入术后所致。

麦角类中毒

双侧、对称、弥漫和重度的血管痉挛。最初见于服用麦角类药物治疗偏头痛的年轻女性。停药后可恢复。

腹股沟处导管术后并发症

股动脉插入导管术后最常见的并发症：
- 血肿
- 假性动脉瘤
- AVF

危险因素

- 抗凝
- 较粗的导管或导管鞘
- 压迫不充分
- 穿刺技术不佳

影像学征象

- 超声是首选影像学检查方法用于评估患者并发症
- 血肿：多种回声的团块。血肿中没有彩色血流信号
- 假性动脉瘤
    与股动脉相通
    彩色多普勒超声假性动脉瘤中可见螺旋血流（阴阳）
    脉冲波多普勒超声在交通处可见往返血流信号
    用超声探头压迫血栓
    可以在超声导向下穿刺注射凝血酶来治疗假性动脉瘤（选择窄的颈部，注射假性动脉瘤的体部而不是颈部）
- AVF
    常见于低位穿刺（动脉位于静脉上方）
    静脉内为动脉血
    高阻抗的三相动脉波形消失
    动脉内低阻抗的舒张期血流

May-Thurner 综合征

右髂总动脉跨越左髂总静脉时压迫左髂总静脉。血管造影可以显示腰部侧枝血管。治疗：支架。

子宫动脉栓塞术

针对任何大小有症状子宫平滑肌瘤，是外科手术的替代治疗方法；也用于产后大出血。比外科手术术后疼痛时间短，术后恢复快。

- 使用颗粒栓塞子宫动脉（如：PVA）。所有的平滑肌瘤被同时治疗。正常的子宫肌层不受影响，因为其有多根侧枝供血血管。平滑肌瘤逐渐缩小（64% ~ 93% 在 3 个月后缓解，91% ~ 92% 在 1 年后缓解）
- 因为疗效不确定以及可导致提前绝经，所以只可用于育龄期后的女性
- 手术前和术后 6 个月的 MRI 对比评估平滑肌瘤的大小。也可用于子宫腺肌瘤病。
- 子宫动脉栓塞不完全可导致治疗失败（在栓塞微粒推注的过程中，动脉痉挛可能被错认为栓塞完成），卵巢动脉的侧枝血管供血也可导致治疗失败。

静脉曲张的静脉内激光治疗（EVLT）

在大隐静脉曲张和隐股静脉瓣汇合处静脉曲张的有创性治疗中创伤程度最小。利用 810 nm 的二极管激光器沿静脉走行区释放热量破坏静脉组织。

- 局麻，超声导引下进行
- 进入点在膝关节上端或下端水平
- 使用长穿刺导管鞘（25 ~ 45 cm）的塞尔丁格穿刺法
- 将稀释的局麻药物注入筋膜鞘内的大隐静脉周围组织中
- 术后加压包扎可降低损伤、压痛以及深静脉血栓形成的危险
- 术后 1 周的随访超声可以看到闭塞的血管

深静脉血栓

下肢深静脉血栓（DVT）是医学上很严重的疾病，因为 90% 可导致肺栓塞，同时死亡率高与静脉炎后综合征相关。危险因素为 Virchow 三联征：血流停滞，高凝状态，静脉损伤。大部分 DVT 发生于小腿。

发病部位

- 腘股静脉
- 骨盆静脉
- 腓肠静脉
- 肌肉内分支

影像学征象（图 8-46A 和 B，图 8-47A 和 B）

- 超声是观察股静脉腘静脉的首选影像检查，对深静脉血栓敏感性（93%）和特异性（98%）高

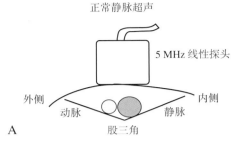

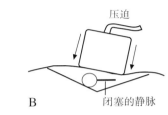

图 8-46

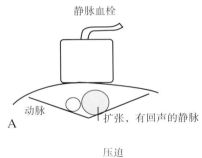

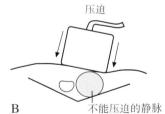

图 8-47

- 对腓肠静脉和髂静脉，超声检查不准确
- 加压超声判断标准
  静脉不能压缩变形（眨眼征消失）
  管腔内可见回声
  静脉增宽
- 彩色多普勒超声可以区分闭塞性和非闭塞性血栓
- 评价多普勒波谱的波幅可以间接评估髂静脉情况。深呼吸、加压和瓦萨瓦动作可导致波幅的改变

- 超声会"遗漏"
  - 小静脉的深静脉血栓（如：腓肠静脉）
  - 肌间静脉的深静脉血栓
  - 股深静脉
  - 髂静脉血栓
  - 慢性静脉疾病上并发急性深静脉血栓
- 在超声不能确定时可进行静脉造影（图 8-48）
  - 对腓肠静脉评估能力高
  - 可区分急性和慢性血栓
- 同时进行从腔静脉分叉处到腘静脉的 CTV 检查（CT 静脉造影）和肺动脉 CTA 检查可以增加血管栓塞性疾病的检出率

要点

- 传统上，腘窝下方的腓肠深静脉血栓不需要医治。然而，常需要后续的超声检查来判定是否有需要治疗延伸至近端血管的血栓
- 最近倾向于对腓肠深静脉血栓进行治疗，以预防静脉炎后综合征。这是观念的进化

下腔静脉滤网置入

适应证

深静脉血栓和（或）肺栓塞以及一种以下病症：

- 存在抗凝禁忌证
- 抗凝治疗失败
- 抗凝并发症
- 预防目的
  - 心肺功能处于临界状态
  - 外科手术前防护
  - 在一些医院进行预防性放置滤网，然而，此适应证尚存有争议
- 已经确诊的深静脉血栓

种类

所有类别的滤器效能是一样的

- 鸟巢滤网（Cook）是唯一一种适合于大腔静脉（直径 > 28 mm）的滤器；如果血管直径 > 40 mm，可将滤网放置在每支髂总静脉内。
- 钛或不锈钢的 Greenfield 滤器（MediTech）
- LGM 滤器（Vena-Tech）
- Simon 记忆合金滤器（Bard）有最小释放系统。可以经肱静脉放置。

技术

- 单臂抽吸操作用于右股静脉
- 于肾静脉水平（通常在腰 1 ~ 2 腰水平）进行下腔静脉造影以确定肾静脉开口位置，测定腔静脉直径，并确定没有下腔静脉血栓存在；判断腔静脉变异：重复下腔静脉（各下腔静脉分别放置，或肾静脉水平以上放置下静脉滤器），环绕主动脉的肾静脉（在环绕主动脉的肾静脉下方或在肾静脉水平以上放置下腔静脉滤器），和左侧肾静脉位于主动脉后方（放置过程无变化）
- 妊娠或重复下腔静脉应考虑肾静脉水平以上放置在下腔静脉滤器
- 因为下腔静脉血栓是滤器置入并发症，所以滤器一般放置于肾静脉水平以下，只有限定病例在肾静脉水平以上放置
- 要选择内径宽的左股静脉血管引入鞘

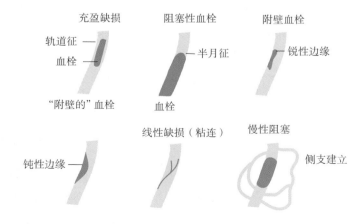

图 8-48

并发症

- 滤器移位，＜ 1%
- 滤过失败（再发肺栓塞），3%
- 下腔静脉血栓形成，10%
- 腹股沟区并发症
- 下腔静脉滤器置入术后肺栓塞发生的原因可能为：滤器血栓形成、侧支循环、上肢深静脉血栓或者未发现的环主动脉左肾静脉变异

上肢

概述

疾病

- 动脉粥样硬化
- 脉管炎（大动脉炎，巨细胞动脉炎）
- 栓子形成
- 外伤（穿刺伤，枪伤），医源性（心导管术后）
- 胸廓出口综合征

技术

- 首选经股动脉穿刺血管造影
  更方便
  减少动脉痉挛（也使用解痉药物）
- 使用低渗造影剂来减少疼痛和并发症，尤其是对颈 - 椎动脉系统
- 在选择性造影前完成主动脉弓血管造影
- 在手部动脉造影中要放大图像摄影、加过滤板及使用减影技术

胸廓出口综合征

锁骨下血管及臂丛神经在胸廓出口处受压。3 个常见压迫部位包括：

- 斜角肌三角（斜角肌间隙）
- 肋骨锁骨间隙
- 胸小肌后间隙

病因

- 臂丛神经受压（最常见），神经系统症状
- 锁骨下动脉受压：远端栓子形成导致缺血，运动障碍
- 锁骨下静脉血栓形成（各种病因）

锁骨下动脉盗血综合征

锁骨下动脉在椎动脉发出的近心端的血管闭塞性疾病，导致椎动脉血流逆流。此综合征应该仅用于有缺血症状的存在盗血的患者，因为盗血现象可以没有症状而由超声检查偶然发现。

- 一过性的脑缺血所致的神经症状（头晕，眩晕，视觉变化，运动或感觉障碍，语言障碍），特点是由于同侧上肢运动引起（少见）
- 颈部运动可引起症状发生
- 大部分患者症状有明显的诱发动作并且具有可重复性
- 诊断：血管造影，超声，相位对比法 MRA
- 治疗：动脉成形术，动脉支架，外科手术（颈动脉 - 锁骨下动脉旁路手术）

巨细胞动脉炎

- 典型的双侧腋动脉狭窄，需与放射性及拐杖压迫损伤相鉴别
- 激素类药物治疗

原发锁骨下静脉血栓形成

原发血栓形成被称为自发（或动力）血栓形成，也称为 Paget-Schroetter 综合征（治疗：抗凝治疗，外科手术，支架无效）。锁骨下静脉穿行于前斜角肌、第一肋骨、锁骨下肌腱或肋锁韧带间，运动中静脉受肌肉撞击损伤导致静脉血栓形成。

影像学征象

- 胸片可显示颈肋，陈旧骨折等
- MRI 显示神经系统损伤
- 动脉造影
  小的锁骨下动脉动脉瘤（常见）
  附壁血栓存在
  远端血管栓子形成（前臂及手部血管）
  动脉狭窄
  上肢过度外展时出现动脉压迫表现
- 静脉造影
  静脉增宽或狭窄
  上肢过度外展时静脉闭塞

治疗

伴有胸廓出口综合征的患者可采用导管治疗及后续的外科手术联合治疗方案，具体方法：

- 首先采用溶栓治疗
- 华法林短期抗凝
- 溶栓后无压迫病因的患者保守治疗
- 溶栓后有腋窝或锁骨下静脉压迫的患者采取手术减压
- 溶栓后仍有血管狭窄的患者采用血管成形术或外科手术

小鱼际锤打综合征

- 原因是手部反复慢性创伤
- 尺动脉远端跨过钩骨钩部处受到创伤
- 形成动脉瘤、血管闭塞及远端栓塞

血液透析用动静脉瘘

理想的血液透析通路是内生性动静脉瘘。

类型

自体瘘管

- Brescia-Cimino 瘘管：桡动脉与头静脉在腕部侧侧吻合
- 肱动脉与头静脉吻合
- 肱动脉与贵要静脉吻合
- 股动脉与大隐静脉吻合

人造血管桥

- 聚四氟乙烯人造血管
- 放置于前臂，桡动脉与肱静脉间采用直型血管桥，肱动脉与肱静脉间采用弧形血管桥
- 也可以在上臂肱动脉或腋动脉与近段肱静脉间使用
- 与自体血管瘘比较术后可以更早使用
- 比自体血管瘘使用寿命短

动静脉瘘障碍

透析失败

- 透析时的低流率和高回流血量
- 静脉吻合口狭窄；大部发生在近吻合口几厘米内。可使用球囊扩张术治疗。支架的适应证包括术后再狭窄、弹性回缩及静脉破裂
- 动脉狭窄：15% 患者导致人造血管桥失败
- 人工血管狭窄相对少见

人工血管血栓形成

- 大部分病例中，人工血管血栓由植入血管回路远端狭窄导致（通常在静脉端）。治疗：经皮人工药物脉冲喷雾溶栓（PSPMT），血栓切除术

缺血和盗血综合征

创伤

肢体创伤时血管造影适应证

- 钝器伤时出现搏动性出血，血肿增大，无脉，指端缺血，外伤部位的震颤或杂音
- 快速失血
- 慢速失血及相关症状（血肿增大，无脉）
- 挤压伤
- 医源性损伤
- 整形外科治疗计划（如：游离皮瓣，移植骨）

创伤损伤

损伤包括：

- 动脉内膜撕裂：内膜线样裂口，可进展成假性动脉瘤
- 假性动脉瘤：可适合于经导管栓塞治疗
- 动脉管壁血肿
- 撕裂伤
- 断裂
- 夹层
- 动静脉瘘的早期引流静脉
- 远端栓塞：可由近端血管损伤所致
- 血管痉挛

要点

- 膝关节向后脱位的患者均需进行血管造影，原因如下：
  - 腘动脉损伤及栓塞发生率高
  - 截肢比例高
- 骨盆骨折所致出血很少需要做造影
- 血管痉挛和骨筋膜室综合征在多数情况下动脉造影不能鉴别

鉴别诊断

常见

动脉瘤

动脉粥样硬化

- 主动脉
  - 腹主动脉（最常见）
  - 胸降主动脉

- 周围血管（腘动脉＞髂动脉＞股动脉）

感染（真菌性）

- 细菌（葡萄球菌，沙门菌）
- 梅毒

炎症

- 大动脉炎
- 巨细胞动脉炎
- 胶原血管病
　结节性多动脉炎

先天性

- 组织胶原病
　马方综合征
　高胱氨酸尿症
　Ehlers-Danlos 综合征
- 纤维肌性发育不良
- 神经纤维瘤病
- 弹性纤维假黄瘤
　创伤

缺血

动脉性

- 夹层
- 栓塞
- 血栓，动脉瘤血栓形成
- 脉管炎
- 药物性

静脉性

- 血栓
　股白肿：深静脉急性闭塞，血液由浅静脉系
　　统回流，下肢水肿，皮肤苍白成"白腿"
　股蓝肿：深静脉及浅静脉急性闭塞，皮肤发
　　绀。动脉缺血可导致坏疽。溶栓治疗

低血流

- 血容量不足，休克
- 血流灌注不足

外周血管疾病

- 闭塞性动脉粥样硬化
- 动脉硬化瘤样扩张
- 小血管动脉硬化（糖尿病患者）
- 栓塞性疾病
　血栓栓子
　胆固醇栓子

　血小板栓子

- 脉管炎
- 其他
　血栓闭塞性脉管炎
　药物所致（如麦角类药物）

腘窝"狗腿"征（腘动脉管腔的锐角折曲）

- 腘动脉瘤（双侧发生者，80% 伴有腹主动脉瘤）
- 动脉扭曲
- 腘动脉挤压综合征（血管造影时被动屈膝或主
　动跖屈（跖足），腘动脉狭窄加重）
- 动脉外膜囊性疾病（超声无血流）
- Baker 囊肿（超声无血流）

栓子

心源性栓子

- 房颤
- 近期急性心肌梗死
- 室壁瘤
- 细菌性心内膜炎
- 心脏肿瘤（黏液瘤）

动脉粥样硬化性栓子

- 主动脉至髂动脉的斑块
- 动脉瘤（腹主动脉瘤，腘动脉瘤）

反常性栓子（右向左分流）

- 深静脉血栓

肿瘤血管造影特征

帮助记忆："BEDPAN"：

- 肿瘤染色（**B**lush）
- 动脉包绕（**E**ncasement of arteries）
- 动脉受压移位（**D**isplacement of arteries）
- 造影剂浓聚（**P**uddling of contrast）
- 动静脉瘘（**A**rteriovenous shunting）
- 新生肿瘤血管（**N**eovascularity）

"血管增多"

血管增多疾病的鉴别

	引流静脉早期显影	团块影
动静脉畸形	有	无（只存在脑中）
广泛侧支循环	无	无
肿瘤新生血管	是（动静脉分流）	是（瘤体）

胸部

主动脉扩张

- 动脉瘤
- 主动脉夹层
- 狭窄后扩张形成湍流
    主动脉缩窄
    主动脉瓣病变
    Valsalva 窦瘤

主动脉狭窄

先天性
- 主动脉缩窄
- 假性主动脉缩窄
- William 综合征（主动脉瓣上狭窄）
- Rubella 综合征（先天性风疹综合征）

主动脉炎
- 大动脉炎（导致狭窄最常见的动脉炎）

其他
- 神经纤维瘤病
- 放射治疗

肺动脉狭窄

- William 综合征（婴儿期高血钙症）
- Rubella 综合征（先天性风疹综合征）
- 大动脉炎
- 伴发于先天性心脏病（特别是法洛四联症）
- 纤维性纵隔炎
- 放射治疗
- 肺栓塞
- 胸壁肿物（肿瘤或淋巴结）

不对称性肺动脉扩张

- 肺动脉瓣狭窄
- 肺动脉瘤

肺静脉高压

- 肺静脉先天性狭窄
- 射频消融术
- 纵隔纤维化
- 左心房阻塞

肺动脉减少

- 发育不良

- 肺动脉阻塞
- 闭塞性毛细支气管炎 / Swyer-James 综合征
- 肺栓塞

（假性）肺动脉瘤

- Swan-Ganz 导管介入术后
- 感染
    结核（Rasmussen 动脉瘤），梅毒，真菌感染，细菌感染
- 先天性心脏病
- 动脉粥样硬化
- 囊性中层坏死
- 马方综合征

锁骨下动脉盗血

- 动脉粥样硬化
- 大动脉炎
- 先天性
- 手术后
- 外伤
- 神经纤维瘤病 I 型
- 放射治疗后

上腔静脉阻塞

- 恶性肿瘤
- 放射治疗后
- 中心静脉置管
- 起搏器植入

腹部

血管紧张素增多的高血压

肾血供减少
- 动脉粥样硬化
- 纤维肌性发育不良

分泌肾素的肿瘤

肾受压
- 肾内较大团块（囊肿，肿瘤）
- 肾被膜下出血（Page 肾）

肾肿瘤

肾细胞癌
- 80% 高血供
- 有新生血管

- 动静脉分流
- 寄生物感染

血管平滑肌脂肪瘤

- 动脉瘤
- 含脂肪组织

嗜酸细胞腺瘤

- 辐轮征，30%
- 多数为低血供

肾动脉瘤

主干动脉瘤

- 纤维肌性发育不良（常见）
- 动脉粥样硬化（常见）
- 神经纤维瘤病
- 真菌感染
- 外伤
- 先天性

肾动脉远端分支动脉瘤

- 结节性多动脉炎
- 静脉药物滥用（脓毒血症）
- 其他种类血管炎（韦氏肉芽肿病，胶原血管病）
- 创伤性假性动脉瘤
- 放射治疗
- 过度使用安非他明（冰毒肾）

主动脉周围软组织病灶

- 血肿
- 破裂/穿通溃疡
- 主动脉炎
- 真菌浸润

- 血管肉瘤/肿瘤

下腔静脉瘤栓

- 肝细胞癌
- 肾细胞癌
- 肾上腺皮质癌
- 肾上腺嗜铬细胞瘤
- 下腔静脉平滑肌肉瘤

（何　青译　贺　文校）

推荐阅读

Abrams HL, ed. *Abrams Angiography: Vascular and Interventional Radiology.* Boston: Little, Brown; 2005.

Bakal CW, Sillerzweig JE, Cynamon J, Sprayregen S. *Vascular and Interventional Radiology: Principles and Practice.* New York: Thieme Medical Publishers; 2002.

Castaneda-Zuniga WR. *Interventional Radiology.* Philadelphia: Lippincott Williams & Wilkins; 1997.

Cope C, Burke DR, Meranze SG. *Atlas of Interventional Radiology.* New York: Gower Medical Publishers; 1990.

Dyer R, ed. *Handbook of Basic Vascular and Interventional Radiology.* London: Churchill Livingstone; 1993.

Gedgaudas E, Moller JH, Castaneda-Zuniga WR, et al. *Cardiovascular Radiology.* Philadelphia: WB Saunders; 1985.

Johnsrude IS, Jackson DC, Dunnick NR. *A Practical Approach to Angiography.* Baltimore: Williams & Wilkins; 1987.

Kadir S. *Atlas of Normal and Variant Angiographic Anatomy.* Philadelphia: WB Saunders; 1990.

Kadir S. *Current Practice of Interventional Radiology.* New York: BC Decker; 1991.

Kadir S. *Diagnostic Angiography.* Philadelphia: WB Saunders; 1986.

Kadir S. *Teaching Atlas of Interventional Radiology: Diagnostic and Therapeutic Angiography.* New York: Thieme Medical Publishers; 1999.

Kaufman JA, Lee MJ. *Vascular and Interventional Radiology: The Requisites.* St. Louis: Mosby; 2003.

LaBerge JM. *Interventional Radiology Essentials.* Philadelphia: Lippincott Williams & Wilkins; 2000.

Valji K. *Vascular and Interventional Radiology.* Philadelphia: Elsevier; 2006.

Wojtowycz MM. *Handbook of Interventional Radiology and Angiography.* St. Louis: Mosby; 1995.

乳腺影像

乳腺成像技术

乳腺 X 线摄影技术

乳腺 X 线摄影术基本上为一种筛查而非诊断性手段，侧斜位和头尾位是标准的筛查体位，而下述额外的投照体位常用于病灶的进一步评价。

乳腺摄影体位（图 9-1）

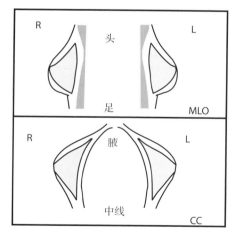

图 9-1

内外侧斜位（MLO）

标准体位为一种平行于胸大肌的投照体位（乳腺摄影机的 C 形臂的角度为 40°～60°），胸肌应该在乳头横轴或其下方水平显示，且外凸于胸壁（绝不可以向乳头方向凹陷）。

头尾位（CC）

投照角度轻微向胸骨（方向）旋转，以检测到位于后内侧的肿瘤，后者在 MLO 位易于遗漏。一般而言，CC 位较 MLO 位更易于获得好的压迫效果。

放大头尾位（XCCL）

这种（投照）体位用于评价乳腺外侧组织（斯潘斯腋尾），要求患者旋转体位以使片盒可被置于腋中线。

侧位：内外侧位（ML）和外内侧位（LM）

这些体位为真正的侧位投照（X 线束与地面平行），常用于三维定位时乳腺病灶的评估。X 线束的方向依照投照体位投照角度的名称来定义。

腋尾位（Cleopatra 位）

这种体位用于乳腺腋尾部的成像，类似于内外侧位，但用于评价更外侧的乳腺组织。

乳沟位

改良的 CC 位，可以提高两乳腺间组织的显影。双侧乳腺均置于探测器上。

点压位

包括或不包括微焦点放大。用于病变的边缘和形态的评价。展平乳腺局部结构，对确定密度增高的真实与否有价值。

放大位

提供病变边缘、卫星灶和微钙化的额外信息，对评价不对称组织或结构扭曲亦有价值。

切线位

用于显示病变在皮肤上的位置。

旋转位（图 9-2）

乳腺外侧旋转位：乳腺上部病变移向外侧。
乳腺内侧旋转位：乳腺上部病变移向内侧。

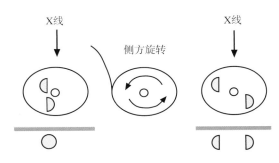

图 9-2

恰当的投照体位

合适的投照体位对病变的检测非常重要，一个没有被投照到影像上的肿瘤是不可能被检测到的。无论是 CC 位还是 MLO 位，将乳腺置于滤线珊前，乳腺的活动缘（CC 位：上缘，MLO 位：侧缘）都应尽可能的朝向其固定缘。在 CC 和 MLO 位影像上应检查体位是否正确。

- 胸肌：在 MLO 位，胸大肌应该向前凸出（决不能凹陷），且见于乳头轴或其下方水平。在 CC 位，大约 35% 可见胸大肌。MLO 位上，从乳头至胸肌的垂直距离被作为 CC 位是否恰当的一个参考。CC 位上的测量值（从乳头到胸肌或图像后部的距离）应该与在 MLO 位上测量值相差在 1cm 范围之内

- 乳头应该至少侧位投影于一个投照位置内。除了筛查的 CC 和 MLO 之外，可能需要额外的体位

- 一般应该在纤维化腺体组织之后见到腺体后

脂肪

- MLO 位上不合适的摆位可导致乳腺的下垂，表现为乳头位置低和乳房下皱褶附近的皮肤皱褶。要向上、向外牵拉乳房

- 皮肤皱褶在腋窝处时通常不会引起诊断的疑问，但是位于其他部位时则会遮挡病变。这时需要重新投照这个体位

- 尽管 CC 位常用于显示内侧所有的乳腺组织，通常并不需要乳腺放大位。为确保这一点，需要确保乳头接近中线而非偏向一侧

- 在 MLO 位上，注意检查由于乳房在托盘的位置太低或太高而导致的乳腺下部或腋部组织"截断"丢失

- 压迫不良或"截断"问题可能与影像接收器的大小有关，18×24 cm 和 24×30 cm 的尺寸均可使用。尺寸太小导致影像的"截断"丢失，尺寸太大则会因碰撞身体其他部分而造成压迫不良

- 最好的检测移动的方法是查看乳腺下部和（或）后部的间隔或钙化，若有移动，间隔或钙化会变得模糊

要点

病变定位：从病变可以被最好显示的体位开始，并加以调整。如果一个征象仅见于以下体位：

- CC 位：则要求照旋转 CC 位（上部向内侧或外侧旋转）

  上部乳腺的病变将投影到上半部分乳腺旋转的方向，如果乳腺旋转到外侧，则乳腺上部的一个病变将移向外侧

  下部乳腺的病变将移向上半部分乳腺的相反方向，如，在一个上部向外侧旋转的 CC 位图像上，相对于其最初位置来讲，乳腺下部病变将移向内侧。

- MLO 位：要求侧位，以乳头为顶点的大致三角形

  在侧位（ML）上，乳腺内侧的病变移向上方

  在直侧位（ML）上，乳腺外侧的病变移向下方

  帮助记忆的口诀："松饼（内侧）上升，铅（外侧）下降"

更好地评价困难区域：

- 外部乳腺→放大外侧 CC 和克利奥帕特拉（腋

尾）位
- 内部乳腺→放大内侧 CC 和乳沟位
- 乳后间隙区域→乳头侧位
- 皮肤病变：切线位和皮肤定位像

    将钙化置于字母数字桨位置标记中心

    放置标记

    放松压迫并改为切线位；钙化应正位于标记的下方

加压压迫

加压压迫应一直保持对称，乳房加压用于减少患者辐射剂量并提高图像质量：
- 固定乳房以减少移动伪影
- 减少几何放大模糊
- 减少放射照相密度的改变（获得均匀的乳房厚度）
- 通过减小乳房厚度以减少散射线

对患者的干扰

乳腺 X 线摄影的辐射危险（乳腺每个带滤线栅的投照体位）非常低，在一百万的人口中，可能会有 800 位潜隐的、自然发生的癌症患者，而其中仅有 1 ～ 3 位（绝对危险模式）是由乳腺 X 线摄影导致的。这种忧虑或伤害的危险性类似于下述几种情况：
- 吸入波士顿空气 2 天
- 骑自行车 10 英里（1 英里 ≈ 1.61km）
- 驾驶汽车 300 英里
- 食用 40 汤匙的花生奶油

获取病史

- 家族史
- 乳腺癌的危险因素
- 主诉

    肿块，（乳腺）变厚

    疼痛

    乳头溢液

乳腺 X 线摄影的解读

观察条件

应用理想的、专用的乳腺 X 线摄影观片器，最起码的要求包括：
- 充足亮度的冷光源观片箱
- 较低的环境光线

- 乳腺 X 线摄影的屏蔽栅，以遮蔽观片箱周围的光线
- 放大镜：每张胶片在最初的观察后应使用放大镜再次阅片

图像标记

美国放射学会的要求：
- 标明投照体位和投照侧的标记应放在腋窝附近以定位
- 识别的标志应该包括患者的姓名（姓和名）、病案号、设备名和产地及技师名字的首字母，如果未包括在胶片的其他部位的话
- 胶卷暗盒号码（阿拉伯数字）

可选择的条目
- 技术条件
- 乳腺 X 线片号（罗马数字）

双重阅读

尽管非标准的解读方式，据报道实行乳腺筛查双重阅读的机构，的肿瘤的检测率提高了，从 6.4% 提高到 15%。麻省总医院（MGH）提高了 7.7%。

乳腺 X 线摄影检查的评估（图 9-3）

每张乳腺 X 线摄影照片应该被系统地从以下几个方面进行评价：

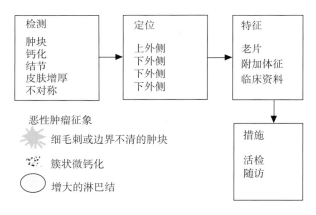

图 9-3

- 质量满足需要；是否需要另外的投照体位？
- 充分穿透乳腺纤维腺体组织
- 皮肤、乳头和小梁的改变
- 肿块的存在
- 钙化
- 腋尾淋巴结
- 不对称性（通常为正常变异）

- 结构扭曲

与之前照片的比较是必需的，乳腺癌可以缓慢生长，而且对于极微小的进展变化都需要记录。所有的肿块和钙化需要进一步特征化。如果最初的投照体位不充分，必须加照附加体位。

质量控制

ACR 条件

- 每日：处理器、暗室的清洁
- 每周：增感屏清洁，观片箱清洁
- 每月：补充率，体模，视觉清单。一些乳腺学者提倡更多次的应用体模影像的评价，因为这样可对整个影像系统进行评估。
- 每季：保留定影剂，可重复应用 / 不再应用，光射线场校准分析 X 线域的调整分析
- 每半年：暗室灰雾，增感纸胶片接触，加压，观片盒亮度

乳腺 X 线摄影报告（图 9-4）

肿块

肿块是一个三维的、在两个垂直角度投照体位上确认有向外突出的边缘的结构。鉴于与术语"密度"的混淆，仅在一个投照体位上看到的肿块现在被称为"不对称"所见，缺乏外凸的边缘和显著的肿块表现。

边缘

- 毛刺状：毛刺状的肿瘤边缘是恶性肿瘤的唯一特异征象，然而，并非所有毛刺肿块都是癌。毛刺肿块是最容易诊断的肿块，尽管它们可能会被纤维腺体组织所湮没

毛刺也可见于：

瘢痕组织（外科手术瘢痕通常在一年之内消退，照射后瘢痕通常在 3 年内消退）

硬纤维瘤

脂肪坏死

- 边界不清楚（边缘模糊）：快速生长的肿瘤没有引起明显的纤维组织反应。一些良性病变也可以边缘不清。

脂肪坏死

弹性组织变性指的是放射状瘢痕，硬化性乳腺病或者硬化性导管增生，弹性组织变性可能是硬化性乳腺病的一种形式。

感染 / 脓肿

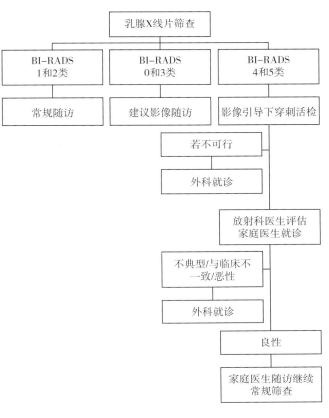

图 9-4

自发性血肿

- 分叶：小的分叶较大的分叶更提示为恶性肿瘤
- 边缘不清：边缘由于正常组织重叠而不能被显示或评估
- 边界清楚（大于 75% 的周长）的局限性肿块：不常见于恶性肿瘤的征象；边缘光滑的孤立肿块仅有 2% 为恶性

其他征象

- 大小：肿瘤越大，预后越差。大于 1cm 的恶性肿瘤的转移概率是腋淋巴结的 2 倍，任何大于 8mm 的孤立的非囊性病变都应该考虑恶性，若病变为毛刺样，则任何大小的病变均应活检。肿块的大小与恶性的概率无相关性
- 形状：肿块的边界越不规则，恶性的概率越大。形状可分为：圆形、椭圆形、分叶形和不规则形
- 密度：相对于其大小，恶性病变密度通常较高；相反密度通常较低，半透明、含脂肪密度的病变为良性（创伤后积油囊肿、脂肪瘤、积乳囊肿）。病变被描述为均匀高密度（等密度）低密度或含脂肪密度

- 位置：区别实质肿块和皮肤病变，位于乳腺外上 1/4 象限外周的小病灶很可能为淋巴结
- 多发：多发、边界清楚的肿块通常为良性纤维腺瘤（年轻患者）或囊肿（高于 35 岁的患者）、神经纤维瘤病。老年患者，需要排除从其他原发病而来的转移瘤

钙化

50% 乳腺 X 线摄影发现的恶性肿瘤是因为存在可疑的钙化灶。一旦发现钙化灶，应将钙化分为确定良性、恶性或可疑（即需要活检）恶性。在无症状的女性中，75% 的簇状钙化取材标本是良性，而 25% 与癌有关。

钙化的评估

参数	恶性	良性
大小	< 1 mm	> 1 mm
每 cm^3 的数目	> 5	< 5
分布	簇状的	分散的（非簇状的）
形态学	广泛，不规则，无序，细微线性分支	圆形，半透明中心，实性杆体

恶性钙化（图 9-5）

- "簇状微钙化"通常定义为每 cm^3 组织中的钙化大于 5 个
- 每个粒子的大小常常小于 2 mm（乳腺粉刺癌除外）；大多数的恶性钙化直径小于 0.5 mm；可检测到的下限为 0.2 ～ 0.3 mm
- 一簇中的每一个钙化在大小和形态上一般有变化（细微多形性）

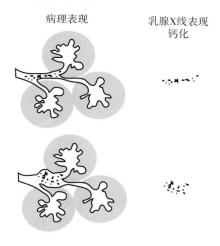

病理表现　　　　乳腺X线表现
　　　　　　　　　　钙化

图 9-5

- 恶性钙化几乎总是位于导管内（导管内成分），即使肿瘤不位于导管内
- 点 - 线分支模式（细线分支）和不规则形状是典型的恶性钙化
- 微焦放大的应用提高了钙化评价的诊断准确性
- 总要对可疑钙化进行活检
- 分布类型
  弥散：通常良性
  限局：大于 2 ml 的体积内，不符合导管分布，恶性可能性较小
  簇状 / 成组：小于 1 ml 的体积内大于 5 个钙化，高度可疑恶性
  线性：恶性可疑度增加（导管内）
  节段：可疑度增加，可能需要支架定位

良性钙化（图 9-6）

圆形 / 点状

- 大小不同；小于 0.5 mm 分类为点状
- 可能的簇状良性钙化，6 个月间隔，随访两年

粗糙、混杂密度

- 中等关注程度的钙化，大于 0.5 mm 且大小和形态不同、较那些通常发生在受创伤后的钙化小

营养障碍性

- 不规则，> 0.5 mm，常为中心半透明

模糊 / 形态不规则

- 若弥散 / 分散分布：可能为良性
- 若簇状 / 区域性 / 线性 / 节段性分布：对大的棒状钙化行活检

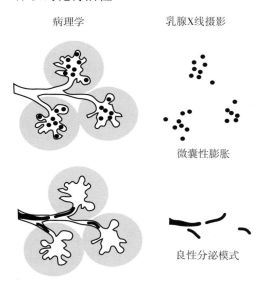

病理学　　　　　　乳腺X线摄影

微囊性膨胀

良性分泌模式

图 9-6

- \> 1 cm 的连续棒状钙化，可有分支
- 良性分泌性疾病（浆细胞性乳腺炎）或导管扩张症

皮肤钙化

- 多面体形状，中心透明
- 外观表现通常是典型的，因此无需进一步检查，偶尔，切线位的皮肤定位像是有帮助

血管钙化——若见于 < 50 岁的患者，则与冠状动脉粥样硬化性心脏病高度相关

- 平行轨道征

粗糙的 / 爆米花样

- 退化纤维腺瘤

边缘 / 蛋壳样钙化

- 囊肿
- 脂肪坏死

钙乳（图 9-7）

- 微囊内的层状钙化
- CC 位上模糊、无定形
- 线性或 MLO 位上半月形

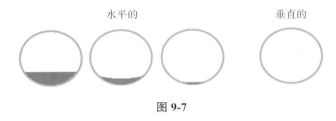

水平的　　　　　　　　垂直的

图 9-7

缝合线钙化

- 线性或管状带有结形状的钙化

结构扭曲

结构扭曲指的是一种肿瘤相关性的结缔组织增生反应，导致的乳腺实质的局部改变。结构扭曲应该总是在最少两个体位上可见，结缔组织增生反应的乳腺 X 线摄影征象包括：

- Cooper 韧带的异常排列
- 导管或管周的纤维化
- 表皮结构的牵拉

皮肤、乳头和小梁的改变

- 由于纤维化和 Cooper 韧带的短缩引起皮肤回缩（皮肤变平坦或凹陷）；若皮肤回缩在乳腺 X 线照片上出现，则肿瘤本身几乎总是可触及。
- 皮肤增厚（大于 3 mm）可能为恶性或良性情况的一个征象。

类型：

局限型：局部肿瘤

弥散型：水肿征象；也可能源于炎性乳癌

- 当乳头急性和单侧内陷时要引起警惕
- 细微的线性乳头钙化时，必须排除 Paget 病（其他原因的乳头钙化都是良性）

异常导管模式

癌症可能引起乳腺导管的变短、扩张或变形。乳腺 X 线摄影：

- 直径 > 2 mm 在乳腺内延伸 > 2 cm 的导管通常由良性导管扩张形成
- 出现不对称的导管通常是一个正常变异，尽管这可为恶性肿瘤的罕见指征
- 对称的导管扩张是一种良性情况

发生于干线段导管的乳腺病灶

- 乳头状瘤
- 乳头状癌

发生于终末段导管的乳腺病灶

- 外围乳头状瘤
- 上皮增生
- 原位导管癌（DCIS）
- 侵袭性导管癌

淋巴结异常

正常乳内淋巴结通常仅在乳房的外上四分之一可见，偶尔会在内侧平面的下方可见，乳腺内下罕有报道位于乳腺内侧的淋巴结。腋窝淋巴结的大小、数目和密度的增加是不正常的：腋窝淋巴结 > 2 cm 或乳内淋巴结 > 1 cm，且无透亮区或淋巴结门切迹为可疑恶性（若透明的脂肪中心存在，即使较大的淋巴结也可能是良性），包含肿瘤的淋巴结失去了透 X 线淋巴结门，而表现为致密，尽管良性增生可有同样的表现。淋巴结钙化意味着：

- 转移（最常见）
- 淋巴瘤
- 风湿性关节炎和之前的金剂注射

乳腺组织的不对称

在 3% 的乳腺内，可见不对称、密度增高的组织，通常位于乳腺外上四分之一象限，这被认为是正常变异（纤维化所致）。不对称乳腺组织的乳腺 X 线摄影

征象，只有表现非常明显或伴随其他异常（肿块、钙化、结构扭曲或一段时间内有所进展的不对称）时，才值得引起怀疑。以下是符合被称为不对称组织的阴影所需满足的条件：

- 非肿块（在不同的投照体位形态有变化）
- 包含脂肪
- 无钙化
- 无结构扭曲
- 若不对称组织可触及，超声可能有助于进一步检查

皮肤钙化

- 若位置表浅可推测为皮肤钙化
- 乳晕周围、腋窝或近中线部位
- 微小的中空球形钙化
- 在一个投影为斑块样，而在另一个投影为线样
- 用切线位证实

描述

报告需要包括：乳腺成分的简短描述、有意义征象的描述、位置，以及间隔的改变和一个总体印象。依照乳腺影像报告和数据系统（BI-RADS），ACR 将报告分成 7 种类型：

0= 需要乳腺摄影评价和（或）对照先前的乳腺 X 线摄影检查，几乎总是应用于筛查。0 分类只能用于老片对比，因而这种情况下需要这种老片的对比，方可做出最终的评估

1= 否定：乳房对称、正常，回归每年普检

2= 良性所见：包括典型结节，钙化的纤维腺瘤；半透明病变（埋植剂），和散在良性钙化；回归每年普检

3= 可能良性：建议最初短期随访：恶性肿瘤风险 < 2%。非钙化的局限性实性肿块，局灶性不对称，簇状圆形 / 斑点状钙化都在此类型内。病变不是很明显。→ 6 个月后随访

4= 可疑：异常；应该考虑活检

4a= 检查所见需要干预，但低度怀疑恶性

4b= 中度怀疑恶性病变

4c= 需要适当关注的病变但是非典型恶性病变

5= 95% 的把握为癌；细毛刺病变→活检 / 切除

6= 已经活检证实为恶性：活检已经证实的影像所见，但是患者未经决定性治疗

类别 4a，4b 和 4c 的应用是可选择性的

要点

- < 6 个月的短期随访基本上无意义，因为大多数病程在如此短的时期内是不会有改变。罕见的例外是可疑血肿，预计在 3 个月可有减退 / 退行的征象
- 不均质和密度非常高的实质模式降低了乳腺 X 线摄影术的敏感性，对应在报告中包括这种结果的简要说明
- BI-RADS 分类不适用于男性患者

乳癌漏诊的原因

- 没能检测到病变
- 技术不完善
  乳腺 X 线摄影检查曝光不足
  患者移动
  胶片增感屏接触不良
  密度增高或结节性实质模式
  病灶太小
- 病变的误诊

常见遗漏病变

- 浸润性小叶癌。在乳腺 X 线摄影上，此种病变表现为结构扭曲和不对称性密度增高。无具体的肿块或簇状微钙化，使这类病变很难被检测到。10% ~ 15% 为双侧发病
- 浸润型导管癌—最常见的边界清楚病变
- 中心穿刺活组织检查导管原位癌（DCIS）与非典型性导管增生（ADH）同时存在，若中心活组织检查回报 ADH，切除后行活组织检查约 1/3 可能会升级为导管原位癌
- 可触及的肿块：在乳腺 X 线摄影没有发现可触及的肿块时，必须进一步检查。肿块处的点片或切线位像可能会显示在其他投照体位被掩盖的肿块

超声

适应证

- < 28 岁的女性（麻省总医院标准）乳腺有可触及的肿块应该用超声来评价，因为可能最大的是纤维腺瘤。对年轻妇女乳腺内的实性肿块进行活组织检查的必须由患者和她的医生共同来决定，因为恶性的风险非常低

- 囊肿和实性结构的鉴别诊断（应用 7.5 MHz 或 10 MHz 传感器）：内部无回声，完全透过；薄或无明显壁。脓肿和血肿可能类似一个实性肿块。若有低回声，需通过活检 / 抽吸排除肿块病变
- 非筛查设备

解读

- BI-RADS
  形态：椭圆形，圆形，不规则形
  边缘：清楚，模糊，有尖角，小分叶，有细毛刺
  病变长轴相对于胸壁的方向：平行，垂直
  边界：回声晕，陡然转变
  相对脂肪的回声：无回声，低回声，强回声，等回声，复杂回声
  后回声增强，声影，或二者组合

钙化

- 超声不能检测到大多数小钙化
- 纤维腺瘤通常低回声，边界清楚
- 淋巴瘤通常低回声
- 脂肪瘤难以与周围组织区别
- 积脂囊肿为低回声区，穿透性差
- 良性淋巴结由于淋巴结门存在脂肪，可能会具有特征性的中央回声中心
- 囊肿和实质性病变在乳腺 X 线摄影检查通常不能区分，尤其是边界清楚的密度病灶
- 复杂囊肿包含有固体成分，需要活组织检查。复杂囊肿含有内部回声
- 恶性病变倾向于比他们显示的高宽实际上具有后部声影
- 恶性病变往往比他们实际上的宽度大
- 病变的血管状况对诊断没有帮助

乳腺导管造影术

适应证

- 孤立地、自发性乳管排液的检查
- 确定可能被外科手术遗漏的乳腺深部病变
- 可用于确定近端病变，因为乳头状瘤和癌有同样的表现，行活组织检查以区别
- 多发充盈缺损，可能源于乳头状瘤病

技术

1. 患者取坐立或仰卧位
2. 挤压分泌物以辨别乳管来源
3. 乳房准备
4. 钝头儿科涎管 X 线造影针
5. 注射 0.1 ~ 0.2 ml 水溶性对比剂
6. 消除气泡
7. 得到乳腺 X 线摄影检查照片，寻找充盈缺损，扭曲导管和（或）溢出物

MRI

适应证

- 分期
- 高危患者
- 可疑多发或双侧乳癌
- 隐匿性乳腺癌
- 外科术前计划
- 确定外科手术边缘
- 对治疗的反应
- 术后瘢痕与复发的比较
- 乳房植入物

优势

- 影像显示乳房植入物和破裂
- 对小病灶敏感性高
- 有效地应用于致密性乳腺
- 癌症乳头内翻的评价
- 确定乳腺癌的范围
- 确定什么类型的手术（病灶切除术或乳房切除术）
- 病灶切除术后复发和残余肿瘤的评估
- 腋窝淋巴结的评估
- 可对皮肤病变，如神经纤维瘤病有帮助
- 确定小的异常
- 根据最近研究，对高危乳腺癌人群筛查可能有价值

局限性

- MRI 需要 30 ~ 60 min，而乳腺 X 线摄影筛查需 10 ~ 20 min
- MRI 的费用是乳腺 X 线摄影术的数倍
- MRI 需要对比剂的应用

- MRI 是非特异性；通常不能区分癌和非癌肿瘤
- 需要进一步发展微创乳腺活组织检查技术以评价 MRI 检测到的异常
- 高级 MRI 检查在一些门诊中心不可进行

技术

- 俯卧位
- 专用的双侧表面线圈通常只是接收线圈，但也可为发射 / 接受线圈
- MGH（麻省总医院）方案
  - 轴位 T1 3-D 梯度回波注射对比剂前和注射后（动态）
  - 轴位 T2 自旋回波
  - 矢状位 SPGR，脂肪饱和
  - 矢状位 T2 伴脂肪饱和
- 后处理
  - 减影图像
  - 最大密度投影 3D 重建
- 1.5 T 为最佳 MRI

BI-RADS

- 病灶 < 5 mm，通常良性
- 肿块
  - 形态：圆形，椭圆形，分页状，不规则形
  - 边缘：光滑，不规则，有细毛刺的
  - 增强：均匀的，不均匀的，环形，不增强，增强，中央强化
- 非肿块样强化
  - 分布：局灶，线性，导管，段，区域性，多发，弥散
  - 模式：均匀，不均匀，成群，斑点状，点状，网状
- 伴随的征象：乳头内陷皮肤增厚，胸肌 / 胸壁侵犯（必须看到肌肉内的增强；脂肪平面的消失不足以证明侵犯）
- 增强动力学：上升期的最初 2 min 可分为：上升的最初 2 min 分类为缓慢、中型快速；延迟期：持续，平台，廓清
- 快速上升伴延迟期平台或廓清更有可能为恶性

MRI 对比增强

- 癌
- 良性肿块
- 部分增强：通常提示良性病变

- 片状增强（即乳房一部分强化，似乎局限于一个导管系统）：存在一定程度恶性梗阻性病变的可能
- 弥漫性增强：被认为是一种良性病变模式（纤维囊性或增生性改变）

植入物的评价（见本章内后面的"植入物"）

- 硅树脂为长 T1 长 T2
- 质子信号源于二甲基聚硅氧烷聚合物的甲基 1 组
- 由于甲基组物质较大耦合效应，硅树脂壳比植入物内部的硅树脂信号强度低
- 可以获得快速自旋回波 T2W，以及正交硅敏感（脂肪抑制）反转恢复序列，化学水抑制将产生一个硅树脂最佳序列
- 植入物破裂的 MRI：敏感性 94%，特异性 97%（与超声比较：敏感性 70%，特异性 92%）

恶性肿瘤的评估

- MRI 对乳腺 X 线摄影显示较差的致密性乳腺患者或已知多发病变（即不同象限）的患者有价值
- 大多数扫描方案为采用乳房病变脂肪抑制像的动态造影增强方式，通常为容积获取
- 大多数扫描方案应用脂肪抑制动态增强序列
- 减影可能会增加敏感性
- 癌较良性病变增强更快，最初 3 min 是关键时期
- 对 ≥ 1 cm 的病变，敏感性为 88% ～ 100%，特异性为 30% ～ 97%
- 导管原位癌通常较侵袭性癌增强缓慢，而且表现与增生明显重叠，也可能不增强。MRI 不能用于评估微钙化的恶性特征
- MRI 在监测术后或放疗后患者的复发或筛查乳腺置入患者存在质疑，这是因为，对诊断的更先进的分期已达成共识（尽管恶性肿瘤的风险与无植入物的患者是接近的）

活组织检查

　　麻省总医院统计：在 1978—1988 年间，完成了 3000 例活组织检查，25% 证实为恶性（阳性预测值为 25%），活检没有在穿刺针道种植肿瘤。

穿刺针外科活检 / 切除定位（图 9-8）

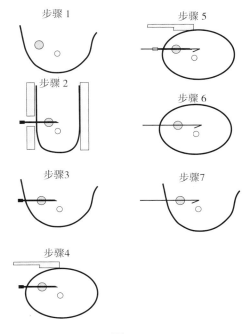

步骤 1　步骤 5
步骤 2
步骤 3　步骤 6
步骤 7
步骤 4

图 9-8

1．确定病灶（用两张垂直 90°胶片引导穿刺针平行于胸壁）；选择到病变的最短距离。

2．用压迫装置得到乳腺图像，碘酒清洁皮肤 3 次后酒精清洁 1 次，针尖沿着 X 线方向穿过病变。

3．照第二张像，如果穿刺针位置合适，照一张旋转 90°后的图像。

4．若穿刺针位置适宜（针尖超过病变 1cm），将导丝穿过穿刺针。穿刺针拉回使啮合挂钩，患者站立时金属导丝将回退些许。

5．于金属丝所在位置，垂直于金属丝照第三张片。

6．活检后标本行乳腺 X 线摄影，确保病变在标本内。

对仅在一个投照角度看到的病变的定位技术（三角测量法）（图 9-9）

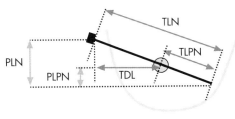

TLN
PLN
TLPN
PLPN　TDL

TLPN = (TLN × PLPN) / PLN

图 9-9

采用上述投照技术，并做如下调整

1．在发现病变的位置对乳房进行压迫。

2．将针尖深入到病变（TLN：穿刺针的实长；PLN：穿刺针投影的长度；TLPN：针尖后退的实长；PLPN：针尖后退部分的投影的长度；TDL：病变的实际深度）。

3．轻微调整投照位置使穿刺针倾斜，针的投影长度允许应用相似三角形以计算出针回撤的距离。

4．相应调整穿刺针的位置，在针的位置确定后，放置金属丝。

5．金属丝位置合适时，在垂直位置投照一张乳腺 X 线片。

可选择的技术（图 9-10）

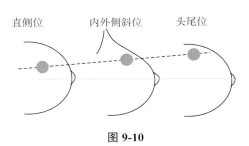

直侧位　　内外侧斜位　　头尾位

图 9-10

此技术适用于只在侧位或 MLO 位可见，而 CC 位不能显示病变的定位。

1．从左向右排列直侧位、斜位和 CC 位。

2．乳头应在同一水平线上。

3．在任意两个投照体位通过一条直线来连接病变。

4．在第三个投照体位上沿着直线的路径对病变进行定位。

5．当描述病变的位置时，乳房被看做一个钟面，这个平面内的定位被假定为时钟的位置（图 9-11）。深度则被标明为前面，中间或后面。

6．另外的描述包括乳晕下，中央和腋尾区域。

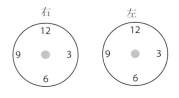

右　　　　　左
12　　　　　12
9　　3　　9　　3
6　　　　　6

图 9-11

CT 可探及乳腺 X 线摄影不容易显示的病变，这些病变通常是靠近胸壁的病变。

1．在病变上放置一个线性标记或定位网格扫描。

2. 病变被扫描后，通过线性标记或定位网格来确定经皮穿刺点。

3. 由于乳房可移动，患者在扫描机架上，穿刺针会前行，要注意不要使穿刺针向前穿透胸壁。

4. CT 来确定穿刺针的位置，然后展开金属丝。

组织芯活检

适应证

- 年轻患者很有可能为良性病变的实性肿块（即组织芯活检可避免切除活检）
- 很有可能为恶性病变的实性肿块（即，患者直接行根治性乳房切除术，避免了切除活检）
- 一些乳腺影像专家可疑钙化进行活检，但是，并未被普遍接受

技术

- 可能需用 11 ~ 14G 穿刺针以及真空辅助设施
- 超声引导。穿刺路径平行于胸壁，以避免伤及肌肉和胸膜
- 立体定位引导

  禁忌证：体重，可压厚度 < 2 ~ 3 cm，不能俯卧 45 min

  选择最短距离的穿刺路径，以有孔的压迫垫压迫乳房

  中线左、右各 15° 的立体影像对

  通过监视器，在成对的影像上选择穿刺目标，用计算机计算水平和垂直的距离和深度

  皮肤消毒，应用局麻，用刀片在皮肤上做小切口

  穿刺针进入到预先设定的深度，摄照立体乳腺片以确认（针尖）位于目标上

  穿刺针击发，可使用真空辅助装置完成标本的采集

  放置夹子后，标本和乳房行 X 线摄影

- MRI 引导

  已有商业销售的系统

  如：垫上方形窗栅，定位图像后，计算机选择一个方形框，将一个稍小的包含多个小孔的插件放入该方框内，用计算机选择穿刺孔

  经穿刺孔插入引导器和套管针，预设深度，然后活检和放置标帜夹子

标本的 X 线摄影术

标本的 X 线摄影可以确定乳腺摄影见到的肿块、结构扭曲的区域、微钙化等已包含在标本内。偶尔，病理可能检测不到微钙化。草酸钙可由偏振光很好地证实。此外，石蜡块切片的 X 线摄影亦可能有帮助。

乳腺癌

概述

发病率

在美国，年龄 20 岁的女性若可以存活到 85 岁，11% 会患乳腺癌（排除高危人群后为 4%）。乳腺癌是女性癌症患者的第二大死亡原因（肺癌为第一）。在美国，每年大约有 45000 人死于乳腺癌，大约 185 000 余人为新患病。乳腺癌假定的病因为 DNA 损伤，雌激素也发挥着关键作用。25% 患者有 TP53 变异（肿瘤抑制基因位于 TP17）。40% 的家族型乳腺癌（全部乳腺癌的 5% ~ 10%）具有 BRCA1 基因变异（肿瘤抑制基因位于染色体 17）；40% 乳腺癌患者有 BRCA2 基因变异（染色体 13），75% 的乳腺癌发生于无危险因素的女性。

危险因素

老年女性

家族因素（1 度：母亲或姐妹）

其他

- 月经初潮较早，绝经较晚，第一次怀孕晚，未产妇
- 非典型性增生的变化
- 小叶瘤（先前称为小叶原位癌，LCIS）本身并不认为是恶性，但是带来 30% 的乳腺癌风险（每侧乳腺 15%）
- 在此之前乳腺癌的病史（原位癌或侵袭性癌）二次患癌的危险为每年 1%

筛查

概述

- 早期的筛查可以发现 75% 的 0 期（原位癌）或 1 期的乳腺癌
- 对于达到一定年龄的女性，所有可触及的肿块都应该做乳腺 X 线摄影检查，乳腺 X 摄影检查可协助检测多发病灶和双侧乳房病变（4%

的乳腺癌是双侧发病）

- 相比非筛查组，筛查可以降低约 30% 的死亡率
- 大于 40% 的乳腺癌仅仅由乳腺 X 线摄影检测到
- 约 10% 的乳腺癌可触及但乳腺 X 线摄影不能显示
- 年龄小于 50 岁的女性患者发现癌症的周期短（2 年），因此这个年龄段的筛查较年龄大于 50 岁的患者（癌症发现周期 3 ～ 4 年）更重要
- 筛查的辐射危害对年轻女性（青少年到 20 岁以上）影响较大，但是 35 ～ 40 岁之后可以忽略不计

健康保险计划（HIP）研究，纽约

约 62 000 名患者进行了乳腺筛查：31 000 名行乳腺 X 线摄影检查和体格检查，31 000 名仅行体格检查，然后患者被追踪观察乳腺癌的发展。随访 18 年后，行乳腺 X 线摄影检查的乳腺癌患者的死亡率降低 23%。

乳腺癌检测演示程序（BCDDP）

- 乳腺 X 线摄影检查可检测到 88% 的乳腺癌
- 42% 的乳腺癌是仅由乳腺 X 线摄影检查检测到
- 20% 的乳腺癌在 1 年之内未能由乳腺 X 线摄影检查或体格检查检测到
- 9% 的乳腺癌是仅仅由体格检查检测到的

从此项研究得出的结论是，体格检查和乳腺 X 线摄影检查是互补的，不能互相替代，尽管乳腺 X 线摄影检查对小病变的检查更加敏感。

筛查推荐（方案）（ACR 2010 年 1 月）

无症状女性

- 麻省总医院遵循美国放射学会的建议：40 岁之后每年普检 1 次
- 20 岁开始，每月 1 次乳房自我检查
- 20 ～ 40 岁之间每 3 年体格检查一次（40 岁之后每年 1 次）
- 预期寿命小于 5 ～ 7 年或由于年龄或伴发疾病的影响，而异常结果不再起作用时，停止筛检

高危女性

- BRCA1（乳腺癌易感基因 1）或 BRCA1（乳腺癌易感基因 1）突变基因者携带者，未经检验的 BRCA 突变基因携带者的一级亲属——30 岁之前每年行乳腺 X 线摄影检查和 MRI，但是不要在 25 岁之前进行
- 因家族病史而有终生患乳腺癌的危险性 ≥ 20% 的女性——20 ～ 30 岁之前每年行乳腺 X 线摄影检查和 MRI，但是不要在 25 岁之前进行；或者在比最年轻的患病亲属的年龄小 10 岁时开始检查，选择较晚的年龄开始
- 在 10 ～ 30 岁之间有胸部放疗病史——治疗后 8 年开始每年行乳腺 X 线摄影和 MRI 检查；25 岁之前不推荐乳腺 X 线摄影检查
- 乳腺癌、卵巢癌或活组织检查诊断小叶癌或 ADH 的个人病史；从诊断之时开始每年行乳房 X 光检查，可考虑每年 MRI 或超声检查
- 仅因为致密性乳腺，可能在乳腺 X 线摄影检查之外附加超声检查

在下述情况下的 28 ～ 30 岁之后的任何年龄

- 可触及的肿块（如果超声证实非单纯囊肿）
- 血性溢出物
- 计划乳腺外科手术（除非年龄 < 25 岁）

预后

乳腺癌的年发生率从 1940 年开始，每年增长 1%。近期较大的增长率可能基于早期检测，死亡率可能在下降。淋巴结侵犯，存活率下降。淋巴结侵犯与原发肿瘤的大小相关（大于 1 cm 的肿瘤的淋巴结侵犯 30%，小于 1 cm 的淋巴结侵犯仅 15%），乳腺癌的倍增时间为 100 ～ 180 天。

乳腺癌的存活率

乳腺癌五年存活率

分期	五年相对存活率
0	100%
I	100%
IIA	92%
IIB	81%
IIIA	67%
IIIB	54%
IV	20%

分期

淋巴结（图 9-12）

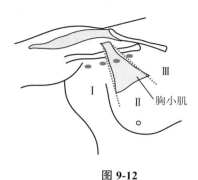

图 9-12

腋窝淋巴结分为 3 级
- Ⅰ级：腋下
- Ⅱ级：胸小肌下方接近中线
- Ⅲ级：锁骨下方更近最近中线（可否不加和中线有关的词语，直接说胸小肌下方和锁骨下方）

阳性锁骨上和乳内淋巴结被认为是远处转移

分期方法

- 0 期：导管内原位癌（DCIS）
- Ⅰ期：小肿瘤
  直径小于 2 cm 的肿瘤
  无腋窝或远隔转移
- Ⅱ期：大肿瘤
  直径 2 ~ 5 cm 的肿瘤，或腋窝淋巴结转移
  无远处转移
- Ⅲ期：广泛的局部 / 区域性的转移
  肿瘤 > 5 cm，或肿瘤固定于胸肌，或肿瘤伴淋巴结融合于一起成为一个表面粗糙的腋窝肿块
- Ⅳ级：远处转移

转移播散

- 腋窝淋巴结
- 骨骼
- 肺
- 肝
- 对侧乳腺
- 皮肤

检测的灵敏度

- 20% 的在阴性筛查结果一年内出现的肿瘤是经由乳腺 X 线摄影和体格检查联合检查而漏诊

分期系统

分期	肿瘤（T）	淋巴结（N）	远处转移（M）
0 期	Tis	N0	M0
Ⅰ 期	T1	N0	M0
ⅡA 期	T0	N1	M0
	T1	N1	M0
	T2	N0	M0
ⅡB 期	T2	N1	M0
	T3	N0	M0
ⅢA 期	T0	N2	M0
	T1	N2	M0
	T2	N2	M0
	T3	N1, N2	M0
ⅢB 期	T4	any N	M0
	任何 T	N3	M0
Ⅳ期	任何 T	任何 N	M1

- 10% 的乳腺 X 线检查漏诊的肿瘤，在增加投照体位后，可被发现
- 50% 的乳腺 X 线检查由于检查结果确实正常而不可避免的漏诊
- 30% 的漏诊是由于观察者疏忽或投照体位不好

特定的肿瘤

病理

99% 的乳腺恶性肿瘤来源于乳腺终末导管小叶单位的上皮组织（腺癌）。其中，导管来源占 90%，小叶来源占 10%。

分类（图 9-13）

1. 导管上皮起源的肿瘤
   导管原位癌
   浸润性癌：
   - 无特点
   - 髓样癌（广泛的淋巴浸润，预后良好）
   - 黏液癌（大量黏液，分化较好）
   - 乳头状癌（与小导管内乳头状瘤有关，死亡率低，也可以是囊内）
   - 管状癌（管型形成，分化良好，大多危害小，生长缓慢）
   - 炎性乳癌（伴有早期的皮肤淋巴浸润）

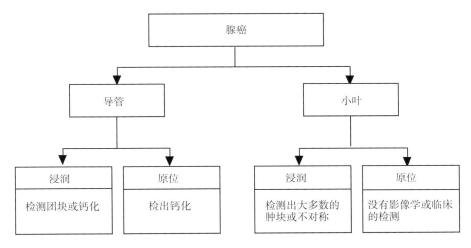

图 **9-13**

- 佩吉特病（肿瘤侵犯乳头）
2. 小叶起源的肿瘤
   小叶癌
   - 瘤样新生物（非恶性）
   - 浸润性小叶癌
3. 间质起源肿瘤
   肉瘤：纤维肉瘤，脂肪肉瘤
   淋巴瘤
4. 罕见肿瘤
   叶状肿瘤
   癌肉瘤
5. 转移瘤
   黑素瘤（最常见）
   淋巴瘤
   肺、肾的原发肿瘤

要点

- 管状癌、黏液癌和髓样癌是三种预后最好的肿瘤
- 叶状肿瘤和囊状肿瘤是两个发展最快的乳腺病变
- 小叶肿瘤无钙化
- 大多数乳腺肿瘤靠 X 线摄影无法鉴别，定性诊断主要依靠组织病理检查
   浸润性乳腺癌概述

导管原位癌（粉刺癌，筛状癌）

非浸润性的导管癌局限于管内，并充盈阻塞导管。肿瘤中心有坏死，可见干酪样坏死物（因此称为粉刺状癌）。典型的在坏死区可见丰富钙化（密度不均匀，形态不规则）。低分化：微小乳头癌，筛网状，实体癌；高分化：粉刺状癌。

侵袭性导管癌

最常见的乳腺癌类型（80%）。可能来源于导管原位癌，典型的直径约 2cm（没有筛查的情况下）。显微镜下，肿瘤含有大量胶原。钙化也较常见。肿瘤浸润常见于：

- 真皮淋巴管，导致局部炎症及皮肤增厚
- 血管和神经间隙

乳腺结缔组织增生，X 线片上呈毛刺状、花边状表现。

髓样癌

不常见（4%），分化较好，发现时体积较大（5 ~ 10 cm）。组织学上，肿瘤细胞成分多，间质含量少。一般有显著增生反应淋巴细胞浸润。肿瘤细胞含有丰富的胸腺嘧啶。由于缺少纤维结缔组织，触诊柔软。

乳腺 X 线摄影：肿瘤呈软组织肿块而不伴钙化。超声上可见肿瘤后方回声增强，不伴声影。

乳头状癌

少见肿瘤（1%），经常近绝经期发病。肿瘤一般不能触及，而表现为乳头血性溢液。诊断时，肿瘤体积常较大（> 5 cm）。与浸润性导管癌相比，乳头状癌生长缓慢，预后较好。

管状癌

非常罕见，分化较好，是乳腺癌分型中恶性度最低。组织学上特征性表现为管状物形成。虽然管状癌生长缓慢，体积较小（1 ～ 2 cm），在乳腺 X 线摄影上，管状癌与其他恶性肿瘤难以区分（例如亦可有毛刺征象）。

炎性乳腺癌

不常见（< 1%），侵袭性肿瘤常伴有早期皮肤淋巴浸润。诊断主要依靠临床症状—局部炎症（通常 X 线摄影检查不能发现肿块）：

- 皮温增高（炎症）
- 弥散的乳腺皮肤硬结形成
- 类丹毒（橘皮样皮肤）
- 乳头回缩，结痂
- 腋窝淋巴结肿大常见
- 乳腺 X 线摄影可见典型的皮肤增厚表现（由于癌在皮肤淋巴系统的扩散）

佩吉特病

占全部乳腺癌的 5%，常发生于年长患者。佩吉特病是导管癌表皮浸润导致的乳头病变。临床上，乳头呈湿疹样改变，可伴浆液或血性分泌物。基于此临床特征，佩吉特病往往能得到早期检查，并且预后较好。

小叶瘤样新生物形成（原位小叶癌，LCIS）

无论是临床上还是 X 线影像上均无明显形态改变（原位小叶癌为组织学诊断）。原位小叶癌见于较年轻女性，不认为是一种癌症，但是患者最终会发展为导管癌或是小叶癌的危险性为 30%（每侧乳腺 15%）。

浸润性小叶癌

80% 的患者伴有乳腺其他部位的小叶原位癌。

叶状肿瘤

罕见的纤维上皮肿瘤，多为良性；然而，25% 会出现复发，10% 发生转移。肿瘤有部分或完整的包膜。可有胸膜转移、胸腔积液。组织学上见肿瘤类似于一个巨细胞纤维腺瘤。发病年龄：40 ～ 50 岁。

转移瘤

- 黑色素瘤最容易发生乳腺转移，其次是肉瘤、

淋巴瘤、肺癌和胃癌

- 通常为圆形、边缘光整的多发病变
- 钙化不是转移性乳癌的特征表现（与原发乳腺癌区别）

淋巴瘤

- 乳腺的转移性淋巴瘤（非霍奇金淋巴瘤多于霍奇金淋巴瘤）较原发淋巴瘤多见，尽管两者都很罕见（在所有乳腺恶性病变中占 0.3%）
- 可触及乳腺肿块，或是腺体弥漫增厚伴有腋窝淋巴结肿大

乳腺钼靶 X 线摄影恶性征像

主要征象（肿瘤本身所致；最可靠的征象）。出现主要征象者 20% ～ 30% 为乳腺癌：

- 肿块有毛刺或边缘不光整
- 恶性钙化

次要征象（肿瘤的伴随征象；不具有特殊性）：

- 结构扭曲
- 皮肤，乳头改变（增厚、回缩）
- 异常管型
- 淋巴结病变
- 腺体不对称

非癌性病变

正常乳腺

解剖

乳腺腺体覆盖于胸大肌筋膜上，并靠带状结缔组织（库柏韧带）固定于表面皮肤。(图 9-14)。淋巴引流：

- 腋淋巴结，75%
- 乳腺内淋巴结，25%
- 后肋间淋巴结（罕见）
- 对侧淋巴结（不常见，除非同侧有阻塞）

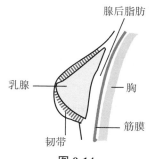

图 9-14

腺体被分为 15 ～ 20 个小叶，这些小叶呈辐射状排列。每个小叶通过一个输乳管引流至乳头。但是，有些输乳管也会提前汇合；通常，乳头上会有 5 ～ 10 个开口。

集合管道终止于终末导管小叶单位，终末导管小叶单位包括小叶内、外终末导管和小叶内管泡（图 9-15 和图 9-16）。小叶内小管是最末梢结构。小叶（500 μm）是乳腺最小结构单元。

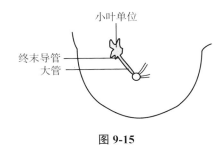

图 9-15

导管由结缔组织围绕，含淋巴管。终末导管小叶单位的上皮包括两层：

- 腔内真正的上皮层
- 深层的肌上皮层

大多数的恶性肿瘤和纤维囊性变来源于终末导管小叶单位（且都起源于上皮），但是有一些来源于支持间质。

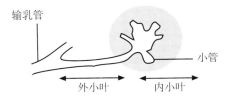

图 9-16 终末导管小叶单位

乳腺组织的密度

30 岁过后，乳腺的实质结构不会再发生大的改变，除非体型或雌激素水平变化（会导致腺体变得更加致密）。绝经期腺体模式也不会改变。最常见的腺体密度分类包括：

- 大部分是脂肪
- 脂肪伴有部分纤维及腺体组织
- 广泛的不均匀高密度，伴有纤维及腺体组织
- 极其致密腺体组织

良性改变

纤维囊性变（图 9-17）

纤维囊性变指的是终末导管、小叶及结缔组织细胞增生，伴发纤维化改变。此种改变表现多变，可以伴有症状，也可以无症状，增加或不增加患乳腺癌的危险性，乳腺 X 线摄影可显示病变（纤维化），也可能不显示病变（仅有上皮增生）。

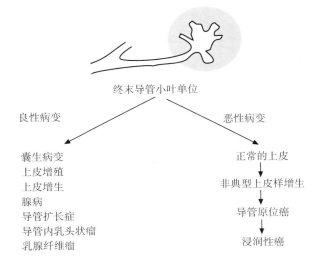

图 9-17 危险性评估

危险性

发展为癌的危险性增高（5 倍）

- 不典型增生（小叶或导管）

发展为癌的危险性增高（2 倍）

- 增生，中度或活跃、实性或乳头状增生，中度或花斑样，固体或乳头硬化性腺瘤

危险性不增加

- 囊肿
- 纤维腺瘤
- 纤维化
- 腺病
- 导管扩张
- 轻度增生（< 4 个细胞层的深度）
- 乳腺炎
- 组织转化（鳞状、大汗腺）

乳腺囊性病变（图 9-18）

囊肿源于阻塞或分泌失衡所致的终末腺泡扩张，由于。囊肿一般按照大小分类：

- 小囊（< 3 mm），普遍认为是正常所见
- 大囊（> 3 mm），成人中可占到 50%

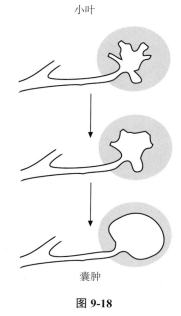

小叶

囊肿

图 9-18

组织学上，囊肿内覆上皮层。其临床表现包括：
- 无明显症状
- 可触及的肿块
- 囊肿增大或破裂所致疼痛

影像学征象

乳腺 X 线摄影
- 多发的圆形密度增高病灶，可有分叶
- 囊肿破裂可导致局部炎症及囊肿周围纤维化
- 囊壁可钙化，部分囊内含有析出的钙乳。在侧位像上，X 线为水平的，可见囊内钙液平面
- 部分囊肿会复发，应再次采取抽吸术。若 2 次抽吸术后仍然复发，许多外科医生建议进行组织活检（尽管对此种方法支持的证据尚不充分）
- 囊内肿瘤非常罕见，若出现，首先考虑乳头状瘤（乳头状癌是最常见的囊内恶性病变）
- 囊肿的存在并不能排除乳腺其他部分存在癌瘤

超声

- 囊肿表现：
  透射增强无回声
  前后边缘清楚
  圆形或卵圆形
- 有典型超声表现的囊肿不需要抽吸术
- 无须警惕有薄壁分隔的囊肿

纤维腺瘤

纤维腺瘤是最常见的乳腺实性良性病变。它们的特征是既具有腺体成分又具有纤维成分（局部腺体对雌激素的超敏反应所致？），同时还伴有结缔组织增生。纤维腺瘤主要发生于青春期到 40 岁女性。

临床表现

- 纤维腺瘤中也有发生恶性病变的报道，因为纤维腺瘤也包括上皮成分，但这非常罕见

影像学征象（图 9-19）

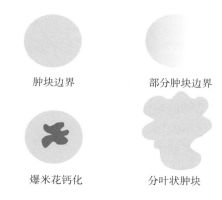

肿块边界　　　　部分肿块边界

爆米花钙化　　　　分叶状肿块

图 9-19

- 边缘清楚，有分叶的肿块
- 肿块周围伴有晕环（Mach 效应）
- 爆米花样钙化，黏液样变性所致
- 多发，占 20%
- 纤维腺瘤罕见有微小钙化，此时与恶性肿瘤鉴别困难
- 超声表现为边界清楚低回声
- MRI：T1 低信号，T2 高信号，增强后有强化，分隔无强化

巨大纤维腺瘤

巨大纤维腺瘤，或青少年纤维腺瘤，多见于 10 ~ 20 岁，瘤体大，生长迅速，多质硬。

影像上巨大纤维腺瘤与分叶状肿瘤鉴别困难。对于青春期患者，为了美容可能会采取手术治疗；若不手术，也需穿刺活检排除叶状肿瘤。

复杂纤维腺瘤

可能会有增生性改变，包括：
- 大于 3 mm 的囊肿
- 硬化性腺病

- 上皮钙化
- 乳头分泌变化

分叶状肿瘤

- 与纤维腺瘤类似
- 体积较大，生长迅速的乳腺肿块
- 绝大多数病变为良性，10% ～ 15% 为恶性，可伴有肺转移
- 发病年龄较纤维腺瘤患者年长
- 大的圆形或卵圆形肿块，边缘光整
- 超声：实性肿块，有低水平内部回声
- 可有小的液性间隙或囊肿存在
- 明确诊断需要穿刺活检

纤维化

致密纤维化（局限性的，弥漫分布），病因不明。部分病灶类似于癌表现，诊断依靠穿刺活检。

腺病（图 9-20）

以腺体增生为特征表现的良性病变：

- 生成新的导管和小叶
- 终末小叶内导管上皮增生
- 肌上皮细胞过度生长
- 可合并硬化症（硬化性腺瘤）；本病体检时可被触及，瘤体含有广泛钙化。患乳腺癌的危险性为 1.5 ～ 2 倍
- 囊性小叶状增生的病变进程与腺病类似，但是典型的囊肿小叶增生同时伴有小叶扩张。部分囊性病变内有钙乳出现（茶杯构型）

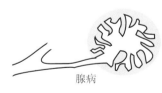

腺病

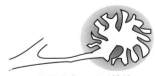

硬化性腺病，显而易见

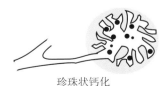

珍珠状钙化

图 9-20

影像学征象

- 腺病罕有可见的肿块形成
- 可有圆形、弥漫性、节段性、恶性表现、簇状分布的小钙化

导管扩张

良性病变，表现为细胞碎屑在扩张的乳晕下导管内累积。患者典型表现为疼痛和非血性分泌物（炎性反应）。浆细胞性乳腺炎含炎性成分，同时伴有广泛的分泌性钙化。

影像学征象

- 扩张的导管有时可在 X 线摄影发现
- 经常伴有广泛的良性分泌性钙化

带纤维脉管芯的乳头状瘤

孤立的导管内乳头状瘤

良性病变（导管上皮增生），常见于扩张的乳晕下主导管。乳头状瘤是乳头血性或浆液性分泌物的最常见起因（导管扩张其次）。乳腺 X 线摄影表现：

- 偶尔可见小肿块（乳晕下）
- 导管扩张
- 罕见良性钙化（覆盆子样）
- 乳管造影可确诊
- 不像乳头状瘤病，没有增加癌变危险

乳头状瘤病

多发的外周乳头状瘤，位于乳腺小叶近端导管腔内。恶变危险度增加。

放射状瘢痕

与外科瘢痕无关，是自发的瘢痕形成。病理学上存在硬化性导管增生。影像表现类似于有毛刺的肿瘤病变或术后瘢痕。一般无中央肿块，不可触及。因与乳腺不典型导管增生、导管原位癌和导管癌有关联，所以一般都做手术切除。

乳腺假血管瘤样间质增生（PASH）

乳腺间质的良性增生性病变，尤其是肌成纤维细胞。病灶小至显微镜下偶然发现的点状病变，大到乳腺摄影中可见局限、无钙化肿块。超声为低回声。可长大和切除复发。

良性肿块

管状腺瘤

不常见，是由管状结构组成的良性肿瘤。泌乳性腺瘤是管状腺瘤的一种变体。

脂肪纤维腺瘤（错构瘤）

不常见，大的乳腺肿瘤（3～5 cm），75% 的病例可触及。典型病变可有假包膜（移位的乳腺小梁）。错构瘤含有多少不等的脂肪组织，有时难于与腺体组织中残余的脂肪鉴别。

脂肪瘤

乳腺常见肿瘤。生长缓慢，见于年长女性。由于肿块透亮度高及周围薄膜（可钙化）X 线摄影易于发现。脂肪瘤最常见于 40 岁以上女性。

张力性囊肿

是大汗腺囊肿阻塞后的结果。阻塞可能是由上皮增生、纤维变性、导管扭曲、肿瘤等所致。

乳腺囊肿

是哺乳期妇女最常见的乳腺良性病变。积乳囊肿由浓缩的乳汁阻塞导管所致。发病人群通常为 20～30 岁哺乳后的女性。由于乳汁内含脂肪成分，这些病变可以完全为透明的。X 线水平投照下可见脂液平面。

硬纤维瘤

腹外硬纤维瘤发生于乳腺者罕见。发病部位一般靠近胸肌。边缘呈花边状，与癌类似。不含钙化。

皮脂腺囊肿

皮肤下的角蛋白囊肿，可发生感染。超声表现为表浅部位的低回声肿块，与皮肤间有线状低回声相连。

炎症

乳腺炎

类型

- 急性乳腺炎（产褥期乳腺炎）：与哺乳期葡萄球菌感染有关（疼痛、红肿、临床诊断）
- 老年人乳腺炎（非产褥期乳腺炎）：继发于皮脂腺感染；可发展为脓肿
- 浆细胞性乳腺炎：罕见的乳晕下区无菌性炎症；高龄妇女常两侧同时发病，并对称；因为导管内分泌物外溢，随后引发反应性炎症
- 肉芽肿性乳腺炎（罕见）：结核，结节病

影像学征象

密度
- 弥漫的高密度区
- 与炎性乳癌类似（尤其老年患者）
- 脓肿表现类似于局部肿块

淋巴结
- 腋淋巴结常见

皮肤
- 皮肤增厚
- 乳头回缩

脂肪坏死

钝伤、外科手术、放射治疗都可致脂肪坏死。脂肪细胞坏死，脂肪液化，并伴有纤维变性。

影像学征象

- 轮廓模糊的肿块，边缘不整、界限不清；可有毛刺（类似癌）
- 与乳癌不同，脂肪坏死会逐渐变小
- 可形成透明的油脂囊肿
- 环形钙化常见
- 粗颗粒状钙化
- 与乳癌不同，细颗粒状钙化少见

乳腺假体

乳腺假体的植入用于乳腺美容，最常用的是充满硅树脂和生理盐水的硅橡胶袋。填充物渗漏的发生率为 1%～2%。硅树脂注射（现已不再使用）是以前常用的老方法，此法会导致皮肤下多发弧形钙化（0.5～2 cm；鉴别诊断：硬皮病）。假体的植入部位有两个（目前尚无明确证据来证明哪种更好）：

- 胸大肌下假体植入
- 腺体后假体植入

假体的类型有多种：
- 单腔体：硅树脂或盐
- 双腔体：内部是硅树脂，外层是生理盐水
- 反双腔体：内腔是生理盐水，外腔是硅树脂

- 其他：膨胀器，泡沫材料
- 多种假体植入

为了诊断假体植入患者的乳癌病变，残余腺体都必须全部检查。假体植入患者的乳腺 X 线摄影包含 4 个投照体位：

- 常规轴位和侧斜位
- 假体移动轴位和侧斜位

若假体不易移动，不能放到妥当位置，也可以不移动。这时就需要加照侧位像以显示假体后面、上面以及下面的组织。

影像学征象（图 9-21）

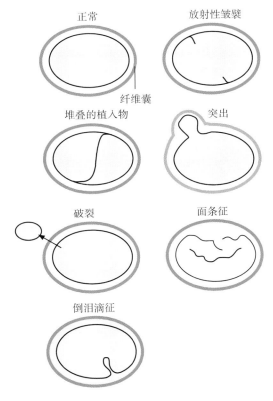

正常

放射性皱襞

纤维囊

堆叠的植入物

突出

破裂

面条征

倒泪滴征

图 9-21

轮廓改变

- 乳腺在假体周围形成纤维囊
- 破裂可以发生于囊内（仅假体外壳），也可发生于囊外（假体外壳和纤维囊）
- 凝胶漏出：显微镜下可见硅树脂通过完整包壳漏出。凝胶漏出通常在影像上不能被发现
- 肿胀（MRI 见"面条征"）代表囊内破裂
- 辐射皱襞：正常表现，不能与破裂混淆
- 齿状边缘提示囊挛缩
- 局部膨出：表示胞膜破裂或假体通过纤维囊向外疝出

- 倒置泪滴状：非特异性征像，可见于广泛的凝胶漏出或局部囊破裂；当硅树脂进入辐射皱襞，并渗漏在内外膜之间时可见此征象

钙化

- 硅树脂所诱导的组织钙化大小不等，形态不一
- 包膜钙化归因于炎性反应

超声

- 假体呈低回声
- 发生回波的假体为不正常（落雪征或阶梯征代表破裂假体）

乳腺术后

术后乳腺影像学征象

征象	0 ~ 6 个月（%）	7 ~ 24 个月（%）	> 2 年（%）
皮肤变化	95	55	25
结构扭曲	85	35	15
组织确实	10	10	5
实质内瘢痕	30	5	3
钙化	5	5	5
脂肪坏死	5	1	1
假体	1	1	1

术后瘢痕与有毛刺的肿瘤有相同的 X 线表现，不结合临床表现难以鉴别诊断。瘢痕的特征表现包括：

- 随时间会慢慢消退（大约 1 年）
- 长弧线状影延伸至皮肤

乳腺减容术后 X 线摄影

乳腺 X 线摄影可以显示以上所列各种病变，以及下部乳腺实质结构紊乱表现。乳晕后乳导管中断。

横行腹直肌皮瓣重建（TRAM）

横行腹直肌皮瓣重建术后由于脂肪坏死或癌症病变等导致乳腺触诊异常，也可由乳腺 X 线摄影评价。

放射治疗后乳腺

乳腺放射治疗的一般照射剂量为 50 Gy，对于原发灶的追加剂量可达 60 ~ 75 Gy。放射后的乳腺 X 线摄影应在初次治疗后 6 个月以后并且每年 1 次随诊。弥散性导管病变的患者放射治疗后复发率较高。一旦局部复发，临床往往采用乳房切除术而非保守治疗。

影像学征象

- 整个乳腺弥散性密度增高，单侧（水肿）；一般 6 个月后最明显，约 24 个月后消散
- 皮肤、小梁增厚一般在数月内消退，但也可进展为永久性纤维变性。一年后持久存在的结构扭曲变形或瘢痕与肿瘤难以鉴别
- 放射治疗后可有钙化：
    残余的肿瘤钙化（尽管外科手术本应已完全切除）
    良性营养不良性钙化，放射治疗 2 ~ 4 年后发生（一般体积较大，且中心透明）

男性乳腺

正常男性乳腺主要由脂肪成分构成，不含乳腺小叶，只有退化的导管。因此，男性一般不会患纤维腺瘤。

男子乳腺发育

男子乳腺发育主要指男性乳腺的增大（最多见的男性乳腺异常）。常见于青春期男孩及 50 岁以上男人。男子乳腺发育通常两侧不对称。一般分为两型：

- 新生型（青春期男孩为主）：主要为导管上皮增生，水肿，更多细胞性间质
- 纤维型（通常见于老年男性）：纤维化为主

病因

药物
- 降血压药
- 螺内酯
- 西咪替丁
- 大麻
- 雌激素类

分泌型睾丸肿瘤（雌激素增加）
- 精原细胞瘤
- 胚胎细胞癌
- 绒毛膜癌

肝硬化
- 雌激素降解不足

先天性睾丸发育不全

隐睾症

影像学征象

- 乳晕下密度增高，典型的呈火焰状（正常男性乳腺主要为脂肪）
- 单侧或双侧，对称或不对称
- 可有分泌物，尤其由于雌激素增多所致的男子乳腺发育
- 超声呈火山样表现

男性乳腺癌

非常罕见，（占男性恶性肿瘤的 0.2%）。平均年龄为 70 岁。危险因素包括暴露于电离辐射、职业性暴露于电磁场、隐睾症、睾丸外伤、先天性睾丸发育不全、肝功能异常、乳腺癌家族史、乳腺外伤史和高龄等。男性乳腺癌的 X 线征象与女性乳腺癌患者的类似。尽管男性只有单侧乳腺具有临床症状，但常规都要行双侧乳腺 X 线摄影。若怀疑乳腺癌应做乳腺 X 线点片、超声及活组织检查。组织学上：浸润性导管癌或导管原位癌（即使在男性乳腺发育患者，小叶形成也比较罕见）。男子乳腺发育并不增加患乳腺癌的风险。

男性乳腺癌常见于乳晕下或偏乳头一侧。病变形状各异，但多为分叶状。钙化稀少，粗糙，小杆状钙化较女性乳腺癌患者少见。次要征象包括皮肤增厚、乳头回缩、腋窝淋巴结增大。

鉴别诊断

肿块病变

带毛刺的肿块

所有带毛刺的肿块都提示新生物形成，应该取样活检明确病变。起因包括：

- 恶性病变
- 放射状瘢痕（良性硬化性腺病）
- 脂肪坏死
- 术后瘢痕
- 组织重叠影类似病变
- 硬纤维瘤

浅分叶肿块

- 癌

分叶样肿块

- 叶状肿瘤
- 纤维腺瘤
- 单纯囊肿
- 乳房内淋巴结

边缘规整肿块（圆形密度灶）

- 囊肿（40 岁以下女性患者常见病变；绝经后妇女不常见）
- 纤维腺瘤（常见于 10 ~ 40 岁人群）
- 血肿（安全带伤，穿刺活检）
- 淋巴结多见于外上象限。然而，有下列征象者应注意：

  > 1 cm，不含脂肪

  无透明中心或门切迹
- 皮肤

  脂溢性角化病是乳腺 X 线摄影最常见的皮肤病变，可见乳头变形
- 恶性肿瘤

  原发肿瘤罕见边缘规整的肿块；可见于以下类型病变：
- 非侵袭性
- 乳头状癌
- 髓样癌
- 黏液癌
- 转移瘤（罕见）
- 其他

  纤维变性（可为孤立的、边缘锐利，高密度；无结构扭曲）

  外伤（血肿）：外伤后数周消退；可留永久瘢痕

  叶状肿瘤：罕见病变，多为良性（15% 恶性），是纤维腺瘤的变体（良性巨大纤维腺瘤，高密度）

临床处置

- 病变＜ 8 mm：6 个月后复诊（超声对这些小病变诊断欠准确）
- 病变＞ 8 mm：超声确定病变是否为囊性成分

乳腺 X 线摄影显示异常密度

- 癌
- 血肿

- 囊肿
- 激素改变导致的纤维组织及腺体组织变化

低密度病变（含脂肪成分病变）

- 错构瘤（脂肪纤维腺瘤，通常体积较大）
- 脂肪瘤
- 外伤性积油囊肿
- 多发性皮脂囊肿：多发伴或不伴钙化的积油囊肿，常染色体显性遗传
- 积乳囊肿（罕见；脂 - 液平面，泌乳乳腺）

巨大肿块（＞5 cm）

肿瘤

- 错构瘤（老年患者）
- 叶状囊肉瘤
- 巨大纤维腺瘤（年轻患者：10 ~ 20 岁）

脓肿

妊娠或哺乳期乳腺肿块

- 泌乳性腺瘤
- 积乳囊肿
- 纤维腺瘤
- 局灶性乳腺炎
- 癌

其他

结构扭曲

- 肿瘤
- 放射状瘢痕
- 活检后，手术
- 硬化性腺病

乳头回缩

- 后天获得，与年龄有关（常见于两侧并对称）
- 错构瘤或脂肪液化
- 先天性
- 肿瘤
- 炎症

乳头溢液

- 乳头状癌（最常见病因）
- 乳导管扩张（次要病因）
- 仅 5% 为癌（尤其是导管内癌），乳头溢液单

独发生

- 其他
  乳头状瘤病
  纤维囊性变

导管凸显

- 导管扩张（双侧对称）
- 导管内乳头状瘤（单侧）
- 管内癌（单侧）
- 类似导管的血管结构

乳腺小梁增厚

- 乳腺炎（常在排除潜在肿块的随诊中发现）
- 炎性乳癌
- 放射治疗后
- 乳房成形术后
- 淋巴管或上腔静脉阻塞，也包括局部的淋巴结转移
- 转移瘤

男性乳腺增大

- 男子乳腺发育（最常见原因）
- 脓肿
- 脂肪瘤
- 皮脂腺囊肿
- 乳腺癌（不常见）

乳腺缩小

- 手术
- 糖尿病性乳腺病
- 弥漫的浸润性小叶癌

皮肤

弥漫皮肤增厚（> 2.5 mm）

肿瘤
- 炎性乳癌
- 淋巴瘤
- 白血病

炎症
- 急性乳腺炎
- 脓肿
- 辐射
- 术后

淋巴管阻塞
- 肿瘤的腋淋巴结侵犯（乳腺，肺）

全身性水肿
- 右侧心力衰竭
- 中心静脉阻塞
- 肾病综合征

肿块边缘环形钙化

- 纤维腺瘤
- 囊肿钙化
- 积油囊肿
- 脂肪坏死

灶状皮肤增厚

肿瘤
- 癌
- 真皮转移
- 皮肤病变（通常周围可见透明环）：脂溢性角质炎，色素痣，疣

炎症
- 浆细胞性乳腺炎
- 皮炎
- 早前的外伤史，活检
- 脂肪坏死
- 胸壁浅表性血栓性静脉炎（浅表静脉血栓）

常见征象的基本处理程序

可触及的肿块
- 老片
- 询问外伤史或手术史
- 局部点压放大摄影（更好的观察边界）
- 靶向超声（除非乳腺X线摄影感兴趣区呈完全脂肪密度）

乳腺X线摄影或超声发现的不可触及肿块
- 组织芯活检（超声或立体定向）或针刺定位手术切除

钙化
- 老片
- 两个投照角度定位
- 局部放大头尾位及内外侧斜位（直接的侧位像比内外侧斜位像能更好地显示良性的分层表现或杯状钙化）
- 若怀疑皮肤钙化也可考虑切线位投照

密度不均匀（亦称为整体非对称）

- 不可触及并有典型发生部位（外上象限）
- 若较前片无明显变化（例如，非新发病变，体积无增大），则无肿块边界，无结构扭曲，并且无钙化→ BI-RADS 2
- 若不符合上述标准，按照可触及的病灶或肿块程序处理

无先前手术史的结构扭曲

- 保守治疗方法：细针穿刺定位后手术切除
- 更多实用方法：尝试立体定位活检并放置标记物。若术后病理证实为癌，外科医生就可进行手术。任何其他病理诊断（例如放射状瘢痕）都需要穿刺定位，放置标记并手术切除以及明确的鉴别诊断

超声显示的复杂肿块（旧称：复杂囊肿）：细针穿刺定位活检复杂肿块的实性成分，并手术切除。

超声下单纯囊肿 → BI-RADS 2

乳头溢液

- 有问题的溢液：血性，澄清，单侧，自发
- 良性溢液颜色：绿色或棕色

- 检查程序：乳头侧位乳腺 X 线摄影及乳晕后靶向超声。基于当地外科医生的偏好，输乳管造影术可能会有帮助

单侧腋窝淋巴结增大，乳腺钼靶 X 线摄影检查阴性

- 淋巴结活检：若病理诊断为腺癌，建议乳腺 MRI 寻找隐匿乳腺病变；若病理诊断为淋巴瘤，患者行 CT 检查进行分期

（赵丽琴 译　贺　文 校）

推荐阅读

Breast Imaging Reporting and Data System (BI-Rads). 4th ed. Reston, VA: American College of Radiology; 2003.

Egan RL. *Breast Imaging: Diagnosis and Morphology of Breast Diseases*. Philadelphia: WB Saunders; 1988.

Homer MJ. *Mammographic Interpretations: A Practical Approach*. Philadelphia: WB Saunders; 2000.

Kopans D. *Breast Imaging*. Philadelphia: Lippincott Williams & Wilkins; 2006.

Peters ME, Voegeli CM. *Breast Imaging*. London: Churchill Livingstone; 1989.

Sickles EA, Destouet JM, Eklund GW, et al. *Breast Disease (test and syllabus)*. 2nd ed. Reston, VA: American College of Radiology; 1993.

产科影像

早期妊娠

概述

引文

　　本章内所有出现的年龄均是指以末次月经日期（last menstrual period，LMP）为基础的月经龄或孕龄，而不是基于受孕日期的胎龄。末次月经日期法的怀孕 4 周对应的是受孕日期法的怀孕 2 周。本章节给出的所有测量都源于经阴道超声（transvaginal sonography，TVS）检查，除非另作说明。

影像检查作用

早期妊娠

1. 确认为宫内妊娠（intrauterine pregrancy，IUP）
2. 确定 IUP 的日期（确定孕龄）
3. 判断胎儿数以及胎盘形成
4. 诊断宫外孕

5. 诊断早期妊娠出血：评估胎儿活性
   - 正常 IUP
   - 流产：先兆流产、难免流产、不全流产、稽留流产
   - 宫外孕
   - 绒毛膜下出血

中期妊娠

1. 确定胎儿数及活性
2. 胎盘评估及定位
3. 估计羊水量
4. 评价孕龄及胎儿生长情况
5. 胎儿测量
6. 评价附件及宫颈

晚期妊娠

1. 胎先露（头先露，臀先露）（图 10-1）
2. 胎盘类型
3. 胎膜

4．子宫颈外口

5．生物物理评分，生长

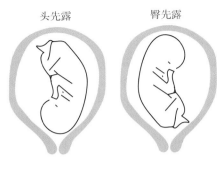

头先露   臀先露

图 10-1

产前筛查

筛查项目

- 超声（US）
- 甲胎蛋白（AFP）
- β- 人绒毛膜促性腺激素（β-Human chorionic gonado-tropin，β-HCG）
- 羊膜腔穿刺术
- 绒毛膜取样（chorionic villous sampling，CVS）
- 胎儿血取样

产前筛查适应证

- 高龄孕妇（最常见）（年龄 ≥ 35 岁）
- 有过生产染色体异常或畸形胎儿病史
- 有遗传疾病或是代谢疾病家族史
- 有致畸因素暴露史（药物，感染）

甲胎蛋白（AFP）（图 10-2）

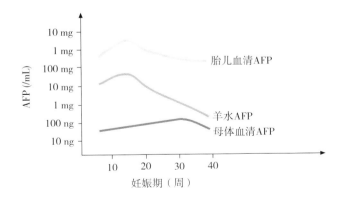

图 10-2

- AFP 由胎儿肝、卵黄囊以及肠道产生，它在胎儿血清、羊水以及母体血清内的浓度不同
- 正常胎儿，AFP 起源于胎儿血清并且通过胎儿

尿、消化道分泌物进入羊水，并通过胎膜渗出（羊膜和胎盘）

- 如果 AFP 渗透到母体血清内，母体血清甲胎蛋白（MSAFP）水平会升高，如在开放性神经管缺陷胎儿（胎儿缺陷 AFP 筛查检测有 80% ～ 90% 的敏感性）或是胎儿吞咽异常（腹壁缺陷）
- MSAFP 最好在 16 周检测
- 造成 AFP 升高的假阳性原因包括：
  实际孕周较临床估算 ≥ 2 周
  多胎妊娠
  死胎
- 如果 AFP 升高，需检测羊水中乙酰胆碱酯酶，该物质存在于神经管缺陷胎儿中

β- 人绒毛膜促性腺激素

正常的 β-HCG 水平在孕 10 周之前是与胎囊的大小相关的。之后，β-HCG 水平下降。β-HCG 的最初倍增时间是 2 ～ 3 天。第三国际参比制剂 = 1.84× 第二国际参比制剂。

孕期 β- 人绒毛膜促性激素水平的 4 种模式

β-HCG（mlU/ml）*	US	结果
< 1000	胎囊存在	有流产可能
< 1000	胎囊不存在	未诊断，重测
1000 ～ 2000，或以上	胎囊存在	正常妊娠
> 2000	胎囊不存在	有异位妊娠可能

* 第二国际标准。作为一般规则，根据第二国际标准测量值相当于第三国际标准的一半（例如 500mlU/ml[2IS]=1000mlU/ml[3IS]）

四种筛查标记物

风险分类	AFP	β-HCG	雌三醇	抑制素 A
NTD/ 腹壁缺陷	升高	正常	正常	正常
唐氏综合征	降低	升高	降低	升高
18- 三体综合征	降低	降低	降低	正常

NTD，神经管缺陷

羊膜穿刺术

在孕 15 ～ 16 周使用超声引导经腹部进行。羊水中的变形细胞经过培养 2 ～ 3 周后做核型分析。在双胎妊娠的情况下，第一个穿刺的胎囊内被注入靛洋红以确保两个胎囊都被取样。主要的并发症是流产（0.5%）。

适应证

- 高龄孕妇 ≥ 35 岁
- MSAFP 异常
- 基因或染色体异常病史
- 胎儿异常：中枢神经系统（central nervous system，CNS）疾病，较大的脉络丛囊肿（有争议的），囊状水瘤，颈背部皮肤增厚，心脏畸形，先天性髋关节脱位（congenital dislocation of the hip，CDH），十二指肠闭锁，脐膨出，囊性肾病，水肿，胸腔积液，腹水，畸形足，单脐动脉，面部畸形，短股骨畸形

绒毛膜取样

- 在羊膜穿刺术前进行：10 ~ 12 周
- 在超声引导下经子宫颈或经腹部进行

胎儿血取样

- 可以在 2 ~ 3 天内进行快速染色体分析
- 超声引导下经皮脐带血取样

颈项透明层增厚

- 早期妊娠：测量内缘到内缘的距离（颈部正中矢状切面）
- > 3mm 为异常
- 相关疾病
  染色体异常（21，18，13），20%
  心脏畸形
  骨骼发育不良
- 中期妊娠：测量外侧缘到外侧缘（枕骨下至前囟切面在透明隔腔、小脑及小脑延髓池水平）
  > 6mm 为异常
  比适龄孕妇风险增加了两倍

早期妊娠影像

早期妊娠超声图（图 10-3）

正常妊娠

早期发育（图 10-4）

- 于输卵管受精
- 卵子 + 精子 = 受精卵
- 卵裂开始于输卵管
- 桑椹胚进入子宫腔
- 胚泡植入子宫内膜壁
- 破裂的囊状卵泡（常 < 2 cm）产生黄体，分泌黄体酮，引起蜕膜反应

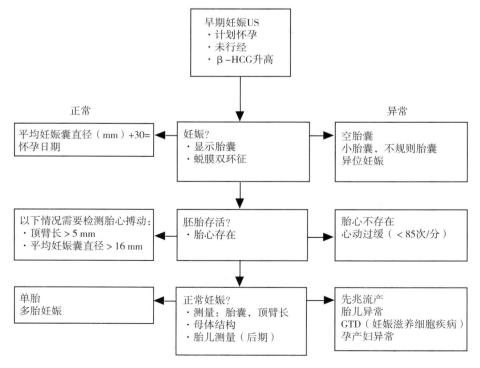

图 10-3

- 黄体退化发生在孕 10 周，其功能由胎盘代替

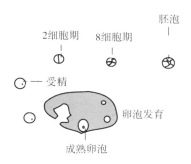

图 10-4

羊膜以及绒毛膜（图 10-5）

- 羊膜腔最初较小
- 胚胎位于羊膜腔内
- 羊膜腔增大最终与绒毛膜融合（14 ～ 16 周）
- 卵黄囊位于羊膜腔外、绒毛膜腔内，它通过卵黄管与原肠相连

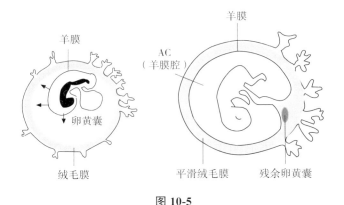

图 10-5

蜕膜双环征（Double Decidual Sac Sign）（图 10-6）

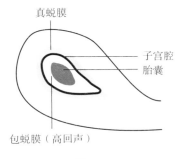

图 10-6

蜕膜双环征是 IUP（宫内妊娠）早期诊断的征象。其显示基于回声不同的三个层面：

- 真蜕膜（高回声）
- 子宫腔内液体（低回声）
- 包蜕膜（高回声）

双泡征表明羊膜和卵黄囊在 5 ～ 6 周时同时存在。胚胎位于这两个结构之间。

卵黄囊

- 为胚胎提供养料直至胎盘循环建立
- 卵黄囊壁有血管形成以及造血作用
- 背侧部分随后与原肠合并，并通过卵黄管与之相连

胎心

胎心在经 TVS 测量顶臀长（CRL）≥ 5 mm 的情况下应该一直可被检测到。胚胎＞ 5 mm 时无心搏预示着胎停育的可能。

要点

- 有时胎心搏动可在胎芽明确显示前探测到
- 对于先兆流产的患者来说，显示胎心搏动是 US 检查最重要的作用

妊娠囊

正常妊娠囊

妊娠囊是约第 21 天时子宫内着床的产物。此时囊胚大小接近于 0.1 mm 不能被超声观测到。正常妊娠囊达到 2 ～ 3 mm 时可以被观测到。测量：

平均妊娠囊直径（mean sac diameter，MSD）=（长 + 宽 + 高）/3

正常 MSD（mm）+30= 孕龄

在妊娠囊发育之后，卵黄囊、胎心以及胚胎可见。

TVS 标志（精确度 ±0.5 周）

年龄	β-HCG	妊娠囊	卵黄囊	胎心	胚胎（胎芽）
5 周	500 ～ 1000	+	-	-	-
5.5 周	> 3600	+	+	-	-
6 周	> 5400	+	+	+	-
> 6 周		+	+	+	+

各结构出现顺序：妊娠囊→卵黄囊→胚胎（胎芽）→羊膜（图 10-7）

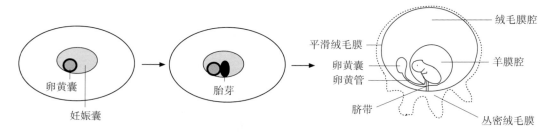

图 10-7

MSD 和 β-HCG 水平相关性（图 10-8 ）

- β-HCG 和 MSD 在 8 周之前成比例的增长（25 mm MSD）
- β-HCG 每 2 ~ 3 天倍增
- β-HCG 水平在 8 周之后下降
- 正常 MSD 增长：1.1 mm/ 天
- MSD 和 β-HCG 增长不一致表明胎停育的概率上升

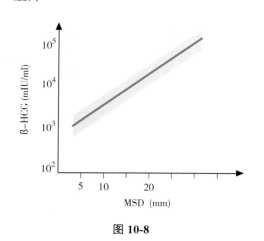

图 10-8

异常妊娠囊诊断标准

主要标准（阳性预测值 100%）

所见 *	MSD
TVS 异常发现	
无卵黄囊	≥ 8 mm
无胎心	≥ 16 mm
TAS 异常发现	
无卵黄囊	≥ 20 mm
无胎心	> 25 mm
在 MSD 一定的情况下，β-HCG 水平低 †	

* 例如，当 MSD > 20 mm 时用 TAS 或者 MSD > 8 mm 时用 TVS 均应显示卵黄囊

† 查阅正常图表

次要标准

- 妊娠囊轮廓不规则
- 蜕膜反应 < 2 mm
- 绒毛蜕膜反应呈无回声
- 无蜕膜双环征
- 妊娠囊位置低

小妊娠囊

小妊娠囊患者有很高的流产概率（> 90%）。经验法则：

MSD（mm）– CRL（mm）< 5 mm，提示流产。

空妊娠囊

指妊娠囊不含有卵黄囊或胚胎。空妊娠囊可能代表：

- 早期正常的 IUP（如果 MSD < 8 mm）
- 无胚胎妊娠：萎缩性胚囊（如果 MSD > 8mm）
- 宫外孕的假孕囊

萎缩性胚囊指不正常的 IUP 在胚胎形成之前发育停止。

假妊娠囊

20% 的宫外孕患者有宫内假妊娠囊出现（即以子宫内膜为边界的宫腔积液）。

与妊娠囊鉴别点：

- 假妊娠囊位于宫腔正中处，而真孕囊一般不位于正中
- 假妊娠囊无卵黄囊
- 假妊娠囊无蜕膜双环征

先兆流产

先兆流产是一个包括广泛疾病谱的临床名词，并且发生于 25% 的孕妇中，最终导致其中 50% 的患者流产。

包括：

- 萎缩性胚囊
- 异位妊娠
- 难免流产
- 不全流产
- 过期流产

先兆流产的症状及体征为阴道出血、腹痛、宫缩、宫颈口扩张。如果检测到活的胚胎，预后不良的因素如下：

- 心动过缓（＜ 85 次 / 分）
- 小的妊娠囊（MSD–CRL ＜ 5 mm）
- 绒毛膜下出血（范围较大 ＞ 2/3 孕囊周长）
- 大卵黄囊（＞ 6 mm）
- 不规则的、锯齿形的或有钙化的卵黄囊
- 孕囊位置异常
- 孕囊形态不规则
- 囊周蜕膜反应不存在或是很薄

流产术语

先兆流产

- 在孕 20 周内阴道出血且宫颈内口关闭
- 在早期妊娠发生率为 25%
- 50% 存活

难免流产

- 阴道出血伴有宫颈内口开放；流产进行中
- 不全流产
- 妊娠组织残留导致持续出血
- 自然流产
- 阴道出血，组织排出
- 最常见于早期妊娠
- 超声未检测到宫内活胎；必须除外异位妊娠
- 染色体异常的概率很高
- 过期流产
- 死胎滞留至少 2 个月

胎停育（死胎）

最常见的致使胚胎死亡的原因是染色体异常，从而导致发育停止。以下为胎停育的表现：

- CRL ＞ 5 mm 且无心脏活动
- MSD ≥ 8 mm 且无卵黄囊
- MSD ≥ 16 mm 且无胎芽
- 有胚胎的情况下无卵黄囊
- TAS 显示有胎芽而无胎心搏动。如果是早期，则需要 TVS 确认

心动过缓

在 5 ～ 8 周时如果心率 ≤ 85 次 / 分，大多数会发生自然流产。超声随访用于评估存活力。

正常胎儿心率

时间	平均（次 / 分）
5 ～ 6 周	101
8 ～ 9 周	143
＞ 10 周	140

胎心搏动的存在提示较高而并不是 100% 的足月妊娠概率。在前 8 周即使正常心率存在仍有 20% 的可能性流产。在 9 ～ 12 周，正常心率存在的情况下流产的概率下降至 1% ～ 2%。

绒毛膜下出血

静脉出血导致绒毛膜从蜕膜分离延伸至胎盘边缘。常发生于早期妊娠的末期（80%）并且表现为阴道出血。预后：一般在有胎心存在及出血量较少的情况下预后都是好的。出血量大于绒毛膜囊周长的 2/3 时使流产的概率增加 2 倍。

早期妊娠阴道出血有无与流产的关系

周	出血（%）	无出血（%）
＜ 6	35	20
7 ～ 8	20	5
9 ～ 11	5	1 ～ 2

超声特点（图 10-9）

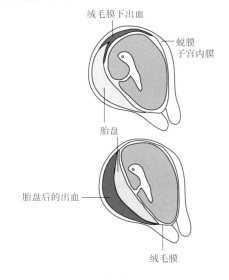

图 10-9

伴有胎盘边缘分离
- 低回声和高回声血液将绒毛膜和蜕膜分离
- 通过出血部位及累及胎盘范围与胎盘后出血和分离区分

异位妊娠

概述

位置（图 10-10）

- 输卵管，97%
  壶腹部（大多数）
  峡部
- 间质（宫角），3%
- 卵巢，1%
- 宫颈（很少见）
- 伞部（很少见）

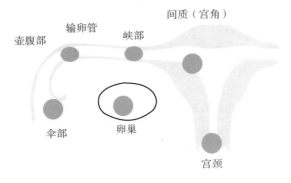

图 10-10

临床表现

发生率：孕者中的 0.5% ~ 1%。三联征：
- 疼痛，95%
- 阴道出血，85%
- 触及附件区肿块，40%

危险因素

- 异位妊娠病史
- 盆腔炎性疾病病史
- 输卵管手术或其他输卵管畸形
- 子宫内膜异位症
- 盆腔手术史
- 不孕症及不孕症治疗
- 子宫输卵管畸形
- 己烯雌酚（diethylstilbestrol）宫内用药史

- 吸烟
- 宫内节育器不是危险因素但是与异位妊娠相关，因为宫内节育器可以阻止宫内妊娠而非宫外妊娠

诊断

诊断试验

血清标记物
- 正常的 β-HCG 倍增时间一般与孕龄相关但是平均为 2 天
- 异位妊娠 β-HCG 的升高一般较正常妊娠慢
- β-HCG 水平低提示异位妊娠
- 黄体酮 P4 水平减低提示异位妊娠

后穹隆穿刺
- 抽出 > 5 ml 不凝血，提示阳性可能；抽出可凝血液，说明穿刺入血管；穿刺无液体抽出不能诊断
- 后穹隆穿刺首选应用于孕周 < 6 周的异位妊娠患者；之后，首选超声检查

超声
- 通常使用 TVS。如为阴性，也可以采取 TAS
- 多普勒超声可以用于检测滋养层血流

超声征象

子宫
- 可能正常
- 厚蜕膜管型且无妊娠囊（图 10-11）
- 假妊娠囊（图 10-12）
- 子宫内膜腔均匀填充
- 可能增大
- 无双绒毛环征而假妊娠囊周围可见单层回声环

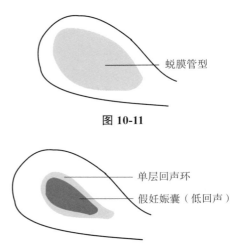

图 10-11

图 10-12

子宫外结构（图 10-13 ）

- 直肠子宫陷凹游离液体（出血）；可能为无回声或者有回声的
- 单纯附件囊肿（10% 为妊娠）
- 混合回声附件囊肿（95% 为异位妊娠）
- 输卵管环征（95% 为异位妊娠）；回声包绕未破裂的异位妊娠
- 子宫外活体胚胎；100% 特异性但仅见于 25% 的病例

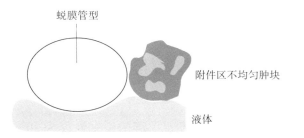

蜕膜管型

附件区不均匀肿块

液体

图 10-13

要点

- TVS 正常不能排除异位妊娠
- 正常宫内妊娠基本上排除了异位妊娠存在。在存在危险因素的情况下妊娠合并异位妊娠可能性为 1 ：7000，无危险因素的情况下为 1 ：30000
- 宫内孕合并宫外孕双胎妊娠：同时存在一子宫内及一宫外妊娠。与辅助生殖、盆腔炎相关
- 宫角异位妊娠

　较其他位置异位妊娠症状出现晚

　出血更为严重（子宫有更丰富血供，侵及子宫动脉）

　发病率及死亡率更高。查看妊娠囊周围完整的子宫肌层

　妊娠囊与子宫浆膜层之间的子宫肌层厚 < 5 mm

　间质线征：高回声子宫内膜线紧靠但是不环绕孕囊

- 子宫颈妊娠

　需要评估

治疗

- 如果孕囊破裂或者 > 2.5 cm 行外科手术
- 甲氨蝶呤
- 直接缓慢滴注氯化钾
- 如果计划实施扩张及清宫术，子宫动脉栓塞可

能减少出血风险

超声分类

分类	所见	异位妊娠可能性（%）
1	正常宫内妊娠	几乎为 0[*]
2	正常或者单一卵巢囊肿	5
3	复杂附件肿块，盆腔游离液体，输卵管环征	95
4	宫外活胎	100

[*] 宫内妊娠合并宫外妊娠的发生率为 1 ：7000，在应用促排卵及体外受精的情况下更常见

多胎妊娠

概述

　发生率：活产胎儿的 1%。

类型

二卵双生（异卵的），70%

- 两个卵子分别受孕
- 总是双绒毛膜、双羊膜囊；每个卵子有各自的胎盘及羊膜。总体上，80% 的双胞胎为双绒毛膜、双羊膜
- 危险因素：

　高龄

　家族双胎史

　种族原因（如尼日利亚人）

单卵双胎（同卵的），30%

- 为一个受精卵复制
- 可能为双绒毛膜或单绒毛膜
- 与孕妇年龄、遗传性及种族无关

胎盘单位（图 10-14 ）

- 羊膜：羊膜囊数目
- 绒毛膜：胎盘数
- 二卵双生总是有两个羊膜及绒毛膜（即有两个胎囊及胎盘）。这 2 个胎盘可能融合但是没有血管相连
- 单卵双生是否有不同的羊膜及绒毛膜与单受精卵卵裂期相关
- 羊膜 / 绒毛膜决定并发症的风险：

　单羊膜＞单绒毛膜、双羊膜＞双绒毛膜

　单羊膜：脐带缠绕

　单绒毛膜：胎盘内血管相通

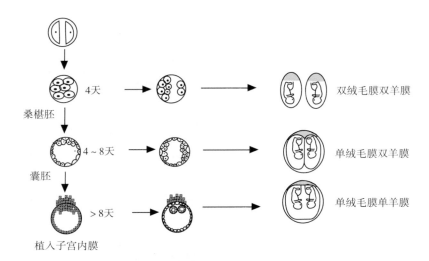

图 10-14

超声征象

方法

1. 确定双胞胎的存在及数量。
2. 确定羊膜性及绒毛膜性。
3. 生长评价：确定每个胎儿体重。
4. 有无并发症或异常？

超声图特点

确定提示双绒毛膜性的征象：

- 分离的胎盘
- 胎儿性别不同
- 早期妊娠时双胎间分隔隔膜较厚（≥ 2 mm）
- Lambda 征（Lambda sign）：绒毛膜延伸至双胎间隔膜

提示双羊膜性的征象：

- 早期妊娠时分隔薄
- 2 个卵黄囊

在中期妊娠，发现羊膜的敏感性仅为 30%。在 70% 的病例中，存在着一个羊膜分隔但是不可见。

要点

- 双绒毛膜性在早期妊娠中最易证实
- 胎儿的性别不同常表明双绒毛膜性
- 未发现羊膜分隔不是诊断单羊膜性的可靠征象
- 双胎峰

并发症

双胎妊娠并发症简述（图 10-15）

所有胎儿

- 早产发生率增加
- 胎儿死亡率比单胎妊娠的高 3 倍
- 新生儿死亡率较单胎妊娠高 7 倍

双绒毛膜、双羊膜囊双胎

- 围生期死亡率，10%

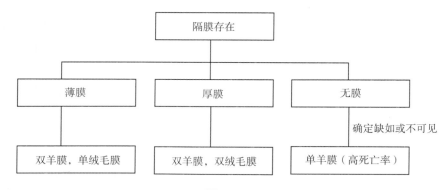

图 10-15

单绒毛膜、双羊膜囊双胎［MD 双胎（monochorienic diamnidic）］

- 围生期死亡率，20%
- 双胎输血
- 无心畸形
- 单胎死亡
- 双胎血管栓塞综合征
- 结构畸形

单绒毛膜、单羊膜囊（MM）双胎

- 围生期死亡率，50%
- 脐带缠绕
- 连体胎儿
- 亦所有 MD 双胎并发症

双胎输血综合征（Twin-Twin Transfusion Syndrome）（图 10-16）

只发生于单绒毛膜双胞胎（25%）。由于胎盘动静脉交通造成。预后很差。

单绒毛膜胎盘

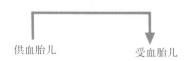

供血胎儿　　　　　受血胎儿

图 10-16

超声征象

受血胎儿

- 较大胎儿［估算胎儿体重增加（EFW）］
- 羊水过多
- 血红蛋白增多症
- 胎儿积水

供血胎儿（泵血胎儿）

- 较小胎儿被挤压在妊娠囊边缘（EFW 下降）"胎儿固定"
- 羊水过少

与胎儿死亡的相关情况

死亡胎儿（"胎儿枯萎"）

在妊娠早期一个胎儿死亡（< 15 周）继而发生死亡胎儿吸收。存活胎儿风险很小，特别是双绒毛膜。

压扁胎

在中晚期妊娠中死亡胎儿为不规则肿块或者沿子宫边缘的扁平状结构。

并发症：胎儿早产，分娩时阻塞产道、栓塞

双胎血管栓塞综合征（Twin-Twin Embolization Syndrome）

只发生于单绒毛膜双胞胎因为他们共用一个胎盘。一个胎儿死亡导致血栓生成物质进入另一个活胎的血液循环内。造成活胎儿体内血栓形成及多脏器衰竭，以及母体的弥散性血管内凝血（disseminated intravascular coagulation，DIC）。

无心畸形胎儿

- 胎儿逆向血流灌注综合征（TRAPS）
- 是双胎输血综合征最极端的表现
- 发生于单绒毛膜的妊娠
- 无心胎儿畸形胎儿的脐动脉血流反向，血液经静脉流入并通过动脉流出
- 无心畸形胎儿胸廓以上部分发育差

胎儿结构畸形

所有胎儿结构畸形在双胞胎中发生率都更高（单受精卵 > 双受精卵）。大多数畸形发生不同步并且仅发生于一个胎儿。有些畸形继发于宫内挤压。

联体儿

只发生于 MM 双胎。75% 为女性。预后与相连程度及伴随畸形相关：

- 胸部联胎（最常见，70%）：胸部融合
- 脐部联胎、剑突联胎：前腹部融合
- 臀部联胎：骶尾部融合
- 头颅联胎：颅骨融合

双胎异位妊娠

由于促排卵及体外受精技术的广泛应用，此种情况可能增加。发生率：1：7000；患者有上述危险因素需考虑。

中晚期妊娠

概述

此部分一些病理学内容在第 11 章详细描述。

胎儿测量

器官 / 所见	正常表现	常见异常
幕上结构		脑积水
脑室水平切面	侧脑室 脉络膜	前脑无裂畸形
丘脑水平切面		积水性无脑畸形
		胼胝体发育不全
		先天无脑畸形（致死的）
		脑膨出
		脊柱裂
		轮廓异常
		头皮水肿
		囊状水瘤
		囊状肿块
		出血
后颅窝	丘脑 小脑 透明隔腔	枕大池
小脑切面		Dandy-Walker 畸形
		香蕉征（脊柱裂）
眼眶	眼眶	无眼畸形
轴位观		眼球突出
		间距宽，间距窄（眼眶间距）
鼻和唇		面裂
矢状面		喙突鼻
冠状面		小颌畸形
轴位观		面部肿块
脊柱	背侧结构 髂骨	脊柱裂
纵切面（冠状及矢状）		脊柱侧凸
轴位观（后位及侧位）		骨发育不全症
		骶尾部畸胎瘤
心脏，肺	心室 心房 房间隔 主动脉	先天性心脏病：室间隔缺损，共同动脉干，大动脉转位
四腔心		右心室双出口，法洛四联症
短轴切面		右移
流出道切面		心脏肿块
		肺肿块
		渗出

器官 / 所见	正常表现	常见异常
胃肠道	胃 脊柱	食管闭锁 十二指肠闭锁 小肠闭锁 腹水 胎粪性腹膜炎 位置
肾	脊柱 右肾　左肾 骨盆	肾发育不良 肾盂积水 发育不良型多囊肾 常染色体显性遗传性多囊肾 输尿管积水 异位肾
膀胱 脐带，腹壁	肝 静脉 脊柱 动脉	尿路梗阻 膀胱外翻 腹裂 脐膨出 肢体 - 体壁综合征 单脐动脉
四肢		侏儒症 畸形足 手，手指 多指趾畸形

要点

- 正常透明隔腔，脑室腔（< 10 mm），实际上小脑延髓池（2 ~ 10 mm）除外所有神经管异常
- 最常见的 2 个神经管畸形为：

  无脑畸形（无头盖骨）

  脊髓脊膜膨出（多数合并小脑扁桃体下疝畸形）。正常的枕大池基本上可以除外所有脊髓脊膜膨出患者

  母体补充叶酸摄入可以减少神经管畸形风险
- 检查四腔心切面及 2 个心脏流出道层面（左室→主动脉，右室→肺动脉）
- 在四腔心切面，最靠近胸腔前壁的是右心室
- 14 周时应该可以观察到膀胱和胃。如果未探及，那么在 2 小时内应再次对患者进行检查：

膀胱在这个时段内应该可以充盈。多普勒显示髂动脉在膀胱两侧呈"八字形"展开
- 任何累及胎儿脊柱的结构或肿块最可能源于泌尿生殖道（genitourinary，GU）。

胎儿神经轴

解剖

正常中枢神经系统结构（图 10-17）

- 脑室：< 宽度 10 mm

  侧脑室内的脉络膜应该占腔隙的 60% ~ 90%。远场的侧脑室腔内结构更易于观察，而近场由于回声伪影影响观察不清

  在侧脑室前角或枕骨角（后角）处无脉络丛。

正常

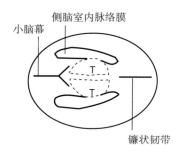

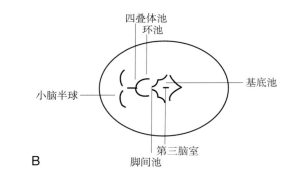

图 10-17

- 小脑延髓池：4 ~ 10mm
- 丘脑位于中线
- 透明隔腔

信号强度（图 10-18）

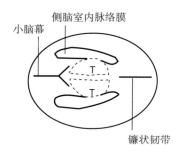

图 10-18

高回声结构
- 脉络丛（choroid plexus）
- 蛛网膜
- 硬脑膜
- 小脑蚓部
- 脑室反射回声

低回声结构
- 脑白质结构
- 脑脊液（CSF）

脊柱（图 10-19）

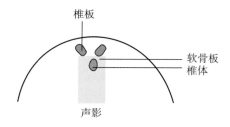

图 10-19

- 3 个高回声的骨化中心
  位于后方的骨化中心：2 个椎弓
  位于前方的骨化中心：椎体
- 脊髓是低回声

前脑无裂畸形

前脑中部未能分裂：
- 无脑叶型：未分裂
- 半脑叶型：部分分裂
- 脑叶型：几乎完全分裂

超声征象（图 10-20）

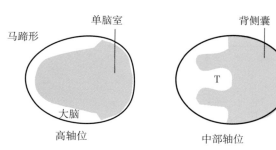

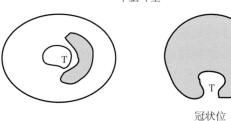

图 10-20

无脑叶型前脑无裂畸形
- 单脑室与背侧的囊相连
- 前面覆盖较薄脑组织呈现："马蹄形"或"飞镖形"

- 丘脑融合
- 无大脑镰、胼胝体或透明隔
- 背侧囊周围无脑组织

半脑叶型前脑无裂畸形

- 单脑室与残留的枕骨角
- 后部的脑组织存在（无背侧囊）
- 丘脑融合
- 后部部分大脑镰
- 无胼胝体或透明隔

脑叶型

- 非常难于做出明确诊断

所有类型具有：

- 缺乏透明隔及胼胝体
- 丘脑融合
- 伴随正中面部异常：面裂，独眼畸形，间距缩短

要点

- 透明隔存在可以排除所有类型的前脑无裂畸形
- 丘脑融合可以排除严重的脑积水
- 大脑前连合（马蹄形）可以除外积水性无脑
- 查看面部中线畸形（面裂，间距缩短，独眼畸形，喙突鼻）
- 伴随 13 三体综合征

脑胼胝体发育不全（Agenesis Of Corpus Callosum，ACC）

正常的胼胝体发育从前面（膝部）开始，并且逐渐发育至后部（压部）。发育不全可能为部分（影响后部发育不全）或者是完全的。

超声特性

- 在完全性发育不全中胼胝体不可被视及
- Colpocephaly 综合征
- 横切面显示侧脑室（平行的侧脑室）
- 增大的第三脑室明显扩张（高位第三脑室）
- 额骨前方成角（冠状位观）
- 大脑半球沟回结构异常是一种晚期征象
- 透明隔腔的存在可以排除完全性 ACC
- 常合并以下：
  Dandy-Walker（DW）综合征
  前脑无裂畸形
  （内脏）异位

- TVS 扫描常常可以帮助早期诊断
- 常伴有胼胝体周围脂肪瘤（高回声）

积水性无脑

- 大脑接近完全缺如，而颅顶、丘脑及脑干完整
- 继发于前床突动脉闭锁

脑穿通

- 较积水性无脑对血管的损伤轻
- 囊性病变常与侧脑室或是蛛网膜下隙相通

脑室扩张（图 10-21）

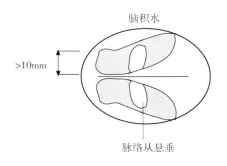

图 10-21

即扩张脑室（> 10 mm）（通过脑室层面测量）。75% 的病例伴发其他异常。种类：

- 脑积水（不相通的，阻塞性＞交通性）
- 脑萎缩（足够的脑组织起初发育正常但是之后退化）
- Colpocephaly 综合征（没有足够的脑组织发育）

脑积水是最常见的中枢神经系统畸形。原因包括：

梗阻（常见）

- 脊柱裂是最常见的脑积水起因
- 导水管狭窄
- Dandy-Walker 综合征
- 脑膨出
- 小脑扁桃体下疝畸形（阿奇斯畸形）

无梗阻（不常见）

- 出血
- 感染：巨细胞病毒（cytomegalovirus，CMV），弓形虫（钙化）

超声征象

- 增大的脑室（> 10 mm）
- 侧脑室内脉络膜丛悬垂
- Colpocephaly 综合征的存在提示可能存在胼胝体发育不全

囊性结构

囊性畸胎瘤

- 最常见先天性颅内肿瘤
- 囊实性成分

脉络膜囊肿

- 在 12 ~ 24 周（中期妊娠）中很常见；大多数在晚期妊娠消失
- 常为多房性，5 ~ 20 mm；可能为双侧的
- 大多数囊肿 < 10 mm 时，无并发症
- 囊肿 > 10 mm 时，可能提示 18 三体综合征，常需实施羊膜穿刺术，寻找其他 18 三体综合征的证据，但尚有争议

蛛网膜囊肿

- 囊腔位于软蛛网膜内与蛛网膜下隙有瓣膜相通
- 先天或继发性（出血、感染后）
- 与脑室不相通
- 必须与畸胎瘤、脑穿通及动静脉畸形（arterio-venous malformation，AVM）相鉴别

出血

与早产儿伴随的母体出血相似的影像学特征及分类（Papile 分级 1 ~ 4），但是病因各不不同。子宫内出血是很常见的原因：

- 母体高血压，子痫
- 特发性血小板减少性紫癜
- 母体出血
- 非免疫性水肿

DANDY-WALKER 综合征（图 10-22）

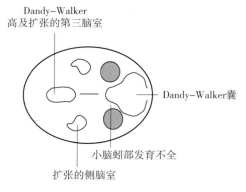

图 10-22

颅后窝结构发育异常特点为：

- 与第四脑室相连的后颅窝囊肿
- 小脑蚓部发育不全
- 可变性脑积水
- 变异型不伴后颅窝增宽

超声征象

- 后颅窝囊分开小脑半球并且与第四脑室相通
- 小脑蚓部缺失或发育不全
- 其他伴随症
  - 脑积水
  - ACC
  - 先天性心脏病（CHD）

小脑延髓池增大（图 10-23）

排除诊断：必须除外 DW 综合征

超声征象

- AP 直径 > 10 mm
- 与第四脑室不相通

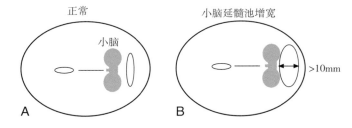

图 10-23

神经管畸形（Neural Tube Defect，NTD）

发生率：占美国出生婴儿的 1/600。

在有过 NTD 儿童生产史的父母中风险增加（3%）。筛查：羊水及 MSAFP 增加，因为 NTD 胎儿血清 AFP 渗透增加。疾病谱：

- 无脑畸形（最常见）
- 脊柱裂和脑髓脊膜膨出
- 脸及眼眶常为完整的
- 脑膨出（最不常见）

无脑畸形（图 10-24）

- 顶骨及大脑半球完全缺失；应为对称的。不对称的缺失可能为羊膜带综合征（ABS）
- 血管瘤组织覆盖颅骨基底部

- 一些功能性神经组织基本上总是存在
- 羊水过多，50%
- 在 14 周之前不能被诊断（颅骨未骨化）

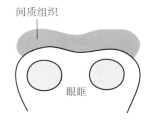

图 10-24

脑膜脑膨出（图 10-25 ）

颅内结构通过颅骨缺损处疝出。脑膜膨出 = 脑膜；脑膜脑膨出 = 脑和脑膜。大多数缺损被皮肤覆盖，并且 MSAFP 水平正常。位置：枕骨，70%；额骨，10%。典型病变位于中线。不对称病变需引起对 ABS 的怀疑。预后与疝出脑组织的量相关。死亡率，50%；智力损伤，50% ～ 90%。

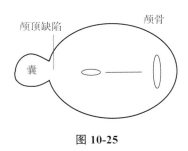

图 10-25

并发症

- 其他颅内异常
- ABS
- Meckel-Gruber 综合征

超声征象

- 颅外肿块病变（囊）
- 囊可能包含实性成分（脑组织），囊性（脑脊髓液），或两种成分；囊内无脑实质成分预后较好
- 骨缺损
- 柠檬征（头盖骨畸形）

脊柱裂和脊髓脊膜膨出（图 10-26 ）

位置：腰骶部＞胸部，颈部脊椎。MSAFP 升高脊髓脊膜膨出被皮肤覆盖除外。发生率：孕者的 0.1%。

并发症（由于肌肉活动度的不平衡性）：

- 畸形足
- 髋关节脱位

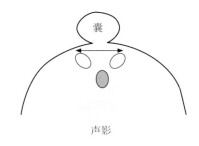

声影

图 10-26

超声征象

脊柱

- 椎管外复合肿物
- 环绕羊水时囊最容易观察
- 羊水过少时囊可能被掩盖
- 后部椎板分离

间接征象

- 柠檬征（lemon sign）（图 10-27）：双侧额骨压痕。90% 胎儿合并脊柱裂＜ 24 周

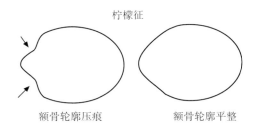

图 10-27

晚期胚胎（24 ～ 37 周），柠檬征消失。正常胎儿柠檬征很少见。

- 香蕉征（banana sign）（图 10-28）：表现为小脑覆盖后部脑干导致下部脊髓阻塞，是小脑扁桃体下疝畸形的一部分
- 脑积水，90%

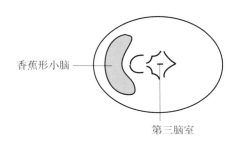

图 10-28

要点

- 大多数头部异常的病例应考虑是否合并脊柱裂（如香蕉征）
- 脊柱裂一般都合并小脑扁桃体下疝畸形
- 小脑延髓池正常是脊柱裂的排除诊断
- 脊柱裂是脑室扩大最常见的原因

颅内畸形演变（图 10-29）

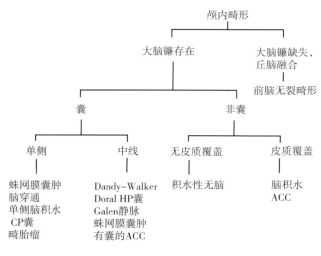

图 10-29

面部，颈部

囊状水瘤

由于淋巴管畸形引起辐轮样液体填充表现。位置：颈部，上胸部。预后与大小相关：病变较大时发生水肿及宫内死亡概率增加。非颈部囊状水瘤不具有严重的染色体异常风险并有较好的预后。颈部的囊状水瘤需要实施羊膜穿刺术，因为常伴发下列综合征：

- Turner 综合征，45XO（最常见，50%）
- 唐氏综合征，18、13 三体综合征
- 努南综合征
- 胎儿酒精综合征

超声征象

- 头和颈部双侧，后外侧的囊状肿块
- 囊多为多房性
- 囊可能非常大达到胸部
- 广义的淋巴水肿（非免疫性水肿）
- 囊的多样性及颅骨完整可排除脑膨出

其他面部及颈部的异常

类型

- 无眼畸形：无眼眶
- 无鼻畸形：鼻子缺如
- 猴头畸形：面部间距缩短及鼻子退化
- 独眼畸形：常为一只眼，伴随眼眶上喙突鼻
- 头发育不全畸形：面部间距缩短并喙突鼻
- 面裂（唇，上腭，或面部）
- 扁平鼻
- 面部间距缩短：双眼间距离减小
- 面部间距增宽：双眼间距离增大
- 巨舌症：舌大
- 小颌畸形：小的下颌骨
- 颈项透明层增厚（＞5mm）
- 突眼：眼球突出于颅骨
- 喙突鼻：眼眶附近圆柱状结构
- 单鼻孔

并发症

- 前脑无裂畸形：独眼畸形，头发育不全畸形，猴头畸形，面裂，面部间距缩短
- 分叶状颅：突眼
- 颅缝早闭：面部间距增宽
- 额骨脑膨出：面部间距增宽
- 面部中部裂综合征：面部间距增宽及面裂
- Beckwith-Wiedemann：巨舌
- 唐氏综合征：颈顶部增厚

心脏

测量

由于心脏体积小、解剖复杂以及心率快，心脏异常一般难于检测。由于心脏异常可能伴随染色体异常（15% ~ 40%），所有心脏畸形的患者都需要行羊膜穿刺术。

四腔心层面检测最好的心脏异常是：

- 间隔缺损-室间隔缺损（ventricular septal defect，VSD），过隔血流
- 心内膜垫缺损（endocardial cushion defect）
- 左心发育不全：左心室小或是缺如
- 三尖瓣下移畸形（伴发于母亲应用锂制剂）：大的右房及小的右室；三尖瓣位于右室内

- 大动脉狭窄：右心室＜左心室。收缩期：左心室＜右心室

流出道层面检测最好的心脏异常：

- 法洛四联症：主动脉增宽，骑跨于小的肺动脉
- 大动脉转位：大血管在同一层面显示
- 共同动脉干：单一血管主干跨越间隔
- Cantrell 五联症
    - 脐膨出
    - 胸骨裂
    - 心脏外翻
    - CVS 畸形
    - 前膈疝

常被漏诊的心脏异常：

- 孤立的房间隔缺损（artrial septal defect，ASD）
- 孤立的室间隔缺损（VSD）
- 主动脉或肺动脉狭窄
- 主动脉缩窄
- 肺静脉连接异常（TAPVC）

其他可检测到的异常：

- 横纹肌瘤：最常见的产前及出生时心脏肿瘤（常合并血管狭窄）
- 心内膜弹性组织增生：心肌回声明显
- 心脏异位：心脏在胸腔外
- 心肌病：心脏扩大，心肌收缩性差

造成先天性心脏病的母体危险因素

- 糖尿病
- 感染：风疹，CMV
- 风湿性血管病：系统性红斑狼疮（SLE）
- 药物：乙醇，三甲双酮，苯妥英，锂
- 家族心脏病史

胎儿心律失常（应用 M 型超声或多普勒超声评价）

- 房性期前收缩（PAC）是最常见的胎儿心理失常
- PAC 和室性早搏（PVC）是良性的（大多数在子宫内消失）
- 室上性心动过速（心率≥180）是最常见的快速心律失常：
    - CHD 中发病率为 10%；心脏结构异常不常见
    - 可能导致水肿；治疗应用地高辛或是维拉帕米
- 胎儿心动过缓（心率＜100 持续 10s）常常提示胎儿缺氧

- 胎儿心脏传导阻滞：40%～50% 可能有心脏结构异常
    - CHD 中发生率为 40%
    - 伴随母体 SLE

胸部

肺发育不全

类型

- 原发性肺发育不全（先天性）
- 继发性肺发育不全：
    - 双侧
        - 羊水过少（Potter 事件）
        - 胸廓受限（骨发育不全）
    - 单侧
        - 先天性囊腺瘤样畸形（congentital cystic adenoid malformatito，CCAM）
        - 先天性膈疝（congental diaphragmatic hernia，CDH）
        - 胸腔积液

超声征象

- 小胸廓
- 胸围小（低于正常值 2 个标准差）提示间接征象但不是肺发育不全的诊断标准
- 胎肺成熟度最准确的决定因素是羊水中卵磷脂与鞘磷脂比值（正常比例＞2）。超声回声征象对诊断胎肺成熟与否不可靠

先天性囊腺瘤样畸形（ congenital cystic anenoid malformation ）

肺的错构畸形。常为单侧，累及一个肺叶。

类型

宏观类型：包括类型 Ⅰ 和 Ⅱ；囊肿＞5 mm

- 水肿不常见
- 总体上预后好

微观分类：小的囊伴随超声实性表现

- 水肿常见
- 预后很差

超声征象

实性或囊性肺部肿物

- 宏观类型表现为囊性（低回声）
- 微观类型表现为实性（有回声的）

肿块对正常肺组织的影响决定预后：

- 肺发育不全
- 纵隔移位：吞咽障碍→羊水过多
- 循环衰竭（Cardiac compromise）

支气管肺隔离症（bronchopulmonary sequestration）

只有肺叶外型支气管肺隔离症常在产前检测。

类型

- 肺叶内型：肺静脉引流
- 肺叶外型：体静脉引流

并发症（肺叶外型，65%；肺叶内型，10%）

- 先天性膈疝（最常见）
- 前肠畸形
- 胸骨畸形

超声征象

- 界限清楚，回声均匀，有回声的实性肿物
- 最常见位置（90%）位于左肺基底段
- 可能类似于微观型 CCAM 表现
- 并发症（肿块影响食管→吞咽障碍）
  羊水过多
  胎儿水肿

先天性横膈疝（胸腹膜裂孔疝）

90% 在左侧；95% 为单侧。死亡率：59% ～ 70%（因为肺发育不全）。常伴发畸形，因此所有先天性膈疝患者需实施羊膜穿刺术。

超声征象（图 10-30）

胸

- 胃和（或）肠临近心脏（主要表现）在四腔心切面
- 可能间歇地发生疝入胸腔
- 胸腔内的蠕动
- 心脏及纵隔摆动

腹部

- 腹部胃缺如
- 腹围（因为脏器疝入胸部）

其他

- 羊水过多（吞咽障碍）
- 总需要寻找并发畸形（先天性无脑畸形最常见）

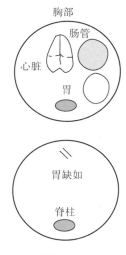

图 10-30

纵隔肿物

前及中纵隔

- 畸胎瘤
- 囊状水瘤
- 正常胸腺

后纵隔

- 神经源性肿瘤
- 小肠囊肿

胸腔积液

病因

- 胎儿水肿
- 潜在的胸腔肿物（CCAM，CDH，隔离症）
- 染色体异常（唐氏综合征，Turner 综合征）：考虑人类染色体核型分析
- 感染
- 先天性
- 肺淋巴管扩张症
- 乳糜胸
- 10% 自行缓解
- 如果量大或者反复出现需要实施胸腔穿刺术或是胸水转流术

超声征象

- 肺周围新月形液体（"蝙蝠翅膀样表现"）

腹部

正常解剖

脐血管（图 10-31）

- 1 条脐静脉（umbilical vein，UV）与门静脉系统的一侧相连：

  UV →左门静脉（portal vein）→静脉导管→下腔静脉（IVC）

  UV →左门静脉→右门静脉→肝

- 2 条脐动脉（UA）连接于髂内动脉

胃

- 常在 14 周后显示
- 因为含有咽下的羊水而呈无回声

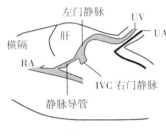

图 10-31

肠管

- 小肠被胎便充盈并且表现为有回声的（假性包块）
- 胎便只在胎儿宫内窘迫时排出
- 婴儿出生伴有羊水胎便污染 95% 大于 37 周
- 大肠内充盈液体显示为低回声

肾上腺

- 相对于肾来说较易于观察因为其初始体积为成年体积的 20 倍
- 肾上腺可能被误认为肾（低回声边缘，中心有回声：Oreo cookie 征）

其他

胆囊基本上在所有大于 20 周的胎儿可见。脾可在 18 周后探及；肾呈等回声，相对于肝呈低回声。胰腺常规不可见。

胃部异常

胃内充满回声的物质（胃假性包块）

- 碎片
- 血凝块
- 胎脂

胃泡未显示

- 羊水过少（胎儿没有足够的液体吞咽；最常见原因）
- 食管畸形（需要寻找其他相关 VACTERL）
- 膈疝
- 吞咽异常（颅骨缺损）
- 位置异常：观察两侧

十二指肠闭锁

十二指肠闭锁患者中 50% 伴有其他异常。因此，这些患者需进行染色体分析和细致的胎儿检测：

- 唐氏综合征，30%
- 肠旋转不良，20%
- 心脏疾病，20%
- 其他：肾异常，气管食管瘘，VACTERL

放射学征象

- 双泡征（double-bubble sign）（早在妊娠后 24 周可见）
- 羊水过多

胎便

肠管内有回声物质的存在可能表示：

- 在中期妊娠为正常表现
- 囊性纤维症（对父母进行带菌体实验）

妊娠期有三种胎便相关问题：

胎便性腹膜炎（10% 有囊性纤维症）

- 肠穿孔后发生无菌性化学性腹膜炎
- 钙化，85%
- 腹水，55%
- 羊水过多
- 原因（可以确定 50% 的原因）
- 肠扭转

  肠闭锁

  肠套叠

  胎粪性肠梗阻

假性囊肿

- 胎粪腹膜包绕的炎性反应

肠梗阻（100% 有囊性纤维症）

- 末端回肠内浓的胎粪浓缩
- 肠管扩张，25%

- 羊水过多，65%

腹水

腹水是一种异常表现。

病因

游离腹水

- 尿性腹水
- 胎粪性腹膜炎，肠破裂
- 卵巢囊肿破裂

水肿

假性腹水：腹壁肌肉前方低回声可能被误认为腹水

肾上腺

神经母细胞瘤

- 出生前最常见肿瘤（发生于肾上腺）
- 常为单侧
- 高回声
- 常转移到胎盘、肝及皮下组织
- 常合并水肿

腹壁

解剖

- 中肠延长及脐带疝：8 周
- 旋转及腹膜固定：12 周

要点

- 20% 的正常妊娠可能显示肠疝在 12 周时
- 14 周以上胎儿肠管位于腹腔外为异常

前腹壁缺陷

概述

	腹裂	脐膨出	肢体 - 体壁综合征（LBWC）
位置	右侧缺损	中线缺损	侧部
缺损大小	小（2 ~ 4 cm）	大（2 ~ 10 cm）	大
脐带嵌入	前腹壁	脐膨出	多样
膜	无	有（3 层）	与胎盘延续
包括肝	否	是	是
包括肠	常见	不常见	不常见
腹水	无	有	有
其他异常	少见	常见（50% ~ 70%）	总有

前腹壁缺陷列表（图 10-32）

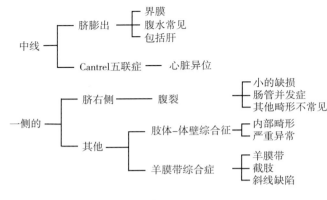

图 10-32

腹裂

腹裂是一种涉及 3 层腹壁结构的缺陷。MSAFP 升高。发生率 1：3000。死亡率 10%。腹裂由于伴发异常的概率较低，因此较脐膨出有较好的预后。伴发的异常一般局限于消化道，源于肠道缺血：

- 肠道闭锁或狭窄
- 肠穿孔
- 胎粪性腹膜炎

超声征象（图 10-33）

- 壁缺损一般较小，< 2 cm
- 缺损位于脐带右侧，90%
- 肠管位于腹腔外。按定义肠管不旋转
- 与腹壁缺损相关，疝到外面的结构显示为不成比例的增大
- 肠管壁增厚扩张可能提示肠管缺血及潜在穿孔的可能

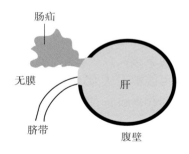

图 10-33

脐膨出

为一个大的中线腹壁缺损，覆盖膜结构，由腹膜（内层）、羊膜（外层）和华顿氏胶（2 层之间）组成。10% ~ 20% 的膜发生破裂。死亡率为

80% ～ 100%，与伴随的其他异常严重程度相关。相对于腹裂，如果膜完整的话 MSAFP 水平正常。12 周后可以诊断，当生理性内脏疝形成时。与腹裂不同，脐膨出常（50% ～ 70%）伴发其他严重畸形：

- 生殖泌尿系、消化道、中枢神经系统、心脏异常
- Cantrell 五联症：脐膨出，先天性膈疝，胸骨裂，心脏异位，先心病
- Beckwith-Wiedemann 综合征：脐膨出、巨舌、巨大胎儿、胰腺增生伴低血糖
- 三体（13 > 18 > 21）
- 特纳综合征

超声征象（图 10-34）

- 脐带进入疝囊中心
- 覆盖膜各层（腹膜、羊膜、脐带胶质）偶尔可见
- 腹腔内任何器官可疝入但是最常见的是肝合并或不合并肠管
- 如果肠管位于脐疝内，很大程度上表明遗传学异常的存在
- 常存在尿囊
- 伴随心脏异常，40%

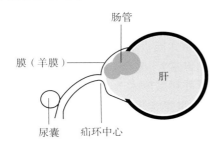

图 10-34

羊膜带综合征（amniotic band syndrome，ABS）

羊膜破裂在羊水内形成多样的带状结构。羊膜带导致腹壁、躯干和四肢缺损。

超声征象（图 10-35）

- 羊膜带压迫肢体
- 多处不对称的肢体截断或面部缺陷
- 不对称的脑膨出（固定胎儿于"黏性"绒毛膜）
- 胃胸膜裂
- 腹壁缺陷类似于腹裂表现
- 带偶尔可见

- 伴发其他畸形：并指（趾）、畸形足
- 羊膜带综合征需与绒毛膜羊膜分离相鉴别，后者是一种在妊娠早期出现的正常非融合羊膜，子宫粘连（也叫羊膜板），以及羊膜穿刺术后产生的纤维束

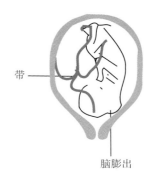

图 10-35

肢体体壁综合征

肢体体壁综合征（lmb/body wall complex，LBWC）畸形的特点为怪异的体壁异常，包括胸及腹、四肢、颅骨及面部。为 ABS 的严重形式代表；几乎无一存活。

超声征象

胸腹缺损
- 缺损常很大
- 胎膜与缺损相连

神经系统异常
- 常见 NTD：脑膨出，脊髓脊膜膨出
- 脊柱侧弯（常见）
- 无脑畸形

其他异常
- 心血管系统异常
- 单脐动脉
- 脐膨出和脊柱侧弯同时存在提示 LBWC 存在可能

泌尿道

正常发育

肾的形态学
- 肾常规上在 16 周时可见
- 肾实质和肾髓质在 23 ～ 26 周时可以区分
- 正常肾盂直径 < 10mm。其测量是评估孕龄的

一种方式

- 肾和腹部横断面的比例是固定的（0.3±0.03）
- 肾盂和肾横断面比例正常＜0.5
- 肾的长度：每周增长 1 mm

肾功能评估可以通过对下列评价：

- 膀胱内尿液：常规见于 16 周；正常膀胱内尿液充盈及每 30 ～ 45 分钟排空。胎儿尿在 16 周时成为羊水的主要组成部分。
- 羊水容积：羊水量正常预示着预后较好。
- 羊水总量：羊水过少预示着预后较差。

羊水

- 在中期妊娠羊水基本上均由胎儿尿组成。

Potter 综合征（图 10-36 和图 10-37）

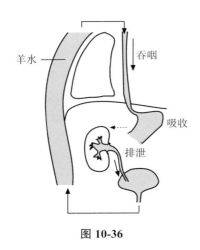

图 10-36

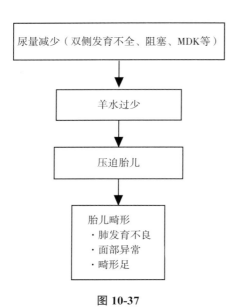

图 10-37

也被称作波特序列综合征。肾衰竭导致尿量减

少，导致羊水过少。肺发育不良，挛缩以及波特面部改变。潜在的肾的病因包括：

- 双侧肾发育不全
- 下尿道梗阻
- 婴儿型多囊发育不良肾（infantile polgcysticdysplastic kidney，PCDK）
- 成人型多囊发育不良肾（multicystic dysplastic kidney，MCDK）

肾发育不良

单侧肾发育不良发生概率是双侧的 4 倍。双侧肾发育不良因为伴发肺发育不良常常是致命的。

超声征象

- 肾不易于观察；不要把肾上腺或者肠管误认为是肾
- 胎儿膀胱在一个 2h 超声检查中不充盈
- 严重的羊水过少
- 胎儿小胸畸形（肺发育不全）
- 波特面部及肢体畸形

泌尿道梗阻

方式

1. 上或下尿道？
2. 肾功能受损（羊水过少？）
3. 伴随异常？
4. 需要外科减压术改善预后？
   羊水量正常表明预后良好。
   羊水过少预示着坏的结果。
   肾发育不良预示着坏的结果。

输尿管肾盂连接部（ureteropelvic junction obstraction，UPJ）**梗阻**（图 10-38 和图 10-39）

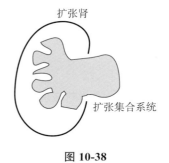

图 10-38

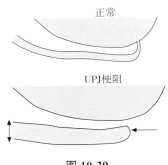

图 10-39

- 大多数产前肾盂积水原因
- 双侧 UPJ，20%
- 严重的肾盂积水可以使腹腔明显扩张并且压迫胸部
- 伴随肾的异常，25%：双侧的肾发育不全，UVJ（输尿管膀胱连接部）梗阻
- 肾上腺尿性囊肿
- 羊水常为正常

输尿管膀胱连接部（Ureterovesical Junction，UVJ）梗阻

- 较 UPJ 梗阻少见
- 常见原因：
    双重系统（异位的输尿管上部梗阻）
    原发性巨输尿管
    远端输尿管闭锁
- 扩张的输尿管可能类似于大肠
- 大多数梗阻为单侧的
- 如 UPJ，羊水量一般是正常的，最终确诊一般在新生儿期
- 相关肾异常：UPJ 梗阻，MCDK

膀胱出口梗阻

- 最常见原因：男性下尿道梗阻（比较不常见：尾部发育不全综合征，巨膀胱症小结肠 - 肠蠕动缓慢综合征非常少见）
- 扩张的膀胱和下尿道（"锁眼样"表现）
- 膀胱壁增厚（> 2 mm）
- 营养不良性膀胱壁钙化
- 肾盂肾盏扩张，40%
- 尿性腹水
- 羊水过少，50%

产后肾功能异常的产前预测

超声
- 严重的羊水过少

- 肾回声增强
- 肾皮质囊肿
- 膀胱排空后充盈缓慢

胎尿
- Na^+，Ca^{2+} 和渗透压升高

胎儿血液
- β_2- 微球蛋白升高

肾囊性疾病

成人型多囊发育不良肾（MCDK）疾病

囊性发育不良继发于子宫内梗阻。严重程度与梗阻程度及发生时间相关。最常见表现为新生儿肾肿物。常为单侧的；如果为双侧则为致死性的。

超声征象（图 10-40）

- 脊柱旁肿块伴随巨大的不同大小的囊腔
- 囊腔一般不相通（因此可以与肾盂积水相鉴别）
- 输尿管和肾盂是闭锁的并且不可见
- 对侧肾异常，40%：
    UPJ 梗阻常见
    发育不全（致死）
    MCDK（如为双侧则致死）

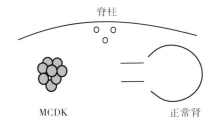

图 10-40

常染色体隐性遗传多囊肾疾病（婴儿多囊肾疾病）

常染色体隐性遗传多囊肾疾病（Autosomal Recessive Polycystic Kidney Disease，ARPCKD）（婴儿多囊肾疾病）

为累及肾及肝的多谱性疾病。在围生期肾疾病中对病情严重程度影响大；肝和肾疾病的关系成反比。

超声征象（图 10-41）

- 双侧增大，回声增强
- 使肾后方声影增强
- 单个囊腔不能被超声探及
- 合并肝纤维化
- Potter 综合征：无膀胱，羊水过少，小胸腔

多囊性肾发育不良

无特异性发育不良，继发于集合系统梗阻

- 小的双侧肾皮质囊肿
- 预后与残存肾功能相关
- 查看羊水过少及梗阻原因（如 UPJ，UVJ 梗阻）

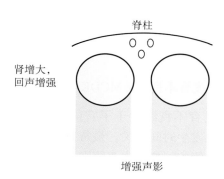

图 10-41

Meckel-Gruber 综合征

- 特征（符合以下 3 项中的 2 项即可诊断）：
  双侧 MCDK，95%
  枕骨脑膨出，80%
  多指（趾）畸形 75%
- 胎儿常因肺发育不良而死亡
- 常染色体隐性遗传：25% 的患者在妊娠过程中有再发风险

巨膀胱 微结肠 - 肠管蠕动缓慢综合征

无梗阻原因巨膀胱少见。女性居多。

- 羊水正常或增多
- 扩张的小肠可能存在但是少见

外翻

产前难于测量。大多数由于不能探及正常膀胱而被怀疑。一些由于伴发脐下脐膨出而被想到。

膀胱外翻

下腹壁及膀胱前壁缺陷。伴随以下发现：

- 尿道上裂，常可见
- 隐睾症
- 双侧腹股沟疝
- 脐下脐膨出
- 肛门直肠闭锁
- OEIS 复合体（脐突出、外翻、肛门闭锁、脊柱畸形）

泄殖腔外翻

两个半膀胱被肠黏膜分开。每个半膀胱有自己的输尿管。伴随复杂或多发的 GI 及 GU 异常。

胎儿水肿

概述

水肿是指体腔及胎儿软组织内积聚过多的浆液。诊断需包含三个不同的间隙（心包、胸膜、腹膜、皮肤、胎盘、脐带）。发生率：1 : 1000 ～ 1 : 700。

超声征象

- 渗出
  腹水（膀胱周围液体）是首先被发现而且最可靠的征象
  胸膜渗出（疾病进一步发展）
  心包渗出
- 皮下水肿（皮肤增厚＞ 5 mm）
  局限性的：淋巴回流受阻，血管异常
  颈部、上胸部：可疑唐氏综合征、特纳综合征
  广泛的：常常伴发心血管系统异常
- 胎盘水肿（胎盘＞ 4 cm 厚）
- 羊水过多（75%）较羊水过少更为常见

类型

- 免疫性胎儿水肿，10%
- 非免疫性胎儿水肿，90%

方法

水肿是一种胎儿急症。需要立即采取措施：

1. 确定母体免疫状态。
2. 准备胎儿输血。
3. 寻找结构畸形及确定水肿原因。
4. 进行胎儿生理活动评估。

免疫性胎儿水肿（Immune Hydrops Fetalis，IHF）

病理生理学

- RH 阴性母体在第一次暴露于胎儿 RH 抗原后产生免疫球蛋白 G（IgG）抗体（如分娩，胎盘剥离）。母体的抗体产物可以通过间接的 Coombs 试验检测

- 在第 2 胎，抗原 - 抗体相互作用导致贫血→髓外造血→肝大→门静脉高压→水肿
- 预防：给所有孕 28 周 RH 阴性母体注射抗 RH 抗原免疫球蛋白（RhoGAM）。可以有效阻止母体致敏
- 预后好

产前超声作用

预测及评价 IHF 的严重程度
- 渗出，全身水肿，胎盘水肿，羊水过多
超声引导治疗干预
- 经脐带输血
- 通过穿刺脐带血管抽取胎儿血样

非免疫性胎儿水肿

非免疫性胎儿水肿（Nonimmune Hydrops Fetalis，NIHF）占胎儿水肿的 90%。总体预后较差，因为很大概率不能治疗主要病因甚至不能查出主要病因。致死率：50% ～ 90%。伴随羊水过少预示着非常差的预后。许多病例中，NIHF 的病理生理学难以解释。

病因

- 心脏，25%
   心率过速（最常见；常可治愈）
   结构缺陷
- 先天性的，20%
- 染色体异常，10%
   特纳综合征
   唐氏综合征、18 三体综合征
- 双胎间输血，10%
- 贫血
- 感染（巨细胞病毒，弓形体病，细小病毒）
- 其他，25%
   胸部肿块：CCAM（先天性肺囊腺瘤），CDH（先天性膈疝），骨骼发育不良：侏儒症，成骨不全，关节弯曲
   GU 异常
   淋巴系统异常：囊状水瘤，淋巴管扩张，淋巴水肿
   胎盘绒毛膜血管瘤
   GI 异常（胃肠道先天畸形）：胎粪性腹膜炎
   Galen 静脉畸形

胎儿水肿并发症

- 由于肺发育不全或结构异常导致新生儿死亡
- 母体高血压，30%
- 母体贫血，20%
- 母体水肿（镜像综合征）

四肢

骨骼发育不良（侏儒症）

方法（也见第 11 章）

1. 测量长骨并且把异常分为以下分类：
   - 肢体根部的：近段肢体不成比例的缩短（肱骨，股骨）
   - 肢体中部的：远段长骨不成比例的缩短（胫骨，桡骨，尺骨）
   - 小肢体的：整个肢体缩短。亚分类：
      轻度
      重度
      弓形
2. 寻找相关并发症：弯曲，骨折，骨化，颅骨形态。
3. 获得家庭病史。
4. 使用列线图及参考文献。

致死性侏儒症

最常见的致死性的发育不良。偶发：
- 三叶草状颅骨综合征（三叶的）为主要发现，15%
- 严重的短肢
- 羊水过多，75%
- 非免疫性水肿
- 小胸廓

纯合软骨发育不全的侏儒症

常染色体显性遗传发育不良与致死性侏儒症类似。父母双方均为软骨发育不全的（主要观测项目）。与致死性侏儒症的超声特征相似。

软骨发育不全（类型 I）

常染色体隐性致死性发育不良。
- 严重的肢体短小
- 椎体骨化缺失

- 颅骨闭合（与低磷酸酯酶症区分）

成骨不全症（类型Ⅱ）

常染色体隐性致死性遗传伴随严重的矿物质不足。
- 未骨化颅骨，颅骨随压力变形
- 多发骨折且长骨成角 / 增厚

先天性致死性低磷酸酯酶症

常染色体隐形致死性遗传，影像学征象类似于成骨不全症类型Ⅱ。
- 骨折较少见
- 长骨薄而易碎

短肋骨 / 多指（趾）畸形

遗传变异谱：
- 严重短肢以区分 Jeune 和 Ellis-van Creveld 综合征
- 短小肋骨及窄胸廓
- 多指趾畸形

肢体弯曲发育不良

致死性发育不良伴随轻度短肢及长骨向前弯曲。

点状软骨发育不良

致死性常染色体隐性遗传，在子宫内常常不能被诊断。
- 点状骨骺（特征性征象）

杂合软骨发育不全的侏儒症

- 27 周后股骨缩短是这种发育不良的敏感性征象
- 腰骶椎的椎弓根间距离窄

窒息性胸廓发育不良（Jeune 综合征）

常染色体隐性发育不良，常常为致死性的。
- 小胸廓
- 多指趾畸形
- 可能与 Ellis-van Creveld 综合征不易区分

软骨外胚层发育不良（Ellis-van Creveld 综合征）

与 Jeune 综合征表现相似，除了 50% 的患儿伴有 ASD（房间隔缺损），并且这种综合征并非均为致死性的。

骨畸形性发育不良

非致死性常染色体隐性遗传侏儒症。
- 拇指外翻
- 弯曲挛缩
- 畸形足

畸形足

类型

先天性的（预后较好，更为常见）
继发性的（预后差）
- 18 三体综合征
- 羊膜束带综合征
- 脑脊髓膜膨出

超声征象

- 脚与踝部的角度正常
- 脚的异常位置持续存在（如永久性的弯曲须与暂时弯曲相区分）
- 跖骨可以在胫腓骨平面观测到

四肢畸形

桡侧列骨骼短小（桡骨发育不良）

桡骨和尺骨常常终止于同一水平面。在径向发育不全，桡骨较短。包括以下情况：
- 范可尼贫血
- 血小板减少 - 桡骨缺失（TAR）综合征
- Holt-Oram 综合征（心手综合征）
- VACTERL
- Klippel-Feil 综合征（先天性短颈综合征）
- 智力低下（Cornelia de Lange 综合征）

肢体异常

- 肢端：远端肢体缩短
- 无指畸形：手指缺如
- 无肢：手足缺如
- 弯肢：肢体弯曲
- 半肢：远段肢体缺如
- 肢体部分发育（Mesomelia）：肢体中部缩短（前臂）
- 多指（趾）畸形：多余的指或趾

并腿畸形

是一种严重的畸形，近尾部退化综合征（美人鱼综合征）。病因学不明但是在一些病例中是由于早期血管发育改变造成的，使近尾部区域血流转流。伴随婴儿母体糖尿病。

- 下肢融合
- 羊水过少
- 双肾发育不全或多囊性发育不良肾
- 骶骨发育不全
- 肛门闭锁
- 外生殖器缺如
- 单脐动脉

多发性关节硬化症

神经运动单位缺陷造成畸形及异常。少见。疾病伴随相似的影像学表现包括：

- 羊水过少
- 胎儿运动不能综合征
- Pena-Shokeir 综合征（胎儿运动功能减退序列征）

超声征象

- 胎儿呈"佛像"样表现（无运动）
- 水肿
- 畸形足，75%
- 屈曲畸形，50%
- CDH（先天性膈疝），40%

综合征

21 三体综合征（唐氏综合征）

13% ～ 50% 可能没有超声可探测及的异常。最常见的异常是 CHD（40% ～ 50%）。房室通道检查常常被提及，但是 ASD 及 VSD 更为常见。其他异常：

- 十二指肠闭锁（25 周以前很少诊断），50%
- 胸腔积液
- 水肿
- 脐膨出
- 颈项背部皮肤增厚，40%
  - 颈背部半透明带：≥ 3 mm 在 11 ～ 14 周时；14 周后可溶解。在小脑层面轴位图像上测量前后直径
  - 颈部皱褶：≥ 6 mm 在 15 ～ 21 周时；测量颈部矢状位图像

- 肠管回声：肠管回声增强其他原因（与临近骨骼的回声类似或增高）：
  - 唐氏综合征
  - 囊性纤维症
  - CMV
  - 子宫内生长受限（IUGR）
  - 正常羊膜内出血
- 股骨长度短
- 肱骨长度短
- 髂角度增宽（正常轴位观髂嵴角度，60°）
- 肾盂扩张
  - > 4 mm 在 33 周前
  - > 7 mm 在 33 周后
- 心室强光点（乳头肌）回声（＝骨骼）
  - 左心室最常见
  - 右心室也可视及
  - 5% 为正常
  - 亚洲人更常见
  - 略增加唐氏综合征的风险，如果为孤立的则不需要行羊膜穿刺术
- 小额叶
- 拇趾与第 2 趾分离（"趾间间隔明显"）
- 第 5 趾发育不全及指弯曲（第 5 趾弯向第 4 趾）
- 鼻骨缺如
- 猿线（译者注：断掌）

18 三体综合征（Edwards 综合征）

- CHD，90%
- IUGR，60%
- 单脐动脉，80%
- 脉络丛囊肿，30%（正常人群中 1% ～ 2%）
  - 所有的脉络丛囊肿消失，但是消退不能改变染色体异常的风险
  - 如不合并其他畸形则无异常
- 羊水过多
- 特征性面容：
  - 长草莓样颅骨
  - 小下颌畸形
  - 耳朵位置低
- 骨骼异常
  - 手呈握拳状并且第 2、3 指间间蹼状物，80%
  - 足底突出（摇椅足）
- 消化道异常（疝，脐膨出，闭锁）

如果脐膨出包括肝，合并 18 三体综合征的可能性较小

13 三体综合征（Patan 综合征）

- CHD，80%
- CNS 异常，70%
  前脑无裂畸形
  小头畸形
  胼胝体发育不全
  Dandy-Walker 畸形
  脑积水
- IUGR
- 面部异常
  唇裂
  小眼 / 间距缩短
- 骨骼异常
  多指趾畸形，70%
  足底突出（摇椅足）
- GU 异常
  肾回声增强
  膀胱外翻

Mechel-Gruber 综合征

- 双侧 MCDK，95%
- 枕部脑膨出，80%
- 轴后性多指症，75%

测量及生长

测量

推荐

胎儿测量随着孕周发展准确性降低。因此，将初始检查孕龄作为基线并且之后检查孕龄决定以此为基础。最佳测量：
早期妊娠
- MSD
- CRL
中晚期妊娠
- 双顶径（biparietal diameter，BPD）及枕额径（occipitofrontal diameter，OFD）
- 头围（head circumference，HC）
- 腹部直径（abdominal diameter，AD）

- 腹围（abdominal circumference，AC）
- 多重测量（BPD，HC，AC，FL）

估测孕周（EGA）

- EGA 以日期计算（±1 周）=MSD+30
- EGA 以周计算 =CRL+6.5

测量的置信区间

时间	超声表现 / 测量	置信区间
TVS		
5 周	MSD	
5.5 周	MSD+ 卵黄囊	±1.0
6 周	MSD+ 卵黄囊，胎心，CRL	±0.5
TAS		
6 ~ 13 周	CRL	±0.5
中期妊娠	修正的 BPD	±1.5
晚期妊娠	修正的 BPD 或多项测量	±3.2

妊娠囊（图 10-42）

- 准确的大小测量可能要等到 5 ~ 6 周
- 囊的测量以低回声囊的内缘到内缘距离
- 在卵圆囊内，确定 3 个直径：

$$MSD = \frac{(L + W + H)}{3}$$

- 如果为完全圆形的囊仅需要测量 1 个直径

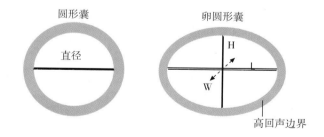

图 10-42

顶臀长（CRL）

- 精确的大小测量可能为 6 ~ 12 周（早期妊娠）
- CRL 是估测胎龄最准确的测量（±0.5 周）
- 测量胎儿轴向最长径，除外卵黄囊
- 13 周后，CRL 测量由于胎儿身体屈曲而不准确

头测量

双顶径（BPD）

- BPD= 颅骨外缘至内缘测量（图 10-43）
- OFD= 颅骨内缘至外缘测量（图 10-44）
- BFD 和 OFD 测量位置是颅骨最宽水平，丘脑层面

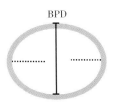

图 10-43

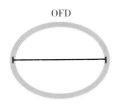

图 10-44

颅指数（图 10-45）

- 用于决定头的外形是否正常以及是否需要修正
- 颅指数：$(A/B) \times 100$
- 正常指数：$70 \sim 86$
- 标明 A 和 B 为外缘到外缘测量

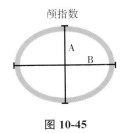

图 10-45

修正双顶径

- 在中期妊娠预测孕周最为准确
- 头外形异常时需修正
- 修正 BPD=$(BPD \times OFD) \div \sqrt{1.265}$
- 估测年龄：BPD（cm）$\times 4 + 2$ 周 = 周龄

头围（图 10-46）

- 与 BPD 准确性一致
- HC=$1.57 \times$（外侧 BPD ＋外侧 OFD）

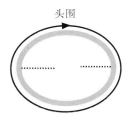

图 10-46

腹部测量（图 10-47）

- 测量在肝平面水平
- 肝内脐静脉作为标记物并且应该与双侧腹壁距离相同
- 所有测量均为外缘测量
- 测量类型：

    腹部直径（AD）

    腹围（AC）= $1.57 \times$（$AD_1 + AD_2$）

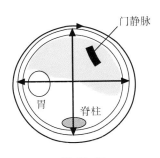

图 10-47

股股长测量（图 10-48）

- 测量只包括高回声骨干测量
- 骨骺软骨未钙化因此表现为低回声

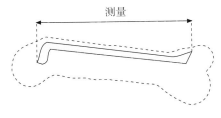

图 10-48

估测胎儿体重（Estimated Fetal Weight，EFW）

- 使用 3 项身体测量指标（头，腹部，股股长）来计算 EFW
- 孕龄相应的 EFW；95% 的可信区间是确定值的 15%（2 个标准差）[接近 ±（15% ～ 20%）]。

生长异常

低于孕龄儿（Abnormally Small Fetus，IUGR）

胎儿宫内发育迟缓 =IUGR。定义：体重 < 小于正常 EFW 的第 10 百分位。最佳检测时间是 34±1 周。两种形式：非匀称性及匀称性的。

非匀称性 IUGR（90%）

- 在病情较重前，腹围较头及四肢 / 股骨受影响严重
- 羊水过少
- 常在晚期妊娠检测到
- 母体 / 胎盘的原因：
  原发性胎盘功能不全
  继发性胎盘功能不全
  高血压
  胶原血管病，血管炎
- 营养及毒素相关
  酒精或药物滥用
  吸烟
  饥饿
  致畸药物为

匀称性 IUGR（10%）

- 头及身体受影响程度相同
- 正常羊水量
- 可能在早期妊娠时检测到
- 胎儿因素：
  染色体异常
  感染（TORCH）
  正常小于胎龄儿

超声诊断

- 没有单一的参数很好地定义 IUGR
- 不同标准（BPD，EFW，AD，FL）以及临床征象（如胎盘分级，酒精滥用，高血压）有不同的预后价值
- HC/AC 比检测到 70% 的 IUGR，但是漏掉其中 30% 表现为匀称性的 IUGR
- 最可信诊断 IUGR 的评价标准是联合指标 EFW+ 羊水量（AFV）+ 母体高血压存在。应用多普勒测量脐动脉 S/D 值

异常增大胎儿

大于胎龄儿（Large for gestational age，LGA）：如果 EFW 存在重量 > 第 90 百分位。巨大胎儿是 LGA 中的一种，它被定义为婴儿出生体重 > 4000g。对大于胎龄儿的认识很重要，因为其较正常胎儿有更高的发病率及死亡率。

危险因素

- 孕妇糖尿病（最常见）
- 孕妇肥胖
- 先前产 LGA 胎儿病史
- 过期妊娠

并发症

- 窒息
- 胎粪吸入（Meconium aspiration）
- 新生儿低血糖症
- 创伤（肩难产，臂丛神经麻痹）

胎儿生物物理评分

胎儿生物物理评分（Biophysical Profile，BPP），产前评价胎儿窒息风险的方法。BPP 的目的是评定围生期胎儿死亡及并发症风险，由此指导产科治疗及改变围产期结局。较单独实施非应激试验更具有敏感性及特异性。

胎儿生存能力的 Manning 标准

参数	正常标准	提示
1. 胎心加速	20 min 内 ≥ 2 次胎动伴胎心加速发 ≥ 15 次 /min	急性缺氧
2. 呼吸运动	30 min 内 ≥ 1 次，持续 ≥ 30 s	急性缺氧
3. 明显胎动	30 min 内 ≥ 3 次	急性缺氧
4. 肌张力	≥ 1 次屈曲及伸展极限	急性缺氧
5. 羊水量	≥ 2 cm 在垂直平面	慢性

二进制评估：正常为 2 分，异常为 0 分。得分为所有点相加

临床相关

- 得分 8 ~ 10：一个检测周期后重新测量
- 得分 4 ~ 6：
  成熟肺：直接分娩
  肺不成熟：密切检测

- 得分 0 ~ 2：指示分娩

死亡率

- 得分 8 ~ 10：0.1%
- 得分 6：1%
- 得分 4：10%
- 得分 2：10%
- 得分 0：30%

胎儿与母体间结构

概述

方式（图 10-49）

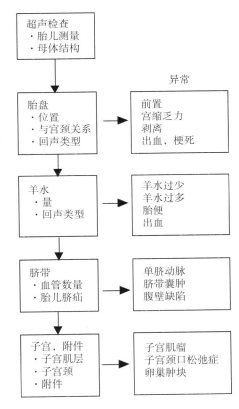

图 10-49

胎盘

正常发育（图 10-50）

胎盘由两部分组成

- 母体底蜕膜
- 胎儿叶状绒毛膜

蜕膜（产妇子宫内膜）

- 包蜕膜：覆盖在胚胎表面层
- 壁蜕膜：为子宫腔内层膜
- 底蜕膜：胚胎和子宫肌层间膜

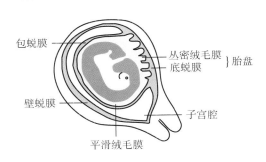

图 10-50

绒毛膜（胎儿构成）

- 绒毛膜是由滋养层及胚外中胚层的壁层融合而成的
- 分层

  平滑绒毛膜：胚胎外绒毛膜的光滑部分

  丛密绒毛膜：原始胎盘形式，临近底蜕膜
- 绒毛膜及胎盘在孕期是可交换使用的术语

胎盘单位（图 10-51）

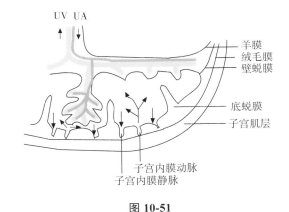

图 10-51

- 首先，滋养层分化成 2 层：一个内层即细胞滋养层和外层即合体滋养层
- 合体滋养层侵入子宫内膜，母体血液在合体滋养层周围发展成为腔隙性血液
- 绒毛由合体滋养层分隔及增殖形成
- 胎盘的功能部分是子叶；整个胎盘由 10 ~ 30 个胎盘子叶组成
- 最终胎盘测量

直径：15 ~ 20 cm

重量：600 g

厚度 < 4 cm

超声征象（图 10-52）

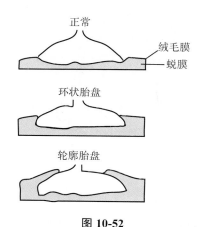

图 10-52

正常胎盘

- 较临近的子宫肌层显示为高回声
- 在基层板可见引流静脉
- 螺旋动脉太小超声不可探及
- 胎盘钙化是生理性的并且没有临床意义；钙化首先出现基于层板及隔膜
- 正常胎盘低回声或无回声点可能表示纤维化，血栓，孕产妇血窦及囊肿

胎盘变异

- 副胎盘：一个附属的胎盘叶。并发症：血管连接处出血
- 绒毛膜外胎盘：胎儿胎膜没有延伸至胎盘边缘。类型：

  环状胎盘：无临床意义

  轮廓胎盘：潜在出血风险

胎盘分级

分级系统最初由 Grannum 描述用以反映正常胎盘成熟度。三级胎盘是最成熟的胎盘并且常常预示着生产。分级一般没有临床作用。

- 0 级：表面光滑，回声均匀
- 1 级：散在钙化
- 2 级：绒毛膜板及基层板钙化
- 3 级：钙化连续分布于绒毛膜板至基层板，将胎盘分成子叶；后方声影

前置胎盘

前置胎盘覆盖于宫颈内口。发生率：1 ∶ 200 发生率增加与年龄、多次剖宫产、吸烟相关。前置胎盘需采取剖宫产方式生产。20 周后诊断。并发症包括：

- 晚期妊娠出血，90%
- 早产
- 围生期胎儿死亡
- 产妇死亡

类型（图 10-53）

- 边缘型：胎盘达宫颈口边缘
- 完全型：完全覆盖宫颈口
- 胎盘低位：胎盘边缘距宫颈口 2cm 以内

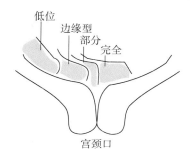

图 10-53

超声征象

- 经会阴或阴道内超声一般可以明确诊断
- 确定前置胎盘亚型
- 因为子宫下段生长差异胎盘位置在孕期可能改变（胎盘前置恢复）；60% ~ 90% 的患者在中期妊娠为前置胎盘在生产时转位正常胎盘
- 前置胎盘可能形成假象（假阳性）：

  过度充盈的膀胱（在 20 ~ 30 min 后膀胱排空后重新扫描）

  局限性于子宫肌层收缩

胎盘剥离

未成熟正常胎盘从子宫肌层分离导致出血及血肿。发生率：1%（可能为 4%，因为剥离常常为隐匿性的）。复发率：5% ~ 10%。增加剥离风险的因素：

- 多次生产
- 高龄
- 子痫前期，子痫
- 创伤

- 子宫异常
- 药物滥用

并发症

- 晚期妊娠出血（胎盘早剥）
- IUGR
- DIC
- 胎儿死亡

类型（图 10-54）

胎盘剥离包括一系列不同临床表现及转归的疾病谱。绒毛膜下血肿（边缘出血）常常发生于妊娠早期并且有好的转归。大的胎盘后血肿（胎盘早剥）常常发生于妊娠晚期伴随疼痛、出血和胎儿死亡。

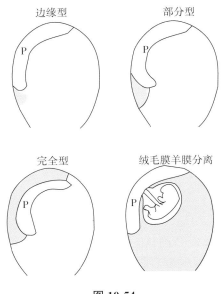

图 10-54

超声征象

特异性
- 胎盘后方血肿
- 胎膜凸起（绒毛膜下血肿）

提示性
- 局部胎盘增厚
- 边缘回声异常

非特异性表现
- 绒毛膜下低回声区
- 胎盘低回声区

出血表现
- 急性出血表现为强回声，可与正常胎盘回声相混淆（假阴性）

胎盘剥离的临床表现

	胎盘后血肿	边缘剥离
发生时间	较晚，> 20 周	较早，< 20 周
出血类型	动脉性出血（螺旋动脉）	静脉性出血
阴道出血	偶见	有
症状	严重	轻微
预后	差	较好
常用术语	胎盘早剥	绒毛膜下出血

胎盘增生

正常蜕膜组织会形成屏障阻止绒毛侵入子宫肌壁。胎盘增厚时，正常的胎盘/子宫肌层边界消失。既往有剖宫产病史患者发生胎盘增生危险性增加。

类型（图 10-55）

- 胎盘增生，80%：绒毛膜绒毛附着于子宫肌层
- 植入性胎盘，15%：绒毛侵入子宫肌层
- 穿透性胎盘，5%：绒毛完全穿透子宫肌层（常侵入膀胱）

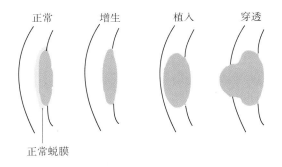

图 10-55

并发症

- 产后产妇出血
- 产褥感染（胎盘滞留）

影像学征象

- 超声难以诊断
- MRI 表现包括：
  前置胎盘
  子宫膨隆
  胎盘内回声多样
  T2 加权图像显示胎盘内暗带
  肌层局部中断
  膀胱局部隆起

胎盘组织侵入盆腔组织

正常胎盘内生理性病变

除梗死灶外所有病变均表现为胎盘内无回声或低回声，并且无临床意义：

- 25% 的孕妇中出现纤维沉积
- 绒毛间血栓形成
- 血窦
- 隔膜囊肿
- 小的梗死没有临床意义（如果梗死范围＞胎盘面积的 10%，由缺氧常导致 IUGR）。除非伴发出血，否则胎盘梗死常不能探及

绒毛膜血管瘤

胎盘的良性血管畸形。大多数绒毛膜血管瘤体积比较小并且没有症状。较大的绒毛膜血管瘤并发症有：

血管相关：

- 羊水过多
- 水肿
- IUGR（宫内发育迟缓）
- 早产
- 胎儿死亡

超声征象

- 绒毛膜血管瘤可能表现为混合高 / 低回声实性肿块
- 多普勒超声可以显示病变内血流（对比出血）
- 羊水过多

妊娠期滋养细胞疾病

分类

妊娠期滋养细胞疾病（Gestational trophoblastic disease，GTD）是滋养层增殖性疾病表现为：

- 葡萄胎（部分或完全）
- 侵蚀性葡萄胎
- 绒毛膜癌

改良 NIH 分类

非恶性滋养层细胞疾病

- 葡萄胎
- 持续性葡萄胎（＞ 8 周）
- 侵袭性葡萄胎或局限于子宫的绒毛膜癌

恶性滋养层细胞疾病

- 低危

  ＜ 4 个月

  β-HCG ＜ 100000 mIU/mL

  肺或阴道转移

- 中危

  4 个月

  β-HCG ＞ 100000 mIU/mL

  肺或阴道转移

- 高危

  CNS 或肝转移

葡萄胎

大多数为良性并且是 GTD 中最为常见的。发生率为 1：1500（地域性差异）。危险因素：高龄，有 GTD 病史，亚洲人。

核型

类型	潜在恶性	核型[*]	胎儿组织
完全性葡萄糖	是（20%）[†]	46XX ＞ 46XY	无
部分葡萄胎	否	69（三倍体）	有

[*] 所有葡萄胎的 DNA 来源于父亲。
[†] 15% 侵袭性葡萄胎，5% 绒毛膜癌。

临床表现

- 子宫明显大于孕周
- β-HCG 升高（β-HCG 水平可用来检测治疗效果及疾病减轻程度）
- 水泡状胎块经阴道排除
- 出血（常见）
- 妊娠剧吐

超声征象（图 10-56）

- 高回声软组织肿块充满宫腔（落雪样改变）
- 囊状退化性葡萄胎（水泡样表现）
- 大的，常常为多房性的黄体囊肿，50%
- 胎儿缺如

预后

- 80% 排出后吸收消失
- 15% 局限性侵蚀性葡萄糖
- 5% 转移性绒毛膜癌

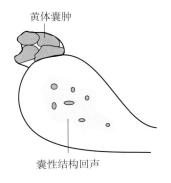

黄体囊肿

囊性结构回声

图 10-56

变异

不完全性或部分葡萄胎

妊娠伴有有成型但是不正常的胎盘（囊性空腔）及一个异常畸形胎儿。遗传三倍体（69 条染色体）。可能发展成为持续性 GTD 但是没有恶性倾向。

滋养细胞疾病及单活胎同时存在

非常少见。可能是双胎之一为 GTD 胎盘。

胎盘水肿样改变

胎盘水肿样改变不属于 GTD。绒毛增粗但是 β-HCG 水平低。最常见于稽留流产。

绒毛膜癌

GTD 的恶性形式。发生率为 1 ： 40000 孕妇；只有 5% 葡萄胎发展为绒毛膜癌。绒毛膜癌继发于：

- 葡萄胎，50%
- 流产，25%
- 正常妊娠，20%
- 异位妊娠，5%

转移

- 肺
- 脑
- 肝
- 骨
- 消化道

羊膜

正常羊水

量

评估羊水量有几种方法，但至今为止没有证据表明哪种方法优于另外一些方法：

- 主观评估（大多数超声医生推荐使用）
  - 子宫前壁远离胎儿（好的征象）
  - 羊水多利于观察胎儿四肢
  - 脐带易见
  - 羊水过少：图像质量差，拥挤（胎儿尿道增宽），羊水池小
  - 羊水过多：胎儿不能触及子宫壁，胎盘受压，羊水池大
- 测最大羊水池径线；< 2 cm 羊水过少；> 8 cm 羊水过多；> 16 张力性羊水过多
- 四象限羊水指数（AFI）：需随孕龄调整
  - 4 个区域最大垂直线测量值之和，以 cm 计算
    - < 5：羊水过少（任何孕龄）
    - 5 ~ 8：临界值
    - 8 ~ 18：正常
    - > 18：羊水过多（在 35 周时 > 28）

回声

正常羊水无回声。出现低回声可能为：

- 胎脂
- 出血
- 胎便

要点

- 因为胎儿持续生成（胎尿）和消耗（胎儿吞咽及肺部吸收），故羊水量是变化的
- 羊水越多发生重大畸形和染色体异常的可能性越大

羊水过多

根据孕周羊水过多定义为：①羊水指数为 18 ~ 28，或以上，②最大羊水池厚径大于 8 cm，③羊水量 1500 ~ 2000 cm³，或以上。

病因

先天性因素，40%

产妇因素，40%

- 糖尿病
- 高血压

胎儿因素，20%

- CNS 病变（神经管缺陷）
- 近端消化道梗阻
- 胸部肿块

- 双胎输血
- 非免疫性胎儿水肿

羊水过少

羊水量小于相应孕周。早期妊娠羊水过少可致90%的妊娠流产（肺发育不良，肢体挛缩）。诊断标准：

- 四象限羊水指数＜5
- 最大羊水池厚径：＜2 cm

病因

帮助记忆："DRIPPC"：

- 胎儿死亡（**D**emise）
- 肾异常（尿量减少）（**R**enal abnormalities）
- IUGR，80%（**I**UCR）
- 胎膜早破（**P**remature rupture of membranes）
- 过期妊娠（**P**ost dates）
- 染色体异常（**C**hromosomal anomalies）

脐带

脐带解剖（图 10-57）

正常脐带直径为 1 ～ 2 cm，脐带包括两条脐动脉和一条脐静脉。穿入胎盘：

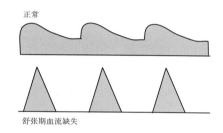

正常

舒张期血流缺失

图 10-57

- 中心穿入，90%
- 边缘穿入，5%（没有临床意义）
- 穿入膜部位置与胎盘有距离（帆状附着）；可能导致舒张期血流缺失，产前出血，5%
- 正常脐动脉多普勒波形为低阻血流且舒张期血流相对丰富；舒张期血流缺失或倒置表明胎儿窘迫
- 收缩期血流峰值与舒张末期血流（A/B 或 S/D）比值从 16 周时的 4.25 下降至 2.5 在围生期源于舒张期血流增加；如果＞第 90 百分位数（阻力增加）为异常
- 大脑中动脉的脉动指数（PI）：（收缩期峰值 - 舒张末期）/ 多普勒波形下面积；IUGR 的胎

儿保持稳定，如 PI 指数下降表明胎儿自动调节能力下降，病情严重

前置血管

脐带帆状附着，血管穿过宫颈内口，可用多普勒超声确定血管位置，并发症：分娩期出血。

双血管

双血管脐带只包含一条脐动脉及一条脐静脉。发生率：1%。50% 病例出现胎儿结构畸形伴随结构（前脑无裂畸形，骨发育不良，脑积水，脐突出，胸腔积水，膈疝）和染色体异常。

- 提示应对胎儿进一步检查及染色体核型分析
- IUGR，早产及围生期死亡
- 多胎妊娠的正常变异

脐带过直

胎儿运动导致正常的脐带为扭曲状（螺旋形脐带）。脐带过直常合并其他结构畸形。死亡率：约10%。

肿块

- 脐带胶质局部沉积
- 血肿的超声回声表现多样，取决于血肿的新鲜程度
- 血管瘤：有回声或混合回声肿块；AFP 升高；脐带水肿，胎儿水肿及出血
- 囊性肿块
  尿囊囊肿：可能发生脐膨出
  羊膜内容物囊肿
  脐肠系膜导管囊肿

子宫及附件

子宫颈内口松弛症

分娩前宫颈管提前扩张。治疗：宫颈环扎术。

临床表现

- 无痛性宫颈扩张
- 阴道内可见胎膜
- 反复性孕中期流产

病因

损伤病史（最常见）

- 流产，异位妊娠
- 妊娠史
- 刮宫术，楔形切除术，宫口扩张术
- 胎儿解剖变异

先天性

- 己烯雌酚用药史
- 子宫下段机能不全

超声征象（图 10-58）

技术

- TAS（经腹超声）：膀胱不需完全充盈扩张
- TVS（经阴道超声）：探头插入阴道 3 ~ 4 cm 观察宫颈
- 经会阴超声

诊断标准

- 宫颈缩短，长度 < 2.5 cm
- 宫颈管宽度 > 8 mm
- 脱入阴道内部分：
  胎膜
  脐带
  部分胎儿组织

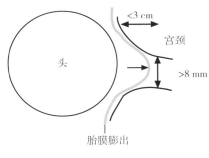

子宫颈内口松弛症

图 10-58

- 宫颈内口成漏斗形
- 宫颈长度受宫内压力影响发生改变

测量内容

- 可疑宫颈内口松弛症时需要做系列影像学检查，然而第一次超声结果可能未见异常；宫颈内口松弛症是一个动态发展的过程
- 可通过 B 超评价外科环扎术的效果；缝合线常表现为高回声伴后方声影
- 宫颈内口松弛症的主要并发症：孕中期流产

子宫肌瘤

在妊娠期最常见的子宫肿块。大多数妊娠期子宫肌瘤体积不发生改变；然而由于雌激素水平升高，可能导致一些肌瘤体积增大。局部子宫肌层收缩（FMC）可能被误认为是子宫肌瘤。FMC 常为瞬间发生并且常在 10 min 内消失。

子宫肌瘤与 FMC 鉴别

	子宫肌瘤	FMC
回声	低回声	等回声
回声衰减	是	否
回声不均	是	否
持续存在	是	消失

附件肿块

黄体囊肿（Corpus Luteum Cyst，CLC）

孕期最常见的附件肿块。在胎盘分泌黄体酮的功能稳定之前，CLC 分泌黄体酮维持妊娠。

超声征象

- 肿块多 < 5 cm，多为单房
- 可有分隔和（或）光带
- 于 16 周前消失
- CLC 为生理性结构。通常在超声报告中不提及，除非出现下列情况：
  体积非常大
  有临床症状
  出血患者

其他附件肿块

- 良性囊性畸胎瘤
- 囊腺瘤
- 子宫内膜异位症
- 阑尾炎

骨盆测量

测量值（图 10-59）

可以通过 X 线平片、CT 或 MRI 测得。MRI 现为骨盆测量的方式。骨盆测量用于决定臀先露的骨盆大小。

- 产科结合径（> 10 cm），骶骨岬到耻骨联合上缘
- 解剖结合径，骶骨岬到耻骨联合上缘
- 对角结合径（> 11.5 cm），骶骨岬到耻骨联合下缘
- 坐骨棘间径（> 10.5 cm），坐骨棘间距离

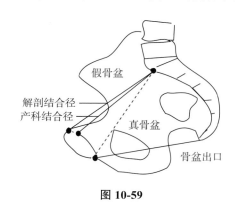

图 10-59

胎儿 MRI

用于辅助超声评估胎儿特殊畸形的新方法。

优势

- 不受孕妇肥胖，胎儿位置或羊水过少的影响
- 更好地显示胎儿脑部结构（不受颅骨影响）
- 软组织显影更好；可区分不同器官（如灰质和白质，肺，肝，肾，肠管）
- 易于多维成像
- 视野宽广

缺点

- 价格昂贵
- 幽闭恐惧症
- 空间分辨率较低
- 受胎动影响敏感
- 虽然目前无不良事件报道，但至今安全性未充分肯定

技术

- 不用钆对比剂：透过胎盘并且高剂量可能致畸
- > 18 周再行 MRI 成像，避免在胎儿器官形成期暴露于 MRI
- 在做 MRI 之前先行超声检查，尤其用于评价胎儿心脏结构时
- 常规检查不需要应用镇静剂
- 常应用体线圈或较大的相控阵线圈
- 序列

  T2 加权像为单次激发快速回旋回波序列（SSFSE）；每个序列在 20 ～ 25 s 内获得

- 评价主要的胸部及腹部结构

  T1 加权像为单次激发快速自旋回波反转恢复，层厚为 4 ～ 7 mm

- 用于检查肠管

应用

- 大多数研究用于评价 CNS 异常
- 最常见为脑室扩张：评价相关畸形
- 胸腔：评价胸部肿块，肺部成熟度（由于肺泡液体肺正常 T2 加权像表现为高回声）
- 腹部：肝的位置，特别是 CDH 存在时评价预后

鉴别诊断

早期妊娠

早期妊娠出血（图 10-60）

妊娠相关（常见）

- 正常宫内妊娠（孕囊植入出血）
- 流产（将要发生，进行中，已完成）
- 异位妊娠
- GTD
- 绒毛膜下出血

与妊娠无关的（少见）

- 息肉
- 恶性肿瘤
- 阴道溃疡

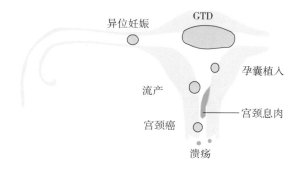

图 10-60

空孕囊

- 正常早期 IUP（宫内妊娠）
- 卵子萎缩（胚胎妊娠）
- 异位妊娠（假孕囊）

空腔回声

正常妊娠

- 早期蜕膜，IUP 不可见
- 出血

异位妊娠

- 蜕膜反应

流产

- 不全流产后妊娠物残留

子宫内复杂肿块

- 稽留流产伴胎盘水肿退化
- 胎死宫内伴组织物残留
- 葡萄胎
- 子宫肌瘤变性
- 子宫内膜癌

AFP 异常（图 10-61）

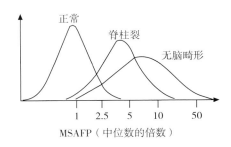

图 **10-61**

MSAFP 升高（2 倍中位数）

- 胎儿异常，60%
  神经管畸形
  腹壁缺陷
  囊状水瘤
  胃肠道梗阻，闭锁
  肝疾病：肝炎
  肾疾病：先天性肾病变
- 孕龄计算错误，20%
- 多胎妊娠，15%
- 胎死宫内，5%
- 低出生体重儿
- 胎盘异常（剥离，葡萄胎）

MSAFP 值低（< 0.5 倍中位数）

- 唐氏综合征
- 18 三体综合征

- 孕龄计算错误

不良预后因素

- CRL > 5 mm 未见胎心搏动
- MSD ≥ 8 mm 而无卵黄囊（TVS）
- MSD ≥ 16 mm 且无胎芽（TVS）
- β-HCG > 1000 mIU/ml 且无妊娠囊（图 10-62）
- β-HCG > 3600 mIU/ml 且无卵黄囊
- 心率 < 90 次 /min
- MSD-CRL < 5 mm
- 妊娠囊形态不规则
- 卵黄囊异常（> 6 mm，钙化，形态不规则）
- MSD > 10 mm 时无蜕膜双环征
- 空妊娠囊，体积较大的妊娠囊
- 较大的绒毛膜下出血
- 绒毛膜蜕膜反应厚度 < 2 mm

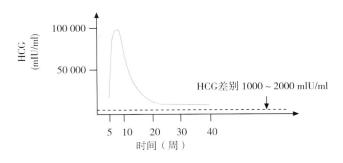

图 **10-62**

中晚期妊娠

胎盘体积

胎盘弥散性增大（厚度 > 4cm）

- 胎儿水肿
- 孕妇糖尿病
- 孕妇贫血
- 先天性感染（TORCH）
- 胎盘内血肿
- 葡萄胎样改变，葡萄胎

胎盘体积小（低灌注）

- 孕妇高血压
- 毒血症
- 严重糖尿病
- IUGR

胎盘回声异常

- 葡萄胎
- 胎盘水肿
- 出血或剥离
- 绒毛膜血管瘤
- 常见但无临床意义的表现（静脉窦，肌瘤，绒毛间血栓形成，隔膜囊肿，梗死）

脐带异常

单脐动脉

- 13、18 三体综合征
- 结构异常（前脑无裂畸形，骨骼发育不良，脑积水，脐突出，胸膜积液，膈疝）

脐带增宽

- 水肿
- 血肿
- 囊肿（尿囊囊肿，脐肠系膜囊肿）
- 华顿氏胶黏液样变性

其他

- 打结
- 血管曲张

早产的危险因素

- 早产史
- 多胎妊娠（三胞胎危险性＞双胞胎）
- 子宫异常，25%
- 孕妇子宫 DES 暴露史，25%
- 子宫颈内口松弛症，25%
- 较大的子宫肌瘤，20%
- 羊水过多，20%

子宫下段异常

- 脐带下垂（急诊；将病人放于头低脚高位并呼叫产科医师）
- 子宫颈内口松弛症
- 前置胎盘
- 位置较低的子宫肌瘤

晚期妊娠出血

- 前置胎盘，10%
- 胎盘剥离

- 宫颈病变
- 特发性（隐形剥离）

妊娠期肿块

子宫
- 子宫肌瘤
- 局部子宫肌层收缩
- GTD
- 出血

附件
- 黄体囊肿
- 皮样囊肿（脂肪）
- 黄体膜囊肿
- 其他卵巢肿瘤

其他
- 盆腔炎性疾病
- 其他器官：阑尾脓肿，憩室炎

易漏诊的常见病变

- 神经管畸形
- 面部异常
- 头部畸形
- 心脏畸形
- 肢体异常
- 羊水过少时图像质量差

胎死宫内

- 无胎心搏动
- 无胎动
- 常见表现：
    颅骨重叠（斯波耳丁氏征）
    胎儿大体解剖扭曲（泡软）
    软组织水肿：皮肤厚度＞5 mm
- 不常见表现：
    胎儿心脏内血栓
    胎儿心脏内气体

胎儿头部和脊柱

囊状 CNS 结构

幕上结构
- 脉络丛囊肿
- 脑室扩大，脑积水
- 小脑畸形

- 孔洞脑
- 前脑无裂畸形
- 蛛网膜囊肿
- 畸胎瘤

后颅窝

- Dandy-Walker 综合征
- 蛛网膜囊肿
- 巨型枕大池

中线囊肿

- 透明隔腔
- ACC 内背侧囊肿
- Galen 静动脉畸形（多普勒检测）

脑积水

非交通性

- NTD：Chiari Ⅱ 型畸形，脑脊膜膨出，脊髓脊膜膨出，脑膨出，脊柱裂
- Dandy-Walker 综合征
- 导水管狭窄
- ACC（侧脑室枕角扩张）

交通性（产前少见）

- 出血
- 感染

头部囊肿和（或）颈部肿块

- 囊状水瘤
- 脑膨出（颅顶颅骨缺损）
- 血管瘤
- 畸胎瘤（实性肿瘤）
- 鳃裂囊肿（前外侧的）或甲状腺舌（中线的）导管囊肿
- 脐带绕颈

背部囊性肿块

- NTD
- 囊性畸胎瘤

脑部高回声肿物

- 出血
- 畸胎瘤
- 胼胝体脂肪瘤

颅骨骨化不全

- 成骨不全症

- 软骨成长不全，类型 1（颅骨常常部分骨化）
- 碱性磷酸酶过少

颅骨畸形

柠檬征

- Chiari Ⅱ，脊髓脊膜膨出
- 脑膨出

苜蓿叶状颅骨

- 颅缝早闭
- 致死性侏儒症
- 其他少见骨骼发育不良

草莓头

- 18 三体综合征

脊柱后侧弯

单发畸形：半椎体，蝴蝶椎体异常综合征。

- 多发畸形：VACTERL 综合征
- 肢体／体壁综合征
- 任何骨骼发育不良

胎儿胸部

胸廓囊性肿块

- 膈疝（胃临近心脏）
- CCAM，类型 1 和 2
- 囊肿：支气管来源的，肠重复畸形，心包来源
- 囊状水瘤

实性的（有回声的）肿块

- 膈疝
- CCAM，类型 3
- 肺隔离症
- 肿瘤
  畸胎瘤
  心脏横纹肌瘤

肺部弥散性回声

- 咽气管梗阻
- 双侧 CCAM

胸腔积液

肺部肿块常导致单侧胸腔积液
- CHD
- 隔离肺
- CCAM

双侧
- 胎儿水肿（任何原因）
- 肺淋巴管扩张（少见）

单侧或双侧
- 特发的
- 感染
- 染色体异常

胎儿腹部

胃异常

胃泡缺如（图 10-63）

- 羊水过少
- 吞咽异常（CNS 缺陷）
- 食管闭锁
- 先天性膈疝
- 内脏异位
- 染色体畸形风险（18 三体综合征）

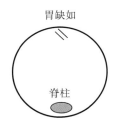

图 10-63

双泡征（伴羊水过多）（图 10-64）

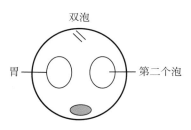

图 10-64

帮助记忆："LADS"
- 腹膜索带闭锁带（Ladd's bands）

- 环状胰腺（Annular pancreas）
- 十二指肠闭锁（唐氏综合征）（Duodenal atresia）
- 十二指肠狭窄（Stenosis of the duodenum）

肠管扩张（图 10-65）

- 闭锁
- 狭窄
- 肠扭转
- 胎粪性肠梗阻
- 肠重复
- 巨结肠疾病

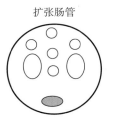

图 10-65

要点

- 近端梗阻常发生发羊水过多。
- 远段肠管梗阻羊水量常常为正常（结肠吸收液体）。

肠管内容物回声

标准：肠内容物回声增强，与骨骼回声相同。
- 妊娠中期正常变化（瞬间浓缩）
- 囊状性纤维化（最常见原因）
- 唐氏综合征（少见但已有报道）
- IUGR
- CMV 感染

腹部钙化

肠管相关（常伴梗阻发生）
- 胎粪相关性腹膜炎（最常见原因）
- 胎粪性肠梗阻
- 闭锁
- 肠扭转

其他器官相关
- 肾
- 肝：感染（TORCH）
- 成神经细胞瘤
- 畸胎瘤
- 胎儿胆结石（常消失无后遗症）

肾盂积水

最常见原因为：

- UPJ 梗阻
- UVJ 梗阻（原发性巨输尿管）
- 双侧上部集合系统梗阻
- 膀胱输出道梗阻：男性
- PUV（膀胱壁增厚）
- 先天性腹肌缺损综合征（膀胱壁正常）：女性和男性
- 尾部退化综合征
- 巨膀胱巨结肠 - 小肠蠕动缓慢综合征
- 输尿管缺如
- 孕产妇用药
- 异位型输尿管疝

常见肾畸形

- 发育不全
- 异位肾
- 肾盂积水
- 囊性疾病

    ARPCKD（婴儿型）：增大的高回声肾

    多囊性肾发育不良：体积较大，低回声囊腔相互间不相通

有回声的肾

- 反流
- 医疗相关肾疾病
- MCDK

腹部囊性结构

- 肾盂积水，膀胱输出道梗阻
- 充盈液体的扩张肠管
- 腹水
- 胎粪假性囊肿
- 胎内胎
- 子宫阴道积水
- 尿性囊肿
- 畸胎瘤
- 囊肿

    肠系膜囊肿

    脐尿管囊肿

    重复囊肿

    卵巢囊肿

胆总管囊肿

肝

肝钙化

- 感染：TORCH

肝囊肿

- 单纯囊肿
- 多发囊肿
- 胆总管囊肿，胆汁性肝硬化
- 错构瘤

肝肿物

- 畸胎瘤
- 肝母细胞癌
- 血管瘤，血管内皮瘤
- 错构瘤

脾大

- Rh 免疫性水肿
- 胎膜早破
- TORCH 感染

腹水

- 积水（任何原因）
- 尿液腹水
- 胎粪性腹膜炎
- 感染
- 假性腹水

前壁缺陷

中线

- 脐突出
- Cantrell 五联症

一侧的

- 腹裂
- 肢体 / 体壁综合征
- 羊膜带综合征

脐带下方的

    膀胱或泄殖腔外翻

骶骨区异常

- 畸胎瘤

- 脑脊髓膜膨出（前方或后方）
- 尾部退化综合征（如骶骨发育不全，并腿畸形）

胎儿四肢

骨折

- 成骨不全症
- 碱性磷酸酶过少

多指趾畸形

- 家族性的
- 18、13 三体综合征
- Meckel-Gruber 综合征
- Jeune 综合征
- 短肋骨多指趾畸形综合征

（符玉环 译　吴青青 校）

推荐读物

Bianchi DW, Crombleholme TM, D'Alton ME, et al. *Fetology: Diagnosis and Management of the Fetal Patient*. New York: McGraw-Hill Professional; 2010.

Callen PW. *Ultrasonography in Obstetrics and Gynecology*. Philadelphia: WB Saunders; 2007.

Fleischer AC, Manning FA, Jeanty P, et al. *Sonography in Obstetrics and Gynecology: Principles and Practice*. New York: McGraw-Hill Professional; 2001.

Nyberg DA, McGahan JP, Pretorius D, et al. *Diagnostic Ultrasound of Fetal Anomalies: Text and Atlas*. Philadelphia: Lippincott Williams & Wilkins; 2002.

Rumack CM. *Diagnostic Ultrasound*. St. Louis: Mosby; 1998.

Sanders RC. *Structural Abnormalities: The Total Picture*. Philadelphia: Mosby; 2002.

Sauerbrei EE, Nguyen KT, Nolan RL. *A Practical Guide to Ultrasound in Obstetrics and Gynecology*. Philadelphia: Lippincott Williams & Wilkins; 1998.

Woodward PJ, Kennedy A, Sohaey R, et al. *Diagnostic Imaging—Obstetrics*. Salt Lake City: Amirsys; 2005.

儿科影像

呼吸道

上呼吸道

方法

　　上呼吸道最需要放射学检查的常见症状是吸气性喘鸣，影像检查的主要作用是协助确定是否需要进行急救处理或外科手术（如，会厌炎，异物）。技术：

1. 需要有能力进行气道紧急抢救的内科医师陪伴儿童检查。
2. 摄 3 张 X 线片：
   - 颈部侧位：深吸气，颈部伸展（图 11-1）
   - 胸部正（前后位）侧位：深吸气，包含上呼吸道（图 11-2）
3. 若图像不满意或者可疑，需进行颈部 X 线片检查。
4. 主要考虑诊断：
   - 感染（会厌炎，伪膜性喉炎，脓肿）
   - 异物（气道或咽、食管部）
   - 肿物（淋巴结肿瘤）

- 先天畸形（隔膜，软化）
5. 若上呼吸道正常，需考虑：
   - 肺的原因（异物，毛细支气管炎）
   - 纵隔原因（血管环，肺动脉吊带）
   - 先天性心脏病（congenital heart disease，CHD）

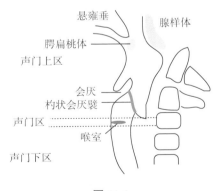

图 11-1

正常表现

- 3 个解剖学区域：
  声门上区
  声门区：喉室和声带

声门下区

- 会厌和杓状会厌襞是细小结构

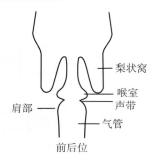

图 11-2

- 声门肩部在前后位上可见
- 3 ~ 6 个月的新生儿可见腺样体
- 正常咽后软组织厚度（C1–C4）=3/4 颈 4 椎体宽度

喉软化

是 1 岁内婴儿喘鸣的常见原因。未成熟的喉软骨导致声门上区在吸气过程中塌陷。活动会使喘鸣改善，而卧位或颈部伸展会消除喘鸣。为自限性过程。可由 X 线透视确诊（吸气过程中喉部塌陷）。

气管软化（图 11-3）

为呼气时气管塌陷。可能是局限型或者弥散型。局限型通常继发于气管的先天畸形，如血管环。

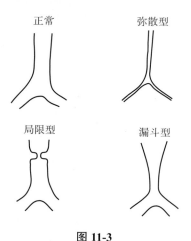

图 11-3

隔膜

最常见于喉部。

气管狭窄

- 弥漫性发育不全，30%
- 局限性环状狭窄，50%

- 漏斗状狭窄，20%

声门下狭窄

固定狭窄在环状软骨水平。为宫内胚胎期喉再通异常所致。

会厌炎

是威胁生命的上呼吸道细菌感染。致病菌多为流感嗜血杆菌。年龄：3 ~ 6 岁（发病年龄大于哮吼患者）。治疗方法为 24 ~ 48 h 的预防性插管及应用抗生素。

临床表现

- 发热
- 吞咽困难
- 流涎
- 咽痛

影像学征象（图 11-4 和图 11-5）

- 杓状会厌襞增厚（典型征象）
- 关键投照体位：颈部侧位
- 会厌增厚
- 水肿所致的声门下狭窄，25%：在前后位上难以与哮吼区别
- 喉咽部扩张

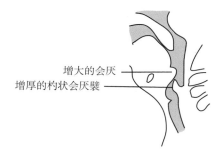

图 11-4

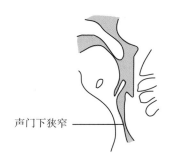

图 11-5

要点

其他导致会厌或杓状会厌襞增大的原因：

- 咽下腐蚀性物质
- 遗传性血管神经性水肿
- Ω 形会厌（杓状会厌襞的正常变异）
- Stevens-Johnson 综合征

哮吼

声门下喉气管支气管炎。大部分由副流感病毒所致。年龄：6 个月 ～ 3 岁（发病年龄小于会厌炎）。

临床表现

- 犬吠样咳嗽
- 上呼吸道感染
- 自限性疾病

影像学征象（图 11-6）

- 声门下狭窄（倒 "V" 或尖角征）
- 关键体位：前后位
- 应照侧位片除外会厌炎
- 尖角征：声门下肩缺损

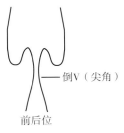

图 11-6

要点

- 膜性哮吼：罕见起源于细菌感染（金黄色葡萄球菌）。声门下气管的脓性薄膜
- 会厌炎在前后位上可能与哮吼相似

咽后脓肿

通常来源于化脓性细菌性淋巴结炎的直接蔓延，大部分是金黄色葡萄球菌，B 组链球菌，口腔菌群。年龄：< 1 岁。其他原因包括异物穿孔及创伤。

临床表现

- 发热
- 颈部僵直
- 吞咽困难
- 喘鸣（不常见）
- 大部分病例表现为蜂窝组织炎而非真正的脓肿

影像学征象

- 咽后间隙增宽（常见）
- 软组织内气体是脓肿的特异性表现
- 颈椎生理曲度变直
- CT 有助于明确纵隔上部和前部受累范围
- X 线平片表现通常是非特异性
- 主要鉴别诊断：
    咽后血肿
    新生物（如横纹肌肉瘤）
    淋巴结增大

扁桃体肥大

扁桃体由环绕咽部的淋巴组织构成。分为三部分：咽扁桃体（腺样体）、腭扁桃体和舌扁桃体。扁桃体增大合并继发感染时可能阻塞鼻咽部和（或）咽鼓管。细菌性咽炎有时可导致需要引流的扁桃体脓肿（扁桃体周围脓肿）。特殊的病因包括：

- 单核细胞增多症（EB 病毒）
- 柯萨奇病毒（疱疹性咽峡炎，手足口病）
- 腺病毒（咽结膜热）
- 麻疹前驱症状（麻疹）
- β- 溶血性链球菌（扁桃体周围脓肿）

影像学征象（图 11-7）

- 鼻咽后部肿块（腺样体肿大）
- 悬雍垂末端附近肿块（腭扁桃体）
- CT 能明确有无扁桃体脓肿

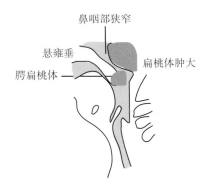

图 11-7

气道异物

呼吸困难的常见原因。年龄：6 个月 ~ 4 岁。急性吸入可引起咳嗽，喘鸣，哮喘；慢性异物可导致咯血或反复发作的肺炎。位置：右支气管 > 左支气管 > 喉，气管。

影像学征象（图 11-8）

支气管异物

- 单侧气体潴留可导致肺透亮度增高，90%
- 呼气相或水平侧卧位相使潴留现象更明显
- 肺不张少见，10%
- 只有 10% 的异物是不透 X 线
- 若平片表现不能确定，应行胸透或 CT 检查

气管异物

- 异物通常卡在矢状面
- 胸部 X 线通常正常

先天性肺畸形

支气管肺前肠畸形

起因于生长在正常肺芽下方的额外肺芽。发生部位及是否与消化道相通取决于肺芽的胚胎发育期。多数畸形在感染后有临床表现（与消化道相通）。

支气管肺发育异常的概述

畸形	部位
隔离肺	
肺叶内	60% 基底部，左侧
隔离肺	80% 左侧或横膈下
支气管源性囊肿	纵隔：85%；肺，15%
CCAM	所有肺叶
先天性肺叶气肿	LUL，40%；RML，35%；RUL，20%

CCAM，先天性肺囊腺瘤样畸形；LUL，左上叶；RML，右中叶；RUL，右上叶

肺隔离症

临床表现

- 反复发作的感染
- 肺脓肿
- 支气管扩张
- 儿童期咯血

病理学

- 无功能的肺组织位于下叶后内基底段（最常见）
- 体循环动脉供血：主动脉发出的异常动脉（少

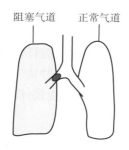

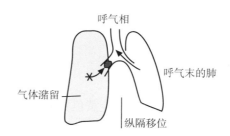

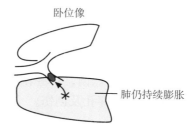

图 11-8

肺隔离症的类型 *

	叶内型肺隔离症	叶外型肺隔离症
年龄	较大的儿童，成年人	新生儿
包膜	肺内（叶内型）	肺外（叶外型，有包膜）
形式	不含气（实变）和含气，囊型	大部分不含气（胸膜包裹），与消化道相通时可含气
静脉回流	肺静脉	全身性：下腔静脉，奇静脉，门静脉
动脉供血	胸主动脉＞腹主动脉	胸主动脉＞腹主动脉
其他相关	在 10% 的患者中：	在 65% 的患者中：
	骨骼畸形，5%	横膈缺陷，20%
	前肠畸形，5%	肺发育不良，25%
	横膈畸形	支气管源性囊肿
	其他罕见相关	心脏畸形

（图：左侧——主动脉，不相通；右侧——主动脉，可相通）

* 所有肺隔离症的部位：后基底部，左＞右
IVC，下腔静脉

数为腹主动脉分支）
- 与支气管树不相通

影像学征象

- 邻近横膈的较大肿块（＞ 5 cm）
- 感染时可见气液平
- 周围肺实变
- 隔离肺可与消化道相通

支气管源性囊肿

起因于支气管树芽的异常。囊肿内含呼吸道上皮细胞。
部位：
- 纵隔，85%（后纵隔＞中纵隔＞前纵隔）
- 肺，15%

影像学征象（图 11-9）

- 界限清楚的圆形肿块位于降突下区 / 旁区

- 肺囊肿经常位于肺中部 1/3 处
- 起初与支气管树不相通
- 薄壁囊肿
- 囊肿可含有液体或气体

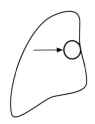

图 11-9

先天性肺囊腺瘤样畸形

先天性肺囊腺瘤样畸形（CCAM）是指息肉样腺性肺组织增殖无正常分化的肺泡。生后最初几天出现呼吸窘迫。治疗方法为外科切除（曾报道有肉瘤样变）

类型

- 大囊肿型（Stocker 1 型和 2 型）：> 5 mm 的单个或多个囊肿局限于一侧胸廓；预后较好；常见
- 微囊型（Stocker 3 型）：均匀的团状回声，无可见的单个囊肿，近似于肺隔离症或来自于膈疝的胸廓内小肠，少见

影像学征象（图 11-10）

- 肺内病变含有多发大小不等的囊腔
- 囊内气液平
- 囊壁厚度多变

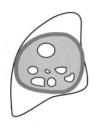

图 11-10

先天性肺叶气肿

一个或多个肺叶的过度扩张，通常不累及全肺，10% 伴有先天性心脏病 [动脉导管未闭（PDA）和室间隔缺损（VSD）]。

病因

特发性，50%

气道活瓣样梗阻，50%

- 支气管软骨缺陷或发育不全
- 黏液栓
- 隔膜，狭窄
- 外部压迫

影像学征象（图 11-11）

- 肺叶透过度增高（典型征象）
- 生后最初几日：肺实变，肺内液体不能经由支气管清除
- 新生儿期可无症状，但晚些时候出现症状
- CT 检查，与支气管阻塞区分
- 分布

    左上肺（LUL），40%

    右中肺（RML），35%

    右上肺（RUL），20%

2 个肺叶受累，5%

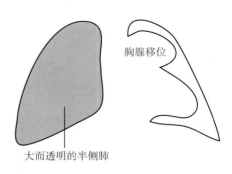

胸腺移位

大而透明的半侧肺

图 11-11

肺发育不全

肺发育不全的类型

- 肺未发生：一侧或两侧肺的缺如（气道，肺泡和血管）
- 肺未发育：肺缺如，仅有原始支气管的盲端
- 肺发育不全：气道和肺泡的数量和大小均减低；肺动脉发育不全

弯刀综合征（肺发育不全综合征，肺叶静脉综合征）

是肺发育不全的特殊形式，发育不全的肺由主动脉供血并由下腔静脉或门静脉引流。异常静脉类似于土耳其弯刀（剑）。

伴随病变包括：

- 副膈，膈疝
- 骨骼畸形：半椎体，肋骨压迹，肋骨发育不全
- 先天性心脏病：房间隔缺损（ASD），室间隔缺损，动脉导管未闭，法鲁氏四联症

影像学征象（图 11-12）

- 肺小（最常见于右肺）
- 胸骨后软组织密度（萎陷的肺发育不良）
- 类似弯刀状的异常静脉
- 来自于主动脉的体循环动脉供血
- 心脏向右移位（因发育不全的肺而移动）

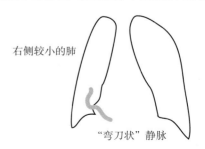

右侧较小的肺

"弯刀状" 静脉

图 11-12

先天性膈疝（congenital diaphragmatic hernia，CDH）

发生率

每 2000 ~ 3000 个新生儿中出现 1 例。孤立膈疝的死亡率为 60%（生后外科手术），如果同时合并其他畸形，死亡率升高。新生儿期出现呼吸窘迫。伴随畸形包括：

- 肺发育不良（常见）
- 中枢神经系统（CNS）畸形
  神经管缺损：脊柱裂，脑脊膜膨出及先天无脑畸形

类型

胸腹膜裂孔疝（占 CDH 的 90%）：位于后部

- 75% 位于左侧，25% 位于右侧
- 右侧疝较难检出，因为肝与肺的回声相似
- 疝内容物：胃，60%，结肠，55%，小肠，90%，脾，45%，肝，50%；胰腺，25%，肾，20%
- 疝出的小肠异常旋转非常常见

先天性胸骨后膈疝（占 CDH 的 10%）：位于前方

- 多数出现于右侧（心脏阻挡了左侧发生）
- 大部分疝内容物包括：网膜，结肠
- 常伴随畸形

膈膨出

- 由膈顶肌肉的相对薄弱所致
- 伴发：
  13、18 三体综合征，先天性巨细胞病毒（CMV），风疹，病毒感染
  多发关节挛缩症，肺发育不良

影像学征象（图 11-13）

- 一侧膈不可见
- 胸内多囊性包块
- 占位效应

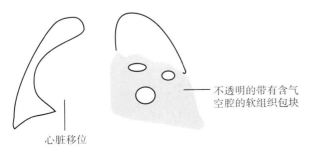

心脏移位

不透明的带有含气空腔的软组织包块

图 11-13

Kartagener 综合征

Kartagener 综合征（纤毛不动综合征）是由纤毛的动力臂缺陷引起，可导致呼吸道、内耳及精子纤毛不能摆动。

影像学征象

- 胸腹部全内脏转位
- 支气管扩张
- 鼻窦发育不良及黏膜增厚

肺炎

儿童肺炎通常由以下原因所致：

- 支原体，30%（3 岁以下年龄组比例较低）
- 病毒，65%（3 岁以下年龄组比例较高）
- 细菌，5%

病毒性肺炎

病因：呼吸道合胞病毒（respiratory syncytial virus，RSV），副流感病毒

要点

- 各种毛细支气管炎及支气管炎均可造成气体潴留（过度充气），引起膈低平
- RSV，支原体和副流感病毒是最常见引起放射学异常的病原体（在儿童感染中占 10% ~ 30%）
- 所有病毒都可能导致上述 5 种中任何一种肺炎的影像学征象

细菌性肺炎

以下 3 种致病菌为最常见：

- 肺炎球菌（1 ~ 3 岁）
- 金黄色葡萄球菌（婴儿期）
- 流感嗜血杆菌（婴儿后期）

影像学征象

实变

- 肺泡渗出
- 肺段实变
- 肺叶实变

其他表现

- 积液
- 肺气囊

病毒性肺炎的放射学图示

表现		频率	描述
毛细支气管炎		常见	正常胸片
			仅表现为过度充气
			通常由 RSV 引起
毛细支气管炎及肺门周围阴影		很常见	肺门旁区阴影由以下所致：
			支气管周袖套征（炎症）
			肺门淋巴结增大
毛细支气管炎 + 肺不张		常见	出现异常的类型
			肺不张
			气体潴留区
			肺门旁区 + 支气管周围阴影
网状间质结节		罕见	间质性改变
磨玻璃阴影		罕见	弥漫性密度增高

并发症

- 气胸
- 支气管扩张（可逆）
- Swyer-James 综合征（获得性肺发育不良），放射学特点是肺体积缩小，过度透亮伴血管减少区域（局限性肺气肿）
- 闭塞性细支气管炎

球形肺炎

- 通常年龄＜ 8 岁
- 在实变早期为肺炎球菌肺炎
- 肺炎表现为球型肺炎是由于侧枝通气发育不良（Kohn 孔和 Lambert 管）
- 随着时间进展，起初的球型肺炎发展为较典型的实变

反复发作的感染

- 囊性纤维化
- 反复吸入
- 罕见的反复感染原因：

  低丙种球蛋白血症（Bruton 病，鉴别诊断线索：无腺样体或肺门淋巴结增大）

  高免疫球蛋白血症 E（Buckley 综合征）

  纤毛不动综合征（Kartagener 综合征）

  其他免疫缺陷

  支气管肺前肠畸形

吸入性肺炎（图 11-14）

吸入性肺炎的起因是吸入吞咽物或胃内容物，胃酸损伤毛细血管导致急性肺水肿。可继发感染或急性呼吸窘迫综合征（ARDS）。

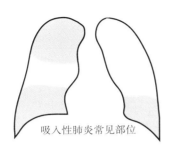

图 11-14

病因

由于吞咽功能障碍导致的误吸（常见原因）

- 产时缺氧性损伤（常见）
- 昏迷，麻醉

由梗阻引起的吸入

- 食管闭锁或狭窄
- 食管梗阻
- 胃食管反流，食管裂孔疝
- 胃或十二指肠梗阻

瘘管

- 气管食管瘘

影像学征象

- 反复发作的肺炎；分布：仰卧位吸入：上叶，下叶背段；立位吸入：双肺下叶
- 肺段及亚肺段肺不张
- 间质纤维化
- 支气管壁炎性增厚

镰状细胞贫血

　　肺部表现（肺炎、急性胸部综合征和肺纤维化）是致死原因。患有急性胸部综合征的儿童可有单发或多发肺内实变，发热、胸痛或咳嗽。原因：感染（多见），来源于骨梗死的脂肪栓塞，肺栓塞。

影像学征象

- 实变
- 胸膜渗出
- 细网状影（肺纤维化）
- H 型椎体
- 骨坏死，肱骨可见骨坏死

新生儿呼吸窘迫

　　新生儿呼吸窘迫通常由下述疾病引起：

- 呼吸窘迫综合征（respiratory distress syndrome，RDS；透明膜病）
- 新生儿暂时性呼吸增快（transient tachypnea of the newborn，TTN）
- 胎粪吸入
- 新生儿肺炎

最常见的 RDS 并发症是：

- 肺间质性肺气肿（PIE）
- 持续性 PDA
- 支气管肺发育不良（bronchopulmonary dysplasia，BPD）

呼吸窘迫综合征 / 肺透明膜病（图 11-15）

术语演变

- "肺透明膜病（HMD）"目前很少在临床用来描述婴幼儿肺表面活性物质缺乏。透明膜是新生儿未成熟肺所致呼吸衰竭时的产物而不是原因
- "呼吸窘迫综合征（RDS）"是用来表示肺表面活性物质缺乏而非其他原因造成的呼吸窘迫
- 为明确导致本病的病因，目前推荐用"表面活性物质失调"为替代名称

　　RDS 由表面活性物质缺乏引起，表面活性物质使扩张肺泡的表面张力下降。由于缺乏表面活性物质，发生了腺泡性肺不张和间质性肺水肿。

　　透明膜由蛋白质渗出物形成。在出生后 2 小时内出现症状。RDS 的发生率取决于出生时的孕龄。

呼吸窘迫综合征的发生率

出生时孕龄（周）	发生率（%）
27	50
31	16
34	5
36	1

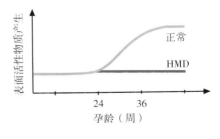

图 11-15

新生儿呼吸窘迫

疾病	肺活量	阴影	时间进程	并发症
RDS	低	颗粒状	4～6 天	PIE，BPD，PDA
短暂性呼吸增快	高或正常	索条状，斑点状 *	＜48 小时	无
胎粪吸入	过度充气	粗糙，分布不均	出生时	PFC，ECMO
新生儿肺炎	任意情况	颗粒状	多种情况	

* 出生时磨玻璃阴影

BPD，bronchopulmonary dysplasia，支气管肺发育不良；ECMO，extracorporeal membrane oxygenation，体外膜肺；PDA，patent ductus arteriosus，动脉导管未闭；PFC，persistent fetal circulation，持续性胎儿循环；PIE，pulmonary interstitial emphysema，肺间质性气肿；RDS，respiratory distress syndrome，呼吸窘迫综合征

影像学征象（图 11-16）

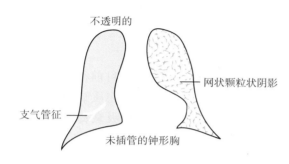

图 11-16

- 早产儿的任何肺阴影都应认作 RDS，除非确诊为其他疾病
- 肺透光度减低（磨玻璃密度）或网状结节阴影（标志表现）
- 含气量减少（肺不张）导致肺体积减小：钟形胸（未插管的状态）
- 支气管充气征常见
- 无实变或胸腔积液
- 与新生儿其他原因 RDS 不同的是，胸腔积液不常见
- 表面活性物质治疗可以引起不对称的改善
- 早产儿的胸片征象：
  无皮下脂肪
  无肱骨骨化中心
  有气管内插管

在大部分 RDS 病例，诊断由临床做出，但最初诊断也可根据放射学表现做出。放射医师的工作是评价系列胸片的演变。

RDS 治疗的并发症：

- 持续性 PDA [充血性心力衰竭（CHF）的表现]；导管通常在出生后 1～2 天内因高氧分压而关闭
- 气体潴留：间质和获得性肺叶气肿
- 弥散性密度增高（白肺）可能由多种因素所致
  肺不张
  RDS 进展
  误吸
  肺出血
  CHF
  炎症重叠

肺间质性气肿

肺间质性气肿（PIE）指的是支气管血管周围和间质内气体积聚。常见原因：正压通气。并发症：

- 气胸
- 纵隔气肿
- 心包积气

影像学征象

- 从肺门区向外辐射的扭曲的低密度索条
- 低密度部分一直延伸到肺的外周
- 低密度部分不随呼吸而改变

支气管肺发育不良

支气管肺发育不良（BPD）由呼吸治疗导致的氧中毒及气压性损伤引起。BPD 现在在较大和较成熟的婴幼儿中不常见（生时胎龄＞30 周或体重＞1200 g）。

疾病有 4 个发展阶段；现在，由于对此病的认知，经历全部 4 个阶段的 BPD 很罕见。

BPD 的定义及诊断标准

诊断标准	少于 32 周孕龄	大于 32 周孕龄
评价时间点	PMA36 周或出院，首先考虑；至少持续 28 天的 21% 氧气治疗	出生后 > 28 天但 < 56 天或出院，首先考虑；至少持续 28 天的 21% 氧气治疗
轻度 BPD	在 PMA36 周呼吸自然空气或出院，任一在先	出生后 56 天呼吸自然空气或出院，任一在先
中度 BPD	PMA36 周需要 < 30% 氧气或出院，任一在先	出生后 56 天需要 < 30% 氧气或出院，任一在先
重度 BPD	在 PMA36 周需要 ≥ 30% 氧气和（或）正压通气（PPV* 或经鼻 CPAP）或出院，任一在先	出生后 56 天需要 ≥ 30% 氧气和（或）正压通气 PPV 或经鼻 CPAP）或出院，任一在先

* 使用生理学检验（饱和范围测量）确定氧需求
BPD，bronchopulmonary dysplasia，支气管肺发育不良；CPAP，continuous positive airway pressure，持续性气道正压通气；PMA，postmenstrual age 绝经后年龄（孕龄加生理年龄）；PPV，positive-pressure Ventilation，正压通气

支气管肺发育不良的阶段

阶段	时间	病理	图像
1	< 4 天	黏膜坏死	类似于 RDS
2	1 周	坏死，水肿，渗出	弥散阴影
3	2 周	支气管化生	多泡状囊状肺 *
4	1 个月	纤维化	囊状肺 *

* 囊状肺（蜂窝状）：线状密度影围绕圆形透亮影；过度充气

第 4 阶段的预后

- 死亡率，40%
- 轻度残障，30%
- 几乎终生都有肺功能试验异常
- 3 岁后临床正常，30%

胎粪吸入综合征

胎粪（黏液，上皮细胞，胆汁，碎片）是分娩后 12 h 内首次排出的粪便。胎儿窘迫时，排泄物可能出现在羊水里（多达 10% 的分娩）。然而，只有 1% 的吸入会引起呼吸道症状。只有声带之下的胎粪吸入具有临床意义。胎粪吸入有时在 3 ~ 5 天内清除。胸片几乎在 1 岁内都能恢复正常。

放射学表现

- 分布不均的双侧片状阴影，可为"索条状"
- 肺不张
- 肺过度充气
- 气胸，纵隔气肿，25%

并发症

- 死于持续性胎儿循环（25%）

新生儿肺炎（neonatal pneumonia，NP）

病理学

经胎盘感染
- TORCH（弓形体、风疹、巨细胞病毒、单纯疱疹病毒）
- TORCH 的肺临床表现通常较其他临床表现为轻

会阴菌群（B 组链球菌，肠球菌，大肠杆菌）
- 上行感染
- 胎膜早破
- 通过产道时感染

影像学征象

- 分布不均的不对称阴影在此时期代表新生儿肺炎，除非确诊其他疾病
- 过度充气

新生儿暂时性呼吸增快

新生儿暂时性呼吸增快（TTN）（湿肺综合征）是一种临床诊断。它由宫内肺部液体的吸收延迟所致。通常肺部液体清除通过：
- 分娩时挤压支气管，30%
- 淋巴管，毛细血管吸收，30%
- 抽吸，30%

病因

- 剖宫产，早产，母体镇静状态（无胸部挤压）
- 低蛋白血症，血容量增加，红细胞增多症

影像学征象

- 体液过载（与非心源性肺水肿表现相似）

- 肺纹理显著
- 胸腔积液
- 叶间裂积液
- 肺泡水肿
- 肺在 24 ～ 48 小时内变清晰

体外膜肺氧合（extracorporeal membrane oxygenation，ECMO）

提供持续体外气体交换的技术。适应证：任何预计死亡率＞ 80% 的重度呼吸衰竭。ECMO 的排除标准包括：

- 年龄＜ 34 周
- 年龄＞ 10 天
- 重度颅内出血
- 需要肾上腺素的患者

并发症

- 较晚出现的神经病学后遗症；发育延迟，50%
- 颅内出血，10%
- 气胸，纵隔气肿
- 肺出血（常见）
- 胸腔积液（常见）
- 导管并发症

纵隔

胸腺

胸腺与体重的比例随着年龄下降。从出生到 2 岁，胸腺在的胸片上常规可见。胸腺的大小和形态在患者之间变异很大。

常见纵隔肿瘤

前纵隔
- 胸腺增生和不同形态大小的变异胸腺（非常常见）
- 畸胎瘤
- T 细胞淋巴瘤
- 囊状水瘤
- 胸腺瘤十分罕见

中纵隔
- 淋巴结增大（白血病，淋巴瘤，TB）
- 支气管肺前肠畸形

后纵隔
- 神经母细胞瘤

- 神经节细胞瘤
- 神经纤维瘤病
- 神经管肠原囊肿
- 脊膜突出

要点

- 任何儿科前纵隔肿块都应认定为胸腺，除非确诊其他疾病
- 后纵隔肿块是最常见的婴幼儿胸部异常肿块

胃肠道

概述

胚胎学

胃肠道由 3 种胚胎前体组织发育而来，每一种都含有独立滋养血管：前肠，中肠，后肠。

胃肠道胚胎发育

起源	滋养血管	派生物
前肠	腹腔动脉	咽，下级呼吸道，食管，胃，肝，胰腺，胆道，十二指肠
中肠	SMA	十二指肠末端，小肠，升结肠
后肠	IMA	横结肠，直肠，膀胱，尿道

IMA，肠系膜下动脉；SMA，肠系膜上动脉

小肠经由 3 个步骤成形（图 11-17）
- 旋转
- 固定
- 再通

旋转

- 十二指肠空肠襻旋转（第一圈 270°）使胃位于水平轴，而肝移至右侧，脾移至左侧腹部。胆总管（common bile duct，CBD）与腹侧胰腺相伴随，且由于旋转而位于背侧。在此旋转之前，第一肠襻旋转导致十二指肠空肠曲结合位于左侧
- 盲肠突襻（第二圈 270°）。小肠由肠系膜背侧发育而来，然后旋转 270°，使盲肠位于右上象限（right upper quadrant，RUQ）附近，随后再下降至右下象限（right lower quadrant，RLQ）

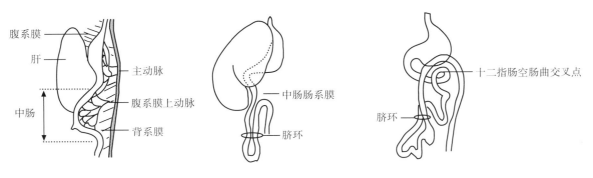

图 11-17

固定

出生时，小肠尚未完全固定，结肠肠系膜固定于后腹壁异常时会形成潜在间隙，肠管若进入即形成疝（十二指肠旁疝）。固定异常包括：

- 肠管活动度增加（游动盲肠）
- 内疝（十二指肠旁疝、盲肠旁疝）

再通

在形成原始肠管时，肠腔闭锁，而后通过肠腔再通过程形成有效的肠腔。这一过程的异常可能导致肠闭锁或重复畸形。

- 闭锁

  十二指肠闭锁起因于前肠（10 周）的肠腔再通的失败，且经常与其他畸形相关（肠扭转不良，50%；唐氏综合征，30%；食管闭锁）

  空回肠闭锁是缺血性损害的结果，而不是肠腔再通的失败；出现较晚，且通常为孤立现象

- 重复畸形

  异常再通：可发育为小的重复性壁内囊肿

  脊索附着：一部分肠管持续附着在脊索上，可发育为一个憩室

脐动脉（umbilical artery，UA）置管（图 11-18）

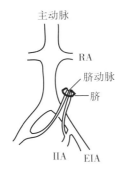

图 11-18

导管经过脐动脉，髂内动脉及肾下部主动脉，前端应该位于肾动脉上方，在 T8 ～ T12 水平。备选位置，前端位在肾动脉下方，在 L3 ～ L4 水平。

脐静脉置管（umbilical vein，UV，图 11-19）

UV 导管经过 UV，门静脉窦（左右门静脉的汇合点），静脉导管（出生后 96h 闭合），IVC，最终到右心房。此导管容易被错放在门静脉或其肝分支处（前端投影在肝内）。

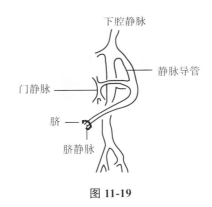

图 11-19

食管

食管闭锁（esophageal atresia，EA）和气管食管瘘（tracheoesophageal fistula，TEF）

病变的范围包括食管和气管。有两种临床表现：

- EA 的早期表现呈憩室（N 型，85%）：呕吐，窒息，分泌障碍
- 晚期表现，如果存在气管食管瘘管，出现反复发作的肺炎（H 型，5%）

类型（图 11-20）

- TEF，N 型瘘，85%
- 不伴随瘘的单纯 EA，10%

- TEF，H 型瘘（无闭锁），1%
- 其他种类

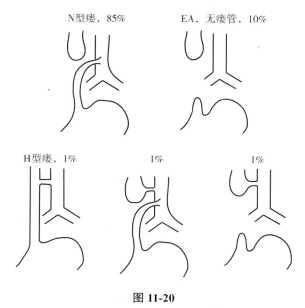

N型瘘，85%　　　　EA，无瘘管，10%

H型瘘，1%　　　　1%　　　　1%

图 11-20

并发症

帮助记忆："VACTERL"

- 脊柱畸形（**V**ertebral anomalies）
- 直肠肛门异常（**A**norectal anomalies）
- 心血管异常（**C**ardiovascular anomalies）
- 气管异常（**T**racheal anomalies）
- 食管瘘（**E**sophageal fistula）
- 肾异常：肾发育不全（**R**enal anomalies: renal agenesis）
- 肢体异常：桡骨 - 心脏综合征（**L**imb anomalies: radial ray cardiac anomalies）
- VSD
- 动脉导管
- 右位主动脉弓
- EA 伴随其他闭锁和（或）狭窄
- 十二指肠闭锁
- 肛门闭锁

影像学征象

X 线平片

- 上段食管段积气扩张（囊室部分）
- 腹部无气体（EA 型）
- 胃内过多气体（H 型）
- 吸入性肺炎

操作步骤

- 以 8-Fr 鼻饲管经鼻插入至闭锁水平；饲管末端标示闭锁水平；需要时注入空气
- 注入 1 ~ 2 ml 钡剂得到明确诊断；然而，此操作只能在大型医疗中心进行
- 注射过程录像

主要鉴别诊断

- 咽后部外伤穿孔
- 咽部假憩室

胃食管反流

病因

- 出生后 3 个月期间低位食管括约肌不成熟（经常为自限性）
- 先天性短食管
- 食管裂孔疝
- 松弛（低位食管括约肌静止时收缩不能；不同于成年人失迟缓）
- 胃出口梗阻

影像学征象

钡餐

- 确定反流存在
- 排除器官畸形

胃食管同位素显像

- 确定反流及胃食管排空最敏感的技术
- 半定量方法
- 解剖结构显示粗略

食管异物（图 11-21）

食管内异物可引起气道症状，通过：

- 对气道的直接机械性压迫
- 咽部周围炎症
- 穿孔和脓肿
- 与气管的瘘管形成

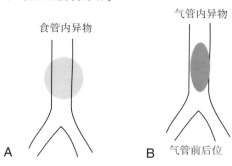

食管内异物　　　　气管内异物

A　　　　B　　　　气管前后位

图 11-21

影像学征象

- 异物固定于冠状面
- 食管造影可能显示炎性包块
- 透视下对有选择的病例（如非嵌顿者）用 Foley 导管移除异物

胃

肥厚性幽门狭窄（hypertrophic pyloric stenosis，HPS）

由幽门环状肌肉肥厚引起。发病率：1∶1000 出生人数。男性∶女性 = 4∶1。病因未明。治疗方法为幽门切开术。

临床表现

- 在每次喂奶后喷射性呕吐，无胆汁
- 在出生后 3 ~ 6 周最严重
- 从不出现在出生 3 个月之后
- 可触及的胃窦包块（橄榄大小）
- 体重下降
- 脱水
- 黄疸
- 碱中毒

伴发

- EA，TEF，食管裂孔疝
- 肾畸形
- Turner 综合征
- 18 三体综合征
- 风疹

影像学征象

X 线平片（图 11-22）
- 胃扩张（> 7 cm）
- 蠕动波导致扩张的胃出现"履带样"表现
- 末端小肠内空气减少
- 胃窦皱襞增厚

超声
- 肥厚的幽门括约肌表现为"靶样"病变（在右上腹的无回声肿块，伴中央气体回声）
- 在 RPO（右后斜）体位扫描（使液体移动至胃窦）
- 确立诊断 HPS 的标准：

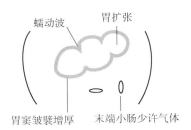

图 11-22

幽门肌肉增厚 > 3.5 ~ 4 mm
幽门长度 > 15 ~ 18 mm
- 作为首选影像检查手段有助诊断

上消化道造影（图 11-23）

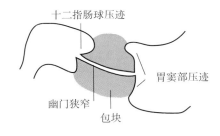

图 11-23

1. 插入一个 8-Fr 饲管为胃减压，于注入造影剂之前抽吸胃内容物
2. 使用 RAO 体位（显现幽门）
3. 缓慢注入 10 ~ 20 ml 钡剂
4. 等待幽门开放；摄片
5. 转动患者至仰卧位，拍摄气对比图像
6. 如果没有幽门狭窄，照前后位及侧位排除肠旋转不良
7. HPS 在上消化道的表现：
   - 胃窦部压迹（肩征）
   - 十二指肠球压迹
   - 幽门狭窄、延长（线样征）

幽门痉挛

间断性幽门狭窄所见。可用抗痉挛药治疗。伴随病变包括：

- 肾上腺性生殖综合征
- 脱水
- 败血症

影像学征象

- 幽门肌厚度正常
- 黏膜回声略强
- 除外征发性幽门痉挛（如溃疡）

胃扭转

系膜轴型扭转：幽门位于胃食管（GE）交界部上方。

- 发生于左侧膈膨升或膈疝
- 急性综合征：梗阻，缺血

器官轴型扭转：胃沿长轴旋转。

- 儿童少见
- 与大型食管裂孔疝相关
- 胃小弯在下胃大弯在上方
- 与胃出口梗阻有关

慢性肉芽肿病

慢性肉芽肿病为遗传性疾病（X 染色体阴性遗传），吞噬细胞内的 NADPH 氧化酶功能障碍（白细胞和原核细胞）。通常在 5 岁以下发病。

临床表现

- 反复细菌和真菌感染反复肺炎（80%），骨髓是（30%），特别是手和脚的小骨头
- 淋巴结炎，脓肿和肉芽肿形式
- 肝脾大
- GI 肉芽肿浸润的临床表现：食管狭窄及胃窦缩窄（特征性），可能导致胃出口梗阻

十二指肠，胰腺，小肠

先天性十二指肠闭锁，狭窄

肠管未能再通的结果（在 10 周前后）。发病率：1∶3500 活产儿。闭锁∶狭窄＝2∶1。肠梗阻的常见原因。出生后 24 h 出现胆汁性呕吐。治疗方法为十二指肠空肠吻合术或十二指肠吻合术。

伴随症

- 30% 患有唐氏综合征
- 40% 有羊水过多或早产现象
- 肠旋转不良，食管闭锁，胆道闭锁，肾畸形，肛门闭锁伴随或者不伴随骶椎畸形，先天性心脏病

影像学征象

- 胃及十二指肠球部扩张（双泡征）
- 末端小肠少气不能排除十二指肠闭锁的诊断（肝胰管可能呈"Y"形状分叉并走行入闭锁

的上方与下方）

十二指肠膜式狭窄症（图 11-24）

十二指肠隔膜是导致的十二指肠狭窄的一种畸形。隔膜两侧的压力梯度导致憩室形成（"风兜征"现象）。

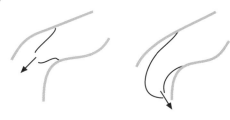

图 11-24

环状胰腺

胰腺呈先天性环状畸形，环绕着十二指肠第二段，少见。起因于胚胎胰腺组织的旋转异常。环状胰腺经常引起十二指肠狭窄。由 ERCP 和 MRCP 可以诊断。

胰腺肿瘤

少见。界限清楚，膨胀性生长，与成人胰腺肿瘤相比浸润性较低。

类型

- 胰母细胞瘤（最常见，< 10 岁）：不均匀的较大的多房性包块，有强化的分隔
- 实性假乳头状瘤（青春期女孩）：潜在低度恶性，囊实性，有出血，可有钙化
- 胰岛细胞瘤（较大儿童）：胰岛瘤与胃泌素瘤比体积较小

肠旋转不良和中肠扭转

正常情况下，肠旋转使 Treitz 韧带在十二指肠球部水平侧于脊柱左边。肠系膜末端位于右下腹 RLQ。在肠旋转不良时，肠系膜附着较短，使小肠围绕肠系膜上动静脉扭曲（图 11-25）。先是肠系膜上静脉受挤压（小肠水肿）随后是肠系膜上动脉脉受挤压（肠坏疽）。

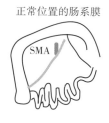 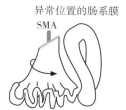

正常位置的肠系膜　　　　　异常位置的肠系膜

图 11-25

伴随

- 腹裂畸形
- 脐疝
- 膈疝
- 十二指肠或空肠闭锁

影像学征象

X 线平片

- 在肠梗阻和肠袢位置异常的情况下拟诊
- 盲肠位置正常不能排除肠旋转不良，但因此可能性不大

超声

- SMA（右侧）及 SMV（左侧）位置翻转可能偶尔由彩色多普勒成像诊断
- 十二指肠近端扩张
- 通常无作用

UGI

- 十二指肠空肠交界点位置异常，由于缺乏 Treitz 韧带
- 梗阻位置呈鸟喙状
- 小肠呈螺旋状，因为它环绕 SMA（螺旋形）（图 11-26）
- 肠壁水肿
- 早期诊断对于预防肠坏死非常重要

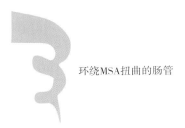

环绕MSA扭曲的肠管

图 11-26

钡灌肠

- 正常的钡灌肠结果可以排除 97% 的肠旋转不良
- 若伴随盲肠扭转则可以确诊

CT

- SMA 移至 SMV 右侧
- 胃出口梗阻
- 十二指肠及空肠围绕 SMA 轴呈螺旋状

LADD系带（图 11-27）

肠旋转不良患者的腹膜系带。韧带从盲肠延伸到肝门，可能导致十二指肠梗阻。

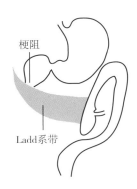

梗阻

Ladd系带

图 11-27

小肠闭锁

比起肠管再通失败，更常由宫内局部缺血引起。回肠最常受累，紧接着是空肠和十二指肠；可能是多处受累。20% ~ 40% 伴羊水过多。

影像学征象

- 近端小肠扩张
- 细小结肠

胎粪性肠梗阻

在 10% 的纤维囊性病患者中，胎粪性肠梗阻为主要症状。厚重黏稠的胎粪黏附于小肠并引起梗阻，通常在回盲瓣水平。

胎粪性肠梗阻可为简单性（也就是无其他畸形）或伴有其他的复杂性畸形（50%），例如：

- 回肠闭锁
- 穿孔，腹膜炎
- 狭窄
- 肠扭转

影像学征象（图 11-28）

X 线平片

- Neuhauser 征："皂泡样"表现（气体与胎粪混合）
- 小肠梗阻
- 由胎粪性腹膜炎引起的钙化，15%

水溶性对比剂灌肠

- 典型的微小结肠：小而无功能的结肠
- 回肠 10 ~ 30 cm 扩张，管径可大于结肠
- 末端回肠中结块的胎粪
- 高渗透压性对比剂可以刺激排出胎粪

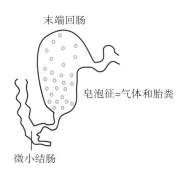

末端回肠

皂泡征=气体和胎粪

微小结肠

图 11-28

其他胎粪问题

胎粪栓综合征

新生儿肠梗阻由结肠无力引起（与小肠内胎粪堆积引起的胎粪性肠梗阻对比区别）。由于无力，结肠经常需要灌肠来刺激蠕动。经常出现在足月儿和糖尿病母亲的婴儿身上。在左小结肠综合征范畴内。与纤维囊性病无关。

胎粪性腹膜炎

因产前小肠穿孔引起。炎症反应可以在穿孔后最初的 12h 内导致腹膜钙化。也可能在睾丸内观察到钙化。

胎粪性肠梗阻的同源病

在年龄较大的纤维囊性病患者中再次出现，通常是不排泄胆盐的患者。因粪便浓缩导致的肠梗阻。

肠套叠

小肠的一段套入远端小肠。

类型

- 回结型
- 回回结型
- 小肠型
- 结肠型

回结型及回回结型肠套叠占所有肠套叠的 90%。90% 的小儿肠套叠无病理性的诱因；在余下的 10% 中，诱因是：

- 梅克尔憩室
- 息肉或其他肿瘤
- 囊肿

临床表现

- 经常出现在 2 岁以前（40% 出现在 3 ~ 6 个月），很少出现在新生儿期
- 疼痛，90%
- 呕吐，90%
- 包块，60%
- 经直肠出血，60%

影像学征象

X 线平片

- 经常表现正常（50%）
- 在部分充气的肠腔内显示为半圆形充盈缺损（经常在肝曲）

超声

- 靶征或炸面包圈征

肠套叠整复位（80% 成功率）

1. 提醒小儿外科医生。
2. 早期腹部平片除外气腹。
3. 袋装稀释对比剂（例如 17% 泛影葡胺）挂于超过台面 3 英尺（约 91.44 cm）。也可用空气复位；压力不应超过 110 mmHg。可用胶带堵在肛管周围减少空气泄露。
4. 避免腹部触诊。
5. 维持静水压不变。对固定的肠套叠包块持续时间不应超过 3 min。如果肛管周围漏气，在外科手术准备好之前可以重复灌肠数次。[3s 规则：3 英尺（约 91.44 cm）高，每次 3 min，3 次尝试]
6. 成功的复位标志是对比剂（气体）进入末端回肠。透视用于评价病理性诱因。应摄整复后 24 h X 线平片。
7. 整复禁忌证：
   - 穿孔
   - 腹膜炎
   - 过敏性紫癜
8. 并发症
   - 6% ~ 10% 复发（半数发生在初次复位后 48 h 内）
   - 在放射学整复中穿孔罕见（发生率：1 : 300 例）

过敏性紫癜

小血管炎伴有皮疹，皮下水肿，腹痛，血便及关节炎。

影像学特征

- 小肠内出血
- 肠套叠，典型小肠型
- 胆囊积液
- 肾回声增强

重复囊肿（消化道重复畸形）

位置：小肠（末端回肠）＞食管＞十二指肠＞空肠＞胃（发病从远端到近端递减，跳过胃）。

重复囊肿典型表现为腹部肿块。小肠重复最常见于肠系膜侧；食管重复经常位于腔内。

影像学征象

- 含液圆形包块压迫邻近小肠
- 可含有异位胃黏膜（消化道出血）
- 钙化罕见
- 交通性脊柱异常（神经管原肠囊肿；最常见于食管）

卵黄管异常（图 11-29）

卵黄管异常由与脐连接卵黄囊和肠腔的卵黄管持续存在而引起。

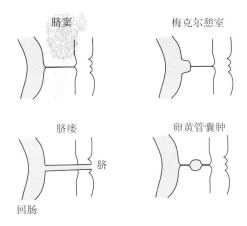

脐窦　　　梅克尔憩室

脐瘘　　　卵黄管囊肿

脐

回肠

图 11-29

病变形式：

- 梅克尔憩室
- 卵黄管未闭（肠脐瘘）
- 卵黄管囊肿（卵黄管囊肿）
- 卵黄窦（脐窦）

梅克尔憩室

卵黄管持续存在于其与回肠的连接处。2s 原则：

- 在人口中占 2%（是最常见的先天性胃肠道畸形）
- 并发症通常发生在 2 岁之前
- 憩室位于距离回盲瓣 2 英尺（约 60.96cm）内
- 20% 的患者有并发症

    当憩室内有胃黏膜时可出现消化道溃疡出血

    炎症和溃疡

    梗阻

影像学征象

- 因憩室不常被钡剂充盈故很难察觉
- 锝酸盐扫描可被用来检测异位胃黏膜（敏感度 95%）
- 锝酸盐假阳性结果可能出现在：

    克罗恩病

    阑尾炎

    肠套叠

    脓肿

结肠

阑尾炎

年龄：＞ 4 岁（最常见的原因是小肠梗阻）（在第 3 章可见）

影像学征象

X 线平片

- RLQ 包块
- 腹膜脂肪线消失
- 哨兵肠袢
- 粪石

超声

- 可有效用于儿童
- 增厚的阑尾壁伴随阑尾炎，RLQ 脓肿

钡灌肠（极少使用）

- 阑尾的完全充盈可排除阑尾炎诊断
- 15% 的正常阑尾可能不完全充盈
- 阑尾炎的支持征象：

    钡剂在阑尾基底部呈鸟嘴征（黏膜水肿）

    在盲肠末端不规则的钡剂

    盲肠变形（脓肿、包块的占位效应）

CT

- 3% 泛影葡胺通过口腔或直肠给药，经螺旋 CT 扫描胃肠道成像，用于诊断或排除阑尾炎，及确立可选择的诊断结果

坏死性小肠结肠炎（necrotizing enterocolitis，NEC）

最常见的早产儿消化道急症。病因尚不明确（局部缺血？免疫？细菌？）。最常在出生后 2 ~ 6 天发展。

手术指征：

- 气腹

新生儿发生率增加因素：

- 早产儿
- 新生儿肠梗阻（例如闭锁）
- 患有 CHD 的新生儿

影像学征象（图 11-30）

- 小肠扩张：麻痹性肠梗阻（首先出现），在连续 X 线片中肠管形态不变
- 肠壁积气，80%（第二常见征象）
- 门静脉内气体可能短暂可见（超声比 X 线平片更敏感）；这个发现不像成人身上那样意味着预后不良
- 气腹（20%）表明肠穿孔：足球征（浮动的气体和腹水在仰卧位产生大而椭圆形的透亮区）
- 禁用钡剂；若有肠梗阻或巨结肠需要被排除，可使用水溶性对比剂

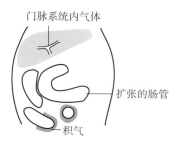

图 11-30

并发症

急性

- 穿孔

出生后较晚出现

- 肠管狭窄（通常邻近脾曲）
- 手术并发症：短肠综合征，倾倒综合征，吸收障碍
- 早产儿常见相关疾病的并发症：

肺透明膜病
脑生发基质（Germinal matrix）出血
脑室周围白质软化

先天性巨结肠

结肠末端部分的肌间神经丛细胞缺乏（神经节细胞缺乏症，胚胎成神经细胞不完全的头尾向的移动）导致高张性及梗阻。临床：80%（男性：女性 = 6：1）在出生后 6 星期之内表现为梗阻，间断腹泻或便秘。诊断依赖于直肠活检。治疗方法为结肠造瘘术（Swenson，Duhamel，Soave 手术），病变肠管切除术。相关疾病：唐氏综合征。

并发症

- 肠梗阻（新生儿期出现）
- 穿孔
- 小肠结肠炎 15%，病因不明确

影像学征象（图 11-31）

- X 线平片显示由结肠远端梗阻引起的肠管积气表现
- 30% 患者钡灌肠正常
- 在正常和狭窄的结肠之间有过渡区
- 由于部分狭窄，直肠与乙状结肠的直径比例（正常 1：0）不正常（< 1.0）
- 对比剂灌肠时，结肠呈锯齿状
- 钡灌肠 24 小时后 X 线平片仍显示有钡剂潴留，对诊断很有帮助
- 直肠乙状结肠区存在过渡区，80%

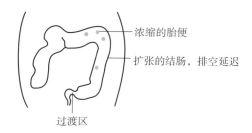

图 11-31

先天性肛门直肠畸形（图 11-32）

后肠和泌尿生殖（genitourinary，GU）系统在妊娠中期下降及分离异常。

高位（盆腔直肠）畸形

- 直肠末端在提肌悬吊上方
- 与 GU 和心脏畸形高度相关（50%）

低位（肛门直肠）畸形

- 直肠末端在提肌悬吊下方
- 与 GU 畸形低度相关（25%）

概述

	男性	女性
高位畸形	通向尿道的瘘管，少见通向膀胱	直肠阴道瘘，子宫阴道积水
低位畸形（肠管穿过提肌悬吊）	肛门会阴瘘	通向尿道下段，阴道，会阴的瘘管

相关畸形很常见：

- 骶椎畸形，30%（脊髓栓系症）
- Currarino 三联征：肛门直肠异常，骶骨畸形，骶前包块
- 泌尿生殖畸形，30%
- VACTERL
- GI 畸形：十二指肠闭锁，EA

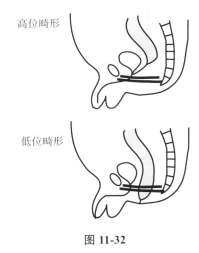

高位畸形

低位畸形

图 11-32

影像学征象

X 线平片

- 低位结肠梗阻
- 在膀胱或阴道内有气泡
- 确定充气的直肠盲端位置在 M 线（在坐骨上 2/3 和下 1/3 的交界处画线，表明提肌悬吊水平线）
- 扩张直肠末端在倒置位片可以显示

磁共振成像（MRI）

- 确定考虑提肌的直肠袋位置和决定畸形是盆腔直肠型还是肛门直肠型。
- 协助相关脊柱畸形的检测

肝，胆道

胆道闭锁

病因未知（重度肝炎，有血管成分硬化性胆管炎？）与 18 三体综合征和多脾症相关。

类型（图 11-33）

- 可矫正的：肝门肠吻合术（Kasai 术）
- 不可矫正

影像学征象

超声

- 正常胆囊（gallbladder，GB）占 20%

HIDA 扫描

- 24h 内肠管不可见
- 肝在 5min 之内显示清晰
- 肾排泄增强
- 主要鉴别诊断是新生儿肝炎。新生儿肝炎的表现包括：

  24h 内肠管出现蠕动

  肝示踪物累积降低和减缓

  可能看不到见 GB

新生儿肝炎与胆道闭锁

新生儿肝炎	胆道闭锁
男性早产儿	女性
TORCH 综合征	多脾症
骨骼畸形	胆总管囊肿

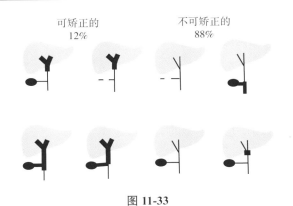

图 11-33

- 在出生后第一周中两种疾病都伴随高结合胆红素血症
- 如果在出生后 40 天内确定诊断，治疗胆道闭锁的 Kasai 术通常是成功的

- 诊断胆道闭锁必须排除囊性纤维化的患者，因为囊性纤维化患者浓缩的胆汁在超声或核素扫描时不易与胆道闭锁区别
- 术前镇静剂（5 mg/kg/ 天 ×5 天）可提高肝胆扫描的敏感度。表现为正常（≥ 1.5 cm）或增大（≥ 3 cm）GB 更支持肝炎诊断

	肝血管瘤	血管内皮瘤
年龄	较大的儿童	< 6 个月
大小	< 2 cm	2 ~ 15 cm
位置	右叶	两叶
症状	无	肝大，CHF
超声	界限清楚的高回声病变	多样化
潜在恶性	无	罕见

血管内皮瘤

最常见的儿科良性肝肿瘤。85% 出现在 < 6 个月。与皮肤血管瘤相关占 50%。

并发症

- 因为动静脉分流导致的心功能衰竭，15%
- 腹腔内出血
- 弥散性血管内凝血
- 血小板减少症（血小板消耗）

影像学征象

- 超声下混杂低回声包块
- 与成人肝血管瘤的信号强度 / 对比增强特征相似

间叶性错构瘤

- 出现在 10 岁前
- 较大的多房性囊性病变
- 可见 > 10 cm 的大囊肿
- 10% 是外生型的

肝母细胞瘤

儿童中最常见的主要肝恶性肿瘤。年龄：< 2 岁。

伴随

- 伯 - 韦综合征
- 半身肥大

影像学征象

- 较大的肝包块
- 混杂回声（超声）
- 钙化，50%
- 转移：肺＞淋巴结，脑

肝细胞肝癌（hepatocellular carcinoma，HCC）

儿童第二常见的肝恶性肿瘤。年龄：> 3 岁。

伴随

- 囊性纤维化
- 自身免疫性肝炎
- 丙型肝炎
- 半乳糖血症
- 胆道闭锁
- 肝糖元贮积症
- 酪氨酸血症

影像学征象

- 除临床症状以外难与肝母细胞瘤区别
- 比肝母细胞瘤的钙化率低

低血容量性休克

- 小而高密度的脾
- 小肠壁，肾及胰腺显著强化
- 扩张充盈的肠管
- 动脉和 IVC 管径减小

泌尿生殖系统

概述

肾发育（图 11-34）

肾发育分为 3 个阶段：
- 前肾（第 3 周）：肾小管汇入排泄管并终止于泄殖腔
- 中肾（第 4 周）：充当前导：
    男性：输精管，精囊，射精管
    女性：退化
- 后肾（第 5 周）：输尿管芽由中肾管发育而来；输尿管芽延长，逐渐分支，然后形成肾小管同时沿着后体腔壁上升；在 12 周时肾由纤维沟

划分成 7 个前叶及 7 个后叶；在 28 周时肾小叶之间的界限变得模糊不清；出生时可见明显的纤维沟

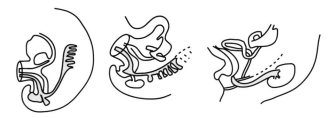

图 11-34

生殖器（图 11-35）

中肾管（午菲管）

- 输精管，精囊，附睾
- 引领输尿管移行至膀胱
- 诱导肾发育及升高
- 诱导中肾旁管（米勒管）在女性的发育

米勒管

- 形成全部女性生殖器，除了末端 1/3 的阴道

泄殖腔

由泄殖腔（尿直肠）隔分裂而成：
- 背侧→直肠
- 腹侧→尿囊（像脐韧带一样萎缩），膀胱，泌尿生殖窦（骨盆，阴茎部分）

午菲管和米勒管汇入泄殖腔腹侧。

脐尿管（图 11-36）

附着在膀胱上的脐带（首先是尿囊，而后是脐尿管）通常在膀胱下降到骨盆时萎缩（脐韧带）。

持续性脐尿管开放可导致膀胱内尿液流向脐部。

- 肿瘤：腺癌，卵黄囊瘤，腺瘤，纤维瘤
- 脐尿管囊肿：在产前多普勒超声可以显示脐动脉张开

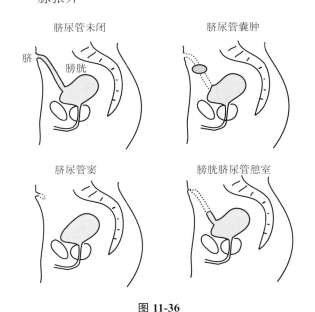

图 11-36

子宫

- 青春期前期子宫呈管状结构（子宫颈前后径等于宫底前后径）或有时呈铲形（宫颈前后径大于宫底前后径）

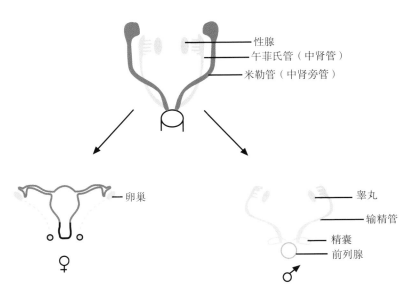

图 11-35

- 子宫内膜正常情况下不出现；然而，高频传感器可能展示中心线
- 长度在 2.5 ～ 4 cm；厚度不超过 10 mm

卵巢

- 卵巢体积：V= 长度的一半 × 宽度 × 高度
- < 6 岁的女孩的平均卵巢体积 ≤ 1 cm³
- 6 岁之后卵巢体积增加
- 在青春期前期的女孩（6 ～ 10 岁），卵巢体积范围从 1.2 ～ 2.3 cm³。在初潮前期的女孩（11 ～ 12 岁），卵巢体积范围从 2 ～ 4 cm³。在月经后期的女孩，卵巢体积平均为 8 cm³（范围 2.5 ～ 20 cm³）

先天畸形

肾畸形

位置异常

- 沿纵轴旋转不良（最常见）
- 所有异位肾都有旋转异常
- 异位肾
  - 通常位于骨盆
  - 大多数异位肾无症状，但盆腔肾更易受外伤和感染的影响。盆腔肾可以使以后的自然分娩更复杂
  - 当在 IVP 上只见到一个肾位置正常时，必须仔细搜索盆腔内对侧肾的集合系统，因为肾影可能被骨盆骨遮挡
  - 异位胸内肾经常是穿过博氏孔的获得性重复畸形

形态畸形

- 马蹄肾
- 扁平肾为骨盆内两侧肾的融合畸形，经常邻近动脉分叉处
- 交叉异位融合（图 11-37）
- 先天性大肾盏畸形：圆形肾盏替代杯形肾盏，肾盏数量增多。可以是单侧的。增加感染及结石风险。无梗阻。如不合并巨输尿管，在呋塞米肾图上可显示排空
- 肾发育不全
  - 肾发育不全时肾体积小（< 50%），含肾盏和肾乳头数目少（< 5），但肾功能正常

不要与发育不良混淆，后者因收集系统梗阻而形成奇特的肾外形。发育不全的肾是光滑的并含有较短的漏斗，有时有棒状肾盏节段性发育不全（Ask-Upmark 肾）：通常上极有较深的横向沟。与重度高血压相关病因学尚有争议（是先天性病变还是肾盂肾炎后的遗症）

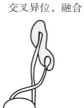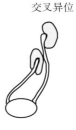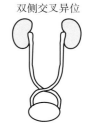

交叉异位，融合　　交叉异位　　双侧交叉异位

图 11-37

数量异常

- 单侧肾不发育（1 ∶ 1000 出生人数）；男性与睾丸或输精管血管发育不全或不发育，同侧精囊腺囊肿，男性尿道下裂相关；女性与角状子宫，阴道发育不全或不发育（Rokitansky-Küster-Hauser 综合征）相关；对侧肾肥大
- 双侧肾不发育
- 额外肾（非常罕见）

先天性肾畸形的并发症

- 感染
- 梗阻
- 结石
- 外伤

马蹄肾

最常见的肾形态异常。在马蹄肾时肾下极跨越中线融合。比例：1 ∶ 400 出生人数。伴随畸形，50%：

- 输尿管肾盂交界处（ureteropelvic junction，UPJ）梗阻，30%
- 输尿管重复畸形，10%
- 生殖器异常
- Turner 综合征
- 其他异常（GI，心脏，骨骼），30%

影像学征象

- 肾下极融合（峡部）
- 每个肾轴均异常（双侧旋转不良）

- 多变的血供

肾异位

交叉异位指的是一个肾位于对侧输尿管仍从原位进入膀胱。位置较低的肾通常是异位的。异常旋转常见，肾盂可能面向相反方向。90% 的情况双侧肾融合。比例：1 ∶ 1000 出生人数。伴随畸形的的比例低。轻微增加结石的比例。

输尿管重复畸形（图 11-38）

两根输尿管汇入一侧肾（比例 1 ∶ 150）。重复畸形可能是不完全（"Y"形输尿管）或者完全：

- 原位输尿管：引流下半肾且进入膀胱三角区附近区域
- 异位输尿管：引流上半肾且进入膀胱内下和中间部分（Weigert-Meyer 规则）：异位输尿管可能狭窄和梗阻

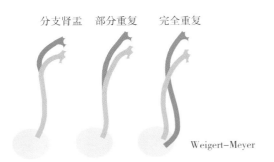

分支肾盂　部分重复　完全重复

Weigert-Meyer

图 11-38

并发症

- 原位输尿管反流，导致尿路感染（urinary tract infection，UTI）
- 异位输尿管梗阻
- 输尿管囊肿

影像学征象（Lebowitz）（图 11-39）

- 肾顶端到集合系统的距离增加：下部肾盏积水可能导致占位效应（1）
- 集合系统轴异常（2）
- 肾盂上缘凹陷（3）
- 肾盏数量比正常一侧减少；凋谢的百合花征（4）
- 肾和输尿管的横向位移（5）
- 螺旋形输尿管（6）
- 膀胱充盈缺损（输尿管囊肿）

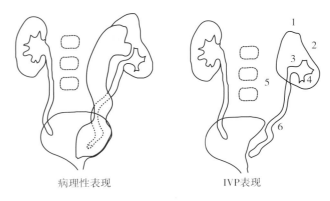

病理性表现　　　　　IVP 表现

图 11-39

输尿管囊肿（图 11-40）

输尿管囊肿指的是输尿管末端进入膀胱处扩张形成囊肿。两种类型：

单纯型（输尿管位置正常），25%
- 几乎都见于成年人
- 在儿童时经常有症状

异位型（输尿管位置异常），75%
- 几乎都伴随重复畸形
- 单侧发生，80%
- 尿路可能完全梗阻

女性尿失禁（湿润）在不伴随输尿管囊肿的输尿管异位中可见，单发输尿管开口异位少见。

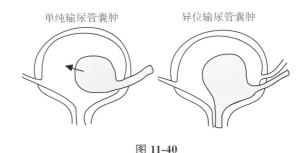

单纯输尿管囊肿　　　异位输尿管囊肿

图 11-40

影像学征象

- 输尿管囊肿引起 IVP 上膀胱充盈缺损
- 超声上囊状结构的典型表现
- 输尿管囊肿可能是扩张的，收缩的或外翻的，代表憩室存在
- 并发症：
  输尿管囊肿可以包括结石
  可能很大（膀胱出口梗阻）

先天性输尿管肾盂交界处（UPJ）梗阻

新生儿最常见的泌尿生殖道先天性畸形。20% 的梗阻是双侧。治疗方法为肾盂形成术。

- 内在的，80%：肾盂环形肌束缺陷
- 外来的，20%：肾血管（下极动脉或静脉）

影像学征象

- 肾盏扩张，肾盂扩张
- 肾对比剂延迟排泄；肾实质显影不良
- 凸出的肾外型肾盂变异可能需要 Whitaker 试验来确定其存在和梗阻程度

原发性巨输尿管症

先天性远端输尿管扩张引起功能性（非机械性）梗阻（肌层异常发育，输尿管失迟缓）。20% 是双侧的。最常见的产前诊断。临床表现：无症状最常见，疼痛，UTI，肿块。最常见（95%）的巨输尿管症为孤立表现。伴随功能失调不常见（5%），但若出现则包括：

同侧
- 肾盏憩室
- 肾乳头坏死

对侧
- 反流
- 输尿管囊肿
- 输尿管重复畸形
- 肾异位或缺如
- UPJ 梗阻

影像学征象

- 在功能异常的输尿管远端狭窄部分之上的输尿管扩张
- 输尿管远端部分无推进力的动作

腔静脉后输尿管

下腔静脉先天异常（非输尿管）。正常 IVC 由上心静脉发育而来，位于输尿管后方。如果 IVC 来源于右侧下主静脉（最常见）或后主静脉（两者都位于输尿管前方），一部分腰输尿管在腔静脉后方受限。最常在男性中出现。

影像学征象

- 输尿管从 IVC 后方经过并在它行至骨盆的过程中出现在 IVC 中线
- 异常出现在右侧，除非患者有内脏转位
- 若 IVC 重复畸形则异常可以是双侧
- 类型：

低位（最常见）
- 鱼钩样或者反 "J" 样
- 输尿管梗阻
- 输尿管在腔静脉和主动脉之间出现且降入骨盆

高位（较常见）
- 梗阻较轻微
- 下腔静脉后输尿管部分在 UPJ 水平倾斜
- 可能与 UPJ 梗阻相似

膀胱外翻（图 11-41）

低位腹壁，耻骨区，膀胱前壁和尿道背侧面缺陷；缺陷导致膀胱开放，黏膜与皮肤相连续。是最常见的先天性膀胱畸形；总体而言是稀有的（1：50 000）。都伴随尿道上裂（男性：尿道终止于阴茎背侧方向；女性：整个尿道背侧裂开）。不伴随外翻的单纯尿道上裂不常见。

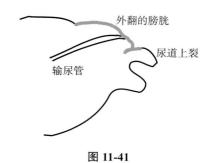

图 11-41

影像学征象

- 耻骨联合分开（宽度与外翻的严重程度对应）
- 与外翻膀胱汇合的脐疝
- 隐睾症
- 腹股沟疝
- 在未经治疗的病例中出现获得性输尿管膀胱交界处（ureterovesical junction，UVJ）梗阻
- 手术修复后表现：
  小膀胱
  反流
- 其他伴随畸形
  直肠脱垂
  对裂的单角子宫
  脊柱畸形

泄殖腔外翻

较孤立存在的膀胱外翻更为严重的缺陷。出现在胚胎形成初期。

临床表现

骨骼

- 脊柱裂
- 脂肪性脊髓脊膜膨出
- 耻骨联合分离

膀胱

- 外翻

结肠

- 外翻

梅干腹综合征（三联综合征，Eagle-Barrett 综合征）

非遗传疾病（1：50 000）以三联征为特点：

- 广泛分离的腹直肌（皮肤褶皱表现看起来像梅干）
- 肾盂输尿管积水（巨大非梗阻性输尿管）
- 隐睾症（膀胱扩张妨碍睾丸下降）

预后：大多数严重病例是致命的，在较轻的病例里常见肾衰竭

重度病例伴随其他畸形：

- 肾发育不全
- 羊水过少
- 肺发育不全
- 尿道闭锁
- 脐尿管未闭
- 前列腺发育不全

影像学征象

- 大而扩张的膀胱是特征性表现
- 膀胱输尿管反流（vesicoureteral reflux，VUR）常见
- 脐尿管未闭（常见）
- 隐睾症

后尿道瓣（图 11-42）

后尿道瓣（posterior urethral valves，PUVs）表现为位于后尿道精阜远端附近的先天性皱褶（厚皱褶＞薄皱褶）。现在经常在产前超声上发现。治疗方法为电灼疗法。

临床表现

- PUVs 是最常见的梗阻症状（滴尿，遗尿）的原因（35%）
- UTI，35%

- 新生儿可触及的膀胱或肾，20%
- 血尿，5%

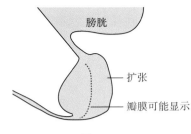

膀胱

扩张

瓣膜可能显示

图 11-42

类型

- Ⅰ型（最常见）：起源于丘皱襞（正常组织皱褶从精阜延伸向下）。远端小叶增厚并在膜尿道水平融合
- Ⅱ型：黏膜皱褶从精阜附近向膀胱颈部延伸；一些研究不再考虑Ⅱ型为瓣膜梗阻而是一个排尿功能障碍的后遗症
- Ⅲ型：表现为位于尿道前列腺部远端中间有孔的薄膜

影像学征象

- Ⅰ型精阜增大，但Ⅲ型不增大
- Ⅰ型导致向对侧凸起的新月形充盈缺损（大三角帆表现）
- Ⅲ型可见风兜样表现
- 瓣膜上方的后尿道扩张并延长
- 膀胱小梁，小囊和小憩室形成
- VUR
- 输尿管积水及肾盂积水
- 出生前并发症：
  羊水过少
  尿漏，15%：尿性囊肿，尿腹水
  肾盂积水
  梅干腹综合征

男性尿道下裂

尿道开口异常位于阴茎腹侧，阴囊或者会阴。尿道下裂是生殖器皱襞中线融合缺陷的结果。比例：1：300 出生人数。

伴随

- 隐睾症，30%
- 腹股沟疝，10%

- 尿道畸形（比例轻微高于一般人群）

影像学征象

- 在严重病例，在伴随症状或其他畸形的患者应该做排尿性膀胱尿道造影
- 增大的囊腔（前列腺囊），20%

尾部退化

中胚层尾侧损害引起的畸形范围：

- 骶骨缺如（20% 出现在糖尿病母亲的婴儿中）
- 四肢末端部分缺如或不发育
- GU 和 GI 畸形

骶骨缺如的类型

- 1 型：单侧缺如
- 2 型：双侧缺如，具有正常骶髂关节
- 3 ~ 4 型：骶骨全部缺如，椎体与髂骨多样异常融合

肾囊性病

常染色体隐性遗传肾疾病

常染色体隐性遗传肾疾病（autosomal recessive kidney disease，ARKD）=婴儿多囊肾（infantile polycystic kidney disease，IPKD）=Potter 1 型 = 儿童多囊肾病。比例：1∶50 000 ~ 1∶10 000 出生人数。

类型（图 11-43）

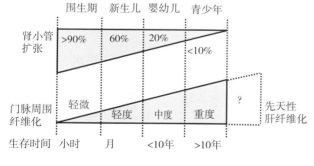

常染色体隐性遗传多囊肾病（Blythe Ockendon 分类）

图 11-43

产前型：90% 肾小管扩张。

- 子宫内羊水过少
- 死于出生后肾衰竭或呼吸功能不全（75% 在 24 小时内）

新生儿型：60% 肾小管扩张，轻微肝纤维化。

- 在出生后第 1 个月内肾衰竭
- 婴儿通常在 1 年内死亡

婴幼儿型：20% 肾小管扩张，中度肝纤维化。

- 症状在 3 ~ 6 个月出现
- 死于肾衰竭，门静脉高压，动脉高血压

青少年型：10% 肾小管扩张，重度肝纤维化。

- 病变出现在 1 ~ 5 岁
- 死于门静脉高压

随发病年龄增加肾表现的严重程度减轻，肝门静脉周围肝硬化的程度加重。肝纤维化也伴随：

- 成年人多囊肾病
- 多囊性肾发育不良
- Caroli 病
- 胆总管囊肿

影像学征象

肾

- 肾增大，回声增强（特征性表现）
- 1 ~ 2mm 的囊肿只在高分辨的超声设备上可见。
- 细微条纹状的肾实质改变归因于肾小管扩张（与髓质海绵肾的表现相似；IVP 现在很少应用）

超声（宫内）

- 膀胱内尿无显影
- 增大的回声增强的肾
- 羊水过少（无功能肾）

肺

- 肺发育不全（由于外部压迫）
- 气胸

肝

- 肝纤维化
- 门静脉高压

多囊性肾发育不良（multicystic dysplastic kidneys，MCDK）

由纤维组织分隔的不相通的大囊肿聚集；肾实质无功能。起因于孕 10 周之前胎儿输尿管闭锁（重度 UPJ 梗阻）。肾血管及集合系统缺如或闭锁。因为 MCDK 是渐变的，连续的超声追踪经常使用直到消失。

伴随

- 对侧肾 UPJ 梗阻

- 马蹄肾

影像学征象

- 无排泄功能的囊性肾肿块
- 对侧肾过度增大
- 囊肿之间较厚的纤维隔
- 成人可见囊壁钙化
- 输尿管闭锁
- 肾动脉缺如

多房性囊性肾瘤

以较大的（＞10 cm）囊性空腔为特点的先天性肾病变。囊肿的内壁由立方上皮细胞组成。病变具有双相的年龄和性别分布。它出现在 2 个月～ 4 岁的儿童中并有 75% 的男性偏向，且在 ＞ 40 岁的成年人中有 95% 的女性偏向。可能伴随由于包块脱垂至肾盂造成的血尿。两个明显的组织学个体：囊性肾瘤在隔膜和囊变里不伴随胚芽基础，部分分化的肾母细胞瘤在隔膜具有胚芽基础。这两个实体在图像上不能辨别。

影像学征象

- 增强 CT 扫描可显示明确的压迫或取代邻近肾实质的肾内多房性肿块。分隔有增强但囊肿没有
- 钙化不常见
- MLCNs 应该用外科方法切除因为通过影像学形式不可能将其与囊性肾母细胞瘤区分

炎症

尿路感染

尿路感染（urinary tract infection，UTI）的定义是在恰当收集的尿样本中病原体＞100 000/ml；由耻骨弓上穿刺术或导尿术获得的尿中细菌生长也是异常的。任何泌尿结构都有可能受累（例如膀胱：膀胱炎；前列腺：前列腺炎；肾小管：肾盂肾炎；尿道：尿道炎）。致病的 UTI 是最常见上行感染（尤其是在女性中：尿道短）。最常见的病原体：大肠埃希氏菌（70%）

UTI/VUR 复合的影像学检查

1. 是否有尿道结构畸形存在导致淤积因而易于感染？
   - 超声是首选的影像学检查

- 结构畸形经常在产前检查中发现
- 在畸形病例中，常需要进一步影像学检查
- 所有儿童在第一次尿路感染后均应做超声检查

2. 是否为原发 VUR？
   - VCUG 和放射性核素膀胱造影为首选影像学检查
   - 应该经 VCUG 检查的人群：
     ＜ 4 岁的患有 UTI 的所有儿童
     所有超声检查异常，膀胱功能障碍或者反复 UTI 的较大的儿童

3. 是否存在急性肾盂肾炎？
   - 肾皮质显像是敏感度和特异性最高的影像学检查，其结果会影响治疗
   - 超声和 IVP 敏感度和特异度较低

4. 是否有肾实质瘢痕（图 11-44）形成？
   - 小的瘢痕行肾皮质显像检测最好
   - 较大的瘢痕可以通过超声或 IVP 检测
   - 在 UTI 后等待最少 4 个月应再评价瘢痕形成；在早期，很多患者的异常不是永久性的

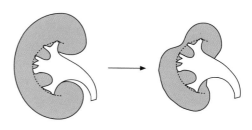

图 11-44

膀胱输尿管反流

原发性膀胱输尿管反流（vesicoureteral reflux，VUR）起因于不成熟或发育不良的 UVJ 抗反流阀功能障碍。不成熟的原因是黏膜下输尿管纵行肌的不发达；在成长过程中，黏膜下输尿管延长且阀动装置变得有功能（VUR 的儿童患者通常由于 10 岁左右年龄增大而不再反流，同时也取决于反流级别和反流类型）。

其他原因的反流（继发性反流）：
- 输尿管开口旁憩室
- 输尿管囊肿
- 输尿管重复畸形
- 膀胱出口梗阻

并发症

- 膀胱炎
- 肾盂肾炎

- 由于感染尿的肾内反流，肾瘢痕形成
- 高血压和终末期肾病（10% ～ 20% 肾瘢痕形成）

发生率

反流出现在 30% ～ 50% 的 UTI 儿童患者中，在同胞中占 20%（在较小的儿童中较高，较大的儿童中较低）

影像学征象

反流分级（国际分级系统）（图 11-45）

- Ⅰ级：反流至输尿管但未及肾
- Ⅱ级：返流入输尿管，肾盂，肾盏不扩张
- Ⅲ级：反流至肾盏伴随轻度扩张，穹窿较钝
- Ⅳ级：反流至肾盏伴随中度扩张，穹窿部消失
- Ⅴ级：重度扩张，输尿管迂曲

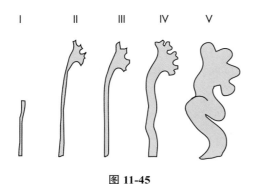

图 11-45

排泄性膀胱尿道造影

1. 儿科排泄性膀胱尿道造影（voiding cysturethrogram，VCUG）是由放射科医师来进行，尽量使透视时间最小化（最佳时间总共少于 15s）
2. 使用 8-Fr 导管导尿（5-Fr 管用于新生儿）
3. 照肾区和膀胱的前后位点片
4. 通过重力滴注对比剂（瓶子放置于台面上方 40 cm）
5. 当患者表现出要排尿或即将来临的排尿征象，摄包含尿道导管的膀胱双侧斜位片
6. 当排尿开始，取出导管。在女性中，扩张尿道的 2 个摄影点位获取双斜位。在男性中，2 个摄影高度斜点位在排尿中获取
7. 排尿中快速透视肾区；若观察到反流，获取点片
8. 在排尿完成后，获取膀胱及肾区的前后位片

肿瘤

在 2 个月以下的婴儿中，大多数肾肿瘤是良性的。恶性肿瘤的发病率随年龄增加

约 87% 的儿童实质肾肿瘤是肾母细胞瘤。其他肿瘤包括透明细胞肉瘤（6%）；

中胚层肾瘤（2%）；杆状肿瘤（2%）淋巴瘤（＜ 0.5%）；肾细胞癌（＜ 0.5%）。

肾实质恶性肿瘤表现最常见的年龄

肾肿物	年龄范围	峰值年龄
肾母细胞瘤		
单侧型	1 ～ 11 岁	3 岁 6 个月
双侧型	2 个月 ～ 2 岁	15 个月
肾母细胞瘤增生	任何年龄	6 ～ 18 个月
肾细胞癌	6 个月 ～ 60 岁	10 ～ 20 岁 *
中胚层肾瘤	0 ～ 1 岁	1 ～ 3 个月
多囊肾肿瘤		
囊性肾瘤	成年女性	成年女性
囊性部分分化型肾母细胞瘤	3 个月 ～ 4 岁	1 ～ 2 岁
透明细胞肉瘤	1 ～ 4 岁	2 岁
横纹肌样瘤	6 个月 ～ 9 岁	6 ～ 12 个月
血管平滑肌脂肪瘤	6 ～ 41 岁	10 岁 †
肾髓样癌	10 ～ 39 岁	20 岁
婴幼儿骨化性肾肿瘤	6 天 ～ 14 个月	1 ～ 3 个月
后肾腺瘤	15 个月 ～ 83 岁	无
淋巴瘤		
霍奇金	＞ 10 岁	青春期后期
非霍奇金	任何年龄儿童	＜ 10 岁

* 成血管细胞瘤病
† 结节性硬化，多发性神经纤维瘤，成血管细胞瘤病

肾母细胞瘤

起源于胚胎期的后肾。为最常见的儿童肾实质性肿瘤。是儿童中仅次于白血病和脑部肿瘤的第三位最常见的恶性肿瘤，为排在肾盂积水及多囊性发育不良肾之后第三常见的肾肿块。发病率为 ＜ 2 岁为 50%，＜ 5 岁为 75%，新生儿非常罕见。

双侧肾母细胞瘤概率为 5% ～ 10%，多发的情况为 10%。肾母细胞增生是肾母细胞瘤的前兆。在染色体 11 有两个位点与肾母细胞瘤的发生有关。11 p13

轨迹是众所周知的这个 WT1 基因位点 11 p15 被称为 WT2 基因。WT1 基因呈现异常。患者与 WAGR 综合征（肾母细胞瘤，先天性无虹膜畸形、泌尿生殖畸形，精神发育迟滞）或者 Drash 综合征（男性假两性畸形，急进性肾小球肾炎）；WT2 基因异常表现为 Beckwith-Wiedemann 综合征或者偏身肥大。

临床表现

- 明显的腹部肿块，90%（诊断平均直径 12cm）
- 高血压，50%
- 疼痛，35%
- 不常见表现：血尿（5%），发热（5%），厌食（15%）
- 肾母细胞瘤显示为一个实质性肾内肿块，具有假包膜以及肾实质和集合系统变形。肿瘤的典型传播通过直接蔓延和推移邻近结构，但不包绕或抬高主动脉；这种包绕或抬高是神经母细胞瘤的独有性特征

伴随

- 偶发性无虹膜畸形（35% 可能发生肾母细胞瘤）
- 偏身肥大
- Drash 综合征：假两性畸形，肾小球性肾炎和肾母细胞瘤
- Beckwith-Wiedemann 综合征：巨舌，脐疝，内脏肥大

影像学征象

肿瘤
- 起源于肾皮质的较大（平均 12 cm）的肿块
- 通常是外生性生长；假包膜

肿瘤囊性区：出血、坏死
- < 15% 钙化
- 肾内占位效应导致肾盂肾盏系统变形
- 与其余肾实质相比对比增强较弱
- 血管侵犯占 5% ~ 10%（肾静脉，IVC，右心房）

分期（类似于成年人腺癌）
- 1 期局限于肾内，95% 的 2 年生存率
- 2 期 90% 会扩散到肾周围的空间
- 3 期扩散到淋巴结
- 4 期有 50% 的概率转移到肺，肝
- 5 期扩散到双肾
- 在 MRI 上，肾母细胞瘤在 T1W 图像上显示低信号强度，在 T2W 上显示高信号强度，MRI

也用于腔静脉病变和多病灶疾病的评估
- MRI 被认为是最敏感的腔静脉病变测定，但是它需要镇静剂

对高危患者的筛查肾母细胞瘤危险度的建议
- 超声是 1 岁每隔 4 个月一次
- 2 岁内，每 8 个月复查，然后每 12 个月复查，直到孩子 10 岁
- CT 是 1 岁内每隔 6 个月一次，在接下来的 4 年中每 12 个月一次，然后在 10 岁时再次检查

肾母细胞瘤增生

肾源性剩余是后肾胚芽的病灶，持续超过孕 36 周并具有潜在可能恶性转化为肾母细胞瘤。
- 30% 在单侧肾母细胞瘤中出现
- 100% 在双侧肾母细胞瘤中出现

肾源性剩余可以以位置和它们的相关伴随综合征为基础分类为叶周型和叶内型。

- 叶周剩余在于浅层皮质或 Bertin 柱。与 Beckwith-Wiedemann 综合征，偏身肥大，Perlman 综合征（内脏肥大，巨人症，隐睾症，羊水过多，特征性面容）和 18 三体综合征有关。恶性变性以肾母细胞瘤在患有 Beckwith-Wiedemann 综合征及偏身肥大的患者中最常见，在病例中占 3%
- 叶内肾源性剩余相当少见，但与肾母细胞瘤有更高的相关性。这种剩余在 78% 的 Drash 综合征患者中和将近 100% 的偶发性无虹膜畸形患者发现，在 WAGR 综合这患者中也可出现

影像学征象

- 复发实质性，被膜下肿块病变基本可以诊断
- 肿瘤乏血供（CT 轻微强化）和低回声（超声）。在 CT 上，肉眼可见的肾源性剩余表现低密度外周结节与相邻正常肾实质相比强度很弱。在 MRI 上，结节在 T1W 及 T2W 图像上均表现为低信号强度病变
- 为警惕肾母细胞瘤，需要密切随访检查直到 7 岁

肾细胞癌（renal cell carcinoma，RCC）

- RCC 在 < 6 个月的患者中曾经被报道。但这种肿瘤在儿童中罕见，在生命中前 20 年出现的原发性肾肿瘤中占少于 7%
- RCC 与 von Hippel-Lindau 病相关。该肿瘤倾

向于多样化且在童年出现。这种病一定要在诊断为 RCC 的儿科患者中排除，尤其是肿瘤为双侧时

透明细胞肉瘤

在儿科肾肿瘤中占 6%。高度恶性且比肾母细胞瘤预后更差。更易于骨骼转移。仅根据肿瘤影像不能与肾母细胞瘤区别。

横纹肌样瘤

肿瘤起源于肾窦（不像肾母细胞瘤由肾皮质起源），在肾细胞肿瘤（儿童早期）中占 2%。预后极差且经常转移至肺，肝和脑。与神经外胚层组织原发性脑部肿瘤相关，包括髓母细胞瘤，室管膜瘤，神经胶质瘤和 PNET。

影像学征象

- 仅凭肿瘤影像难与肾母细胞瘤鉴别
- 一个位于中心的伴随被膜下液体聚集的肾肿块和后颅窝肿块可以支持正确诊断
- 邻近实质肿瘤的外周被膜下液体聚集在恶性横纹肌样瘤中出现比例为 70%

神经母细胞瘤（图 11-46）

是新生儿最常见的腹部恶性肿瘤（发病率 1 : 30 000），起自神经脊组织（肾上腺髓质，交感神经组织，Iuckerkandl）。年龄：2 岁，较好的预后 < 1 年。

临床表现

- VMA 和 HVA 升高
- 可能导致副肿瘤综合征

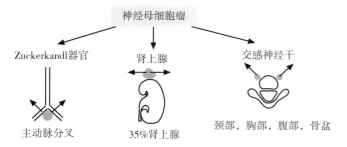

图 11-46

影像学征象

- 实性肿瘤
- 超声上呈高回声
- 85% 钙化

- 易延伸跨越中线
- 经常包绕血管
- 65% 在首次发现时转移，常见转移包括：
  骨骼
  神经孔（评价）
  淋巴结
  肝，肺（不常见）

肾母细胞瘤和神经母细胞瘤的特征性区别

特征	肾母细胞瘤	神经母细胞瘤
年龄	2 ～ 3 岁	< 2 岁
起源	肾	腹膜后神经嵴
肾占位效应	内部占位效应	外部压迫
一侧偏向	10% 双侧	几乎全部都是
钙化	< 15%	85% ～ 95%
血管受累	5% ～ 10% 肾静脉受侵	时常包绕

分期

- 1 期：只限于起源器官
- 2 期：不超过中线；同侧淋巴结
- 3 期：超过中线
- 4 期：转移至骨骼，淋巴结
- 4S 期：皮肤肝骨髓；< 1 岁；预后较好

最重要的结局预测在于患者诊断时年龄和 INSS 疾病分期。1、2 和 4S 期的儿童有 75% ～ 90% 的 3 年生存率。< 1 岁的 3 期和 4 期肿瘤的儿童各自有 80% ～ 90% 和 60% ～ 75% 的 1 年生存率。> 1 岁的 3 期和 4 期肿瘤儿童各自有 50% 和 15% 的 3 年生存率。

中胚叶肾瘤（错构瘤）

最常见的新生儿实性肾肿块；儿童不常见，成人罕见。肿瘤是良性的（错构瘤），主要由间叶细胞，结缔组织（剖面看起来像子宫平滑肌瘤）组成。经常在生后前 3 个月被发现，90% 的病例在 1 岁内发现。男性略多。治疗方式为外科切除，因为不确定可能含有肉瘤变性。

影像学征象

- 实性，非常大的新生儿肾内肿块。影像学检查可见一个大的典型包围肾窦的肾内实性肿块。肿块取代较大部分肾实质且可能含囊性，出血和坏死区域。肾周组织局部浸润常见

- 通常是均匀低回声（囊性区域）

血管平滑肌脂肪瘤

- 肿瘤通常为偶发。然而，在结节性硬化的患者中有 40% ~ 80% 的可能出现。血管平滑肌脂肪瘤也与多发性神经纤维瘤和 von Hippel-Lindau 病相关
- 在儿童因结节性硬化少见，故血管平滑肌脂肪瘤较罕见
- 典型直径 < 4 cm 的病灶是无症状的；直径 > 4 cm 的病灶很可能自发性出血。严重的腹膜后出血叫做 Wunderlich 综合征

婴幼儿骨化性肾肿瘤

- 婴幼儿骨化性肾肿瘤是罕见的良性肾肿物
- 患者年龄为 6 天 ~ 14 个月，主要症状有 10/11 有血尿
- 男孩 > 女孩
- 肿物被认为起源于尿路上皮细胞并附属于肾髓质，特别是肾锥体乳突区。可以自此以息肉状改变延伸至集合系统
- 在影像上，通常维持肾轮廓；但常见集合系统内充盈缺损造成的部分梗阻。因其位于集合系统内和特征性成骨作用，婴幼儿骨化性肾肿瘤可以类似在这个病变出现的年龄组极其罕见的鹿角状结石

后肾腺瘤

- 后肾腺瘤，被认为是肾源性腺纤维瘤或胚胎型腺瘤，是一种良性肾肿瘤
- 特征表现包括：疼痛，高血压，血肿，侧腹肿块，高钙血症，红细胞增多症
- 无年龄预测
- 在超声上，肿块界限清晰且为实性。可能是低回声或者高回声或者其至有壁结节时是囊性
- 在 CT 上静脉注射对比剂之前，肿块可能是等密度或高密度并可能有小钙化。病灶的强化低于正常肾实质

肾移植术后淋巴组织增生疾病

- 肾移植术后淋巴组织增生疾病（posttransplantation lymphoproliferative disorder，PTLD）是一种接受移植手术的患者由于慢性免疫抑制导致不受控制的淋巴细胞扩展的状态；可从增生延伸到恶性淋巴增殖
- 在多数病例中，病变起因于 Epstein-Barr 病毒（EBV）包括 B 细胞淋巴组织增生。PTLD 的临床，组织病理学及影像学特征区别于那些免疫活性患者的淋巴瘤，虽然它们与一些出现在其他免疫功能不全的淋巴瘤有相似之处，最显著的是那些患有获得性免疫缺陷综合征（acquired immunode immunodeficiency syndrome，AIDS）或先天性 T 细胞免疫缺陷的患者
- 腹部是 PTLD 最常受累的解剖学区域。腹部是唯一超过 50% 患者受累的部位

影像学征象

- 肝：散在的低回声或低密度结节状 1 ~ 4cm 病灶。可能是浸润性的或边界不清的。肝大或肾衰竭可能导致。门静脉周浸润或直接蔓延至胆管树对肝移植受体而言是特异性的且可能导致胆道梗阻
- 脾：出现在 28% 的腹部疾病同种异体移植受体中；显示为散在的低回声或低密度病灶和脾大，或者两者皆有
- 肾：出现在少于 20% 的腹部疾病患者中。不像一般人群中的肾淋巴瘤，肾 PTLD 倾向于单侧和单发性
- 胃肠道中最常受累的是小肠；结肠和胃病变不常见。CT 上典型表现是一段肠管壁环状增厚。管腔瘤样扩张 excavation，溃疡，或穿孔可能是伴随表现。肠套叠是另一种肠管受累的影像学表现

卵巢肿物

囊肿

- 相当常见
- 可能导致大的腹部肿块
- 如果 > 3 cm，需要超声随访

畸胎瘤

- 最常见的儿童卵巢肿瘤
- 最常出现在青少年
- 影像
  X 线平片：腹部或骨盆肿块；有钙化，65%
  超声：混杂性回声
  CT：肿瘤内含软组织，钙化，脂肪成分

卵巢萎缩

- 继发于扭转后梗死
- 萎缩的卵巢产生斑点状钙化

其他

横纹肌肉瘤

多数在＜6岁被诊断。位置：骨盆/泌尿生殖系统（例如膀胱，阴道，前列腺），头和颈。形态学可能为葡萄样（葡萄状肉瘤）。肺转移。

新生儿肾上腺出血

围生期常见疾病或偶尔在产前发生。右侧70%，左侧20%，双侧10%。需要预先处理的情况：

- 创伤性分娩
- 缺氧
- 败血症
- 母亲糖尿病

影像学征象

- 最初表现为实性肿块，CT上初起密度增高
- 多普勒超声可以帮助鉴别实性肿块
- 10天内出现溶解从而产生囊状表现
- 壁钙化
- 主要鉴别诊断：神经母细胞瘤

肾动脉狭窄

- 肌纤维增生不良（最常见）
- 其他少见原因：
  神经母细胞瘤
  Williams综合征（婴儿期自发性高钙血症）
  中动脉综合征
  大动脉炎
  移植术后

肾静脉血栓形成

增大的有回声增强的肾伴随皮髓质回声差别消失。原因包括：

- 肾病综合征
- 蛋白C或S缺陷
- 脱水
- 红细胞增多症
- 烧伤

- 左肾上腺出血
- 移植术后

肌肉骨骼系统

创伤

概述

未成熟的骨骼具有骺板（生长板），软骨骨骺，和厚而强韧的骨膜。小儿骨骼比成人骨骼更有弹性：屈曲和弯曲。因此弓形骨折创伤比断裂和碎裂更常见。总之，儿童骨折比成人骨折少见。

骨折类型（图11-47）

- 弹性变形（短暂）
- 屈曲（永久）
- 隆突（皮带扣状）骨折：皮质弯曲
- 青枝骨折：不完全的横行骨折，在凹面有完整的骨膜而在凸面骨膜破裂。出现在小学年龄的儿童
- 完全骨折

骨折愈合

儿童骨折愈合较成人快
- 骨膜新生：1周
- 骨折线消失：2～3周
- 硬骨痂：2～4周
- 骨骼重塑：12个月

要点

- 骨折愈合充血在极端情况下可以导致生长过度

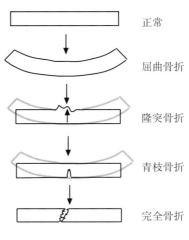

正常

屈曲骨折

隆突骨折

青枝骨折

完全骨折

图 11-47

易与疾病混淆的正常变异

- 滋养孔：穿过皮质的低密度，有笔直平行的边界。通常从关节中心延伸至外周
- 腓骨远端内侧的扇形：这种表现可能与隆突骨折或浅层骨质破坏混淆
- Serpentine physes 征象可表现为骨折样的透亮区
- 股骨远端皮质不规则：后内干骺端
- 耻骨下支骨突：这种骨突通常不对称骨化
- 影响临时钙化带的致密干骺端带：最常见于 2 ~ 6 岁
- 跟骨骨突：正常密度高于邻近骨骼；经常分裂
- 跟骨假囊肿

Salter-Harris 骨折（图 11-48）

骺板骨折类似于成年人韧带损伤。生长板损伤表现在 35% 的儿童骨骼损伤中。年龄：10 ~ 15 岁（75%）。最常见的损伤位置是腕（50%）和踝（30%）。因为骺板在 Salter-Harris 骨折中损伤可能出现永久畸形。分级的增加与畸形风险的增大是对应的；畸形风险也随关节变化：股骨远端＞桡骨远端，帮助记忆："SALTR"：

- 唇形（**S**lipped，1 型）
- 上方（**A**bove，2 型）
- 低位（**L**ower，3 型）
- 同时（**T**ogether，4 型）
- 骺板压缩（**R**uined，5 型）

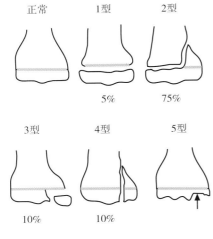

图 11-48

肘部损伤

肱骨干远端有 4 个骨化中心。骨化顺序（帮助记忆："CRITOE"）（图 11-49）

- 肱骨小头（**C**apitellun），1 岁
- 桡骨头（**R**adial head），5 岁
- 内上髁（内侧髁）[**I**nternal (medial) epicordyle]，7 岁
- 滑车（**T**rochlea），10 岁
- 鹰嘴（**O**lecranon），10 岁
- 外上髁（外侧髁）[**E**xternal (lateral) epicordyle]，11 岁

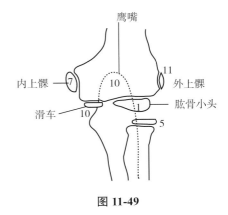

图 11-49

在女性中，骨化中心早于男性出现在 1 ~ 2 岁。下述放射学线和征象在评价肘部损伤时非常重要（图 11-50）：

- 肱骨前线穿过肱骨小头的中 1/3
- 肱桡线在所有视图中穿过肱骨小头且确定桡骨头和肱骨小头之间关节
- 冠状线投影在发育中的肱骨小头前方
- 脂肪垫征（后方的垫通常缺如，前方脂肪垫通常存在）；后方脂肪垫征缺如可以排除骨折（90% 有脂肪垫征的患者有骨折）

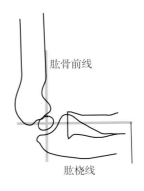

图 11-50

常见类型（图 11-51）

- 髁上骨折，60%
- 侧面髁骨折，15%

- 内上髁骨折，10%

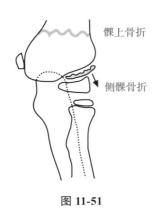

图 11-51

棒球肘

内上髁对创伤（撕脱）的炎症反应（骨骺炎）。

撕脱骨折（图 11-52）

韧带和肌腱上的异常拉力作用。常见位置：

- 髂骨棘

　上极：缝匠肌

　下极：股直肌

- 耻骨支：内收肌，股薄肌
- 小转子：髂腰肌

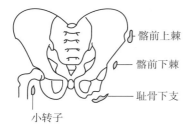

图 11-52

剥脱性骨软骨炎（图 11-53）

软骨下的边缘骨折，邻近软骨，或关节面两侧。男性：女性 =3：1。35% 为双侧。50% 的患者有创伤史。在膝关节剥脱性骨软骨炎中，内上髁受累占 90%。

影像学征象

- 透亮的上髁缺损，边缘硬化
- 关节可能出现游离体（如果是骨性的在平片可以显示，软骨片则不能显示）

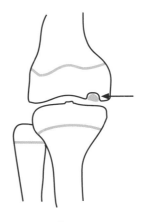

图 11-53

Toddler 骨折

通常由摔倒引起的下肢应力性骨折。最常见的骨折位置：

- 胫骨干的孤立螺旋形骨折
- 跟骨骨折
- 骰骨骨折

脚趾骨折

拇趾远端趾骨骨折。可能为开放骨折。因为邻近甲母质和皮肤损伤。有骨髓炎风险。推荐预防性使用抗生素。

受虐儿童（创伤 X）（图 11-54 和图 11-55）

发生率：创伤的 1%。损伤：

- 骨折（看下图；不存在骨折仍不能除外受虐待）
- 中枢神经系统

　硬脑膜下血肿

　视网膜出血

- 胸部

　气胸，气腹

- 腹部

　腹膜后血肿

　胰腺假性囊肿

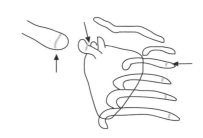

图 11-54

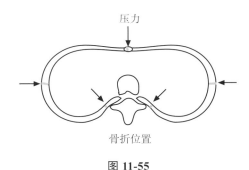

图 11-55

影像学征象

受虐儿童的类型：

- 最常见的儿童虐待骨折是骨干骨折，与良性骨折不能区分
- 高度特异性骨折少见，如长骨干骺端骨折
- 后肋骨折

"3S"

- 肩胛骨骨折，不常见
- 棘突骨折，不常见
- 胸骨骨折，不常见

常见的骨折也经常见于其他类型创伤：

- 多发的，双侧骨折
- 颅骨骨折
- 长骨骨折

X 线与骨扫描在儿童虐待检查中的比较

	骨骼观察	骨骼扫描
敏感度	中等	高
特异度	高	低
需要镇静	罕见	经常
辐射剂量	非常低	低
需要进一步检查	偶尔	总是
费用	低	高
应用	筛查	可疑病例

感染

血源性骨髓炎

儿童骨髓炎常由血源性细菌性病原体所致：

- 儿童（单灶性）：葡萄球菌（85%），链球菌（10%）
- 新生儿（多灶性）：链球菌，葡萄球菌
- 免疫功能不全的成人：手和足的短骨：葡萄球菌
- 药物依赖者：假单胞菌，85%，克雷白杆菌属，肠杆菌属
- 镰状细胞性贫血：沙门氏菌

在其他健康成人中，血源性骨髓炎很罕见；成人骨髓炎通常在手术或外伤之后因直接种植而发生。

发病机制

细菌通过滋养血管进入骨髓，并在那里增殖。干骺端炎症反应进展为水肿，化脓，坏死，血栓形成。在年龄较大的儿童中，软骨骺板因缺乏血管可阻碍炎症向骨骺蔓延。

位置（图 11-56）

- 生长最快和干骺端最大的管状骨最容易受累。75%：股骨＞胫骨＞腓骨；末端＞近端
- 扁骨感染较少见，30%：脊椎椎体，髂骨

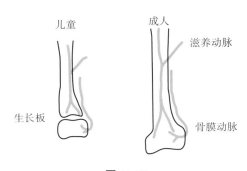

图 11-56

影像学征象

检查

- 骨扫描（^{99m}Tc-MDP＞^{67}Ga 图像）在症状出现后 24 小时内变为阳性（90% 准确度）
- 血池相上充血
- 延迟相上热点
- X 线平片
  软组织肿胀，脂肪层闭塞：3 天
  骨质破坏，骨膜反应：5 ～ 7 天（儿童），10 ～ 14 天（成人）

X 线平片（图 11-57）

- 软组织肿胀（最早的征象；通常在干骺端区），脂肪层模糊不清，窦道形成，软组织脓肿
- 皮质缺损（感染后 5 ～ 7 天），骨质破坏
- 包膜：骨膜在感染骨周围的壳（感染后 20 天）
- 死骨：被分裂或坏死的骨皮质从有活性的骨质

上分离，可能被挤压出来（感染后 30 天）
- 骨膜骨形成
- 骨骺或干骺端分离

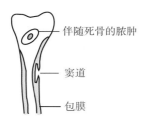

伴随死骨的脓肿
窦道
包膜

图 11-57

慢性骨髓炎

慢性骨髓炎可以发生在急性骨髓炎之后。通常由低毒性病原体，抵抗力增加或不彻底的治疗导致。

影像学征象

- Brodie 脓肿
  病灶密度低而界限清晰并具有厚而硬的边缘
  通常位于长骨干骺端或骨干
- 骨皮质厚而致密
- 通向皮肤的窦道

先天性感染

风疹

50% 患者出现骨质改变。

影像学征象

- 干骺端"芹菜梗"征伴随垂直朝向，高低密度交替的条纹征象
- 缺乏骨膜反应（不像先天性梅毒）
- 致密骨干
- 骨骺延迟出现

梅毒

骨质改变可能滞后于感染 6 ~ 8 周。

影像学征象

- 干骺端透亮带
- 对称的骨膜反应
- Wimberger 征（在邻近胫骨干骺端内侧面的双侧破坏性损伤）
- 不应与 Wimberger 环混淆（在坏血病可见的软

化骨骺的致密环）

退行性改变和慢性创伤性疾病

概述（图 11-58）

三种独特发生于儿童的髋部疾病，每一种都发生于不同的年龄段：

- 新生儿，婴幼儿：先天性髋关节脱位（congenital dislocation of the hip，CDH）
- 学龄：Legg-Calvé-Perthes（LCP）病
- 青少年：股骨头骨骺滑脱（slipped capital femoral epiphysis，SCFE）

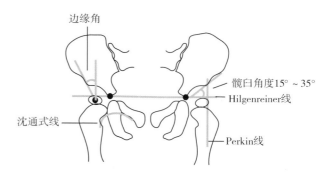

边缘角
髋臼角度15° ~ 35°
Hilgenreiner线
沈通式线
Perkin线

图 11-58

概述

	CDH	LCP	SCFE
年龄	新生儿	5 ~ 8 岁	青春期
性别	女性（雌激素）	男性	超重的男性
原因	关节松弛：股骨头从髋臼脱落	骨质坏死	Salter-Harris Ⅰ型骨折
影像	Putti 三联征	软骨下裂开	向后滑动
	超声诊断	骨骺分裂	骺板不规则

发育性髋关节发育不良（developmental dysplasia of the hip，DDH）（先天性髋关节脱位）（图 11-59）

关节囊异常松弛使股骨头从髋臼中脱出，导致变形。DDH 发生的因素是：

- 韧带异常松弛（雌激素影响；女性：男性 = 6：1）
- 髋臼发育不良（髋臼发育不良包括 2 部分：髋臼角增大和髋臼窝变浅）

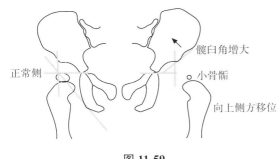

图 11-59

DDH 最经常（70%）出现在左髋。双侧受累占 5%。
治疗方法：

- 铸型：屈曲 + 外展 + 外旋
- 若为慢性，行 Salter 骨切除术

临床表现

- Ortolani 反射或咔嗒音征：用拇指摁压大转子外展髋关节可感觉复位咔嗒音
- Barlow 征：髋关节外展时压膝关节可感觉到脱位咔嗒音
- 髋关节屈曲外展受限
- 一条腿短缩
- 鸭步态

影像学征象

超声（目前常用）（图 11-60）

- 正常股骨头至少 50% 被髋臼覆盖
- 在 DDH 中，被髋臼覆盖的股骨头 < 50%
- 正常 α 角 > 60°
- 在 DDH 中，α 角 < 60°

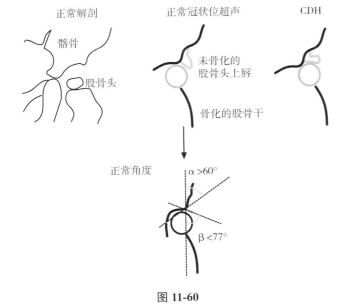

图 11-60

X 线平片（目前很少用）

- 影像学标志：
    Hilgenreiner 线：通过右侧和左侧三叶形软骨
    Perkin 线：垂直经过侧面髋臼缘，应当平分中间 1/3 的股骨干骺端
    沈通式线：沿着邻近股骨头内侧和耻骨上支下缘
- Putti 三联征
    股骨近端向上侧方移位
    髋臼角增大
    股骨骨骺小于正常
- 股骨头位于 Perkin 线侧方
- 其他有时出现的特征：
    髋臼异常硬化
    假髋臼形成
    浅髋臼和其他畸形
    股骨头骨化延迟

要点

- 在新生儿中，髋关节脱位的放射学评价并不可靠，因为骨骼尚未骨化和雌激素可以导致关节松弛；诊断在 1 ~ 2 个月年龄时比较可靠
- 前后位是最好的显示畸形的位置；蛙式位无法评价髋关节是否脱位，因为蛙式位时髋关节处于复位状态
- 超声可以展示在髋臼和股骨头之间的纤维脂肪组织（纤维脂肪垫）

Legg-Calvé-Perthes（LCP）病

股骨头的缺血性坏死。年龄：白人男性，5 ~ 8 岁。15% 为双侧。治疗方法：股骨头或者髋臼结构必须改造而实现髋臼覆盖。且预防侧向半脱位：

- 外展支架（铸型）
- 内翻反旋切开术

影像学征象（图 11-61）

早期阶段

- 增宽的关节间隙：可能起因于软骨增多或关节渗出（最早的征象）
- 软骨下裂隙状骨折，于蛙式位（即软骨切线位）上显示最清晰
- 骨质密度增高

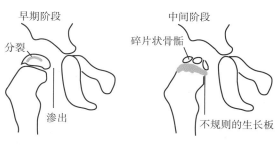
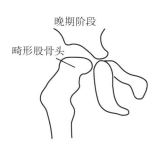

图 11-61

中间阶段

- 股骨骨骺呈颗粒状、碎片状表现，是由于软骨缺血形成的钙化（不是骨骺的骨折）
- 骨化中心偏移
- 脱矿质囊肿（30%）
- 新骨附着导致股骨头致密

晚期阶段

- 变平和扭曲的股骨头
- 骨关节炎（osteoarthritis，OA）

MRI

- MRI 可以用于疾病的早期发现，其能够先于平片或核素扫描出现异常征象之前发现病灶
- 可用于评估髋臼覆盖股骨头的程度
- 可以进行关节软骨评估，透明软骨的增厚导致股骨头向侧面移位
- 在 LCP 股骨头骨骺内的正常高信号在 T1W 和 T2W 图像上是减低的。修复期，由于骨骺内的脂肪成分重新出现，高信号随之出现

股骨头滑脱症（slipped capital femoral epiphysis，SCFE）

与 Salter-Harris 1 型邻近股骨头的骺板骨折的表现相似。原因不明。年龄：超重的青少年。临床表现：90% 为疼痛；50% 有外伤史。治疗方法是股骨骨骺固定（针，骨钉）

影像学征象（图 11-62）

- 15% ~ 25% 为双侧；细微改变很难被观察到
- 常规为前后位和侧位投照
- 骨骺股骨颈连线不连续：（Salter-Harris 1 型骨折）
- 骺板增宽
- 骨骺变扁（向后滑脱）
- CT 上股骨颈前倾角减小

并发症

- 骨质坏死
- 软骨溶解从 pins?（软骨坏死）
- 内翻畸形
- 退行性骨关节炎

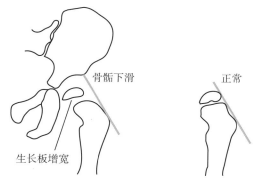

图 11-62

骨软骨病

是指骨末端及软骨异常的一组疾病。继发于不伴骨坏死的反复受压所致的软骨内异常骨化：

- 脊柱骨软骨病：脊柱
- 胫内翻：胫骨骨骺
- 骨软骨炎：胫骨结节骨质坏死病

骨坏死性病变：

- Kienböck 病：月状骨
- Freiberg 病：跖骨
- LCP

舒尔曼病（青春期脊柱后凸）

椎体骨软骨病指的是青少年（13 ~ 17 岁）胸段（75%）或胸腰段（25%）脊柱后凸畸形。诊断标准：

- 脊柱后凸必须 > 35°
- 至少一个椎体前方楔形变 > 5°
- 通常 3 ~ 5 个椎体受累。

舒尔曼理论：所有的脊椎病理学改变都起因于青

春期的过快生长，椎间盘通过先天性缺陷区域疝入椎体终板所致。

影像学征象（图 11-63）

- 椎间隙进行性变窄
- 椎体前方部分楔形变（后部被后方关节保护）
- 终板不规则
- 可在 3 个以上椎体看到改变
- 多发许莫氏结节

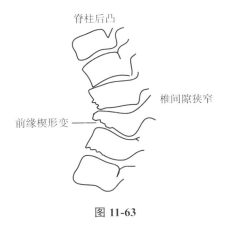

图 11-63

桡尺关节骨性联接

先天性或获得性近端桡尺骨融合，二者皮质及髓质互相延续。通常功能正常。可能与其他畸形伴随：马德隆畸形和马蹄内翻足。

Blount 病（先天性胫骨内翻）

由于压力和压迫所致的异常软骨内骨化。病变导致胫骨近端干骺端、骨骺的内侧畸形。两型胫内翻是有区别的：早发型（婴儿，开始于 1 ～ 3 岁）和迟发型（青少年，4 ～ 10 岁；青春期）。这两型经常发生在黑人肥胖儿童中。

临床表现

- 弓形腿
- 疼痛

Blount 病

	早发（婴儿）	迟发（青少年）
发生	1 ～ 3 岁	> 4 岁
发生率	常见	不常见
位置	双侧（80%）	单侧（90%）
术后复发	低	高
进程	进展性畸形	很少畸形

影像学征象（图 11-64）

- 胫骨骨骺内侧呈碎裂状
- 生长线内侧不规则
- 胫骨近端内侧干骺端鸟嘴状
- 生长线内侧出现骨桥，外侧未闭合
- 干骺端 - 骨干角度 > 11°
- 胫股角度（TFA）> 15° 等只有胫骨内翻一种表现时，是不能诊断 Blount 病（先天性胫骨内翻）

Osgood-Schlatter 病（胫骨粗隆骨软骨炎）

胫骨粗隆不规律疼痛是继发于髌骨韧带深部纤维的反复外伤。男性：女性 =5 ： 1，25% 为双侧。

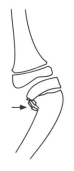

图 11-64

影像学征象

- 胫骨粗隆不规则
- 髌骨韧带增厚；髌韧带周围软组织肿胀
- 髌下脂肪垫消失

Freiberg 病

第 2（75%）或第 3（25%）跖骨远端骨质坏死。10% 为双侧。发生在 11 ～ 15 岁。Freiberg 病是唯一女性（75%）比男性（25%）多见的骨质坏死性疾病。常伴随踇外翻和第 1 跖骨较短。

足部角度（图 11-65 和图 11-66）

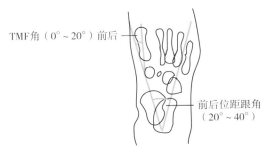

TMF角（0°～20°）前后

前后位距跟角（20°～40°）

图 11-65

足部畸形的诊断需要距骨和跟骨以及前足和后足的角度测量。X 线平片应该包括负重位。

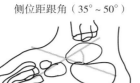

侧位距跟角（35°~50°）

图 11-66

马蹄内翻足（图 11-67）

常见畸形（1 : 1000）；双侧占 50%。典型马蹄内翻足包括 4 个组成部分（需要前后位和侧位像）：

- 后足内翻是关键的放射学表现：前后位跟距角 < 20°
- 跟部马蹄足畸形：侧位跟距角 < 35°
- 前足内旋及内翻畸形（距骨内旋）：第 1 跖骨相对于距骨长轴向内侧移位
- 距舟关节半脱位：舟状骨向内侧半脱位；此半脱位的诊断不常见，是由于诊断马蹄内翻足时舟骨未骨化

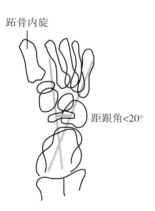

跖骨内旋

距跟角<20°

图 11-67

先天性垂直距骨（图 11-68）

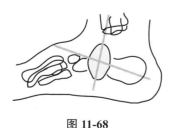

图 11-68

罕见畸形，特点是距骨上方舟骨背侧脱位。距骨轴线较陡是引起足底的凸起的原因（摇篮足），伴

随病：

- 脊髓脊膜膨出
- 关节挛缩症
- 13、18 三体综合征

跗骨联合（图 11-69）

2 个或更多的跗骨融合。联合可能是完全的，部分的，骨性的，软骨的或纤维的。出生时就存在，通常到成人早期才出现症状。

发生位置：

- 跟舟骨（最常见）
- 距跟骨（常见）

经常导致痉挛性扁平足。双侧。距下骨性联合可见 C 字征。

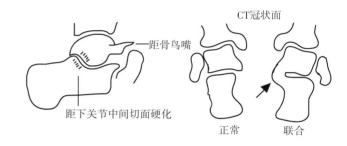

距骨鸟嘴

距下关节中间切面硬化

CT冠状面

正常　联合

图 11-69

内翻和外翻（图 11-70）

内翻和外翻是指肢体远端和近端的关系（例如股骨 / 胫骨）。内翻是指远端肢体朝向中线成角。外翻是指远端肢体背离中线成角。

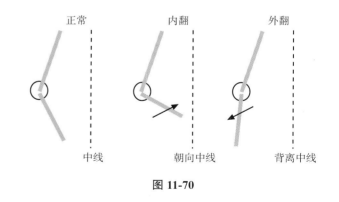

正常　内翻　外翻

中线　朝向中线　背离中线

图 11-70

代谢异常

佝偻病（图 11-71）

维生素 D 缺乏导致骨骼和软骨的矿化不足（在成人叫做骨软化）。维生素 D 缺乏的原因包括：

胃肠道

- 营养不良（常见）
- 吸收异常

皮肤病

肝病

肾

- 肾小管酸中毒
- 肾衰竭（钙流失）

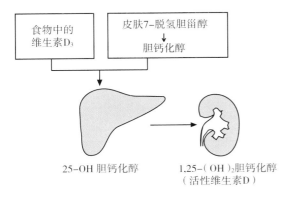

图 11-71

影像学征象（图 11-72）

婴儿佝偻病（6 ~ 8 个月）

- 骺板异常（尤其是长骨）
    骺板增宽需除外其他疾病
    干骺端呈杯口状
    干骺端骨质紊乱（毛糙）
- 骨骼弓形畸形
- 囟门延迟闭合
- 颅顶变软（颅骨软化）
- 佝偻病性串珠：肋骨软骨交界处软骨增大

抗维生素 D 性佝偻病（> 2 岁）

- 肢体弯曲是标志性改变
- 骨骼偶尔可能出现硬化

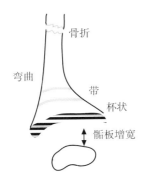

图 11-72

先天性畸形

用于描述发育不良的影像学征象：

- 骨骼的大小
- 异常骨骼的分布模式
- 骨骼的密度和结构
- 骨骼的形状
- 畸形出现的时间

侏儒症（图 11-73 和图 11-74 ）

骨骼发育不良可以根据肱骨与桡骨或股骨与胫骨的相对短缩关系分类：

- 肢根发育不良：肢体近端（肱骨或股骨）相对肢体远端（桡骨或胫骨）短缩

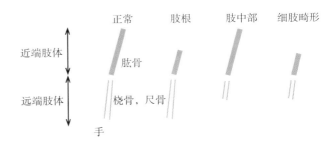

图 11-73

- 肢中部发育不良：与肢体近端（肱骨或股骨）相关的肢体远端的短缩（桡骨或胫骨）
- 细肢畸形：肢体近端和远端都缩短

要点

- 诊断特异性骨骼发育不良必须综合临床、生化和放射学征象
- 明确诊断有助于判断预后和基因咨询，但对治疗帮助不大

成骨不全症（ osteogenesis imperfect，OI ）

骨骼的类骨质形成异常而且未能正常矿化（骨骼细，骨质疏松而易碎）故导致重度弯曲和骨折。常染色体显性，1：40000 出生人数。

分类

1 型：迟发型（OIT，Ekman-Lobstein 综合征），90%：是比较良性的类型，可有正常生命预期

- 蓝色巩膜，90%
- 韧带松弛
- 牙齿畸形（牙本质发育不良），30%

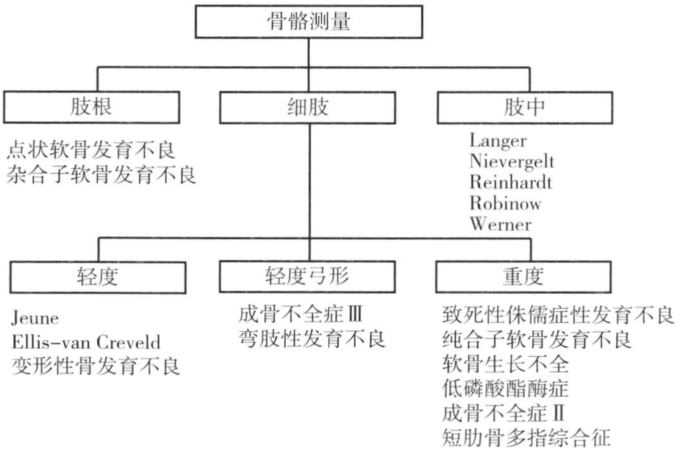

图 11-74

综合征概览

综合征	致死性	宫内征象（超声）	其他征象
肢根部病变			
点状软骨发育不良	是	间距增宽，干骺端外展，椎体冠状分裂	点状骨骺
软骨发育不全症（杂合子形式）	否	股骨长度正常直到 20 周；27 周平均低于 95% 可信区间	见第 646 页
肢中部病变			
Langer，Nievergelt，Reinhardt，Robinow，Werner 综合征	否	肢中部缩短	
轻度细肢病变			
Jeune 综合征（窒息性胸廓发育不良）	是	小胸廓；正方形髂骨翼；多指畸形；± 肾畸形	与 Ellis-van Creveld 综合征相似
Ellis-van Creveld 综合征	是	与 Jeune 综合征相似；ASD50%	
畸形性骨发育不良	否	马蹄内翻足；搭车拇指；脊柱侧弯；关节屈曲挛缩	
轻度弯曲细骨病变			
Camptomelic 发育不良	是	股骨及胫骨前缘弯曲；短腓骨；由于弯曲而导致四肢缩短；± 脊柱侧弯；肩胛骨缺如	
成骨不全症Ⅲ型	否	长骨缩短；弯曲；± 骨折；肱骨比股骨少见严重受累	见下方文字
重度细骨病变			
致死性侏儒症性发育不良	是	肢体弯曲；胸廓狭窄；羊水过多；四叶式颅骨（15%）；± 腹水或多发性积水	父母双方均为正常身高
软骨发育不全症，纯合子型	是	与具有四叶式颅骨的致死性侏儒症相似	肋骨骨折
成骨不全症Ⅱ型	是	多发骨折；矿质不足；增厚的长骨	
低磷酸酯酶症（先天性致死）	是	与成骨不全症相似；矿物质贫乏	无肋骨骨折
软骨生长不全	是	脊柱椎体未骨化	
短肋多指综合征	是	短肋骨；狭窄的胸廓；多指畸形	

- 失聪（耳硬化症），20%
- 骨质畸形

2 型：先天型（OIC，Vrolik 型），10%：宫内或新生儿期死亡；产前超声可发现

3 型：出生时骨折，进展性肢体畸形，偶发骨折，正常巩膜和听力

4 型：骨质较脆，正常巩膜，正常听力。牙齿变色

影像学征象

总体观
- 弯曲畸形：膝外翻，髋内翻
- 骨皮质变薄
- 频繁骨折

颅骨
- 缝间骨

脊柱
- 双凹形椎体
- 重度脊柱后侧凸

骨盆
- 髋臼突出常见

软骨发育不全

以骺板异常骨质形成为特点的常见骨发育异常。常染色体显性（纯合子类型致命，杂合子患者具有正常寿命）。

影像学征象（图 11-75 和图 11-76）

- 肢根侏儒症：四肢缩短（尤其是股骨和肱骨近端）
- 短而粗的手指（子弹型）
- 三叉戟手
- 脊柱
  椎弓根间距短缩（典型）
  远端的椎弓根间距变窄
  椎管狭窄是由于椎弓根变短所致

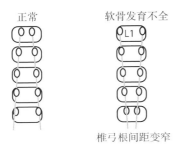

图 11-75

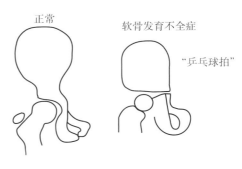

图 11-76

- "乒乓球拍"骨盆
  圆形髂骨
  香槟骨盆
  水平状髋臼顶
- 颅骨
  颅底小（软骨内成骨）和小枕骨大孔
  颅盖大小正常（膜式成骨）：额部隆起
  颅底凹陷

窒息性胸廓发育不良（Jeune 综合征）

Jeune 综合征以肢体远端缩短为特征。

影像学征象

- 胸廓狭窄，肋骨张开
- 八字胡状（把手状）锁骨
- 水平状髋臼顶有朝下的刺状改变
- 管状骨短缩伴有锥形骨骺

软骨外胚层发育不良（ELLIS-VAN CREVELD 综合征）

Ellis-van Creveld 综合征以肢体远端缩短为特征。

影像学征象

- 多指畸形（经常）
- 近端指骨比远端指骨长
- 管状骨短缩伴锥形骨骺
- 短肋
- 房间隔缺损，50%
- 外胚层改变（如指甲，牙齿，头发）

黏多糖病

继发于酶缺乏所致过量黏多糖累积。明确诊断根据：

- 年龄
- 智商

- 有无角膜混浊
- 泌尿系排泄物中有无类肝素，角蛋白，皮肤素等物质
- 其他临床表现

影像学征象

骨质疏松症
脊柱

- 椭圆形，钩状椎体

    Hunter/Hurler：椎体下部鸟喙状

    Morquio：椎体中部鸟喙状

- 重度脊柱过度前凸，脊柱侧弯

骨盆

- 髂骨基底部发育不良，变窄

四肢

- 骨骼缩短
- 股骨骨骺发育异常
- 指骨短粗
- 掌骨基底部变尖

颅锁发育不全

软骨内成骨和膜式成骨缺陷

- 缝间骨
- 锁骨畸形（任意一侧缺如，部分缺如，或未融合）
- 中线成骨失败（耻骨联合，囟门，下颌骨，椎弓，胸骨，椎体延迟闭合）
- 额外骨骺

骨质硬化
破骨细胞缺陷（骨骼重塑不正常）。类型：

- 常染色体隐性遗传：致命（贫血，血小板减少症，颅骨孔过小→脑积水）
- 常染色体显性遗传：Albers-Schönberg 病，大理石骨病

影像学征象

- 广泛骨质硬化
- 股骨远端锥形烧瓶畸形
- 骨内骨出现
- 干骺端致密和透亮线交替出现

并发症

- 频繁骨折
- 贫血（骨髓置换）
- 颅神经麻痹

关节炎

幼年性类风湿关节炎（juvenile rheumatoid arthritis，JRA）

RA 为 16 岁前发作。70% 的 JRA 血清反应为阴性。Still 病 =JRA+ 淋巴结增大 + 脾大

影像学征象

- 脊柱受累非常常见（70%）且先于外周关节炎发作是其特点

    关节连接后部的弥漫性关节强直（特征性改变）

    C2 半脱位（是由于后部韧带的破坏）

    齿突骨折

黏多糖病综合征

类型	名称	遗传方式	缺乏的酶	突出特征
1H	Hurler	AR	α-L- 汗酸酶	CC, LIQ, HS
1S	Scheie	AR	α-L- 汗酸酶	CC，主动脉瓣疾病
2	Hunter	男性隐性	α-L- 汗酸 -2- 硫酸酯酶	LIQ
3	Sanfilippo	AR	乙酰肝素 N- 硫酸酯酶	LIQ，粗糙面部特征
4	Morquio	AR	氨基半乳糖 -6- 硫酸盐硫酸酯酶	CC, HS, 侏儒症
6	Maroteaux-Lamy	AR	芳硫酸酯酶 B	身材短小，HS
7	Sly	AR	葡萄糖醛酸酶	LIQ, HS, 肺炎
8	DiFerrante	遗传特征	氨基葡萄糖 -6- 硫酸盐硫酸酯酶	身材短小

AR，常染色体隐性；CC，角膜混浊；HS，肝脾大；LIQ，低智商

- 25% 早期为单关节受累
- 骨膜新生骨形成常见（成人不常见）
- 软组织肿胀，水肿，关节积液
- 由于骺板早闭导致生长迟缓：掌骨短
- 骨骺过度发育（灌注增加）

其他疾病

Caffey 病（婴儿骨皮质增生症）

多部位的骨外膜炎。病因不明（病毒？），为自限性和良性。发生在 6 个月之前。

影像学征象

- 沿着胫骨、尺骨、下颌骨的新生骨（骨膜炎）形成

身材矮小

侏儒症：身高在平均线之下，大于 4 个标准差。人类生长激素（human growth hormone，HGH）缺乏：至少两种不同的 HGH 刺激试验（低血糖症，多巴胺，运动，精氨酸）异常（即刺激后生长激素增加未超过 10 mg/ml）而确诊。

分类

HGH 缺乏（垂体性侏儒症）
- 单纯的 HGH 缺乏
- 颅咽管瘤，感染

外周软组织对 HGH 无反应
- 非洲俾格米人
- Turner 综合征
- 身材矮小体质

系统性疾病（最常见）
- 甲状腺功能减退（呆小症）
- 发绀型 CHF（充血性心力衰竭）
- 慢性肺疾病

方法

- 排除慢性系统性疾病（最常见的身材矮小原因）
- 排除骨质缺陷
- 如果 HGH 刺激正常，则需检测促生长因子

颈纤维瘤病

胸锁乳突肌的良性纤维包块（"幼年胸锁乳突假性肿瘤"）是导致幼年斜颈的主要原因。可自然消退。

影像学征象

- 超声：胸锁乳突肌内等或低回声的边界不清的包块。右侧多于左侧
- CT：胸锁乳突肌等密度增大

骶尾部畸胎瘤

最常见的新生儿肿瘤。女多于男。分成熟的、未成熟的、恶性的（10%）等种类。因延迟诊断会导致恶变风险的增加故早期诊断十分重要。Tx：切除包块和尾骨；恶性肿瘤化疗。

Altman 分类

- 1 型：体表可见
- 2 型：主要位于体表，并向腹部内延伸
- 3 型：主要位于腹部内
- 4 型：完全位于骶前

影像学征象

- 囊性，实性或混合性
- 可能包含钙化
- 骶前间隙增宽，造影剂灌肠示：直肠外压性前移
- 产前超声胎盘水肿肥大，预后差

KLIPPEL-TRÉNAUNAY 综合征

由四肢肥大，皮肤的血管性病变及弥漫性静脉及淋巴管畸形组成。虽然可双侧、上肢或延伸至躯干受累，但一般只累及一条腿。Klippel-Trénaunay 综合征须与 Parkes Weber 综合征（肢体 AVM 所致的肢体肥大的）鉴别。皮肤血管性病变一般是指累及肥大的肢体的毛细血管畸形，但也可累及全身或对侧肢体。超过 2/3 的患者有特征性的改变：自踝关节沿着肢体表面走行至腹股沟下的或骨盆深静脉系统的松弛静脉血管。

临床表现

- 淋巴管炎
- 皮肤淋巴滤泡
- 来自淋巴管畸形的大囊型部分的淋巴液渗漏或占位效应
- 静脉畸形延伸至骨盆可能导致反复的直肠出血或血尿

影像学征象

- 骨骼伸长导致腿长不符，软组织增厚，或静脉石钙化

- 静脉造影通常显示浅表静脉和穿静脉广泛扩张。在一些患者中，深静脉的部分缺如或发育不全一定要和静脉造影中对比剂充填不完全相鉴别

- MRI 的特点是无扩张的流空的动脉结构。T2W图像显示静脉畸形和淋巴病变区域为高信号。MRI 可显示深部的低流量血管畸形延伸至肌间和骨盆内以及它们与邻近组织的关系，同样也可显示骨或肥厚的软组织

儿科神经影像学

头颅超声

颅骨视图（6 位像）（图 11-77）

1. 额叶像，半球间裂
2. Willis 环像（五角星或牛头表现：MCA= 角，蝶窦 = 牛头；丘脑 = 牛角内）；生发基质（邻近脑室的低回声区），内囊，胼胝体，半球间裂
3. 基底动脉像（脚间池内的搏动结构）；第三脑室
4. 血管球像：脉络丛血管球回声很强
5. 小脑幕像：小脑蚓部看起来像圣诞树，四叠体
6. 枕叶像：视束纤维的视交叉

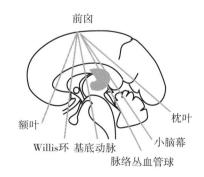

前囟

额叶　　　　　　　　枕叶

Willis环　基底动脉　　小脑幕

脉络丛血管球

图 11-77

矢状位（6 个位置）（图 11-78）

1. 中线取两个位置；使小脑蚓部和胼胝体回声位于同一直线上；第三脑室和胼胝体表示最佳参考点

2. 丘脑，脉络丛的旁矢状位像
3. 比第一张旁矢状位像轻微横向的旁矢状位像

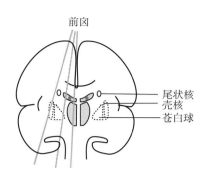

前囟

尾状核
壳核
苍白球

图 11-78

颅内超声的适应证

脑室扩张和出血的筛查

- ECMO 患者（同侧颈动脉结扎；抗凝作用）
- 早产儿（5% ～ 50% 出血）；筛查所有 < 1500 g 或 < 32 周的新生儿
- 低 Apgar 评分

颅内超声诊断

- 神经病学改变
- 颅内先天性畸形（唐氏综合征，18 三体综合征，脊膜脊髓膨出）
- 癫痫

出血随访

多普勒可能对区分增大的蛛网膜下腔（穿行血管）和硬膜下积液（无穿行血管）

生发基质出血（图 11-79）

生发基质表现为位于丘脑 - 尾状核沟附近（低于侧脑室）的多血管组织。生发基质只存在于孕 24 ～ 32 周，且基质易被低血氧和局部缺血伤害。在孕晚期，生发基质成熟的神经外胚层细胞迁移至大脑皮层。

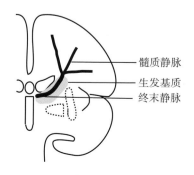

髓质静脉
生发基质
终末静脉

图 11-79

出血原因

- 外伤：分娩
- 凝血病：例如，ECMO，母子血型不合，药物

影像学征象

出血的超声常规表现

- 急性出血（＜7 天）：高回声，无声影
- 陈旧出血

    回声反射性在 2～3 周内降低，异常区域的
    范围缩小

    出血分级（图 11-80）

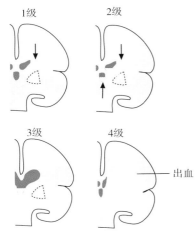

图 11-80

- 1 级：室管膜下出血；无长期异常
- 2 级：不伴脑室扩张的脑室内出血；10% 死
亡率
- 3 级：伴随脑室扩张的脑室内出血；20% 死
亡率
- 4 级：脑实质出血；＞50% 死亡率

生发基质出血

- 矢状位上视图最佳
- 最频繁出现的位置是丘脑 - 尾状核沟前方

脉络丛出血

- 凹凸不平的表现
- 正常脉络丛有搏动；血凝块没有

脑实质出血

- 可能作为生发基质出血，分娩创伤，母子血型
不合等等的后遗症出现
- 脑实质出血最后导致脑穿通畸形
- 血肿在几天至几周内变成低回声

脑室扩张在 75% 的出血后出现。

- 脑室在冠状扫描上不应占据大于整个半球的
1/3
- 序列观察脑室大小形态在实践中比脑室大小的
质量检测更有效
- 额角较圆的上侧角，扩张的枕角

其他类型出血（也见第 6 章）

皮质出血

- AV 畸形
- 炎症
- 外伤
- 肿瘤

脑外出血

- 硬膜下
- 硬膜外
- ACA 多普勒超声：压迫时阻力指数升高

脑室周围白质软化

　　脑室周围脑组织梗死最初以回声增高为特点，在
连续超声重复时可能转变为囊性区。脑室周围白质软
化出血在 5%～10% 的早产儿中。病理学：低氧血
症导致白质坏死。临床表现：痉挛性双侧瘫痪和智力
低下。

位置（在动脉血流的分水岭）

- 邻近侧脑室三角区
- 在室间孔水平

影像学征象

急性期

- 宽大的室周回声增强区域
- 可能为对称
- 鉴别诊断：

    正常致密血管丛可导致脑室周围回声晕轮
    效应

    生发基质出血

慢性期（＞2 周）

- 小囊肿形成（"瑞士奶酪"征）

脑穿通和脑室周围白质软化囊肿的鉴别诊断

- 脑穿通很少随着时间流逝而消失
- 脑穿通最常见表现出同侧脑室或蛛网膜下腔
扩大
- 脑穿通几乎总是不对称的

脉络丛囊肿

脉络丛产生的囊肿，出现在 2% ~ 4% 的新生儿中。

- 小囊肿（< 10 mm）通常在 28 周消失
- 大囊肿（> 10 mm）经常伴随 18 三体综合征；羊水穿刺发现一次大囊肿即可诊断
- 随访中囊肿消失不改变相关性

脑室腹腔（ventriculoperitoneal，VP）分流术

- CSFoma：腹内导管顶端附近液体积聚。通常出现在由于前期手术而造成腹腔粘连的患者
- 闭塞
- 感染
- 分流过多（脑室收缩）
- 分离

颅脑

颅缝（图 11-81）

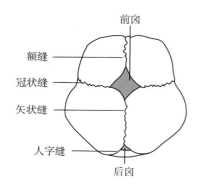

图 11-81

颅缝早闭（图 11-82）

提早关闭的颅缝（矢状缝，60%；冠状缝，20%）导致颅骨形态畸形。治疗方法为部分颅骨切除术。

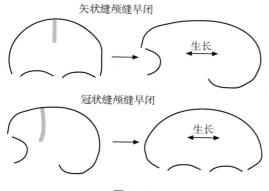

图 11-82

病因

原发性闭合
继发性闭合

- 骨骼发育不良
- 代谢性
- 脑室分流
- 血液学失调

类型

- 长头（舟状头）：矢状缝
- 短头：冠状缝
- 三角头：额缝
- 尖头：全部
- 斜头：单侧冠状缝或人字缝（如果是冠状缝则出现 Harlequin 眼）
- 四叶草（kleeblattschädel）：除额缝和鳞状缝以外的全部

多发颅骨凹陷（图 11-83）

标准：颅骨内板显著凹陷。

病因

- 生理学相当于 6 个月
- 增大的颅内压
- 间叶细胞发育不良（颅骨凹陷，Lückenschädel 颅骨）

  脑膜膨出

  脊髓脊膜膨出

  脑膨出

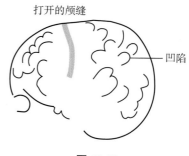

图 11-83

缝间骨（图 11-84）

颅缝内骨骼（用 Worms 的名字命名，一个丹麦解剖学家），最常见位于人字缝。

病因

- 1 岁内为正常表现
- 成骨不全症
- 锁骨颅骨发育不全
- 甲状腺功能低下

帮助记忆："PROKCHOPS"

- 致密性骨发育不全（**P**yknodysostosis）
- 成骨不全症（**O**steogenesis imperfecta）
- 治疗中的佝偻病（**R**ickets in healing）
- 卷发综合征（**K**inky hair syndrome）
- 锁骨颅骨发育不全（**C**leidocranial dysplasia）
- 甲状腺功能低下（**H**ypothyroidism）
- 复印综合征（**O**topalatodigital syndrome）
- 厚皮性骨膜病（**P**achydermoperiostosis）
- 唐氏综合征（**S**yndrome of Down）

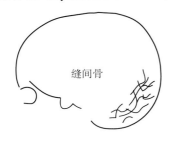

图 11-84

颅骨骨折

新生儿颅骨骨折伴随硬脑膜撕裂罕见发展为：

- 生长性颅骨骨折
- 软脑膜囊肿
　增宽的分离的颅骨
　脑膜穿过撕裂的硬脑膜疝出

后鼻孔闭锁

新生儿鼻道膜性或骨性阻塞。如果为双侧，分娩时新生儿呼吸窘迫强迫鼻部呼吸。

- 穿过鼻腔的置管失败
- CT：增大的犁骨和鼻腔外侧壁中间弯曲的表现对区分骨性闭锁和膜性闭锁是有用的

脊柱

发育（图 11-85）

脊柱侧弯

脊柱侧弯指的是脊柱沿着椎体纵轴不同角度旋转的侧向弯曲（图 11-86）。

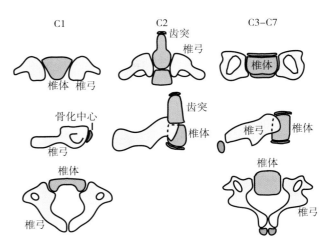

图 11-85

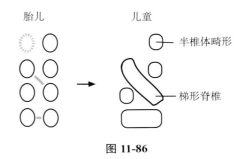

图 11-86

类型

特发性，90%

- 轻型：3% 发生率
- 重型：0.1% 发生率

继发性

- 先天性
　半椎体畸形
　梯形脊椎
　单侧椎弓融合
- 由外伤，感染，辐射，多发性神经纤维瘤引起的生长不对称
- 腿长不一致

术前影像学征象（图 11-87 和图 11-88）

- 确定脊柱侧弯的类型和脊柱弯曲的角度
- 测量脊柱的弯曲（Cobb 方法）
- 确定旋转角度：半定量一个椎弓根朝中线偏移分数 0 ~ +4；旋转决定获得性骨骼融合的范围和弯曲的硬度

术后影像学征象

- 脊柱侧弯矫正：一般目标是达到脊柱弯曲的

50% 的矫正且保持正常肺功能，因为脊柱侧弯导致呼吸损伤

- 骨质融合在术后 9 个月完成；在 60° 仰卧位 / 斜位投射视角最佳
- 外科手术类型

    前路手术：Dwyer cable；用 cable 固定的椎体侧面

    后路手术：置入哈氏棒实现椎体融合

- 评估硬件：支架，哈氏棒或 Dwyer cable 的滑脱或断裂

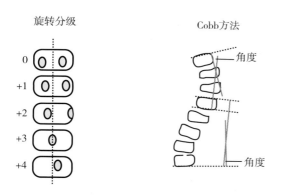

图 11-87

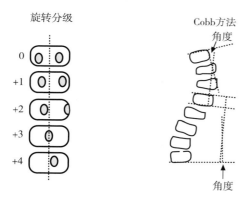

图 11-88

颈椎损伤（图 11-89）

颈椎损伤在儿童中不常见。

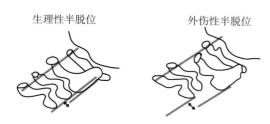

图 11-89

假性半脱位

C2 或 C3 的生理性向前移位起因于颈椎正常韧带的松弛：

- C2/C3（25% 儿童 < 8 岁）：正常多达 3 mm（后缘保持直线）
- C3/C4：15% 儿童 < 8 岁

鉴别诊断

胸部

喘鸣，哮鸣

- 上呼吸道梗阻
- 气管病变
- 血管环或肺动脉吊带
- 异物
- 哮喘

上呼吸道梗阻

炎症
- 会厌炎（流感嗜血杆菌）
- 哮吼（呼吸道合胞病毒）
- 咽后脓肿

外源性
- 腐蚀性损伤
- 异物

外来上呼吸道压迫
- 甲状舌管囊肿
- 鳃裂囊肿
- 其他肿块

新生儿多小囊泡肺（图 11-90）

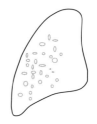

图 11-90

- 支气管肺发育不良（最常见）
- 肺间质性肺气肿

- 囊性纤维化
- Wilson-Mikity 综合征（支气管肺发育不良的形式）

呼吸道肿块病变

淋巴管瘤和血管瘤可能出现在 3 个位置中的任意一个。

鼻腔，鼻咽

- 上颌窦后鼻孔息肉
- 脑膜脑膨出
- 血管纤维瘤
- 淋巴结病
- 神经母细胞瘤
- 横纹肌肉瘤

口咽

- 淋巴结病
- 异位甲状腺组织

下咽部，喉，气管

- 潴留性囊肿
- 喉乳头状瘤

新生儿肺肿物（图 11-91）

肺基底部；肋膈角闭塞

- 肺隔离症
- 先天性膈疝
- CCAM（出生后前几小时）
- 发育不全肺（弯刀综合征）
- 膈神经麻痹：偏侧膈升高

其他肺区域

- 肺肿瘤
    神经母细胞瘤
    肺母细胞瘤
    PNET（阿斯进肿瘤）
- 先天性肺叶气肿（只在疾病早期，晚期肺叶气肿会部分充气）

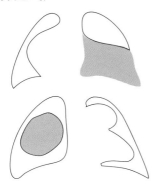

图 11-91

过度透亮肺

- 大的前方气胸（常见）
- 先天性肺叶气肿
- 先天性肺囊肿
- 阻塞性细支气管炎（Swyer-James 综合征，直到 > 7 岁才有）
- 阻塞性肺气肿
    细支气管水平的梗阻：囊性纤维化，哮喘，肺炎
    异物
    外源性压迫：血管环和肺动脉吊带，淋巴结增大，支气管源性囊肿
- CCAM

新生儿气胸

- 正压通气
- 间质性肺气肿
- 肺发育不全（胎儿无尿综合征，Potter 后遗症，羊水过少）

小孤立性肺结节（图 11-92）

先天性

- 支气管源性囊肿（常见）；65% 出现在肺，35% 来源于气管支气管树
- 肺隔离症
- 动静脉畸形（AVM），静脉曲张
- 支气管闭锁

感染

- 球性肺炎，最常见
- 肉芽肿
- 脓肿腔

肿瘤

- 原发性：PNET，肺母细胞瘤，
- 神经母细胞瘤，肾母细胞瘤转移

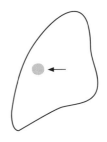

图 11-92

多发肺结节

肿瘤
- 转移：肾母细胞瘤，畸胎瘤，横纹肌肉瘤，骨肉瘤（OSA）
- 喉乳头状瘤（肺内病变罕见）

感染
- 感染性栓子
- TB，真菌

炎症
- Wegener 病（鼻窦同时受累）

小儿肺间质性病变

先天性
- 贮积症：戈谢病，尼曼-皮克（Niemann-Pick）病
- 淋巴管扩张（严重疾病，通常在 1 ~ 2 年内致命）

其他常见原因
- 病毒性肺炎
- 支气管肺发育不良
- 透明膜病
- 组织细胞增多症 X

新生儿肺网状阴影

- 淋巴管扩张
- TAPVR3 型（水肿）
- CHF（大脑大静脉畸形，血管内皮瘤）

小儿胸壁肿瘤

常见征象：胸腔积液，肋骨破坏，软组织密度
- 嗜酸细胞肉芽肿（EG）
- 阿斯进（Askin）肿瘤［原发性神经外胚叶性肿瘤（PNET）］
- 神经母细胞瘤
- 转移
- 尤文氏肉瘤

腹部

胃扩张（图 11-93）

胃扩张充气可能起因于幽门梗阻（小肠气体没有或极少，胃扩张不变，蠕动波），但最常见于哭泣中咽下空气（正常小肠积气，暂时性扩张出现，无蠕动波）。幽门梗阻的原因包括：
- 肥厚性幽门狭窄
- 幽门痉挛
- 胃窦隔膜
- 胃窦炎
- 罕见
  重复囊肿
  异位胰腺组织
  息肉，肿瘤

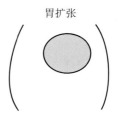

图 11-93

双泡征（图 11-94）

气体位于胃内和十二指肠球部，且无或极少小肠气体表示十二指肠梗阻：
- 十二指肠闭锁（伴随唐氏综合征）或狭窄，最常见

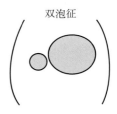

图 11-94

- 环状胰腺，第 2 常见
- 十二指肠隔膜，腹膜带
- 中肠扭转，早期诊断最重要，如果不确诊则死亡率很高。临床表现为呕吐胆汁
- 血管
  十二指肠前静脉
  肠系膜上动脉综合征
- 罕见
  重复囊肿
  粘连

小肠梗阻（图 11-95）

新生儿（先天性因素）
- 小肠闭锁 / 狭窄
- 中肠扭转

- Ladd 腹膜带

儿童（＞ 1 岁）

- 肠套叠（最常见）
- 嵌顿性腹股沟斜疝（6 ～ 24 个月）
- 穿孔性阑尾炎

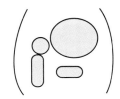

图 11-95

结肠及远端肠梗阻（图 11-96 ）

- 先天性巨结肠
- 胎粪栓综合征
- 结肠闭锁 / 狭窄
- 肛门闭锁
- 胎粪性肠梗阻
- 罕见原因：

　　肠扭转

　　骶前肿瘤

　　坏死性小肠结肠炎（NEC）后狭窄

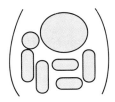

图 11-96

小结肠

标准：狭窄的（废用性）结肠。诊断常经钡灌肠确定。

病因

- 糖尿病母亲
- 母亲使用硫酸镁
- 废用性结肠（无排泄物或体液通过结肠）

　　回肠闭锁

　　胎粪性肠梗阻

- 全结肠型先天性巨结肠

要点

- 腹 X 线平片鉴别婴幼儿小肠和大肠是不可能的；对应的是分辨近端和远端肠管

- 在低位梗阻时进行灌肠检查（可溶性的等渗对比剂优先于钡剂）
- 有胎粪性肠梗阻的患者几乎总是有（98%）囊性纤维化。10% ～ 20% 的囊性纤维化患者伴随胎粪性肠梗阻

小儿肠气囊肿症

- 坏死性小肠结肠炎（NFC）
- 不常见的原因（良性积气，发病机制不清）

　　囊性纤维化

　　胶原血管病

　　白血病

　　牛奶不耐受

　　免疫缺陷

- 梗阻
- 使用类固醇激素

腹部肠管无积气

出生后，空气正常在胃肠道中出现：胃 2 h；小肠 6 h；直肠 24 h。

病因

严重呕吐，最常见

- 肠胃炎
- 阑尾炎

吞咽障碍

- 食管闭锁
- 神经功损伤
- 机械通气（肠麻痹）

肠管移位

- 肠管不在腹腔内（如疝，脐疝）
- 肿块
- 腹水

腹部钙化

- 腹内：胎粪性腹膜炎（最常见）
- 肾

　　神经母细胞瘤，肾母细胞瘤

　　肾钙质沉着症

　　肾囊肿

　　尿路结石

- 肠：阑尾粪石，梅克尔憩室
- 膀胱：出血性膀胱炎（环磷酰胺治疗）
- 肾上腺：出血，Wolman 病（非常罕见）

- 胆石症（镰状细胞性贫血）
- 肝：肝母细胞瘤，肉芽肿，TORCH

常见腹部肿块病变

概述

新生儿（＜1 个月）	较大的婴儿和儿童
肾，55%	**肾，55%**
肾盂积水	肾母细胞瘤
MCDK	肾盂积水
胃肠，15%	**胃肠，15%**
重复畸形	阑尾脓肿
胎粪性假囊肿	肠套叠
假囊肿小肠闭锁近端	肿瘤
腹膜后，10%	**腹膜后，25%**
肾上腺出血	神经母细胞瘤
生殖器，15%	**生殖器，5%**
卵巢囊肿	卵巢囊肿
子宫阴道积水	子宫阴道积水
肝胆，5%	**肝胆，5%**
血管内皮瘤	肝母细胞瘤
胆总管囊肿	

胃部充盈缺损

- 异物，最常见
- 奶粉块（不恰当地冲泡牛奶），植物粪石，毛发团
- 先天畸形
    重复畸形
    异位胰腺组织
- 炎症，罕见
    克罗恩病
    慢性肉芽肿性疾病（吞噬功能异常的免疫缺陷）
- 肿瘤，罕见
    错构瘤
    Peutz-Jeghers 综合征

黏膜皱襞增厚

黏膜下层水肿
- 肠炎

黏膜下层肿瘤
- 淋巴瘤，白血病

黏膜下层出血
- Henoch-Schönlein 紫癜
- 溶血性尿毒症
- 凝血病（例如血友病，维生素 K 缺乏，抗凝剂）

胃肠道出血

- 梅克尔憩室
- 幼年性息肉
- 炎症性肠病
- 门静脉高压

小儿肝病变

良性
- 囊肿
- 血管内皮瘤
- 间叶性错构瘤

恶性
- 肝母细胞瘤
- 血管内皮瘤（新生儿）
- 肝细胞肝癌，是否存在潜在的肝疾病（糖原贮积症，门静脉高压）
- 肾母细胞瘤或神经母细胞瘤转移

脂肪肝

- 慢性蛋白质性营养不良（最常见的原因）
- 先天性
    囊性纤维化
    糖原贮积症
    肝豆状核变性（Wilson 病）
    半乳糖血症
    果糖不耐受
    瑞氏综合征
- 肝炎
- 药物：化疗，类固醇，静脉营养

儿童胆石症

溶血
- 镰状细胞性贫血（小脾）
- 珠蛋白生成障碍性贫血（地中海贫血）（脾大）
- 球形红细胞增多症

其他
- 囊性纤维化
- 药物：呋塞米
- 代谢障碍：甲状旁腺功能亢进（HPT）

- 早产儿患有肺透明膜病

胆囊积水

- 败血症
- 烧伤
- 钩端螺旋体病
- 川崎病
- Henoch-Schönlein 紫癜

胆囊炎

- 镰状细胞
- 溶血性贫血

胆道狭窄

- 胰腺炎
- 胆结石
- 反流性胆管炎
- Kasai 术后
- 肝移植

胰腺脂肪化

- 囊性纤维化
- 髓增生异常症候症：
    - 干骺端发育不良
    - 周期性中性粒细胞减少症
    - 胰腺脂肪化
    - 肋骨缘外翻
- Pearson 综合征（线粒体）
    - 小儿胰腺炎
- 外伤
- 病毒性感染
- 败血症
- 特发性
- 畸形

- 药物（类固醇等）
- 代谢性
    - 囊性纤维化
    - 高脂血症

慢性胰腺炎

- 反复发作的急性胰腺炎
- CMV 感染
- 药物（四环素，类固醇）
- 胰腺分裂症
- 囊性纤维化

泌尿生殖系统

囊性肾肿物（图 11-97）

囊性疾病（区别于肾盂积水）
- 常染色体隐性遗传肾病（婴儿型多囊肾）
- 多囊性肾发育不良
- 多房性囊性肾瘤
- 瘢痣病伴随的囊肿
    - 成血管细胞瘤病
    - 结节性硬化
- 其他囊性疾病（见第 4 章）

肿瘤
- 囊性肾母细胞瘤
- 囊性腺癌

肾盂积水

最常见的新生儿腹部肿块。原因（发病率依次减少）包括：
- 反流
- UVJ 梗阻
- 输尿管膀胱梗阻
- 异位输尿管囊肿

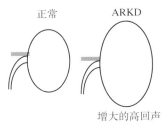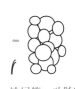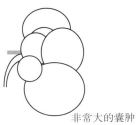

图 11-97

- 后尿道瓣膜
- 梅干腹综合征

实性肾肿块

- 肾母细胞瘤：最常见的儿童实性肿瘤；新生儿罕见
- 中胚层肾瘤：唯一的新生儿实性肾肿物病变
- 肾母细胞增生症：皮质下肿块；伴随肾母细胞瘤
- 血管平滑肌脂肪瘤：脂肪性肿块；伴随结节性硬化
- 继发性肿瘤

    淋巴瘤

    神经母细胞瘤

    白血病：弥散，双侧增大
- 罕见肾肿瘤

    透明细胞肉瘤

    恶性杆状细胞瘤

    肾细胞癌

新生儿肾弥漫性高回声

体积增大

- ARPCKD（膀胱通常排空）
- CMV 肾小球性肾炎（膀胱可能有一些尿液）
- 肾小球性囊肿
- 弥漫性囊性发育不良

体积减小

- 来自于尿路梗阻或坏死的肾发育不良

肾肿物独特的临床和影像特征

肾肿物	临床和影像特征
肾母细胞瘤	大的实性肿块，经常血管侵犯
	儿童最常见的实性肾肿物
肾母细胞增生症	多发双侧被膜下病变，伴随双侧实性肾母细胞瘤
肾细胞癌	成血管细胞瘤病
中胚层肾瘤	最常见的新生儿和婴儿肾实性肿块
多房性囊性肾瘤	伴有小的实性组织的多房囊性肿块
透明细胞肉瘤	伴随骨转移
横纹肌样瘤	伴随脑恶性肿瘤
血管平滑肌脂肪瘤	结节性硬化，多发性神经纤维瘤，成血管细胞瘤病

续表

肾肿物	临床和影像特征
肾髓质癌	青少年镰状细胞性贫血或血红蛋白镰状细胞病
婴幼儿骨化性肾肿瘤	婴幼儿伴有钙化的肿块
后肾腺瘤	非特异性特征
淋巴瘤	外观高度多样化，经常伴随淋巴结增大

肾回声异常（皮髓质交界处难分辨导致的肾皮质与脾或肝相似）

- ATN
- 肾小球性肾炎
- 肾浸润
- 糖原贮积症
- 糖尿病
- 肾静脉血栓形成
- 白血病是这种表现的唯一恶性原因
- HIV
- 川崎病

正常皮髓质分界缺失

- 肾盂肾炎：局灶性肾病
- 婴幼儿多囊肾
- 成人多囊肾
- 髓质囊性发育不良肾
- 晚期肾静脉血栓形成

髓质钙化症

- 呋塞米治疗
- 甲状旁腺功能亢进
- RTA（远端小管缺陷）
- 高钙血症或高尿钙

    乳碱综合征

    特发性高尿钙症

    结节病

    维生素 D 过多症
- 草酸过多症
- 髓质海绵肾

先天性输尿管梗阻

- 原发性巨输尿管症

- 输尿管疝（异位或原位）
- 远端输尿管狭窄
- 输尿管闭锁
- 腔静脉后输尿管
- 膀胱憩室

肾上腺肿块

- 新生儿出血，常见
- 神经母细胞瘤
- 罕见小儿肾上腺肿瘤
  - 畸胎瘤
  - 腺瘤
  - 癌
  - 嗜铬细胞瘤
- 其他腹膜后肿块
  - 肾母细胞瘤
  - 上极肾积水
  - 腹膜后淋巴结增大
  - 肝母细胞瘤
  - 脾肿块

膀胱壁内部或附近的囊性结构（超声）

膀胱
- Hutch 憩室
- 脐尿管残余（膀胱圆顶）
- 正常"膀胱耳"（不完全充盈的膀胱疝入腹股沟管）

输尿管
- 输尿管开口异位
- 输尿管囊肿
- 巨输尿管症

其他
- 卵巢囊肿
- 肠系膜，网膜囊肿

大的腹部囊性肿块

- 淋巴管瘤（多分隔无钙化）
- 肠道重复囊肿（伴随肠道特征的单房性无钙化囊肿）
- 胎粪性假囊肿（含有回声和碎屑的单房性病变）
- 胆总管囊肿
- 肾上腺出血
- 卵巢囊肿

骶前肿物

- 直肠重复畸形
- 前方脊膜膨出
- 畸胎瘤
- 神经母细胞瘤

阴唇间肿物

- 异位输尿管肿
- 尿道周围囊肿
- 阴道横纹肌肉瘤
- 尿道脱垂
- 处女膜闭锁

中枢神经系统

颅骨矿化贫乏

超声上表现为极佳的胎儿大脑显示。
- 成骨不全症
- 低磷酸酯酶症
- 软骨生成不全

增大头颅（巨头畸形）

脑积水（在囟门闭合前最常见的增大原因）
- 交通性（更常见）
- 非交通性（不太常见）

罕见原因
- 硬膜下血肿
- 颅骨畸形
  - 良性巨颅
  - 软骨营养障碍
- 大脑畸形
  - Beckwith-Wiedemann 综合征
  - 偏侧萎缩
  - 大脑性巨人症

小头（头小畸形）

- 缺如或萎缩的大脑（先天性感染，胎儿酒精综合征）
- 颅缝早闭
- 分流管放置术后

前囟增宽

- 锁骨颅骨发育不全

- 唐氏综合征
- 软骨发育不全
- 成骨不全症
- 佝偻病
- 脑积水
- 甲状腺功能减退

颅骨增厚

代谢性／全身性

- 肾骨营养不良愈合期
- 甲状旁腺功能亢进（胡椒盐颅骨）
- 贫血（代偿性造血）：镰状细胞病，地中海贫血

肿瘤

- 白血病，淋巴瘤

其他

- 慢性颅内压减低（分流术后；最常见的颅骨增厚原因）
- 苯妥英钠治疗
- 发育异常
  纤维组织发育异常
  进行性骨干发育不良

细胞溶解性颅骨病变

- 嗜酸性细胞肉芽肿（EG）
- 白血病，淋巴瘤
- 纤维组织发育异常
- 皮样囊肿，表皮样囊肿
- 甲状旁腺功能亢进

颅内钙化

与生理性颅内钙化区分异常。后者包括：

- 脉络丛钙化
- 缰联合钙化
- 松果体钙化
- 大脑镰：硬脑膜，蛛网膜粒钙化
- 成血管细胞瘤钙化

异常钙化有许多疾病需要鉴别（帮助记忆："TIC MTV"）

- 肿瘤（Tumor）
  儿童：颅咽管瘤＞少突胶质细胞瘤＞神经胶质瘤＞其他肿瘤
  成人：脑膜瘤＞少突胶质细胞瘤＞室管膜瘤
- 感染（Infection）

儿童：TORCH
成人：囊尾蚴病，TB

- 先天性（Congenital），退变性，萎缩性病灶
  先天性萎缩或发育不全
  结节性硬化（75% 具有钙化）
  sturge-weber 综合征（脑回状钙化）
- 代谢性（Metabolic）
  特发性高钙血症
  铅中毒（现在罕见）
  甲状旁腺功能减退
  Fahr 病（家族性）
- 外伤（Trauma）
- 血管病变（Vascular lesions）
  AVMs（大脑大静脉瘤）
  血肿
  动脉瘤

增大蝶鞍

- 肿瘤（最常见原因）
  最常见：颅咽管瘤
  次常见：视交叉，下丘脑胶质瘤
  不太常见：生殖细胞肿瘤，脑膜瘤，垂体瘤
- 颅内压增高
- 空泡蝶鞍
- Nelson 病

肌肉骨骼系统

常见小儿骨肿瘤

原发性

- EG
- 尤文氏肉瘤
- OSA
- 骨囊肿
  UBC：单腔，碎片陷落征
  ABC：偏心性

继发性

- 神经母细胞瘤转移
- 淋巴瘤
- 白血病

伴有液平面的肿瘤

- ABC
- 毛细血管扩张性 OSA

- 巨细胞瘤
- 伴随病理性骨折的单个囊肿

关节间隙增宽（图 11-98）

儿童患者中关节间隙增宽最常见于髋关节或肩关节；其他关节具有强韧的关节囊。关节间隙增宽的原因包括：

关节渗出

- 化脓性关节炎
- 关节血肿（关节内骨折，血友病患者）
- 短暂性反应性滑膜炎（病毒性）
- JRA

不伴关节软骨破坏的滑膜增厚

- JRA
- 血友病性关节病

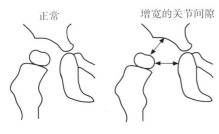

正常　　　　增宽的关节间隙

图 11-98

骨弓形变

异常的前弓和后弓（胎位不正）。前弓可能伴随内侧和外侧弓。孤立的内侧弓通常是自发的。常见的前弓原因包括：

代谢性

- 佝偻病（最常见）

发育异常

- 多发性神经纤维瘤（原发性骨骼发育异常）
- 成骨不全症
- 纤维组织发育异常
- 骨纤维发育异常
- Blount 病

外伤

生理性

弥漫性儿童骨质疏松

- 佝偻病
- 甲状旁腺功能亢进（继发于肾病 = 肾性佝偻病）
- 制动
- JRA

- 不常见的原因

　浸润性疾病：神经节苷脂沉积症，黏脂沉积症 在成人里原因相同（请看之前部分）

儿童弥漫性致密骨骼

先天性

- 石骨症
- 致密性骨发育不全
- 烛泪样骨质增生症
- 进行性骨干发育不全（Engelmann 病）
- 婴儿骨皮质增生症
- 婴儿期自发性高钙血症（Williams 综合征）
- 广泛性皮质骨肥厚（Van Buchem 病）
- 厚皮性骨膜病
- 结节性硬化

其他

- 甲状腺功能减退
- 先天性梅毒
- 维生素 D 过多症

肋骨形态异常

- 漏斗胸
- 肋骨凹陷
- 脑肋下颌综合征

细长肋骨

- 18 三体综合征
- 多发性神经纤维瘤

增宽肋骨

- 黏多糖病
- 重型地中海贫血

膨胀肋骨

- 淋巴管瘤病
- 纤维组织发育异常
- 脑肋下颌综合征

肋骨大小异常或缩短

- 致死性侏儒病性发育异常
- 青少年窒息性胸廓发育不良
- Ellis-van Creveld 软骨外胚层发育不良
- 软骨发育不全

儿童对称性骨膜反应（图 11-99）

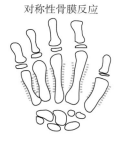

对称性骨膜反应

图 11-99

对称性骨膜反应可以是生后最初 6 个月内的生理性改变；其后多为病理性的。多种病因。帮助记忆："TICMTV"。

- 肿瘤（**T**umor）

    神经母细胞瘤

    白血病，淋巴瘤

- 感染（**I**nfection）

    先天性感染：梅毒，风疹

- 先天性（**C**ongenital）

    Caffey 病（婴儿骨皮质增生症）

    成骨不全症

- 代谢性（**M**etabolic）

    维生素 A、D 过多症

    前列腺素 E 治疗

    坏血病

- 外伤（**T**rauma）

    受虐儿童综合征（骨膜下血肿）

- 血管性（**V**ascular）

    骨骼梗死形成（镰状细胞病）

骨膜反应帮助记忆："SCALP"：

- 弯曲（**S**curvy）
- Caffey 病（**C**affey disease）
- 事故（**A**ccident），维生素 A 过多症
- 白血病（**L**eukemia），梅毒
- 生理性（**P**hysiologic），前列腺素抑制剂

骨骺畸形（图 11-100）

骨骺缺陷或许是孤立的（例如分离性骨软骨炎），造成骨骺完全分裂，或影响多处骨骺（综合征）。

获得性（单一骨骺）

- 缺血性坏死：

    LCP 病（最常见）

    类固醇

- 外伤（分离性骨软骨炎）
- 感染
- 甲状腺功能减退

先天性发育不良（多个骨骺，所有罕见）

- 多发性骨骺发育不良
- Myer 发育不良
- Morquio 综合征

干骺端骨骺溶解：由脑膜炎球菌败血症导致的骺板中部损伤

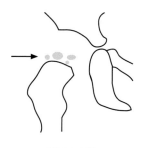

图 11-100

增大的骨骺（图 11-101）

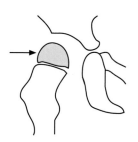

图 11-101

最常见由慢性关节炎伴随的充血导致。

- 血友病患者关节
- JRA
- 慢性感染性关节炎
- LCP 病愈合期
- 骨骺发育不全半肢畸形（Trevor）

点状骨骺

- 软骨发育异常
- 华法林
- 酒精
- 甲状腺功能减退

干骺端横行线

干骺端横线是异常的软骨内骨骼生长的结果；较低的矿化作用导致透亮线，且修复导致致密干骺线。

在一些疾病中，致密和透亮线共存。

透亮线

- 新生儿：应力线（迅速生长的长骨干骺端灌注不足）起因于发热，先天性心脏病，任何严重疾病
- > 2 岁则考虑肿瘤

　　神经母细胞瘤转移

　　淋巴瘤，白血病

致密线

- 新生儿：生长恢复线
- > 2 岁：

　　重金属中毒（铅线）

　　佝偻病愈合期

　　坏血病治疗后

骺板增宽

骺板增宽：> 1 mm。

- 佝偻病（最常见）
- Salter-Harris 骨折，1 型
- 肿瘤：淋巴瘤，白血病，神经母细胞瘤
- 感染：骨髓炎

干骺端破碎（图 11-102）

- 受虐儿童（角端骨折）
- 外伤
- Blount 病
- 骨髓炎

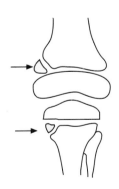

图 11-102

干骺端不规则

- 佝偻病
- 梅毒
- 脊髓发育不良
- 低磷酸酯酶症

- 干骺端发育不良

锁骨侵袭性病变

- 朗格汉斯细胞组织细胞增生症
- 感染
- 尤因肉瘤
- 骨肉瘤

脊椎畸形

脊椎扁平（局部扁椎骨）

- 转移（神经母细胞瘤最常见）
- EG
- 白血病，淋巴瘤
- 感染（不常见）
- 外伤

普遍扁椎骨（椎体高度减低）（图 11-103）

- 成骨不全症
- 侏儒症（致死性侏儒病性，骨变型）
- Morquio 综合征
- 库欣综合征

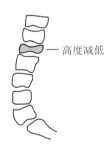

图 11-103

脊椎融合

- 孤立的椎体融合
- Klippel-Feil 综合征（C2-C3 融合，斜颈，短颈）；可能伴随 Sprengel 畸形（肩椎骨）
- 外伤后

大椎体或其他异常形态

- 血液恶病质（红骨髓增生）：镰状细胞，地中海贫血

寰枢关节半脱位（图 11-104）

- 唐氏综合征

- Morquio 综合征
- JRA
- 外伤
- 马方 /Ehlers-Danlos 综合征
- 脊柱骨骺发育不全

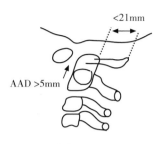

图 11-104

椎间盘间隙狭窄

常见

- 感染（化脓性，结核病性，布氏菌，伤寒）
- 块状椎骨：先天性或获得性
- 脊柱骨软骨病
- 重度脊柱后凸或侧弯

不常见

- 先天性
- Cockayne 综合征
- Kniest 发育不良
- Morquio 综合征
- 脊柱骨骺发育不良

获得性

- 炎症性关节炎（风湿性关节炎，僵直性脊柱炎）
- 椎间盘突出
- 神经病性关节病（矫形）
- 外伤

椎间盘间隙增大

- 骨质疏松症
- 由多原因导致的双凹椎体
- 戈谢病
- 扁椎体
- 镰状细胞性贫血
- 外伤

椎间盘间隙钙化

常见

- 特发性（儿童暂时）

- 外伤后

不常见

- 脊柱融合
- 褐黄病
- Aarskog 综合征
- Cockayne 综合征
- 高胱氨酸尿症
- 高钙血症
- 甲状旁腺功能亢进
- 维生素 D 过多症
- 感染
- 截瘫
- 青少年慢性关节炎

小儿骶骨畸形

- 脊膜膨出
- 神经纤维瘤病
- 骶前畸胎瘤
- 发育不全

桡骨缺陷

第 1 和（或）第 2 手指缺如；通常累及桡骨

- Holt-Oram 综合征（三指节畸形 / 拇指发育不全 / 不发育，心脏，胸壁畸形）
- Poland 综合征
- 范科尼贫血（拇指可能缺如或发育不全）
- 血小板减少桡骨缺失综合征（拇指存在）

多指（趾）畸形

- 家族性多指（趾）畸形
- 软骨外胚层发育不良
- 13、15 三体综合征
- Laurence-Moon-Bardet-Biedl 综合征

并指（趾）

通常涉及第 3 和第 4 指（趾）。可能是孤立的，也可合并于：

- Apert 综合征（短头畸形）
- 胸大肌缺损并指综合征（Poland syndrome）
- 先天性束带综合征（Constriction band syndrome）

第四掌骨异常

掌骨较短

- 特尔纳综合征（Turner syndrome）
- 生长停滞：镰状细胞贫血，感染

掌骨较长

- 脂肪瘤致巨指
- 神经纤维瘤病

骨龄延迟

全身性疾病（很常见）

- 甲状腺功能低下（呆小症；典型表现：胸 12 和腰 1 椎体发育不全）
- 发绀性先天性心功能不全
- 慢性肺疾病

生长激素缺陷（垂体性侏儒）

- 孤立性生长激素缺乏
- 颅咽管瘤，感染

外周组织对生长激素无反应

- 非洲侏儒族
- 特尔纳综合征
- 原发性矮小症

偏侧身体肥大

肢体肥大（罕见）

- 腹部肿瘤（常见于 Wilms 肿瘤）
- 动静脉瘘
- 淋巴管瘤
- 先天性静脉畸形肢体肥大综合征，Parker-Weber 综合征
- 孤立的畸形（特发性）

耻骨联合分离

- 膀胱外翻
- 颅锁骨发育不良
- 骶骨前包块

其他

唐氏综合征

- 十二指肠闭锁
- 食管气管瘘，食管闭锁
- 心内膜垫缺损
- 先天性巨结肠
- 多个胸骨骨化中心
- 11 对肋骨

WILLIAMS 综合征（婴儿特发性高钙血症）

- 主动脉缩窄（瓣上型）
- 外周型肺动脉狭窄
- 弥漫性腹主动脉缩窄及内脏分支狭窄
- 多系统畸形
  - 阻滞
  - 牙齿畸形
  - 特殊面容

BECKWITH-WIEDEMANN 综合征

- 巨舌
- 内脏肥大（如肝，肾，胰腺）
- 巨人症
- 脐膨出
- 肾母细胞瘤

早产婴

- 肺透明膜病
- 坏死性小肠结肠炎
- 脑生发基质出血
- 脑室旁白质软化
- PDA

取决于年龄的恶性肿瘤

- ＜ 5 年：神经母细胞瘤
- 5 ～ 10：尤因肉瘤
- ＞ 10 年：骨肉瘤

（陈羽琦 译　曾津津 校）

推荐阅读

Blickman JG. *Pediatric Radiology: The Requisites*. St. Louis: Mosby; 1998.

Donnelly LF, Jones B, O'Hara S, et al. *Diagnostic Imaging: Pediatrics*. Salt Lake City: Amirsys; 2005.

Donnelly LF. *Fundamentals of Pediatric Radiology*. Philadelphia: WB Saunders; 2001.

Kirks DR. *Practical Pediatric Imaging: Diagnostic Radiology of Infants and Children*. Philadelphia: Lippincott Williams & Wilkins; 1997.

Kleinman PK. *Diagnostic Imaging of Child Abuse*. Baltimore: Williams & Wilkins; 1987.

Kuhn JP, Slovis TL, Haller JO. *Caffey's Pediatric Diagnostic Imaging*. St. Louis: Mosby; 2003.

Seibert JJ, James CA. *Pediatric Radiology Casebase: The Baby Minnie of Pediatric Radiology*. New York: Thieme Medical; 1998.

Stringer DA. *Pediatric Gastrointestinal Imaging*. Toronto: BC Decker; 2000.

Swischuk LE. *Emergency Radiology of the Acutely Ill or Injured Child*. Philadelphia: Lippincott Williams & Wilkins; 2000.

Swischuk LE. *Imaging of the Newborn, Infant, and Young Child*. Philadelphia: Lippincott Williams & Wilkins; 2003.

核医学显像

呼吸系统显像

放射性药物

呼吸系统显像通常包括肺通气显像和（或）肺灌注显像，联合应用还是单一显像与显像目的有关。

若同时行肺通气和肺灌注显像，一般情况先行肺通气显像，因 ^{133}Xe 的光子能量位于 140 keV ^{99m} 锝（^{99m}Tc）光子能量散射后的范围。显像室应该为负压状态，以保证 ^{133}Xe 没有再循环。呼出的 Xe 应排到外界的大气中。

^{133} 氙（^{133}Xe）

^{133}Xe 是最常用的肺通气显像剂。相对便宜且物理半衰期约为 5.2 天。氙为惰性气体，能分布到通气正常的区域。尽管 ^{133}Xe 的生物学半衰期少于 1 min，但肺通气显像的三时相间非常明显：

● 吸入相（15 ~ 20 s）
● 平衡相（患者呼吸密闭系统中氙和氧气的混合气体 3 ~ 5 min）
● 清除相（患者吸入检查室的空气，并呼出到木炭滤网）

少于 15% 的吸入氙气可溶解到人体，由于氙可溶解于脂肪，主要溶解到肝和脂肪组织中。氙也可吸附到塑料注射器（24 h10%），因此应该用玻璃注射器装氙气。氙通气显像不能用可移动装置，因为氙通气显像时需要负压环境，而锝气溶胶肺通气显像可用可移动装置。

^{127} 氙（^{127}Xe）

^{127}Xe 的代谢途径与 ^{133}Xe 相似。但半衰期更长（36.4 天 vs. 5.2 天），价格更贵，主要的光子能量更高（203 keV vs. 81 keV）。由于光子能量更高，肺通气显像可在 ^{99m}Tc-MAA（大颗粒聚合人血白蛋白）肺灌注显像（光子能量是 140keV）后进行。这样，可根据肺灌注显像结果选择性行肺通气显像。^{127}Xe 显像时需要中能准直器，因此肺灌注显像和肺通气显像间需要更

669

概述

显像剂	半衰期	光子能量	准直器	特点
肺通气显像				
[133]Xe	5.2 天	81	低能	价格便宜，清除相图像有助于诊断
[127]Xe	36.4 天	203	中能	一般应该肺灌注显像后行肺通气显像（光子能量高）
[81m]Kr	13 s	191	中能	一般应该肺灌注显像后行肺通气显像，使用较少
[99m]Tc DTPA 气溶胶	6 h	140 keV	低能	图像不如放射性气体质量好，但可行多体位显像
肺灌注显像				
^{99m}Tc-MAA	6 h	140 keV	低能	

换准直器。

[81m]氪（[81m]Kr）

[81m]Kr 的 最 大 特 点 是 由 [81m]Kr/[81]Rb（[81]铷）发生器得到，这就限制了它的应用。由于物理半衰期短（13.4 s），不能获得清除相，降低了诊断阻塞性肺病的敏感性。与 [127]Xe 相似，肺通气显像可在肺灌注显像后进行。光子能量为 191 keV，因此需要中能准直器（肺灌注显像和肺通气显像之间需要更换准直器）。由于 [81m]Kr 半衰期短，即使是持续吸入 [81m]Kr 气体采集到的肺通气显像只能与氙的吸入相相似。由于氪的光子能量高，因此氪通气显像只能在肺灌注显像前或后进行，而不能同时进行。由于氪通气显像是持续吸入氪气体时采集的图像，因此前位相可见气道内有放射性。

^{99m}Tc-DTPA 气溶胶

大剂量的 ^{99m}Tc-DTPA（二亚乙基三胺五乙酸）（1110 ~ 1850 MBq）加入铅屏蔽的雾化器中，将 ^{99m}Tc-DTPA 雾化成雾粒。吸入 3 ~ 5 min 后 18 ~ 28 MBq 的放射性吸入肺内。一旦吸入肺内，雾粒弥漫性通过间质进入毛细血管，最后通过肾排泄。肺清除的时间一般长于 1h（吸烟和特发性肺间质纤维化或急性呼吸窘迫综合征患者清除更快），因此 ^{99m}Tc-DTPA 气溶胶显像不能行单次吸入显像或清除相。由于肺清除较慢，因此可行多体位显像，这与肺灌注显像相匹配。由于气溶胶显像时进入肺内的放射性较少（约为肺灌注显像的 20%），一般先行肺通气显像后行肺灌注显像。若先行肺灌注显像则应减少 MAA 剂量（如 1 mCi）。阻塞性肺病患者气道内可见放射性聚集。

^{99m}Tc-MAA

肺灌注显像时用 ^{99m}Tc-MAA（大颗粒聚合人血白蛋白）的理论基础是微粒嵌顿在小动脉。加热和 pH 使人血白蛋白变性（HSA）而得到 MAA。注射 MAA 前应确保 MAA 颗粒的直径在 10 ~ 90 μm，而不应小于 10 μm 或大于 150 μm。一般静脉注射 200 000 ~ 700 000 个 MAA 颗粒，这样可嵌顿到毛细血管前动脉（20 ~ 30 μm）和毛细血管（8 μm）。若注射的颗粒数小于 70 000 则可引起统计不准的图像。但在以下情况下，应减少注射的颗粒数：

- 肺动脉高压
- 新生儿和儿童患者
- 右向左分流

药物动力学

- 首次通过时超过 90% 的颗粒嵌顿在肺毛细血管（如颗粒直径小于 10 μm，则被肝和脾吞噬）
- 正常肺灌注显像时有 1×10^5 ~ 2.8×10^{11} 的毛细血管被嵌顿
- 通过酶水解法将颗粒从肺清除（生物半衰期为：2 ~ 10 h）
- 24 h 肾清除 30% ~ 40% 的 ^{99m}Tc-MAA
- 注射药物前必须记录颗粒数 / 剂量，因此药物在标记好后 6 h 内应用

技术

适应证

呼吸系统显像的常见适应证包括：

- 肺栓塞（PE）
  选择性肺通气 / 灌注显像
- 临床怀疑 PE（患者有症状和危险因素）
- 治疗前扫描
  急诊肺通气 / 灌注显像（如晚上）

- 有症状和危险因素的患者，无论胸片正常或异常
- 手术适应证

  手术前评估肺功能（定量评估）

  手术后支气管断端漏（肺通气显像可显示断端漏）

  肺移植后排异（肺灌注显像显示 MAA 分布减少）
- 右向左分流

禁忌证

无绝对禁忌证，相对禁忌证包括：

- 肺动脉高压
- 右向左分流（MAA 进入体循环）
- 对人人血白蛋白过敏

程序

1. 了解患者的病史和危险因素
2. 用 ^{133}Xe（370 ~ 740 MBq）行肺通气显像，常规行后位采集：氙的伽马射线能量为 81keV，肺过度膨胀或重叠的乳腺能导致射线衰减
   - 呼吸初始相：单张图像
   - 平衡相：2 × 90 s 图像
   - 清除相：3 × 45 s 图像
   - 滞留相：左后斜位、后位相、右后斜位各采集 45 s
3. 仰卧位注射（150 MBq）并采集图像

   标准采集 6 个体位，后位、右后斜位（RPO）、左后斜位（LPO）、前位、右前斜位（RAO）、左前斜位（LAO）
   - 侧位相（对诊断一般无太大价值）

诊断前应该了解患者的信息，如：

胸片（肺通气 / 肺灌注显像 12h 内）

- PE 的典型表现是胸片正常或胸片异常的范围小于肺通气 / 肺灌注显像
- 胸片正常不能排除 PE，但为诊断提供了重要的信息（如无匹配性低通气 / 低灌注的肺实变）

动脉血氧分析结果

- 80% 的肺栓塞患者可有 $PO_2 < 80\%$
- 90% 的患者可见肺泡 - 动脉梯度（A-a）> 14 mmHg

下肢超声（选择性）

- 诊断股髂深静脉血栓的敏感性约为 95%
- 大约 30% 的 PE 患者同时有下肢深静脉血栓

显像

正常图像

氙通气显像

3 个时相放射性分布均匀（图 12-1）：

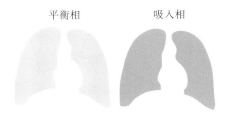

平衡相　　　　　吸入相　　　　　清除相

图 12-1

- 吸入相
- 平衡相
- 清除相，吸入结束后 2 ~ 3 min 肺内放射性就完全清除

肺内有氙滞留，提示有气道阻塞（如肺大泡，慢性阻塞性肺病，COPD）的阻塞性肺病的显像特点是病灶部位吸入相放射性分布减少，到达平衡的时间延长，清除延缓。

肺灌注显像（图 12-2）

- 正常情况下可识别的结构：心脏、主动脉弓、裂
- 在左后斜位（LPO）上肺边缘的凹痕代表心脏
- 从后到前放射性分布渐渐少，提示仰卧位，肺后部的放射性分布多于肺前部
- 肺尖的放射性分布一般少于肺底的放射性（肺尖部肺实质更小）
- 7% 的正常人群存在亚段的灌注缺损

肺栓塞

肺通气 / 肺灌注（$\dot{V}/\dot{Q}$）显像需要使用两种显像剂：一种是肺通气显像剂（吸入），一种是肺灌注显像剂（静脉注射）（图 12-3）。需要使用两种显像剂而不是一种显像剂的原因是：单纯肺灌注异常并不特异，可见于多种肺部疾病，而肺通气 / 肺灌注显像不匹配是肺栓塞相对特异的征象。肺通气 / 肺灌注显像不匹配指的是肺灌注显像示局部放射性分布减少（冷区），而局部肺通气显像正常。若肺灌注显像正常，即使不行肺通气显像也可排除肺栓塞。

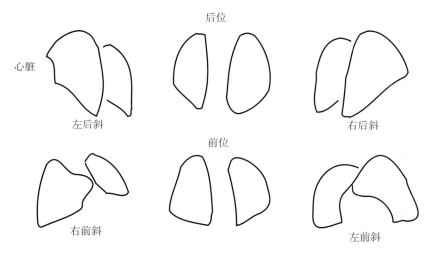

后位

心脏

左后斜 右后斜

前位

右前斜 左前斜

图 12-2

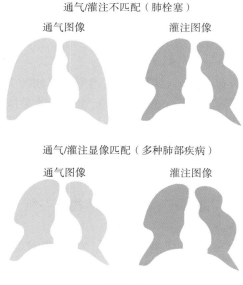

通气/灌注不匹配（肺栓塞）

通气图像 灌注图像

通气/灌注显像匹配（多种肺部疾病）

通气图像 灌注图像

图 12-3

近年，肺通气/肺灌注显像的 SPECT 可三维显示各个节段放射性分布情况，可显示平面显像不能显示的放射性分布缺损区，如右肺下叶的内侧基底段。断层显像可清晰的显示放射性缺损节段，这样可更好地定位放射性分布缺损区。SPECT 也提高了图像的对比度，因此可以减少中度可能性的诊断报告。

图像分析标准（肺栓塞诊断的预期调查研究，Prospective Investigation of Pulmonary Embolism Diagnosis，PIOPED）

1. 根据放射性分布缺损的大小和节段解剖来划分
   - 小节段缺损：< 25% 的节段受累
   - 中等节段缺损：25% ~ 75% 的节段受累
   - 大节段缺损：75% 以上的节段受累
   - 肺叶性缺损
   - 非节段性放射性分布缺损

读片结果

读片结果 / 发生概率	类型	肺栓塞可能性（%）
正常，5%	灌注显像正常（肺通气显像和胸片可能不正常）	0 ~ 5
低度可能性，55%	1. 单个节段灌注缺损（亚段性）	10 ~ 15
	2. 小的灌注缺损	
	3. 胸片异常的范围大于灌注缺损的范围	
	4. 非节段性灌注异常	
	5. 匹配性肺通气/灌注显像异常	
中度可能性（不确定），30%	扫描结果不属于低度可能性也不属于高度可能性	30 ~ 40
高度可能性，10%	1. 2 节段的不匹配	90 ~ 95
	2. 1 节段和 2 个以上亚段性通气/灌注缺损	
	3. 4 个亚段性不匹配	

2．将肺通气显像和肺灌注显像相对比分析

3．若 > 75% 的肺野有阻塞性肺病，则不能做出肺栓塞诊断

PIOPED 分析肺灌注显像图像的标准

有肺栓塞	一个或多个楔形灌注缺损
无肺栓塞	1．肺灌注显像正常
	2．非常低度可能性
	3．肺节段性病变；如肺门明显增大，心脏增大，膈抬高，条形肺不张
	4．灌注缺损的范围小于胸片所示的范围
	5．中叶或上叶单个节段、孤立的胸片 - 灌注匹配性缺损
	6．灌注缺损周围出现条带征
	7．任何一侧肺胸腔积液占据了 1/3 的胸膜腔，而未见灌注缺损
非诊断性	所有其他的表现

显像结果的意义

- 高度可能性：应按肺栓塞进行治疗
- 中度 / 不确定可能性：应行肺血管造影
- 低度可能性：肺栓塞的可能性不大。应考虑其他诊断，若临床仍高度怀疑肺栓塞则应行肺血管造影
- 肺灌注显像正常则可排除肺栓塞

肺通气 / 肺灌注显像监测肺栓塞的治疗效果

- 大多数肺栓塞的灌注异常在 3 个月内将缓解。因此在肺栓塞治疗前应行肺通气 / 肺灌注显像，以备将来判断治疗效果
- 治疗前显像有助于诊断复发性肺栓塞
- 急性灌注缺损有较大的意义；陈旧或反复的灌注缺损临床意义较小

修改的 PIOPED 图像分析标准

高度可能性 > 80%

- 2 个以上大的肺段（一个肺段 75% 以上）灌注缺损，而肺通气显像或胸片未见明显异常，或肺灌注显像异常的范围明显大于这两种检查
- 2 个以上中等肺段（一个肺段 25% 以上，75% 以下）灌注缺损，而肺通气显像或胸片未见明显异常或 1 个大的节段有肺通气 / 肺灌注显像的不匹配

- 4 个以上中等节段的灌注缺损，而肺通气显像或胸片未见明显异常

中度（不确定）可能性：20% ~ 80%

- 一个中等节段灌注缺损，而胸片正常
- 一个大的和一个中等节段的不匹配，且胸片正常
- 肺通气 / 肺灌注显像不正常，但不属于低度或高度可能性的范畴

低度可能性，< 20%

- 胸片异常的范围大于肺灌注缺损的范围
- 超过 50% 的肺野有大或中等节段的灌注缺损，伴匹配性肺通气显像异常，且缺损范围比肺灌注所示缺损范围更大或相似，胸片可正常或不正常的范围大于肺灌注缺损的范围
- 小节段性灌注缺损伴正常胸片

诊断时其他注意事项

- 小的灌注缺损（"鼠咬征"）从不提示肺栓塞
- 若肺通气显像异常的范围大于整个肺野的 75%，PIOPED 诊断标准将这种异常划分为不确定或不能诊断为肺栓塞
- 若匹配性的肺通气 / 肺灌注显像和胸片异常的原因不确定，则这种显像的诊断结果划分为不确定
- 中度可能性和不确定显像有相同的意义（如根据显像结果不能诊断为肺栓塞也不能排除肺栓塞）。一些核医学医生用这两个词所代表的意义是一样
- 肺通气显像时脂肪肝患者右上腹部可见异常放射性
- 若通过 Swan-Ganz 导管注射显像剂可引起一侧肺放射性分布增加
- 肺灌注显像时双肺野放射性分布不均匀，特别是双肺门区可见放射性异常浓聚点，提示注射 MAA 前形成大的颗粒
- 右向左分流的患者可见脑、肾和脾内出现放射性
- 若有游离 ^{99m}Tc：则可见甲状腺、肾、胃和腮腺显影

其他显像类型

条带征（图 12-4）

指的是灌注异常缺损区周围仍有灌注。因为肺栓

塞病变是以胸膜为基底，因此出现此征象，提示肺栓塞可能性较小。

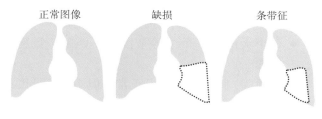

正常图像　　　缺损　　　条带征

图 12-4

反向不匹配

肺灌注显像正常，而肺通气显像异常。最常见于肺不张。

肺水肿

- 放射性分布与正常的血液分布情况不一致
- 胸腔积液，肺裂处放射性分布增加

肺大泡，肺气肿，慢性阻塞性肺病

- 肺通气显像时的清除相可见放射性滞留
- 匹配性缺损

肺动脉高压

肺灌注显像示弥漫性放射性分布不均匀，伴周围肺野小的灌注异常区，"轮廓图"。

移植肺

- 肺移植后肺尖放射性分布减低是正常表现

评价肺功能（图 12-5）

欲行肺切除的患者常行肺通气 / 肺灌注显像评价肺功能。用计算机程序，可确定每侧肺的灌注和通气功能。

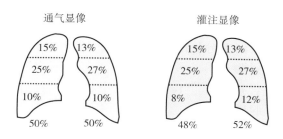

通气显像　　　　　　灌注显像

通气显像		灌注显像	
15%	13%	15%	13%
25%	27%	25%	27%
10%	10%	8%	12%
50%	50%	48%	52%

图 12-5

心脏显像

放射性药物

氯化 ^{201} 铊（^{201}Tl）

^{201}Tl 是加速器生产的药物。除了脑组织和脂肪组织，在其余组织的分布量与心脏输出量成正比，主要是因为血脑屏障的存在。任何组织通过 Na^+/K^+ 泵摄取 ^{201}Tl。

药物动力学

- 静息时心肌摄取注射量的 3% ~ 4%。心肌摄取铊有两个阶段：

    初始的分布和心肌细胞的摄取与心肌血流量有关系，摄取率接近 90%

    延迟 "再分布" 与心肌细胞持续从血液摄取和洗脱铊有关

    与心肌的再摄取不同，再分布的量与冠脉血流量有关系，缺血区的洗脱速度比正常灌注区的洗脱速度慢

- 血液半衰期：从 0.5 min（运动）到 3 min（静息）
- 生物半衰期：10 ± 2.5 天
- 长的生物和物理半衰期（73 h），因此可给予较小的剂量（1 ~ 2 mCi）
- 肾清除，4% ~ 8%

应用

- 用于心肌缺血和心肌梗死的诊断
- 甲状旁腺腺瘤的定位

^{99m}Tc-MIBI（图 12-6）

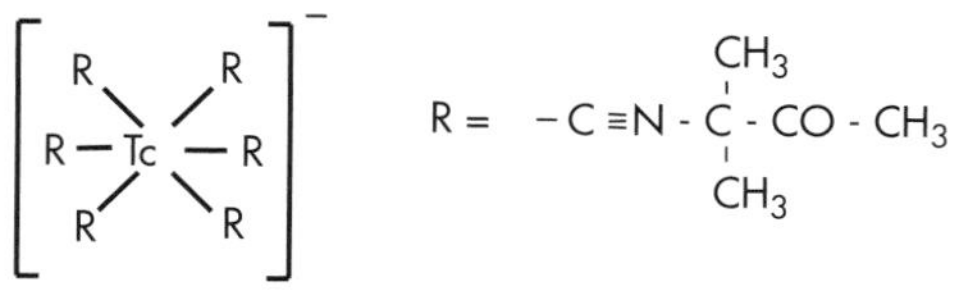

$$\left[\begin{matrix} R & R \\ R-Tc-R \\ R & R \end{matrix} \right]^{-} \qquad R = -C \equiv N - \underset{CH_3}{\overset{CH_3}{C}} - CO - CH_3$$

图 12-6

^{99m}Tc-MIBI（甲氧基异丁基异）是一异氰化物含有 6 个异腈。MIBI 的首次通过摄取率高，分布与冠脉血流量呈正比，没有或很少有副作用。与 ^{210}Tl 相比，它的优点：

- 更好的剂量学特点：可使用较大的剂量，有更高的光通量
- SPECT 心肌显像时更好的显像剂（更多光子）
- ^{99m}Tc 的光子能量更好，组织衰减更少
- 对肥胖患者更适合
- 显像特点上 ^{201}Tl 和 ^{99m}Tc-MIBI 之间有很好的相关性

药物动力学

- 被动扩散的形式进入细胞，心肌细胞的摄取量与灌注量呈正比
- ^{99m}Tc-MIBI 滞留在心肌细胞，并与细胞液中低分子量蛋白结合形成胞质溶胶复合体
- 肝胆排泄：肝可见较多放射性（有可能干扰心肌下壁的图像质量）
- 注射药物后等待 30 ～ 60 min 再显像，这样可减少肝对心肌图像的影响
- 没有心肌的再分布，因此可于注射药物后 1 ～ 2 h 再显像

^{99m}Tc teboroxime

^{99m}Tc teboroxime 是一种中性亲脂性硼酸与锝二肟接合而形成的一种心肌显像剂。心肌细胞从血液主动摄取。心肌细胞的摄取量与局部血流量呈线性相关，是一个较好的心肌灌注显像剂。主要的缺点是能快速地从心肌清除，因此必须在注射药物后短时间显像，这一点限制了它的临床应用。

药物动力学

- 心脏摄取比例约为 3.5%（比异腈高）
- 肝胆排泄（可能干扰心肌下壁的图像质量）
- 生物半衰期：10 ～ 20 min
- 从心肌清除较快
- 无再分布

^{99m}Tc 标记红细胞

三种标记红细胞的方法都是将锝标记到患者自体的红细胞上。红细胞标记的原理是 +7 价的高锝酸盐通过红细胞的细胞膜但 +4 价的锝通不过细胞膜。在锡离子的作用下，+7 价的锝变为 +4 价的锝，+4 价的锝与血红蛋白的 b 链接合。

用途

- 门控心血池显像
- 出血显像
- 血管瘤显像
- 脾显像或用硫胶体

自体红细胞的标记方法

体内标记法
- 静脉注射 1 mg 的焦磷酸锡
- 20 min 后静脉注射 740 MBq 的 ^{99m}TcO$_4^-$
- 缺点：标记率 < 85%；靶本比值低

改良的体内标记法
- 静脉注射 1 mg 的焦磷酸锡
- 20 min 后，抽 5 ml 患者的血液，并与 740 MBq 的 ^{99m}TcO$_4^-$ 结合 10 min
- 将标记好的红细胞注射到患者体内
- 这种方法的优点是标记率更高：注射标记好的红细胞后 30 min，显像剂仍在血管内

体外法标记
- 整个标记过程都在患者体外进行
- 需要 30 min
- 标记率最高
- 需要用商业试剂盒（UltraTag），先将患者的血液抽到抗凝管内，与锡离子混合 5 min
- 后与次氯酸钠混合，最后用葡萄糖缓冲柠檬酸盐

各种显像剂之间的比较

	^{201}Tl	^{99m}Tc-MIBI	^{99m}Tc Teboroxime
剂量	74 ～ 111 MBq	740 ～ 1850 MBq	740 ～ 850 MBq
显像时间	立即	60 min	1 ～ 2 min
心脏半衰期	3 ～ 5 h	5 h	5 ～ 10 min
心脏的摄取	3% ～ 4%	2%	3% ～ 4%
再分布	有	少量	无

- 最后加入 $^{99m}TcO_4^-$ 并孵化 20 min 后即可注射到患者体内

红细胞标记率差的原因

- 药物干扰（如肝素，阿霉素，对比剂）
- 抗体：输血，移植后
- 结合时间短
- 锡离子过多或过少

要点

- 体内标记法已能满足临床应用的需求
- 热变性红细胞用于脾显像
- ^{99m}Tc 标记人血白蛋白也可以作为心血池显像的显像剂，但靶本比值更低
- 近年出现了新的循环聚合物，这可能代替标记红细胞

心肌灌注显像

总的方法（图 12-7 和图 12-8）

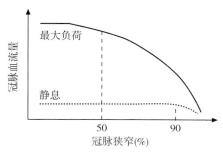

图 12-7

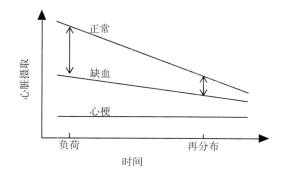

图 12-8

若有心肌缺血且血液中有 ^{201}Tl，即可显示缺血心肌。因此，静脉注射 ^{201}Tl 后患者应运动几分钟（"初始相"）。^{201}Tl 显像的敏感性与运动的负荷量有直接关系。冠脉狭窄 90% 以上静息心肌显像才可能显示

灌注异常，然而若运动达最大运动量的 90%，冠脉狭窄 50% 心肌显像即可有异常。

静脉注射剂后几小时再采集图像会有不同的分布特点，初始相放射性分布多的部位比放射性分布少的部位洗脱速度快（"再分布图像"）。为获得好的再分布图像，初始注射后 3 ~ 4 h 可再注射一次。与单次注射再分布图像相比，再次注射显像剂可提高放射性缺损区的鉴别能力和敏感性。

技术

有三种方法可行心肌灌注显像：

运动负荷试验（可明显增加心脏的负荷量），建议首选这种方法

- 使用跑步机（按照 Bruce 协议或修改后的 Bruce 协议）
- 自行车

药物负荷试验（没有明显增加心肌的负荷量）

- 使用冠脉扩张药后冠脉血流量增加；狭窄的冠脉不能像正常冠脉扩张，而表现为灌注低灌注区
- 心脏负荷不增加；很少发生缺血
- 药物有：双嘧达莫（双嘧达莫）（间接的减少内生腺苷的降解）
- 腺苷：直接的血管扩张剂，且作用时间短
- 多巴酚丁胺：变时、变力的心脏药物

静息显像

- 临床应用：不能行运动或双嘧达莫负荷心肌显像的患者（主动脉内气囊泵，CABG）
- 诊断缺血不敏感
- 主要用于判断心肌活性

踏车试验

1. 检查前患者应禁食，这样可减少内脏的放射性摄取或分布。
2. 患者应该运动到最大负荷量（如，完成整个运动方案）或其他运动终点：
   - 预计最大心率的 85% 最大预计心率（预计最大心率 =220 – 年龄）
   - 由于疲劳或呼吸困难不能继续运动
   - 心血管系统症状 / 体征：严重心绞痛，低血压，心律失常，出现缺血的心电图表现
3. 运动达高峰时首次注射 ^{201}Tl（75 MBq），注射药物后继续运动 1min。

4．注射完药物即显像。

5．首次注射药物后 3 ～ 4 h 再次注射 ^{201}Tl（37 MBq）采集再分布图像。

影响运动负荷试验的因素：

- 运动负荷不够而降低了诊断敏感性
- 心率应该达到预计最大心率的 85%
- 一些影响心率的药物会影响负荷试验的敏感性（β- 受体阻断药，钙通道阻滞药，地高辛）
- 无诊断价值的 ECG：左心室肥厚，左束支传导阻滞，基础 ST-T 异常

双嘧达莫试验

1．患者禁食（24 h 内没有进食咖啡，咖啡因或其他黄嘌呤类药物、食物）。

2．静脉输注双嘧达莫（剂量：0.6 mg/kg，输注时间应在 4 min 以上）：心率增加 20%，血压降低 10 mmHg。

3．双嘧达莫开始输注 10 min 后静脉注射 ^{201}Tl（3 mCi）（血液中的双嘧达莫达最高峰）。

4．注射结束后立即显像。

5．若出现副作用（脸红、头痛）可使用氨茶碱（50 ～ 100 mg）抵抗双嘧达莫的作用。

6．再分布显像前再次注射 ^{201}Tl（1.5mCi）。

腺苷试验

1．患者禁食（24 h 内没有进食咖啡，咖啡因或其他黄嘌呤类药物、食物）。

2．静脉输注腺苷（速度和剂量：0.14 mg/kg/min，时间应在 4 ～ 6 min）。

3．静脉输注腺苷开始后 3 min 注射 ^{201}Tl（3 mCi）。

4．注射结束后 3 min 即可显像。

5．由于半衰期较短（10 s），若出现副作用（房室传导阻滞）停止输注即可。

6．如果要行延迟显像，需再注射 ^{201}Tl。

多巴酚丁胺试验

1．停止 β- 受体阻滞药和钙通道阻滞药。

2．多巴酚丁胺开始输注速度 0.005 mg/kg/min，每 3 分钟增加 0.005 mg/kg/min 到最大剂量 4 min 内 0.04 mg）：心率增加 20%，血压下降 10 mmHg。

3．达到最大剂量 1 min 后注射 ^{201}Tl，注射完 ^{201}Tl 后再输注 1 min。

4．注意心律失常；阿托品 0.5 mg 也可提高心率，

并可减少多巴酚丁胺的用量；β- 受体阻滞药（艾司洛尔，美托洛尔）可逆转这些副作用。

静息和再分布显像

1．第一次静脉注射 ^{201}Tl（74 MBq）。

2．注射完即刻显像。

3．不需要第二次再注射。

^{99m}Tc-MIBI 显像

一日法程序：

1．同一天行静息和负荷心肌显像。

2．可先行静息或负荷心肌显像。

3．负荷—静息：负荷达高峰时注射 8 ～ 10 mCi ^{99m}Tc MIBI，注射后 15 ～ 60 min 显像（如果是药物负荷由于肝和脾的摄取可于注射 MIBI 后更长时间显像）。显像结束后 2 ～ 4 h 再次注射更大剂量（25 ～ 30 mCi），第二次注射后 30 ～ 60 min 显像。

4．静息 - 负荷：先注射 8 ～ 10 mCi ^{99m}Tc MIBI，30 ～ 60 min 后显像，2 ～ 4 h 后，注射更大剂量，注射后 15 ～ 60 min 再显像。

二日法程序：

1．静息和负荷心肌显像在两天进行，每次都给予（25 ～ 30 mCi）^{99m}TcMIBI。

2．如果先行负荷心肌显像，且结果呈阴性，则可不行静息心肌显像。

3．负荷：达到负荷高峰时注射 25 ～ 30 mCi 显像剂，注射结束后 15 ～ 60 min 显像。

4．静息：注射 25 ～ 30 mCi，注射药物后 30 ～ 60 min 显像。

双核素程序：

1．首先行静息心肌显像，显像剂是 ^{201}Tl（3 mCi），注射后即用 25 ～ 30 mCi ^{99m}Tc MIBI 行负荷心肌显像。

2．比其他程序所用时间短。

负荷心肌显像的禁忌证

绝对禁忌证

- 急性心肌梗死
- 严重主动脉狭窄
- 对负荷显像的药物反应明显
- 严重肺动脉高压
- 梗阻性肥厚性心肌病

- 左室射血分数（EF）减低小于20%，近期有室颤（VF）或室速（VT）
- 24h 内使用过可卡因
- 怀孕
- 不稳定心绞痛

相对禁忌证

- 严重二尖瓣狭窄
- 高血压（大于 180/100 mmHg）
- 低血压（小于 90 mmHg，收缩压）
- 心动过速（> 120/min）
- 哮喘，支气管痉挛
- 不能交流的患者
- 疾病急性期，如：心包炎，肺栓塞，感染，发热

正常图像和变异（图 12-9）

正常心肌放射性分布应该均匀。

变异

- 横膈衰减：下壁心肌，特别是在左前斜位 45° 和左前斜 70°，可能会受到横膈衰减的影响（图 12-10）
- 基底心肌薄：图像上部的心肌放射性分布减少（心脏瓣膜平面）

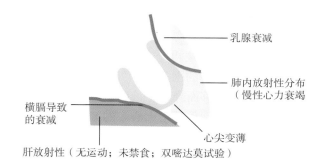

图 12-10

- 间隔近端放射性分布可能不均匀
- 如果肺：心放射性比例小于 50% 为正常。若比例大于 50%，提示左室功能受损，伴或不伴有肺水肿。肺内放射性增加与肺毛细血管楔压有相关性
- 进食后短时间、运动未达目标、双嘧达莫和 MIBI 显像时内脏放射性摄取增加
- 静息时右室可见显影（若在再分布图像上，而不是负荷心肌显像上）提示右室肥厚
- "乳头肌"可使邻近心肌呈现低灌注表现
- 心尖变薄指的是心尖部放射性分布减少（常见于扩张的心脏）（图 12-11）

读片

1. 确定显像程序正确

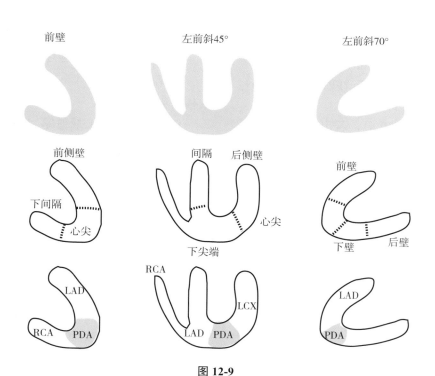

图 12-9

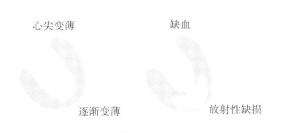

心尖变薄　　　　　　缺血

逐渐变薄　　　　　　放射性缺损

图 12-11

- 患者是否达到预计最大心率的 85%？
- 内脏如有摄取（运动负荷不够，没有禁食）

2. 肺摄取
- 肺 / 心比例大于 0.5 提示负荷增加导致左室功能受损

3. 心脏大小和室壁厚度
- 主观评价
- 短暂性心腔扩大（心腔扩张见于初始相而不是延迟相）是左室功能受损的一个重要指征

4. 放射性分布缺损
- 透壁性缺损
- 非透壁性缺损
- 可逆性缺损还是不可逆性缺损

平面显像异常的类型

三种类型（图 12-12）：

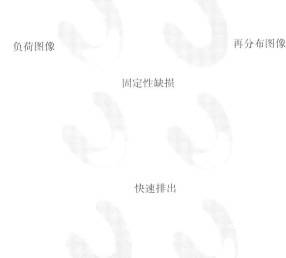

可逆性灌注缺损

负荷图像　　　　　　　再分布图像

固定性缺损

快速排出

图 12-12

可逆性灌注类型：
- 负荷心肌显像有缺损在再分布图像上部分或完

全填充
- 提示心肌缺血
- 一些少见的原因可以引起假阳性表现：Chagas病（查加斯病），结节病，肥厚性心肌病

不可逆性，固定性缺损
- 持续有灌注缺损
- 与可能性灌注缺损相比，诊断缺血的特异性更低
- 常见于瘢痕形成（陈旧性心肌梗死），心肌病变，特发性肥厚性主动脉狭窄，冠状动脉痉挛，浸润性或转移性病变

快速洗脱类型
- 负荷心肌显像正常而再分布图像显示有放射性缺损
- 该征象诊断很多疾病都无特异性
- 该征象可出现于冠心病、心肌病或正常的患者

注意三支血管有可能存在均匀性缺血
- 图像上并未见局部性缺损
- 但可能看到心室扩张，室壁运动异常，运动相心电图异常

敏感性和特异性

	负荷心电图（%）	^{201}Tl 负荷静息心肌显像（%）	SPECT
敏感性	60	85	与 ^{201}Tl 相比，敏感性提高
特异性	85	85	降低

^{201}Tl 诊断心肌缺血的敏感性与病变的程度有关：
- 诊断单个血管病变的敏感性为 80%
- 诊断多支血管的敏感性为 90%

双嘧达莫 ^{201}Tl 心肌显像的敏感性与运动负荷的 ^{201}Tl 心肌显像的敏感性相似。

SPECT 显像

优点

- 提高了中度冠心病诊断的敏感性
- 定位更准确（特别是回旋支供血区域）

方法

- 最好使用多探头 SPECT
- 在 180° 的范围内采集图像，每 6° 一帧，从右前斜 45° 到左后斜 45°

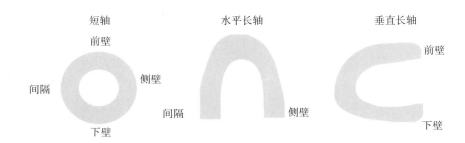

图 12-13

- 层厚大概是 1 cm
- 总的采集时间：单探头 20 ~ 30 min；多探头 10 ~ 15 min
- 应行前位平面显像评估肺内放射性分布情况

读片

- 应分析 3 个标准的重建平面（心脏轴：短轴，水平长轴，垂直长轴）（图 12-13）
- 应将初始和再分布图像与平面图像相比较
- 定量靶心图可辅助定性视觉分析

冬眠心肌

指的是慢性心肌缺血：静息状态下灌注差的心肌已经丧失了室壁运动的功能但心肌仍存活。

- 4 h ^{210}Tl 延迟图像表现为固定性缺损
- 室壁运动减弱
- 需要行血管再通术
- 第二次注射后 24 h 再采集图像

顿抑心肌

- 急性心脏事件导致的缺血性损伤
- 心肌灌注正常或接近正常但收缩功能减弱
- 急性冠状动脉阻塞

PET 显像

^{82}Ru（^{82}铷）

- 心肌灌注显像剂
- 发生器可得到该核素，钾类似物，通过 Na^+/K^+ 泵被心肌细胞摄取，半衰期为 76 s
- 注射药物后 5 min 内显像

^{13}N-NH$_3$

- 心肌灌注显像剂

- ^{13}N 由加速器生产，扩散并滞留在心肌内，半衰期为 10 min

^{18}F-FDG（氟脱氧葡萄糖）

- 心肌代谢 显像剂
- 血糖水平在一定水平时可促进心肌摄取葡萄糖
- 与心肌灌注显像联合应用可以评估冬眠心肌：心肌灌注缺损区可见 ^{18}F-FDG 摄取，提示有存活心肌，若灌注缺损区无 FDG 的摄取，则提示为心肌梗死

PET 显像类型

心肌	灌注显像（NH₃）	心肌代谢显像（FDG）
正常	+	+
缺血	− 或减少	+
坏死	−	−

急性心肌梗死显像

^{99m}Tc 焦磷酸盐显像（图 12-14）

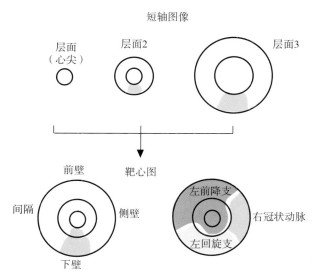

图 12-14

适应证相对有限，因为大多情况下通过心电图和增高的心肌酶可诊断急性心肌梗死。

技术

- 静息时注射 ^{99m}Tc 焦磷酸盐（370 ~ 550 MBq）。焦磷酸盐与变性的蛋白相结合，且与钙的代谢相匹配
- 注射药物后 2 ~ 4 h 显像

图像分析

- 梗死后 72 病灶即可呈阳性表现。该方法在心肌梗死后 24 h 之内和 10 天之后不敏感
- 局部有放射性异常摄取提示局部有损伤的心肌。根据摄取放射性的多少可以分为以下几级：

    0 级：无摄取，正常

    1 级：比肋骨摄取少

    2 级：比肋骨摄取多

    3 级：比胸骨摄取多

- 可能出现心脏的炸面圈征：是由于梗死灶中央无血流灌注

胸部软组织摄取 ^{99m}Tc 的鉴别诊断包括：

- 心肌梗死
- 直接的心肌损伤（挫伤 / 外伤，心脏电复律，心肌炎，心脏手术）
- 所有的心肌病
- 心包炎，心内膜炎
- 不稳定心绞痛
- 钙化（营养不良性，瓣膜，肋软骨）
- 乳腺肿瘤
- 血池的放射性分布

静息 ^{201}铊显像

静息时注射 ^{201}Tl，放射性分布情况反应冠状动脉的灌注情况。Q 波型梗死后 12 ~ 24 h 内显像是非常可靠的方法。随着梗死时间的延长敏感性下降，可能与缺血心肌的缓解有关。对非 Q 波型心肌梗死，敏感性较低。

中度或高度 CAD 可能性患者的推荐扫描程序

若患者能运动达到预计最大心率的 85%

- 负荷心电图

    正常或轻度异常心电图

    未服用地高辛

- 静息和负荷心肌 SPECT 显像

    心室预激综合征

    > 1 mm ST 段减低

    左心室肥厚

    评价冠状动脉狭窄（25% ~ 75%）的冠脉血流灌注情况

    中度 Duke 踏车试验积分

    高危患者（10 年心脏事件的发生率 > 20%）

    高危无症状患者，血管重建后 3 ~ 5 年

- 静息和腺苷或双嘧达莫负荷心肌灌注 SPECT 显像

    心脏起搏器患者

    左束支传导阻滞

患者不能耐受运动

- 静息和腺苷或双嘧达莫负荷心肌灌注 SPECT 显像：

    可评价缺血的程度、部位和严重性

    可评价冠脉狭窄（25% ~ 75%）的血流灌注情况

    冠心病患者：症状出现变化提示心脏事件发生的概率增加

    高危患者（10 年内发生心脏事件的可能性 > 20%）

    高危无症状患者，血管再通术后 3 ~ 5 年

- 静息和多巴酚丁胺负荷心肌灌注 SPECT 显像：

    严重 COPD，最近哮喘发作（1 个月内）

    2 度和 3 度房室传导阻滞

    重度心动过缓，心率小于 40 次 /min

    有腺苷和双嘧达莫的禁忌证

PET 显像适应证

- 静息和腺苷或双嘧达莫或多巴酚丁胺负荷心肌灌注 PET 显像：

    SPECT 显像结果不肯定

    肥胖（> 400 磅）

心室功能显像

原理

有两种不同的方法可以评估心室的功能：

1. 首次通过法：

- 弹丸式注射显像剂后（^{99m}Tc-DTPA）即刻显像，由于显像剂依次通过心脏、肺、大血管。在显像剂进入体循环之前，采集结束

- 应使用多探测器（多个晶体和多个光电倍

增管）相机，这样可使采集速度加快

- 优点：短时间内采集即可结束，可发现心脏内分流，可获得右心室射血分数
- 缺点：图像采集时间短，图像计数少

2. 平衡法［门控心血池显像（GBPS）］
- 心血池显像最常用的显像剂是 ^{99m}Tc- 标记红细胞（RBC）
- 利用心电图进行门控采集（帧模式或列表模式）
- 可以评估室壁运动情况

适应证

- 评价冠心病和心肌病患者的心室功能
- 可评价某些药物的心脏毒性（在使用阿霉素的过程中，若 EF 小于 45%，则应停止使用该药物）
- 可以诊断心脏内分流

程序

1. 注射 740 MBq ^{99m}Tc-RBC 。
2. R 波门控采集。心律失常患者 R-R 间隔不一样，可导致图像失真，因此采集之前应心律不齐滤过。
3. 3 个体位采集图像：前位，左前斜 45°，左前斜 30°。
4. 计算射血分数，评价室壁运动。

图像分析

图像的定性分析

1. 显像的准确性
- 首先应该确定 RBC 的标记率高不高（若有游离锝，可见胃、甲状腺显像，并且心脏 - 本底比值低）
- 确定门控效果（在心动周期末有无计数的突然变化，忽升忽降）

2. 心脏（图 12-15）
- 心脏各腔室的大小
- 心肌壁和间隔的厚度
- 室壁运动是节段性、分级运动。心肌各壁应该同时收缩；前壁、后壁、侧壁的运动幅度应该大于间隔或下壁的运动幅度，间隔应该向左心室方向收缩。运动异常：

运动减低：室壁运动幅度明显减低（如，损伤的

心肌）

无运动：无室壁运动（如，瘢痕心肌）

反向运动：室壁矛盾运动（如：室壁瘤）

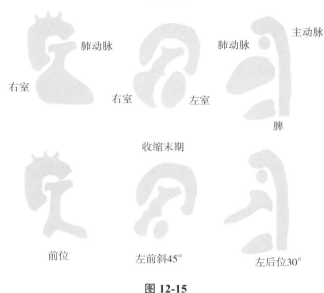

图 12-15

3. 肺
- 双肺内放射性分布情况应该与肝相似
- 可评估局部缺血区

4. 大血管
- 可分析各放射性流过大血管的顺序和直径
- 主动脉的直径是应该肺动脉直径的 2/3

图像的定量分析

左室容积在一个心动周期的变化曲线如图 12-16。最常用的定量分析参数是射血分数和高峰充盈率。也可以获得 心搏量或指数和心脏指数。从左前斜 45° 可获得定量分析的资料。

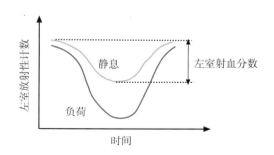

图 12-16

射血分数（心脏收缩功能）
- 左室射血分数 =[舒张末期容积（EDV）- 收缩末期容积（ESV）]/ 舒张末期容积
- 正常值：左室射血分数，50% ~ 65%

- 正常变化幅度：5%

高峰充盈率（舒张功能）
- 心室早期充盈的指标
- 心室高峰充盈率的异常可能早于射血分数的异常（左室收缩功能正常的患者可能出现左室舒张功能的异常）

要点

- 门控心血池显像是最常用和最准确的评估左室射血分数的方法
- 若本底的感兴趣区包括脾，可导致左室 EF 值降低，造成假阳性
- 通过分析正弦图和未处理图像可以评估运动伪影的影响
- 与超声心动图相比，门控心血池显像所测的 EF 值更准确，因为：

    超声不能看到整个心脏，导致定量分析困难
    操作者不同造成测量层面的不一致
- 根据对比剂心室造影计算左室射血分数则受到心脏几何学因素的限制

胃肠显像

放射性药物

概述

概述

放射性药物	靶器官	主要用途
^{99m}Tc-硫胶体	网状内皮细胞系统分布	副脾组织，肝病变
^{99m}Tc-HIDA	肝胆代谢	急性胆囊炎
^{99m}Tc-RBC	血池	血管瘤，出血
^{99m}Tc-O$_4^-$	胃黏膜摄取	异位胃黏膜显像

^{99m}Tc 硫胶体

硫代硫酸钠与酸反应形成硫胶体。胶体内有 +7 价的锝。明胶使胶体硫化物更稳定。

$$S_2O_3^{-2} + 2H^+ \rightarrow S + SO_2 + H_2O$$

$$7S_2O_3^{-2} + {}^{99m}TcO_4^- + 4H^+ \rightarrow {}^{99m}Tc_2S_7 + 5SO_4^{-2} + 2HSO_4^- + 2H_2O$$

加入 EDTA 主要目的是与游离 Tc 结合。

药物动力学

- 血液半衰期为 2 ~ 3 min，首次通过摄取率达 90%
- 通过肝（80% ~ 90%），脾（5% ~ 10%）和骨髓的网状内皮系统清除。这些组织摄取显像剂的量与血流量、功能完整的网状内皮细胞有关

要点

- 诊断肝转移灶的敏感性低于 CT
- 根据放射性摄取的情况可以大体上评估肝的功能
- 若肾移植患者的移植肾摄取 ^{99m}Tc 硫胶体，则提示排异
- 肝功能受损的患者可见骨髓、脾、双肺和肾放射性摄取增加（"胶体移动"）

^{99m}Tc 标记肝胆显像剂（图 12-17）

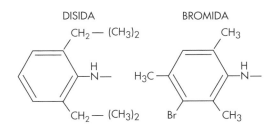

图 12-17

所有新的肝胆显像剂都是 ^{99m}Tc 标记的亚氨基二乙酸的衍生物（通常缩写为 HIDA，这个缩写词中 H 指的是肝）。最常用的显像剂是二异丙基衍生物（地索苯宁，DISIDA），该显像剂肝的排泄率最高；甲溴菲宁（BROMIDA），该显像剂的肝排泄最快。

药物动力学

- 血液半衰期短（10 ~ 20 min，各个化合物的半衰期不同）
- 95% ~ 99% 的显像剂通过肝胆排泄进入小肠
- 肝功能受损或胆总管梗阻时，泌尿系统的排泄增加

网状内皮系统胶体显像

适应证

查找有功能的脾组织。
- 确定肝原发肿瘤是否有网状内皮细胞的功能
- 骨髓显像（很少）

图像分析

- 正常情况下肝的摄取高于脾的摄取
- 胶体移动见于肝硬化患者：脾、骨髓的摄取高于肝的摄取，引起这种现象的其他原因包括：
  - 肝硬化
  - 酒精性肝病
  - 门静脉高压
  - 肝弥散性转移伴肝功能严重受损
  - 肝脂肪浸润
  - 弥散性肝炎
  - 血色素沉着病
  - 淀粉样变性
  - 淋巴瘤
  - 白血病
  - 结节病
- 除了局灶结节增生，所有肝肿瘤病变均呈冷区，因局灶结节增生有网状内皮细胞的功能
- 引起肺摄取 ^{99m}Tc 胶体的原因包括：
  - 肝硬化
  - 慢性阻塞性肺病伴感染
  - 雌激素治疗
  - 肿瘤（原发性和转移性，包括肝癌）
  - 弥散性血管内凝血（DIC）
  - 组织细胞增多症 X
  - 显像剂成分有问题，如铝过多
  - 移植受体
  - 肺创伤

- 胶体显像时脾未显影
  - 脾切除
  - 镰状细胞病
  - 先天性无脾（艾末马克综合征，Ivemark 综合征）
  - 肿瘤浸润
  - 梗死
  - 外伤性撕裂或扭转
  - 功能性无脾
- 手术后缺氧
- 移植物抗宿主病
- 慢性肝炎
- 系统性红斑狼疮

肝胆显像

正常显像

程序

1. 注射 185 ～ 300 MBq 的 ^{99m}Tc- 标记的 IDA（若胆红素水平增高，应增加剂量）
2. 每隔 5 min 采集一张静态像，直到胆囊和小肠显影，通过在 1 h 之内。若胆囊和肠道内出现放射性，显像即可结束
3. 若胆囊未见显影，则应行延迟显像，一般在 4 h
4. 若胆囊仍未见显影，则可使用吗啡

图像分析（图 12-18）

1. 肝放射性分布可能是：
   - 正常
   - 延迟（肝细胞疾病导致肝排泄延迟）。若胆红素水平高于 20 mg/dl，则不能根据肝胆显像结果作出诊断
2. 胆囊放射性情况

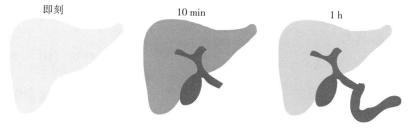

即刻　　　　　10 min　　　　　1 h

图 12-18

- 胆囊显影（正常）
- 注射药物后 1h 胆囊仍未见显影，可能是由于：

   禁食时间过长（大于 24 h，胆囊无胆汁）

   显像前进食（胆囊已收缩）

   急性胆囊炎

3. 肠道内放射性分布情况
- 出现放射性（正常）
- 未见放射性出现（异常）

4. 心脏出现放射性或心肌显影
- 心脏内放射性清除延迟：见于肝细胞功能受损和肝炎

若胆囊未显影，则应行药物介入试验（图 12-19）

若显像开始后 1h 胆囊未见显影，有两种措施可以促进胆囊显影：

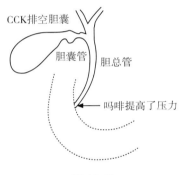

图 12-19

- 新卡利特（CCK-8）

   常用于促进胆囊收缩，避免假阳性结果

   剂量是 0.02 ~ 0.04 μg/kg，加入 10 ml 生理盐水；注射速度应慢避免腹部不适和胆囊颈痉挛

   此药加速了胆囊的显影速度，但有可能影响慢性胆囊炎的诊断。解决此问题的方法是注射显像剂后 30 ~ 60 min 胆囊仍未见显影则给予 CCK，注射 CCK 后 15 ~ 30 min 再注射 IDA

- 吗啡通常是在注射显像剂后 4 小时内注射，主要目的是辅助诊断急性胆囊炎

   剂量是 0.04 mg/kg，缓慢注射

   可以引起 Oddi 括约肌的痉挛

   在一些假阴性的患者，使用吗啡后能转变为真阳性结果

急性胆囊炎（图 12-20）

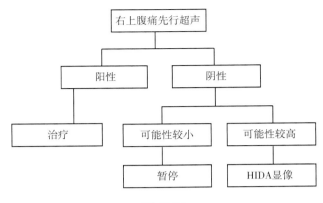

图 12-20

急性胆囊炎经常是由于胆囊管的急性梗阻引起。最常见的原因有：

- 胆囊管结石（最常见）
- 其他原因：（无结石性胆囊炎）常伴胆囊管内浓缩的胆汁
- 外伤
- 烧伤
- 糖尿病

肝胆显像的适应证

- 超声结果正常，但临床高度怀疑胆囊管结石
- 超声结果正常，临床怀疑无结石性胆囊炎

图像特点：

- 由于胆囊管梗阻未见胆囊显影。做出诊断的其他条件包括：

   应行延迟显像（至少应该延迟到 4 h）

   应该行药物介入试验：CCK 或吗啡

- 60% 的患者出现胆囊周围放射性分布增加（充血、局部炎症引起）
- 胆囊内出现放射性即可排除急性胆囊炎
- 也可能出现假阳性结果

   显像前 4 h 进食

   静脉输入营养液禁食时间超过 24 h

   酒精中毒

   胰腺炎

   慢性胆囊炎

   肝细胞功能受损

   胆囊管部位的胆管癌

- 假阴性结果

   无结石性胆囊炎

十二指肠憩室似胆囊内放射性
副胆囊管
胆管重复囊肿

慢性胆囊炎

- 胆囊显影延迟（可与急性胆囊炎同时发生）
- 慢性炎症引起胆囊对 CCK 反应较差
- 胆囊正常显影时，胆囊肠道转运时间延长

肝肿瘤

原发性肝肿瘤的 HIDA 显像

	血流相	摄取	清除
局灶结节增生	增加	即刻	延迟
腺瘤	正常	没有摄取	无

肠道显像

出血

程序

1. 显像剂：
   - ^{99m}Tc RBC：半衰期较长，但靶本比值较低
   - ^{99m}Tc 硫胶体：半衰期短，靶本比值高
2. 连续显影 1 h
3. 根据 1 h 的显像结果可以行延迟显像或局部显像

图像表现

胃肠出血显像常用于下消化道出血的定位。

- 放射性分布的形态似肠道，但随时间延迟形态未见明显变化：炎症性肠病，标记率低（游离锝进入肠道）
- 放射性分布的形态似肠道，且随时间延长向下移动：出血。活动性出血的诊断标准：
  放射性分布形态与肠道的解剖位置相符
  随时间延长放射性分布增加
  放射性随时间延长向前或向后移动
- 假阳性结果：
  游离锝
  膀胱或输尿管内的放射性
  子宫或阴茎充血
  副脾
  肝血管瘤
  静脉曲张
  动脉瘤，或其他血管结构

- 假阴性结果：
  出血速度很慢
  间断性出血

血管瘤显像：

尽管近年来螺旋 CT 和 MRI 常用于血管瘤的诊断，部分情况下 ^{99m}Tc-RBC 也用于血管瘤的诊断。该方法诊断血管瘤的敏感性与病灶大小有关：小于 1 cm，25%；1 ~ 2 cm，65%；大于 2 cm，100%。

异位胃黏膜显像：

异位胃黏膜（Meckel 憩室，所有人群的发生率为 2%）是卵黄管的残留。50% 的 Meckel 憩室含有异位胃黏膜，并摄取高锝酸盐。该方法不能诊断不含胃黏膜 Meckel 憩室。大多数憩室是无症状的，但常有并发症：

- 出血（95% 出血的 Meckel 憩室含有胃黏膜）
- 肠梗阻
- 炎症

方法

1. 患者禁食。
2. H_2 受体阻断剂（西咪替丁）能阻断 ^{99m}TcO$_4$ 分泌入肠道，并提高 Meckel 憩室的靶本比值（300 mg，qid，显像前服用 1 ~ 3 天）。
3. 静脉注射 370 MBq ^{99m}TcO$_4^-$。
4. 动态采集 1 h。
5. 一些药物可提高诊断 Meckel 憩室的敏感性：
   西米替地可阻断高锝酸盐从胃黏膜的分泌。剂量：300mg，一天 4 次；显像前 2 天 20 mg/kg/ 天。
   胃泌素能提高胃黏膜摄取 ^{99m}TcO$_4^-$ 的能力。但是必须在注射 ^{99m}TcO$_4^-$ 前用胃泌素。
   胰高血糖素能减慢肠道或憩室的运动。显像前 10min 静脉注射胰高血糖素。

显像表现

- Meckel 憩室内放射性随时间延长增加，与胃内放射性分布情况相似。其他导致右下腹放射性增加的原因（如炎症和肿瘤）随时间延长放射性并不增加（考虑为局部充血和细胞外间隙扩张有关）
- 正常胃黏膜摄取的放射性可排入到胃内，并进入小肠，一旦放射性进入小肠，容易与

Meckel 憩室相混淆

- 假阳性结果：

  泌尿道的放射性

  其他部位的异位胃黏膜

  充血性炎性病变

  动静脉畸形，血管瘤，动脉瘤

  肿瘤

  肠套叠

- 假阴性结果

  局部胃黏膜含量较少

  病灶摄取高锝酸盐后迅速排出

  Meckel 憩室的血液供应受损

胃排空（图 12-21）

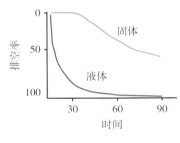

图 12-21

适应证

- 有胃食管反流的儿童
- 糖尿病胃轻瘫的成人

胃排空液体和固体的速度明显不同：液体的排空更快，并呈现单相的指数的清除。固体排空在初始速度较慢，但是排空速率基本呈线性。

液体胃排空 -（常用于儿童，"牛奶显像"）

- 3.7 ~ 37 MBq 的 ^{99m}Tc 硫胶体或 ^{111}In DTPA 加入到配方奶或牛奶
- 有时需要延长扫描时间以确定胃半排时间（在 0、10、30、60、90 min 时采集图像）
- 胃半排时间一般是 30 min
- 经常同时行胃反流显像，这种情况需要腹带加压（仅用于成人）

固体胃排空（常用于成年人）

- 3.7 ~ 37 MBq ^{99m}Tc 硫胶体加入到两个鸡蛋中，并混匀。也可用 ^{99m}Tc- 标记树脂或碘化的纤维

- 胃半排时间为 1 ~ 2 h

泌尿生殖道显像

放射性药物

总述

	放射性药物	特点
肾功能显像		
肾小球滤过率	^{99m}Tc-DTPA	价格便宜
有效肾血浆流量	^{99m}Tc-MAG$_3$	适用于肾功能受损的患者
肾占位显像		
小管源性肿块	^{99m}Tc-DMSA	40% 与肾皮质结合
	^{99m}Tc- 葡庚糖酸盐	20% 与肾皮质结合

常用的显像剂只有两种：^{99m}Tc-DTPA 和 ^{99m}Tc-MAG$_3$（巯基乙酰三甘氨酸）。用哪一种显像剂要根据显像的目的而定：

- 定量评价分肾的功能：DTPA 或 MAG$_3$
- 肾血管性高血压：DTPA 或 MAG$_3$
- 肾衰患者，随访：首选 MAG$_3$
- 梗阻性泌尿系统疾病：首选 MAG$_3$

DMSA（儿童肾皮质瘢痕显像）和 ^{99m}Tc 葡庚糖酸盐的用途局限。这两种显像剂肾滤过，对膀胱的辐射剂量较大，且显像剂与肾皮质结合，肾的辐射剂量也较大（如 ^{99m}Tc-DMSA）。

^{99m}Tc-DTPA

^{99m}Tc-DTPA 是一个较便宜的螯合物，常用于肾动态显像和脑显像。它的生物分布与 MRI 所用的钆 -DTPA 一样。

药物动力学

- 快速的血管外，细胞外分布
- 快速的肾小球滤过和清除 [肾小球滤过率（GFR）测定的显像剂]
- 与 5% ~ 10% 的血浆蛋白结合，因此与菊粉相比，计算的 GFR 偏低
- 即刻的图像能提供肾功能的信息
- 延迟显像能提供 GFR 和集合系统的信息
- 靶器官：膀胱（2.7 rad/370 MBq）
- 多饮水和排空膀胱能减少辐射剂量

^{99m}Tc-MAG$_3$（图 12-22）

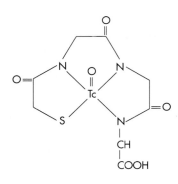

图 12-22

MAG$_3$ 是 ^{99m}Tc 的一个螯合物，它的代谢特点与 ^{131}I-OIH（邻碘吗尿酸）相似，但辐射剂量更小，图像质量更好。注射剂量一般是：185 ～ 370 MBq。比 DTPA 更贵。

药物动力学

- 大部分通过肾小管分泌：可计算有效肾血浆流量（ERPF）
- 最少的肾小球滤过
- 肾功能不全患者应首选 MAG$_3$，因为它与 GFR 无相关性，可有更好的图像质量
- 靶器官：膀胱（4.8 rad/370 MBq）

肾显像

适应证

肾血管性高血压
- 高血压高危患者的筛查
- 血管重建手术后（PTA 或手术后）评估肾血流量

肾移植
- 急性肾小管坏死和急性排异
- 其他：环孢霉素毒性，动脉闭塞，输尿管梗阻或输尿管漏

判断分肾功能
- 肾切除术前
- 放射治疗计划前
- 手术治疗前分肾功能判断（如梗阻性肾病）

程序

1. 弹丸式注射显像剂。
2. 注射显像剂后即刻行动态血流灌注显像：

1 ～ 3 s/ 帧，共采集 1 min。

3. 延迟显像是 60 s/ 帧，共采集 30 min。将这些图像叠加，获得 5 min 静态图像。

正常图像（图 12-23 和图 12-24）

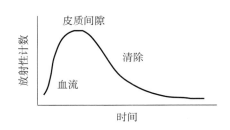

图 12-23

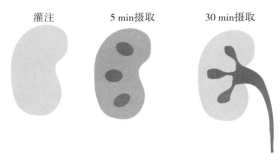

图 12-24

灌注图像（第 1 分钟内快速动态显像）
- 首先可见动脉显影
- 动脉内放射性达高峰后 6s 内可见肾出现放射性
- 双肾的血流灌注应该是对称

静态图像（1 ～ 30 min）
- 双肾摄取应该对称，肾大小正常
- 3 ～ 5 min 时双肾皮质放射性达高峰
- 肾摄取放射性应高于脾
- 4 ～ 5 min 集合系统和输尿管内出现放射性
- 皮质放射性随时间延长而渐少

定量评估分肾功能
- 根据每侧肾和本底的 ROI 可计算得分肾功能。主要是根据注射药物后 2 ～ 3 min 的图像计算得到肾功能（此时集合系统内未见放射性出现）
- 任何一侧的肾功能应该占 50%

图像分析

1. 灌注图像（灌注对称或不对称？排泄迅速或延迟？）

2．静态图像
- 肾的大小和外形
- 显像剂从输尿管清除到膀胱

3．定量数据
- 应确定单肾所占肾功能的比例：%
- 通过时间：放射性清除一半所用的时间

移植肾评价

急性排异（2 周以后）
- 血流灌注减少
- 静态相上放射性分布减少

可逆性急性肾小管坏死（ATN）（移植后第 1 周到第 2 周）
- 血流灌注正常
- 静态相上放射性分布减少
- 环孢霉素导致肾毒性的肾动态显像特点与 ATN 相似，但更延迟

肾周集合系统
- 放射性分布缺损
- 泌尿道外放射性分布逐渐增加：尿性囊肿

肾血管性高血压（图 12-25）

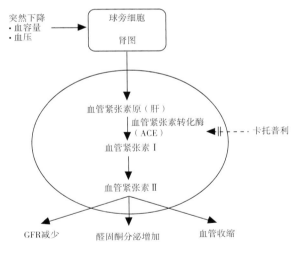

图 12-25

5% 的高血压患者有可治疗的肾动脉狭窄。这些患者的 ^{99m}Tc-DTPA 和 ^{99m}Tc-MAG$_3$ 显像表现为单侧肾血流灌注减少，而肾功能一般是正常的。卡托普利（ACE 抑制剂）肾动态显像可用于鉴别正常和肾动脉狭窄。卡托普利使出球小动脉扩张，使肾动脉狭窄侧的 GFR 下降。

技术

1．显像前 48 h 停止使用利尿剂，停用血管紧张素转换酶抑制剂 1 周。
2．基础肾动态显像：不用卡托普利，低剂量 ^{99m}Tc-DTPA（37 ～ 185 MBq）肾动态显像。
3．^{99m}Tc-DTPA 显像后等待 4 h，等显像剂排出。
4．口服 50 mg 卡托普利，口服药物后 1 h 内，每隔 15 min 测量一次血压。
5．1 h 后再次行肾动态显像。

图像分析（图 12-26）

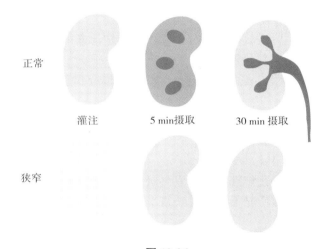

图 12-26

- 根据肾动态显像很难诊断双侧肾动脉狭窄
- 以前已描述过显像特点

  肾动脉狭窄侧肾血流灌注减少（灌注图像）

  皮质分泌显像剂减少，转运时间延长（静态图像）

  狭窄侧肾清除显像剂时间延长（静态图像）

梗阻（图 12-27）

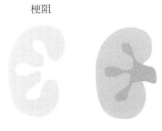

图 12-27

若延迟图像肾盂内仍可见放射性，则应行用呋塞米来鉴别非梗阻性肾盂扩张和梗阻性肾积水（"利尿肾图"）。

技术

- 首先行标准肾动态显像
- 若扩张的肾盂仍有放射性滞留，则应给予呋塞米，0.3 ~ 0.5 mg/kg，静脉注射
- 注射药物后 15 min 内观察对利尿剂的反应

图像表现

- 梗阻侧肾清除显像剂延迟（> 20 min）
- 梗阻侧输尿管未见显影
- 肾盂放射性部分清除：无确定诊断的价值：
  部分梗阻？
  患者可能应进一步行 Whitaker 试验

利尿肾动态显像假阳性

- 部分梗阻
- 膀胱过度充盈
- 患儿年龄小于 2 岁（对呋塞米无反应）
- 肾功能不全（对呋塞米无反应）

肾皮质显像

^{99m}Tc-DMSA 肾静态显像用于诊断儿童肾盂肾炎，因为上尿路感染和下尿路感染的治疗完全不同。

技术

- 注射显像剂后行 2 h 延迟的平面和 SPECT 断层显像
- 平面显像：后位、后斜位、针孔准直器显像

图像分析

- 正常：肾皮质放射性分布应均匀，肾集合系统放射性分布稀疏缺损
- 皮质瘢痕形成，肾盂肾炎：表现为皮质局限性放射性分布缺损
- 柱状放射性分布是正常表现

逆行性放射性核素膀胱造影

主要用于诊断膀胱输尿管反流和评价膀胱排空后残余尿量

技术

- 通过 Foley 导管将 ^{99m}Tc- 硫胶体，37 MBq 加到 500 ml 生理盐水中
- 也可以用 ^{99m}Tc 高锝酸盐或 DTPA
- 在婴儿可循环显像
- 膀胱充盈，排空和排空后行动态显像

图像分析

- Ⅰ级反流：放射性反流到输尿管
- Ⅱ级反流：反流到肾盂
- Ⅲ级反流：反流到扩张的集合系统

睾丸显像

适应证

诊断睾丸扭转。现在认为是睾丸超声的一种辅助方法，该方法检查过程短且特异性更高。

程序

- 位置：阴囊悬吊，将阴茎粘到前腹壁
- 静脉注射 TcO$_4^-$
- 采集 1 min 的血流图像
- 延迟静态显像：在阴囊的中线做标记，可更准确的定位

正常图像

- 双侧睾丸放射性分布轻度增加
- 睾丸不能与阴囊分开
- 膀胱放射性一般高于睾丸

图像分析

血流图像

- 增加（充血）或不增加（不充血）
- 并不能显示放射性分布减少

静态图像

- 放射性分布缺损
- 环征
- 放射性分布增加

扭转

图像表现（图 12-28）

- 睾丸区放射性分布缺损（冷区）提示睾丸扭转

- "环征"或"牛眼征"：周围放射性分布增加，中心放射性分布减少，提示鞘膜有炎症伴睾丸梗死或坏死
- "环征"：延迟/漏诊 扭转（周围放射性越明显，扭转或阴囊脓肿的可能性越大）
- "小点征"：放射性分布增加的区域从髂动脉延伸到扭转末端。通过会阴部动脉向阴囊的血流灌注增加
- 并不能显示附睾的扭转（由于附睾太小）
- 2 岁以下的儿童由于睾丸较小，并不能显示

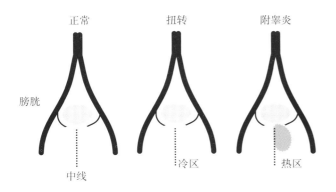

图 12-28

睾丸异常的综述

疾病	血流相	静态相
扭转早期（< 6 h）	正常	放射性分布缺损
扭转晚期	表现可不同	放射性分布缺损，阴囊放射性分布增加（环征）
附睾炎，睾丸炎	增加	放射性摄取增加
脓肿	增加	环征
肿瘤	表现可不同	表现可不同
外伤	正常或增加	正常或增加

肾上腺显像

间位碘代苄胍（MIBG）

肾上腺髓质显像剂MIBG被认为是神经递质的前体：

- 任何神经外胚叶肿瘤：类癌（甚至是转移性），神经母细胞瘤，嗜铬细胞瘤，副神经节瘤（肾上腺外嗜铬细胞瘤）
- 正常情况下，肝、脾、腮腺和心肌也可见放射性分布

技术

- 用鲁戈氏碘液阻断甲状腺摄取游离碘
- 静脉注射 18 MBq MIBG
- 注射显像剂后第 1、2 和 3 天显像

图像分析

- 正常情况下未见放射性或有少量放射性
- 双侧放射性分布增加提示是增生
- 单侧放射性分布增加提示为神经外胚叶瘤
- 也可发现远处转移

骨显像

放射性药物

^{99m}Tc- 磷酸盐（图 12-29）

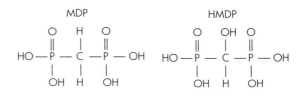

图 12-29

根据磷酸盐连接的不同，显像剂可以分为：

- P-C-P：磷酸盐
- P-O-P：多磷酸盐
- P-N-P：亚氨磷酸盐
- P-P：焦磷酸盐

亚甲基二磷酸盐（MDP）和羟基亚甲基二磷酸盐（HMDP）是最常用的两种显像剂；两种显像剂都抵抗碱性磷酸酶的水解。

药物动力学

- 50% 的 MDP 聚集在骨
- 24h 内 70% 的放射性通过肾排泄
- MDP 在体内的生物分与心脏输出量、肾功能和药物等因素有关
- MDP 是通过化学吸附到羟基磷灰石表面（确切机制还不清楚）。注射显像剂后 5 ~ 10 min 80% 的显像剂结合到骨。然而，一般于注射显像剂后 2 ~ 3 h 显像，主要目的是降低细胞外液和血液本底的放射性

- 骨摄取显像剂的多少与 2 个因素有关
  - 成骨情况（最重要）
  - 血流量（次之）
- ^{99m}Tc-MDP 也与线粒体的钙晶体结合。因此不同类型的细胞损伤均可摄取 MDP
  - 组织梗死：心肌、脾、脑
  - 心脏挫伤、心脏手术、不稳定心绞痛、心肌病
- 受照射最大的器官是膀胱。多饮水和勤上厕所能减少膀胱的照射剂量，同时也能辅助诊断盆腔病变

骨髓显像剂

^{99m}Tc- 硫胶体是最常用的骨髓显像剂。InCl$_2$（氯化铟）是另一种骨髓显像剂，但是现在并不作为临床骨髓显像剂。骨髓显像目前的临床应仅限于几个适应证。

适应证

- 确定红骨髓的活性
- 骨髓穿刺前定位骨髓穿刺的部位

骨显像

适应证

- 诊断骨转移
- 恶性肿瘤分期
- 诊断骨髓炎
- 诊断放射学检查不能显示的骨折
- 诊断多灶性病变（如，骨纤维异常增生症，Paget 病）
- 诊断反射性交感神经营养不良

技术

1. 静脉注射 740 MBq ^{99m}Tc MDP。
2. 2～4 h 后采集图像。
3. 肾功能不全的患者间隔时间应该更长，这样可有更长的时间降低软组织的放射性。
4. 显像前让患者排尿，这样可减少尿液对诊断的影响。
5. 有两种采集图像的方式：
   - 全身连续采集（分辨率低）
   - 多个局部采集（采集时间更长，分辨率更高）

正常图像

成人

局部放射性分布增加可能是正常变异：

颅骨片状放射性摄取可能是正常表现

退行性改变最常见的部位（经常是一个关节的两侧）

- 胸锁关节，胸骨柄胸骨关节
- 下段颈椎和腰椎（经常在脊椎侧凸的凹侧）
- 膝关节、踝关节、腕关节、第一腕掌关节
  - 肌腱连接点
  - 持续应力部位
  - 骨骼相互重叠引起的分布增高（肋骨）
- 正常，标记引起的继发性摄取：
  - 鼻咽部
  - 肾
  - 软组织
- 有一些表现一定是异常：
  - 明显的不对称性放射性异常浓聚
  - 明显的热区
- 患者年龄越大，图像质量差的可能性也越高

儿童

- 生长板部位有明显的放射性浓聚

肿瘤

行骨显像的适应证

- 诊断
- 初始分期
- 随访治疗效果

图像特点

- 大多数骨肿瘤表现为"热"区
- 闪烁现象：治疗开始后病灶摄取放射性增加，并且可持续 6 个月
- 放射性分布减低病变（完全是溶骨性肿瘤而没有成骨活动）：肾细胞癌，甲状腺癌，未分化肿瘤，神经母细胞瘤（不常见）
- 超级显像：骨骼放射性分布弥漫性增加，肾无放射性或有少量放射性。最常见于弥漫性骨转移（前列腺癌）
- 放射性分布正常：见于骨髓肿瘤，如淋巴瘤，白血病，多发骨髓瘤
- 软组织病变（肿瘤摄取 MDP）

- 正常（假阴性）

特殊的转移

肿瘤	总的特点
前列腺癌	随访过程中 PSA 水平更特异
肾细胞癌	平片显示的多是溶骨性转移
支气管肺癌	常伴有骨痛（特别是鳞癌）
淋巴瘤	常出现假阴性（不明显病变）
骨髓瘤	常出现假阴性（不明显病变）
神经母细胞瘤	转移到干骺端，类似生长板

PSA，前列腺特异抗原；RCC，肾细胞癌

最常发生骨转移的肿瘤：

- 乳腺癌
- 前列腺癌（PSA > 20）
- 肺癌
- 肾癌
- 甲状腺癌

骨转移多发生于红骨髓骨：

- 肋骨 35%
- 脊柱 25%
- 骨盆 5%
- 四肢骨 15%
- 颅骨 5%

以下这些情况也可见放射性分布增加：

- 脑梗死
- 脾梗死
- 肌肉注射点
- 肾上腺神经母细胞瘤
- 脑膜瘤
- 恶性腹水
- 乳腺 Paget 病

骨显像经常漏诊的骨病变：

- 肾细胞癌转移灶
- 甲状腺癌转移灶
- 多发骨髓瘤
- 神经母细胞瘤
- 未分化肿瘤

骨髓炎

常用三时相骨显像诊断骨髓瘤：血流相（血流图像），即刻静态相（血池图像）和延迟静态相（代谢图像）。血流图像上放射性分布增加提示充血，常见于炎症和应力性骨折。

3 时相骨显像

疾病	血流相	血池相	延迟相
蜂窝组织炎	+	+	−
骨髓炎	+	+	+
骨折	+	+	+
非炎性病变	−	−	+

要点

- 骨显像可比 X 线平片（7 ~ 14 天）更早的诊断骨髓炎，一般在发作后 24 ~ 72 h 即可做出诊断
- 骨显像诊断骨髓炎非常敏感，但不特异
- 联合行 ^{99m}Tc-MDP/^{111}In-WBC（^{111}铟标记的白细胞）显像可使敏感性和特异性达最大，是诊断骨髓炎很好的诊断手段。骨折部位仅有中等程度的 WBC 摄取，而感染部位有明显的 WBC 摄取。联合行 WBC 显像和 ^{99m}Tc- 硫胶体显像可鉴别感染和扩张的红骨髓
- ^{67}Ga 局灶性摄取的程度高于 ^{99m}Tc-MDP 的摄取或两种显像剂的分布不同，可提高诊断感染的特异性
- 三时相骨显像诊断骨髓炎的敏感性为 95%，特异性为 70% ~ 90%，与 MRI 相似
- 三时相均阳性的病变有：

  骨髓炎
  外伤
  血供丰富的肿瘤
  反射性交感神经营养不良
  神经性关节病

骨折

骨显像的适应证

- 应力性骨折
- 撕脱损伤
- 放射学检查不能诊断的隐性骨折
- 外胫夹
- 骨软骨炎
- 骨坏死
- 关节置换（松动）
- 虐待儿童

闪烁图特点

- 骨折后骨折部位呈阳性表现的时间与患者年龄有关：

  成年人：24 h

  老年患者：72 h（若早期显像呈阴性，必要时行延迟显像）

- 1～3 年后骨摄取显像剂恢复正常（老年患者，长骨需要 3 年左右）

- 应力性骨折：胫骨后内侧可见梭形的放射性异常浓聚灶

- 外胫夹：延迟显像上可见沿皮质的放射性分布

反射性交感神经营养不良（RSD）

- 骨显像是诊断反射性交感神经营养不良的方法

- 分析图像前应了解患者症状持续时间

表现

	灌注 / 血池显像	延迟显像
很早期	增加	增加
患病 1 年之内	增加 / 正常	增加
晚期	减少	减少
儿童	正常 / 增加	多种表现

假体

鉴别假体松动和假体感染

	松动	感染
MDP 血流相	正常	增加
MDP 静态相	局灶性轻度增加	放射性异常增加
Ga 显像	正常	放射性分布增加
WBC 显像	正常	放射性分布增加

全髋关节置换术（THR）

- 诊断股骨部分的病变更为准确

- 接合的全髋关节置换后 6 个月 MDP 显像应该是阴性，除非有感染或松动

- 非接合的全髋关节置换，手术后 24 个月内局部持续有放射性分布增高

- ^{111}In-WBC 或 ^{67}Ga 能辅助鉴别假体感染和假体松动

骨扫描在诊断膝关节假体松动方面的应用比较有限，因为正常情况下膝关节有一定的放射性分布。

骨髓显像

技术

1. 静脉注射 370 MBq ^{99m}Tc 胶体（肝放射性分布高于脾）。

2. 全身骨骼显像。

显像特点

放射性分布的情况与造血骨髓的分布相一致。

正常表现

- 8 岁前儿童可见骨骼弥散性放射性摄取（弥散性造血骨髓）

- 25 岁以后放射性局限于中轴骨（造血骨髓局限于中轴骨）

- 由于肝 / 脾放射性分布增高，下段胸椎和肋骨的显影并不清晰

异常表现

- 慢性贫血：四肢骨放射性分布增加伴周围骨髓扩张

- 淋巴细胞增生疾病：骨髓显像价值更大，用于定位骨髓活检的部位

- 急性骨梗死（如，镰状细胞病）：不均匀性放射性分布减少

[^{18}F] 氟化钠 PET：

^{18}氟离子能聚集在所有骨骼，中轴骨的放射性分布更高（如椎体和骨盆骨）。^{18}氟离子也可以聚集在原发性和转移性骨恶性肿瘤，因此也用于这些疾病的诊断。^{18}F 通过肾排泄。

甲状腺显像

放射性药物

概论（图 12-30，图 12-31 和图 12-32）

- ^{123}I：是最常用的显像剂。价格较贵（加速器生产）注射药物后 24 h 显像。有机化

- ^{99m}TcO$_4^-$：注射显像剂后 1 h 内必须显像，患者服用丙硫氧嘧啶治疗或患者不能吞咽碘胶囊，则应用 ^{99m}TcO$_4^-$ 做显像剂。缺点是：5% 滞留甲状腺，没有有机化

- ^{131}I：目前仅限于癌症的治疗，因为射线能量较高（364 keV），半衰期长（8 天），以及有 β 射线

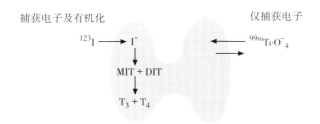

图 12-30

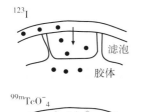

图 12-31

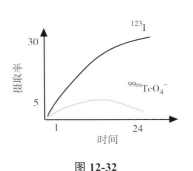

图 12-32

¹²³碘

¹²³I 是甲状腺显像最好的显像剂，因为患者的辐射剂量较低，且与 ¹³¹I 比较计数率更高。剂量一般是 4 ～ 7 MBq 碘化钠口服。服药后 24 h 采集图像。

药物动力学

- 很快从消化道吸收；首先分布于细胞外液
- 碘化钠被甲状腺摄取并有机化；胃和唾液腺也会摄取碘但不发生有机化
- 物理半衰期：13 h
- 24 h 内 35% ～ 70% 通过肾排泄
- 摄取碘的组织有：
   甲状腺和甲状腺癌转移灶
   鼻咽部
   唾液腺
   胃
   结肠
   膀胱
   偶见于哺乳期的乳腺

¹³¹碘

适应证

- 由于辐射剂量高，一般不用于甲状腺显像
- 可用于诊断甲状腺癌转移灶
- 清除残留甲状腺的治疗
- 一些旧的教科书建议使用 ¹³¹I 诊断胸骨后甲状腺肿，但这一观点无理论基础

计算 ¹³¹碘治疗剂量

假设甲状腺的摄碘率为 80%，甲状腺的照射剂量是 8000 ～ 10 000 rad（即 100 μCi/g），腺体重量是 60 g。所需剂量为：

剂量（mCi）=（60g × 100 μCi/g）/（0.8）× 1 mCi/1000 μCi = 7.5 mCi

¹³¹碘治疗的并发症

- 骨髓抑制

放射性碘常用的剂量

显像剂	常用剂量（mCi）	甲状腺平均照射剂量（rad）	剂量率（rad/mCi）
¹²³I	摄碘率/甲状腺显像：口服 0.1 ～ 0.4 全身显像：口服 1.5 ～ 2	8	11 ～ 22
¹³¹I	全身显像：口服 2 ～ 4	9.6	1100 ～ 1600
^{99m}TcO₄⁻	静脉注射 1 ～ 10	2（剂量最低）	0.12 ～ 0.2
¹²⁵I	不适用于显像		

*Tc（140 keV）和 ¹²³I（159 keV）的光子能量相似。¹²⁷I 是稳定、非放射性碘
†¹²⁵I 是一杂质

- 盆腔的甲状腺癌转移灶引起的不育
- 白血病

高锝酸盐

$^{99m}TcO_4^-$ 的分布与 ^{131}I 相似，但是不进一步参加甲状腺素的合成。唾液腺、胃和脉络丛也摄取高锝酸盐。

应用

- 甲状腺显像
- 血池显像（睾丸扭转）
- 异位胃黏膜显像（Meckel 扫描）
- 泪液显像（鼻泪管引流系统）
- 脑显像（如果血脑屏障受损，则可进入脑组织，这种应用较少）

药物动力学

- 甲状腺快速的摄取（30 min）
- 以后甲状腺释放 $^{99m}TcO_4^-$ 并持续几小时；24 h 甲状腺内无视觉可见的放射性残留

^{123}I 和 $^{99m}TcO_4^-$ 的药物动力学

^{123}I	$^{99m}TcO_4^-$
口服	静脉注射
有机化	不会有机化
注射药物后 24 h 显像	注射药物后 20 min 显像
24 h 甲状腺摄取达最高值	20 min 后甲状腺的摄取达最高值
能合成到甲状腺素内	不能合成到甲状腺素内

甲状腺显像

碘摄取试验

该试验可计算口服 ^{123}I 后 24 h 甲状腺摄取碘的比例。因此它计算的是摄取和有机化的碘。该试验结果并不能反应甲状腺的功能（一般测量 T_3/T_4 反应甲状腺功能）。根据试验结果分为甲状腺功能亢进，甲状腺功能正常，甲状腺功能减低。

方法

- 测量服药前 ^{123}I 的剂量（8 MBq，1 ～ 2 个胶囊）
- 口服胶囊后 24 h 显像；因空间分辨率不很重要，若没有使用针孔准直器则离甲状腺 2 cm，测量 5 min
- 甲状腺摄碘率计算：
  甲状腺摄碘率 =（颈部计数 – 本底计数 / 服用前剂量）× 衰变因子
- 口服碘胶囊的正常值：在 4 h，5% ～ 15%；在 24 h，10% ～ 30%

摄取增加

- 甲状腺功能亢进
- 碘缺乏
- 甲状腺炎
- 低白蛋白血症
- 使用锂制剂

摄取减少

- 甲状腺功能减低
- 甲状腺素治疗，鲁戈氏碘液，丙硫氧嘧啶
- 药物影响
  碘化的对比剂
  服用某些维生素
- 甲状腺炎

正常显像

患者体格检查

简单的既往史

- 甲状腺功能减低（水肿，皮肤干燥，心动过缓，反应迟钝，体温减低，外侧眉毛脱落）
- 甲状腺功能亢进（腹泻，出汗，心动过速，燥热，皮肤潮湿，眼病）
- 甲状腺增大（甲状腺肿和甲状腺结节）

当前服用药物的情况，包括使用碘化对比剂的情况
甲状腺触诊

甲状腺显像的正常表现（图 12-33）

放射性分布均匀。每叶大小为 2 ～ 5 cm；但常见双叶轻度不对称。其他的变异因素包括：

- 峡部上方可见锥叶显影，放射性分布增强见于：
  Graves 病
  手术后的患者
- 哺乳期乳腺
- 异位甲状腺（舌下，胸骨后甲状腺），先天性一叶缺如（少见）

- $^{99m}TcO_4^-$ 显像

  唾液腺可见 TcO_4^- 摄取

  条状放射性分布增高影反应的是口服高锝酸盐后滞留在食管的放射性（让患者多饮水就可见该放射性减低）

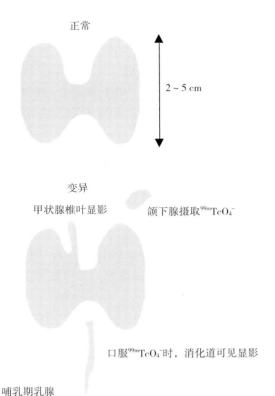

图 12-33

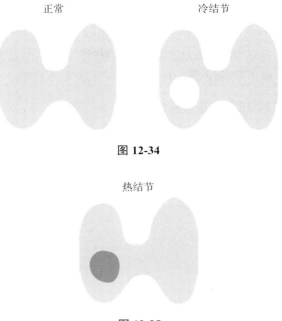

图 12-34

图 12-35

- 腺瘤 / 囊肿，85%
- 甲状腺癌，10%
- 局灶性甲状腺炎
- 出血
- 淋巴结
- 脓肿
- 甲状旁腺腺瘤

图像分析

1. 摄取
   - 均匀，不均匀
   - 放射性分布减少，增加，正常
2. 大小和外形
   - 增大，正常
   - 外压性改变
3. 结节
   - 热结节，冷结节
   - 甲状腺外结节（如转移）

冷结节（图 12-34 和图 12-35）

所有的可触及的结节中，90% 是冷结节，这些冷结节中 90% 是良性病变。一个冷结节提示该结节是无功能，应该进一步检查除外甲状腺癌。冷结节也可是其他病变：

恶性和良性冷结节

良性	恶性
老年患者	年轻患者
女性	男性
发病突然	有射线接触史，家族史
结节较软	结节较硬
多发的结节	颈部有其他的肿块
对甲状腺素的抑制有反应	对甲状腺素的抑制治疗或碘治疗无反应

热结节

大部分热结节是高功能腺瘤，一半热结节是功能自主性腺瘤［如它的生长和分泌不受甲状腺刺激素（TSH）的调控］。服用 T_4 5 周后，可使 TSH 水平减低，再次行甲状腺显像，若甲状腺结节仍然是热结节，则该结节是功能自主性，如有临床症状则应行手术、^{131}I 或乙醇消除术。

不一致甲状腺结节

指的是高锝酸盐显像呈"热结节"，而 ^{123}I 显像呈"冷结节"（即无功能结节）。了解一个结节是否为不一致甲状腺结节，对于结节本身意义并不大。

甲状腺功能亢进（图 12-36）

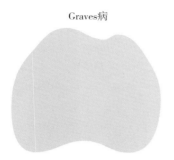

Graves病

图 12-36

- 弥散性甲状腺肿（Graves 病）：是甲状腺功能亢进最常见的类型
- 结节性毒性甲状腺肿（Plummer 病）
- 功能性腺瘤
- 甲状腺肿样卵巢瘤（卵巢畸胎瘤含有功能性甲状腺组织）

多结节性甲状腺肿（图 12-37）

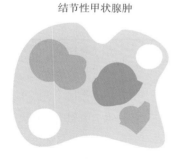

结节性甲状腺肿

图 12-37

- 甲状腺外形增大
- 同时有多个冷结节和热结节：这些结节从高功能腺瘤到囊性病变
- 显像特点类似桥本氏甲状腺炎

先天性有机化缺陷 / 激素合成缺陷

- 不能有机化碘并转化为甲状腺素
- TSH 增高，T_4 减低，甲状腺功能减低
- 高氯酸盐诱发试验

给予大剂量的高氯酸钾促使未碘化的放射性碘排除。若相对 RAIU 下降 50% 或绝对 RAIU 为 5%，则提示为阳性。

甲状腺癌全身显像

放射性碘全身显像主要是诊断甲状腺癌切除术后有无转移灶。为发现更多的转移灶，应使用 TSH 刺激，有两种方法：

- 停用甲状腺素：停左甲状腺素 4 ~ 6 周，三碘甲状腺谷氨酸钠 2 周
- 注射重组的 TSH：第 1 和第 2 天肌肉 0.9 mg 促甲状腺素注射剂，第 3 天给予放射性碘

一般给予 2 ~ 4 mCi ^{131}I，用药后第 5 天显像。若注射促甲状腺素注射剂则建议使用 4 mCi ^{131}I，因为这种情况下甲状腺摄取碘较停用外源性甲状腺素的摄取更低。针孔准直器减少平行孔准直器的间隔造成的星状伪影。一般使用剂量很少大于 5 mCi，因可能产生甲状腺的"顿抑现象"，这样导致残留甲状腺摄取 ^{131}I 减少而影响治疗效果。若使用 ^{123}I，则可以使用 2 mCi，因为不会发生顿抑现象，且可更早显像。

甲状旁腺显像

^{99m}TcO$_4^-$/^{201}Tl 减影法

方法

1. 静脉注射 74 ~ 111 MBq ^{201}Tl，用针孔准直器显像 15 分钟。正常甲状腺和增大的甲状旁腺均摄取 ^{201}Tl。
2. 静脉注射 185 ~ 370 MBq 的 ^{99m}TcO$_4^-$，显像 15 min。仅仅甲状腺摄取高锝酸盐，而甲状旁腺不摄取高锝酸盐。
3. 计算机自动减影这两种图像。

图像分析

- 诊断甲状旁腺腺瘤的敏感性约为 70%
- 特异性稍差，约为 40%，因其他一些病变也会摄取 ^{201}Tl：

  良性甲状腺腺瘤

  淋巴结

  癌

- 大多数作者相信双时相 ^{99m}Tc-MIBI 优于 ^{99m}TcO$_4^-$/^{201}Tl 减影法。比较 ^{99m}Tc-MIBI 显像的早期图像和延迟图像。甲状旁腺瘤内仍滞留有 ^{99m}Tc-MIBI，延迟图像上呈现为"热结节"

^{99m}Tc-MIBI 甲状旁腺显像

优点

- 与铊相比，靶本比值更高
- 2 ～ 3 h 的延迟显像能提高该显像诊断的敏感性
- 甲状腺影像减淡后，甲状旁腺仍显影

^{99m}Tc-MIBI 也用于甲状腺肿瘤、脑肿瘤、肺癌和骨肿瘤的诊断。

PET 显像

¹⁸FDG–PET 显像

¹⁸FDG 显像的原理（图 12-38 ）

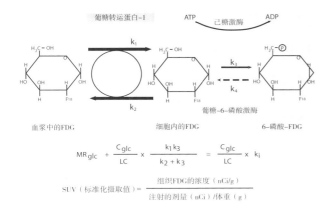

$$SUV（标准化摄取值）= \frac{组织FDG的浓度（nCi/g）}{注射的剂量（nCi）/体重（g）}$$

图 12-38

- 恶性病变的糖酵解增加（Warburg 效应）
- 恶性肿瘤细胞表面表达增加的葡糖转运蛋白（glut）将葡萄糖和 FDG 转运进入恶性细胞
- ¹⁸FDG 磷酸化以后 不进入三羧酸循环（在己糖激酶的作用下转化为 ¹⁸FDG-6 磷酸），因此滞留在细胞内，这样就可以测量组织的葡萄糖代谢
- 肿瘤细胞在体内摄取 FDG 与很多生理因素有关，如组织的氧化、局部血流量、肿瘤周围炎性反应等。FDG 不是肿瘤的特异显像剂
- 根据组织和动脉血葡萄糖的浓度可以计算葡萄糖代谢率（MR_{glc}），C_{glc} 是血液循环中葡萄糖的水平，LC 是一个常数，k_1 和 k_2 是 FDG 跨毛细血管转运的排出和进入率常数，k_3 是 FDG 磷酸化率常数，K_i 是 FDG 流入的净速率
- 标准化摄取值（SUV）是肿瘤摄取 FDG 的一个半定量指标，根据注射剂量、组织放射性分布、患者体重校正以后的一个值。SUV 与患者的体重、注射和扫描间隔时间（摄取时间，一般是 60 min）、血浆葡萄糖水平以及图像重建方法。根据患者体表面积或无脂肪体校正后的 SUV 能减少体重对 SUV 的影响，因为肿瘤患者治疗过程中体重常下降

PET 显像的临床应用

- 大多数 PET 使用 BGO 或 NaI 晶体
- 分辨率一般在 4 ～ 6 mm WFHM
- 大多数 PET 的视野（FOV）一般在 10 ～ 16 cm，单次采集的最大视野可达到 5cm
- 患者检查前应禁食几小时，因为血糖水平会影响细胞 FDG 的摄取。可以饮水，这样可促进排尿
- 在糖尿病患者，应用胰岛素调整血糖水平，最好将血糖控制到 130 mg/dl 以下
- 一般静脉注射 100 ～ 400 MBq FDG
- 注射 FDG 后 30 ～ 60 min 采集多个发射图像
- 腹部采集一般从腹股沟区开始，这样可减少膀胱放射性对图像的影响
- 可从不同的平面分析图像
- SUV 是一个简单的半定量指标，与肿瘤组织的 FDG 浓度、组织平均的 FDG 浓度有关。SUV 越高，肿瘤的可能性越大

融合的 PET-CT 显像

显像系统

- 融合的 PET-CT 设备是由两个完全不同的显像设备整个到一个机架中，且几乎同时采集图像。PET 采集功能性、分子代谢的信息与 CT 采集到的解剖图像相融合。CT 重建的方法是 FBP，而 PET 重建的方法是迭代算法，如 MLEM、OSEM 或 MAP。融合的 PET-CT 比单独 CT 或 PET 有超过 10% 的优点
- 注射 PET 使用的放射性药物后可采集 CT 图像，因为 CT 探测器对湮灭辐射不敏感
- 衰减校正：PET-CT 设备一般采集较低剂量的 CT 图像（130 kVp；10 ～ 40 mAs）来对 PET 图像进行衰减校正。采集结束后可见 CT 图像分为两种组织（如骨组织和软组织）

显像程序

- 显像前禁食 4～6 h，且排空膀胱；显像前不要进行体育活动，减少肌肉摄取显像剂的量
- 一般按照 0.21 mCi/kg ^{18}FDG 计算剂量，注射显像剂后 60 min 开始扫描。首先采集 CT 断层图像，然后采集无对比剂的衰减校正螺旋 CT 图像。若需要行对比剂增强的 CT，应在常规的 PET-CT 扫描结束后再扫描
- 对于大多数全身扫描（胸部、腹部和盆腔）的过程中，患者胳膊举过头。然后如果行头颈部扫描时，胳膊应放在身体两侧，可以减少条状硬化伪影

PET-CT 扫描的伪影

- 呼吸运动伪影：CT 衰减校正后能导致 CT 采集的解剖信息和 PET 信息不匹配，出现伪影。这种伪影会影响胸壁、膈区和肝病变的诊断
- 高密度植入物和牙齿填充物会引起 CT 图像的严重伪影。这种伪影在 CT 校正 PET 发射图像后更明显
- 高密度口服或静脉注射碘化的对比剂

PET-CT 扫描时的伪影和变异

伪影的来源	原因
技术相关	与成像系统或成像设备有关
与患者相关	移动，可移动结构（肠道）或搏动的器官（心脏和肺）棕色脂肪（放射性分布增高），肌肉放射性，未禁食（弥散性肌肉摄取）
与操作者相关	与扫描程序相关，显像与 FDG 摄取的间隔时间
重建方法相关	图像重建、分割协议，衰减校正的方法

正常 FDG-PET 显像

- 脑内有明显的 FDG 摄取，且灰质的摄取更明显
- 心肌的 FDG 摄取变化较大，与代谢底物有关系。大约 40% 的禁食患者可见心肌有明显的 FDG 摄取
- FDG 通过肾排泄，因此肾和膀胱可见放射性
- 胃肠道摄取 FDG 的变化较大。有些情况下胃、结肠（如肠道屈曲、乙状结肠）可见显影
- 静息的肌肉一般无 FDG 的摄取，但紧张的肌肉或近期运动的肌肉摄取 FDG 变化较大（显像前应用安定可能有一定的帮助）
- 通过以下方法可见减少棕色脂肪的 FDG 高摄取
  - 患者注射 FDG 前待在一个温暖的环境中
  - 显像前高脂肪、低碳水化合物、限蛋白饮食
  - 中等剂量口服安定（> 0.8 mg/kg，最大 7.5 mg）或静脉注射芬太尼（0.75 μg/kg，最大到 50 μg）
  - FDG 注射前 60min 口服低剂量（20 mg）普萘洛尔

PET 显像的假阳性

- 组织胞浆菌病
- 结核
- 良性肿瘤
- 子宫肌瘤

PET 显像的假阴性

- 支气管肺泡癌
- 类癌
- 病灶 < 8 mm

FDG-PET 在肺癌中的应用

- 用于诊断孤立性肺结节。阴性预测值高。若 FDG PET 显像阴性，建议间隔 3～6 个月，至少随访 2 年。若孤立肺结节的直径小于 8 mm，则 PET 的敏感性下降
- 用于肺门和纵隔淋巴结的分期。若该区域 PET 阴性，则建议手术；若该区域 PET 呈阳性，则应行经支气管活检或纵隔镜检查确定诊断
- 用于小细胞肺癌患者的随访
- 产生黏蛋白的肿瘤，如支气管肺泡癌，FDG-PET 经常呈假阴性
- 10% 的肺癌患者全身 PET CT 显像可发现意外的远处转移
- 神经内分泌肿瘤（类癌）不是总表现为 FDG 高摄取。若可疑病变无 FDG 摄取，并不能排除活检的必要

黑色素瘤

- PET 用于诊断淋巴结和内脏器官的转移
- 容易漏诊小的皮下病变

结直肠癌

- 融合的 PET-CT 在结直肠癌复发和随访分期方面有较大的价值
- PET 在诊断局部和区域性转移方面有较大的价值
- PET 可用于可疑或证实复发患者的分期
- 肠道异常的 FDG 摄取应行内镜检查证实诊断

胰腺癌

- 鉴别诊断胰腺癌和胰腺炎
- 术前分期

淋巴瘤和白血病

- 已有研究证实 PET 能比 CT 和临床发现更多的病变。分期时 PET 显像的主要价值在于提供治疗前显像图像，便于评价治疗疗效
- 化疗后患者由于再生骨髓可见骨髓弥散性放射性分布增强，其他引起骨髓放射性分布增强的原因有：贫血、使用集落刺激因子或促红细胞生成素治疗、肿瘤弥漫性骨髓浸润
- 不同类型的淋巴瘤 FDG 摄取有较大的差异

淋巴瘤类型	FDG 摄取
B- 细胞，非霍奇金	
大，Burkitt，未分化	高
滤泡型（3 级）	中到高
滤泡型（1～2 级），套细胞	低到中度
边缘带，胃黏膜相关淋巴瘤	无到高度摄取
小淋巴细胞	无到低度
霍奇金	
结节硬化型	高度
混合，淋巴细胞缺乏型	中到高度
淋巴细胞为主型	低度
T- 细胞	
结外自然杀伤细胞 /T 细胞	高度
成人 T 细胞白血病 - 淋巴瘤，皮肤 T 细胞	中度
蕈样真菌病和塞扎莱综合征	低度

乳腺癌

- 受到分辨率的影响，诊断小的原发肿瘤、分化好的乳腺癌、局部淋巴结转移的微小转移灶的价值有限
- 诊断大于 1cm 的病灶非常准确。对曾行假体植入或高密度乳腺的患者 PET/CT 有较大价值
- 诊断远处转移价值较大
- 可疑复发
- 监测疗效和随访
- 假阳性
    纤维囊性变
    不典型导管内增生
    乳腺管扩张症
    叶状肿瘤
- 正电子发射乳腺扫描（PEM）
    是近年出现的专用于诊断原发乳腺癌的技术。由两个相对的平面探头组成。与 PET 相比，PEM 有更高的敏感性、空间分辨率、采集时间更短、衰减更少。

FDG-PET 脑显像

一般静脉注射 5 mCi FDG。注射药物后 30 min 显像（体部是 45 min）。脑摄取注射剂量的 6.9%。主要适应证包括：

- 难治性癫痫：发作间期
- 鉴别肿瘤复发和坏死
- 阿尔茨海默病（AD）
- 神经变性病

一侧大脑半球的病变（如脑卒中、放疗和肿瘤），对侧小脑出现低代谢，这种现象称为交叉性小脑失联络。

FDG 正常摄取特点

- 灰质摄取 FDG 高（由于己糖激酶浓度高）
- 基底节和丘脑
- 运动带
- 视觉中枢
- 听觉中枢
- 脑干

难治性癫痫

适应证：药物治疗效果不好的难治性癫痫，准备行手术治疗。表现：

- 发作间期：FDG 摄取减少
- 发作期：FDG 摄取增加
- 广泛性失神发作：弥散性 FDG 摄取增加

鉴别肿瘤复发和放疗坏死

适应证：鉴别肿瘤复发和放疗坏死结节；诊断时应结合其他解剖影像结果。表现：

- 放疗损伤区：放射性分布减少
- 肿瘤：FDG 摄取增加

假阴性结果：

- 近期放射治疗
- 低级别肿瘤
- 肿瘤较小

假阳性结果：

- 非恶性的炎症性病变
- 亚临床癫痫发作

其他肿瘤：

- 淋巴瘤：高 FDG 摄取
- 脑膜瘤：FDG 摄取变异较大
- 毛细胞型星形细胞瘤：FDG 的摄取与预后有较大的关系

记忆减退（AD）

痴呆最常见原因。类型：

- 颞叶和顶叶 FDG 摄取减少
- 最敏感的是后扣带回和楔前叶（早期），但这些区域不总是表现为低代谢（正常情况下是高代谢），所以容易漏诊
- 基底节、丘脑、运动和视觉中枢和小脑并不会出现 FDG 的低摄取
- 早期表现为单侧，随着疾病进展出现对称性改变
- 随着认知功能的下降，代谢减低更明显

其他神经变性病

- 与其他解剖成像的方法相比，帕金森病也可以出现与 AD 相似的代谢受损的改变，尽管有些患者没有认知功能的减退
- Pick 病：额叶或额颞叶低代谢，相似的 FDG 摄取特点也见于：
    渐近性核上性麻痹
    脊髓小脑萎缩
    吸食可卡因
    一些精神疾病
- Huntington（亨廷顿）舞蹈病：壳核和尾状核的低代谢；青少年 Huntington（亨廷顿）舞蹈病：表现为丘脑低代谢

其他 PET 显像剂

已经批准但并不常用

^{82}Rubidium（铷）

- 批准用于心肌灌注显像

^{13}N-ammonia（NH_3，氨）

- 批准用于心肌灌注显像

^{15}O-oxygen（氧）

- 可用于诊断中风患者的脑灌注和氧代谢
- 半衰期 2min。

^{18}F-fluoride（氟）

- 可用于骨显像（可替代 ^{99m}Tc-MDP 平面骨显像）

正处于临床研究的显像剂

- ^{18}FLT（氟腺苷），^{11}C-thymidine（胸苷）：增殖显像剂（肺癌和胶质瘤）
- ^{11}C-methionine（甲硫氨酸）：增殖显像剂（癌）
- ^{11}C-acetate（乙酸）：脂质合成；合成到细胞膜脂质中（癌）
- ^{18}F-annexin V（膜联蛋白）：细胞凋亡显像剂
- ^{64}Cu-ATSM：乏氧显像剂
- ^{18}F-MISO，^{18}F-fluoromisonidazole（氟米索硝唑）：乏氧显像剂
- ^{18}FACBC：不可代谢的氨基酸类似物
- ^{18}F-Galacto-RGD：整合素标记物
- ^{18}FES：雌激素受体
- ^{18}F-DHT：二氢睾酮，雄激素受体
- ^{11}C-acetate（乙酸）：氧化代谢，合成到细胞膜脂质
- ^{18}F-choline（胆碱），^{11}C-choline：在胆碱激酶的作用下代谢
- ^{11}C-tyrosine（酪氨酸），^{18}F-fluorotyrosine（氟代酪氨酸），^{18}F-fluoroethyltyrosine（氟代乙基酪氨酸）：酪氨酸转运（癌）
- ^{18}F-fluorodihydroxyphenylalanine（氟代左旋多巴）：神经内分泌和脑肿瘤
- ^{18}F/^{11}C 标记的治疗药物（"小剂量"）；如：^{18}F-fluorouracil（氟尿嘧啶）（5-FU）
- 标记细胞（淋巴细胞，白细胞，干细胞）

与 PET 显像相关的肿瘤代谢途径（图 12-39 ）

图 12-39 总结了癌症的重要代谢及增殖途径。显示的是重要的治疗抑制剂，有些情况下 PET 显像可以评估这些抑制剂的效果。

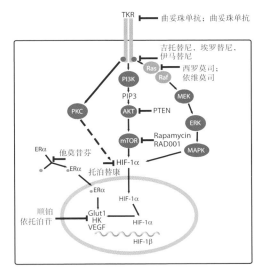

图 12-39

美国医疗保险报销 PET 显像的时间和类型

批准日期	临床情况 / 适应证	报销
1995 年 3 月	心肌灌注显像	冠心病患者行 ^{82}Rb 显像
1998 年 1 月	孤立肺结节	显示病变特征
1998 年 1 月	非小细胞肺癌	初始分期
1999 年 7 月	结直肠癌	CEA 增高，提示复发
1999 年 7 月	淋巴瘤	代替 ^{67}Ga 显像用于分期和再分期
1999 年 7 月	黑色素瘤	代替 ^{67}Ga 显像用于诊断手术前有无复发
2001 年 7 月	非小细胞肺癌	诊断，分期和再分期
2001 年 7 月	食管癌	诊断，分期和再分期
2001 年 7 月	结直肠癌	诊断，分期和再分期
2001 年 7 月	淋巴瘤	诊断，分期和再分期
2001 年 7 月	黑色素瘤	诊断，分期和再分期，不报销局部结节的诊断
2001 年 7 月	头颈部（除中枢神经系统和甲状腺）	诊断，分期和再分期
2001 年 7 月	难治性癫痫	手术前定位病灶
2001 年 7 月—2002 年 9 月	心肌活性判断	PET 显像前必须行 SPECT，且不确定

续表

批准日期	临床情况 / 适应证	报销
2002 年 10 月	心肌活性判断	初次诊断
2002 年 10 月	乳腺癌	分期，再分期和判断疗效
2003 年 10 月	心肌灌注显像	冠心病患者行 ^{13}N 氨显像
2003 年 10 月	甲状腺癌	病灶复发或诊断有无残存病变
2004 年 9 月	阿尔茨海默病和痴呆	CMS 批准的临床试验
2005 年 1 月	脑，颈部，卵巢，胰腺，小细胞肺癌，睾丸癌	临床证据提示应报销
2005 年 1 月	以前没有细化的其他癌症和适应证	临床证据提示应报销

其他显像方法

镓显像

同位素（图 12-40 ）

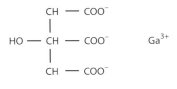

图 12-40

^{67}Ga 柠檬酸盐常用于肿瘤和炎症显像。.

药物动力学

- 物理半衰期：78 h
- 血液半衰期：12 h
- ^{67}Ga 与铁转运蛋白结合，如转铁蛋白、铁蛋白、乳铁蛋白
- ^{67}Ga 能被炎症和肿瘤病灶摄取，因为：
  白细胞可摄取 ^{67}Ga
  感染部位的转铁蛋白和乳铁蛋白的结合
  炎症和肿瘤部位的血管通透性改变
- 通过肾和大便排泄

辐射剂量

主要的辐射器官是骨髓（9 rad），肠道（9 rad），脾和肝（7 rad）。

方法

- 常用剂量 185 ～ 300 MBq，剂量越大发现病变的概率越大
- 静脉注射显像剂后 48 ～ 72 h 显像
- 主要有 3 个光电峰（93 keV、185 keV、300 keV）用于显像，并有较高的信噪比（SNR）

正常图像（图 12-41）

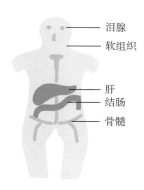

泪腺
软组织
肝
结肠
骨髓

图 12-41

- 图像质量较差，因为：
  使用剂量较小
  血液本底较高
  延迟显像（注射显像剂后几天才显像）
  需要使用中能准直器，该准直器的空间分辨率较低
- 肝摄取最明显
- 注射显像剂后 48h 结肠排泄最明显，因此限制了这种方法在肠道的应用
- 唾液腺、泪腺和乳腺也可见摄取
- 儿童的骺板也可见明显的放射性分布
- 双肺野放射性分布较少
- 早期肾出现放射性是正常的，如果 72h 后仍有放射性则为异常
- 胸腺也可见摄取：帆征

应用

胸部

多种炎性病变可摄取 ^{67}Ga，^{67}Ga 扫描可用于诊断间质性病变是活动性或不活动性（如间质性纤维化无 ^{67}Ga 的摄取）。最常见的适应证有：

- 结节病病变
  λ 征：双侧肺门和支气管旁放射性分布增高

熊猫眼征：泪腺可见放射性分布增高
- 早期诊断肺孢子虫病［现在称为耶氏孢子虫（Frenkel 1999）］
- 淋巴瘤显像（残余病变还是不活动纤维化）
- 高摄取镓肿瘤：淋巴瘤 > 肝细胞癌 > 其他肿瘤
- 卡波西肉瘤并不摄取镓

其他应用

- 椎体骨髓炎显像（该临床应用多于放射性核素标记白细胞）
- 心脏淀粉样变性
- 腮腺或泪腺摄取增加
  结节病
  干燥综合征
  放射治疗

白细胞显像

准备

放射性标记白细胞可用于急性炎症的诊断。标记白细胞的核素常用 ^{111}In-8-羟基喹啉，它是一种亲脂性复合物能扩散通过细胞膜。一旦进入细胞 In 和 8-羟基喹啉就分开，In 与细胞内蛋白结合，8-羟基喹啉则扩散到细胞外。Tc-HMPAO 标记白细胞也用于炎症诊断。慢性感染可能出现假阴性结果。

适应证

- 腹部的所有感染性病变（由于 ^{67}Ga 通过肠道排泄，因此很少用于腹部病变的诊断）
- 骨髓炎
- 血管植入物感染

方法

1. 首先抽取患者 50 ml 血液（肝素抗凝）。
2. 分离血沉棕黄层（聚蔗糖）。
3. 37 MBq ^{111}In-8-羟基喹啉或 ^{111}In 环庚三烯酚酮与分离的白细胞孵化（30 min）。
4. 洗涤细胞。
5. 将标记的白细胞再次注射到患者体内（一般是 7.4 ～ 18 MBq）。标记过程大概需要 2 h。
6. 注射显像剂后 24 h 显像。

辐射剂量

　　主要的辐射器官是脾（20 rad）、肝（3 rad）和骨髓（2 rad）。对其他器官的辐射剂量低。其他感染显像剂。

正常图像（图 12-42）

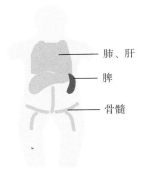

图 12-42

- 图像的信噪比较低
- 脾放射性分布较高（与镓显像不同，肝放射性分布较高）
- 肠道内无放射性
- 泪腺无放射性

其他染色显像剂

理想的显像时间

显像剂	时间（小时）
^{67}Ga	48
^{111}In-8- 羟基喹啉 白细胞	24
^{111}In- 免疫球蛋白 G	12 ～ 24
^{99m}Tc- 六甲基丙二胺肟	2
趋药性肽	1
长循环的聚合物	1 ～ 12

脑显像

^{99m}Tc-HMPAO（图 12-43）

　　HMPAO（六甲基丙二胺肟）是一种亲脂性显像剂可通过完整的血脑屏障，并滞留在神经细胞，注射显像剂后在神经细胞内滞留几小时。标记结束后 HMPAO 仅在体外能稳定存在 30 min，尽管使用一些稳定剂后能延长到 4 h，但仍建议标记后立即注射。注射前进行药物质控非常重要，可确定不能聚集到脑、亲脂性较差的 HMPAO 复合物的量。

图 12-43

药物动力学

- 注射药物后 1 min 脑内放射性分布达最大量，2 min 时达平台期（最大量的 88%）
- 脑内放射性持续约 8h
- 各个器官的摄取
  - 脑，4%
  - 肝，11%
  - 肾，4%
  - 膀胱，尿液，3%
- 放射性分布灰质＞白质

　　与 HMPAO 相似，^{99m}Tc - ECD（双半胱乙酯）也是一个亲脂性放射性药物，可弥散通过血脑屏障并滞留在神经细胞。标记结束后在体外能稳定存在 6h。

脑死亡显像（图 12-44）

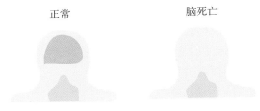

正常　　　　　　　　脑死亡

图 12-44

　　脑死亡定义为尽管心脏和呼吸功能存在但无脑血流灌注。脑灌注显像在确定是否是脑死亡方面有较大的诊断价值，特别是巴比妥中毒和体温过低的患者（EEG 不可靠）。有两种显像方法：

- ^{99m}Tc-DTPA 血流灌注显像证实是否有血流
- ^{99m}Tc-HMPAO 显像（这种显像更准确）

方法

1. 新鲜制备的 ^{99m}Tc HMPAO。
2. 静脉注射 555 ～ 740 MBq（大剂量）。
3. 使用外科止血带减少颈外动脉对显像的影响（仅在使用 ^{99m}Tc DTPA 显像时有必要，如用

^{99m}Tc-HMPAO 显像，则没有必要）。

4．采集血流图像（选择性）。

5．静脉注射后 5 ～ 15 min 采集延迟图像。

图像表现

- 无血流
  颈内动脉未见显影
  静脉窦未见放射性分布
- 脑组织无 HMPAO 的摄取
- 头皮静脉可见少量放射性出现
- 热鼻征：由于颅内压增高是颈外动脉循环血流量增加

HMPAO/ECD SPECT 断层显像

适应证

痴呆

- 阿尔茨海默病（AD）：双侧颞顶区灌注缺损
- 多发脑梗性痴呆：不对称性灌注缺损

运动失调

- 帕金森病（PD）：双侧基底节血流灌注增加
- 亨廷顿病（HD）：纹状体血流灌注减少

肿瘤

- 鉴别肿瘤残留 / 肿瘤复发和肿瘤坏死

方法

1．新鲜准备的 ^{99m}Tc-HMPAO 。

2．静脉注射 555 ～ 740 MBq。

3．注射药物后 20 min 显像。

4．每步采集 30 ～ 40 s。

5．进行 3 个断层的重建。

乙酰唑胺介入试验

乙酰唑胺是一种碳酸酐酶抑制剂，用 1g 的乙酰唑胺和 ^{99m}Tc-ECD 或 ^{99m}Tc-HMPAO 脑显像可评估脑血流灌注的储备功能。正常情况下，乙酰唑胺能使二氧化碳含量增高，导致血管扩张和血流量增加。血流灌注减少区，血管已处于最大程度的扩张状态，因此乙酰唑胺并不能增加这些区域的血流量。这种介入试验应与基础状态显像相比较。

适应证

- 中枢神经系统危险区出现短暂性脑缺血发作（TIA）

- 准备行颈动脉结扎术的患者

禁忌证

- 不稳定性心血管疾病
- 肾或肝疾病
- 对磺胺类药过敏

^{201}TI 脑显像

用于鉴别免疫缺陷患者的弓形体病和淋巴瘤：

- 淋巴瘤：放射性摄取增加
- 弓形体病：放射性摄取减少

^{111}In-DTPA 脑池显像

- 方法：鞘内注射显像剂后，2 ～ 4 h 基底池内可见放射性出现（三叉戟征），24 h 超过凸面，脑室内没有反流。适应证：正常颅压脑积水，脑室腹膜分流术，CSF 漏
- 正常颅压脑积水：放射性超过凸面时间延迟，脑室反流
- 脑室腹膜分流通畅性：将显像剂注射到储存池，快速从储存池流出并聚集到腹腔，可以使用 ^{99m}Tc-DTPA
- 脑脊液鼻漏：鞘内注射显像剂 4 h 后，将鼻腔的脱脂棉移除。如果脱脂棉和血浆的放射性比超过 2 ：1 则呈阳性。该方法也用于确定是否有其他部位的漏，如耳漏。肠道内出现放射性提示患者咽下了漏出的脑脊液

淋巴显像

Agents

硫胶体

^{99m}Tc 硫化物胶体（颗粒大小：3 ～ 12 nm）不同于 ^{99m}Tc 硫胶体（颗粒大小：500 ～ 1000 nm），后者常用于肝脾显像。硫化物胶体用于淋巴显像，硫化氢与酒石酸锑钠生成 Sb2S3。加入聚维酮可稳定硫化物胶体，防止颗粒继续变大。

人血清清蛋白（HSA）纳米微胶体

小的聚合物 HAS（与 MAA 颗粒的大小不同）。注射硫化物胶体后（0.2 ml），颗粒进入淋巴管并清除（3 h 约为 30%）；正常淋巴结也可摄取硫化物胶体。

适应证：

- 肿瘤（诊断淋巴结转移，该方法并不可靠）
- 诊断淋巴水肿患者的淋巴管功能

常用 ^{57}Co 面源的透射图像勾画扫描部位的轮廓

肿瘤显像

显像剂

综述

显像剂	靶组织 / 肿瘤定位
特异性显像剂	
^{18}FDG-PET	葡萄糖代谢
^{18}F 标记小分子	受体，激酶，药物
^{111}In OncoScint	TAG-72（肿瘤表面抗原）
^{111}In Prostascint	PSMA（肿瘤表面抗原）
^{99m}Tc CEA- 扫描	CEA（肿瘤表面抗原）
^{111}In 标记生长抑素类似物	生长抑素受体
^{99m}Tc MDP	骨转移，肿瘤钙化
^{131}I	甲状腺癌
^{131}MIBG	肾上腺肿瘤
非特异性显像剂	
^{67}Ga	多种摄取机制
^{201}Tl	多种摄取机制
^{99m}Tc-MIBI	灌注显像，多药性耐药

Oncoscint（^{111}In-DTPA 标记的 B72.3 单克隆抗体）

鼠科免疫球蛋白 G 的单克隆抗体（MAb）能与高分子量的糖蛋白（TAG-72）相结合，这种糖蛋白在结直肠癌和卵巢肿瘤（沙妥莫单抗）有表达。相关生物特性：

- 生物半衰期：56 ± 14 h
- 尿液排泄（72 h）：10%
- 通常注射 185 MBq；注射显像剂后 48 ~ 72 h 显像
- 正常分布：肝＞脾＞骨髓＞其他

Prostascint（^{111}In 标记的 B72.3 单克隆抗体）

鼠科免疫球蛋白 G 的单克隆抗体 7E11-C5.3（卡罗单抗喷地肽）与前列腺特异膜抗原（PSMA）相结合，前列腺癌细胞表面有高表达。相关生物特性：

- 生物半衰期：67 ± 11 h
- 尿液排泄（72 h）：10%

- 常用剂量 0.5 mg MAb 和 185 MBq
- 注射显像剂当天和之后 4 ~ 7 天显像（这样可使血液本底清除的较低）

CEA 扫描（^{99m}Tc DTPA- 标记 ANTI-CEA）

IMMU 是鼠科免疫球蛋白 IgG1 的单克隆抗体，该抗体的 Fab 片段可与结肠腺癌细胞的 CEA 结合，用 740 MBq ^{99m}Tc 标记。相关特性包括：

- 生物半衰期：13 ± 4 h
- 尿液排泄（24 h）：30%

生长抑素

人类生长抑素（环状 ^{14} 氨基酸肽）效能很广，大多发挥抑制的效果。很多神经内分泌细胞有生长抑素受体，下面这些疾病可显像：

- 副神经节瘤
- 垂体瘤
- 胰岛细胞肿瘤
- 嗜铬细胞瘤
- 肾上腺神经母细胞瘤
- 肺燕麦细胞肿瘤
- 淋巴瘤
- 甲状腺髓样癌
- 胃肠道和胸部类癌

奥曲肽显像（图 12-45）

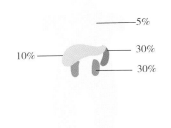

正常显像结果

图 12-45

奥曲肽（Phe-Cys-Phe-Trp-Lys-Thr-Cys-Thr），一种合成的环状八肽，可用于显像。它的药物动力学特点与生长抑素相似，且能用 ^{123}I 或 ^{111}In 标记。血液半衰期约为 6 h，尿液排泄：6 h 50%。若没有肿瘤，显像剂主要分布在脾、肾和肝。

鉴别诊断

放射性药物

放射性药物的质控

发生器

- 铝漏出：< 10 μg/ml
- 钼（Mo）漏出：< 0.15 μCi/1 mCi ^{99m}Tc
- 通过功能良好的计数器计数洗出液就可确定是否有钼漏出。分别计数铅屏蔽（仅计数 600 keV 的 β 辐射）和无铅屏蔽（计数 ^{99m}Tc $+^{99}$Mo）的洗出液

放射化学纯度

- 可用薄层色谱确定放化纯度
- 游离 ^{99m}TcO$_4^-$ 进入生理盐水和甲醇
- ^{99m}Tc 复合物仅进入生理盐水

呼吸系统显像

$\dot{V}/\dot{Q}$ 不匹配（图 12-46）

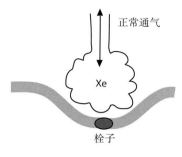

图 12-46

- 肺栓塞
- 血管炎，放射治疗，Wegener 肉芽肿，自身免疫性疾病
- 肿瘤压迫肺动脉

概述

器官	显像剂	（mCi）*	衰变模式	分泌	重要器官（rad/dose）
骨骼	^{99m}Tc-MDP	20	同质异能跃迁衰变	肾	2-3/ 膀胱
肺	^{99m}Tc-MAA	4	同质异能跃迁衰变	肾	1.0/ 肺
	^{133}Xe	10	β-	肺	0.3/ 肺
心脏	^{201}Tl	2 ~ 4	电子俘获	肾分泌很少	2.2/ 肾
	^{99m}Tc-RBC	20	同质异能跃迁衰变	肾	0.4/ 体部
甲状腺	^{123}I	0.2	电子俘获	胃肠道，肾	5/ 甲状腺
	^{131}I	5 ~ 10	β-	胃肠道，肾	500 ~ 1000/ 甲状腺
肾	^{99m}Tc-DTPA	10	同质异能跃迁衰变	肾	2 ~ 5/ 膀胱
	^{99m}Tc-MAG$_3$	10	同质异能跃迁衰变	肾	2 ~ 5/ 膀胱
肝 / 脾	^{99m}Tc- 硫胶体	5 ~ 8	同质异能跃迁衰变	没有	1 ~ 2/ 肝
肝胆显像	^{99m}Tc-DISIDA	5 ~ 8	同质异能跃迁衰变	胆道	1.6/ 肠道
脑	^{99m}Tc-DTPA	20	同质异能跃迁衰变	肾	2-5/ 膀胱
	^{99m}Tc-HMPAO	20	同质异能跃迁衰变	肾，胃肠道	5/ 泪腺
感染 - 肿瘤	^{67}Ga-citrate	5 ~ 10	电子俘获	胃肠道，肾	4.5/ 结肠
	^{111}In-WBC	0.2 ~ 0.5	电子俘获	没有	20/ 脾
胃肠道 出血	^{99m}Tc-RBC	20	同质异能跃迁衰变	肾	0.4/ 体部
Meckel 憩室	^{99m}Tc-O$_4$	15	同质异能跃迁衰变	胃肠道	2/ 胃
腹腔静脉分流	^{99m}Tc-MAA	3$^-$	同质异能跃迁衰变	肾	肺 / 腹膜
胃排空	^{99m}Tc- 硫胶体	0.5	同质异能跃迁衰变	胃肠道	结肠
输尿管反流	^{99m}Tc- 硫胶体	0.5	同质异能跃迁衰变	泌尿道	膀胱

* 1.0 MBq = 0.027 mCi；740 MBq = 20 mCi；1.0 mCi = 37 MBq

- 胸腔积液
- 放射治疗
- 肺动脉发育不良

肺栓塞原因

- 静脉血栓（最常见原因）
- 脂肪栓塞；出现于骨骼外伤后，但仅有 1% 的患者有临床症状
- 肿瘤栓塞
- 羊水栓塞
- 寄生虫，特别是血吸虫病
- 静脉吸毒者的滑石粉栓塞（肺内广泛的微结节病变）
- 淋巴造影时乙碘油引起的油栓塞
- 水银栓塞：温度计事故（金属密度）
- 气体栓塞：X 线平片很少有阳性发现

匹配 $\dot{V}/\dot{Q}$ 缺损（图 12-47）

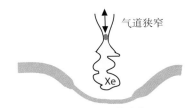

气道狭窄

继发肺小血管收缩

图 12-47

任何肺实质的异常均可引起继发的肺泡受压，导致匹配性 $\dot{V}/\dot{Q}$ 缺损。

- 实变：肺炎和水肿
- 慢性阻塞性肺病
- 肺不张
- 肿瘤
- 大泡性疾病
- 肺叶切除，手术
- 肺炎
- 肺门淋巴结
- 水肿
- 纤维化
- 肺梗死
- α-1 抗胰蛋白酶缺乏，普通型间质性肺炎：下叶

一侧肺灌注减少

- 栓子

- 气胸
- 大量胸腔积液
- 肿瘤
- 肺不发育或发育不良
- Swyer-James 综合征

心血管系统（图 12-48）

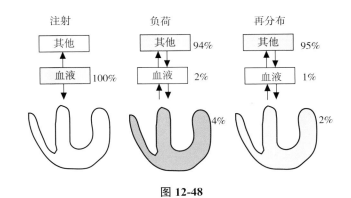

图 12-48

铊显像的假阴性

- 次极量负荷（内脏摄取铊增高）
- 不显著狭窄（< 40%）
- 小范围缺血
- 冠脉侧支循环形成
- 多血管病变
- 药物影响
  影响心脏对负荷反应的药物（β 受体阻滞药，钙通道阻滞药，地高辛）
  影响心肌收缩功能的药物（呋塞米，利多卡因，双嘧达莫，地塞米松，异丙肾上腺素）

铊显像的假阳性

- 心肌病
- 主动脉瓣狭窄
- 二尖瓣脱垂
- 左束支传导阻滞（LBBB）
- 浸润性心脏病（结节病，美洲锥虫病，淀粉样变性）

间隔矛盾运动

- 室间隔缺血
- 心脏既往手术
- 右室负荷增大
- 左束支传导阻滞或带起搏器

固定性缺损

- 梗死
- 衰减校正
- 冬眠心肌
- 心尖薄

焦磷酸盐摄取

- 心肌梗死
- 不稳定心绞痛
- 左室室壁瘤
- 心肌病
- 瓣膜钙化
- 任何原因引起的心肌损伤
    心脏挫伤或手术
    心脏电复律
    心肌炎
    心包炎

胃肠系统

HIDA 显像类型（图 12-49）

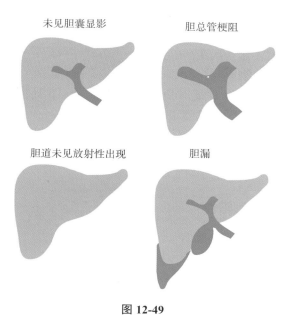

未见胆囊显影　　　　胆总管梗阻

胆道未见放射性出现　　　胆漏

图 12-49

胆囊未见显影

使用吗啡后胆囊压力增大或使用胆囊收缩素后胆囊收缩。原因：

- 急性胆囊炎
    轮廓征：提示坏疽性胆囊炎

- 禁食时间过长
- 进食后短时间显像

胆管系统未见放射性出现

- 胆道闭锁（常规行 24 h 延迟显像）
- 长期的胆管梗阻

肝放射性摄取减低，肾放射性摄取增加

- 严重肝疾病
- 新生儿肝炎；使用苯巴比妥（5 mg/kg 共使用 5 天）后可提高肝的分泌能力

肠道未见显影

- 胆总管结石
- 壶腹部狭窄

腹部出现异常放射性

- 胆漏（手术后，外伤）；延迟显像可鉴别胆漏和肠道内的放射性
- 胆总管囊肿
- Caroli 病
- 十二指肠憩室
- 残余胆囊管

HIDA 显像假阴性

- 十二指肠憩室内放射性类似胆囊内放射性
- 副胆囊管

HIDA 显像假阳性

- 检查前进食（进食后 4 h 显像）
- 禁食时间过长，重症监护病房（ICU）患者，肠外营养患者
- 胰腺炎
- 肝细胞功能受损
- 右下叶肺炎
- 胆管癌侵犯胆囊管

肝局部病灶摄取 ^{99m}Tc- 硫胶体

- 局灶结节增生
- 再生结节
- 布加综合征（尾叶热结节）
- 下腔静脉阻塞（脐静脉回流到节段 1）

出血显像

- 肠道内有放射性但随时间延长形态未见变化：炎症性肠病，标记率低（游离锝排泄到肠道）
- 肠道内有放射性但随着时间延长聚集量增加：出血
- 放射性异常浓聚灶与肠道形态不一致：动脉瘤

异位胃黏膜显像时右下腹可见异常放射性

- Meckel 憩室或其他重复畸形有异位胃黏膜
- 肾（异位肾，输尿管狭窄）
- 活动性出血点
- 肿瘤
- 炎症性肠病

胃排空加快

- 手术后：毕氏 Ⅰ 和 Ⅱ 手术后
- 消化性溃疡，Zollinger-Ellison 综合征（艾卓综合征）
- 药物：红霉素，甲氧氯普胺，多潘立酮
- 腹泻
- 迷走神经切断术和远端部分胃切除

胃排空延迟

- 糖尿病
- 高血糖症
- 酸中毒
- 肠梗阻
- 慢性胃炎
- 慢性溃疡病
- 药物：麻醉剂，抗酸药，胃泌素

方叶高摄取

- 上肢注射伴上腔静脉阻塞
- 下肢注射伴下腔静脉阻塞
- Budd-Chiari 综合征，尾叶未见显影

泌尿生殖系统

类型

肾显像局部缺损

- 肿瘤：实性，囊性
- 感染：脓肿，皮质瘢痕形成
- 先天性：双重系统

- 外伤
- 血管：完全堵塞

肾显像局部摄取增高

- 集合系统
- 尿漏
- 交叉融合异位
- 马蹄肾

输尿管或集合系统扩张

- 反流（最常见）
- 输尿管梗阻

肾摄取和分泌延迟（肾衰竭）

肾前：单侧，肾血流灌注和摄取差

- 动脉狭窄
- 静脉血栓

肾性（双侧）

- 急性肾小管坏死：血流灌注正常，摄取减低
- 肾小球肾炎：血流灌注和摄取功能均受损
- 慢性肾功能不全

肾后

- 梗阻：肾盏扩张

肾未显影

- 肾切除
- 盆腔异位肾，融合异位肾
- 肾动脉血栓
- 肾动脉梗阻

睾丸异常

摄取减少

- 扭转
- 睾丸切除术

摄取增加

- 附睾炎

环征

- 长期扭转
- 肿瘤
- 脓肿
- 外伤

骨骼系统

局部放射性浓聚病灶（图 12-50）

帮助记忆："TICMTV"

- 肿瘤（**T**umor）
- 炎症（**I**nflammatio）
  - 骨髓炎
  - 感染，炎症性病变，代谢性关节炎
- 先天性（**C**ongenital）
  - 成骨不全症
  - TORCH（弓形体病、其他病毒、风疹、巨细胞病毒、单纯疱疹病毒）感染
- 代谢性（**M**etabolic）（经常是弥漫性，多灶性病灶）
  - 骨髓异常增生
  - 畸形性骨炎
  - 骨纤维结构不良
- 外伤（**T**rauma）
  - 应力性骨折，撕裂伤
  - 骨坏死
  - 反射性交感神经营养不良
  - 全髋关节置换术
  - 虐待儿童
- 血管病变（**V**ascular）
  - 镰状细胞病（感染和梗死）

局部放射性分布减低的骨病变

转移是最常见的原因（80%）

- 多发骨髓瘤，淋巴瘤
- 肾癌
- 甲状腺癌
- 神经母细胞瘤

原发性骨病变

- 单腔性骨囊肿，动脉瘤样骨囊肿，嗜酸性细胞肉芽肿，血管瘤

血管病变

- 梗死（急性）
- 无菌性坏死（早期）
- 放射治疗（闭塞性动脉内膜炎）

伪影

- 起搏器、钡剂、首饰遮挡

超级骨显像

标准：弥散性骨摄取增加，软组织和肾放射性分布减少，胸骨放射性摄取增加（领带征），肋骨和肋软骨连接处放射性分布增加（串珠征）。

转移性（经常伴有局灶性异常）

- 前列腺癌转移（最常见）
- 肺癌
- 乳腺癌

代谢性

- 甲状旁腺功能亢进
- 肾性骨营养不良
- 骨软化
- Paget 病（放射性摄取增高灶和减低灶同时存在）

骨髓增生的疾病

- 骨髓纤维化（常伴有脾增大）

弥散性骨皮质放射性分布增加（轨道征）

标准：双侧，弥漫性骨膜放射性分布增高

- 肥大性骨关节病（下肢比上肢更明显）
- 虐待儿童
- 甲状腺杵状指

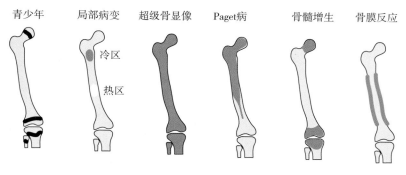

青少年　局部病变　超级骨显像　Paget病　骨髓增生　骨膜反应

冷区

热区

图 12-50

骨外放射性异常浓聚

正常情况下，骨显像时仅见双肾和膀胱显影，软组织放射性分布增高的原因有：

软组织

- 肾功能不全
- 放射治疗部位
- 肌炎
    骨化性肌炎
    皮肌炎
    横纹肌溶解（乙二醇中毒，乙醇）
- 伴钙化的肿瘤

肾

- 局灶性
    梗阻
    钙化转移灶
    肾放疗
    肾细胞癌
- 弥散性
    梗阻
    脱水
    转移
    肾细胞癌
    化学治疗
    珠蛋白生成障碍性贫血（地中海贫血）
    铁超负荷
    肾盂肾炎
    淀粉样蛋白

脑

- 恶性病变
- 梗死
- 脑膜瘤

乳腺

- 怀孕，哺乳
- 乳腺炎症性病变
- 使用类固醇类药物

胃，肠道

- 游离 $^{99m}TcO_4^-$
- 甲状旁腺功能亢进
- 肠道梗死

肝

- 转移
- 同时或之前注射硫胶体
- 弥散性肝坏死

- 血清铝含量增高
- 胶体形成
- 肝癌
- 淀粉样变性

脾

- 血液疾病（镰状细胞病，地中海贫血，细胞内钙含量增加）

胸部

- 心脏：心肌梗死，心肌炎，心包炎，淀粉样变性
- 肺肿瘤
- 纤维胸
- 胸腔积液
- 肺泡微石病
- 肾功能不全引起的转移性钙化

其他

- 尿液污染

PET 显像时弥散性骨摄取 FDG

- 化疗
- 贫血
- 集落刺激因子 / 促红细胞生成素治疗
- 弥散性肿瘤浸润

甲状腺

弥散性甲状腺摄取增加

标准：摄碘率 > 30%，甲状腺增大，锥叶可见显影

- Graves 病（经常表现为甲亢）
- 桥本甲状腺炎早期（一般情况下甲状腺功能正常）
- 罕见原因：
    碘缺乏
    甲状腺代谢异常

甲状腺摄取弥漫性减低

标准：甲状腺未显影或摄取较低，相比之下腮腺摄取增加。原因包括：

甲状腺炎

- 疼痛（亚急性肉芽肿性炎：de Quervain 病）
- 无痛性（亚急性淋巴细胞性）
- 桥本甲状腺炎晚期

药物影响

- 甲状腺激素治疗
- 碘

  使用碘对比剂

  维生素

  鲁戈氏碘液

- 丙硫氧嘧啶
- 甲巯咪唑

甲状腺切除后

- 手术
- ^{131}I

甲状腺摄取不均匀

标准：甲状腺增大（结节性），热区和冷区同时存在

- 多结节性甲状腺肿

- 多结节性功能自主结节
- 桥本甲状腺炎
- 甲状腺癌

推荐阅读

Delbeke D, Martin WH, Patton JA, et al. *Practical FDG Imaging.* New York: Springer Verlag; 2002.

Habibian RM. *Nuclear Medicine Imaging: A Teaching File.* 2nd ed. Philadelphia: Lippincott Williams & Wilkins; 2008.

Harvey A, Ziessman MD, O'Malley JP, et al. *Nuclear Medicine: The Requisites.* 3rd ed. St. Louis: Mosby; 2005.

Lin E, Alvi A. *PET and PET/CT: A Clinical Guide.* 2nd ed. New York: Thieme; 2009.

Mettler F, Guiberteau M. *Essentials of Nuclear Medicine Imaging.* 5th ed. Philadelphia: WB Saunders; 2005.

Palmer E, Scott J, Strauss H. *Practical Nuclear Medicine.* Philadelphia: WB Saunders; 1992.

Van Heertum RL, Tikofsky RS. *Functional Cerebral SPECT and PET Imaging.* 3rd ed. Philadelphia: Lippincott Williams & Wilkins; 2009.

Wieler HJ, Coleman RE, eds. *PET in Clinical Oncology.* New York: Springer Verlag; 2000.

Workman RB, Coleman RE, eds. *PET/CT: Essentials for Clinical Practice.* New York: Springer; 2000.

对 比 剂

X 线对比剂

概述

对比剂价格

单个患者剂量的均价

- 静脉注射离子型碘对比剂：10 美元
- 非离子型碘对比剂：100 美元
- CT 用泛影葡胺制剂：1 美元
- 钡剂：10 美元

- 核磁用钆螯合剂：100 美元

碘对比剂

分类

不同厂家开发、生产和配送了多种碘对比剂。这些对比剂均由碘化苯环衍生物组成，离子型对比剂通常为钠盐和（或）葡甲胺盐。碘对比剂一般包括两大类：

- 高渗对比剂（HOCAs，离子型）
- 低渗对比剂（LOCAs，非离子型和离子型

美国各代理商概况

厂家	高渗对比剂	低渗对比剂	离子型低渗对比剂
拜耳（Bayer）公司	Urovist	优维显（Ultravist）	
	Angiovist		
Mallinckrodt 公司	康瑞（Conray）	安射力（Optiray）	海赛显（Hexabrix）
	Vascoray		
Squibb（Bracco）公司	Renovue	Isovue	
	Renografin		
	Renovist		
GE 公司	泛影酸钠（Hypaque）	碘海醇（Omnipaque）	
		威视派克（Visipaque）	
Guerbet 公司		Oxilan	

碘含量

非离子型对比剂很容易知道碘含量，因为它就标在标签上。如，碘海醇 300 含 300 mg 碘/ml 溶液。离子型对比剂的碘含量需要进行计算，因为对比剂浓度是以盐重量标示。如，水溶性碘剂 60 含 60% 的泛影葡胺 =600 mg 盐/ml=282 mg 碘/ml。由于葡甲胺与钠的分子量不同，一个 60%（重量/容积）的对比剂溶液碘含量是不同的，取决于伴随的阳离子：

- 60% 泛影葡胺：282 mg 碘/ml
- 60% 泛影酸钠：358 mg 碘/ml

葡甲胺盐与钠盐

- 所有的高渗对比剂都是离子型。它们是有机酸，含有一个阴离子（不透射线的碘化苯甲酸衍生物）及一个阳离子（钠或葡甲胺）
- 钠盐的肾显影比葡甲胺盐好（因此 Urovist 使用钠盐）
- 钠/泛影葡胺混合物的室颤发生率比纯葡甲胺溶液低

高渗对比剂（图 13-1）

市面上有两种主要的离子型对比剂，它们 R 基不同：

- 泛影酸盐［如，泛影酸钠（Hypaque）］
- 碘酞酸盐［如，康瑞（Conray）］

离子型对比剂的渗透压范围是 30%（550 mOsm/kg H₂O）～ 76%（约 2000 mOsm/kg H₂O），取决于浓度。离子型对比剂自 20 世纪 50 年代起应用于临床。

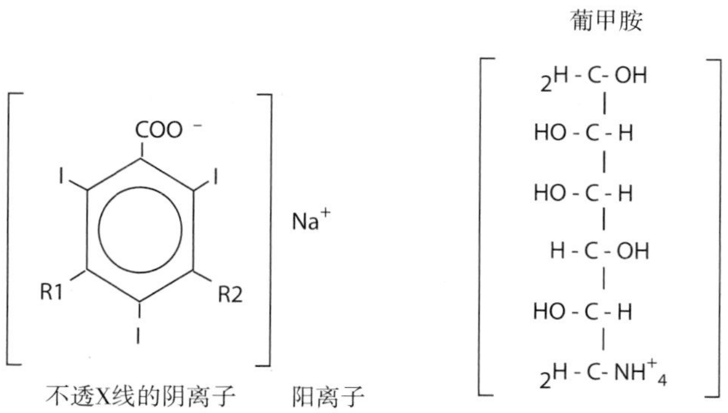

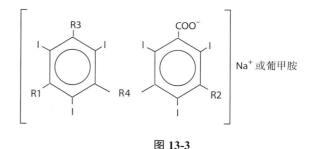

图 13-1

非离子型低渗对比剂（图 13-2）

非离子型对比剂较高渗对比剂的不良反应发生率低（总体不良反应发生率是高渗对比剂的 1/6，严重不良反应是 1/9），而显像效果均等。市面上主要的

非离子型对比剂有：

- 钆双铵（如 Omniscan）
- 钆特醇（如 ProHance）
- 碘克沙醇（如 Visipaque）
- 碘帕醇（如 Isovue）
- 碘氟醇（如 Optiray）
- 碘普罗胺（如（Ultravist）

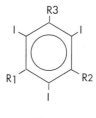

图 13-2

非离子型对比剂毋需伴随阳离子，所以有较低的渗透压。渗透压范围是 300 mg 碘/ml（= 670 mOsm/kg H₂O）～ 370 mg 碘/ml（= 800 mOsm/kg H₂O），取决于浓度。非离子型对比剂自 1986 年开始应用。碘海醇是一种新型非离子型二聚体，它与血液是等渗。

离子型低渗对比剂（图 13-3）

在美国市面上只有一种对比剂：碘克沙酸盐［碘克沙酸（Hexabrix））。它是一个单酸二聚体，使用浓度为 320mg 碘/ml（600 mOsm/kg H₂O）。

图 13-3

药理学（图 13-4）

碘对比剂的血浆水平依赖于：

- 给药速度（静脉团注，静脉滴注）
- 血液半衰期
- 分布
  血浆与细胞外间隙的快速交换
  外在于细胞内间隙
  不通过完整的血脑屏障
- 排泄
  经肾小球过滤，无肾小管的再吸收

肾衰竭时经肝排泄（代偿排泄）增多

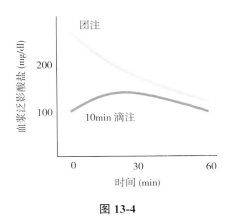

图 13-4

副作用

概述

反应	高渗对比剂	低渗对比剂
总的反应	5%	1% ~ 2%
有过敏史，哮喘史	10%	3% ~ 4%
严重反应	0.1%	0.01%
致死	1/170 000 ~ 1/40 000	1/300 000 ~ 1/200 000

反应分类

与个体特异质或过敏反应有关，而不是碘引起的反应

- 荨麻疹
- 喉痉挛
- 支气管痉挛
- 心血管性休克

非特异质性反应

- 血管迷走性反应
- 疼痛
- 肾衰竭
- 癫痫发作
- 恶心 / 呕吐

延迟反应

- 应用造影剂 1 h ~ 1 周后
- 头痛、肌痛、皮肤改变、发热
- 通常是自愈的
- 严重病例用激素治疗
- 危险因素：既往对比剂反应史，白介素 2 治疗

危险因素

高危患者应该：①预防性应用激素，②应用非离子型对比剂，③采用无对比剂的 MRI 或超声进行评价。主要危险因素有：

- 过敏症，哮喘，特异反应性体质，10%
- 心脏疾患，20%
- 既往对比剂反应史，25%

其他危险因素

- 嗜铬细胞瘤
- 镰状细胞病
- 高蛋白状态（如，多发性骨髓瘤）
- 其他（如，重症肌无力，高胱氨酸尿症）

目前所有增强 CT 检查均使用低渗对比剂。

预防性用药

对既往有过敏史的患者进行预防性用药及使用低渗对比剂最安全。尚没有通用的预防性用药规则。

- 苯海拉明（Benadryl 苯海拉明）：50 mg 按需口服
- 西咪替丁：300 mg，口服，每 6 h×3 次；自头天晚上开始服用
- 泼尼松：50 mg，口服，每 6 h×3 次；自头天晚上开始服用

对比剂肾病

对比剂性肾衰的总体发生率为 0.15%。损伤机制是急性肾小管坏死。危险因素包括：

- 肌酐 > 1.5 mg/dl
- 糖尿病，尤其胰岛素依赖性糖尿病
- 多发性骨髓瘤
- 脱水

大多数对比剂肾病是短期的，且 2 周以上自愈。氮质血症的患者应使用低渗对比剂。对慢性肾功能不全患者预防性口服抗氧化剂乙酰半胱氨酸（600 mg 每天 2 次 ×3 天，自应用对比剂前一天开始服用）配合盐水的水化能有效防止对比剂肾损伤的发生。

母乳喂养

排出并放弃母乳；对比剂使用后 24 h 避免母乳喂养。

对比剂外渗

- 检查患者，联系患者的推荐医师
- 冰敷，每天 3 次
- 抬高注射部位（通常是手臂）
- 若有以下情况联系整形外科会诊：

    > 100 ml（非离子型）或 > 30 ml（离子型）

    皮肤水疱

    组织灌注改变 / 皮肤苍白

    疼痛加重

    外渗部位远端感觉改变

二甲双胍

双胍类口服降糖药用于治疗非胰岛素依赖型糖尿病（NIDDM）。乳酸性酸中毒是其一个罕见（发生率 0 ～ 0.84/1000）的并发症，死亡率 50%，多发生于伴随有肾衰或肝衰的患者。对使用二甲双胍的患者应用含碘对比剂有以下建议：

有选择的检查

- 造影检查前后停用二甲双胍 48h；控制血糖水平
- 恢复服用二甲双胍前评估肾功能

紧急的造影检查

- 查血肌酐水平。肾功能正常即可行造影检查。患者需要注意：①良好水化，②使用非离子型对比剂，③造影后停用二甲双胍 48 h，④恢复服用二甲双胍前再次查血肌酐水平
- 若患者肾功能异常，造影检查前停用二甲双胍需 48h

其他碘对比剂

泛影葡胺制剂

泛影葡胺（Squibb；泛影葡胺和泛影酸钠；Renografin 76）是用于胃肠道显影的口服对比剂。不稀释或稍微稀释的泛影葡胺可以在怀疑胃肠道穿孔时代替钡剂使用。1 : 40 稀释 CT 值为 200HU。制备方法：0.25 盎司（约 7 g）溶于 10 盎司（约 283.5g）水内，于 CT 检查前服用 3 杯。

并发症

- 误吸引起化学性肺炎
- 由于制备剂的渗透活性导致腹泻（全身性脱水）；1 : 4.6 的泛影葡胺水溶液是等渗的

- 有报道对小儿使用未稀释的泛影葡胺可引起低血容量性休克

泛影葡胺（SINOGRAFIN）

泛影葡胺和甲基葡胺碘肥胺 79%。用于子宫输卵管造影。

碘番酸（TELEPAQUE）

碘番酸是口服胆囊对比剂。口服胆囊对比剂是用一个氨基在 3 号位不完全取代苯环衍生物从而使 2、4、6 号位的三个碘取代基增加稳定性。这种造影剂可与血浆白蛋白结合，依附在肝细胞的细胞质阴离子连接蛋白上，之后与葡糖醛酸结合被肝细胞排泄。再次进行肠肝循环。造影剂的最佳显影时间为 10 ～ 20h 后。成人首次标准剂量为 3g；如果首次检查未显影，第二天可再服用 3g 重复检查（二次给药检查）。胆红素升高时胆囊显影通常不成功。

并发症：

- 短暂性高胆红素血症
- 恶心、呕吐、腹部痛性痉挛及腹泻高达 40%
- 肾毒性

禁忌证：

- 高尿酸血症
- 严重肝疾病
- 安排进行甲状腺功能检查者

钡剂

成分

目前钡粉（硫酸钡，制成 5 ～ 10 μm 粉末）常用于制备不同的钡剂：

- 稀钡（如，EZ-Jug）用于上消化道检查、全小肠造影、钡剂灌肠：40% w/w 硫酸钡溶液
- 稠钡（如，EZ-HD）用于双对比检查：85% w/w 硫酸钡溶液
- CT 使用的钡（如，Readicat）：1.2% w/w 硫酸钡溶液，450 ml 瓶装

钡混悬液中的特有添加剂有：

- 防絮凝（凝集）剂
- 去泡剂
- 山梨糖醇
- 甜调味剂、调味剂、着色剂用于提升口感
- 防腐剂：山梨酸钾和苯甲酸钠

- 鞣酸，是一种收敛剂，能使蛋白质沉淀从而改善黏膜涂布；不能用于炎症性肠病

并发症

- 对已经存在的大肠梗阻（非小肠梗阻）可加重消化道的梗阻
- 食管或小肠穿孔导致对比剂外渗引起广泛纤维化
- 误吸引发化学性肺炎
- 钡剂灌肠内的乳胶成分可引起过敏反应

磁共振成像对比剂

分类（图 13-5）

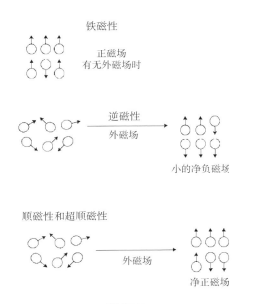

铁磁性

正磁场
有无外磁场时

逆磁性
外磁场

小的净负磁场

顺磁性和超顺磁性

外磁场

净正磁场

图 13-5

按磁特性分为 4 类：

- 逆磁性（一般不静脉给药）

  磁化率为负值

  在外磁场作用下，逆磁性物质使磁化作用轻度减低

  大部分组织是逆磁性的，在组织表面（如，气体 - 骨界面）会产生伪影。

- 顺磁性（钆、锰对比剂）

  因原子 / 分子有不成对电子

  无外部磁场条件下，该原子 / 分子随机排列不产生静磁场

  有外部磁场条件下，该原子 / 分子排列成一

行产生一个净正磁场（磁化率为正值）

  作用较逆磁性物质强，较铁磁性物质弱。

  物质包括铬、铁、锰、钴、镍、铜、钆、镝，以及脱氧血红蛋白。

- 超顺磁性（氧化铁）

  单畴（纳米颗粒）只有置于外部磁场才有磁性

  与顺磁性物质在外部磁场下靠单独分子 / 原子产生静磁场不同

  氧化铁纳米颗粒

- 铁磁性（不静脉给药）

  强的不成对电子产生大的磁矩和大的正磁化率

  铁磁性物质的原子团称为畴；一个铁磁性物质含很多畴从而产生一个特定净磁场方向

  即使从外部磁场移开仍有剩余磁化强度——永久磁铁

  铁，镍，钴

  与 CT 对比剂不同，磁共振成像对比剂是通过改变质子行为或磁化率来间接显影（图 13-6）。

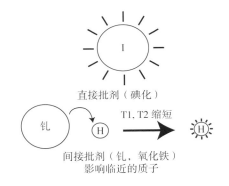

直接批剂（碘化）

钆 → H T1, T2 缩短 H

间接批剂（钆，氧化铁）
影响临近的质子

图 13-6

顺磁性对比剂

螯合剂（图 13-7）

钆离子是顺磁性对比剂，在外部磁场作用下可产生磁矩（7 个不配对电子自旋）。它使相邻的质子弛豫率（R1、2=1/T1、2）增加（R1 > R2）。非螯合的钆离子是有毒的。钆与二乙烯三胺五乙酸（DTPA）螯合。钆喷酸葡胺（Magnevist，Berlex 公司）是 Gd-DTPA 与葡甲胺商品化盐制剂。每毫升钆喷酸葡胺含 469.01 mg 的钆喷酸二葡甲胺、0.39 mg 葡甲胺、0.15 mg DTPA 及注射用水。pH=6.5 ~ 8.0。渗透压 1.94 Osm/kg。给药剂量：0.1 mmol/kg。

显像剂概述

简称	全称	商品名	强化方式
细胞外液（ECF）间隙对比剂			
Gd-DTPA	钆喷酸葡胺	钆喷酸葡胺（Magnevist）/ [Magnograf]	阳性
Gd-DOTA	钆特酸葡甲胺	多它灵（Dotarem）/[Artirem]	阳性
Gd-DTPA-BMA	钆双铵注射液	欧乃影（Omniscan）	阳性
Gd-HP-DO3A	钆特醇注射液	ProHance	阳性
Gd-DTPA-BMEA	钆弗塞胺	Optimark	阳性
Gd-DO3A-butrol	钆布醇	Gadovist	阳性
Gd-BOPTA	钆贝葡胺	莫迪司（MultiHance）	阳性
选择性 / 器官特异性对比剂			
肝对比剂			
Mn-DPDP	锰福地吡三钠	泰乐影（Teslascan）	阳性
Gd-EOB-DTPA	钆塞酸	普美显（Primovist）/Eovist	阳性
Gd-BOPTA	钆贝葡胺	莫迪司（MultiHance）	阳性
AMI-25 *	菲立磁（Ferumoxides）（SPIO）	Endorem/Feridex	阴性
SH U 555 A *	铁羧葡胺（SPIO）	Resovist/Cliavist	阴性
其他靶器官			
Gadofluorine-M			阳性（淋巴结）
AMI-227 *	Ferumoxtran（USPIO）	Sinerem/Combidex	阴性（淋巴结）
AMI-25 *	菲立磁（Ferumoxides）（SPIO）	Endorem/Feridex	阴性（淋巴结）
EP-2104R *			阳性（血凝块）
Gd-DTPA mesoporphyrin（gadophrin）			阳性（心肌，坏死）
血池对比剂			
NC-100150	PEG-feron（USPIO）	Clariscan	阳性
SH U 555 C	铁羧葡胺（（USPIO）	Supravist	阳性
MS-325	钆膦维司（Gadofosveset）	Formerly，AngioMARK；Vasovist	阳性
Gadomer-17			阳性
Gadofluorine-M			阳性
P792	大分子 Gd-DOTA 衍生物	Vistarem	阳性
MnHa/PEG			
AMI-227 *	Ferumoxtran（USPIO）	Sinerem/Combidex	阳性
Feraheme	菲立莫妥（Ferumoxytol）	Feraheme	阳性
Gd-BOPTA	钆贝葡胺	莫迪司（MultiHance）	阳性

续表

简称	全称	商品名	强化方式
肠道对比剂（口服或经直肠给药）			
Gd-DTPA	钆喷酸葡胺	钆喷酸葡胺肠剂（Magnevist enteral）	阳性
	柠檬酸铁铵	Ferriseltz	阳性
	二氯化锰	LumenHance	阳性
	沸石载锰	Gadolite	阳性
OMP	铁利司坦	Abdoscan	阴性
AMI-121 *	Ferumoxsil（SPIO）	Lumirem/GastroMARK	阴性
PFOB	全氟辛基溴	Imagent-GI	阴性
	硫酸钡悬浮液		阴性
	陶土		阴性
肺对比剂			
含氟气体			
钆喷雾			
超极化气体（ ^{3}He， ^{129}Xe）			
氧气			

* 部分对比剂近几年终止使用，资料供历史研究
SPIO，超顺磁性氧化铁；USPIO，超小超顺磁性氧化铁

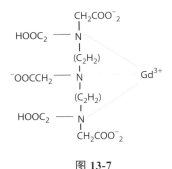

图 13-7

药理学

- 排泄
  肾小球过滤，95%
  肝排泄，5%
- 半衰期，90 min
  6 h 排泄 83% ± 14%
  24 h 排泄 91% ± 13%
- 肾衰竭时 Gd-DTPA 排泄减慢
- 血浆与细胞外液间隙的交换类似碘对比剂

安全性

Gd-DTPA 的安全指数（诊断剂量除以半数致死量）约是泛影酸盐的 10 倍（泛影酸盐为 10，Gd-DTPA 为 100）。钆相关性死亡很罕见但也有报道，发生率为 1 ： 2 500 000。轻微副作用发生率为 1.5%，最常见的副作用：

- 头痛，8%
- 注射部位症状，7%
- 恶心，3%
- 变态反应，< 0.4%
- 癫痫发作，0.3%

肾源性系统性纤维化（NSF）

罕见，包括皮肤、关节、眼及体内脏器的纤维化。小于 5% 的 NSF 患者为急性和爆发性过程，由于影响有效的通气及换气而导致死亡。

- 截至目前仅发生于有肾病的患者。
- 大部分病例
  - 最后接触钆剂 6 个月内发生；也可发生较晚
  - 曾由单次高剂量钆造成（常规剂量为 0.01mmol/kg），更多发生于相对短期内的重复检查
  - 发生于终末期肾病的患者

- 可发生于使用钆双胺（欧乃影）后
- 钆对比剂与 NSF 相关的证据
  - NSF 的最早病例与钆增强 MRA 广泛使用的时间相一致
  - 美国食品及药物管理局发出警告后 NSF 的发生率显得有所下降
  - 大部分病例与欧乃影有关（解离常数较大环类对比剂低）。动物及细胞培养实验提示非螯合的钆可能引起 NSF
- 其他可能的原因：NSF 可能与高凝状态、近期手术（特别是脉管手术，包括动静脉瘘的修补或血管成形术）、近期肾移植失败、突发肾病有关
- 改善肾功能能减慢或抑制 NSF
- 指南：
  - 避免肾小球滤过率（eGFR）< 30 ml/min 的患者使用钆对比剂
  - eGFR=186× 血肌酐$^{-1.154}$× 年龄$^{-0.203}$×0.72（若是女性）×1.210（若是美国黑人）
- 若这些患者必须使用钆对比剂，应用最低剂量（< 1/2 标准剂量），先行其他非增强序列检查并再次评估是否必须增强检查；血液透析越早越好，至少在用药后 2 h 内进行，24 h 后再次血透。
- GFR 在 30 ~ 60 ml/min 之间应当小心
- 如果给高危患者使用钆：
  - 血透的患者应当在使用钆后 2 h 内进行血透
  - 随访 1 年
  - 若出现临床表现，上报 FDA 及所有相关监察部门
  - NSF 患者除非肾功能恢复正常，否则禁止再接受钆剂
- 临床表现
  - 皮肤改变
  - 好发于上肢
  - 通常不累及面部
  - 首先表现为严重色素沉着，皮肤系绳状改变

- 水肿
- 挛缩
- 毛囊浅凹

生化异常也有报道。

- 3% 患者血清铁升高
- 3% 患者胆红素升高
- 妊娠：尚无怀孕妇女的临床研究结果。然而，有动物实验显示多倍人剂量的钆螯合剂有致畸作用
- 母乳喂养和钆对比剂

在开始的 24h 有不到 0.04% 的血管内的钆排泄至乳汁内。由于婴儿吞下的对比剂仅不到 1% 被胃肠道吸收，预计婴儿从乳汁内吸收的剂量不到 0.0004%。因此，现有数据表明使用该造影剂后继续母乳喂养对母亲及婴儿是安全的。

若该母亲仍然担心任何潜在副作用，她应该在被充分告知后做出决定，使用钆对比剂后是继续还是暂时避免母乳喂养，若该母亲强烈要求，她可以避免母乳喂养 24 h，并在此期间主动挤出并丢弃双乳的乳汁。预计到这种情况，她可能愿意在造影检查前使用一个吸乳器来获得乳汁从而在检查之后的 24 h 喂养婴儿。

锰福地吡三钠［Mn-DPDP，泰乐影（TESLASCAN），奈科明（NYCOMED）公司］

静脉注射后弱螯合的锰分离成游离锰和 DPDP。肝细胞摄取游离锰，锰作为细胞内顺磁性物质使 T1 弛豫时间明显缩短。游离的 DPDP 配体由尿排泄。DPDP 配体对影像的对比没有贡献，但能减低锰离子的毒性。以 5 μmol/kg 的剂量缓慢静脉注射锰福地吡三钠后，肝实质近最大强化可持续 15 min ~ 4 h。正常肝实质在 T1W 上的信号强度增加，增加了局灶性肝损伤的肝病变的显示。由肝细胞起源的恶性和良性病变（局灶性结节增生、腺瘤、高分化肝细胞癌）能摄取锰并表现为 T1W 延时强化。

造影物质	eGFR（ml/min）				
	≥ 60	45 ~ 59	30 ~ 44	15 ~ 29	< 15
碘	安全	小风险	避免	避免，但如果患者将做透析且需要增强扫描首选钆	如果做透析，可以
钆	安全	极小风险	首选	避免	2h 内血液透析且 24h 后再次血液透析

特性概述

	钆喷酸二甲葡胺	钆双胺	钆特醇
商品名	钆喷酸葡胺（Magnevist）	欧乃影（Omniscan）	ProHance
螯合剂类型	线型	线型	环型
分子量（d）	938	574	559
R1（mmol^{-1}s^{-1}）	3.8 ± 0.1	3.8 ± 0.1	3.7 ± 0.1
渗透压（mOsm/kg）	1960	789	630
净电荷	-2	0	0
排泄半衰期	1.6 ± 0.13	1.3 ± 0.27	1.6 ± 0.08
半数致死量（mmol/kg）	5 ～ 12	15 ～ 34	11 ～ 14

EOVIST［钆塞酸二钠；拜耳（BAYER）公司］（图 13-8）

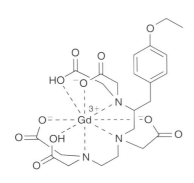

图 13-8

第一个在美国被许可的、以钆为基础的肝特异性 MRI 对比剂。它含有活性药物成分钆塞酸二钠（Gd-EOB-DTPA）。Eovist 也被称为普美显（Primovist）及 EOB 普美显（EOB Primovist）。

适应证：用于成人，发现和诊断局灶性肝病变。

Eovist 通过肾和肝胆通路均等排泄，不像钆喷酸葡胺（Magnevist）只由肾排泄。因此，它既可以像钆喷酸葡胺（Magnevist）一样进行动态成像，也能进行"肝细胞期"成像。在肝细胞期，正常肝实质均匀强化。因此，肝细胞期可以用来寻找肝病变（在正常肝实质强化背景下可以显示出来）及诊断病变（在动态增强期进行）。目前尚不清楚 Eovist 是否通过乳汁排泄。基于 Eovist 的药代动力学，正常肾功能的母亲可以在用药后 10h 恢复喂养。

超磁性对比剂

已经发明了多种增强 MRI 所用的非肠道使用氧化铁。目前使用的氧化铁有两大类：

- 较大的超顺磁性氧化铁（SPIO），例如，菲立磁（Ferridex）（超磁性），拥有高 R2 弛豫及短血液半衰期（分钟）
- 超小超顺磁性氧化铁颗粒（USPIO），例如，Ferumoxtran（超磁性），拥有高 R1 弛豫及长血液半衰期（小时）

FERUMOXTRAN-10（COMBIDEX）和菲立莫妥（FERUMOXYTOL）（FERAHEME）

这些对比剂血液半衰期为 10 ～ 20 h，主要在淋巴结、肝和脾蓄积（相反，SPIO 由于在肝清除太快而无法在淋巴结内堆积）。该对比剂有强 R1 作用，它们也可以用做 T1 血池对比剂（亮）来进行肿瘤血管显像、MRA 和（或）平衡期肝病变的诊断。灌注型病变（例如，血管瘤）的 T1WI 信号增高，T2WI 信号减低。

Ferumoxtran-10 已经开始用于淋巴结成像的临床试验。静脉注药后，Ferumoxtran-10 缓慢从血管进入组织间隙，而后通过淋巴管转运至淋巴结。在淋巴结内，这些纳米颗粒吸附于巨噬细胞，使得 T2 加权及 T2* 加权的信号强度减低。信号减低的程度取决于 Ferumoxtran-10 的剂量及选择的 MRI 脉冲序列。目前推荐的最佳剂量为 2.6 mgFe/kg，而且最恰当的评价信号减低的序列是梯度回波（GRE）T2* 加权序列。这个序列对 Ferumoxtran-10 的磁化率更敏感。若部分或整个淋巴结被肿瘤浸润，缺乏 Ferumoxtran-10 的摄取，这些区域注药后将保留高信号。基于淋巴结的肿瘤负荷，淋巴结的强化范围可由均匀低信号至完全不摄取 Ferumoxtran-10。

菲立莫妥（Ferumoxytol）目前已经被美国食品及药物管理局认可用于铁替代治疗，其在 MRA 的应用现在为临床试验 II 期。

对比剂反应的治疗

不良反应的治疗

急症的治疗

参照目前 ACLS 指南中最新的治疗及药物疗程。

不良反应的治疗

临床表现	药物	剂量 *	注
荨麻疹	苯海拉明或羟嗪	25 ～ 50 mg IV/IM	有症状或进展时治疗
		25 ～ 50 mg IM	
颜面 / 喉头水肿	苯海拉明或羟嗪	25 ～ 50 mg IV/IM	保护气道，吸氧
		25 ～ 50 mg IM	
	肾上腺素	0.3 ～ 0.5 ml SC	肾上腺素可能会促使冠脉缺血
		1：1000 稀释	
		1 ～ 3 ml 缓慢 IV 1：1000 稀释	
支气管痉挛	β_2- 受体激动剂	喷雾剂或定量喷雾器	间羟异丙肾上腺素、沙丁胺醇
	肾上腺素	0.1 ～ 0.3 mg SC（1：1000）	
	氨茶碱	6 mg/kg IV 重复给药	肾上腺素无效时，采用
		20 min	
	等张盐溶液	250 ～ 500 ml IV	抬高下肢
血管迷走神经反应	阿托品	0.5 mg IV	最多 3 mg

* 参见生产商对特殊用药速度的说明。持续监测生命体征和吸氧
IM，肌肉注射；IV，静脉注射；SC，皮下注射

急症的治疗

临床表现	药物	剂量	注解
心动过缓	阿托品	每 5 min 0.5 ～ 3 mg IV	剂量 < 0.5 mg 可能反常的引起的心动过缓
室性快速性心率失常	心脏电复律 / 除颤 / 肾上腺素	1 mg IV 团注	
	利多卡因	1 mg/kg IV 团注	
	胺碘酮	300 mg IV	只给一次
室上性心动过速	腺苷	6 mg IV 团注	若无效，给 12 mg IV 团注
	维拉帕米	0.1 mg/kg 慢 IV（最多 10mg）	禁忌与 β- 受体阻滞药合用
心绞痛	硝酸甘油	每 5 分钟 0.3 ～ 0.4 mg 舌下给药；10 ～ 20 mg 口服	监视心电图及血压
高血压	患者自己的 HLN 药	每 4 h 1 ～ 2 英寸（2.54 ～ 5.08cm）	吸氧；不推荐硝苯地平
	硝酸甘油软膏 2%		30 min 看效果
嗜铬细胞瘤诱导的高血压	酚妥拉明	1 mg IV 试验剂量；5 mg IV 按需	
血压过低（补液无效）	多巴胺	2 ～ 5 μg/kg/min（经中心静脉）	> 10 mg/kg/min 引起严重的肾、末梢和肠系膜血管收缩
癫痫	地西泮	5 ～ 10 mg 静脉推注	持续 20 min
	苯妥英	18 mg/kg IV，速率 50 mg/min	监视心电图

IV，静脉注射

（程晓悦 译 贺 文 校）

影像物理学

X 线物理学

X 线的产生

X 线球管（图 14-1）

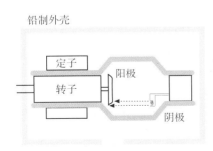

铅制外壳
定子
转子
阳极
阴极

有用的X线束

图 14-1

X 线球管是将电能转换为热能和 X 线的能量转

换装置。诊断用的 X 线球管的工作电压为 100 kVp，其产生的热能和 X 线能的比例为：

- 热能，99%
- X 线，1%
  电子减速（韧质辐射），0.9%
  电离形式的特征辐射，0.1%

X 线管的设计应当尽可能减小热损耗而提高 X 线的产生率。X 线管的两个主要组成部分为：阴极（发射电子）和阳极（将电子的能量转换为 X 线能）。在 X 线产生的过程中，X 线束向各个方向产生，而有效的射线束仅是那些能够脱离阳极帽的部分。X 线管中的全部电子元件都处于一个真空环境，以防止从靶面反射出来的电子和离子损坏灯丝。

阴极

阴极的作用是发射电子。阴极多采用钨丝，绕于阴极末端，通过一个带有负电荷的聚焦罩对其发射出的电子进行聚焦，使灯丝发射的电子呈细小的束状飞向阳极。

阳极

阳极具有生成 X 线和散热两个功能。旋转 X 线管的阳极靶面可以实现散热（转速约为 3600 r/min 或 60r/s）。X 线产生的量由阳极材料的原子序数（Z）和电子能量决定。常用的阳极材料有钨（W，Z = 74）以及钨 - 铼（Re）合金（钨 / 铼 =90%/ 10%）。之所以采用这些材料是因为它们熔点高，能够承受在产生 X 线的同时产生的大量热能。乳腺摄影中常用不同的阳极材料，如钼（Mo）。

电子聚焦后在阳极靶面上轰击产生 X 射线的小区域称为焦点。焦点的大小由电子束的大小和阳极的角度决定。通常阳极的角度范围在 12°～ 20°，在神经介入学专用的 X 线设备中也采用较小角度的阳极靶面（6°）。当对图像质量有特别要求的时候也会采用小焦点的 X 线管来提高图像质量。

X 线管的输出（图 14-2）

X 线发生器通过调节适宜的 mA、kVp 和曝光时间来实现每一次曝光。X 线管的输出：

- 与 mA 成正比
- 与阳极靶面材料的原子序数（Z）成正比
- 与 kVp 的平方成正比

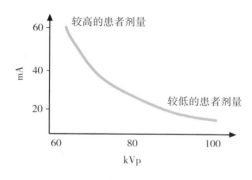

图 14-2

毫安

毫安（mA）是电流的量度，表示每秒电子通过的数目（1 A 相当于 $6.25 × 10^{18}$ 个电子）。mA 越高，电子流量越高，从而 X 线产生越多。mA 的增高只影响 X 线的量（如，照射强度和照射量率），而不会影响 X 线的最大能量。通常，医用 X 线机的范围为 25 ～ 500 mA。对图像质量有特殊要求的小焦点 X 线设备同样要限制 mA 的大小。选择 mA 的一般原则包括：

- 注重图像细节时采用小焦点并降低 mA
- 需要缩短曝光时间（如减小运动伪影）时选择高 mA
- 注重图像对比度时，降低 kVp 并升高 mA

管电压

X 线球管的电压用 kVp（千伏峰值）表示。kVp 决定了 X 线的最大能量。100 kVp 表示通过管球的最大电压导致电子加速的是 100 000 V。keV（千电子伏）表示 X 线束中任一电子的能量。当 X 线球管在 100 kVp 下工作，由于实际电压总在一个较低的电压值和峰值电压之间周期性波动，只有部分电子获得 100 keV 的动能。X 线束的平均能量约为峰值能量的 1/3。例如 100 kVp 管电压产生的 X 线束的平均能量在 33 ～ 40 keV。增加 kVp 会：

- 提高光子频率
- 增加光子的穿透力
- 减少光子波长
- 增加阳极产生的热量
- 减少皮肤剂量
- 降低图像对比度

胶片曝光量对 kVp 比对 mA 和曝光时间更为敏感。选择 kVp 的一般准则包括：

- kVp 增加 15% 会使记录系统（如胶片）的曝光量加倍，同时对胶片密度产生等同于 mA 加倍的效果
- kVp 增加 15% 会降低对比度，所以通常在增加 kVp 的同时增加 mA
- 在实用滤线栅技术时，mA 通常要增加至少需要提高一倍（具体数值取决于照射野大小和患者的身体厚度）

曝光时间

曝光时间可由操作员设定（设置计时器）或当 x 射线对患者的照射达到一定量时，由电路自动终止曝光。曝光时间长短的一般原则：

- 选择短曝光时间可减小运动伪影
- 当不存在运动问题时，选择长曝光时间可降低 mA 或 kVp

热量单位（图 14-3）

热量的产生是制约 X 线发生装置的一大因素。热单元（HU）计算公式如下：

$$HU = 管电压（kVp）× 管电流（mA）× 时间（s）$$

上述公式针对单相整流发生装置，对于三相整流发生装置 HU 要在此基础上乘以 1.35。

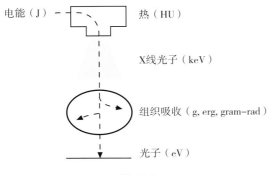

图 14-3

评级图表（图 14-4）

X 线球管每次曝光的安全限值可由球管评级图表查得。通常在查表时将 mA 转换成 mAs。

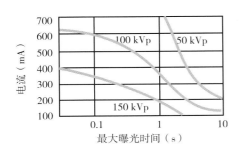

图 14-4

举例

对一个 500 mA，0.1 s 的曝光来说 kVp 多大为安全？

答案

大约 100 kVp（见图表）。

焦点

焦点（Focus spot，FS）是阳极靶面上 X 射线产生的一小块区域。美国电器制造协会（NEMA）的技术参数规定，当焦点 < 0.3 mm 时需进行分辨率测试（使用星卡），而大焦点可用针孔照相机测量。表观焦点增大的因素如下：

- mA 升高（热晕效应）
- 靶面倾角增大
- kVp 减小

焦点尺寸

焦点大小（mm）	应用
0.1	放大 X 线机
0.3*	乳腺摄影
0.6	典型小焦点尺寸
1.2	典型大焦点尺寸
1.7 × 2.4	NEMA 规定 1.2mm 焦点规格的最大尺寸

* NEMA 标准允许 0.3 mm 的焦点有 -0% 和 +50% 的容差（例如，最大容差为 0.45 mm）

焦点与分辨率

焦点与分辨率的尺寸相关。焦 - 物距（FOD），和物 - 片距（ODD）：

$$分辨率 \ (lines/mm) = \frac{1.1 \, FOD}{FS \, (mm) \times ODD}$$

根据该式明显可知：

- 焦点越小，分辨率越好
- ODD 越小，分辨率越好
- FOD 越大，分辨率越好

焦点大小的测量

测量焦点有两种方法：针孔法（测量焦点实际大小）和星卡法（测量有效模糊大小）。

针孔法

将针孔放置于焦点和胶片中间，则焦点在曝光胶片上的成像与世纪焦点的尺寸相等。

针孔的尺寸通常为 0.03 mm。

星卡法

将星卡放置于焦点和胶片之间。所呈图像可见到中心某距离范围内有一圆形模糊区域。焦点计算公式如下：

$$FS = \frac{(\delta \times D \times \pi)}{[180(M-1)]}$$

其中 δ = 星图扇区的夹角，D = 圆形模糊区域的直径，M = 放大率因子

放大率（图 14-5）

点光源的实际放大率（magnification，M）计算公式：

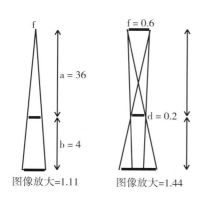

图像放大=1.11   图像放大=1.44

图 14-5

$$M=焦点-\frac{胶片距离(a+b)}{焦物距(a)}$$

右图中，放大率为（36+4）/36=1.11（相当于11%的放大倍数）。但是，由于焦点并非严格的点源，焦点图像实际放大率（包括半影）如下：

$$M = m + (m-1)(f/d)$$

其中，m = 几何放大率 (a+b)/a，f = 焦点尺寸，d = 物体大小。本例中，实际放大率为：

M = 1/11 + (1.11–1) (0.6/0.2) = 1.44（相当于44%的放大倍数）

半影：本影周围边缘呈梯度的几何模糊区域。

模糊

模糊 = 焦点大小 × （放大率 -1）
在如下条件下模糊程度最高：
- 大焦点；
- 小焦物距

其他与模糊相关的因素有：
- 增感屏（如：慢速单屏幕胶片）
- 移动

射线照射和距离

X线对患者的照射量与焦片距的平方成正比。

举例

当焦片距从 50cm 变为 75cm 时，照射量提高了多少？

答案

照射量$_{新}$ / 照射量$_{旧}$ =（距离$_{新}$ / 距离$_{旧}$）^{2} =（75/50）^{2}= 2.25
——照射量成倍增加。

X 线光谱

X 线的产生包括两个过程：
- 韧质辐射：产生连续的光子能量辐射
- 特征辐射：产生特定的光子能量尖峰

韧质辐射（图 14-6）

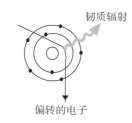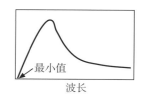

图 14-6

韧质辐射是电子在目标原子核附近减速，释放出射线光子的过程光子能量（E）与波长成反比。光子能量（E）与波长成反比：

$$E (keV) = \frac{12.4}{波长 (Å)}$$

对 100 kVp，光子的最大能量是 100 keV，最小波长是 12.4/100 keV= 0.124 Å。光子的最大波长无界限且仅由玻璃或滤波器的吸收决定。

特征辐射（图 14-7）

入射电子轰击靶面原子内层轨道上的电子，使之脱离轨道释放出来产生特征辐射。

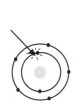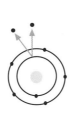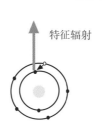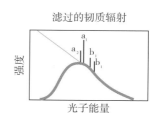

图 14-7

- α1 尖峰：59.3 keV（L 壳层到 K 壳层）
- α2 尖峰：57.9 keV（L 壳层到 K 壳层）
- α1 尖峰：67.2 keV（M 壳层到 K 壳层）
- α2 尖峰：69 keV（N 壳层到 K 壳层）

靶面原子的原子序数越高，产生 X 射线的效率越高。原子序数为（Z）的物质，电子能量（E）转化为 X 线的能量分量（f）计算公式如下：

$$f = \frac{Z \times E \,(meV)}{800}$$

例：对一个靶面材料为 W（Z=74），100 keV 的能量下只有总能量的 0.92% 转化为 X 线。

足跟效应（图 14-8）

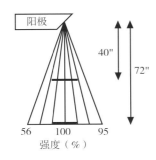

图 14-8

在球管产生的 X 线束的各个部分中，X 线的强度并不是均一的（即足跟效应）：阳极一侧 X 线的强度总是相对较少，沿着阳极靶面倾角延长线的 X 线强度接近于 0（截断效应）。根据足跟效应，我们应当注意以下几点：

- 患者身体较厚的部分应放置于靠近球管阴极的地方
- 物片距越远，足跟效应较弱
- 胶片越小，足跟效应越不显著

X 线发生装置

变压器（图 14-9）

变压器包含两个环绕在铁环上的金属线圈。当电流通过初级线圈时，在铁环内产生感应磁场。只有磁场场强发生变化时，次级线圈内产生感应电流（即开关打开或闭合时）。因此，直流电（DC）无法在次级线圈中产生感应电流。相比之下，交流电（AC）可用于初级线圈。两组线圈中的电压（V）与线圈的缠绕圈数（N）成正比：

$$N_{初级}/N_{次级} = V_{初级}/V_{次级}$$

初级线圈比次级线圈绕数多的变压器叫降压变压器，次级线圈比初级线圈绕数多的叫升压变压器；电压（V）与电流（I）的乘积 [即功率（W）：$W = V \times I$] 在两组线圈中是恒定相等的。

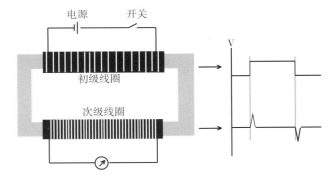

图 14-9

X 线发生器的电路（图 14-10）

X 线单元包括两个基本点路：高压电路（包括自动变压器、计时器、高压变压器）和低压灯丝电路。

自动变压器

该变压器用于 kVp 的选择，它通过改变变压器线圈绕数来改变初级线圈的电压。

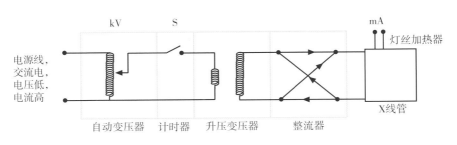

图 14-10

高压变压器

该变压器是升压变压器，通过将次级线圈绕数定为初级线圈的约 600 倍从而把电压提高了约 600 倍。由于升压变压器的电压可达到 150 000 V，因此变压器全部浸泡在油中保存。

定时器

用于控制曝光时间。

整流器（图 14-11）

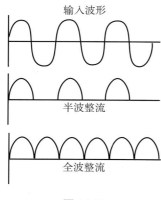

图 14-11

整流器的作用是将交流电（AC）转换为直流电（DC）。直流电自始至终电子向同一方向运动。现代整流器使用全波整流，共需四个整流器。

灯丝电路

由降压变压器构成，降压变压器产生约 10 V，波长 3～5 Å 的射线来预热球管灯丝。电流总量由电阻控制。电流越大，灯丝越热，电子释放越多。

发电器类型

三相发生器（图 14-12）

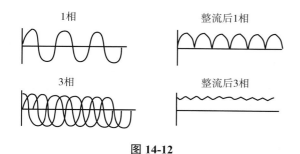

图 14-12

三相发生器在 X 线管球产生一近乎恒定的压强差。三相彼此滞后 120°，因此峰值之间没有过深的压强低谷。波形显示了 X 线球管的电压波动（表达为最大值的百分数）。理论波形应为：

- 单向发生器：100%
- 6 脉冲 3 相发生器：13%
- 12 脉冲 3 相发生器：3%

三相发生器的优势

- 可获得更高的平均线束能量，由于减少了非必要的低水平辐射，患者的曝光量减小了（提高了单位时间的平均剂量）
- 减少了曝光时间
- 提高了球管等级

移动发生器（图 14-13）

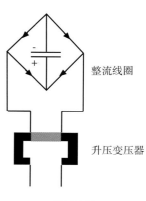

整流线圈

升压变压器

图 14-13

多数移动 X 线设备靠电池供电，少数设备直接由单相 60Hz 电源供电。由电池提供的直流电转化成 60Hz 或更高千赫的交流电，通过变压器 - 整流器转换为高压直流电。电容放电式发生器有时也用于移动 X 线设备。

电容放电式发生器

电容保存了经过整流器的升压变压器的部分电量。当达到特定电压，电容通过 X 线球管放电。放电过程中管电压和管电流均呈指数下降。

曝光控制器

曝光控制器用于终止最优曝光之后不必要的 X 线产生。早期设备的曝光控制器置于暗盒后方。现代 X 线设备将射线可穿透的电离室置于暗盒前方。电离室通常 3 个一组，用于对照射野的不同区域采样。随后，探测器记录三个电离室曝光量的平均值。

X 线与物质的相互作用

X 线或 γ 射线与物质相互作用的基本方式有以下 5 种：

- 相干散射
- 光电效应
- 康普顿散射
- 电子对效应
- 光核反应

相干散射（图 14-14）

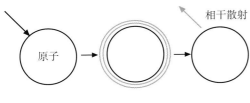

图 14-14

相干散射指射线方向发生改变但波长没有变化。仅仅是射线与物体相互作用没有发生电离。相干散射通常只占 X 射线与物体相互作用总量的不到 5%，在照射过程中不占主要地位。

光电效应（图 14-15）

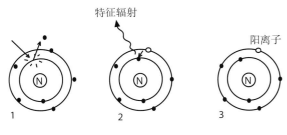

图 14-15

入射光子将电子从原有轨道中击出。外层电子跃迁到该层（K 层），产生特征谱线（波长由物质决定）。要产生 X 线通常需要电子轨道位于 K 层。光电效应的最终产生：

- 特征辐射
- 光电子
- 正电子
- 光电效应的产生概率由以下因素决定
- 入射光子必须有足够的能量来打破电子的结合能
- 当光子能量与电子结合能接近的时候光电效应

更易发生

- 轨道电子结合得越紧密越容易产生光电效应
- 高原子序数的物质中，电子结合越紧密

电子结合能

原子序数	原子	K 层结合能（keV）
6	碳	0.28
8	氧	0.53
20	钙	4
53	碘	33.2
82	铅	88

当光电效应（PE）发生的单位质量某物质发生光电效应的统计学概率与原子序数（Z）成正比，与 X 线能量成反比：$PE \approx \dfrac{Z^3}{E^3}$

要点

- 结合能越紧密的电子越容易发生光电效应（K > L > M）
- K 壳层上的电子比 L 壳层的电子能量高
- 光电效应产生的特征辐射的过程与本章所讲关于 X 线的内容一致，唯一不同的是发射内层电子的方式
- 光电效应的优越性
- 不产生散射线
- 通过增加包含不同物质的组织之间的差异提高自然组织的对比度
- 光电效应缺点
- 光电反应给患者带来的辐射多于其他任何一种辐射效应
- 若用 1 MeV 的光子照射铅（K 壳层电子结合能为 88 keV），会释放最小能量为 912 keV 的光电子

康普顿散射（图 14-16）

入射光子轰击电子偏离原有轨迹沿新轨迹散射出去。初始光子总是保持部分原有的能量。需注意反冲电子通常向前方射出，但散射 X 线会向任意方向散射。决定光子保留原有能量大小的两个因素：

- 初始能量
- 偏移入射轨迹的夹角

计算散射光子波长改变的公式如下：

$$\Delta_{波长} = 0.024（1 - \cos_{偏转角}）$$

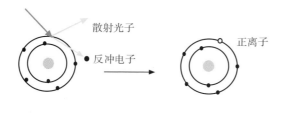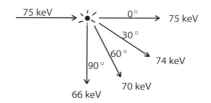

图 14-16

康普顿电子的最大能量用 keV 表示计算公式如下：

$$E_{最大} = E_{起始} \times \frac{2a}{(1+2a)}$$

$$其中，a = \frac{E_{起始}}{511\ keV}$$

在能量非常高的情况下（1 MeV），大多光子向前方散射。对于低能辐射，较少光子能够向前方散射，更多地以大于 90° 的夹角散射出去。因此，散射光子的估计分布（以 100 keV 为例）概率曲线如图所示（灰色阴影部分）（图 14-17）。

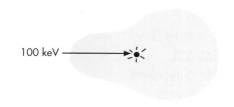

图 14-17

康普顿散射的概率

- 单个原子的原子序数越高，概率越大
- 概率与光电效应相关，随着能量升高而升高
- 概率随电子密度（电子数 /cm³）升高而升高
- 概率随着辐射场的大小以及患者的厚度增加而增加

- 概率与 mA 和 FS 大小无关

要点

- 几乎所有放射诊断的散射线都来自康普顿散射
- 康普顿散射是首要安全隐患：光子偏移入射轨迹 90° 却仍然保留着大多诊断范围内的初始能量

其他相互作用类型

电子对效应

仅发生在入射光子能量 > 1.02 MeV 时。光子与原子核附近电子相互作用，其能量转换为一个电子和一个正离子。当辐射能量 > 10 MeV 时，电子对效应是物质与入射电子相互作用的主要形式。

光核反应

仅发生在入射光子能量 > 7 MeV 时。在光致分裂中，部分原子核被轰出，可能辐射出中子、质子、α 粒子或者一个微粒束。

相互作用形式的比较（图 14-18）

- 对于诊断用放射，只有两种作用值得重点探讨：康普顿散射和光电效应。除了在能量十分低的情况下（20 ～ 30 keV）康普顿散射占主导地位

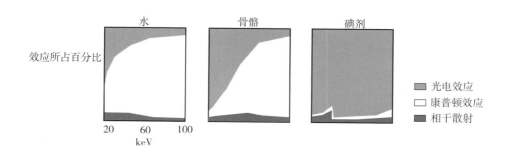

图 14-18

要点

- 高 keV（胸片）：康普顿效应占优势（由电子密度决定），降低骨组织对比度
- 低 keV（乳腺）：光电效应占优势（由 Z^3 和 E^{-3} 决定），钙化组织对比度强
- 碘对比材料：在能量 > 33.2 keV 时，光电效应占优势

衰减

衰减指 X 线束在穿过介质时强度上的降低，可能由吸收或偏离造成。衰减的大小取决于：

- 线束能量（高能量会增加穿透力）
- 吸收介质的特征（高 Z 的物质会降低 X 线的穿透）
- Z（Z 越高，光电吸收率越高）
  吸收介质的密度
  每克物质所含电子数目（$6×10^{23}×$ 原子序数 / 原子重量）。除了氢几乎所有物质的每克所含电子数都是一样（氢是其他物质没课所含电子数的 2 倍）

衰减系数

线性衰减系数（cm^{-1}）

该系数表示光子与单位厚度吸收介质实际相互作用的部分。表示每厘米衰减的物质分数。

质量衰减系数

为每克组织的线性衰减系数（cm^2/g）是否考虑组织物理状态的衰减系数。例如，冰、水和水蒸气的质量衰减系数是相同的，而线性衰减系数则不同。

密度

材料	有效原子序数（Z）	密度（g/cm³）
水	7.41	1.0
肌肉	7.5	1.0
脂肪	5.9	0.9
空气	7.6	0.00129
钙	20.0	1.5
碘	53.0	4.9
钡	56.0	3.5

单能谱辐射

单能谱意味着所有的光子具有相同的能量（即波长）。单色辐射衰减指数：

$$N = N_O × e^{-\mu x}$$

其中 N= 传播光子的数量，N_O= 作用光子的数量，μ= 线性衰减系数，x= 吸收介质的厚度（cm）。线性吸收系数是每通过 1 cm 吸收介质，光子从线束中减少的分量（例如 $\mu = 0.1\ cm^{-1}$ 表示每通过 1 cm 的介质，光子被吸收 10%）。半值层（HVL）表示将光子束强度减少 50% 所需介质厚度（n = HVL 数目）

$$HVL = 0.693/\mu$$

传播分数 = $e^{-0.693n}$ 其中 n = 厚度 /HVL

传播分数 = $(0.5)^{厚度/HVL}$

吸收分数 = 1- 传播分数

典型的 HVL 用毫米铝（Al）来表示。对胶片 - 屏幕乳腺摄影大约为 kVp/100，例如，若 kVp 是 27，线束的 HVL 约为 0.27 mm 铝。

举例

140 keV 线束对已知介质的半值层是 0.3 cm，那么经过 1.2 cm 后 X 射线的剩余的百分数为多少？

答案

通过线束 = $(0.5)^{1.2/0.3}$ = 0.0625=6.25%

K- 边界（图 14-19）

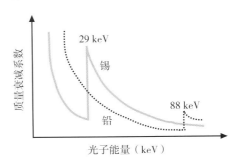

图 14-19

K- 边界指急剧增加的衰减系数，由材料和光子能量决定，当特定光子能量轰击 k 壳层电子将其击出原有轨道时（例如对锡为 29 keV，对铅为 88 keV）发生。对于其他壳层（例如 L 层）该数值有所上升。下图表示，入射光子能量在 29 ~ 88 keV 时，锡对 X 线的吸收优于铅。

混合能谱（典型 X 射线）辐射（图 14-20）

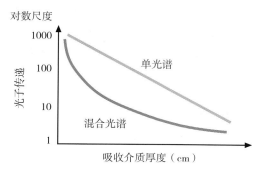

图 14-20

混合能谱辐射由不同能量的光子组成。与单能辐射不同，混合能谱不呈指数衰减。混合能谱中的低能部分被介质吸收，从而导致射线能量提高。

影响放射成像图像质量的因素包括：

- 照射野大小（关键因素）：照射野越大，散射线越多
- 照射组织厚度
- 千伏大小（不及前 2 条关键）：低千伏（< 30 keV）下，主要为光电效应，散射线很少；随着照射能量增高，康普顿效应增加

举例

胎儿接收 1 rem 的假想 X 射线剂量。假设 $\mu = 0.2 \text{ cm}^{-1}$，胎儿位于皮下 5 cm 处，那么产妇的体表照射剂量为多少？

答案

μ 为 0.2，意味着每通过 1 cm 介质，射线衰减 20% 保留 80%。穿过 5cm 厚度，传递剂量为 $0.8 \times 0.8 \times 0.8 \times 0.8 \times 0.8 = 0.33$ rem。胎儿每接受 1 rem，意味着入射剂量至少为 2.7 rem。

过滤器

过滤器放置在 X 线束上靠近球管处，用于吸收低能射线使其不照射患者。其作用在于保护患者吸收不必要的低能射线，将皮肤受照剂量减少至 80%。使用过滤器往往需要延长曝光时间作为补偿。通常采用以下两种过滤器之一：

- 铝质过滤器：对低能射线过滤效果好。美国国家放射防护委员会（NCRP）推荐参数：

  < 50 keV：0.5 mm Al

  50 ～ 70 keV：1.5 mm Al

  > 70 keV：2.5 mm 铝

- 铜质过滤器：对高能射线滤过效果好。通常采用 0.25 mm 厚度的铜，辅以 1 mm 厚度的铝来滤过低能散射线

限束器（图 14-21）

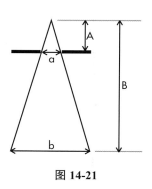

图 14-21

限束器的基本功能是调节 X 线束的大小和形状。

优质的平行准直线束产生散射线较少，成像质量较高。X 线准直器共有 3 种：

- 孔膜式
- 椎体式
- 准直式

其中准直式为最佳。联邦法规要求所有新的 x 线机都具有自动准直器配置。孔径计算公式如下：

a/b = A/B

滤线栅

滤线栅由塑料衬垫分隔开的铅制条索构成。滤线栅用于吸收散射线以提高放射影像的图像对比度。

栅格比值（图 14-22）

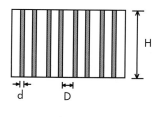

图 14-22

栅格比值定义为铅制条索的高度（H）与间距（D）之比，即：

栅格比值 = H ： D

铅制条索的宽度（d）虽然影响设备参数，但不影响栅格比值的大小。栅格比值越高：

- 图像对比度越好

- 患者曝光量越高
- 滤线栅功能越强（吸收更多散射线）

滤线栅比较

参数	12：1 滤线栅	8：1 滤线栅
对比度	较好	较差
患者曝光量	较高	较低
横向伪影 *	较明显	不太明显
散射线	较低	较高

* 丢失图像密度信息

选择滤线栅的参考原则：
- ＜ 90 kVp 线：使用 8：1 滤线栅
- ＞ 90 kVp 线：使用 12：1 滤线栅
- 乳腺摄影：碳纤维滤线栅，栅格比值 4：1，150 线 / 行（也就是 60 线 /cm）
- 移动摄像机：栅格比值 6：1，110 线 / 英寸（约 43 线 /cm）
- 普通摆动滤线栅：栅格比值 12：1，80 线 / 英寸（约 31 线 /cm）
- 固定滤线栅使用高线密度

滤线栅的种类（图 14-23）

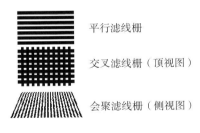

平行滤线栅

交叉滤线栅（顶视图）

会聚滤线栅（侧视图）

图 14-23

平行滤线栅

铅条相互平行。优点：X 线球管的角度可沿着滤线栅的长度任意调整而不会截断。

交叉滤线栅

由两个重叠的线性滤线栅组成，缺点是不能使用倾斜摄影技术，只有在散射线量很大的时候（如双平面脑血管造影）使用。

会聚滤线栅

铅制条索呈角度排列从而聚焦在某区域（集中网线）。焦距是网格和聚集线或聚集点的距离。使用时，焦距大小必须接近焦片距大小。

活动滤线栅（Bucky 滤线栅）

若滤线栅在曝光过程中不断运动，由铅条产生的影子（滤线栅网格线）会模糊消失，图像质量也会相应提高。尽管活动滤线栅比传统滤线栅先进，但也有一定缺点：
- 活动网格滤线栅会增加病人的辐射量，有 2 个原因：
  - 横向偏离（如下）
  - 曝光分散在整个胶片表面
- 需要延长曝光时间（横向偏离所致）
- 花费增加（因为要引入机械控件）

对于使用活动虑线栅的 X 光机，X 线球管阴极附近带有一电极，产生巨大的反电压，对电子产生排斥，防止电子接触靶面产生 X 线，使用这种技术，可实现 X 线的快速产生和切断。与特定的胶片同步使用，可实现快速电影透视成像（如心脏透视成像）。

滤线栅性能（图 14-24）

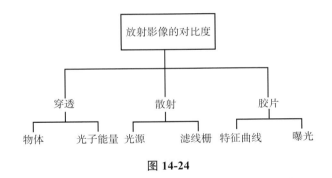

图 14-24

滤线栅的性能通常是用三个参数衡量：
- 对比度增强因子
- 活动滤线栅因子
- 基本传输

对比度增强因子

$$K = \frac{使用滤线栅的对比度}{不使用滤线栅的对比度}$$

量化滤线栅性能旨在提高图像对比度。采用高栅比的滤线栅可获得高对比度增强因子（K）。

该参数的缺点在于它取决于 kVp、照射野大小、被照体的厚度。这三个经典的参数决定了散射线量。对比增强因子通常定为 100kVp，大投照野和 20cm 厚的被照体。

活动滤线栅因子

与滤线栅吸收的部分照射总量（主要辐射和散射）有关。活动滤线栅因子（Bucky factor，BF）取决于栅格比，通常取值范围为 3 ~ 7，BF 值表明：

- 由于使用滤线栅，曝光条件需要相应增加多少
- 患者需额外接受多少照射量

BF 计算公式如下：

$$BF = \frac{入射射线}{传递射线}$$

栅格比值对活动滤线栅因数的影响

栅格比值	70 kVp 下活动滤线栅因子	120 kVp 下活动滤线栅因子
不使用滤线栅	1	1
5：1	3	3
8：1	3.5	4
12：1	4	5
16：1	4.5	6

要点

- 活动滤线栅因子随栅格比升高而升高
- 活动滤线栅因子随患者身体增厚而升高
- 尽管高活动滤线栅因子很有必要（提高胶片质量），但其缺点是会提高患者的受照剂量

初级传递

初级传递是对首次通过滤线栅的射线（已排除散射线）的量度。散射线

通过使用铅制隔膜和在滤线栅远处放置体模将散射线排除。测量到的传递百分数（60% ~ 70%）通常比计算的传递百分数（80% ~ 90%）小，部分原因在于隔膜吸收了部分初级射线。传递分数（T）计算公式如下：

$$T_{calc} = (D/D + d) \times 100\%$$

其中 D= 隔膜厚度，d= 铅条厚度

滤线栅伪影（图 14-25）

滤线栅焦点倒置

所有的滤线栅都标记有管侧。若滤线栅错误放置，图像中央区域会出现环状曝光不足的伪影。另外，以下两种情况也会导致类似的伪影：

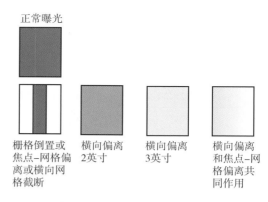

正常曝光

栅格倒置或焦点-网格偏离或横向网格截断　横向偏离2英寸　横向偏离3英寸　横向偏离和焦点-网格偏离共同作用

图 14-25 （1 英寸 =2.54 cm）

使用了平行滤线栅（也就是说铅制网格不是会聚的）

焦点和栅格过于分散（也就是说 X 线球管距离会聚线太远或太近）

焦点 - 滤线栅距离偏离

X 线球管在会聚线之上（远）或之下（近）。伪影形态与滤线栅倒置相同。

横向偏离

滤线栅和 X 线球管焦点横向错位越多，伪影越严重。伪影呈现一种全胶片的各向同性曝光不足。这种伪影可能最难识别。由横向偏离造成的初级照射的损失（以 % 计量）计算公式如下：

$$信息损失 = \frac{栅格比 \times 横向偏离 (cm)}{焦点距离 (cm)} \times 100$$

若没有条件进行校准（如使用可移动式胶片时），则应减小栅格比和增大焦距。

横向偏离和焦点 - 滤线栅距离偏离相结合的偏离

此种偏离最为常见，发生原因是曝光不均，导致胶片一侧亮而另一侧暗。

气隙技术（图 14-26）

气隙技术是可供在大照射野下使用的消除散射线的技术之一。在胸片拍摄中较为常用。比起滤线栅，使用该技术患者可减少照射量。在射线离开患者身体的表面，散射线最大，之后迅速减小。若胶片距离患者有一点距离，则大多数散射线会被吸收。增大焦 - 片距离可保持图像的锐利度，因而 X 线曝光因子（mAs）通常比使用滤线栅技术时要更高。

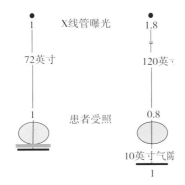

图 14-26　（ 1 英寸 =2.54 cm ）

增感屏（图 14-27 和图 14-28 ）

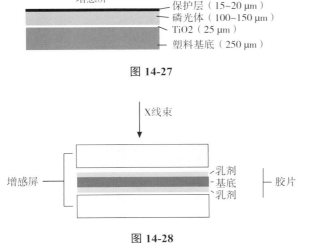

图 14-27

图 14-28

增感屏是用荧光材料包绕放射胶片放置于片盒或者换片装置中的薄板。使用增感屏是因为胶片对可见光的敏感度是对射线的敏感度约 100 倍。几乎所有 X 线被屏幕吸收是由于光电效应（高原子序数）。使用增感屏可以：

- 减少患者的 X 线剂量
- 可降低 mAs，从而降低曝光时间，减少运动伪影
- 主要缺点是会导致胶片模糊。

增感屏种类繁多。尽管钨酸钙（CaWO₄）屏幕使用到了 70 年代，稀土类 [例如钆（Gd）和镧（La）] 的屏幕已经取而代之，因为后者速度更快。

吸收率（图 14-29 和图 14-30 ）

屏幕的主要功能是吸收 X 射线，能吸收离开患者身体的全部射线者（吸收率 100%）为最佳。事实上，屏幕吸收率仅在 20% ～ 70%。吸收率取决于以下因素：

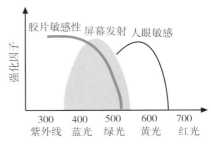

图 14-29

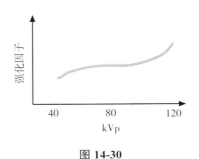

图 14-30

- 屏幕厚度：屏幕越厚，吸收越强（但图像也越模糊）
- 屏幕材料：CaWO₄ 屏的吸收率为 5%，稀土的吸收率为 20% ～ 70%
- 光子能谱
- 固有吸收率：将 X 线转变为可见光

吸收率的计算：

1. 确定 X 线光子的 keV（例如 100keV）
2. 确定可见光子的 keV：keV=1.4/ 波长（通常为 3 ～ 5eV/ 光子）
3. X 线和光子的 keV 相比较：15 000 ～ 50 000 个可见光子理论上可以生成一个 X 线光子

灵敏度和速度

屏幕的"速度"指的是从曝光到获取优质图像所需的时间。X 线设备生产厂家通常用 100、200、400 等来表示速度值。敏感性（mR）和速度的关系如下：

敏感性（mR）=128/ 速度

屏幕速度 ~ 吸收率 × 转换率

屏幕噪声 ~ 转换率

屏幕速度可通过以下方式提高：

- 增加磷光层的厚度
- 增加磷晶体（晶粒）的尺寸
- 增加光吸收染料

屏幕速度

速度	敏感性（mR）
12	10
25	5
50	2.56
100	1.28
200	0.64
400	0.32
800	0.16
1200	0.1

图像模糊（图 14-31）

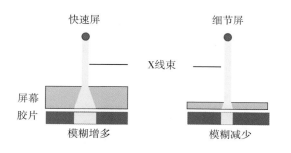

图 14-31

选择合适的屏幕需要综合考虑患者曝光剂量的最小化和图像质量的最优化。较薄的屏幕吸收较少的光子同时获得较好的细节，而较厚的屏幕吸收了较多的光子，图像相对模糊。成像屏幕通常分为以下几类：

- 乳腺 X 线成像屏幕
- 细节屏幕（较慢）
- 标准速度屏幕
- 中等速度屏幕
- 高速屏幕

屏幕性能比较（假设屏幕材料相同）

参数	中速屏幕	细节屏幕
厚度	中	薄
屏幕	较快	较慢
分辨率	较低	较高
患者剂量	较低	较高
噪声	相同	相同

屏幕性能比较（假设屏幕材料不同而厚度相同）

参数	钨屏	稀土屏
速度	较慢	较快
分辨率	较低	较高
患者剂量	较高	较低
噪声	较低	较高

稀土屏（图 14-32）

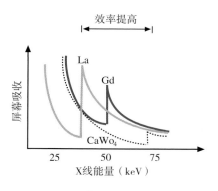

图 14-32

此类屏幕包括：

- 硫氧化钆铽（Gd_2O_2S：Tb）
- 溴酸镧铥（LaOBr：Tm）

此类屏幕之所以比普通钨屏有更高的 x 线吸收率是因为比起钨，稀土材料具有较低的 K 边界（La：39，Gd：50，W：70 keV），同时每吸收一个 X 线光子有更高的可见光输出。在 40 ~ 70 keV 中，稀土屏幕比起钨酸钙有更令人满意的吸收。稀土屏幕释放光谱如下：

- 铽释放绿光
- 铥释放蓝光

量子斑点

量子斑点产生的原因是 X 线束中光子呈统计学规律的起伏。光子越多，斑点越少。

量子斑点

斑点源	减少量子斑点的方法（即图像降噪）
X 线管	
mA	增加 mA（产生更多光子）
kVp	增加 kVp（产生更多光子）
剂量	增加剂量（产生更多光子）
对比度	降低对比度
CT 层厚	增加层厚

续表

斑点源	减少量子斑点的方法（即图像降噪）
屏幕	
吸收率	使用较厚屏幕（获取更多光子）
转换率	降低转换率
速度	使用低速屏
胶片速度	使用低速胶片

胶片

组成（图 14-33）

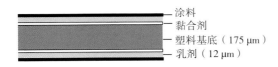

涂料
黏合剂
塑料基底（175 μm）
乳剂（12 μm）

图 14-33

片基

- 1920 年以前使用玻璃板，后改用纤维板，现今使用聚酯板
- 可能会为减少视觉疲劳和降低蓝光重叠而加入蓝色染剂

感光乳剂

- 乳剂包含卤化银晶体（90% ~ 99% AgBr，1% ~ 10% AgI）。晶体为立方体晶格结构，晶格大小为 1 ~ 2 μm
- 晶体通过向乳剂中添加烯丙基硫脲而激活（灵敏度斑点）

涂料

- 通常由明胶提炼
- 防静电防护层

处理

X 线胶片的化学处理可令隐含的图像信息放大 106。该项处理很有必要，因为每个光敏颗粒上的两个银原子无法被人眼探查。胶片处理包括以下 3 步：

- 显影（还原银），起始于隐含图像信息科里的位点
- 定影：还原感光乳剂中残留的银
- 洗片，干燥

典型的显影温度是华氏 93°~ 95°F。温度过高会引起：

- 雾化增加（会降低图像对比度）
- 敏感性和速度增加
- 对比度增加

显影液：

- 还原剂对二酚和菲尼酮（还原银和产生氢）
- pH 为 10 ~ 12 的碱或缓冲剂
- 防腐剂：亚硫酸钠

必须补充显影液以保持其活性。

显影剂

错误	对二酚浓度	溴化物浓度	pH
未经补充	低	高	低
过分补充	高	低	高
显影液氧化	低	中等	高

定影液：

- 硫代硫酸产生水溶性硫酸银复合物
- 铬或铝硬化明胶

胶片密度

胶片密度指经过 X 射线照射，胶片黑化。基本准则：

- mA 控制胶片密度
- kVp 控制胶片对比度

光学密度（OD）

$$OD = \log_{10}(I_{in}/I_{out})$$

其中，I_{in} 是入射光，I_{out} 是出射光（在观测系统或者密度计量仪中）。密度为 1，指 10 个光子中只有 1 个会达到胶片（$\log 10/1 = 1$）。不透明度定义为 I_{in}/I_{out}。较高的密度意味着较黑的胶片。胶片密度是可叠加的。常用胶片密度值：

- 黑色 X 光胶片：2（1% 出射光线）
- 亮胶片：0.3（50% 的光线出射）
- 未曝光胶片：0.12（由本底雾化产生）

若要将 X 线胶片密度从 2 变为 1：

- 将 kVp 减少 15%
- 将 mA 减少 50%
- 使用滤线栅技术
- 添加一个半值层的塑料材料准直

胶片密度

不透光度（I_{in}/I_{out}）	密度（log I_{in}/I_{out}）	出射光（%）
1	0	100
2	0.3	50
4	0.6	25
8	0.9	12.5
10	1	10
100	2	1
1000	3	0.1
10 000	4	0.01

注：log 100 = 2；log 2 = 0.3

举例

两张 OD 为 1.5 的胶片重叠放置，出射光线的分量是多少？

答案

OD = 1.5 + 1.5 = 3。3 的 log 逆运算结果为 1000，因而 0.001 的入射光线可以透射。

HD 曲线（图 14-34）

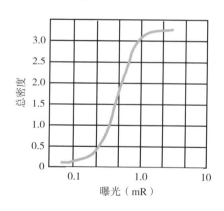

图 14-34

HD（Hurter 和 Driffield）曲线提供胶片的对比度、速度（敏感度）和宽容度的信息。通常曝光量 log 值作为 x 轴，以胶片密度值作为 y 轴。

胶片对比度

决定胶片对比度（HD 曲线表达最佳）的因素包括：

- 胶片密度
- 屏幕或直接 X 线曝光
- 胶片处理方法

HD 曲线的线形（图 14-35）

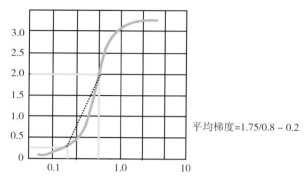

平均梯度=1.75/0.8 − 0.2

图 14-35

曲线的倾斜度（γ 值）计算公式：

$$倾斜度(\gamma) = \frac{D_2 - D_1}{\log E_2 - \log E_1}$$

其中 D= 密度，E= 曝光量。平均梯度计算测量范围从 D_1=0.25 到 D_2=2.0（即 $D_2 - D_1$ 总是 1.75）。如果平均倾斜度（梯度）大于 1（所有 X 线胶片均如此），胶片将增加对比度。通常梯度范围在 2 ～ 3.5。

举例（图 14-36）

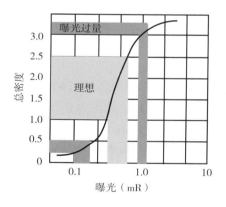

图 14-36

如果曝光量为 10，得到胶片密度为 1；曝光量为 1，胶片密度为 2，计算平均梯度。

答案

$$\gamma = 2 - 1/(\log 100 - \log 10) = 1/2 - 1 = 1$$

密度

胶片曝光应保持在胶片 HD 曲线的线性部分进行，而不能在尾部或肩部进行。

速度

胶片速度指产生高于本底和雾化度的 1 个密度值所需曝光量（以伦琴计量）的倒数：

速度 = 1/ 伦琴

宽容度（图 14-37）

宽容度指产生可接受范围内的曝光量的 log 值范围。宽容度越大，对曝光时间的限制越宽泛。宽容度与对比度成反比。宽容度越大，对比度越小。

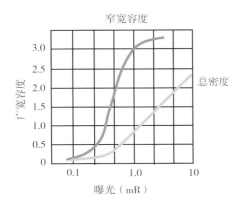

图 14-37

暗室照明

- 红外激光胶片：绿色灯
- 正片：红色等
- 钨酸钙屏用胶片：黄灯或红灯

图像质量

X 线的质量主要取决于对比度，分辨率，噪声（量子斑点）。相比之下，信噪比越高，图像质量越好。

对比度（图 14-38）

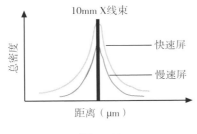

图 14-38

放射成像对比度取决于三个因素：

- 受照体对比度
- 胶片对比度（HD 曲线）
- 雾化度和散射线

受照体对比度指通过一部分受照体的 X 线与通过另一部分受照体 x 线强度的差异。受照体对比度取决于：

- 受照体不同部位的厚度（受照部分越厚，吸收越强）
- 密度差异 [每单位体积的质量（即 g/cm³）]；差异越大，吸收越强
- 原子序数差异（光电子吸收随着原子序数增加而增加）
- 射线的质（kVp）；在 kVp 足够穿透被照体的前提下，低 kVp 会产生高对比（乳腺摄影）

雾化度和散射线（特别是康普顿散射）会降低 X 线对比，故不可取。雾化度在以下情形下会增加：

- 使用高速胶片（高敏感度颗粒）
- 胶片存储不当
- 使用被污染或废弃的显影液
- 显影时间过长或温度过高

线扩散函数

图像质量参数。测试方法：用 10 μm 的平行 X 线束对胶片 - 屏幕系统曝光。"观测"到的图像宽度（通常在最大之半处获得全宽）取决于胶片 - 屏幕系统，通常大于 10 μm。

调制传递函数（MTF）（图 14-39 和图 14-40）

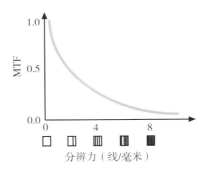

图 14-39

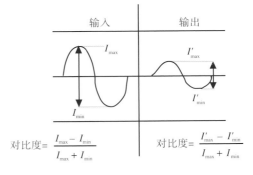

对比度 = $\dfrac{I_{max} - I_{min}}{I_{max} + I_{min}}$　　对比度 = $\dfrac{I'_{max} - I'_{min}}{I'_{max} + I'_{min}}$

图 14-40

图像质量的参数。MTF 可表示为胶片记录的诊断信息与空间频率（如线对每毫米）表达的全部信息之比。如比值为 1 则表明全部信息得以完美利用。比值越小说明在记录过程中丢失的信息越多。整体 X 线成像系统的 MTF 受 MTF 因子、X 线胶片、增感屏和 X 线管共同影响。

$$MTF（给定线对数/毫米）= \frac{输出对比度}{输入对比度} = \frac{I'_{max} - I'_{min}}{I_{max} - I_{min}}$$

其中，I = 强度

$$输出对比度 = \frac{I'_{max} - I'_{min}}{I_{max} + I_{min}}$$

$$输入对比度 = \frac{I_{max} - I_{min}}{I_{max} + I_{min}}$$

透视

荧光屏产生即时且连续的图像。历史上，人们用平板荧光屏来接收并可视化离开患者身体的 X 射线束。而如今，图像增强管通过加强 X 线束大大提高了图像质量。电视系统在当今的透视中也得以广为应用，它将图像增强管输出的图像信号搬上了大屏幕。

影像增强管（图 14-41）

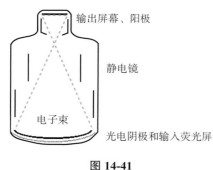

图 14-41

影像增强管是一种将 X 线影像转换成小尺寸高亮度的可见光图像的真空电子管。

影像增强管要求能够将 X 线信号转换成形成明视觉（视锥细胞视觉）所需测可见光水平。影像增强管包括以下各个部分：

- 输入磷光体：吸收 X 线并转化为光子
- 阴极：光子轰击阴极靶面释放电子
- 阳极加速器：电子流由透镜系统聚焦于一个小面积区域（比如直径 1 英寸，即 2.54cm），加速运行至阳极。阳极管电压为 25kV；电子经过加速在输出磷光体上产生更多的光子（提高

50 倍）
- 输出磷光体：将电子流转换为可见光
- 通常在影像增强管末端放置小摄像机来记录图像

输入磷光体和阴极（图 14-42）

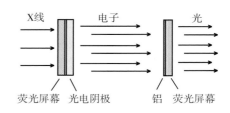

图 14-42

- 输入磷光体：碘化铯（CsI）薄层
- 锑和铯化合物组成的光阴极
- 银活化锌硫化镉组成的输出磷光体

亮度增益

影像增强管的图像亮度增益用转换因子来衡量：输入曝光量 mR/s 除以输出磷光体处每平方米的光强度（cd/m^2）。光强度增益随着影像增强管的使用年份增加而逐渐退化（约为每年 10%）。通量增益指与输入屏幕可见光子相对应的输出屏幕可见光子数目。

亮度增益 = 缩小的增益 × 通量增益

举例

输入屏幕为 6 英寸，输出屏 0.5 英寸，光通量增益为 50 倍（1 英寸 =2.54 cm），则光增益为多少？

答案

$$增益 = (6 / 0.5)^2 × 50 = 7200 倍$$

缩小增益

缩小增益 = 输入屏直径 ^{2}/ 输出屏直径 ^{2}

因输出屏幕通常直径为 1 英寸，微小增益通常是影像增益的平方（例如 9 英寸增强管的微小增益为 81）（1 英寸 =2.54 cm）。

举例

当 9 英寸直径影像增强管用于增强 6 英寸直径图像（1 英寸 =2.54 cm），其后果是什么？

答案

首先，为保证相同的图像亮度，对患者的曝光量

会增加。其次，新图像会以 9 : 6 的比例放大。

增强管分辨率

- 老式的锌 - 镉增强器分辨率为每毫米 1 ～ 2 线对（与老式的红光适配器荧光屏类似）
- 新式的碘化铯 CsI 增强器为每毫米 4 线对

增强管的失真

- 指电子束的不均匀对焦
- 增强管外围失真最为严重
- 大增强管更容易产生失真
- 图像边缘的亮度衰减叫暗角

电视记录系统（图 14-43 和图 14-44）

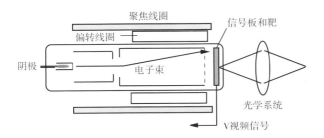

图 14-43

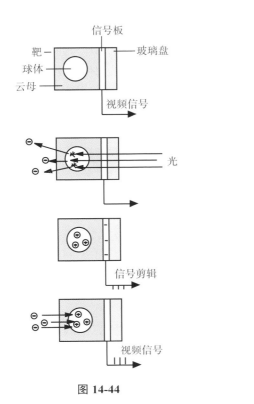

图 14-44

电视记录系统通常用记录影像增强管的 1 英寸（2.54 cm）屏幕所呈现的影像信息。虽然记录系统的

设计各不相同，但只有摄像系统得以广泛使用。相机包含以下几部分：

- 真空玻璃管
- 记录图像的目标装配，包含 3 个结构：

  真空玻璃管的玻璃面板

  信号板（导电体为石墨薄膜）

  摄像目标（球状硫化锑在云母基质中悬浮）
- 阴极电子束当暴露于光线时，摄像管放电
- 阳极电压：250 V（电子从阴极向阳极快速移动）；信号板电压：25 V（电子从阳极向信号板缓慢移动）。电子束减速有两个功能：

  矫正线束最终路径

  电子需要缓慢轰击信号板

视频信号

- 光子撞击球同时电子发射
- 球体被光子撞击后带正电
- 从阴发射的极电子束中和带正电的小球，信号盘上产生一个正信号（视频信号）

电视监视器

- 电子束通过聚焦和偏转线圈集中到显像管荧光屏
- 阳极 - 阴极电位是 10 kV（快电子轰击屏幕时发射大量光子）
- 迟滞是指图像的细节变化迅速时，图像呈现出的"黏滞"时；迟滞可以通过摄像机的一氧化铅光导鼓（氧化铅管）来缓解
- 电视的分辨率（图 14-45）

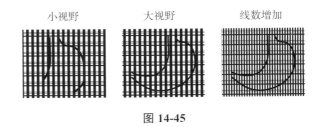

图 14-45

- 水平分辨率取决于带宽
- 垂直分辨率取决于每毫米的扫描线数
- 图像分辨率可通过增加每毫米线数或减少视野（FOV）来提高

隔行水平扫描

电视监视器通常以 30 帧 / 秒显示，视觉感知为屏幕闪烁。电视线的扫描方式并非连续扫描全部 525

条电视线，而是一幅图像只显示偶数编号的线，下一幅图像显示奇数编号线。频率因而提高到了 60 帧／秒（无闪烁）。

凯尔系数

观察到的垂直分辨率和水平扫描线数之间的比率。通常，一台电视机的最大分辨率为 525×370 线（185 白线，185 黑线）。凯尔系数是 0.7（370/525）。

举例

23 cm 输入的 525 线的电视系统，其最大垂直分辨率是多少？

答案

只有约 490 线用于描绘图像。2 条线形成一线对（即 490/2 ＝245 线对）。乘以由凯尔系数：245×0.7＝172 线对。若输入屏幕为 23cm，分辨率为 172/230 mm 或 0.74 线对／mm。

乳腺摄影

靶过滤器组合

乳腺 X 线摄影采用钼作为阴极材料，其原因在于要获得最大对比度，需采用能量为 17.5 keV 和 19 keV 的特征 X 线。钼铑（RH/ MO）靶过滤器不可取。其他乳腺 X 线检查的靶／过滤器组合包括：

靶面和过滤器组合

靶面	过滤器
钼	钼
带铍窗的钨靶	铝或碳纤维（后者腺体剂量较低）
钨	铑（试验阶段）
铑	铑

屏片乳腺摄影的技术要求

- 要获得高图像分辨率，必须采用小焦点（0.3 ～ 0.4 mm，焦点越大，几何模糊越严重）。乳腺 X 线摄影还需具有 0.1 mm 的标准焦点用于放大影像。
- 为获得良好的软组织对比度而采用千伏峰值（24 ～ 25 kVp）
- 为获得高分辨率采用长焦物距（65 cm）

- 为减少运动伪影和剂量采用短成像时间（高 mA）
- 使用滤线栅和乳腺压迫能有效减少散射线。当乳腺压迫＞ 6 cm 时，需要使用栅格比为 5 ： 1 的滤线栅
- 采用乳腺压迫的原因在于使组织平面更薄，曝光时间更短和重叠组织分离
- 成像时间（自动曝光控制）
- 稀土屏幕和单乳液膜有助于减少剂量和串扰
- 采用 95 ℃对比剂（正常 88 ～ 92 ℃）和洗片时间加倍（从 23 ～ 46 s）可以用来增加对比度但也增加了噪声

体层摄影（图 14–46）

线性轨迹 椭圆形轨迹 "8"字形轨迹

三螺旋轨迹 圆内旋轮线轨迹

图 14-46

体层摄影通过移动 X 射线管，将遮挡于特定层面之上的组织结构虚化，从而显示特定层面。传统的体层摄影现在已不常用，因为如超声、CT 和 MR 等技术都可获得断层图像。体层摄影有两种基本类型：线性和非线性。在这两种技术中，球管与接收器围绕一个中心沿着相反的方向移动。

线性断层扫描 vs. 非线性断层扫描

参数	线性断层扫描	环形断层扫描
价格	不昂贵	昂贵
边缘模糊	模糊	清晰
平面外物体	可能可见（纹状伪影）	无纹状伪影
模体图像	无	有（小角度）
层厚	不均一	均一

图像模糊的程度取决于以下因素：

- 球管的运动幅度（广角运动产生更多模糊）
- 与焦点平面的距离（焦物距越长，模糊越多）
- 与胶片的距离（片物距越长，模糊越多）
- 球管移动方向：照射对象需要与运动球管的运动方向垂直

- 模糊的与照射对象的大小无关
- 球管的运动幅度大小以度衡量（层析角度）
- 角度越宽，层厚越小
- 角度越窄，层厚越大

宽角断层 vs 窄角断层

参数	宽角断层	窄角断层
角度	30°～50°	< 10°
层厚	薄	厚
模糊	大	小
用途	高对比度组织（骨骼）	低对比度组织（肺）
断层种类	线性或环形	只能环形
体模图像	未必	有
曝光时间	长	短

体层摄影的不足之处

- 多层成像增加了患者的剂量
- 环形断层扫描成本高
- 长曝光时间（曝光时间，取决于球管移动时间，为 3～6s）
- 运动伪影，长曝光时间下更为常见

体视学检查法（图 14-47）

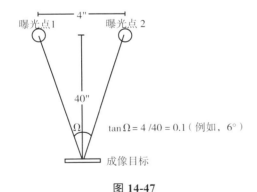

图 14-47

体视学检查法现在已很少使用。过去体视学检查法的优势在于，在没有 CT 与 MRI 的时候，可将纷乱芜杂的重叠阴影"解开"。但是体视学检查存在很多缺点：

- 两倍的患者照射量
- 患者必须保持纹丝不动

体视学成像技术需要对两张胶片进行曝光（如同眼睛），X 线管在两次曝光中间轻微移动。微创之间

的风险转移的 X 线管。一个好的经验法则是每次移动应为片物距的 10%〔即片物距 40 英寸（101.6 cm）时应当每次移动 4 英寸（10.16 cm）〕。10% 的移动将产生约 6°的角度。

要点

- 最佳的移管的方向是沿一个网格的长轴（沿短轴移动会因横向偏离中心导致图像截断）
- 最好使用 8 ∶ 1 或更低栅格比的滤线栅
- 要观看立体影像，必须遵循以下方法：
  从管侧，而非其他（通常 PA 胶片这样做）
  眼沿 X 线管移位的方向
  左右眼分别对应于左右方的胶片

体视学读片设备多种多样：

- 惠斯通体视学系统：利用镜子来匹配胶片
- 双目棱镜体视学系统
- 通过偏光眼镜看到的偏振图像
- 通过绿 / 红眼观察绿色（左）和红色（右）的影像

CT（螺旋、多层）（图 14-48）

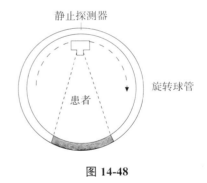

图 14-48

概述

在 CT 扫描中，受照体的一个层面由一束很薄的扇形 X 线束照射。之后，接收装置测量贯穿的辐射（或测量衰减系数 μ）。由围绕患者不同旋转角度的 x 线束拍到的多视角图像重建出 CT 图像。

CT 值

$$CT = k \left(\mu_{组织} - \mu_{水} \right) / \mu_{水}$$

其中 k 是一个放大常数〔当 k = 1000，得到的 CT 是亨斯菲尔德单位（HU）〕。CT 值是一个衡量组织元素的总吸收系数的量度，吸收系数高于水的为正，小于水的为负（水 = 零）。

组织的 CT 值

组织	HU
空气	−1000
肺	−300
脂肪	−100
水	0
白质	50
灰质	40
肌肉	40
血液	60 ~ 80
骨骼	1000

CT 组件

X 线管和机架

X 线管安装于机架上，可绕患者旋转。X 线管照射野 < 0.6 mm。准直器决定了线束的张角和层厚。

滑环

可让机架连续旋转同时检查床移动。

过滤装置

与其他 X 线设备一样，低能射线会被过滤装置衰减，通常平均能量为 70 keV。除了减少辐射，过滤装置还有两个特殊结果：

- 令线束变"硬"（提高平均光子能量），导致线束硬化伪影（例如在肋骨 / 软组织交界处或金属夹周围）
- 补偿人体的厚度不均匀

探测器

CT 探测器的材料可由几种不同材料生产，基本上有两种类型：

- 闪烁晶体连接于光电倍增管：缺点是余晖效应
- 天然气填充电离室（25 个大气压的氙气）：无余晖效应

CT 设备的发展

螺旋 CT

- 螺旋 CT 是第三或第四代 CT 设备。随着患者的水平移动，射线管按螺旋路径绕患者旋转
- "螺距"=检查床的移动距离（X 线管旋转一周）/ 准直器宽度
- 较大的螺距可缩短扫描时间和患者照射剂量，但会增加层厚和增宽层厚敏感曲线
- 图像重建可以应用于任何位置和任意间隔，但最小层厚等于准直宽度

多层螺旋 CT

多层螺旋 CT 扫描仪已经取代了第四代扫描仪。多层螺旋 CT 是第三代 CT 设备，具有螺旋扫描功能和低压滑环，从而 X 线管每旋转 1 周可获得高达 16（甚至 32）层的 CT 断层图像。这些扫描器件可以获得高 Z 轴的分辨率大量容积数据。多层螺旋 CT 的运转不同于单层 CT，尤其在螺旋模式上。多层扫描仪使用的窄角锥束 X 线，照射受照体，激发探测器。对于锥束 CT，射线源和探测器个体之间的关系是可变的，在探测器阵列的边缘的探测器单元被倾斜照射，而位于中心的单元则垂直照射。对于多层螺旋 CT，螺距的概念与多排 CT 也有所不同。对于多排

CT 设备概览

发展阶段	描述	评价
第一代	铅笔样 X 线束；1 个旋探测器；旋转式（1°）移动和线性移动；扫描时间：8 ~ 10 min/ 层	历史
第二代	扇形线束；多个（30）探测器；旋转式（30│dG）移动和线性移动；扫描时间：20 ~ 120 s	历史
第三代	更宽的扇形线束和更多（300）的探测器数；无线性移动；扫描时间：2 ~ 10 s/ 层	旋转式探测器
第四代	围绕患者的环形固定探测器；扫描时间：< 2 s/ 层	校准容易，快速，3D 扫描（螺旋扫描）
电子束（第五代）	电子枪偏转和聚焦电子束；扫描时间：50 ms	快速图像获取，最大限度减少心脏运动

CT，螺距的概念有两个："螺距 $_x$"（X 射线束间距）和的 "螺距 $_d$"（探测器间距）。

- 螺距 = 检查床移动速度 /X 线束宽度
- 螺距 $_d$= 检查床移动速度 / 探测器宽度；根据重建层面数的不同而变化
- 螺距 $_d$= 螺距 $_x$× 层面数量
- 例如，通用电气（GE）多层 CT 系统可以使用两种模式：高品质（HQ）和高速（HS）模式。在 HQ 模式下每旋转一周得到 4 幅图像时，螺距 d= 3。在 HS 模式，每周 4 幅图像重建，螺距 d=6。对于螺距 $_x$，无论是否有图像重建，在 HQ 模式下，螺距 $_x$=0.75，和 HS 模式下，螺距 $_x$=1.5。

多层 CT 扫描仪的临床优势包括提高了速度和覆盖面。快速扫描可用于外伤，胸部和儿科检查。Z 轴方向分辨率有了提高，提供了各向同性多平面重建、优质的三维 CT 血管造影和虚拟内窥镜。

局限

线束过宽：对于层数 > 4 的扫描仪，X 线束比成像的宽度更宽。这就要求稍高的照射剂量来弥补。

锥束伪影：随着层数的增加，X 线束越发呈现出锥形。这增加了受照对象上的条状伪影，这种伪影呈现出在 z 轴方向上的不均匀。

图像重建（图 14-49）

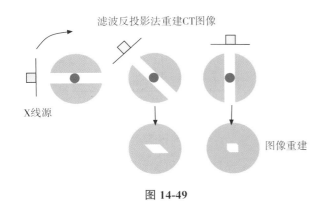

图 14-49

图像重建的方法很多，但目前几乎所有设备都采用滤波反投影法。

CT 图像质量

像素尺寸 = 照射野大小 / 图像矩阵大小
体素尺寸 = 体积元素大小 = 像素尺寸 × 片层厚度

影响图像质量的因素

概述

参数	噪声	亮度	细节	患者剂量 e
FS	−	+	+	−
kV	−	+		+
mA	+	+	−	+
层厚	+	−	+	
矩阵尺寸	+	−		
FOV	+	−	+	
滤过算法	+	−	+	

例如，降低 CT 的噪声的方法有：

- 增加 mA
- 增加层厚（但是会导致解剖结构平均和部分容积效应）
- 减小图像矩阵的大小
- 减小视野

窗宽和窗位（图 14-50）

不同的 CT 值对应覆盖整个灰度能谱。通过调整窗宽，可将任何一段 CT 值放大呈现。窗框窄则图像对比度高（因为很小的 CT 值变化会大大影像灰度的变化）；相反，窗框宽导致对比度低。而窗位则调整窗宽的中心。

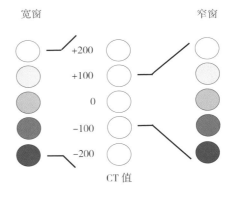

图 14-50

CT 伪影

- 患者的运动：条状伪影
- 泡叠伪影：条状伪影
- 硬化伪影（杯状）：降低图像中心处的 CT 值
- 探测器不平衡或误校准：环状伪影

基于 CT 扫描辐射剂量估计

两个测量 CT 辐射剂量的方法：

- CT 剂量指数（CTDI）：代表一个单一的 CT 片层的辐射剂量，用丙烯酸模体测量。CTDIvol 需要考虑线束螺距因素
- 剂量长度乘积（DLP）：是由扫描长度（层厚 × 片数）乘以 CTDIvol。DLP 需要考虑实际扫描扫描对象。DLP × 转换因子有与效剂量（mSv）等价

CT 辐射剂量的相关参数：

- 管电流（mA）：与剂量呈直接的线性关系
- 千伏峰值（kVp）：与剂量呈直接的非线性关系
- 螺距：与剂量呈间接的线性关系
- 机架旋转时间（s）：与剂量呈直接的线性关系

CT 扫描的风险预测

一次有效剂量为 10 mSv 的 CT 检查有可能在 2000 人中增加 1 人患致命性癌症的风险。这个数字是美国人口致命性癌症自然发病率的 1/5。在 CT 诊断程序中有效剂量的估计范围一般为 1 ~ 10 mSv。这个范围是类似一些日本原子弹幸存者受到的 5 ~ 20 mSv 的最低剂量。

降低 CT 辐射剂量的几点建议

1. 优化 CT 的设置。根据患者的体重或体形以及诊断的感兴趣区来评估 CT 扫描参数是否在图像质量和患者受照剂量上达到最优平衡。
2. 降低管电流。所有其他参数保持不变，患者的辐射剂量直接与管电流成正比。
3. 制作并使用管电流设置表。该表基于患者体重或体形以及解剖感兴趣区，患者的直径比起体重对管电流设置更为重要，因为患者的直径与 X 线束在体内衰减程度更为相关。
4. 增加检查床的行进（轴扫）或者螺距（螺旋扫）。如果螺距增加，覆盖解剖感兴趣区的 X 线束剂量减少。一些新型 CT 扫描仪在螺距增加的情况下自动提示或直接将 mA 提高，这使得剂量不能每次都得到控制。
5. 减少多次扫描中的对照扫描。通常 CT 扫描在注射对比剂前，期间，注射后进行，未注射对比剂时进行的扫描可以适量减少。
6. 杜绝不必要的 CT 扫描。在一些病例中，传统的 X 线片、超声或者磁共振成像（MRI）检查与 CT 同样有效并且辐射更低。

数字放射影像（图 14-51）

概述（图 14-51）

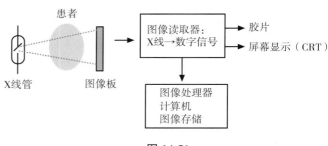

图 14-51

数字放射影像（计算机放射影像）以数字（计算机）的形式取代传统的放射技术的屏/片系统的模拟图像数据。数字放射成像系统的重要组成部分，是图像板和读片者。任何常规的 x 线放射影像系统，可用于 X 射线的发生。如需详细资讯，请参阅 *RadioGraphics* 27：675-686，2007。

图像板（图 14-52）

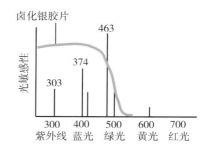

图 14-52

图像板在功能上类似普通屏幕。所不同的是它使用可产生模拟图像的磷光粉材料而非稀土元素。磷光粉包括铕（EU）含钡（Ba）氟代卤化物（Eu^{2+}）的：BaFX，其中 X 为氯，溴，碘等）。经过 X 线曝光后（初级激励），该材料分子/离子的结构即发生相应改变从而储存了 X 线曝光的相关信息，在图像板受到次级激励时（读取光）释放与 X 线图像一致的荧光。整个过程的顺序如下：

1. X 射线撞击成像板。

2. Eu^{2+} 电离成为 Eu^{3+}。

3. 从 Eu 电离出来的电子被卤化物捕获，产生一个半稳定的 F 中心（X 线在这种形式存储）。

4. 如果此时用可见光再次扫描成像板（> 500 nm，通常为氦 / 氖激光扫描的形式），F 中心的电子将再次被释放。

5. Eu 重新获得电子，产生荧光（波长 400 nm 的蓝紫色光）。

- 胶片上的 Eu：BaFX 粒子大小约为 5 ~ 10 μm 粒子越大，光释放率越高；粒子越小，图像越锐利

- 读取光一旦移除，Eu：BaFX 的荧光即呈指数衰减（荧光衰减一半的时间为 0.8 μs）（图 14-53）

- 衰减指影像板内存储的 X 线信息随时间的丢失。一般来说在获得 X 线 8 h 后，荧光会丢失 25%

- 影像板也对包括 γ 射线，α 射线，β 射线等其他形式的辐射敏感，因此保存影像板应该注意远离其他形式的射线源

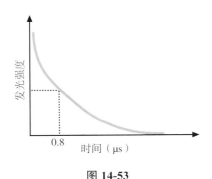

图 14-53

图像读取（图 14-54 ）

影像板上储存的信息由一个激光扫描仪转换成数字信号。经过激光的激发，影像极上的潜变成可见光，高效传导至集光管。

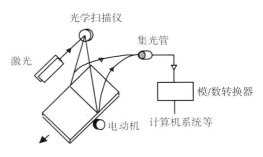

图 14-54

存储

128 级灰度（或颜色）需要 2^7 比特的信息。

256 级灰度（或颜色）需要 2^8 比特的信息。

因此，一个 256 色的 256×256 矩阵图像需要 256×256×1 字节的存储空间，即 65，536 字节。由于 1kB ≈ 1024bytes，所以上图大约 64kB。同样，一个 512×512，64 色的矩阵也需要 64kB。

举例

18 的二进制码是多少？

答案

18=16+2=000010000+00000010=000010010

核物理

原子结构

原子由质子、中子和电子构成。

原子

	电荷（库伦）	相对质量
质子	$+1.6 \times 10^{-19}$	1820
中子	无	1840
电子	-1.6×10^{-19}	1

二进制码

8	7	6	5	4	3	2	1	0
2^8	2^7	2^6	2^5	2^4	2^3	2^2	2^1	2^0
256	128	64	32	16	8	4	2	1
100000000	010000000	001000000	000100000	000010000	000001000	000000100	000000010	000000000

质子和中子比电子重约1800倍。原子核在整个原子中占体积比较小（约10^{-13} cm，是原子体积的10^{-5}）。

每克物质的电子数 = 阿夫加得罗常数 X Z/ A。其中 Z = 原子序数，A = 原子质量数（如下所述）。

电子按照壳层排列（电子数目 K < L < M < N）（图14-55）以及次级壳层（p，q，r 等等）。各个壳层上电子的结合能（BE）用 eV 度量。1 eV 相当于一个电子由1 V 电压加速所得到的能量。遵循以下法则：

- BE 由内层向外层递减
- 对每层 BE 遂 Z 增加而增加
- 元素的 K 层电子结合能增加大致与 Z^2 成正比

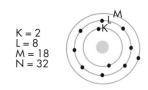

K = 2
L = 8
M = 18
N = 32

图 14-55

结合能

元素	Z	K 层电子结合能（keV）	L 层电子结合能（keV）
氢（H）	1	0.014	–
碳（C）	6	0.28	0.007
氧（O）	8	0.53	0.024
铁（Fe）	26	7.11	0.85
碘（I）	53	33.2*	5.19
铟（In）	69	59.4	10.1
钨（W）	74	69.5	12.1
铅（Pb）	82	88	15.9

* 用于碘对比剂增强研究的理想 keV

势能（图 14-56）

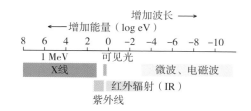

增加波长 ⟶
⟵ 增加能量（log eV）
8 6 4 2 0 -2 -4 -6 -8 -10
1 MeV   可见光
X线   微波、电磁波
              红外辐射（IR）
紫外线

图 14-56

常见的四类势能：

- 强势能（原子核；相对强度 1）
- 电磁势能（相对强度 10^{-2}）
- 弱势能（相对强度 10^{-3}）

- 重力势能（相对强度 10^{-39}）

带电体相互作用时释放电磁感应辐射。辐射的能量（E）取决于其波长（λ），普朗克常量（h）和电磁辐射（或光）的速度（c）。

$$E = \frac{hc}{\lambda}$$

对于波长以 Å 记，E 以 keV 记的特殊情况，公式简化如下

$$E(keV) = \frac{12.4}{\lambda(\text{Å})}$$

能量和质量（m）的相互关系如下：

$$E = mc^2$$

其中 c = 光速。质量用原子质量单位（amu）即碳原子质量的 1/12 记。质能用兆电子伏记（MeV）。高动能（如 20MeV）电子以接近光速运动，质量和亚原子结构为：

电子：0.000549 amu　0.511 MeV
质子：1.00727 amu　937.97MeV（%1°9 eV）
中子：1.00866 amu　939.26 MeV

举例

将一个氘核（质量 =2.01359 amu）分离成质子和中子的能量是多少？

答案

氘核能量 = 2.01359 amu；质子和中子的质量之和 = 2.01593 amu；差异 = 0.00234 amu。因 1 amu = 931.2 MeV 与该质量相当的能量 = 2.18 MeV。

核素

元素的种类是由质子数（Z）决定的。某种元素可能因为中子数（N）的不同而有多种同位素。原子核中的粒子（Z+N）称为核素。原子质量数（A）计算方法如下：

$$A = Z + N$$

同分异构体指核素的不同激发能态。同分异构体区别于基态的表达方法是在核素符号的后方加一星号。部分同分异构体的半衰期较长，因而也叫半稳态，用缩写 m 表示（例如 ^{99m}Tc）。不稳定的成为放射性核素。放射性核素通过释放电磁波或粒子的形式达到稳定。核素的稳定性由两个相反的力决定（图14-57）：

核素

	成分	符号	举例
核素	质子数相等	Z	$^{131}_{53}I$ 和 $^{125}_{53}I$
同重核	相同原子质量	A	$^{131}_{53}I$ 和 $^{125}_{54}Xe$
等中子素	相同中子数	N	$^{13}_{7}N$ 和 $^{14}_{8}O$
同分异构体	不同能级	A+Z	^{99}Tc 和 ^{99m}Tc

- 强作用力（核子对之间的力：质子 / 质子，质子 / 中子），吸引力，短距离下相互作用
- 静电力，只存在于质子之间，属于排斥力

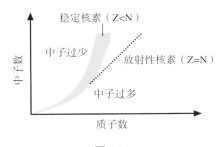

图 14-57

对于稳定的"轻核"（A < 50），质子数约等于或略小于中子数。对于"重核"中子数必须大大多于质子数从而维持核的稳定。中子过多的核素通常发生 β（-）衰变。核的稳定性由质子和中子数决定，用结合能或质量亏损来衡量。

稳定性

Z	N	稳定原子核数目
偶数	偶数	164
偶数	奇数	56
奇数	偶数	50
奇数	奇数	4

衰变

放射性核素通过 α 衰变、β 衰变和 γ 衰变三条途径衰减从而达到稳态。

α 衰变（图 14-58）

衰变过程中原子核释放 α 衰变粒子（两个质子和两个中子：$^4_2$He）α 粒子质量大而速度相对慢，甚至无法穿透纸张。α 辐射源不能用于成像。从 $^{222}_{88}$Ra 到 $^{222}_{88}$Rn 属于 α 衰变。原子质量 > 150 的核素最容易释放 α 粒子。α 粒子的能量通常很高（例如 ^{226}Ra 释放

α 粒子能量高达 4.78 MeV）。

放射性元素的衰变

衰变	Z 改变	A 改变	举例
α	–2	–4	^{226}RA
β（同种元素转换）			
β（–）	+1	不变	^{131}I, ^{133}Xe
β（+）	-1	不变	^{11}C, ^{15}O, ^{18}F, ^{68}Ga
电子俘获	-1	不变	^{123}I, ^{201}TI, ^{111}In, ^{67}GA
γ（同分异构转换）			
γ 放射	不变	不变	^{99m}Tc, ^{113m}In, ^{81m}Kr
内转换			

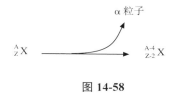

图 14-58

β 衰变

β 衰变中，原子核内一中子转变为质子或一质子转变为中子。β 衰变由下述形式之一发生：

- β（-）：电子发射
- β（+）：正电子发射
- 电子捕获

β（–）电子发射（图 14-59 和图 14-60）

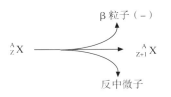

图 14-59

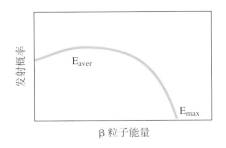

图 14-60

中子转变为质子后，从原子核内（非外壳）释放 β 粒子（电子）同时伴有反中微子（不带电）。一个

2 MeV 的 β 粒子在软组织中只能穿透 2 cm 的厚度，因此不能用于成像。

反中微子没有静止质量也不带电，几乎不和其他物体相互作用因而基本没有生物学意义。由于衰减粒子包括电子和反中微子，释放电子的动能不固定，因而 β（-）衰变的能谱是连续的。不同辐射源的最大能量（E_{max}）各不相同（例如 ^3H 衰变：0.018 MeV；^{32}P 衰变：1.71 MeV）。平均电子能量（E_{aver}）约为 E_{max} 的三分之一。

β（+）正电子发射（图 14-61）

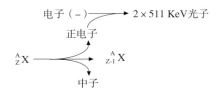

图 14-61

质子转变为中子，多余能量随正电子（β+）和中微子粒子对的形式释放。正电子仅在原子核能量 > 1.02 MeV（相当于电子质量的 2 倍）的情况下发射。正电子行程很短并且很快与电子湮灭。正电子释与电子发生湮灭时，释放 2 个 511 keV 的光子，此过程成为电子对效应。人们将释放正电子的同位素（^{11}C、^{13}N、^{15}O、^{18}F、^{82}Rb）用于 PET 成像检查。

释放的能量从 0 到 E_{max} 不等，称正电子谱。E_{aver} 大约是 E_{max} 的 1/3。

电子俘获（质子 → 中子）（图 14-62）

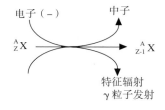

图 14-62

该衰变是另一种形式的正电子衰变。质子从电子层（若从 K 层俘获：K 俘获）俘获一个电子。从 K 层俘获的概率大大高于 L 和 M 层。电子俘获的过程中释放中微子。

电子俘获可能伴有 γ 辐射以及特征辐射，都可用于成像。

γ 衰变（图 14-63）

在 γ 衰变中，能量以 γ 射线的形式释放或者转移给电子（俄歇效应）而中子和质子不变（A 和 Z 不变）。这种激发态向低能级的转变称为同质异能跃迁（与 β 衰变的同重元素转换相反）。γ 衰变通过以下两条途径之一进行（介质相同）：

- γ 衰变释放高能光子
- 内转换：多余能量传递给轨道电子，使其从原轨道射出

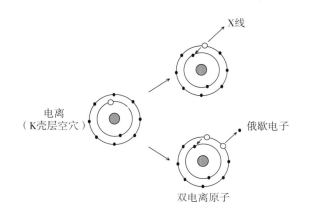

图 14-63

产生特征 X 线辐射或者俄歇电子的最主要决定因素是原子序数 Z。俄歇效应多发生于低原子序数元素（Z < 24，如 C、N、O），而 X 线特征辐射多见于高原子序数元素（Z > 45，如 I、Cs、W、Pb）。过程如下：

- K 层电子收到轰击产生空穴
- K 层空穴由 M 层电子填充
- 多余能量以 X 线形式释放或传递给次级电子
- 次级电子释放（俄歇效应）

γ 辐射和内转换通常相互竞争，转换率（α）定义如下：

α= 释放电子数 / 释放 γ 射线量

该比值低为佳，可以降低患者的吸收剂量。^{99m}Tc 的转换率较低，为 0.1。

举例

钨的 1 个 K 层电子能量为 69.5 keV，L 层一个电子的能量为 11 keV。则其俄歇电子的能量是多少？

答案

电子从 L 层跃迁填补 K 层空穴所释放的能量为 69.5 keV – 11 keV = 58.5 keV，

58.5 keV – 11 keV = 47.5 keV 即为一个俄歇电子的能量。

辐射产物小结

衰减	β（-）衰变结果	β（+）衰变结果	γ 辐射	俄歇电子
β（-）衰变	+	–	+*	–
β（+）衰变	–	+	511 keV	–
电子俘获	–	–	+	–
γ 衰变	–	–	+	–
内转换	–	–	–	+

* 瀑布效应（例如 ^{131}I 衰变）

衰变图（图 14-64 和图 14-65）

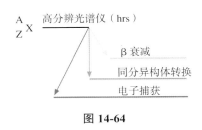

图 14-64

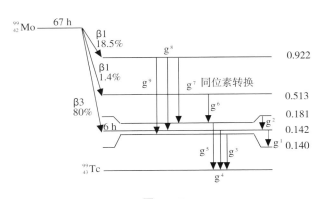

图 14-65

规则：

- 核素按照 Z 的增续从左向右排列
- 负 β 衰变：箭头指右
- 正 β 衰变：箭头指左
- 电子俘获：箭头指左
- 同质异能跃迁：箭头垂直
- 能量从顶部向底部降低

^{99}Mo 衰变图：

- 除了 0.142 MeV 能级（半衰期 6 h），其他激发态都很短暂
- ^{99}Mo 释放 β 粒子而衰变为 ^{99m}Tc 的 0.142、0.513、0.922 MeV 激发态
- ^{99m}Tc 从 0.142 MeV 衰变为 0.14（占 99%）能级（g1），转换为 ^{99}Tc，释放 0.14 MeV 的 γ 射线或者响应的内转换电子

带电粒子范围

带电粒子在介质中的传递范围（R）取决于：

- 能量：粒子具有能量，则范围变大；$R=aE+b$，其中 a 和 b 都是常量。
- 质量：轻核具有较大的范围（例如电子范围＞质子范围）。
- 电量：带电量少的粒子范围较大；电量的符号（负电或正电）不对范围产生影响。
- 介质密度：介质密度越大，粒子移动范围越小。

放射性活度

单位

1 居里（Ci）= 3.7 × 10^{10} 每秒钟衰变次数

1 贝克勒尔（Bq）= 1 每秒钟衰变次数

1 毫居里（mCi）= 37 兆贝克勒尔（MBq）

1 MBq = 27.03 μCi

原子核数量

原子核每单位时间衰变的数目（某段时间内活度，A_t）由衰变常数（c）得来，该常数对于每个核素都是唯一的，放射性原子（N_t）表达如下：

$A = c \times N$

因为每个核素的常量唯一，1mCi 的活度对于 ^{99}Tc 和 ^{131}I 在原子数目上是不同的。例如：

$$N(^{99m}Tc) = \frac{3.7 \times 10^7}{3.2 \times 10^{-5}} = 1.15 \times 10^{12} \text{ atoms}$$

$$N(^{131}I) = \frac{3.7 \times 10^7}{10^{-6}} = 3.7 \times 10^{13} \text{ atoms}$$

质量计算

放射性核素样本的质量（M）由原子数目（N_t）和放射性核素质量数（A）计算：

$$M = \frac{(N_t)}{6 \times 10^{23}} \times A$$

例如，放射性活度为 1 mCi 的 ^{99m}Tc 样本的质量 M 是：

$$M = \frac{(1.15 \times 10^{12})}{6 \times 10^{23}} \times 99 = 1.8 \times 10^{-10}\,\text{g}$$

比放射性活度

特定放射性（SA）指每克放射性物质的放射性（mCi/g），是质量计算的逆运算。SA 与半衰期（$T_{1/2}$）有关

$$SA \approx 1/(T_{1/2} \times A)$$

其中，A 是原子质量。

$$A_t = A_o e^{-(\lambda t)}$$

$$c = \frac{0.693}{T_{1/2}}$$

$$A_t = A_o (0.5)^{t/T}$$

半衰期

放射性核素的半衰期指该核素的放射性活度衰减为初始值（A_o）的一半时所需要的时间。弱半衰期已知，则任意时间点（t）剩余的放射性活度（A_t）均可知。

举例

上午 8 点时 ^{99m}Tc（$T_{1/2}$ 为 6 h）的放射性活度为 10mCi，则其下午 5 点的放射性活度为多少？

答案

时间差 = 9 h，A_t = 10 mCi(0.5) 9/6 = 10 × 0.35 mCi = 3.5 mCi。

半衰期查询表

半衰期数	剩余放射性活度
0.5	0.707
1.5	0.35
2	0.25
3	0.125
4	0.0625
6	0.0156

举例

如果某放射源每秒钟衰减 1%，则它的 $T_{1/2}$ 是多少？

答案

T=0.693/1% = 0.693/0.01=69.3 h

有效半衰期

放射性核素在人体内的减少不仅与该素质的衰减（$T_{phys} - T_{1/2}$）有关，同时与人体对物质的清除（T_{bio}）有关。有效半衰期（T_{eff}）应当为：

$$T_{eff} = \frac{T_{phys} \times T_{bio}}{T_{phys} + T_{bio}}$$

举例

^{131}I 的物理半衰期为 8 天，生物半衰期为 64 天。其有效半衰期为多少？

答案

T_{eff}=（8 × 64）/（8+64）=7.1 天

累积活性

$$A_{cum} = A_0 \times \text{某器官剂量分量} \times 1.44 \times T_{eff}$$

放射性统计

常用的三种计算方法如下：
- 置信限计算
- 计数率计算
- 计数时间计算

置信度计算

对于一个给定的样本大小 N，样本的标准差（sd）是：

$$sd = \sqrt{N}$$

因而：

$N \pm \sqrt{N}$ 的置信限值是 68%

$N \pm 2\sqrt{N}$ 的置信限值是 95%

$N \pm 3\sqrt{N}$ 的置信限值是 99%

对给定的置信水平，不确定度为：

不确定度 $= n\sqrt{N/N}$ 或 $n(sd/N)$

其中，n 是标准差数（例如，1 对应 68%，2 对应 95%，3 对应 99%）。带有百分数的不确定度是不

确定分数和 100 的乘积。由于不确定度和置信水平通常已知，计算公式可如下表示：

$$N = (n/\,\text{不确定度})^2$$

举例

为得到 1% 的不确定限值和 95% 的置信水平，所需样本数量为多少？

答案

$$N = (2/0.01)^2 = 40000$$

计数率计算

计数率（R）是将计数总量（c）除以时间（t）而得到。

$$R = \frac{c}{t}$$

如何在给定样本计数率和背景的条件下计算净计数率（NR）的标准差 sd 是个常见问题。事实上 NR 的定义就是两类计数率之间的差：

$$NR = R_{样本} - R_{背景}$$

举例

某样本有 1600cpm（每分钟计数次数），其背景为 900cpm。净计数率的标准差是多少？

$$NR = \sqrt{\frac{样本\,(cpm)}{时间(min)} + \frac{背景\,(cpm)}{时间\,(min)}}$$

答案

$$NR = 1600 - 900 = 500 \; cpm$$
$$sd = \sqrt{1600 - 900} = 50 \; cpm$$
$$NR = 500 \pm 50 \; cpm$$

计数时间计算

计数时间（t）达到一定的精度可如下式表示（该式可从上式推导）：

$$t\,(min) = 10\,000/\,活动\,(cpm) \times 误差\,(\%)$$

举例

一个样本有 3340 cpm。这个样本需要多长时间的计数才能够达到 1% 的精度？

答案

$$t = 10\,000/(3340 \times 1) \approx 3 \; min$$

放射性核素的生产

放射性材料可通过以下 3 种途径生产：

- 在反应堆中对稳定放射性核素施以照射（用低能中子轰击）
- 在回旋加速器中对稳定放射性核素施以照射（用高能质子轰击）
- 重核裂变

反应堆（中子粒子轰击）

核反应堆是具有大量低能（0.025 eV）中子的热中子源。在这样的能量下，因为没有排斥的库仑力，中子可以很容易地被稳定核素捕获。需要注意的是：

- 捕获中子后核素质量数增加 1
- 元素种类不发生变化（即产生同位素）
- 产生的同位素很容易被其他反应产物所污染（非无载体）

举例（图 14-66）

$$_Z^A X + _0^1 n \longrightarrow _Z^{A+1} X + \gamma 射线$$

图 14-66

回旋加速器（带电粒子轰击）

回旋加速器是大量高能（MeV）带电粒子源，例如质子（$_1^1 P$），氘核（$_1^2 D$），氦同位素 $_2^3 He$，或者 α 粒子（$_2^4 He$）。每种带电粒子都有一个临界能量值。低于临界能量由于库伦力的作用不会发生反应。临界能量通常是 MeV 级。需要注意：

- 回旋加速器反应的过程中会发生元素种类的变化
- 回旋加速器生产的同位素缺失中子，同时会因电子俘获衰变或正电子发射而衰变

举例（图 14-67）

$$_{30}^{68} Zn + _1^1 P \rightarrow _{31}^{67} Ga + 2n$$

通过衰减也会间接形成放射性核素，例如

$$_{52}^{122} Te + _2^4 He \rightarrow _{54}^{123} Xe + 3n \rightarrow _{52}^{123} I$$

$$_{81}^{202} Tl + P \rightarrow _{82}^{201} Pb + 3n \rightarrow _{81}^{202} Tl$$

$${}_{Z}^{A}X + {}_{1}^{1}p \longrightarrow {}_{Z+1}^{A}Y + n$$

$${}_{Z}^{A}X + {}_{1}^{1}p \longrightarrow {}_{Z+1}^{A-1}Y + 2n$$

图 14-67

裂变

裂变是指重原子核分裂成原子序数大约减半的两个小核。事实上几乎所有 Z=30 ～ 60 的元素都是裂变的结果。反应的启动需要一个中子，每次反应都会释放 4 个中子。裂变是很好的能源（如电力），但如果不加控制会导致失控的连锁反应，如同引爆一颗原子弹。${}^{131}I$ 和 ${}^{99}Mo$ 都是裂变的产物。

举例

$${}_{95}^{235}U + n \to {}_{56}^{141}Ba + {}_{36}^{91}Kr + 4n$$

发生器

放射性核素发生器中是把长半衰期核素衰变成一个子体核素的设备。最常用的是 ${}^{99}Mo/{}^{99m}Tc$ 发生器（图 14-68 和图 14-69）。

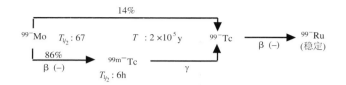

图 14-68

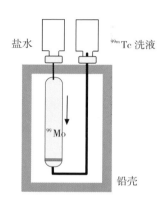

图 14-69

常见的医用放射性核素

同位素	能量（keV）	半衰期	设备	最佳准直器	生物分布	应用
${}^{99m}Tc$	140	6 小时	发生器	低	游离锝：唾液腺，胃，肠；胶体硫：肝，脾，网状内皮系统（RES）	范围广，详见第 12 章
${}^{123}I$	159，529	13.2 小时	加速器，回旋加速器	低	甲状腺	甲状腺诊断
${}^{131}I$	80，284，364，637	8 天	裂变反应堆	中等	甲状腺	甲状腺代谢；切除术
${}^{201}Tl$	80，135，167	3 天	回旋加速器	低	类"K$^+$"；高强度内脏最大负荷运动下	心脏、脑淋巴瘤和弓形虫病鉴别
${}^{81m}Kr$	191	13 秒	发生器	中等	肺；可用于灌注后；价格昂贵	$\dot{V}/\dot{Q}$ 扫描
${}^{133}Xe$	80	5.2 天	裂变反应堆	低	肺；价格低廉，需要负压室；因 ${}^{99m}Tc$ 在 140 keV 下产生散射线需用于灌注前	$\dot{V}/\dot{Q}$ 扫描
${}^{111}In$	172，247，392	2.8 天	回旋加速器	中等	脾；使用 300 ～ 500 μCi	白细胞
${}^{67}Ga$	93，185，300，393	3.3 天	回旋加速器	中等	软组织（清除需要等待三天）；肝；泪腺；结肠；骨髓	淋巴瘤（替代 PET），心肌炎、肺囊虫肺炎 *
${}^{133}Ba$	81，276，303，356	10 年	裂变反应堆	—		
${}^{137}Cs$	622	30 年	裂变反应堆	—		

* 现在被称为肺部囊虫病（Frenkel 1999）

母体核素 ^{99}Mo 目前通过裂变 ^{235}U 获得（过去曾通过中子活化 ^{98}Mo 的方法获得）。^{99}Mo 产生后进行化学纯化，之后通过阴离子交换牢固地吸附于氧化铝（Al_2O_3）柱上。这些氧化铝柱随后存放于铅容器内并消毒。子体产物 ^{99m}Tc 可以用生理盐水从氧化铝柱中提取，因为 ^{99m}Tc 可溶于水而 ^{99}Mo 不溶于水。

发生器的运转

下图描述了 ^{99}Mo（半衰期 67 h）的衰变以及 ^{99m}Tc（半衰期 6 h）的生成（图 14-70）。因为反应达到平衡需要四个子体核素半衰期，因而可以每天从发生器中收集一些反应产物。

- 1 个半衰期：可获得 44%
- 2 个半衰期：可获得 67%
- 3 个半衰期：可获得 80%
- 4 个半衰期：可获得 87%

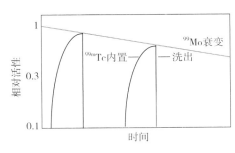

图 14-70

反应平衡（图 14-71）

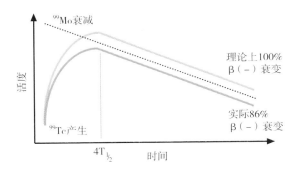

图 14-71

母体和子体核素的平衡状态可分为两类：

- 瞬态：母体半衰期 > 子体半衰期（例如 ^{99}Mo/^{99m}Tc 发生器）。理论上子体核素的活性比母体核素略高，事实上该状态仅存在于当母体核素 100% 衰变为子体核素时。对于 ^{99}Mo，实际反应中仅有 86% 的 ^{99}Mo 衰变为 ^{99m}Tc（14% 直接衰变为 ^{99m}Tc）。因而 ^{99m}Tc 的实际活性比 ^{99}Mo 略小。

- 稳态：母体半衰期 > 子体半衰期（例如 ^{113}Sn/^{113m}In 发生器、^{226}Ra/^{222}Rn 发生器）。母体核素和子体核素的活性大致相等。

发生器效率

效率（E）定义如下：

E = 洗提产物的活性 / 氧化铝柱上子体产物的活性

^{99m}Tc 发生器效率为 70% ～ 90%

剂量测定

累积剂量

累积剂量定义为每个单位累积放射活性（μCihr）下的器官剂量（rad），用 S 因子表示。这个因子是结合多个物理和生物因素综合考虑的一个术语。S 因子对每个放射性核素和器官是唯一的。从源器官（S）到靶器官（T）的辐射剂量（D）用公式表示为：

D（T ← S）= 1.44 × 源器官中的放射性活度 × T^{eff} × S 因子

D（T ← S）= A_{cum}（μCihr）× S 因子

举例

2mCi 的 Tc 胶体对肝和睾丸的放射剂量分别是多少（假设 90% 的放射有公布于肝并存留）？

S（肝←肝）= 4.6 × 10^{-5}；S（睾丸←肝）= 6.2 × 10^{-8}。Teff = 6 h。

答案

源器官（肝）的放射性活度 = 0.9 × 2.0 mCi = 1.8 mCi

D（肝←肝）= 1.44 × 1800 × 6 × 4.6 × 10^{-5} = 0.72 rad

D（睾丸←肝）= 1.44 × 1800 × 6 × 6.2 × 10^{-8} = 0.001 rad

剂量

剂量 = 3.07 × 放射性活度（μCi/g）× T_{eff}（h）× 辐射能量（MeV）

探测器

探测器的种类

- 充气式探测器（电离室，正比计数器，盖革 - 米勒计数器）

- 闪烁计数器（NaI 晶体计数器）
- 固态探测器（锂化镉计数器）

探测器的效率（E）

探测器概览

探测器	效率	死区时间	能量识别	使用
电离室	极低	无	无	剂量校准
正比例计数器	极低	ms	中等	未使用
盖革计数器	中等	ms	无	辐射调查
闪烁计数器	高	ms	中等	通用探测器
固态计数器	中等	< 1ms	很好	种子激发

探测器的死区时间（图 14-72）

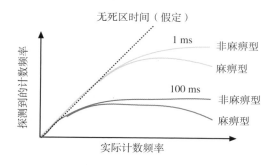

图 14-72

在一次计数后的一段时间内，探测器对辐射不敏感的现象。按照死区时间可将探测器分为两类：

- 麻痹型探测器：第二次辐射会延长死区时间。例如，探测器死区时间为 100 μs，第二次照射发生在第一次照射后 30 μs，那么该探测器在之后 130 μs 内都会不敏感
- 非麻痹型探测器：第二次辐射不会延长死区时间。若一探测器死区时间为 100 μs，第二次照射发生在第一次照射后 30 μs，探测器的不敏感时间仍为 100 μs

充气式探测器（图 14-73）

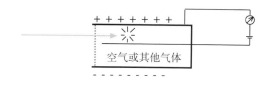

图 14-73

探测器充有惰性气体（氩气），通常混合乙醚用于抑制探测器受激发光。最初入射线束会产生一个离子对，继而产生电流。点流量取决于以下几个因素：

- 所使用的电压（最重要）
- 电极：距离，形状，几何
- 气体：类型，压力，温度

探测器对于不断增强的电压探测器具有 5 种不同的反应（图 14-74）：

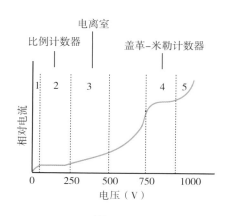

图 14-74

- 1 区（< 100 V）。电压很低，离子对在到达电极之前已经结合
- 2 区（100 ~ 250 V）。电压足以吸引辐射产生的所有离子对。电压变化不影像电流大小（电离室因此稳定可靠）。电离室（即剂量校准器）在此电压范围内工作
- 3 区（250 ~ 500 V）。电压较高，足以使次级离子对经过碰撞产生。电压的改变明显影响电流的大小。正比探测器在此电压范围内工作（很少在核医学中使用）
- 4 区（750 ~ 900 V）。电压非常高，令线束导致气体放电（电离，激发，紫外线产生）。该区域对辐射十分敏感，是理想的辐射探查装置（盖革 - 米勒计数器在此范围内工作）。放电结束后，需要将电压降为零使气体不再具备放点条件。此外，在惰性气体中添加乙醇、乙醚或卤素可抑止气体发光。淬灭放电（探测器的死区时间）需要 50 ~ 200 μs。目前可用的最大计数率是每分钟 5 万次。此区域内离子重组问题可能是最大的问题
- 5 区（> 900 V）。电压极高，气体自动解离，辐射已经无意义

光电倍增管（图 14-75）

最常见的光电倍增管（PM）含有碘化钠（NaI）晶体（中等密度和有效原子序数）。晶体掺杂了少量

铊从而使得光输出提高 10 倍。碘化钠晶体具有吸湿性，因此必须铝容器密封。真空光电倍增管内的倍增极通过产生次级电子放大原始信号（光子）。通常情况下为每个入射光子产生 $10^5 \sim 10^8$ 个电子。

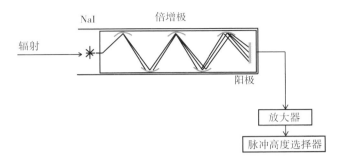

图 14-75

放大器将光电倍增管的电压峰值由毫伏级增至伏特级。脉冲高度选择器（PHS）是一种电子装置，帮助操作员从待选范围内选择特定的电压脉冲。PHS 的重要性在于：

- 从特征辐射中识别散射线
- 在给定能谱内识别不同峰值（代表不同的同位素）

光电倍增管对单色辐射的响应如图所示（图 14-76）：

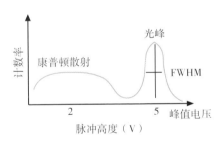

图 14-76

$$\text{能量分辨率} = \frac{\text{FWHM} \times 100}{\text{峰值电压}}$$

其中 FWHM= 半高宽。在良好的探测器系统中能量分辨率范围为 10% ～ 14%（140keV 的 ^{99m}Tc）。除了光峰和康普顿高台区域，光电倍增管也可以检测其他种类的高峰段，包括：

- K- 逃逸峰：位于 γ 线光电峰之下 28keV 处（I=28 keV 的 K 壳层中的光电相互作用）
- 总和峰：指与不同 γ 线能量的总和相对应的额外峰值。该峰值是人为设定
- 来自铅防护设施的背散射和铅的 X 线峰

井式计数器

一个井式计数器的总效率（E_{tot}）需要综合考虑几何和固有效率：

$$E_{tot} = E_{gecm} \times E_{int}$$

其中 E_{int}= 探测到的射线量 / 探测器的入射线量。剂量校准器的精度应优于 ±5%。几何的效率取决于：

- 样品在探测器中的几何排列
- 计数率：计数率高（> 10^6 cpm）。由于存在死区时间，实际计数率应较估计值小
- 样品量：高样本量（> 2 ml）会令效率降低

光峰计数率的计算

实际计数率 = 射出线束数 × E_{rot}

举例

^{99m}Tc（140 keV；1 μCi）的实际计数率是多少？

答案

因为 1μCi = 37，000 cps（1mCi = 37MBq），计数率 =3.7 × 104× 60 sec/min × 0.84 = 1.86 × 10^6

液体闪烁探测器

液体闪烁计数器主要用于计数 β 放射元素（^{3}H，^{14}C，N，O，P，S）因为这些元素的辐射（带电粒子）在固体和液体中的射程很短。液体闪烁探测器与井式探测器不同之处在于其光电倍增管（PM）存放于隔水容器中。需要被"计数"物质（如：组织样本）先由一种化学闪烁晶体（PPO，BBOT）培养，其目的是释放出光被光电倍增管探测。

扫描仪

安格尔照相机（图 14-77）

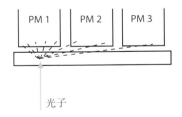

图 14-77

一个典型的照相机含有 0.25 ～ 0.5 英寸厚的 NaI 晶体（总厚度通常在 11 ～ 20 英寸）和多个光电倍增

管（1 英寸 =2.54 cm）。

- 小视野，便携式照相机，37 个光电倍增管
- 大视野，老式照相机，55 个光电倍增管
- 大视野，新式照相机，55 ～ 91 个光电倍增管

专门设计的安格尔电路可以对入射光子进行空间定位。距离入射光子最近的光电倍增管获得了最大量的信息，相邻的光电倍增管获得的信息就少一些。分辨率在 1 ～ 10 cm。光子的转换效率为 10% ～ 15%。

信息密度

信息密度（ID）指晶体表面单位面积的计数。

$$ID= \frac{计数}{晶体面积（cm^2）}$$

晶体面积 = π × 晶体半径^2

图像均匀性

- 图像不均匀最主要原因是电子因素（例如对光电倍增管的响应）
- 为了让不均匀性保持在最低水平，必须调整好闪烁的相机。由于光电倍增管可能发生增益漂移（其原因是存在电压波动），所以例行的光电倍增管均匀性检查非常重要
- 要求常规图像的不均匀性应该 < 3%，PET 和 SPECT 图像的不均匀性 < 1%

准直器（图 14-78）

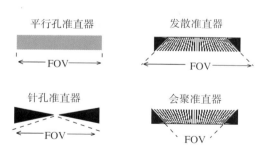

平行孔准直器　　　发散准直器

针孔准直器　　　会聚准直器

图 14-78

准直器能够降低光子散射线量（通常全部光子的 50% 被散射），同时确定几何视野（FOV）。对成像而言，只有从被照体射出且与准直器轴线平行的初级光子能对成像发挥作用。准直器种类繁多。平行准直器具有无变形无放大的优势；聚合准直器适合对小器官的成像（放大视图）；发散准直器可用于拍摄尺寸大于晶体的器官；针孔准直器具有最高的分辨率因而用于甲状腺成像。准直器的分辨率计算公式如下：

$$R = \frac{d(F + L + c)}{L}$$

其中 d 是小孔直径，F 是光源到准直器的距离，L 是长度，c 是晶体厚度。毗邻准直器的位置可以得到最高的分辨率。

要点

- 平行准直仪最常用
- 会聚和发散准直器由于电子放大装置的应用已经被淘汰

单光子发射计算机断层成像

单光子发射计算机断层成像（SPECT）的平行孔准直器放置于摄像头上。摄像头（32 或 64 段式）像 CT 仪那样绕患者旋转，断层图像由软件重建。SPECT 存在的问题包括：

- 每个像素的灵敏度是不一样
  准直仪灵敏度的依赖于深度
  来自不同组织的辐射衰减的程度不同
- 很难收集到某个特定的列的数据
  康普顿散射
  准直器的分散区域（因而使用带有较长孔径的特殊准直器）

正电子发射计算机断层扫描（PET）（图 14-79）

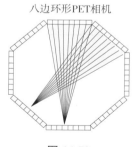

八边环形PET相机

图 14-79

当质子和电子相抵消时会产生 2 个 511keV 光子沿着相反方向射出。此种现象称为湮没。对湮没的探测是 PET 的成像原理基础。正电子发射的同位素包括 ^{11}C，^{13}N，^{15}O，^{18}F，和 ^{68}Ga。所发射的两个光子由一个探测器对接收。符合电路专门接收短时间内（通常为 5 ～ 20 ns）的成对光子。若探测器只接收到一个光子而另一个没有接收到，电路会拒绝接受次光子。这种机制决定了两探测器间的敏感容积；电子准直器因而得以运用（在 PET 中不使用物理准直器）。

空间分辨率

PET 系统的空间分辨率（通常是 4 ～ 8 mm 系统的分辨率）取决于①探测器的分辨率和②正电子范围和角度内分布的光子。组织中的正电子的范围取决于其能量大小，也就是放射性核素的特征（例如 ^{18}F 2.8mm、^{11}C 3.8 mm、^{68}Ga 9 mm）。由于质子和电子在相互作用的时候不是完全静止，因而实际所产生的两个湮没光子夹角也并非绝对的 180°。

探测系统（图 14-80）

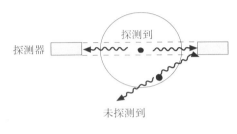

图 14-80

为接收 511 keV 的湮没光子，要求探测器具有更高的制动能力，传统的 NaI 晶体无法满足此要求。

锗酸铋（BGO）的是目前的首选探测器材料。虽然氟化钡具有衰减时间短的优势，但检测效率低。钆酸乙酯（GOS）具有两个探测器材料的优点，但价格昂贵。

灵敏度

为了提高灵敏度，将多对探测器安装于环状或六角形阵列之上，每个探测器同多个探测器位置相对。与 SPECT 相比，这样的排布将灵敏度提高了 10 ～ 20 倍。

质量保证（QA）

平面成像的质量保证

3 个最常用的质量检测参数为：
- 峰值
- 场均匀性
- 空间分辨率

峰值

是指调整能量窗宽，以使同位素的光电峰值为中心：
- 每日执行
- 确保 PHS 准确地设置于理想的光电峰值

- 方法
  1 ～ 2 mCi ^{99m}Tc
  140 keV，20% 的窗口

场均匀度（图 14-81）

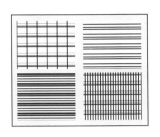

图 14-81

这个测试是日常的均匀性矫正的开启与关闭。
- 使用洪水场图像；可采用距离相机 2m 的一个点源（例如，^{99m}Tc 不加准直器），且移除准直器。或通过有或没有准直器的圆形洪水源（^{57}Co）实现。
- 若使用 ^{57}Co，光电峰值仍需要按 ^{99m}Tc 进行调整。

均匀度校正以洪水场作为指南，对每个成像进行均匀性校正。场不均匀性的原因包括：
- 晶体：可能被损坏
- 光电被增管：不平衡的增益，老旧光电被增管
- 电子：非均匀校正，未集中于光电峰值的窗口
- 屏幕污物
- 相机：镜头污物

分辨率和线性度

测试利用条带显像进行。最近的条带间距一般为 3mm。线性度将保证线显像为直线。

SPECT 的质量保证

- 旋转坐标刻度。转换极少像素可能产生回响信号
- 图像均匀度应该好于 1%（传统图像要求 < 3%）
- 均匀度在管球旋转的不同角度下进行测试

剂量检测器的质量保证

精确性和准确度

每日进行显像测试，测试 ^{57}Co（122 keV；接近 Tc 峰值）和 ^{137}Cs（662keV；接近 Mo 峰值）。浮动应该 < 5%。

线性度

线性度是 48 h 内 ^{99m}Tc 重复测试的 1/4。延迟曲线应该在半对数表格上呈现出一条直线。准确度应该 < 5%。

放射生物学

概述（图 14-82）

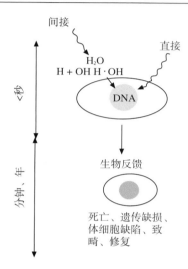

图 14-82

电离辐射由间接电离的电磁波（X 线和 γ 射线）或直接电离的微粒（α 粒子和 β 粒子，中子）组成。因为所有辐射通过电离产生损伤，差异是定量而非定性。细胞分子的电离产生体内能量沉积（最低能量：13 eV）：

- 每克组织中吸收的总能量小，但转让给孤立分子的能量相对较大，每人 400 rad 的剂量可产生严重伤害，但这些能量如果转化为热，只会使组织加热 10^{-3}°C
- 每克水或组织中相对很少的分子在 400 rad 的辐射中发生电离，但每次电离对分子有强烈的破坏作用
- 电离产生一系列化学反应，最终可引起放射损伤

线性能量传递（图 14-83）

线性能量传递（LET）定义为带电粒子（dE_{local}）沿路径通过组织（dx）到目标原子的转化能量比率。换言之，线性能量传递测量的是沿辐射束发生电离的密度。

$$LET（keV/\mu m）=dE_{local}/dx$$

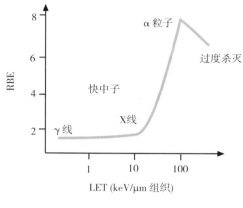

图 14-83

线性能量传递高的射线（粒子：α 粒子，质子和中子）比 LET 低的射线（电子，γ 线，X 线）产生更严重的损害。例如：在吸收剂量相同时，由中子辐射引起的辐射性白内障是由 X 线辐射引起的 10 倍。邻图显示了相对生物有效性（RBE）与 LET 的关系。

辐射单位

不同的单位和数量用于量化辐射。

单位概观

数量	常规	SI 单位	转化
曝光	伦琴（R）	库仑/千克空气（C/kg）	1C/kg=3876R 1R=258μCi/kg
剂量	拉德	戈瑞（Gy）	1Gy=100rad
剂量当量	雷姆	希沃特（Sv）	1Sv=100rem
放射性活度	居里（Ci）	贝克勒尔（Bq）	1mCi=37MBq

曝光

曝光是最普通测量，用于确定一定面积的接收辐射量。常用单位是伦琴（R），国际单位是库仑每千克。曝光可通过测量放置于 X 线中的电离室内空气电离量直接获得。根据定义，1 伦琴产生离子对 $2.08×10^9/cm^3$。因为空气质量为 0.001293 g/cm^2，1R=$2.58×10^{-4}$ C/kg 空气。曝光的下降反比于与放射源距离的平方：

$$曝光距离=\frac{单位距离的剂量×1}{距离^2}$$

伽马源发射率的曝光率定义为：

$$曝光率 = \frac{放射性活度×比例常数}{距离^2（cm^2）}$$

举例

2 min 距离 20 mCi 的 ^{99m}Tc 5 cm 远的手部曝光率为多少（准备剂量为典型的骨显像剂量）？^{99m}Tc 的比例常数为 0.7 Rcm^2/mCi/hr。

答案

比例 =（20 mCi）×（0.7 Rcm^2/mCi/h）/（5 cm）^{2}= 0.56 R/h 或 18.7/2（mR /min）

吸收剂量（图 14-84）

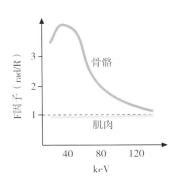

图 14-84

人体在曝光中大约吸收 90% 的诊断辐射。吸收剂量定义为单位质量的组织吸收的辐射能量值。常用单位为拉德，国际单位为戈瑞：

1 Gy=100 rad=1 J/kg=10 000 erg/g

1 rad=100 erg/g=0.01 J/kg

对于特定的光子能量谱和特定类型的组织，吸收剂量正比于曝光量。

F 因子是吸收剂量（rad）与曝光（R）的比值，准许使用常用单位。F 因子的重要规定有：

- 取决于辐射的能量
- 不同材料的 F 因子不同，空气的 F 因子为常数
    空气：0.873 rad/R
    骨骼：诊断 X 线达 3 rad/R（范围在 2.8 ~ 4+）
    软组织：诊断 X 线达 1 rad/R（范围在 2.8 ~ 4+）
- 对高 Z 的材料和低能量光子 F 因子更大

集合能量是身体吸收的全部能量和。集合能量不仅取决于吸收剂量值，还取决于曝光组织的质量。常用单位为克拉德（=100 erg 的吸收能量），国际单位为焦（J）：

1 J = 10^7 erg = 10 000 gram – rad

生物学效应

不是所有类型的辐射都具有相同的生物学效应。两个与生物学效应关联的物理量：剂量度量（H）和相对生物有效性。H 是最常用的测量值，记录个人曝光量。常用单位是雷姆，国际单位是希沃特（Sv）。1 Sv=100 rem。

H（rem）= 剂量（rad）× W_R × 剂量分布因子 × 其他修订因子

W_R 是辐射的权重因子，早期称为品质因子（NCRP 报告，1987）。W_R 于 1991 年（ICRP 报告 60，1991）引入，并已于 1993 年（ICRP 报告 116，1993）更新。W_R 被确定为依据线性能量传递的相对生物有效性因子的平均值，作为常用计量，用于计算人体生物学有效剂量。

辐射权重因子（W_R）

水的 LET（keV/μm）	W_R	辐射类型
≤ 3.5	1	β 粒子、γ 线、X 线
7 ~ 23	5 ~ 10	低速中子
23 ~ 53	20	快速中子
53 ~ 175	20	α 粒子、重中子

辐射的相对生物有效性，描述惯有的生物效应的产生，定义为：

$$RBE = \frac{D_{X线}}{D_{辐射}}$$

$D_{X线}$ 是标准辐射（250kVp 的 X 线）产生生物学效应的剂量，$D_{辐射}$ 是辐射测试中产生同等生物学效应的剂量。因为 X 线被用作参考，X 线的 RBE 值为 1。

辐射效应

放射化学反应的步骤为：

- 物理损伤（主要事件：电离）发生时间 10^{-12}s
- 理化损伤（产生自由基）发生时间 10^{-10}s
- 化学损伤（DNA，RNA 改变）发生时间 10^{-6}s
- 生物损伤寿命，持续几分钟至几年

辐射效应的目标理论

目标理论假设，辐射效应源于细胞内敏感部位的改变（如：DNA）。依据这一理论，电离事件必须直接包括这些部位，其他电离（敏感部位以外的电离）无效。发展目标理论最初为了解释，描述单纯基于辐

射物理本质和细胞内电离统计分布的可视的剂量响应曲线（生物效应结果）。目前这个理论已经过时，因为电离辐射在细胞中产生自由基已经被证实（见下文间接理论部分）。

辐射效应的间接理论

这个理论假设，作用于目标分子的辐射效应介导于电离产生的自由基；自由基的形成需要存在水。辐射间接效应的证据来源于 Dale 的酶羧试验。实验发现溶液中未被激活的酶分子浓度独立。自由基反应包括：

电离反应（基本事件）

- $H_2O \rightarrow H_2O^+ + e^-$
- $H_2O + e^- \rightarrow H_2O^-$

辐射反应（OH 和 H 为自由基）

- $H_2O^+ \rightarrow H^+ + OH\cdot$
- $H_2O^- \rightarrow OH^- + H\cdot$

修正水性因子的放射化学反应

- LET

  高线性能量传递（如微粒辐射）利于形成分子产物（正向反应）：$H_2O \rightarrow \cdot H^+ \rightarrow \cdot OH$ H_2 或 H_2O_2

  低线性能量传递利于 OH 和 H 的自由基的产生，利于 ·OH 和 ·H 重组为水。

- 氧化效应

  高氧张力导致 O_2 和 HO_2 自由基的形成，增加 H_2O_2 的形成，并趋于阻碍逆反应的发生。

  完整的生物系统中氧增敏（增敏）效应可能由于自由基过氧化反应导致：（$R\cdot \rightarrow O_2 \rightarrow RO_2\cdot \rightarrow R\text{-}OOH$）

- 辐射防护药（自由基的消除者）：半胱氨酸、胱胺、巯乙胺（巯基）。

大分子内反应

有机自由基的产生：

- 水性自由基通常通过氢原子提炼产生有机自由基
- 自由基可以拆散 CH，CO，CN，CS，C=C 键
- 有机自由基的演变

  修复：与氢自由基的重组

  与其他有机自由基（同或不同的分子）的反应可导致分子的重排，降解，聚合，交联等

  与氧结合产生异常（受损）分子

- DNA 的效应

  糖 - 磷酸键形成的链断裂导致单链或双链的破坏

  特定的碱基降解（嘧啶或嘌呤）

  糖 - 磷酸键的中断，核苷酸链的碱基降解产生 DNA 中的嘌呤和嘧啶部分

能量传递：

- 电离最初的能量通过多种化学反应传递至目标分子（即不同的中间有机自由基形成）
- 大分子中，能量可从最初受损的位置传递到分子中的敏感部位

细胞损伤

Bergonie 和 Tribondeau 法则；与细胞的放射性敏感度相关的有：

- 细胞分化程度
- 有丝分裂活性程度

已分化细胞（如，肝细胞，神经细胞）与未分化的细胞（如有核红细胞和成髓细胞）相比，放射敏感性低。放射敏感性排序为：有核红细胞＞淋巴细胞（B 细胞＞ T 细胞）＞粒细胞＞肠隐窝细胞＞神经细胞。

细胞中 DNA 的修复过程

哺乳动物细胞具有高效的分子辐射修复过程，包括对 DNA 损伤。

修复过程的效率和准确度在很大程度上取决于本性和最终生物学受损的程度。修复步骤为：

- DNA 断链重连接
- 切除再合成，修复受损的 DNA 碱基（非程序 DNA 合成）
- 修复与 DNA 复制有关（后复制修复）

细胞循环和放射敏感性（图 14-85）

细胞在有丝期（M 期）或 RNA 复制期（G2 期）最具放射敏感性。细胞在 DNA 合成期（S 期）的后半部是比较抗辐射。

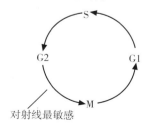

S=DNA合成

G2=（第二间期）DNA合成与细胞分裂间期

M=细胞分裂

G1=（第一间期）可变时期

S + G2 + M = 10 ~ 15h

对射线最敏感

图 14-85

剂量响应曲线（图 14-86）

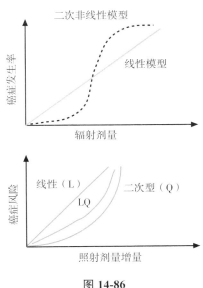

图 14-86

剂量响应曲线已被提出，用于预测人体癌症发生的危险。最相关的剂量响应曲线为：

- 细胞培养：二次 - 线性（低剂量呈现线性，高剂量呈现二次）
- 在体内诱发癌症：电离辐射生物效应国家科学院 / 国家研究委员会（BEIR）于 1990 年发表报告（BEIR V），指出除了白血病和骨癌建议适用二次线性模型，其余各种癌症均适用于线性剂量响应模型。

人类风险（如图 14-87）

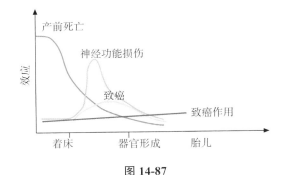

图 14-87

辐射的生物学影响是随机或确定的。随机影响涉及并非大量增加剂量的辐射影响（没有阈值）。辐射的确定性（非随机）影响涉及大量增加剂量的影响（比如散射后面部分的白内障：经 X 线照射后的白内障最小剂量估计 200rad；潜伏期 6 个月～35 年）。高剂量率（短时间内大剂量照射）比低剂量率（长期低剂量照射）更有害。如果辐射分几个片段发射且每部

分片段间隔大于 6 h 以便修复未达致死量的破坏，则辐射的有害影响会降低。儿童对辐射的灵敏度是成人的 2 倍。最小潜伏期（发病时间）小于白血病潜伏期（2～5 年）大于多数实质性器官肿瘤潜伏期（10～15 年）。

急性辐射影响

剂量过大或剂量率过高则产生急性辐射影响。有 4 个阶段：

辐射的急性影响

阶段	剂量（rad）	靶器官，症状
1	0～200	临床症状不明显（通常不易察觉），暂时性恶心
2	200～600	造血系统并发症：能存活（从 600 rad 降为 0）肠胃系统并发症
3	600～1000	10～24 天死亡，CNS 并发症：休克，灼伤
4	大于 1000	1 小时内死亡

要点

- 可诊断的 X 线（高能射线为 500～1000 rad）最小红斑剂量是 200～300 rad
- 人体致死剂量（LD_{50}）接近与一次性照射 450 rad
- 辐射后 2～3 周出现脱毛现象
- 低剂量辐射影响：

  影响精子数量：15 rad

  影响修复功能：25 rad

  不孕：300～500 rad

慢性辐射影响

低剂量辐射风险的精确信息各不相同因为：

- 低剂量情况下发生可能性较低
- 潜伏期很长（平均 20～40 年）
- 自然界（周围环境）存在散射

本书第 760 页的评估基于 NCRP 报告 115 以及来源于动物实验及日本广岛 / 长崎的幸存者研究数据。

遗传学意义的剂量（GSD）

GSD 是一个全体人口的性腺放射线照射参数。1970 年美国，GSD 约为 20 mrad。诊断辐射比治疗辐射在 GSD 中所占比重更大（由于进行 X 线检查的人数更多）。性腺的推荐平均照射为每人 30 年 5 rem。

辐射诱发癌症的风险

癌症种类	相对风险 （增加 %/rad）*	绝对风险[†] （发生率 /10^6/y/rad）
白血病	2.0	1.0
甲状腺癌	—	1.0
骨癌	0.3	0.1
皮肤癌	< 0.3	15
乳癌	1.0	0.8
肺癌	0.5	1.5
其他	—	1.0

* 拇指规则：曝光 1 rad 总量每年可能有 2/100 000 产生恶性肿瘤
[†] 延长寿命癌症风险每年估计 =0.1%

增强的癌症因子

放射源，曝光人群	癌症发生率升高
头癣辐射	甲状腺，大脑
广岛幸存者	甲状腺，白血病，肺，乳腺，胃肠道
马歇尔群岛人	甲状腺
镭度餐具使用者	舌，骨
强直性脊柱炎辐射	白血病
用于 TB 的反复荧光检测法	乳腺

胎儿

在诊断水平的辐射（0 ~ 10 rad）下，已有报道的致癌与致畸如下：

畸形

周	妊娠期	畸形
< 2	着床前期	死亡
2 ~ 8	胚胎器官形成期	畸形率增加 1%/rad；接收高于 5rad 的照射阈值后，头颅尺寸可能小于正常值
8 ~ 16	中枢神经系统生成期	智力低下，阈值为 5 ~ 10 rad
16 ~ 38	生长期	诊断水平照射未见致畸报道

婴儿期癌症风险 *

时间	0rad（%）	1rad（%）	5rad（%）	10rad（%）
3 个月	0.07	0.25	0.88	1.75
6 个月和 9 个月	0.07	0.12	0.30	0.52

* 表中数据仍有争议

要点

- 儿童比成人更易受辐射影响
- 怀孕 2 ~ 6 周对射线危害最敏感
- 辐射 > 5 rad 会产生先天畸形
- 在第 12 周 1 rem 在 5 rad 阈值时导致 1% 的出生缺陷

诊断 X 线剂量

典型 X 线发生器放射剂量

检查	典型有效剂量（msv）	胸部 X 线片等效有效剂量 *	周围环境辐射的等效有效剂量周期[1]
后前位胸片	0.02	1	2.4 天
颅骨 X 线片	0.1	5	12 天
腰椎 X 线片	1.5	75	182 天
静脉肾盂造影	3	150	1 年
上消化道造影	6	300	2 年
钡灌肠	8	400	2.7 年
头部 CT	2	100	243 天
腹部 CT	8	400	2.7 年

* 基于假定胸部 X 线片的平均"有效剂量"为 0.02mSv
[1] 基于假定美国一年的天然本底辐射的平均"有效剂量"为 3mSv

乳腺 X 线摄影的风险

- 乳腺 X 线摄影的平均钼靶剂量约为每视野 80mR（无滤线栅）或者 < 200mR（有滤线栅）
- 一个典型双视野乳腺 X 线摄影（每个视野 200mRad）会增加 0.1% 的癌症风险
- 乳腺 X 线摄影的平均风险为每 rad 照射会导致 6/10 万 ~ 8/10 万的癌症发生率

核医学风险

成人造影辐射剂量

方法	活性（mCi）	靶器官剂量（mrad）	全身剂量（mrad）
肝扫描 ^{99m}Tc	5	1400	90
甲状腺 ^{123}I	0.3	10 000	12
骨扫描	2.5	5000（膀胱）	250
镓扫描	5	45 000（结肠）	1400

儿童造影辐射剂量

同位素	活性（mCi）	全身剂量（mrad）
心脏扫描	2	800
肾	10	120
肝	2.5	100
骨扫描	10	320

放射防护

胶片剂量器

射线接受量大于或等于 10% 最大容许计量的人应佩戴胶片剂量器。计量器应佩戴在铅围巾前面铅围裙上侧以便接近晶状体及甲状腺或在甲状腺防护品外侧。若准备大量使用荧光检测或怀孕第二计量器应在围裙里或与腰不平行的位置。辐射计量范围估计为 β 辐射剂量。辐射计量器的感光剂峰值灵敏度是 50 kVp。

围裙

0.5 mm 铅围裙（经典厚度）只能让 1% ～ 3% 的诊断 X 射线通过（微小射线的 30 倍重建）当考虑 X 线源和准直的距离时诊断 X 线从低于铅围裙底边处进入。推荐技术人员的铅围裙上铅最小厚度为 0.25 mm 且在荧光检测中不要接近患者。

X 线装置

工作量（W）以一周使用 X 线机器及产生的相关辐射总剂量来评判。

W（mA/min）=1 周辐射剂量（mAs）× 0.0166（即总量 mAs/60）

放射性房间的总放射量（E）计算如下：

$$E = (W \times 60) \times k$$

$k=$ 根据使用的 kVp，X 线源 1 m 内平均放射量（R/mAs）。在距离患者 1 m 处每个初始光束在 20cm × 20 cm 空间曝光产生 1 mR 散射。因为普通 C 型臂曝光患者估计为 3 R/min，所以放射医师（不是技师）离患者 1 英寸（2.57 cm）的曝光接近 27 mR/min；这就解释了 X 线透视检查为 10 min 270 mR 或一周接近 3 倍 MPD。

要点

- X 线球管最大允许曝光值为 100 mR/h［球管工作在最高连续频率电流（mA）及最大频率（kVp）］

- 在立体荧光电影摄像中每束平均辐射量现在为 30 R/ 束或 27 R/min
- 高 kVP 低 mA 比低 kVP 高 mA 进入皮肤剂量更低

工作场所辐射

若射线曝光频率大于 100 mR/h 的高辐射场所应有明显标记。

曝光限度的指导

曝光限度的指导偶 NCRP 推荐。政府机构如 NRC 建立规章并不总是遵照 NCRP。推荐水平并不代表完全无害水平只代表可接受风险的水平。对于放射工作者全身完全暴露于射线下 MPD 是每年 5 rem。对于眼部晶状体和四肢，每年限度分别为 15 rem 和 50 rem，非放射工作人员是罕见曝光为每年 0.1 rem 和每年 0.5 rem。胎儿 MPD 在整个妊娠过程中为 0.5 rem。

最大允许剂量（NCRP）

	限值 *
放射工作者	
全身（预期）	每年 5 rem
全身（回顾）	任意 1 年 10 ～ 15 rem
全身（累积至年龄为 N）	N rem
妊娠期的放射工作者	在妊娠过程中 0.5 rem（每个月 0.05 rem）
皮肤，四肢	每年 50 rem
晶状体，头	每年 15 rem
生命威胁	50 rem
非放射工作者	
全身	每年 0.1 rem
全身，极少暴露	每年 0.5 rem
胎儿	妊娠受照 0.5 rem

* 剂量限值（特别是放射性材料的辐射）已由国家辐射防护与测量委员会（NCRP）和国际放射防护委员会（ICRP）明确用有效剂量（E）来表示。她并非严格的“全身”剂量，而是大概 10 个“关键”器官的剂量之和。注：旧版 NCRP 报告（Report91.1987）的数值与上表不同，请参阅 NCRP116 号报告（1993）

环境辐射

美国平均射线曝光

光源	全年剂量（mrem）
镭辐射（全身影响）	200
其他自然辐射 *	100
药物作用	50

* 高辐射地区的人们（如美国丹佛市）并未表现出患癌症风险增高的迹象

镭辐射

镭（Rn）是铀衰减产生的放射性物质，铀可引发肺癌。镭是在不通风的环境下积累的气体。被认为是美国环境辐射的主要物质（每年 200 mrem，其他国家为每年 100 mrem）。根据 EPA 规则，肺癌中 10% 是由镭引起。

环境致死风险

等价死亡风险（1：106）

总量	活动	致死原因
1.2 mrem	CXR	癌症
3 天	生存于美国	被杀
1 天	生存于波士顿	空气污染
1	吸烟	癌症
0.5 L	饮酒	肝硬化
10 茶匙	吃花生酱	肝癌
1 gal	饮用迈阿密水	氯仿
6 min	独木舟	溺水
50 m	开车	意外
5 m	骑摩托车	意外
1 周	去丹佛旅游	宇宙射线

超声物理学

声波特点

与 X 线不同，声波传递需要媒介（声波不能在真空中传播）。超声波传递与其他声波一样：一束超声波与一个分子经过很短距离碰撞，然后与另一分子碰撞。每个分子移动几微米，然而引起相关声波移动很大距离。临床超声波频率为 1～20MHz。在发射声波并被接收器返回的过程中可测量其距离（D）：

$$D = 速度（1540\ m/s）× 时间$$

声波速度

超声波速度依赖于声波穿过的物体材料的物理属性。多数人体组织（除骨头外）、可视为液体，传播速度为 1540 m/s。组织越密，声波传播越快。声速由压缩系数决定和（或）组织密度（不是黏度）决定。密度（g/cm³）和压缩系数成反比例关系。

声波速度

媒介	速度（m/s）	声阻抗（rayls）	吸收系数（dB/MHz/cm）
空气	331	0.0004	12
脂肪	1450	1.38	0.63
软组织	1540	1.6	0.94*
骨	4080	7.8	20

* 经验数据：≈ 1 dB/MHz/cm

超声波速度提高（如从脂肪传递到肌肉）时波长会降低。

衰减

声衰减指的是声波由于反射、散射和吸收而引起的减少。吸收主要依赖于：

- 频率（因此吸收系数以 dB/MHz/cm 描述）
- 媒介的黏性
- 媒介的声松弛时间。

频率（如图 14-88）

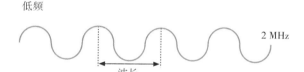

低频   2 MHz

波长

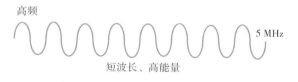

高频   5 MHz

短波长、高能量

图 14-88

频率指声波产生后每秒周期个数。频率越高声音越尖。

$$声速 = 频率（Hz）× 波长（m）$$

声波频率由声源决定。如，钢琴中每个键有特定的频率。在超声波中每个换能器有各自的频率（如 2 Hz，3 Hz，5 Hz，7.5 Hz）。改变超声波频率的方法是改变换能器。

声波从一种媒介到另一种媒介，其频率保持不变，但其波长因适应其在第二种介质中的传递速度而发生变化。

波长（图 14-89）

声波沿波的传播方向振动形成波长。波长指相邻两波峰间的距离。

图 14-89

声阻抗（Z）

组织的声阻抗是其密度和在组织中声波速度的产物。因为声速在组织里宽频段几乎不变，一个组织的声阻抗与组织密度成比例：

$$Z（rayls）=密度（g/cm^3）×速度（cm/s）$$

强度

指超声波束"响度"。响度由产生波的粒子振动的波长定义：振幅越大声音越强，声强单位为 watts/cm² （W/cm²）。

分贝

声强以分贝（dB）为单位。正分贝指强度增益；负分贝指强度衰减。1dB 是 0.1 每 1bel 单位。*dB* 的定义是：

$$dB=10\log（I_{out}/I_{in}）$$

分贝和强度

dB	初始强度	衰减强度
0	1	1
−10	10	0.1
−20	100	0.01
−30	1000	0.001

举例

若一束超声的源强度为 10W/cm²，回声是 0.001W/cm²，相对强度为多少？

答案

$$\log 0.001/10=\log 0.0001=-4\ B=-40\ dB$$

举例

一束 5 MHz 超声穿过 6 cm 厚的软组织（1 dB/MHz/cm），其源强度减少了多少？

答案

（1 dB/cm/MHz）×（5 MHz）×（6 cm）= 30 dB。
30 dB=log I_{out} /I in。

所以 3 B=log I_{out}/I_{in} 源强度减少了 1000 倍。

要点

- 临床超声的波长为 1.5 ~ 0.08 mm
- 高频换能器的分辨率较高
- 高频换能器的穿透能力较低

超声线束的特点（图 14–90）

同方向波形成一个波前。同步的距离依赖于它们的波长并标注为点 X'。临近此点的光束区称为菲涅尔区域（相干光束）。超出 X' 的光束区称为夫琅禾费区域（渐散光束）。

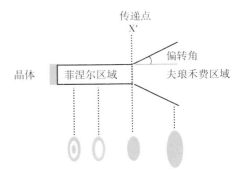

图 14-90

渐散角度（色散度）

$$\sin\alpha = 1.22 × \frac{波长}{传感器直径}$$

因此，小传感器会降低横向分辨率。

菲涅尔区

菲涅尔区的长度取决于：

$$区域长度（cm）=传感器半径^2（cm^2）/波长（cm）$$

以下方法令菲涅尔区长度增加：

- 提高传感器的直径
- 频率增加

反射

组织表面反射的声波数所占百分比取决于：

- 组织的声阻抗
- 进入组织的入射角

反射（R）的计算公式为：

$$R = [(Z_2 - Z_1)/(Z_2 + Z_1)]^2 \times 100$$

其中 R 是反射声波束所占百分比，Z_1 是介质 1 的声阻抗，Z_2 是介质 2 的声阻抗。

要点

- 组织 / 组织界面的反射率：

  空气 / 肺：99.9%

  水 / 肾：0.64%

  颅 / 脑：44%

  肌肉 / 骨骼：80%
- 传输（%）+ 反射（%）= 100%
- 入射角越大，反射量越低

折射（图 14-91）

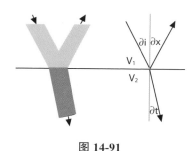

图 14-91

介质表面处的折射角可用以下公式计算：

$$\frac{\sin\partial i}{\sin\partial t} = \frac{V_1}{V_2}$$

其中 ∂ 是入射角，∂t 是传递角度，V_1 和 V_2 是两种介质中的声速。换句话说，反射角只取决于两种介质中的速度。由于声音在器官实质中传播，其中包含声阻抗的微观波动，少量超声向各个方向散射，对器官的像素灰度图像产生影响。

吸收

吸收是指超声线束的能量转换成热能，是介质中的颗粒之间摩擦的结果。频率和吸收之间呈线性关系：频率加倍则吸收加倍。

组件

传感器

传感器组件包括：

- 压电晶体
- 衬块
- 1/4 波长匹配层

压电晶体

晶体由许多偶极子组成，偶极子排列成平行的几何图案（约 0.5 mm 厚）。晶体两侧的镀电极产生电场，改变着晶体的方向。当施以交流电压（极性发生快速变化，如 3 MHz），晶体像铍一样开始振动。压电晶体通过在强电场下加热陶瓷 [如钛酸铅锆（PZT）] 制成。随着晶体温度的增加，偶极子在外加电场的感应磁场中自由运动并沿瓷厂方向排列。晶体随后在磁场中冷却下来，偶极子也随之停下，保留着磁场方向并排平行的排列。这种去极化温度成为居里温度。晶体温度高于居里温度时失去其压电性能。

压电材料

材料	居里温度（℃）	品质因数 Q
石英	573	> 25 000
钛酸钡	100	
PZT-4	328	> 500
PZT-5	365	75

共振频率

压电晶体的共振频率由晶体厚度决定。就像教堂的管风琴，管道越大，音调越低，对于压电晶体，晶体越薄，频率越高。

晶体厚度 = 超声波长的 1/2。

传感器的品质因数（图 14-92）

品质因数（Q）反映了：

- 声波的纯度

- 声波存在的时间长度（环停机时间 = 振动完全停止的时间）

高 Q 值晶体适宜做发生器，低 Q 晶体适宜做接收器（接收广谱频率回声）。

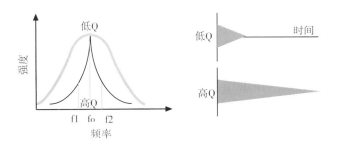

图 14-92

补偿绕阻

补偿绕阻放置在传感器后方，用于猝灭振动和缩短声波脉冲。补偿绕阻由钨、橡胶粉和环氧树脂制成。

四分之一波长匹配层

材料层位于传感器前方，将声波能量更有效地向患者传输。该层的厚度需为声波波长的 1/4（因此称为"四分之一波"）。该层由环氧树脂铝层组成。

超声设备类型

A 超（幅度调试型模式）

探头上的单一传感器发出声波，并在示波器屏幕上显示回波的深度和强度。已经不再应用于临床。

TM 超（时间运动模式）

将 A 超的峰值转换成点并在运动的曲线上显示。回波的波轴并不显示。该模式偶尔在超声心动图中显示瓣膜运动。

B 模式（二进制模式）

传感器安装于机械臂在探测表面移动，接收一系列回波信号重建成断层图像。根据不同回波的强度分配灰度值，已经不再用于医疗成像。

实时模式（图 14-93）

目前最常用的实时扫描仪有两种：

- 机械扇区扫描仪：一个单独的传感器通过震

荡覆盖扫描区域，或者用 3 ~ 4 个传感器排列在一个球面通过沿着一个方向滚动来覆盖扫描区域
- 电子阵列扫描仪：每个探头上排列 64 ~ 200 个传感器

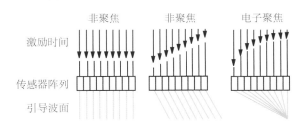

图 14-93

通过多个独立的传感器创建一个方向可控的波前信号

声波线束通过塑料镜片和对脉冲信号的计时聚焦于传感器上

通过确定一次被激活的传感器的数目可以电子化地调节菲涅尔区域。若传感器半径减小，则菲涅尔区减小

实时的超声设备图像刷新率约为 15 帧 / 秒

- 每帧图像都由很多水平线组成（110 ~ 120 线 / 帧）
- 每线都与探头上的一个传感器相对应
- 时间分辨率和空间分辨率的关系：高空间分辨率需要增加线数，而高时间分辨率需要增加每秒的图像帧数

控制（图 14-94）

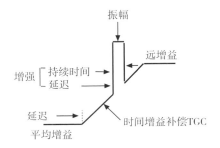

图 14-94

时间增益补偿（TGC）可用于矫正因扫描部位较深而衰减的回声信号，是一项重要的功能。

- 粗增益：调整所有回升信号的高度（放大器）
- 拒绝控制：拒绝不需要的低水平回声信号
- 延迟控制：调节 TGC 所需增大的弱信号的深

度起始值

- 邻近增益控制：减少附近的回声
- 远端增益强化：强化所有远处的回声
- 电影模式：计算机存储图像（帧），以备稍后放映

分辨率（图 14-95）

超声可以通过测量声波之间的时间间隔来间接确定距离，假设声速为 1540 m/s。

轴向分辨率

轴向或深度分辨率是指设备分开两个沿声波线束方向邻近物体的能力。若空间脉冲长度（即每个超声脉冲的长度）小于两物体距离的 2 倍，则认为这两物体是分开独立。因此轴向分辨率可定义为空间脉冲长度的 1/2。

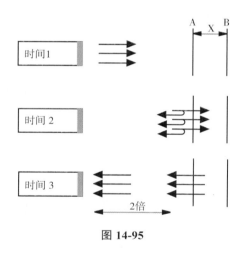

图 14-95

要点

- 频率越高，轴向分辨率越好
- 轴向分辨率普遍优于横向分辨率
- 对任意深度，轴向分辨率都是相同
- 轴向分辨率与传感器直径无关

横向分辨率（图 14-96）

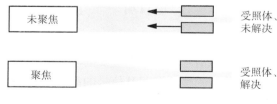

图 14-96

对于平行靠近的两物体，要求超声线束必须比两物体间距离狭窄。窄束发生器菲涅尔区域狭窄，对深部组织分辨率差。横向分辨率取决于：

- 扫描线数（帧率增加，扫描线数减少）
- 超声线束宽度：线束越宽，横向分辨率越低

扫描时间

扫描时间指超声脉冲从发射到被传感器 / 接收器接收所需的时间。在前一脉冲被接收之前，下一脉冲无法激发。图像由扫描线组成，通常 110 ~ 220 条。帧率指每秒可获得的扫描线数。

多普勒超声（图 14-97 和图 14-98）

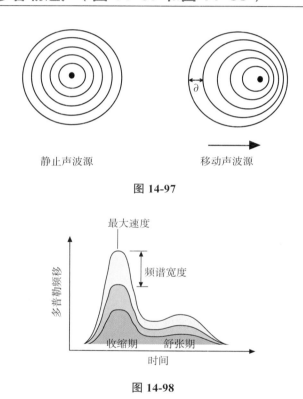

图 14-98

多普勒效应指波移动时所发生的频率改变。驻波各个方向上的波长都相等。但是对于移动波源，波长随移动方向增加或减少。多普勒频移指从回声信号频率中减去起始信号的频率。根据这一原理，血液流动可用以下公式计算：

$$\Delta f = 2f_0\, v \cos\theta / C$$

其中 Δf = 多普勒频移，fo = 初始频率（单位：MHz），v = 血细胞移动速度，θ = 传感器与血细胞移动方向的夹角（$\cos 90° = 0$，$\cos 0° = 1$），C = 声波在

软组织中的传播速度。当传感器与血管夹角为 90°时，血流无法探测。理想的血流方向夹角为 0°。成像血管与传感器角度为 1°~ 60° 时为佳（频率和血流速度的变化呈线性关系）。当角度大于 60° 时，频率和速度的变化呈指数关系，给流速测量带来较大误差。

要点

- 超声频率越高，声源与位移夹角越小，多普勒频移越大
- 为提高 Q 因子，需要延长脉冲

频谱展宽

频谱展宽是一个频率干扰参数。频谱展宽越大，频率干扰越强。

连续波多普勒

连续波多普勒使用两个独立的传输和接收传感器，放置于同一传感器中。两个传感器都在"连续状态"下工作因而得名。回波信号与起始信号频率的差值就是多普勒频移，通常在可听的频率范围内。连续波多普勒主要用于测量血管的狭窄。

脉冲多普勒

脉冲多普勒可以测量产生回波的组织深度。要实现测量需使用声波脉冲而非连续声波，脉冲多普勒因而得名。在一个精确的时间点只对回波采样，也就得到了精确的距离。二重多普勒结合脉冲多普勒以及 B 超成像可以实现实时成像。成像和多普勒在探头中采用独立的发生器，通常两者工作频率不同（心脏：成像 7 MHz，多普勒 5 MHz；腹部：成像 5 MHz，多普勒 3 MHz）。

彩色多普勒血流显像

与脉冲多普勒基于多普勒频移峰值不同，彩色多普勒血流超声是基于平均多普勒频移。彩色多普勒显像能够在整幅图像上探测血流而脉冲多普勒只能在小面积内对血流进行探查。传感器对图像内所有线上的频率变化（实际上是相位的变化）进行测量，并根据其所处的频率范围赋予一定的颜色。

- 流向传感器的血流 = 蓝色
- 远离传感器的血流 = 红色
- 速度探测器（即颜色分配装置）依赖偏转角度

彩色多普勒显像有其不足之处，包括噪声、角度依赖、图像混叠等。能量多普勒超声是彩色多普勒的一种，它的颜色表用于显示不同的多普勒信号能量而非多普勒频移。

要点

- 在大视野中测量速度就需要对多个样本采样，图像帧数通常下降。这就是彩色多普勒的时间分辨率往往不如脉冲多普勒的原因
- 由于帧率降低，彩色多普勒比脉冲多普勒更容易发生图像混叠。为减少混叠，可以将图像采样限定在某范围内

伪影

混响伪影

回声部分产生于交界面，导致结构与错误的位置对齐的误配准（如在膀胱表面出现一条亮线）。

镜面图像伪影（镜面反射）

超声波在具有声学镜面性质的组织（如隔膜）上反射，导致病变可能投射到本不存在的位置上。典型的例子有由于肝 - 肺边界的声学镜面特性，近隔膜处的肝损伤被投影到肺上。

环晕伪影

超声线束遇到可产生环晕的组织（如金属、胆囊壁上的胆固醇晶体）时产生环晕伪影。

遮蔽和增强

遮蔽指声波在某些病变上的欠穿透（如含钙病变）；增强指声波在某些病变上的过穿透（如囊肿这样的含液体结构）。

非镜面反射

当物体小于超声波长时发生非镜面反射。发生非镜面反射时，只有少部分声波线束返回传感器，所以通常产生一个弱信号。微粒超声对比剂就是利用了这一原理。

卷褶伪影

卷褶伪影指模拟信号转换成数字信号时产生的伪影。如果数字采样率不够高（线数太少），数字信号

就没有足够的信息来反映模拟信号。通常，为了无卷褶的反映模拟信号，数字信号需要用 2 倍于扫描线数的采样率来采样（图 14-99）。

- A：数字采样频率（黑点）大大高于模拟信号频率（正弦波）无信号丢失
- B：数字采样频率是模拟信号频率的 2 倍。这是保留全部信息的最低采样率，也叫乃奎斯特频率。为保持维度 d，奈奎斯特频率（f_N）应为：$f_N = 2/d$
- C：所有的模拟信息丢失
- D：数字信号频率低于模拟信号频率，因而数字信号呈现了原始（模拟）信号中不存在的信息，即卷褶伪影

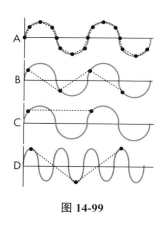

图 14-99

其他伪影

- 二重伪影
- 偏轴伪影
- 层厚伪影
- 折射伪影

MRI 物理

概论（图 14-100 和图 14-101）

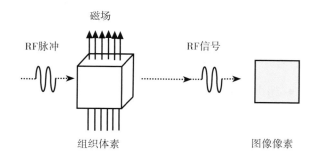

图 14-100

当物体放置于磁场中时，能够吸收并以特定频率放射出电磁辐射（通常是无线电信号）。其影像像素的信号强度由以下因素决定：

- 质子（即氢原子）密度（$N_{[H]}$）
- 纵向弛豫速率（R_1）
- 横向弛豫速率（R_2）
- 场流
- 其他因素：
    弥散
    磁场交换率
    磁化率
    磁化

磁化

在没有磁场的情况下，原子核的运动方向是随机的，不产生净磁场效应。当组织放置在磁场中时，一

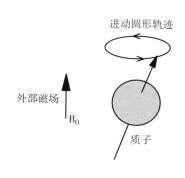

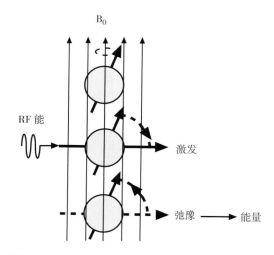

图 14-101

些原子核顺应磁场方向排列，它们共同产生的效果通常称为磁化矢量（静息状态下称为 M_0，在射频下发生偏移时称为 M_z）。磁场也使磁矩进动（类似陀螺运动）。

拉莫尔频率（ω_0）是原子核在磁场（B_0）的进动频率，在恒定不变的旋磁比（γ）下与 B_0 的关系如下：

$$\omega_0 = \gamma B_0$$

1.5 T 下，拉莫尔频率为 63 MHz

磁化有两个基本方向（图 14-102 和图 14-103）

- 纵向弛豫（自旋 - 晶格弛豫）（T1）
- 横向弛豫（自旋 - 自旋弛豫）（T2）

自旋 - 晶格弛豫是质子从射频激发状态经过能量消散后回到分子环境或者"晶格"中的过程。T1 弛豫时间是 M_z 回到 63% 的平衡磁化状态（M_0）所需的时间。

自旋 - 自旋弛豫是质子收到激励脉冲后呈渐进无序状态的过程。磁场的各个成分次序打乱，在横切面上按各不相同的速度旋转（去极化）。T2 弛豫时间是消散 63% 的起始磁化所需的时间，T2 通常比 T1 短得多。

人体组织 T1 和 T2 估计值

组织	1.5 T 时的 T1（ms）	0.5 T 时的 T1（ms）	T2（ms）
骨骼肌	870	600	47
肝	490	323	43
肾	650	449	58
脾	780	554	62
脂肪	260	215	84
灰质	920	656	101
白质	790	539	92
脑脊液	> 4000	> 4000	> 2000
肺	830	600	79

MR 信号定位

通过施加梯度磁场使得磁场场强变化线性可控，从而实现 MR 信号的定位。这种梯度磁场可用于层面（z）选择和相位编码（x）。

- 层面选择：场强的梯度确定了由 RF 脉冲激发的组织的量
- 相位编码：在初始激发后，施加与图像层面垂直的梯度磁场，使质子沿着梯度方向去极化
- 频率编码：因为磁共振信号通常在频率梯度编码时读取，所以频率编码也称为读取梯度。该梯度也可施加于层面上另一与之相垂直的方向并进行相应的相位编码质子根据其位置的不同有不同的频率编码

K 空间

梯度场数据用矩阵的形式保存，该矩阵即为 K 空间。高信号信息聚集在中央而低信号部分集中在周边（如边缘）。这些信息通过傅立叶变换重建成图像。

自旋回波成像（图 14-104）

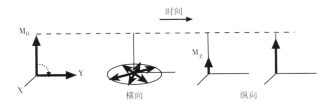

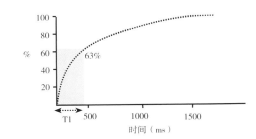

图 14-102

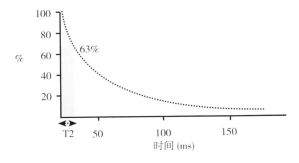

图 14-103

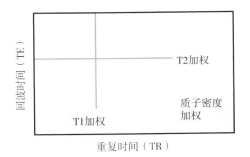

图 14-104

经过起始 90° 脉冲激发后，在特定的回波时间（TE）内，由 90°～180° 脉冲组成的序列产生的回波。这一序列以特定的重复时间（TR）重复。经过多次采样，最终用梯度读出（Gx）体现了横向磁化。

$$SI_{SE} = kN_{(H)}(1-e^{-TR/T1})\ e^{-TR/T2}$$

获取脉冲序列所需的时间（T）计算公式如下：

$$T = TR \times 相位编码次数（N_{phase}）\times 信号平均次数（NSA）$$

快速回波序列的获取

多相位编码步骤用于在每个重复时间（TR）将多个 180° 重聚焦作用联合一致，也称为回波链。在每个 TR 内的回波数目称为回波链长度（ETL）。与传统自旋 - 回波图像相比，该方法大大提高了图像获取的速度。而图像获取时间大大缩短。增加 ETL 能减少图像获取时间但是会降低信噪比（SNR）。由于每个回波的 T2 衰减不同，传统回波序列存在对比上的差异。而快速回波序列比起传统序列不易受磁场不均匀的影响。近来，为了延长重复时间（TR）大多 T2 加权图像采用了快速回波序列。

反转恢复成像（图 14-105）

序列在被 90° 脉冲作用后，由一系列 180° 脉冲来反转磁化方向。回波时间是 180° 脉冲之间的时间。对于特定的组织类型，反转时间（TI）可能为零，如脂肪或脑脊液（CSF）。对此通常使用两种序列，对脂肪采用 STIR（短 T1 反转恢复脉冲序列）；对脑脊液使用 FLAIR（液体衰减反转恢复脉冲序列）。

$$SI_{IR} = kN_{(H)}(1-2e^{-TR/T1} + e^{-TR/T1})$$

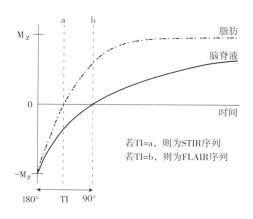

若TI=a，则为STIR序列
若TI=b，则为FLAIR序列

图 14-105

T2* 成像

T2* 用于磁化率成像，如灌注成像、功能性磁共振成像以及氧化铁物质成像。T2* 弛豫是由自旋 - 自旋弛豫和磁场不均一性导致的横向磁化的衰减：$1/T2^* = 1/T2 + 1/T2'$，其中 T2' 是场强的不均一导致的。通常，$T2^* < T2$。

T2* 衰减可用梯度回波序列（GRE）来反映，该序列只有 90° 脉冲而没有 180° 脉冲。GRE 序列具有长 TR 和长 TE（但是比 T2 加权自旋回波序列短）同时低翻转角，是获得 T2* 加权像的序列。除了 T2* 成像能用于识别血液中的铁和钙的差异，磁化系数加权序列也使用了相位信息。

信噪比（SNR）

$$SNR \propto I \times voxel \times \frac{\sqrt{NEX}}{\sqrt{BW}} \times f(QF) \times f(B)$$

$$voxel = \frac{FOV_x}{\#x轴方向上像素数} \times \frac{FOV_y}{\#y轴方向上像素数} \times 层厚(z)$$

成像参数，空间分辨率，信噪比和采集时间的影响

目标	图像参数	信噪比变化 *	空间分辨率			采集时间
			片层编码方向	频率编码方向	相位编码方向	
提高信噪比	NSA × 2	× 1.41	—	—	—	× 2
提高信噪比	BW/2	× 1.41	—	—	—	—
提高信噪比	FOV$_{phase}$/2	× 0.25	—	× 2	× 2	—
提高分辨率	N$_{freq}$ × 2	× 0.71	—	× 2	—	—
提高分辨率	N$_{phase}$ × 2	× 0.71	—	—	× 2	× 2

*0.71= $1/\sqrt{2}$，1.41= $\sqrt{2}$

BW，频率 - 编码方向带宽；FOV$_{freq}$，频率编码方向的视野；FOV$_{phase}$，相位编码方向的视野；N$_{freq}$，FOV$_{freq}$ 方向（无插值）的像素数；N$_{phase}$，相位编码的步级数；NSA，平均信号数

其中 I = 本征信号强度，f（QF）= 线圈质量，f（B）= 场强。

图像参数

图像参数对信噪比和加权的影响

参数	参数增加	参数减小
层厚	信噪比提高	信噪比降低
	图像细节增加	图像细节减少
重复时间（TR）	信噪比提高	信噪比降低
	成像时间延长	成像时间缩短
	层数增加	层数减少
	T1 加权减少	T1 加权增多
回波时间（TE）	信噪比降低	信噪比提高
	T2 加权增多	T2 加权减少
信号采集次数（NSA）	信噪比提高	信噪比降低
	成像时间延长	成像时间缩短
图像图像采集矩阵	信噪比降低	信噪比提高
	成像时间延长	成像时间缩短
	分辨率提高	分辨率降低

三维成像

使用非选择性的射频脉冲同时激发整个样本体。使用两个正交相位编码梯度。三维成像能实现层间干扰的连续断层成像，同时也能够获得更高的分辨率，但相应的会延长图像采集时间，容易出现运动伪影同时降低信噪比。

磁共振血管造影

分不注射对比剂和需静脉注射钆对比剂两类。非静脉注射对比剂的方法包括：飞行时间法和相衬法等。

技术

- 飞行时间法：梯度回波序列的 TR 较短，图像层面与血流方向垂直。流动中的自旋（血流）比静止中的自旋信号更强
- 相衬法：血液在稳定无净相位变化的组织中流动过程中产生相位改变。相位的改变量正比于血液流动速度同时对血流方向敏感。采用两极极性相反的梯度场。采集时间长
- 钆对比剂增强法：钆对比剂可令血液 T1 值小于周围其他组织的 T1 值，同时 TR 短（将静止组织信号最小化）和 TE 短（减小 T2* 效果）

伪影

- 化学位移：脂肪中质子和水分子内氢质子的共振频率不同，导致在沿含水组织和脂肪组织界面处边界向脂肪一侧移动。在 1.5T 场强下，脂肪质子与水分子内氢质子共振频率差约为 220Hz，呈现出沿着频率编码方向一侧暗边和另外一侧亮边的伪影（如肾的边缘）
- 卷褶伪影：视野小于人体成像部位，因而超出视野的部分在图像对侧显示。可通过过采样的方法修正
- 截断伪影（吉布斯伪影）：在突然出现的强对比改变处呈现出与截面平行的黑或白边。在脊椎处经常出现。这是在进行傅立叶变换重建图像时因步长限制造成
- 拉链伪影：图像上出现点状线。由软硬件因素造成。如扫描时开着门导致外界射频信号干扰
- 运动伪影：在相位方向上重复出现伪影，通常由脉搏和患者的运动造成
- 边缘效应：在大视野下观察边缘，导致相位在边缘两边不同。相邻的身体一侧与另一侧的相位不同导致重叠伪影。常见于使用体线圈扫挡冠状位。

统计学方法和假设检验

数据种类	2 组不同的独立样本	≥ 3 组不同的独立样本	对相同个体进行两种不同处理	对相同个体进行多种不同处理	2 组变量之间的联系
连续的（正态分布群体）	未配对 t 检验	方差分析	配对 t 检验	重复测量的方差分析	线性回归和 Pearson 积差相关
标称的	X^2 分析或列联表	X^2 分析或列联	McNemar 检验	循证方法	列联系数
顺序的	曼惠特尼等级和测试	克鲁斯卡尔沃利斯统计	Wilcoxon 符号秩次检验	Friedman 统计	Spearman 等级相关

统计学

检验

测量

测量尺度

种类	举例	适当的统计方法	信息量
普通检验	性别，血型	计数，速度，比例，相对危险性，卡方检验	低
有序检验	疼痛指数	除上述外：中位数，秩相关性	中等
连续检验	宽度，长度	除上述所讲之外：均值，标准差，t 检验，方差分析	高

统计学检验

准确度和精确度（图 14-106）

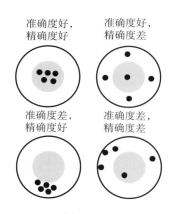

图 14-106

一个变量的准确度代表它能够反映整体的成都。精确度是一个变量能够被重复的程度。因此，这两项措施者是不同的，没有必然的联系。

准确度和精确度

	准确度	精确度
定义	变量能够反映整体的程度	多次测量后变量接近真数值的程度
最佳计算方法	与参考标准相比较	多次测量相互比较
不足	系统误差	随机误差

敏感性（图 14-107）

检测结果

		阳性	阴性	
真	阳性	TP	FN error type 2	敏感性
	阴性	FP error type 1	TN	特异性
		PPV	NPV	

图 14-107

已证实患病者的数量［真阳性（TP）］除以所有患病者的数量（TP+FN，其中 FN= 假阴性）

$$敏感性 = \frac{TP}{TP + FN}$$

特异性

未患病也未检测患病者数量［真阴性（TN）］除以所有未患病者数量（TN+FP，其中 FP= 假阳性）。

$$特异性 = \frac{TN}{TN + FP}$$

预测价值

诊断检验的结果并不仅依赖于其敏感性和特异性，还与该病在受试人群的传播程度有关。

阳性预测价值（PPV）

阳性检验结果的患者确实患病的概率。

$$PPV = \frac{TP}{TP + FP}$$

阴性预测价值（NPV）

阴性测试结果的患者确实未患病的概率。

$$NPV = \frac{TN}{TN + FN}$$

ROC 分析（图 14-108）

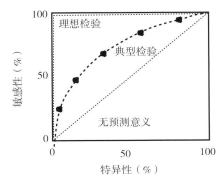

图 14-108

受试者工作特征曲线（ROC）能够反映灵敏度和特异性之间的关系。理想的诊断检验应当有 100% 的敏感性和 100% 的特异性。若一项诊断检验的敏感性和特异性呈线性关系，则该检验无预测价值。典型的诊断检验的敏感性和特异性呈曲线关系。

（原媛　译　贺文　校）

推荐阅读

Bushberg JT, Seibert JA, Leidholdt EM, et al. *The Essential Physics of Medical Imaging*. Philadelphia: Lippincott Williams & Wilkins; 2001.

Chandra R. *Introductory Physics of Nuclear Medicine*. Philadelphia: Lippincott Williams & Wilkins; 2004.

Cherry SR, Sorenson JA, Phelps M. *Physics in Nuclear Medicine*. Philadelphia: WB Saunders; 2003.

Curry TS, Dowdey J, Murry RC. *Christensen's Introduction to the Physics of Diagnostic Radiology*. 4th ed. Philadelphia: Lippincott Williams & Wilkins; 1990.

Edelman RR, Hesselink JR, Zlatkin MB. *Clinical Magnetic Resonance Imaging*. Philadelphia: WB Saunders; 2005.

Handee WR, Ritenour ER. *Medical Imaging Physics*. Indianapolis: Wiley-Liss; 2002.

Wolbarst AB. *Physics of Radiology*. Madison: Medical Physics Publishing Corp.; 2005.